科学出版社"十四五"普通高等教育本科规划教材
科学出版社普通高等教育药学类系列教材

药 物 化 学

第 2 版

U0209995

主　编　郭　丽　韩　波

副主编　齐庆蓉　郭晓强　柴慧芳　马宇衡

编　者（以姓氏笔画为序）

马宇衡（内蒙古医科大学）　　韦思平（西南医科大学）

邓　勇（四川大学）　　　　　甘宗捷（重庆医科大学）

刘雪英（空军军医大学）　　　齐庆蓉（四川大学）

李义平（西安交通大学）　　　李瑞燕（长治医学院）

杨家强（遵义医科大学）　　　肖　卿（陆军军医大学）

柴慧芳（贵州中医药大学）　　郭　丽（四川大学）

郭晓强（成都大学）　　　　　韩　波（成都中医药大学）

傅晓钟（贵州医科大学）

科 学 出 版 社

北　京

内 容 简 介

本教材共十九章，第一章、第十八章、第十九章为总论部分，第二章至第十七章为以重点药物为主线展开内容介绍的各论部分。

本教材的特点是改变了现有大多数同类教科书的写作格调，采用以重点药物为主线的编写模式，内容上强调突出药物实例，在熟悉这类药物结构的基础上再学习同类药物，贯穿所涉及的主要药物类别。以点带面通过重点药物再引出同类药物的内容，同时介绍药物的发现、发展及新药的设计内容，为读者提供引导性素材，以便读者系统学习和掌握药物化学专业知识。每章增加学习要求及思考题等，方便用书师生掌握教材重点，了解教材基本内容。

本教材可作为医药院校药学及相关专业本科生教材，也可作为医药相关专业研究生、临床医师、药师等的参考书。

图书在版编目（CIP）数据

药物化学/郭丽，韩波主编. —2 版. —北京：科学出版社，2024.3

科学出版社"十四五"普通高等教育本科规划教材　科学出版社普通高等教育药学类系列教材

ISBN 978-7-03-078316-5

Ⅰ.①药…　Ⅱ.①郭…②韩…　Ⅲ.①药物化学–高等学校–教材

Ⅳ.① R914

中国国家版本馆 CIP 数据核字（2024）第 061966 号

责任编辑：王　颖/责任校对：宁辉彩

责任印制：张　伟/封面设计：陈　敬

科学出版社 出版

北京东黄城根北街 16 号
邮政编码：100717
http://www.sciencep.com

三河市宏图印务有限公司印刷

科学出版社发行　各地新华书店经销

*

2018 年 2 月第　一　版　开本：787×1092　1/16

2024 年 3 月第　二　版　印张：25

2024 年 3 月第十次印刷　字数：656 000

定价：98.00 元

（如有印装质量问题，我社负责调换）

科学出版社普通高等教育药学类系列教材
编审委员会

名誉委员　张志荣　四川大学华西药学院
　　　　　姚文兵　中国药科大学
　　　　　傅　强　西安交通大学
主任委员　黄　园　四川大学华西药学院
副主任委员（以姓氏笔画为序）
　　　　　于　超　重庆医科大学
　　　　　王玉琨　南方科技大学
　　　　　王嗣岑　西安交通大学
　　　　　张　伟　空军军医大学
　　　　　胡昌华　西南大学
　　　　　贺　耘　重庆大学
　　　　　贾　乙　陆军军医大学
委　　员（以姓氏笔画为序）
　　　　　王少华　兰州大学
　　　　　王焕芸　内蒙古医科大学
　　　　　韦思平　西南医科大学
　　　　　韦锦斌　广西医科大学
　　　　　刘全礼　包头医学院
　　　　　江中兴　武汉大学
　　　　　许小红　成都医学院
　　　　　李　飞　湖北医药学院
　　　　　李　璠　昆明医科大学
　　　　　杨　扬　桂林医学院
　　　　　何　勤　四川大学华西药学院
　　　　　闵　清　湖北科技学院
　　　　　沈祥春　贵州医科大学
　　　　　宋丽华　长治医学院
　　　　　张　帆　川北医学院
　　　　　张立明　宁夏医科大学
　　　　　张勇慧　华中科技大学
　　　　　张振中　郑州大学
　　　　　张淑秋　山西医科大学
　　　　　周旭美　遵义医科大学
　　　　　胡长平　中南大学

俞　捷　　云南中医药大学
顾　健　　西南民族大学
柴慧芳　　贵州中医药大学
郭晓强　　成都大学
唐　辉　　石河子大学
唐圣松　　湖南医药学院
崔丙存　　湖北理工学院
常军民　　新疆医科大学
彭　羽　　西南交通大学
彭　芳　　大理大学
韩　波　　成都中医药大学
韩翠艳　　齐齐哈尔医学院
裴　刚　　湖南中医药大学
谭钦刚　　桂林医学院
熊　海　　西藏大学

秘 书 长　孙　逊　　四川大学华西药学院
副秘书长　马丽梅　　重庆医科大学

前　言

本教材是科学出版社普通高等教育"十四五"本科规划教材（药学类）系列教材之一。本版教材的编写和修订，紧扣教育部药学类专业本科教育培养目标和人才培养的基本要求，吸收当代药物化学教材的精华，同时考虑使用本教材的教师和学生需求，在上一版的基础上进行了修订。

本版教材的编写进一步广泛征求和听取了各高等院校教学第一线教师的意见和建议，本版教材基本延续了第 1 版教材的章节编排，并充分考虑大多数院校教师的授课习惯和学生的认知规律，结合一线教师的实践经验，在第 1 版教材的基础上进行了一些内容调整。将第 1 版中有关药物化学总论的内容"第二章 药物的化学结构和生物活性的关系"和"第二十章 新药研究的基本途径和方法"整合，改为"第十八章 新药研究的基本途径与方法"；将第 1 版总论的内容"第三章 药物代谢反应"，移到教材各论的后面，改为"第十九章 药物代谢反应"，其余章节编排依次前移。

本版教材在编排形式上仍保持第 1 版的特点，不同于现有大多数同类教科书的编写方式，采用以重点药物为主线的编写模式，内容上强调突出药物实例，以点带面通过重点药物引出同类药物的内容，贯穿所涉及的主要药物类别。在教材的内容上，尽量将药物化学知识与药理学、生物学及药物临床应用等相关学科知识紧密结合，特别是与药物有关的体内、体外化学内容相结合，并深入浅出地介绍药物与生物大分子之间的作用模式，同时兼顾到同类药物的共同规律性的内容，向药学专业学生介绍药物化学基本知识和原理。每章增加学习要求及思考题等，方便用书师生掌握教材重点，了解教材基本内容。

本版教材在编写过程中得到了各高等院校从事药物化学教学和科研教师的大力支持和相助。全书共有十九章，第一章、第十八章、第十九章为总论部分，第二章至第十七章为以重点药物为主线展开内容介绍的各论部分。其中，四川大学的郭丽教授编写第一章，贵州中医药大学的柴慧芳教授编写第二章和第六章，四川大学的邓勇教授编写第三章和第七章，内蒙古医科大学的马宇衡教授以及长治医学院的李瑞燕副教授编写第四章，同时，马宇衡教授还编写第十一章，成都中医药大学的韩波教授编写第五章和第十七章，空军军医大学的刘雪英副教授编写第八章，西安交通大学的李义平教授编写第九章，贵州医科大学的傅晓钟教授编写第十章和第十四章，成都大学的郭晓强教授编写第十二章，遵义医科大学的杨家强教授编写第十三章，重庆医科大学的甘宗捷副教授编写第十五章，四川大学的齐庆蓉副教授编写第十六章，陆军军医大学的肖卿副教授编写第十八章，西南医科大学的韦思平教授编写第十九章。四川大学郭丽教授以及成都中医药大学的韩波教授对全书的稿件进行了阅读和修改，四川大学齐庆蓉副教授负责全书的统稿工作。尽管各位编委在编写过程中付出了努力和艰辛，但限于编者的学识和教学经验有限，教材中难免存在不足之处，恳请广大读者提出宝贵意见，使之更加完善。

郭　丽

2024 年 1 月

目　　录

第一章　绪论 …………………………… 1
　第一节　药物化学的起源与发展 ……… 1
　第二节　药物的名称 …………………… 9
第二章　镇静催眠药物和抗癫痫药物 … 12
　第一节　镇静催眠药物 ………………… 12
　第二节　抗癫痫药物 …………………… 19
第三章　抗精神失常药物 ……………… 26
　第一节　抗精神病药物 ………………… 26
　第二节　抗抑郁药 ……………………… 35
第四章　镇痛药物及局部麻醉药物 …… 42
　第一节　阿片类镇痛药物 ……………… 42
　　一、吗啡生物碱及其半合成衍生物 … 43
　　二、合成类镇痛药物 ………………… 46
　　三、基于阿片受体三点结合模型的
　　　　镇痛药物 ………………………… 52
　第二节　非甾体抗炎药 ………………… 53
　　一、苯胺类 …………………………… 54
　　二、羧酸类 …………………………… 55
　　三、其他类 …………………………… 60
　第三节　局部麻醉药物 ………………… 65
第五章　胆碱类药物 …………………… 73
　第一节　拟胆碱药物 …………………… 73
　　一、胆碱受体激动剂 ………………… 73
　　二、乙酰胆碱酯酶抑制剂 …………… 75
　第二节　抗胆碱药物 …………………… 78
　　一、M受体拮抗剂 …………………… 78
　　二、N受体拮抗剂 …………………… 84
第六章　作用于肾上腺素能受体的药物 … 89
　第一节　作用于β肾上腺素能受体
　　　　　的药物 ………………………… 89
　　一、β肾上腺素能受体激动剂 ……… 90
　　二、β肾上腺素能受体阻滞剂 ……… 96
　第二节　作用于α肾上腺素能受体
　　　　　的药物 ………………………… 99
第七章　神经退行性疾病治疗药物 …… 103
　第一节　抗阿尔茨海默病药物 ………… 103
　第二节　抗帕金森病药物 ……………… 107
第八章　组胺H受体拮抗剂与质子泵
　　　　抑制剂 ………………………… 114
　第一节　H_1受体拮抗剂 …………… 115

第二节　H_2受体拮抗剂 …………… 124
　第三节　质子泵抑制剂 ………………… 131
第九章　作用于离子通道及血管
　　　　紧张素药物 …………………… 136
　第一节　钙通道阻滞剂 ………………… 136
　第二节　钠通道阻滞剂 ………………… 143
　第三节　钾通道阻滞剂及开放剂 ……… 148
　第四节　血管紧张素转化酶抑制剂 …… 150
　第五节　血管紧张素Ⅱ受体拮抗剂 …… 155
第十章　调血脂药物及其他心血管
　　　　系统药物 ……………………… 158
　第一节　调血脂药物 …………………… 158
　　一、羟甲戊二酰辅酶A还原酶
　　　　抑制剂 …………………………… 158
　　二、影响胆固醇和甘油三酯代谢
　　　　的药物 …………………………… 162
　第二节　NO供体药物 ………………… 168
　第三节　抗血栓药物 …………………… 171
　　一、抗血小板聚集药物 ……………… 171
　　二、抗凝血药物 ……………………… 172
第十一章　抗肿瘤药物 ………………… 176
　第一节　生物烷化剂 …………………… 176
　第二节　抗代谢药物 …………………… 186
　第三节　抗肿瘤抗生素 ………………… 193
　第四节　其他抗肿瘤药物 ……………… 196
第十二章　抗生素 ……………………… 202
　第一节　β-内酰胺类抗生素 …………… 202
　　一、青霉素类 ………………………… 203
　　二、头孢菌素类 ……………………… 211
　　三、非典型β-内酰胺类抗生素及
　　　　β-内酰胺酶抑制剂 ……………… 218
　第二节　四环素类抗生素 ……………… 221
　第三节　氨基糖苷类抗生素 …………… 223
　第四节　大环内酯类抗生素 …………… 226
　第五节　氯霉素类抗生素 ……………… 230
第十三章　合成抗菌药物 ……………… 234
　第一节　磺胺类抗菌药物及抗菌
　　　　　增效剂 ………………………… 234
　　一、磺胺类抗菌药物 ………………… 234
　　二、抗菌增效剂 ……………………… 238

第二节 喹诺酮类抗菌药物……………… 241
第三节 噁唑烷酮类抗菌药物…………… 247
第四节 抗结核药物…………………… 249
　一、合成抗结核药物………………… 250
　二、抗结核抗生素…………………… 254
第五节 抗真菌药物…………………… 256
　一、唑类抗真菌药物………………… 257
　二、烯丙胺类抗真菌药物…………… 260
　三、抗真菌抗生素…………………… 262
第十四章 抗病毒药物…………………… 266
第一节 抗艾滋病毒药物……………… 266
　一、逆转录酶抑制剂………………… 266
　二、HIV 蛋白酶抑制剂……………… 270
第二节 其他抗病毒药物……………… 273
第十五章 合成降血糖药物及利尿药物 … 278
第一节 合成降血糖药物……………… 278
　一、胰岛素分泌促进剂……………… 279
　二、胰岛素增敏剂…………………… 283
　三、α-葡萄糖苷酶抑制剂…………… 285
　四、二肽基肽酶-Ⅳ抑制剂………… 286
　五、胰高血糖素样肽-1 受体激动剂… 288
　六、钠-葡萄糖协同转运蛋白-2
　　　抑制剂………………………… 290
第二节 利尿药物……………………… 292
　一、碳酸酐酶抑制剂………………… 293
　二、Na^+-Cl^- 协转运抑制剂 ………… 294
　三、$Na^+-K^+-2Cl^-$ 协转运抑制剂……… 296
　四、阻断肾小管上皮 Na^+ 通道药物 … 298
　五、盐皮质激素受体拮抗剂………… 299
第十六章 激素及抗骨质疏松药物 ……… 301
第一节 前列腺素……………………… 301
第二节 甾体激素……………………… 303
　一、雌激素…………………………… 304
　二、抗雌激素………………………… 307
　三、雄性激素、蛋白同化激素和
　　　抗雄性激素……………………… 310
　四、孕激素…………………………… 314
　五、抗孕激素………………………… 318
第三节 肾上腺皮质激素……………… 320
第四节 抗骨质疏松药物……………… 328
　一、抗分解代谢药物………………… 328
　二、合成代谢药物…………………… 332
　三、骨矿化药物……………………… 332
　四、解偶联剂………………………… 334
第十七章 维生素………………………… 336

第一节 脂溶性维生素………………… 336
　一、维生素 A 类……………………… 336
　二、维生素 D 类……………………… 339
　三、维生素 E 类……………………… 342
第二节 水溶性维生素………………… 345
　一、维生素 B 类……………………… 345
　二、维生素 C 类……………………… 347
第十八章 新药研究的基本途径与方法 … 351
第一节 药物与靶点的相互作用……… 351
　一、药物作用的生物靶点…………… 351
　二、药物与靶点作用的方式………… 354
第二节 先导化合物的发现和优化…… 356
　一、先导物的来源…………………… 357
　二、结构优化的策略和方法………… 358
第三节 药物分子设计简介…………… 363
　一、基于受体的药物分子设计……… 364
　二、基于配体的药物分子设计……… 366
第四节 药物研究的新技术与新方法 … 368
　一、多靶点药物分子设计…………… 368
　二、药物大数据……………………… 369
　三、蛋白降解靶向联合体技术……… 370
第十九章 药物代谢反应………………… 372
第一节 药物代谢的酶………………… 372
　一、细胞色素 P450 酶系…………… 372
　二、氧化酶…………………………… 373
　三、还原酶系………………………… 373
　四、水解酶…………………………… 374
第二节 Ⅰ 相代谢……………………… 374
　一、氧化反应………………………… 374
　二、还原反应………………………… 382
　三、水解反应………………………… 383
　四、脱卤素反应……………………… 385
第三节 Ⅱ 相代谢……………………… 385
　一、葡糖醛酸结合反应……………… 386
　二、硫酸酯化结合反应……………… 387
　三、谷胱甘肽结合反应……………… 387
　四、氨基酸结合反应………………… 388
　五、乙酰化结合反应………………… 388
　六、甲基化结合反应………………… 389
第四节 药物代谢在药物研究中的作用 … 390
　一、解释药物的作用机制…………… 390
　二、优化药物的药动学性质………… 390
　三、设计和发现新药………………… 391

第一章 绪 论
Introduction

学习要求

1. 掌握药物化学的主要研究内容和任务。
2. 熟悉药物化学的起源和发展历程。熟悉药品通用名称及化学名的命名规则。
3. 了解新药研究的基础概念；了解药品商品名的作用及命名要求。

"药物化学"（medicinal chemistry）是药学领域的一门重要的学科，是连接化学与生命科学并使其融合为一体的交叉学科，是发现和发明新药、阐明药物化学性质、合成化学药物、在分子水平上研究药物分子与生物大分子机体细胞之间相互作用规律的综合性学科。

药物化学的研究内容是多学科配合、协调的一项重要工作，药物化学以化学学科为基础，与生物化学、药理学、药动学和计算机科学相互渗透，与药剂学、药物分析、制药工艺学及药事管理学等学科紧密相关。化学是构建与表征药物分子的主要手段，是药物的合成及机制研究的基础；生物学可以改变和丰富药物化学的内容；分子药理学、分子生物学以及基因组学等为明确药物作用靶点、设计新药提供生物学基础；药理学、药动学、毒理学为药效学研究、安全性评价等提供实验模型、方法和参数；计算机科学及信息科学的发展为新药研究提供了重要的技术手段。

药物化学的总目标是创制新药和有效地利用或改进现有药物，以得到高效、低毒的药物。其核心内容是药物分子的设计和合成。药物化学研究的内容和任务主要包括以下几方面：①研究化学药物的化学结构特征、理化性质、稳定性状况、杂质来源等，为药物的质量标准制定、剂型设计及临床药学研究提供依据。②研究化学药物与生物体相互作用的方式，在生物体内吸收、分布和代谢的规律及代谢产物。③研究化学药物的化学结构与生物活性之间关系（构效关系，structure-activity relationships）、化学结构与活性化合物代谢之间关系（构代关系，structure-metabolism relationships）、化学结构与活性化合物毒性之间关系（构毒关系，structure-toxicity relationships），以及药物分子在生物体中作用的靶点、药物与靶点结合的方式，为合理、有效地应用化学药物提供理论基础。④研究化学药物的制备原理、合成路线及其稳定性，为药物的大规模生产提供科学依据。⑤新药的设计和发现，利用生物科学、现代信息学和计算机技术等手段，设计新的药物分子；或通过各种途径，发现具有进一步研究、开发价值的先导化合物（lead compound），对其进行结构改造和优化，创造出疗效好、毒副作用小的新药；或改造现有药物或有效化合物以获得更加有效、安全的药物。

第一节 药物化学的起源与发展
Origin of medicinal chemistry

药物化学，早期也被称为制药化学（pharmaceutical chemistry），起源于化学和生物科学的许多分支。最初，人们对于药物并没有明确的概念，但人类坚信在一些有特殊作用的植物中，一定存在有某种有生物活性的内在物质。自然环境中的植物在药物发展历史上做出了重要的贡献，如中国古代最早的药学专著《神农本草经》中就有将麻黄作为兴奋剂和发汗剂的记载，埃及《埃伯斯氏古医籍》（约公元前 1500 年）记载有用海葱作为强心剂，是洋地黄的前身，由巴西吐根属中得到的吐根用作抗阿米巴药物。随着化学学科的发展及无数科学家不间断的探索，人类的这种信念逐步得到证实。

从 18 世纪开始，化学家开始对天然物质进行分析提纯，如瑞典药剂师舍勒（Sheele）1769 年提纯了酒石酸，1776～1786 年从动植物组织中提取出大量的有机酸，如尿酸、草酸、乳酸、柠檬酸、苹果酸、五倍子酸等。19 世纪初期到中期，化学已经有了相当的基础，使人们能够开始探索天然植物中的有效活性成分。19 世纪初，人们从有效植物中寻找到了多种具有药用价值的小分子有机化合物，如从阿片中提纯了吗啡，从古柯叶中得到了可卡因，从金鸡纳树皮中得到奎宁等，为药物化学学科的形成奠定了基础。1899 年，阿司匹林作为解热镇痛药上市，标志着人们已开创了用化学方法改变天然化合物的化学结构，使之成为更理想药物的历史阶段，药物化学作为一门学科开始形成。

19 世纪从实践中逐步建立的一系列有机化学理论，指导着人们对染料、香精、药物等有机产品进行进一步的合成利用，成为药物化学发展的理论基础。药物化学和有机化学经历了漫长的不可分割的历史。有机化学家在进行天然有效成分提取鉴定的同时，依据有机化学的原理及方法，逐渐开始从事这些具有潜在活性的"原型"化合物、类似物及复杂分子的一些简单片段的合成，以筛选新的先导化合物。随着生物活性物质的不断发现，人们认识到合成产物比天然产物具有更好的活性和疗效。化学工业的兴起，埃利希（Ehrlich）化学治疗概念的建立，为 20 世纪初化学药物的合成和进展奠定了基础，如早期含锑、砷的有机药物用于锥虫病、阿米巴病和梅毒等传染病的治疗，后来发展成为治疗疟疾、寄生虫和细菌性传染病的药物，成为那个时期治疗传染性疾病最有力的方法，由此奠定了化学治疗学的基础。

20 世纪初至 20 世纪 60 年代，是药物化学飞速发展的时代。在此期间，人们开始探索药物的药效基团、作用机制、受体概念和构效关系，发现并发明了现在所使用的一些最重要的药物，药物化学成功地扮演着纽带的角色，将化学、物理学、医学、生命科学及信息学等科学技术有机结合起来，各种战胜疾病的药物层出不穷。

20 世纪初，药物化学的基本理论、基本方法、研究对象、应用领域逐步建立和完善，构效关系的研究也成为药物化学最基本的核心理论，20 世纪 20～30 年代，神经系统药物如麻醉药、镇静药、镇痛药、解热镇痛药等已广泛使用，在当时实验药理学尚未发展的情况下，这类药物是以人类本身的体验作为药效的根据。在此期间，构效关系研究也开始在药物化学中起步，人们开始寻找起作用的"药效基团"，并对复杂的天然化合物进行结构修饰以寻找简化结构药用类似物。这其中最典型最成功的例子就是通过对可卡因结构简化寻找药效基团而得到普鲁卡因，进而发展出一系列局部麻醉药，这种新药研究模式盛行了许多年，至今仍是一种有效的手段。

20 世纪 30 年代以后，随着磺胺类药物、维生素、生物碱、抗生素等强活性药物的出现，构效关系理论深入到立体结构的层次，人们认识到分子的空间排列及距离、分子的几何构型、分子的光学构型、电子等排等性质均与药理作用有关。到 20 世纪 50 年代，随着抗代谢药物、受体拮抗剂等一系列药物的出现，构效关系的研究深入到药物如何到达作用部位并与受体相互作用的分子生物学水平。药物结构与生物活性关系的研究发展，为创制新药和先导化合物研究提供了重要依据，也使其成为新药研究的指导理论之一。

20 世纪 30 年代中期人们发现了百浪多息和磺胺，从 1938～1945 年又合成了一系列的磺胺类药物，在此期间，磺胺类药物的构效关系和作用机制得到了阐明。药理学家伍德斯（Woods）与菲尔德斯（Fildes）论证了磺胺的作用机制是由于对氨基苯磺酰胺母核的化学结构与细菌代谢物对氨基苯甲酸的结构类似，药物在细菌代谢中产生了竞争性抑制作用，由此建立了抗代谢学说。这一研究，不仅阐明了抗菌药物的作用机制，也为新药的研究开拓了新的途径和方法，人们根据抗代谢学说发现了一些抗肿瘤、利尿和抗疟疾的药物。

1940 年青霉素的疗效得到肯定，β-内酰胺类抗生素得到飞速发展。青霉素是第一个被发现的抗生素，虽然它的发现是偶然的，但其医用价值至今仍是不可估量的。青霉素的成功发现和应用促进了一大批抗生素的发现和使用。1942 年，瓦格斯曼（Wakmann）从链霉菌中分离出链霉素，

1943～1953 年，土霉素、氯霉素、金霉素等相继问世。微生物药物成为发展较快的一类药物，人们采用半合成方法来研制新的抗生素，如利用 β-内酰胺类抗生素的 6-APA 或 7-ACA 母核，合成了一系列耐酶、耐酸和抗菌谱广的半合成青霉素及头孢菌素，还合成了一些非典型的 β-内酰胺类抗生素，也有许多各种各样的半合成红霉素、利福霉素和卡那霉素衍生物相继问世，且都比它们原型化合物更加有效，且具有更少的副作用。丝裂霉素、博来霉素和多柔比星的发现，使抗生素的应用范围拓展到肿瘤的治疗，后来发展到致力于研究从微生物次生代谢物中寻找酶抑制剂、免疫调节剂等，如 1989 年从微生物发酵产物中筛选出的 HMG-CoA 还原酶抑制剂洛伐他汀，开辟了一个从微生物中不仅仅可以得到抗菌、抗原虫病或抗肿瘤药，而且还可以得到酶抑制剂或心血管疾病药物的新时代。抗生素的发现与发展大大提高了细菌感染性疾病的治愈率，化学治疗的领域也日益扩大，是药物化学对人类的重要贡献之一。20 世纪 80 年代初，诺氟沙星用于临床，迅速掀起喹诺酮类抗菌药物的研究热潮，随后各种沙星类药物上市，这类抗菌药物具有广谱、高效、副作用小、与其他抗菌药物无交叉耐药性等优点，喹诺酮类抗菌药物的问世，被认为是合成抗菌药物发展历史上的重要里程碑。

内源性活性物质的研究和使用始于 19 世纪。1901 年科研人员分离得到第一个激素药肾上腺素，但真正取得进展是在 20 世纪 30 年代，在此之前甾体激素的主要来源是动物脏器及分泌物，而动物脏器及其分泌物中甾体激素含量很少，因此解决上述问题还需依靠化学合成手段。1935 年，化学家鲁齐卡（Ruzieka）用胆甾醇合成了第一个尚未从动物体中分离出来的甾体激素睾酮。20 世纪 50 年代，甾体药物的全合成也取得了进一步的发展，科学家相继利用萘酚、醌类等小分子化工原料合成出结构复杂的甾体骨架。全合成方法不仅在理论上证实了甾体化合物的基本结构，同时也满足了用药的需要。以天然产物如薯蓣皂素和豆甾醇等为原料进行半合成，成为现代甾体激素类药物的主要来源。在甾体激素类药物合成的基础上，分别发展了一系列甾体皮质激素类抗炎免疫抑制药、甾体口服避孕药，甾体激素发展成为一类重要的药物，进而也推动和促进了中枢神经兴奋药、降压药的合成研究及发展。

进入 20 世纪 50 年代后，新药研发的数量有所下降，药物在机体内的作用机制和代谢途径逐步得到阐明，寻找新药的方法着重于从生理、生化效应和发病机制开始着手研究，改进了单纯从药物的显效基团或基本结构寻找新药的方法。例如，利用潜效（latentiation）和前药（prodrug）概念，设计能降低毒副作用和提高选择性的新化合物。1952 年发现治疗精神分裂症的氯丙嗪后，精神神经疾病的治疗取得突破性的进展。非甾体抗炎药是 20 世纪 60 年代中期以后药物研究的活跃领域，一系列抗炎新药先后上市。

抗肿瘤药物一直是人们重点研究的领域之一。20 世纪初，治疗肿瘤的手段只有外科手术及放射治疗，随着 20 世纪 40 年代第一个抗肿瘤药物盐酸氮芥作为生物烷化剂用于临床，开始了肿瘤化学治疗的历程。随后，抗代谢类药物甲氨蝶呤、抗肿瘤抗生素、金属配位化合物、天然有效成分喜树碱、长春碱和紫杉醇，以及其他多种抗肿瘤药物的问世，成为 20 世纪抗肿瘤药物发展的基础，也丰富了药物化学的内容。从 20 世纪 50 年代到现在，关于肿瘤治疗药物的研究，是药物研究及开发规模最大、投资最多的项目，但结果并不如人意。目前，靶向药物、单克隆抗体（单抗）等药物用于肿瘤治疗得到了稳步发展，人们也把很大希望寄托在人类基因组学及人类疾病基因组学上，希望寻找出治疗肿瘤的药物。

知识链接   **震惊世界的"反应停事件"**

沙利度胺（商品名反应停）的商业化和随后的退市可能是药物研发史上最引人注目和最悲惨的事件之一。20 世纪 60 年代初期，德国一家制药公司生产的安眠药沙利度胺，对妊娠呕吐有明显的疗效，使用极为广泛，导致世界范围内出生了上万名肢体畸形和缺失的严重先天缺陷的婴儿，亦称作"海豹儿"。这就是震惊世界的"反应停事件"，它给人们敲响了必须重视药品安全性的警钟，促使各国政府在制订药事管理条例时规定，在上市前必须进行特殊药理实验（致癌、致畸、致突变）项目，相关法案还在不同的层面上提出了药物手性的重要性，也促进了手性药物及手性药理学的发展。沙利度胺是手性药物，而当时的药用形式是外消旋体，随后相关研究发现，*S*-沙利度胺是导致婴儿畸形的元凶，而 *R*-异构体并不具有致畸毒性，但由于 *R*-异构体在体内环境中不稳定，可经历消旋化，因此 *R*-异构体仍然对孕妇具有显著的危害。在现代药物发现过程中，研发人员更加关注单一对映体及候选药物的手性稳定性，消旋体候选药物已经罕见。

20 世纪 60 年代以后，恶性肿瘤、心脑血管疾病和免疫系统疾病的药物研究与开发遇到了新的困难。按照以前的研究思路研究开发新的化学实体，并没有取得实质性的突破；同时，新药开发的费用也越来越高，因而，客观现实要求研发人员需要转变研究思路，需要提高效率，将药物的研究开发过程建立在合理的科学基础之上，即合理药物设计（rational drug design）。研究构效关系寻找其规律性，指导药物设计或改进现有药物成为药物化学的部分重要内容。20 世纪 60 年代以后构效关系研究得到了迅速发展，1964 年汉施（Hansch）等同时提出药物定量构效关系（quantitative structure-activity relationship，QSAR）的研究方法，长期以来人们一直试图建立化合物的生物活性和化学结构之间的某种函数关系，进一步对化合物结构优化提供理论依据。在此期间，相继发展了二、三维定量构效关系（2D-QSAR、3D-QSAR），为药物设计、指导先导化合物结构改造提供了理论依据，这些研究标志着现代药物化学的发展已由经验性的实验科学步入到了科学性的合理设计的新时期。

20 世纪 70 年代迄今，科学家对药物的潜在作用靶点进行了深入研究，对其结构、功能逐步了解。另外，分子力学和量子化学与药学科学的渗透，X 射线衍射晶体学、生物核磁共振、数据库、分子图形学的应用，为研究药物与生物大分子三维结构、药效构象及二者的作用模式，探索构效关系提供了理论依据和先进手段。结构描述符定量构效关系模型（SD-QSAR，structure descriptor-QSAR）与基于结构的设计方法相结合，使得药物设计更趋于合理化。药物化学的理论和药物设计方法进一步得到发展和完善。

此外，这一时期组合化学在技术和理论上日臻成熟，科学家已能合成数量众多的结构相关的化合物，建立有序变化的多样性分子库，进行集约化快速筛选。结合高通量筛选技术，并利用其在药物活性筛选方面高效、快速、大范围的特点，大大加快了新药设计和先导化合物发现的速度。化合物库的出现，使药物开发局限于筛选天然产物的提取物或从即将耗尽的化合物专利中寻找活性化合物的困境得以改善，其提供的分子结构的数量及其多样性使药物开发走上了一条通途。经过 40 多年的努力和探索，尤其是 20 世纪 90 年代以后，新理论、新技术、学科间交叉渗透形成的新兴学科的出现，都促进了药物化学的发展，是药物化学承前启后、继往开来的关键时期。计算机辅助药物设计的方法已经发展成为一门完善和新兴的研究领域，基于结构的药物设计、分子模拟、数据库与虚拟筛选等在药物分子设计方面的应用，大大提高了药物开发的效率，使药物设计更加趋于合理化。随着功能基因组学和结构基因组学研究的快速发展及人们对疾病发生、发展机制在分子水平上认识程度的不断深入，重大疾病相关的生物靶标分子被不断发现，越来越多靶标分子的三维分子结构被测定并成为药物开发的新靶标，生物学的研究进展为计算机辅助的定向、合理药物分子设计奠定了基础。合理药物设计的应用可减少盲目性，提高新药研究的水平，是药物化学发展的重要方向之一。

20 世纪中、后期药物化学的进展和大量新药上市，主要原因归纳为三方面：首先是生命科学的进展，如结构生物学、分子生物学、分子遗传学、基因学和生物技术等，为发现新药提供理论依据和技术支撑；其次是信息科学的突飞猛进，如生物信息学的建立、生物芯片的研制、信息数据库和信息技术的应用，使研究水平和效率大为提高；最后，制药企业为了争取国际市场投入巨额资金用于新药研究和开发，新药品种不断增加，促进了医药工业快速发展。21 世纪，随着网络药理学和多靶点药物分子设计、精准医疗与精准药物等的提出，这些全球范围内的革命性转变的药物研发理念，对认识药物及发现药物的理念、策略和方法都具有深刻影响，促进着药物化学的进一步发展。

在药物化学及相关科学高度发展的今天，人们更希望能够通过对靶分子结构的了解，用计算机模拟设计、组合合成化学加快新药发现的速度，降低新药研发的成本。但这一理想任重而道远，开发新药成为一项科学技术含量极高的艰巨任务。为了开发一个具有发展前途的新的活性物质，平均要研究 10 000 个合成或天然化合物，耗资数亿或数十亿美元。创新药物的研究常常是药物化学工作者们首先启动，在明确了研究工作目标的基础上，进行新药研究和开发，研究的进展涉及合理药物设计、化学合成技术、受体筛选模型、生物信息学等（图 1-1）。

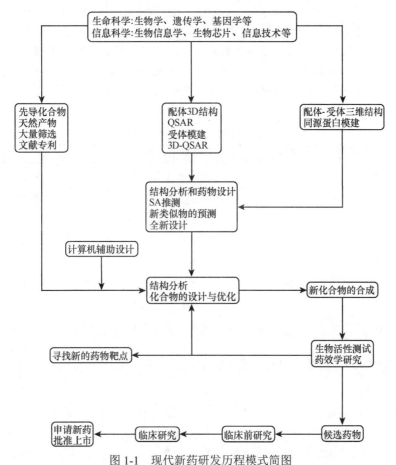

图 1-1　现代新药研发历程模式简图

现代新药设计大致可分为基于疾病发生机制的药物设计（mechanism based drug design）和基于药物作用靶点结构的药物设计（structure based drug design）。能够与药物分子结合并产生药理效应的生物大分子现统称为药物作用的生物靶点。这些靶点的种类主要有受体、酶、离子通道和核酸等，存在于机体靶器官细胞膜上或细胞质内。其中受体，尤其是 G-蛋白偶联受体靶点占绝大多数。据统计，至 20 世纪 90 年代中期，全世界制药企业用于寻找新药的药物靶点有 500 多种，就目前上市的药物来说，以受体为作用靶点的药物约占 52%，以酶为作用靶点的药物约占 22%，以离子通道为作用靶点的药物约占 6%，以核酸为作用靶点的药物约占 3%，约有 17% 药物的作用靶点尚不清楚。

在过去的几十年里，新的药物靶点的发现率比较稳定，作为新的药物作用靶点的蛋白质家族按每年接近两倍的速率增加。自 1982 年以来，药物作用靶点的研究进入高潮，新药的发现也越来越重视与药物作用靶点相联系。一旦有新的药物作用机制被阐明，根据这种机制涌现出来的新药将层出不穷。1995 年以后，随着酪氨酸激酶抑制剂伊马替尼的上市，这种发展趋势有所加快。

尽管有很多针对各种生物靶点的药物不断上市，但是由于药物作用靶点本身的三维结构和功能的复杂性，特别是众多的受体是跨膜蛋白和糖蛋白，弄清楚其三维结构仍有许多的研究工作要做，需要生物学科与药学学科的研发人员的相互合作，给新药的研发，特别是新药合理设计创造机遇。

1. 以受体作为药物的作用靶点 受体是细胞表面或亚细胞组分中的一种分子，可以识别并特异地与有生物活性的化学信号物质（配体）结合，从而激活或启动一系列生物化学反应，最后导致该信号物质产生特定的生物效应。1954 年研究者偶然发现苯并二氮䓬类药物，1977 年研究者发现大脑存在其作用位点和 γ-氨基丁酸（GABA）受体/氯通道形成复合物，这一研究成为受体学说的重大进展。对受体的深入研究，尤其许多受体亚型的发现，促进了受体激动剂和拮抗剂的发展，寻找特异性的仅作用于某一受体亚型的药物，可大大提高药物的选择性，减少毒副作用。在新药的研发过程中只要有可能，研究者都会尽可能把药物与特定的受体联系起来。与受体有关的药物可区分为受体激动剂（agonist）和受体拮抗剂（antagonist），常见的与受体有关的药物见表 1-1。

表 1-1 常见的与受体有关的药物

受体及作用类型	药物	用途
GABA$_A$ 受体、激动	地西泮	镇静药
苯二氮䓬 ω_1 受体、激动	唑吡坦	镇静药
GABA 受体、激动	普罗加比	抗癫痫
多巴胺受体、拮抗	氯丙嗪	抗精神病
5-羟色胺受体（5-HT$_{1B}$）、激动	曲唑酮	抑郁症
阿片受体 μ、激动	吗啡	中枢镇痛
阿片受体 μ、激动	哌替啶	中枢镇痛
阿片受体 κ、激动	喷他佐辛	中枢镇痛
多巴胺受体、激动	罗匹尼罗	抗帕金森病
M$_1$ 受体、激动	占诺美林	抗阿尔茨海默病
胆碱 M 受体、激动	氯贝胆碱	手术后腹气胀
胆碱 M 受体、拮抗	阿托品	平滑肌痉挛等
胆碱 N 受体、拮抗	苯磺阿曲库铵	肌松药
肾上腺素能受体、激动	肾上腺素	抗休克
肾上腺素能受体 β$_2$、激动	沙丁胺醇	支气管哮喘
肾上腺素能受体 β、拮抗	阿替洛尔	心律失常
肾上腺素能受体 β/β$_2$、拮抗	普萘洛尔	心律失常
肾上腺素能受体 α$_1$/β$_1$/β$_2$、拮抗	卡维地洛	高血压
血管紧张素 Ⅱ 受体 AT$_1$、拮抗	氯沙坦	高血压
前列腺素受体、激动	前列环素	血栓性疾病
组胺 H$_1$ 受体、拮抗	氯苯那敏	晕动症
组胺 H$_2$ 受体、拮抗	西咪替丁	胃肠道溃疡
降钙素受体、激动	降钙素	骨质疏松
促性腺激素释放因子受体、拮抗	戈那瑞林	肿瘤

续表

受体及作用类型	药物	用途
5-羟色胺受体 5-HT$_{2A}$、拮抗	氯氮平	抗精神病
5-羟色胺受体 5-HT$_3$、拮抗	昂丹司琼	镇吐药
5-羟色胺受体 5-HT$_4$、激动	莫沙必利	促胃动力药
孕激素受体、拮抗	米非司酮	抗早孕
雌激素受体、激动	雌二醇	性激素
雌激素受体、拮抗	他莫昔芬	乳腺癌
雌激素受体、激动	雷洛昔芬	骨质疏松
胰岛素受体、激动	胰岛素	降血糖
催产素受体、激动	催产素	分娩

2. 以酶作为药物的作用靶点 酶是一种具有高度特异性的生物分子，几乎所有的细胞活动进程都需要酶的参与，酶的功能与许多疾病密切相关。随着生物化学与分子技术的进步，人们已经分离出了多种酶，并测定了其三维结构，通过计算机应用能够清楚地了解酶的活性部位，以及与药物分子的相互作用。在细胞及分子生物学研究取得重要成果基础上，以酶为作用靶点进行的新药研究取得了突破性进展，特别是酶抑制剂，高度亲和力和特异性酶抑制剂将使药物具有更专一的治疗价值。常见的与酶有关的药物见表 1-2。

表 1-2 常见的与酶有关的药物

酶	药物	用途
单胺氧化酶	吗氯贝胺	抗抑郁
外周脱羧酶	卡比多巴	帕金森病
乙酰胆碱酯酶	多奈哌齐	阿尔茨海默病
乙酰胆碱酯酶	溴新斯的明	重症肌无力
脑啡肽酶	凯拉托芬	中枢镇痛
血管紧张素转化酶	卡托普利	降血压
HMG-CoA 还原酶	洛伐他汀	降血脂
环氧合酶- I/II	阿司匹林	抗血栓/解热镇痛
碳酸酐酶	氢氯噻嗪	利尿
α-葡萄糖苷酶	阿卡波糖	糖尿病
二肽基肽-IV	西格列汀	糖尿病
Na$^+$, K$^+$-ATP 酶	地高辛	强心
H$^+$, K$^+$-ATP 酶	奥美拉唑	抗溃疡
甾醇-14α-脱甲基化酶（CYP450-去甲基化酶）	咪康唑	抗真菌
黄嘌呤氧化酶	别嘌醇	抗痛风
腺苷脱氧酶	阿昔洛韦	抗病毒
胸苷嘧啶合成酶	氟尿嘧啶	抗肿瘤
核糖基转酰胺酶	巯嘌呤	抗肿瘤
二氢叶酸还原酶	甲氧苄啶	抗菌
二氢叶酸合成酶	磺胺甲基异噁唑	抗菌

续表

酶	药物	用途
β-内酰胺酶	克拉维酸钾	抗菌
蛋白酪氨酸激酶	伊马替尼	抗肿瘤
琥珀酸脱氢酶	阿苯达唑	抗寄生虫
HIV 蛋白酶	沙奎那韦	抗艾滋病
神经氨酸酶	奥司他韦	抗流感

3. 以离子通道作为药物的作用靶点　离子通道是一类跨膜的生物大分子，其作用类似于活化酶，能参与调节人体多种生理功能，特别是心血管系统的功能。自从发现二氢吡啶类化合物硝苯地平用于高血压具有良好效果后，钙通道阻滞剂作为一类新作用靶点药物迅速发展起来，至今已上市的"地平"类药物已不下几十种，同时也促进了对离子通道的生物学、细胞学的深入研究，使离子通道成为新的药物作用靶点。目前，随着离子通道结构与功能在分子水平上的逐步阐明，离子通道已成为药物设计中的一类重要靶标，为寻找有关药物特别是心血管药物开辟了一个崭新的途径。常作为药物靶点的离子通道主要有钙通道、钠通道、钾通道及氯通道等。与离子通道有关的药物见表 1-3。

表 1-3　与离子通道有关的药物

离子通道类药物	药物	用途
钙通道阻滞剂	维拉帕米	抗心律失常
	地尔硫䓬	抗心绞痛、心律失常
	硝苯地平	抗心绞痛
钠通道阻滞剂	利多卡因	局部麻醉
	苯妥英钠	抗癫痫
	奎尼丁	抗心律失常
钾通道阻滞剂	胺碘酮	抗心律失常
	格列本脲	糖尿病
钾通道开放剂	尼可地尔	抗心绞痛
氯通道阻滞剂	甲氟喹	抗疟疾

4. 以核酸作为药物的作用靶点　核酸包括 RNA 和 DNA，是人类基因的基本组成单位，是指导蛋白质合成和控制细胞分裂的生命物质。干扰或阻断细菌、病毒和肿瘤细胞增殖的基础物质核酸的合成，就能有效地杀灭或抑制细菌、病毒和肿瘤细胞。以核酸为靶点的新药研究主要是寻找新的抗肿瘤及抗病毒药物，研发的药物主要包括一些抗生素、抗病毒药物、喹诺酮类抗菌药物、抗肿瘤药物等（表 1-4），核苷类药物在临床疾病的治疗中发挥着不可替代的作用，反义技术（antisense technology）是以核酸为靶点的新药设计的体现，可认为是真正分子水平的工作。

表 1-4　与核酸靶点有关的药物

作用靶点	药物	用途
RNA	利福平	抗菌
	氟尿嘧啶	抗肿瘤
	柔红霉素	急性白血病
	普卡霉素	抗肿瘤
	利福霉素	抗结核

续表

作用靶点	药物	用途
DNA	环丙沙星	广谱抗菌
	阿昔洛韦	抗疱疹病毒
	齐多夫定	抗 HIV
	甲氨蝶呤	抗肿瘤
	顺铂	抗肿瘤

人类基因组计划的研究成果表明，如今人们所预测的药物作用靶点远远不止几百种，可能会有 5000～10 000 种，发掘新的作用靶点，通过药物设计得到新的化学实体这一途径，具有广阔的发展前景。

时至今日，药物化学已发展成为药物学中一门强大的分支，随着计算机技术、生物技术、合成和分离技术的广泛应用，使细胞学、酶学、分子生物学技术与药物化学进一步相互渗透。现代药物化学以分子生物学及计算机科学作为支撑，其发展特点是：寻找新的作用靶点，建立新的生物筛选模型，加大发现新药的准确性；应用计算机辅助设计和组合化学、高通量筛选，进行合理药物设计，加快先导化合物的寻找、优化和候选药物的确定。药物化学与生物学科、生物技术紧密结合，相互促进，加速应用基础研究到应用产业化的进展，仍是今后发展的趋势。

第二节 药物的名称
Names of pharmaceutical substances

药物化学的研究对象主要为化学药物，而化学药物的特点是具有明确的化学组成及结构特征。化学药物通常用药品通用名、化学名和商品名三种类型的名称来表达。

通用名：也称为国际非专有药名（international nonproprietary names，INN），通常是由国家或国际命名委员会（national or international nomenclature commissions）命名的，是世界卫生组织（World Health Organization，WHO）推荐使用的名称。在世界范围内使用不受任何限制，不能取得专利和行政保护。一个药物只有一个通用名称，是药典、科技文献、教材、标签、广告及药品说明书中标明的有效成分的名称。

中国国家药典委员会编写的《中国药品通用名称》（Chinese approved drug names，CADN）是中国药品命名的依据，命名原则是结合我国具体情况，以 INN 为依据进行命名。药品中文译名根据英文名称、药品性质和结构等，采用音译、意译或音意合译，以音译为主，中文名尽量和英文名相对应，以保持药品中文译名的规范、统一和系列化。按 INN 命名原则，通用名的特点是同一类药物常采用同一词干、词头或词尾，以表明它们是同类药物。CADN 对这种词干规定了相应的中文译文，如 β-内酰胺类抗生素以头孢（cef-）为词头，局部麻醉药以卡因（-caine）为词尾。表 1-5 列举了一些常用的词干，这种命名方法为医生或药学工作者记忆及使用药品通用名带来了方便，自 1950 年 INN 命名使用至今，已得到全球公认。

表 1-5　INN 使用的部分词干的中文译名表

词干		药物举例		药物类型
英文	中文	INN	通用名	
-azepam	西泮	diazepam	地西泮	镇静催眠药
-barbital	巴比妥	amobarbital	异戊巴比妥	抗癫痫药
-oxetine	西汀	fluoxetine	氟西汀	抗抑郁药

词干		药物举例		药物类型
英文	中文	INN	通用名	
-caine	卡因	procaine	普鲁卡因	局部麻醉药
-olol	洛尔	propranolol	普萘洛尔	β 受体阻滞剂
-tidine	替丁	cimetidine	西咪替丁	H_2 受体拮抗剂
-prazole	拉唑	omeprazole	奥美拉唑	质子泵抑制剂
-dipine	地平	nifedipine	硝苯地平	钙通道阻滞剂
-pril	普利	captopril	卡托普利	血管紧张素转化酶抑制剂
-sartan	沙坦	losartan	氯沙坦	血管紧张素Ⅱ受体拮抗剂
-vastatin	伐他汀	lovastatin	洛伐他汀	调血脂药
cef-	头孢	cefalexin	头孢氨苄	抗生素
-cillin	西林	amoxicillin	阿莫西林	抗生素
-oxacin	沙星	norfloxacin	诺氟沙星	合成抗菌药
-conazole	康唑	fluconazole	氟康唑	抗真菌药
gli-	格列	glibenclamide	格列本脲	降血糖药

化学名：是根据药物的化学成分确定的化学学术名称，是由国际纯粹和应用化学联合会（International Union for Pure and Applied Chemistry，IUPAC）和国际生物化学联合会（International Union of Biochemistry，IUB）等国际机构整理出来的系统化学名。英文化学名是国际通用的名称，一个化学物质只有一个化学名，药物的化学名是以化学结构为基本点，对确定特定的化学物质具有独特的优点，反映了药物的本质，具有规律性、系统性、准确性，通常非常冗长和复杂。新药报批及药品说明中都要用化学名。

药物的化学名采用系统命名法进行命名，中、英文化学名要尽可能一致，其命名方法在有机化学中已有详细讨论。基本方法一般由"立体构型＋取代基＋基本骨架＋官能团"组成，系统命名药物的基本步骤为：确定药物化学结构的基本骨架并标示位次、查看药物的基本骨架有无标氢或加氢、选择官能团和排列取代基的顺序、标示药物化学结构的立体构型。药物命名中有采用 IUPAC 系统命名，也有沿用习惯命名法的。例如，抗溃疡药质子泵抑制剂奥美拉唑（omeprazole）的英文化学名为 5-methoxy-2-(((4-methoxy-3,5-dimethyl-2-pyridinyl)methyl)sulfinyl)-1*H*-benzimidazole；中文化学名为 5-甲氧基-2-[[(4-甲氧基-3,5-二甲基-2-吡啶基)-甲基]-亚磺酰基]-1*H*-苯并咪唑。又例如，雌激素类药物雌二醇（estradiol）的英文化学名为 estra-1,3,5(10)-triene-3,17β-diol，中文化学名为雌甾-1,3,5(10)-三烯-3,17β-二醇。

奥美拉唑

雌二醇

商品名：药品作为特殊商品，可以注册商品名。商品名是批准上市后的药品名称，通常是由药品的制造企业所选定，并在国家商标或专利局注册，受知识产权保护。商品名不只包含某种药物的主要活性成分，还包括其他成分、辅料的内容；含有相同药物活性成分的药品只有一个通用名和化学名（通用名和化学名主要针对原料药），但可以有多个不同的商品名在市场销售，如辅料剂量和剂型不同的、相同辅料制成的相同剂量的仿制药品、不同厂家生产的不仅在不同国家有不同商品名，即使在同一个国家也有多个商品名。由于通用名不能得到知识产权或其他行政性保护，企业为了保护自己在同品种产品竞争中的地位和优势，就以商品名保护自己，这种现象是很正常且客观存在的。但为了获得经济利益而滥用商品名是不合适的，按照中国新药评审的要求，对商品名有一些要求，如商品名不能暗示药品的作用和用途等。

思考题

1. 药物化学的任务和研究的主要内容有哪些？
2. 药物作用的生物靶点有哪些类型？试用各代表性药物举例说明。
3. 简述现代药物化学的发展由经验性的实验科学步入到科学性的合理设计的历程。
4. 药物的名称有哪几种类型？试举例说明。

（郭 丽）

第二章　镇静催眠药物和抗癫痫药物
Sedative-hypnotic drugs and antiepileptic drugs

学习要求

1. 掌握地西泮、酒石酸唑吡坦、异戊巴比妥、苯妥英钠、卡马西平和普罗加比的结构、化学名称、理化性质、体内代谢及用途。

2. 熟悉佐匹克隆和托吡酯的结构、化学名称及用途。熟悉地西泮和佐匹克隆的化学合成方法。

3. 了解镇静催眠药物和抗癫痫药物的结构类型、结构特点、药理作用和构效关系。

第一节　镇静催眠药物
Sedative-hypnotic drugs

镇静催眠药物属于中枢神经系统药物，对中枢神经系统有着广泛的抑制作用。镇静药物可使患者从兴奋状态转为安静，催眠药物则可进一步抑制中枢神经，使服用者产生类似正常的睡眠。同一药物在较小剂量时通常产生镇静作用，中等剂量时产生催眠作用，大剂量时则产生抗惊厥作用。有些药物还可用于治疗癫痫、焦虑等病症。

在 19 世纪 20 年代，乙醚和氯仿（三氯甲烷）最先被用于催眠；1869 年，第一个卤代镇静药物——水合氯醛用于临床。20 世纪初以来，巴比妥类药物一直被作为传统镇静催眠药物被使用。自 20 世纪 60 年代起，氯氮䓬（chlordiazepoxide）和地西泮相继上市后，苯二氮䓬类药物因其成瘾性小和安全范围更大，几乎完全替代巴比妥类而被广泛应用。1987 年，以佐匹克隆的上市为标志，新一代杂环类镇静催眠药物如唑吡坦、扎来普隆等已成为临床的主流品种，使用日益广泛。

根据化学结构不同，常用镇静催眠药物可分为巴比妥类、苯二氮䓬类、杂环类和其他类。目前巴比妥类已极少用于镇静催眠，主要用于抗惊厥、抗癫痫，少数注射用巴比妥类药物用于麻醉及麻醉前给药。目前，临床上主要应用的镇静催眠药物为苯二氮䓬类和杂环类。

地西泮 diazepam

化学名为 1- 甲基-5- 苯基-7- 氯-1,3- 二氢-2*H*-1,4- 苯并二氮杂䓬 -2- 酮（1-methyl-5-phenyl-7-chloro-1, 3-dihydro-2*H*-1,4-benzodiazepin-2-one）。

本品为白色或类白色的结晶性粉末，无臭，味微苦。本品在水中几乎不溶，溶于乙醇，易溶于丙酮和三氯甲烷。熔点（mp）130～134℃，pK_a 为 3.4。

本品为苯二氮䓬类的代表药物，具有镇静、催眠、抗焦虑、中枢性肌肉松弛、抗惊厥和抗癫痫作用。可缩短入睡时间、延长睡眠，对因焦虑引起的失眠效果尤其显著。

本品的苯二氮䓬环上含内酰胺和亚胺结构，在酸性溶液中受热，1、2 位和 4、5 位易发生水解开环，生成 2-甲氨基-5-氯-二苯甲酮和甘氨酸（图 2-1）。其中，4、5 位开环为可逆反应，酸性条件开环，碱性条件下又可脱水、重新闭环，因此，4、5 位开环不影响药物的生物利用度。

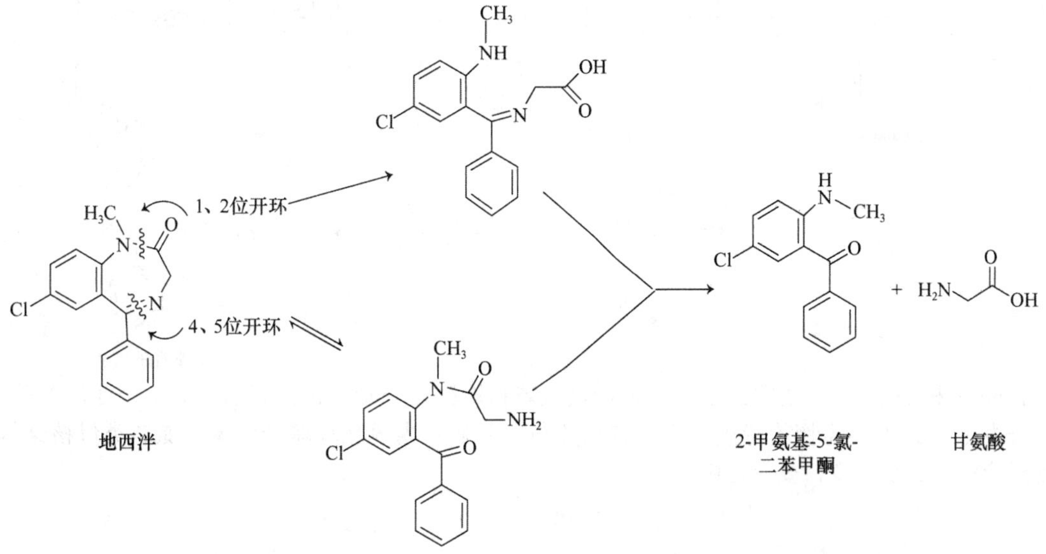

图 2-1　地西泮在酸性条件下的水解

本品口服吸收快，静脉注射后迅速进入脑组织，并分布到脂肪组织等，半衰期为 20～70h，血浆蛋白结合率为 99%。本品主要由肝脏代谢，代谢途径包括 N-1 位去甲基、C-3 位羟基化等，通过 C-3-羟基与葡糖醛酸结合后，排出体外（图 2-2）。活性代谢产物有去甲地西泮（nordazepam）、替马西泮（temazepam）和奥沙西泮（oxazepam），后两者已被开发成为药物上市。其 C-3 位羟基化产物替马西泮和奥沙西泮半衰期较短，副作用小，适用于高龄者和肝肾功能不良者。本品有肠肝循环，消除缓慢，作用持久，长期用药有蓄积性。

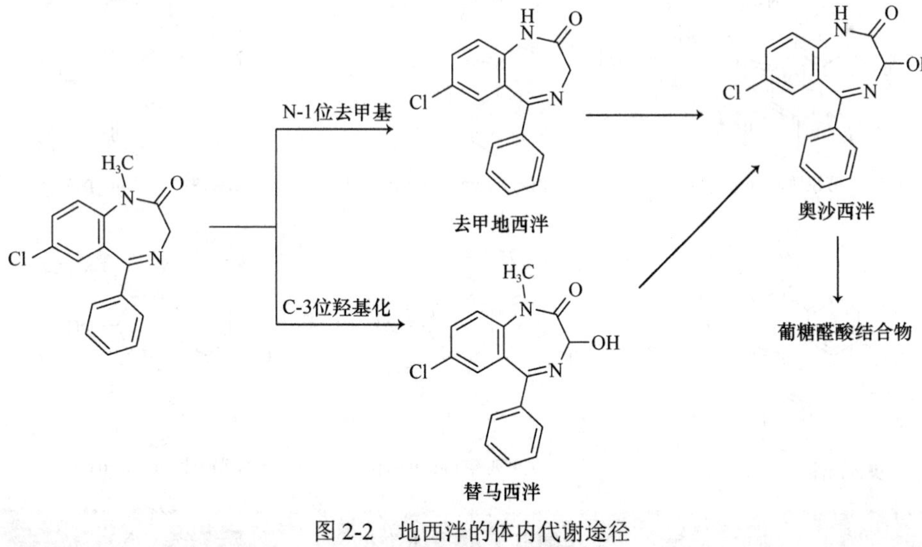

图 2-2　地西泮的体内代谢途径

本品的合成以 3-苯-5-氯嗯呢为原料，经氮甲基化、铁粉还原，得 2-甲氨基-5-氯-二苯甲酮；再用氯乙酰氯酰化，最后与盐酸乌洛托品作用，得目标物。

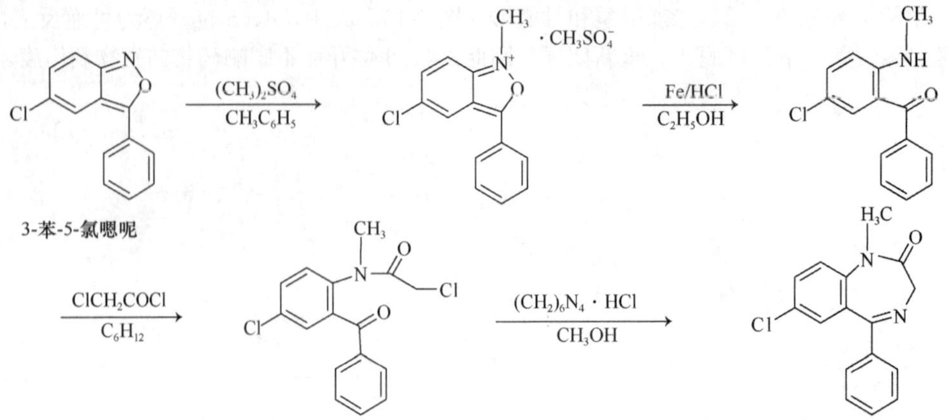

3-苯-5-氯噁呢

地西泮

1960 年和 1963 年，由罗氏公司开发的氯氮䓬和地西泮分别上市。其后，数十个西泮类药物相继开发上市。本类药物的特点是均含有苯环与七元亚胺内酰胺环骈合的苯二氮䓬类母核结构，不良反应较巴比妥类少，安全范围大。

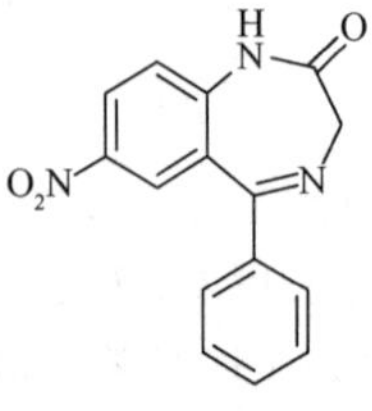

硝西泮 nitrazepam

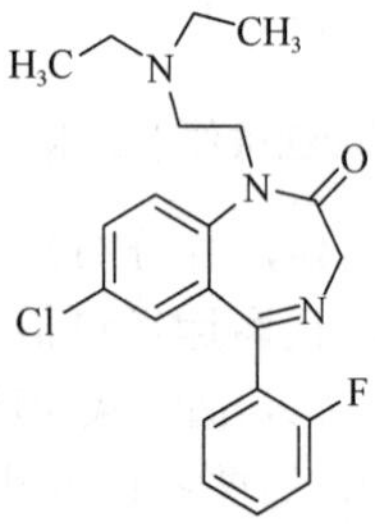

氟西泮 flurazepam

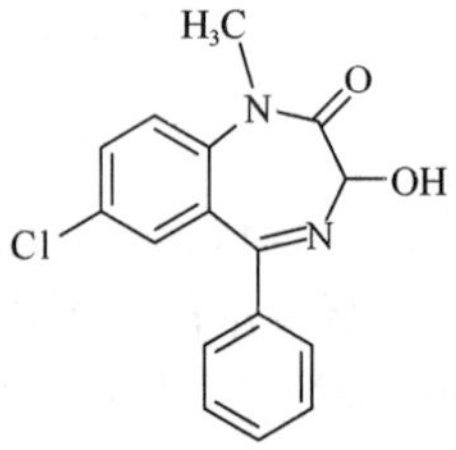

替马西泮 temazepam

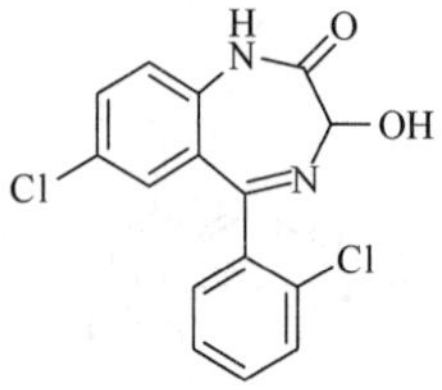

劳拉西泮 lorazepam

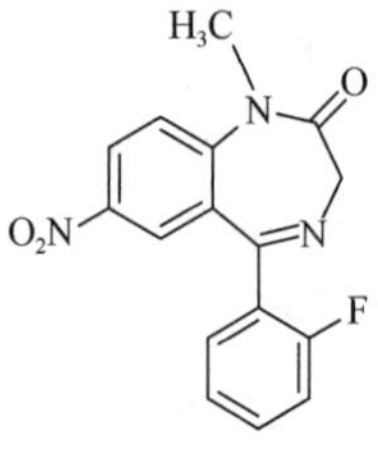

氟硝西泮 flunitrazepam

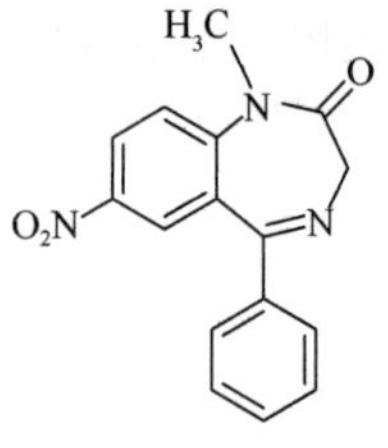

尼美西泮 nimetazepam

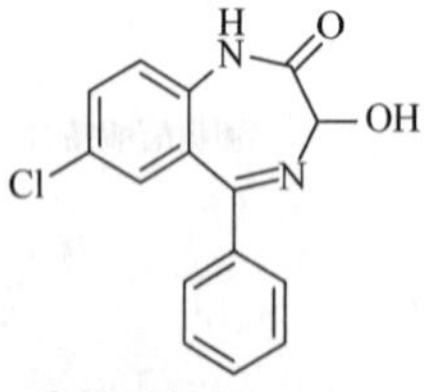

奥沙西泮 oxazepam

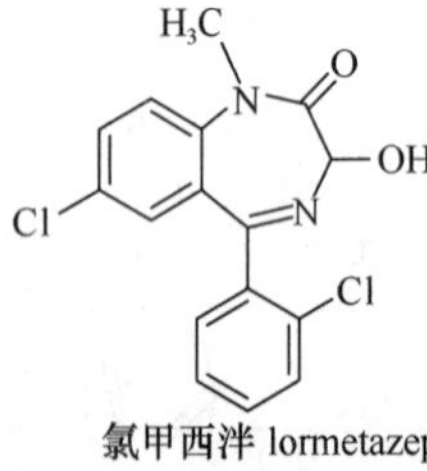

氯甲西泮 lormetazepam

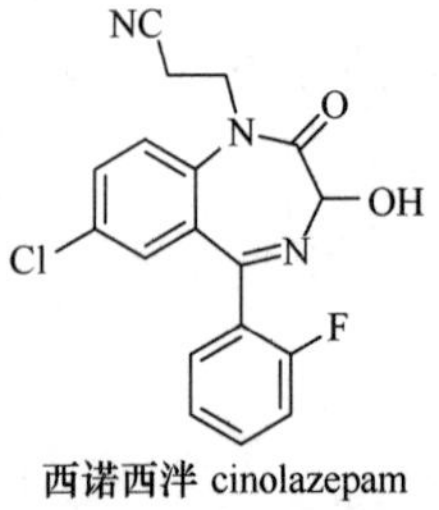

西诺西泮 cinolazepam

知识链接　　　　　　　　　　**γ-氨基丁酸受体类型**

研究发现，γ-氨基丁酸（γ-aminobutyric acid，GABA）是中枢神经系统中起抑制作用的神经递质，GABA 受体存在 3 个亚型：$GABA_A$、$GABA_B$ 和 $GABA_C$。在 $GABA_A$ 受体上，除包含 GABA 结合位点外，还有苯二氮䓬受体（BDZ 受体，或称 ω 受体），该受体在大脑皮质、海马区和杏仁核内高密度存在。根据组成受体亚单位的不同，ω 受体又可分为若干亚型，分别介导镇静作用、记忆和认知功能。苯二氮䓬类药物的镇静安眠作用即是与脑干核内 $ω_1$ 受体作用的结果。

以地西泮为基础，对其衍生物进行构效关系研究，总结如下（图 2-3）。

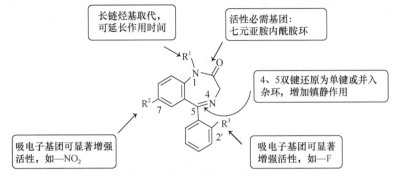

图 2-3　苯二氮䓬类的构效关系

在苯二氮䓬类药物 1、2 位骈合五元含氮杂环如咪唑、三唑环，或在 4、5 位骈合四氢噁唑环，得到的苯并氮䓬类化合物，均以"唑仑（-azolam）"作为通用名词干（表 2-1）。因在易发生水解开环的 1、2 位或 4、5 位与杂环骈合，增加了药物的代谢稳定性，同时也显著提高了与受体的亲和力，故活性明显增强。例如，三唑仑（triazolam）的催眠作用是氟西泮的 40 倍，硝西泮的 10 倍。

表 2-1　唑仑类苯二氮䓬类药物

药物名称	化学结构	特点
三唑仑 triazolam		强力短效安眠药物，迅速诱导睡眠，不易产生蓄积；口服吸收良好，半衰期为 2～4h，适用于各种失眠症，也用于焦虑、神经紧张等
艾司唑仑 estazolam		镇静催眠作用较强，是硝西泮的 2～4 倍；具有广谱抗惊厥作用，临床上对癫痫大、小发作亦有疗效
阿普唑仑 alprazolam		用量小，作用强，适用于顽固性失眠，也用于术前镇静
依替唑仑 etizolam		有强力镇静、催眠和抗焦虑作用，可延长总睡眠时间，无反跳作用

续表

药物名称	化学结构	特点
溴替唑仑 brotizolam		短效镇静催眠药物，用于暂时性失眠症
咪达唑仑 midazolam		镇静、催眠作用迅速、短效，常用于失眠的短期治疗。因其咪唑环可与酸成盐，制成注射剂，临床可用于全身或局部麻醉诱导剂
卤沙唑仑 haloxazolam		催眠作用较好，可延长慢波睡眠，与正常睡眠作用相似
美沙唑仑 mexazolam		抗焦虑药物，有镇静、安定作用。口服吸收迅速，血药达峰时间为 1～2h
氟他唑仑 flutazolam		主要用于焦虑症，作用与地西泮相似；口服吸收迅速

酒石酸唑吡坦 zolpidem tartrate

化学名为 *N*, *N*, 6-三甲基-2-(4-甲基苯基) 咪唑并 [1, 2-*a*] 吡啶-3-乙酰胺-*L*-(+)-酒石酸盐（*N*, *N*, 6-trimethyl-2-(4-tolyl)imidazo[1, 2-*a*]pyridine-3-acetamide-*L*-(+)-tartrate）。

本品为白色结晶，易溶于水。熔点 193～197℃。本品游离形式的 pK_a 为 6.2。

　　本品为新型结构的苯二氮䓬受体选择性激动剂，具有特异性药效且安全性更高。其咪唑并吡啶结构可与苯二氮䓬 ω_1 受体亚型选择性地结合，但对 ω_2 和 ω_3 受体亚型的亲和力很差，而苯二氮䓬类药物无此选择性。本品剂量小、作用时间短，镇静催眠作用很强。小剂量时，可缩短入睡时间，延长睡眠时间；在较大剂量时，慢波睡眠时间延长；几乎不改变睡眠结构。在正常治疗期内，极少产生耐受性和成瘾性。本品是现在临床上的主要镇静催眠药物。

　　本品服用后，在胃肠道快速吸收，在肝脏内进行首过代谢，生物利用度为 70%，半衰期为 2h。代谢产物以氧化物形式为主（图 2-4）。

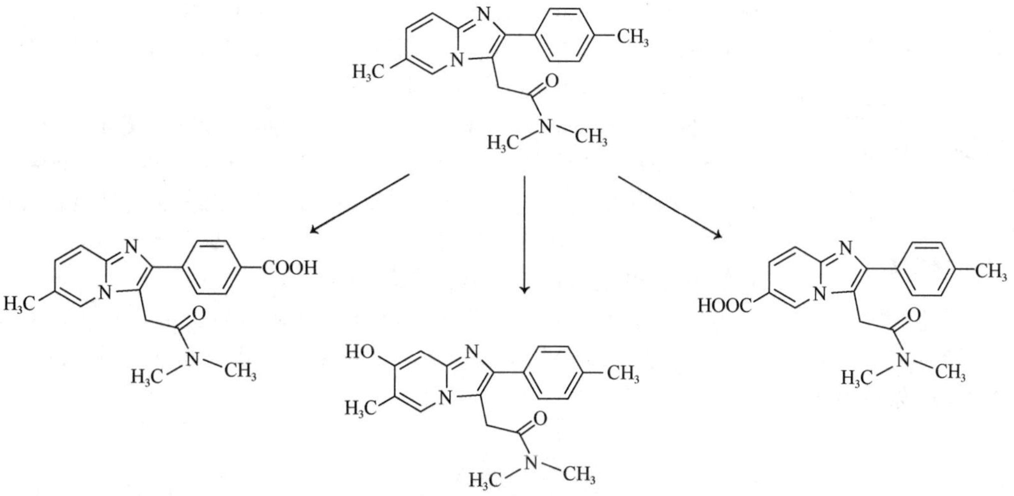

图 2-4　唑吡坦的代谢途径

　　阿吡坦（alpidem）与唑吡坦结构极为相似，区别仅在于以氯替代了芳杂环上的甲基，以二丙氨基替代了二甲氨基。但两者在受体选择性、药理作用和用途上，存在很大差异。阿吡坦仅是 ω_1 受体亚型的部分激动剂，且内在活性低；而唑吡坦是 ω_1 受体亚型的完全激动剂，内在活性高。阿吡坦几乎无镇静和肌松作用，临床上主要用作抗焦虑药物。两个药物的理化性质也存在较大区别，改变了药物在靶器官内的分布速度和分布量。

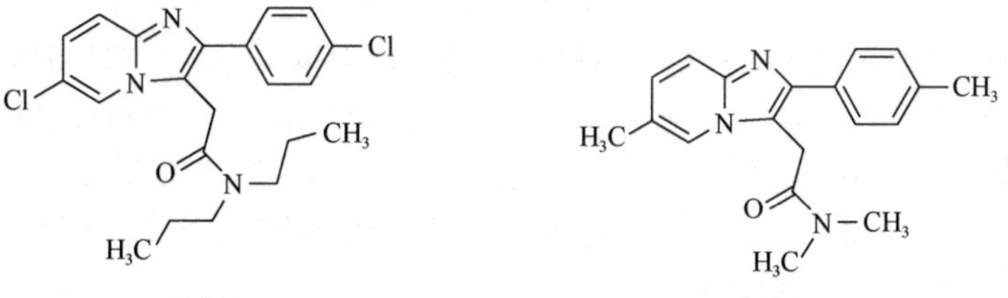

阿吡坦　　　　　　　　　　唑吡坦

佐匹克隆 zopiclone

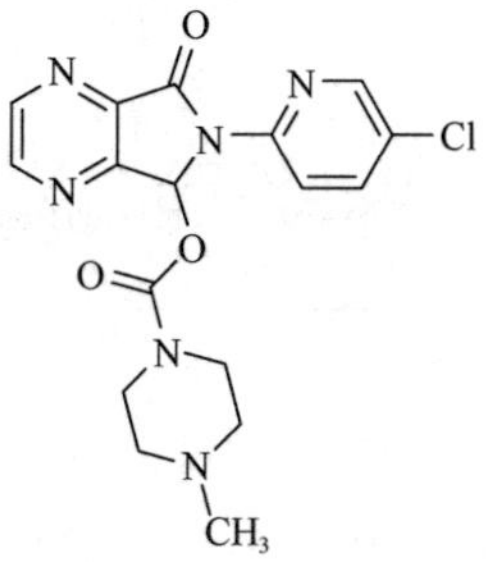

化学名为 4-甲基-1-哌嗪甲酸-6-(5-氯-2-吡啶基)-6, 7-二氢-7-氧代-5*H*-吡咯并 [3, 4-*b*] 吡嗪-5-基酯 (4-methyl-1-piperazinecarboxylic acid 6-(5-chloro-2-pyridinyl)-6, 7-dihydro-7-oxo-5*H*-pyrrolo[3, 4-*b*]pyrazin-5-yl ester)。

本品为白色至淡黄色结晶性粉末，无臭、味苦。几乎不溶于水，极难溶于乙醚，难溶于甲醇、乙腈、丙酮或乙醇，较易溶于冰醋酸，易溶于二甲基亚砜。熔点 177～178℃。

本品为环吡咯酮类化合物，是 GABA$_A$/BZD 受体复合物 ω_1 受体亚型的激动剂，与苯二氮䓬类药物作用于受体同一部位的不同区域，与受体具有高亲和力。本品是环吡咯酮类中首个上市的品种。本品为速效催眠药物，能缩短入睡时间，减少觉醒次数，并延长睡眠时间，适用于各种因素引起的失眠症。与苯二氮䓬类药物相比，本品具有高效、低毒、成瘾性小的特点。

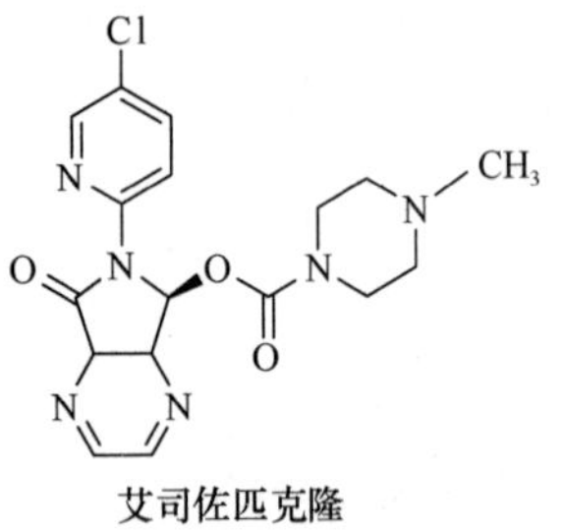

艾司佐匹克隆

本品具有手性碳，其中，*S*-构型对映异构体（艾司佐匹克隆，*S*-zopiclone）的活性强于消旋体和 *R*-构型对映异构体。2004 年 12 月，艾司佐匹克隆作为快速短效安眠药，被美国食品药品监督管理局（FDA）批准用于临床。研究表明，本品对苯二氮䓬类受体的亲和力是消旋体的 50 倍，毒性却小于消旋体的 1/2。

本品口服吸收迅速，30min 内起效，2h 血药浓度达峰值，半衰期为 3.5h。生物利用度为 80%，连续多次给药无蓄积作用。本品在体内的主要代谢产物为 *N*-氧化物和 *N*-去甲基形式，代谢产物经肾脏随尿排出（图 2-5）。

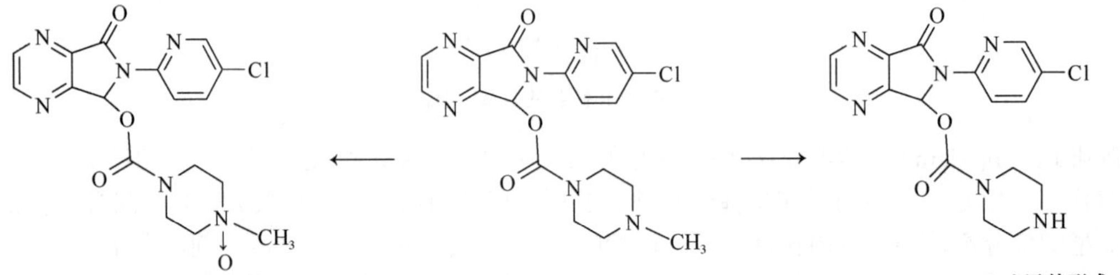

N-氧化物　　　　　　　　　佐匹克隆　　　　　　　　*N*-去甲基形式
（有活性）　　　　　　　　　　　　　　　　　　　　　　（无活性）

图 2-5　佐匹克隆的代谢途径

本品与神经肌肉阻滞药物（筒箭毒、肌松药）或其他中枢神经抑制药物同时用药，可增强镇静作用；与苯二氮䓬类抗焦虑药物、催眠药物同时用药，会增加戒断综合征的发生概率。

本品的合成以吡嗪-2, 3-二酸酐和 2-氨基-5-氯吡啶为原料，经成酰胺反应、醋酐作用下环合、硼氢化钾还原得 6-(5-氯-2-吡啶基)-5-羟基-6, 7-二氢-7-氧代-5*H*-吡咯并 [3, 4-*b*] 吡嗪，最后与 4-甲基-1-哌嗪甲酰氯盐酸盐缩合，得目标物。

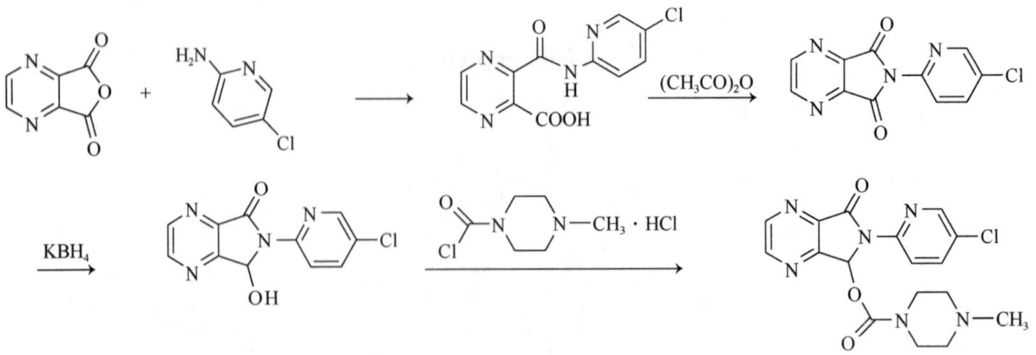

除巴比妥类和苯二氮䓬类镇静催眠药物外，一些具有酰胺结构的杂环化合物和氨基甲酸酯类

化合物也可用作镇静催眠药物，但目前应用较少。

格鲁米特 glutethimide

甲氯喹酮 methaqualone

甲丙氨酯 meprobamate

美索巴莫 methocarbamol

第二节　抗癫痫药物
Antiepileptic drugs

癫痫是一类慢性、反复性和突发性的大脑功能失调综合征，以大脑局部神经元过度兴奋、阵发性异常高频率放电，并向周围扩散为特征。因异常放电的神经元所在部位和扩散范围不同，临床表现为不同程度的运动、感觉、意识、行为和自主神经功能紊乱等症状。根据发作时的症状表现，可分为全身性发作和部分性发作两类，每类又分为不同类型，包括全身强直-阵挛性发作（大发作）、失神性发作（小发作）、单纯部分性发作、复杂部分性发作（精神运动性发作）、植物神经性发作（间性发作）和癫痫持续状态等。

抗癫痫药物是临床消除或减轻癫痫发作的主要手段。其作用机制为：一是通过影响中枢神经元，防止或减少病理性过度放电；二是减弱兴奋的局部扩散，提高正常脑组织的兴奋阈，抑制大脑神经元过度兴奋，防止癫痫的反复发作。临床上应用药物大多是通过第二种方式产生作用的。

按照化学结构不同，目前临床上使用的抗癫痫药物可分为：①环内酰脲类；②二苯并氮杂䓬类；③琥珀酰亚胺类；④苯二氮䓬类；⑤脂肪酸类；⑥拟 GABA 类；⑦其他类等。

异戊巴比妥 amobarbital

化学名为5-乙基-5-(3-甲基丁基)-2, 4, 6(1H, 3H, 5H)-嘧啶三酮（5-ethyl-5-(3-methyl-butyl)-2, 4, 6(1H, 3H, 5H)-pyrimidinetrione）。

本品为白色结晶性粉末，无臭。在乙醇或乙醚中易溶，在三氯甲烷中溶解，在水中极微溶解；在氢氧化钠或碳酸钠溶液中溶解。熔点157～160℃。

本品为环丙二酰脲（巴比妥酸）衍生物，其 5 位被乙基和异戊基取代。主要用于镇静、催眠和抗癫痫。久用可产生依赖性，严重肝、肾功能不全者禁用。

异戊巴比妥在水溶液中可发生内酰亚胺醇-内酰胺的互变异构，呈弱酸性，pK_a 为 7.8。因在碱性溶液中溶解，异戊巴比妥常以钠盐形式作为注射剂使用。由于异戊巴比妥钠水溶液很不稳定，易水解、生成 2-异戊基丁酰脲而失活，其注射剂需制成粉末后密封于安瓿中保存，临用时配制为溶液。

本品具有丙二酰脲类结构，可用丙二酰脲类药物的一般鉴别试验进行鉴别。在其碳酸钠溶液中加入过量硝酸银试液，可生成白色不溶的二银盐沉淀。本品可与吡啶和硫酸铜试液作用，生成紫蓝色配合物。该试剂与含硫的巴比妥作用显绿色，可用于区别含硫的巴比妥类药物。

巴比妥类药物作用于兴奋系统的突触传递过程，可阻断脑干激活系统，从而降低大脑皮质细胞的兴奋性，对中枢神经系统产生抑制作用，产生镇静、催眠和抗惊厥作用。其作用强度呈剂量相关性，随着剂量增加，可出现镇静、催眠、抗惊厥、麻醉等作用。

本品对大多数癫痫有效，具有广谱、高效、低毒的优点，是治疗癫痫大发作的首选药物之一。

本品的合成采用巴比妥类药物的合成通法，即以丙二酸二乙酯为原料，与卤代烷在乙醇钠催化下，经两步取代反应分别引入较大的异戊基和较小的乙基后，再与尿素缩合得到。

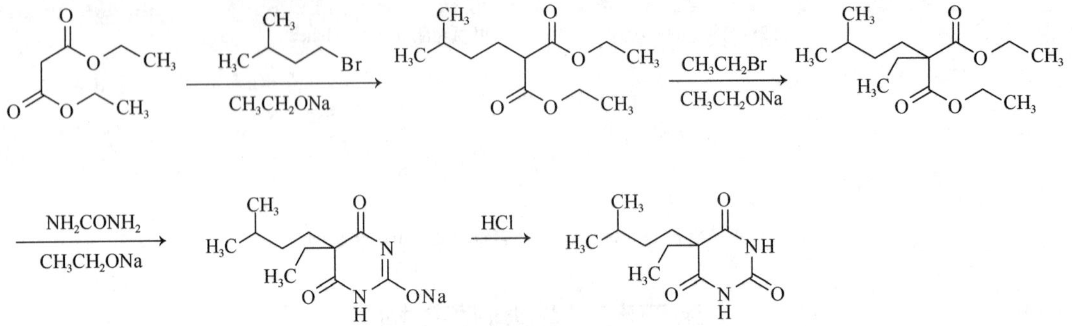

巴比妥类药物起初主要用作镇静催眠药物，后因苯二氮䓬类药物的出现而逐渐被替代。目前，在临床中被广泛地用于治疗癫痫。临床常用的巴比妥类药物见表2-2。

表2-2 临床常用巴比妥类药物

药物名称	化学结构	特点
苯巴比妥 phenobarbital	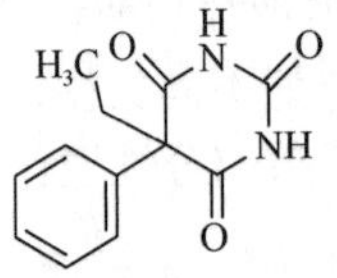	pK_a 为 7.4；具有广谱、高效、低毒等优点，是治疗癫痫大发作的首选药物之一，对小发作治疗效果差
巴比妥 barbital	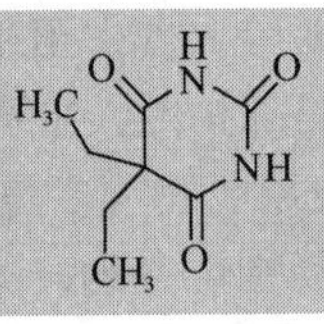	长效类催眠药物，具有镇静、催眠、抗惊厥及抗癫痫作用。可用作麻醉前给药，与解热镇痛药物合用时可增强后者的镇痛作用
戊巴比妥 pentobarbital	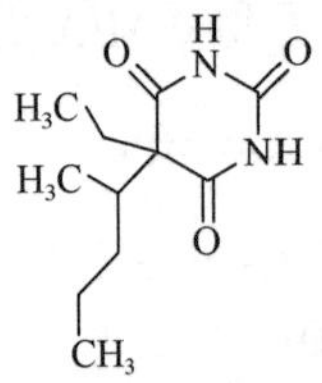	pK_a 为 8.0；非吸入性麻醉药物，静脉注射给药；用于镇静、催眠、麻醉前给药及抗惊厥，对呼吸系统和循环系统有显著抑制作用。可用于解除士的宁、可卡因等药物或破伤风、子痫所引起的痉挛
海索比妥 hexobarbital	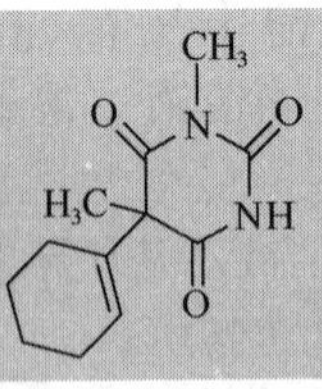	pK_a 为 8.4；适用于失眠和紧张状态的镇静。不良反应有呕吐、头痛等
硫喷妥钠 thiopental sodium	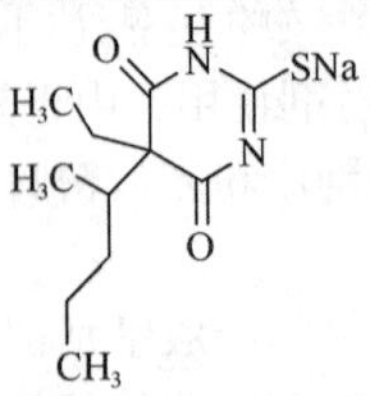	pK_a 为 7.4；超短时作用药物，作用快，诱导期短，无兴奋现象，呼吸道并发症少，常用于静脉麻醉、诱导麻醉、基础麻醉、抗惊厥及复合麻醉等

该类药物的共同点是具有5,5-二取代环丙二酰脲结构。根据取代基不同，可得到作用强弱、

作用时效和作用时间各具特点的巴比妥类药物。巴比妥类药物的解离常数 pK_a 值和药物的脂水分配系数决定了其作用强弱和起效时间的快慢。该类药物通常以分子形式透过细胞膜，而以离子的形式发挥药效作用。例如，苯巴比妥和海索比妥在生理 pH 下的未解离分子状态分别占 50% 和 90.9%，易被吸收进入大脑皮质发挥作用，尤其是海索比妥起效比苯巴比妥更为快速。而巴比妥酸和 5-苯巴比妥酸，与巴比妥相比，其结构分别在 5 位碳上保留了两个和一个氢，生理条件下 99% 以上被解离为离子状态，无法通过血脑屏障，因此不能发挥镇静作用。

脂水分配系数是另一个与药物作用关系密切的理化性质。脂水分配系数系指药物分子脂溶性与水溶性的比值。亲水性决定了分子在体液中的转运效率，而亲脂性是分子是否能够通过血脑屏障的决定性因素，因此镇静药物必须具有适当的脂水分配系数，才能够透过血脑屏障到达作用部位。对于巴比妥类药物，当其 5 位碳上两个取代烃基的碳数为 4～8 时，药物具有适当的脂水分配系数，作用效果良好。

苯妥英钠 phenytoin sodium

化学名为 5, 5-二苯基乙内酰脲钠盐 (5, 5-diphenyl-2, 4-imidazolidinedione monosodium salt)。

本品为白色粉末，无臭，味苦；本品几乎不溶于三氯甲烷或乙醚，溶于乙醇，易溶于水。微有引湿性；在空气中可渐渐吸收 CO_2，分解成苯妥英（phenytoin）；水溶液显碱性，常因部分水解而发生浑浊。pK_a 为 8.3。

本品能够增加脑中 GABA 的含量，具有膜稳定作用，能增强钠离子、钾离子的转运，减少其内流，提高兴奋阈，防止病灶异常放电，起到抗癫痫作用。本品是防治癫痫大发作的首选药物，也用于精神运动性发作，对小发作无效。

本品为环状酰脲结构，可互变异构为亚胺醇式结构而呈酸性，与碱共热可发生开环，生成二苯基氨基乙酸，并释放氨气。

本品水溶液与二氯化汞试液反应，生成白色沉淀，该沉淀不溶于氨试液。此反应可用于鉴别本品和巴比妥类药物，后者与汞盐生成的沉淀溶于氨试液。

本品口服吸收较慢，生物利用度约为 79%，吸收后快速分布至全身组织，易透过血脑屏障。本品半衰期为 20h，血浆蛋白结合率约为 90%。本品在肝脏内由肝药酶代谢，主要代谢途径（图 2-6）为芳环的羟基化，代谢产物无活性，与葡糖醛酸结合后，经肾脏排出体外，约 20% 以原型由尿排出。本品有效血药浓度为 10～20μg/ml。消除速度与血药浓度相关，低血药浓度时，属一级药动学消除；血药浓度增高时，则为零级药动学消除。在肝脏中代谢达到饱和后，即使增加很小剂量，血药浓度也会急剧增加，易产生毒性反应。因此，用药时需进行血药浓度监测，根据患者情况决定给药剂量和次数。

本品有肝酶诱导作用，如与洋地黄类、皮质激素或三环类抗抑郁药物等合用，可加速其他药物代谢，降低其疗效。与丙戊酸钠合用，产生蛋白结合竞争作用。

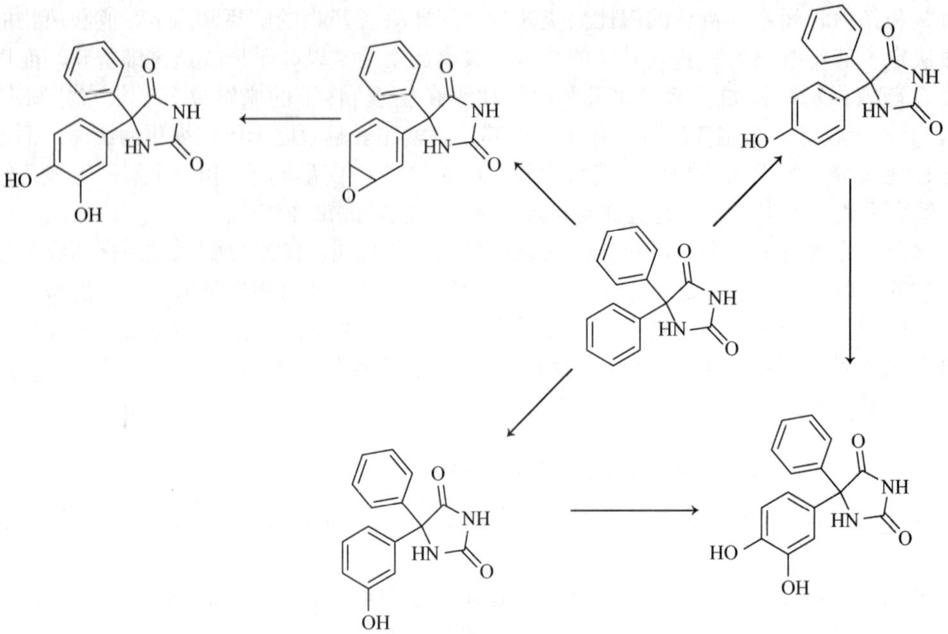

图 2-6 苯妥英的代谢途径

本品由巴比妥类药物结构改造而来，进行改造后还得到了一些其他抗癫痫药物，见表 2-3。

表 2-3 巴比妥类似物抗癫痫药物

药物名称	化学结构	特点
扑米酮 primidone	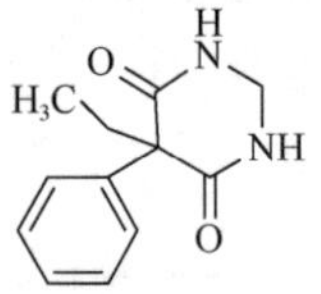	对癫痫大发作及精神运动性发作有效。作用与苯巴比妥相似，但强度及毒性较低
苯琥胺 phensuximide	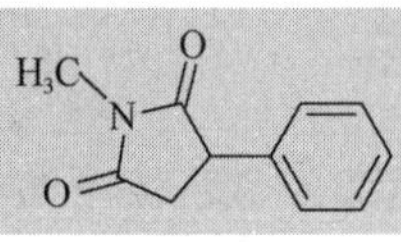	适用于癫痫小发作，毒性较低，可用于精神运动性发作
三甲双酮 trimethadion	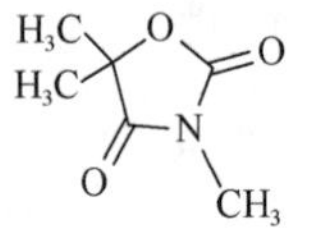	用于难治的癫痫小发作，若伴有大发作，需与适量的抗大发作药物合用。毒副作用较大

卡马西平 carbamazepine

化学名为 5H-二苯并 [b, f] 氮杂䓬 -5-甲酰胺 (5H-dibenz[b, f]azepine-5-carboxamide)。

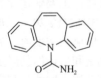

本品为白色或类白色结晶性粉末，几乎无臭。几乎不溶于水或乙醚，略溶于乙醇，易溶于三氯甲烷。本品易与空气中的水结合、生成二水合物，影响剂型稳定性而降低药效。长时间光照后本品可被部分氧化为二聚体或生成环氧化物。因此，需在避光、干燥处保存。熔点 189～193℃。

本品为二苯并氮杂䓬类药物，因存在大共轭体系，可用于定性和定量鉴别。作用机制与苯妥英钠类似，用于治疗大发作和综合性局灶性发作，亦是临床应用的主要药物。

本品口服吸收较慢，在肝脏内广泛代谢，生成活性代谢物 10,11-环氧卡马西平，并进一步转化得羟基化物，再与葡糖醛酸结合而失活，最后由尿排出。代谢途径如下所示（图 2-7）。

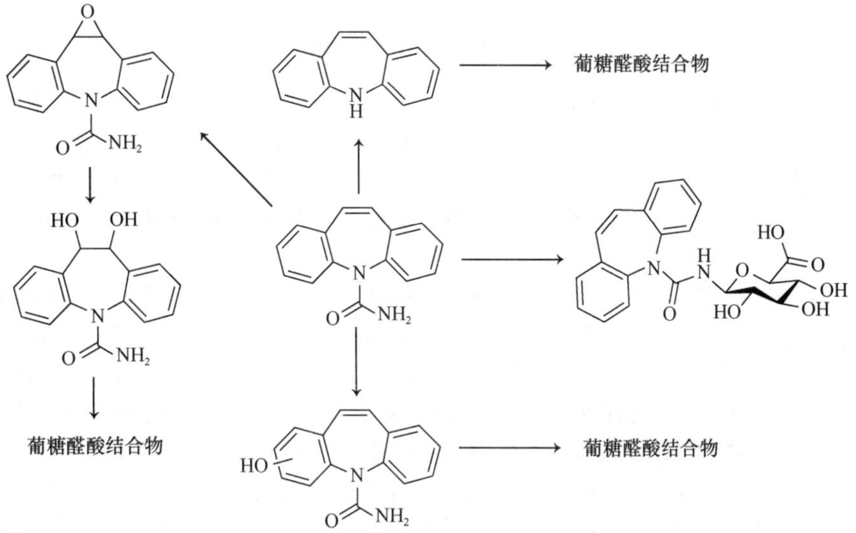

图 2-7　卡马西平的代谢途径

本品的同类药物还有奥卡西平（oxcarbazepine），是一种前体药物，其结构为 10-酮基卡马西平。在体内可转化生成活性物质 10-羟基代谢物而发挥作用。奥卡西平不参与诱导肝药酶的产生，与其他药物合用时较少产生相互作用。

普罗加比 progabide

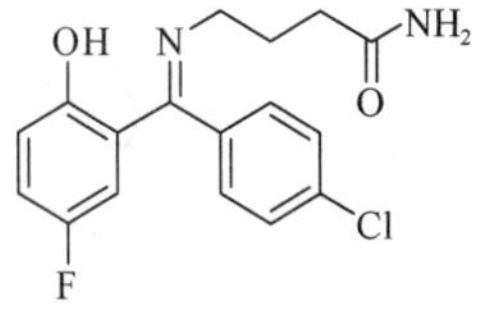

化学名为 4-[[(4-氯苯基)(5-氟-2-羟基苯基) 甲叉基] 氨基] 丁酰胺 (4-[[(4-chlorophenyl)(5-fluoro-2-hydroxyphenyl) methylene]amino] butanamide)。又名卤加比。

本品易水解，在酸或碱性条件下，室温即可水解成取代的二苯甲酮和 γ-氨基丁酰胺。溶液在 pH6～7 时最稳定。

本品为 γ-氨基丁酰胺的前药。二苯甲叉基为载体部分。制成前药可使药物的亲脂性增加，便于药物透过血脑屏障在中枢神经发挥作用。

本品作为 GABA 受体的激动剂，对癫痫、痉挛状态和运动失调均有良好的治疗效果。本品口服吸收良好，在肝脏有首过效应，在体内代谢生成 γ-氨基丁酰胺及二苯甲酮衍生物。

普罗加比为拟 GABA 药物，此类抗癫痫药还有加巴喷丁（gabapentin）和氨己烯酸（vigabatrin）等，它们均为基于 GABA 结构而设计的 GABA 类似物，见表 2-4。

表 2-4　与 GABA 结构类似的抗癫痫药物

药物名称	化学结构	特点
加巴喷丁 gabapentin	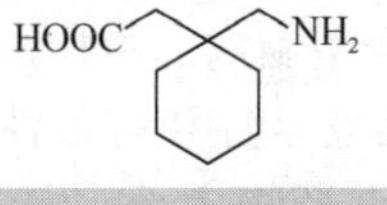	通过结合于大脑皮质和小脑等，影响神经细胞的氨基酸转运而控制癫痫发作。抗癫痫作用显著，对部分性发作和继发全身性强直-阵挛发作有效。本品还常与其他抗癫痫药物联用，辅助治疗神经性疼痛
普罗加比 progabide	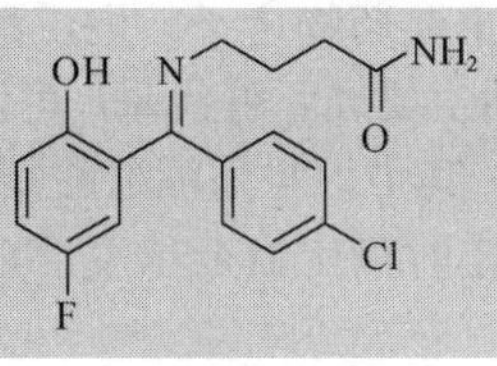	为拟 GABA 受体激动剂，对癫痫、痉挛状态和运动失调均有较好的治疗效果，对部分性发作治疗效果更优。代谢产物亦具有抗癫痫活性
氨己烯酸 vigabatrin	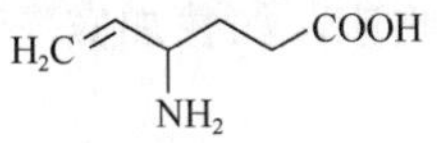	能够不可逆地抑制 GABA 氨基转移酶，增加 GABA 在脑中的浓度，抑制脑皮质高频异常放电，从而减少癫痫发作。适用于治疗难治性、部分性癫痫发作。可用于儿童 Lennox-Gastaut 和 West 综合征

托吡酯 topiramate

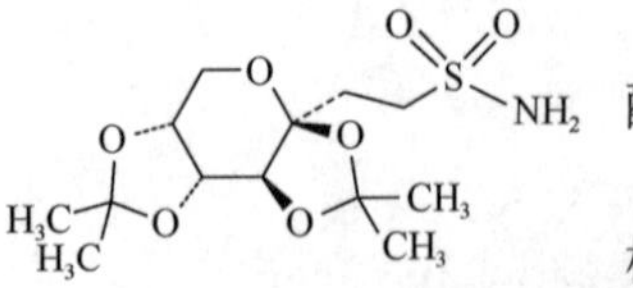

化学名为 2, 3: 4, 5-双-*O*-(1-甲基亚乙基)-β-*D*-吡喃果糖氨基磺酸酯（2, 3: 4, 5-bis-*O*-(1-methylethylidene)-β-*D*-fructopyranose sulfamate）。

本品为白色结晶性粉末，味苦。易溶于乙醇、丙酮和三氯甲烷，极易溶于氢氧化钠、磷酸钠等碱性溶液（pH 为 9～10），水中的溶解度为 9.8mg/ml，饱和溶液的 pH 为 6.3。

本品于 1995 年在英国上市。本品具有吡喃果糖氨基磺酸酯结构，与其他抗癫痫药物均不相同。本品不仅可阻断电压依赖性钠通道，还可在 GABA 受体非苯二氮䓬位点增加 GABA 活性，降低兴奋性中枢神经递质作用，从而产生抗癫痫作用。本品适用于单纯部分性、复杂部分性发作及全身强直-阵挛性发作等，尤其适用于 Lennox-Gaustaut 征（儿童期弥漫性慢棘-慢波癫痫性脑病）。

本品口服吸收良好，2h 可达血药浓度峰值。吸收速率和程度不受食物的影响。本品血浆蛋白结合率低，仅为 15%，易通过血脑屏障。其药动学与血浆清除呈线性关系。半衰期为 18～24h。本品主要以原型经肾脏排泄。约 20% 在肝脏发生代谢，代谢途径有羟基化和发生水解反应，得到的无活性的代谢产物，可与葡糖醛酸结合（图 2-8）。

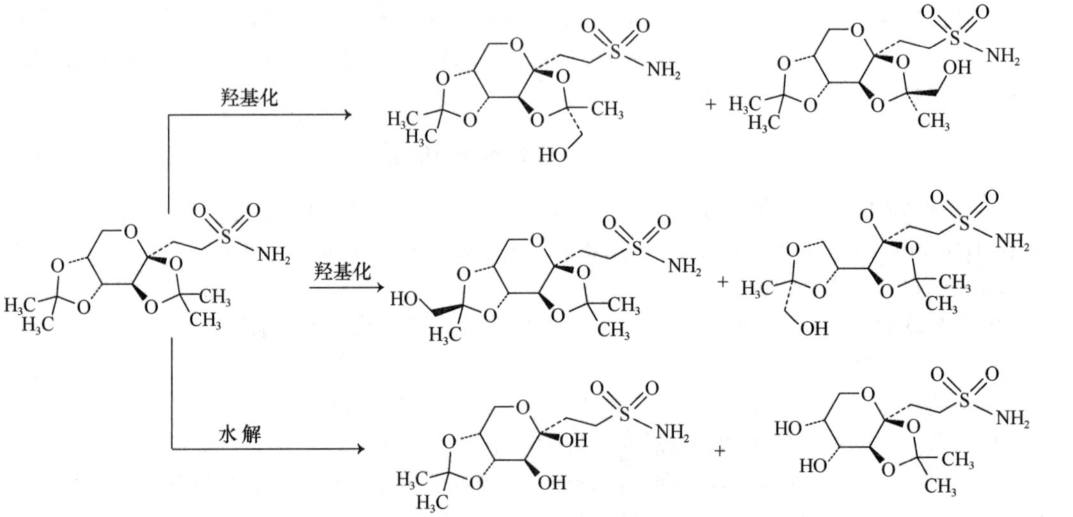

图 2-8　托吡酯的代谢途径

本品服用时应从低剂量开始，缓慢加大剂量，直至发挥良好药效。

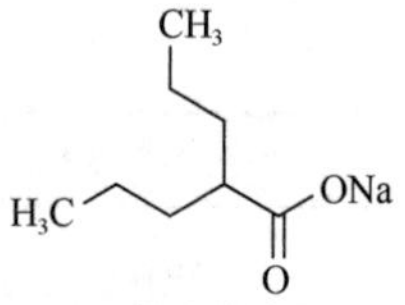

临床上常用的广谱抗癫痫药物还有丙戊酸钠（sodium valproate）。研究表明，丙戊酸钠可竞争性地抑制 GABA 转氨酶，提高脑中 GABA 浓度，增加 GABA 能神经元的突触传递功能，降低神经元兴奋性，从而产生抗癫痫作用。临床可用于各种类型小发作、局限性发作及大发作、混合型癫痫的治疗，对复杂部分性发作无效。丙戊酸钠自 1963 年起用于临床，其安全性和有效性经过多年临床使用后得到充分验证，目前仍是治疗癫痫的主要药物之一。丙戊酸钠口服后吸收迅速，1～4h 内血药浓度达峰值，半衰期为 8～15h。丙戊酸钠主要经肝脏代谢，可经由与葡糖醛酸结合、线粒体 β-氧化和 CYP450 催化氧化三条途径分别代谢，其中，与葡糖醛酸结合、由肾脏排泄是主要代谢途径。过量服用时会引起深度昏迷，使用时应定时测定血药浓度，以避免神经系统毒性，并严格按医嘱服用。

除上述药物外，一些新型的抗癫痫药物已应用于临床，如替加宾（tiagabine）和唑尼沙胺（zonisamide）等，见表 2-5。

表 2-5 临床应用的其他抗癫痫药物

药物名称	化学结构	特点
奥卡西平 oxcarbazepine	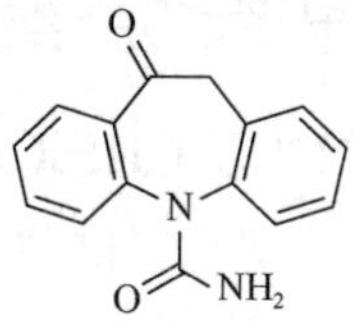	本品为前药，是卡马西平的 10-酮基衍生物。可阻断脑细胞电压依赖性钠通道，抑制神经元重复放电，临床用于复杂性部位发作，全身强直-阵挛性发作
乙琥胺 ethosuximide	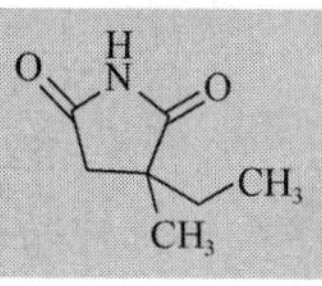	用于治疗癫痫失神性发作，疗效较好
氯硝西泮 clonazepam	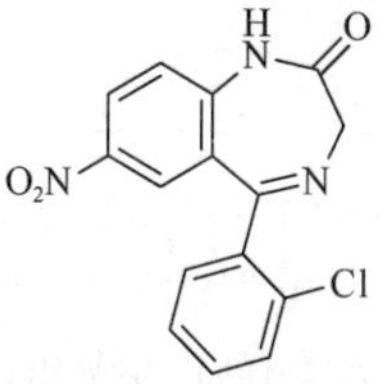	适于控制各型癫痫发作，对失神小发作、婴儿痉挛症和运动不能性发作疗效好
拉莫三嗪 lamotrigine	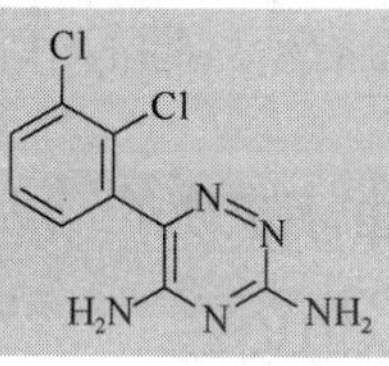	通过作用于电压依赖性 Na^+、Ca^{2+} 通道，抑制反复放电；并作用于谷氨酸相关神经递质，抑制谷氨酸和天冬氨酸的释放。主要用于治疗其他癫痫药物不能控制的部分性或全身性癫痫发作
替加宾 tiagabine	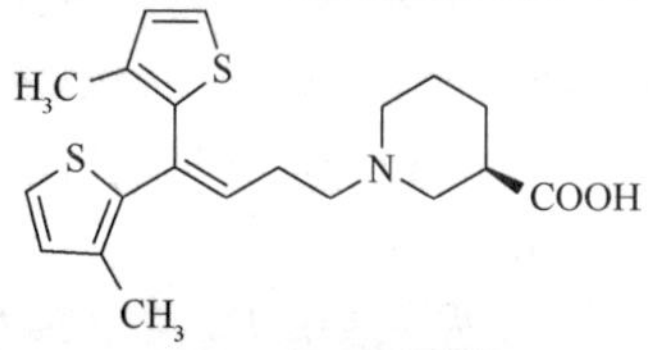	可阻滞神经元和神经胶质细胞对 GABA 的再摄取，增加突触部位 GABA 水平。是新型作用模式的抗癫痫药物
唑尼沙胺 zonisamide	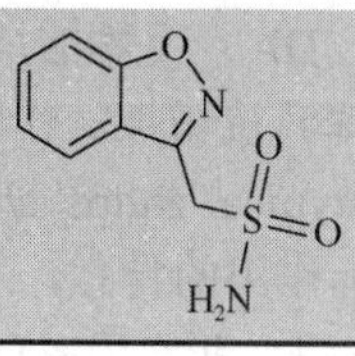	可抑制因电休克或戊四唑诱发的癫痫模型的强直性惊厥及癫痫病灶的异常放电。作用持续时间长，毒性较低，无严重毒性反应。适用于治疗癫痫大发作、小发作、局限性发作、精神运动性发作及癫痫持续状态，是广谱抗癫痫药物

一、思考题

1. 根据化学结构的不同，常用的镇静催眠药物可分为几类？各类的结构特点是什么？

2. 简述酒石酸唑吡坦、苯妥英钠和卡马西平的结构特点及临床用途。

二、案例分析

李某，男，10 岁，某日放学归家后突然倒地、身体发硬、四肢抽搐，口唇呈紫色，伴随有口角白沫。其母亲发现后立即将其送入医院。医生诊断后开具鲁米那用于治疗。请结合以上案例回答以下问题：

（1）请查阅资料写出鲁米那的通用名。

（2）结合本章学习内容，写出该药物所代表的药物类型的结构通式及构效关系。

（3）该类药物用作注射剂时，临床使用的注意事项有哪些？

（柴慧芳）

第三章 抗精神失常药物
Drugs for psychiatric disorders

学习要求

1. 掌握盐酸氯丙嗪、氟哌啶醇、盐酸丙米嗪的结构、化学名、理化性质、体内代谢及用途。
2. 熟悉氯氮平和氟西汀的结构、化学名及用途，以及抗精神病药和抗抑郁药的结构类型和作用机制。
3. 了解抗精神病药和抗抑郁药的发展。

精神失常（psychiatric disorders）是由多种因素导致的精神活动障碍的一类疾病，表现为情感、思维和行为异常。抗精神失常药是一类用以治疗该类疾病的药物。根据药物的主要适应证，抗精神失常药可分为：抗精神病药物、抗抑郁药物、抗躁狂症药物和抗焦虑药物四类。本章将介绍抗精神病药物和抗抑郁药物，抗焦虑药物大部分也具有镇静催眠作用，已在相关章节中介绍。

第一节 抗精神病药物
Antipsychotic drugs

抗精神病药物可在不影响意识清醒的条件下，控制兴奋、躁动、幻觉及妄想等症状。抗精神病药主要用于精神分裂症，故也称抗精神分裂症药。自 20 世纪 50 年代初期，开始用氯丙嗪治疗精神病以来，药物治疗逐渐成为精神病治疗的主要方法。

目前临床上用于治疗精神病的药物主要分为两大类：①典型抗精神病药物（typical antipsychotic drugs），该类药物多为多巴胺（dopamine，DA）受体拮抗剂，能阻断中脑-边缘系统和中脑-皮质通路的 DA 受体，降低 DA 功能，从而发挥其抗精神病作用；同时，本类药也导致了较严重的锥体外系副作用。②非典型抗精神病药物（atypical antipsychotic drugs），该类药物作用机制与典型抗精神病药物不同，具有与多受体、多靶标作用的特点，对精神病的阳性、阴性和情感症状均有效，认知损害少，较少发生锥体外系的副作用，其使用率已经超过典型抗精神病药物。

从化学结构看，典型抗精神病药物按母核结构分为如下几类：①吩噻嗪类；②噻吨类（硫杂蒽类）；③丁酰苯类；④二苯并氮䓬类；⑤苯甲酰胺类；⑥其他类。其中吩噻嗪类、噻吨类和二苯并氮䓬类通称为三环类，都是由吩噻嗪的结构改造而来。

知识链接   **精神病的发病机制**

研究认为，精神病的发病机制与遗传和环境因素、神经递质功能异常、神经系统退行性改变、社会心理因素及自身免疫和内分泌功能紊乱等有关。多巴胺（DA）功能亢进在精神病发病过程中发挥重要作用，其他相关的神经递质还包括 5-羟色胺（5-hydroxytryptamine，5-HT）和谷氨酸等，它们最终也会通过调节 DA 神经系统功能和其他脑通路发挥作用。

盐酸氯丙嗪 chlorpromazine hydrochloride

化学名为 N,N-二甲基-2-氯-10H-吩噻嗪-10-丙胺盐酸盐（2-chloro-N,N-dimethyl-10H-phenothiazine-10-propanamine hydrochloride），又名氯普吗嗪，冬眠灵。

本品为白色或乳白色结晶性粉末，微臭，有引湿性，味极苦。本品在水、乙醇或三氯甲烷中易溶，在乙醚或苯中不溶。熔点194～198℃。遇光渐变色，水溶液显酸性反应。游离碱的 pK_a 为9.3。

本品是最早在临床上使用的吩噻嗪类抗精神病药物。20世纪50年代初，临床医生在使用抗组胺药物异丙嗪（promethazine）时，观察到异丙嗪有较强的抑制中枢神经作用。将异丙嗪侧链的异丙基用直链的丙基替换，其抗组胺作用减弱，抗精神病作用增强；若继续在母核的2位引入氯原子，则几乎无抗过敏作用，而抗精神病作用进一步增强，从而发现了第一个吩噻嗪类抗精神病药物氯丙嗪（chlorpromazine）。

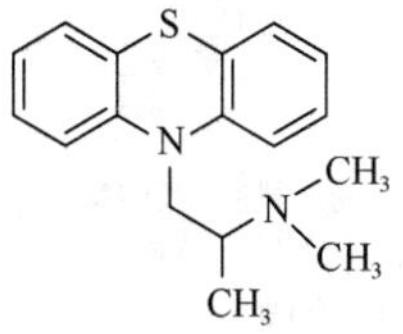

异丙嗪 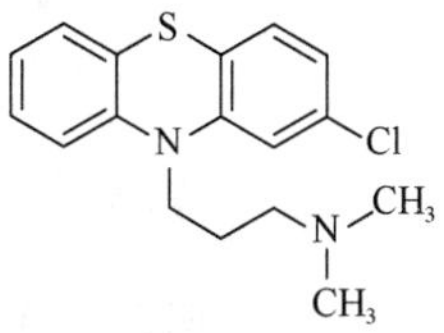   氯丙嗪

吩噻嗪母环易被氧化，氯丙嗪在空气或日光中放置会渐变红色。为防止变色，其注射液在生产时可加入对氢醌、连二亚硫酸钠、亚硫酸氢钠或维生素C等抗氧剂。有部分患者用药后，在强烈日光照射下发生严重的光化毒反应，其降解途径如图3-1所示。

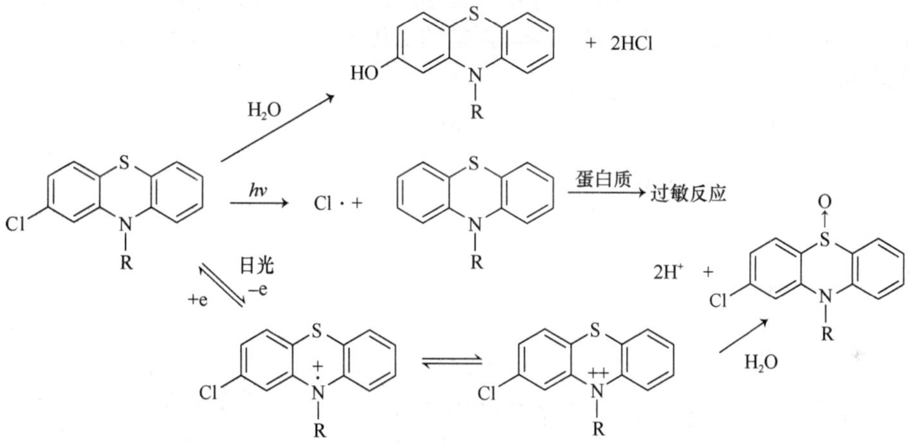

图3-1 氯丙嗪的氧化降解途径

本品在遇硝酸后可能形成自由基或醌式结构而显红色，这是吩噻嗪类化合物的共有反应，现用于鉴别。

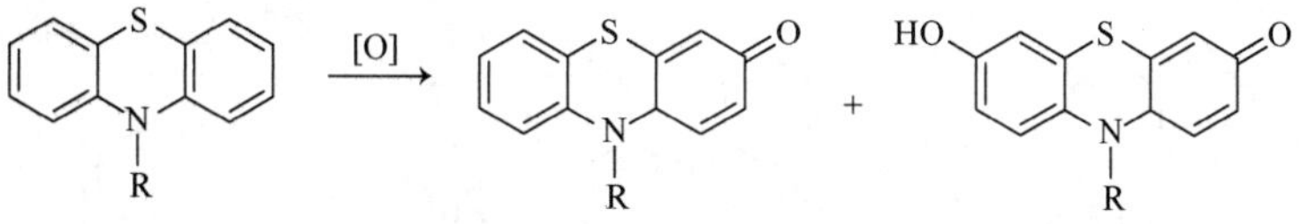

深红色

本品通过与多巴胺受体结合，阻断神经递质多巴胺与其受体的结合而发挥作用。本品还可与中枢胆碱受体、肾上腺素受体、组胺受体和5-羟色胺受体结合，对上述受体有一定的抑制作用，故具有多种药理活性。临床上本品常用于治疗精神分裂症和躁狂症，大剂量时可应用于镇吐、强化麻醉及人工冬眠等。

氯丙嗪和多巴胺的X射线衍射结构测定表明，在氯丙嗪的优势构象中，侧链倾斜于有氯取代的苯环方向，两者的构象能部分重叠。氯丙嗪环上2位的氯原子引起分子的不对称性，优势构象中侧链倾斜于含氯原子的苯环是该类药物分子抗精神病作用的重要结构特征，失去氯原子则无抗精神病的作用。氯丙嗪和多巴胺的构象见图3-2。

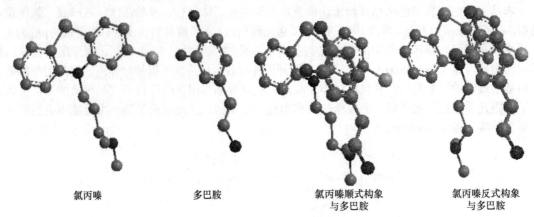

氯丙嗪　　　　　　多巴胺　　　　　氯丙嗪顺式构象　　　氯丙嗪反式构象
　　　　　　　　　　　　　　　　　与多巴胺　　　　　　与多巴胺

图 3-2　氯丙嗪和多巴胺的构象

　　本品的主要副作用有口干、上腹部不适、乏力、嗜睡、便秘等；对产生光化毒反应的患者，在服药期间要避免阳光的过度照射。

　　本品可口服吸收，但吸收的规律性不强，个体差异较大。本品主要在肝脏代谢，经微粒体药物代谢酶氧化。本品体内代谢复杂，在尿中存在 20 多种代谢产物，代谢过程主要有 *N*-氧化、硫原子氧化、苯环的羟基化、侧链去 *N*-甲基和侧链的氧化等，氧化产物和葡糖醛酸结合通过肾脏排出，详见图 3-3。

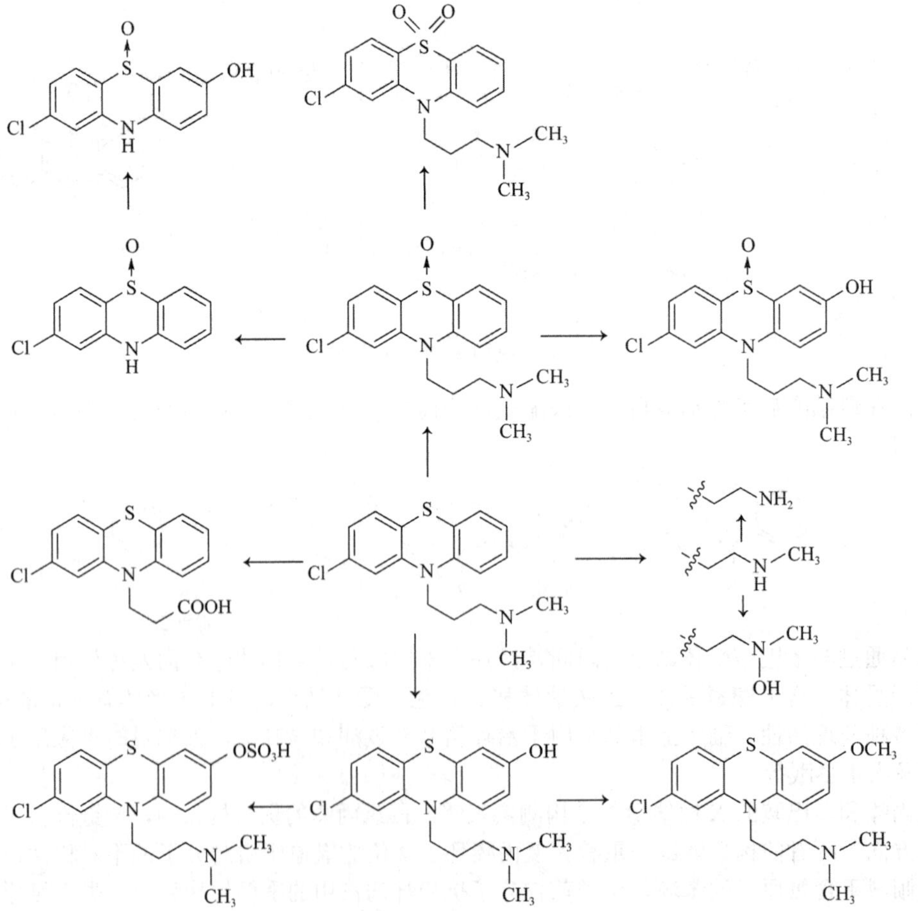

图 3-3　氯丙嗪的代谢途径

本品的制备以邻氯苯甲酸和间氯苯胺为原料，进行 Ullmann 反应，在高温脱羧后，与硫熔融，环合成 2-氯-吩噻嗪母环，再与 *N, N*-二甲基-3-氯丙胺缩合，生成氯丙嗪，最后成盐酸盐，反应式如下。

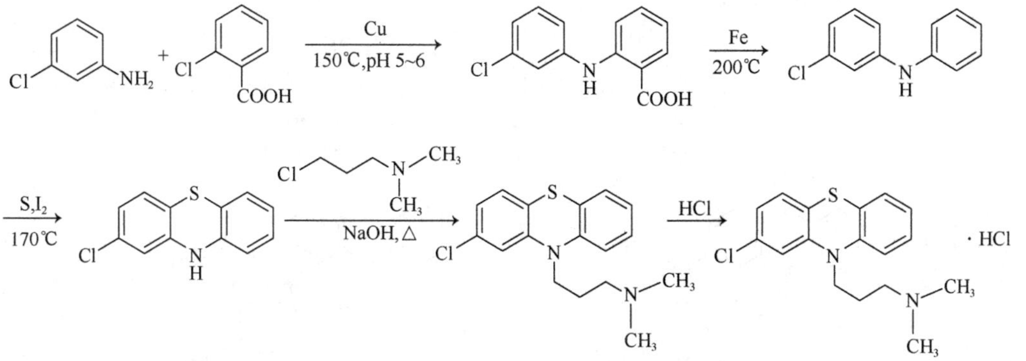

产品中的杂质主要是合成中引入的氯吩噻嗪与间氯二苯胺。

由于氯丙嗪存在较多副作用，通过以其为先导物进行结构改造，其修饰部位主要在氯丙嗪的 2 位及 10 位侧链上进行，从而得到了一系列的吩噻嗪类抗精神病药物，化学结构见图 3-4。

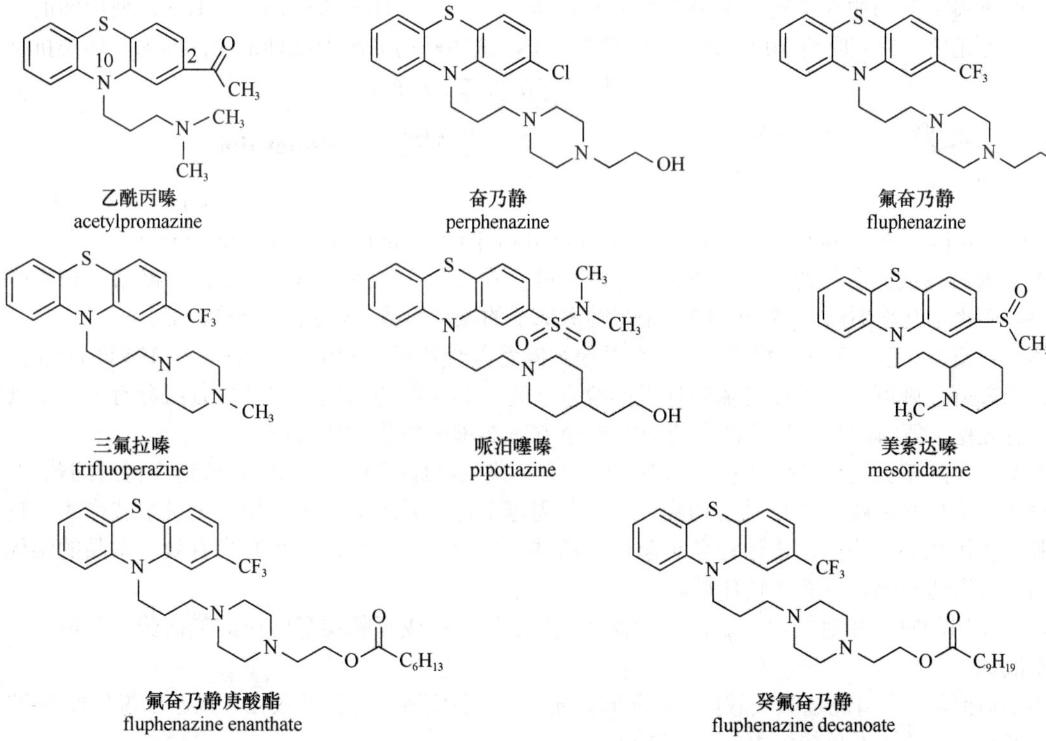

乙酰丙嗪 acetylpromazine

奋乃静 perphenazine

氟奋乃静 fluphenazine

三氟拉嗪 trifluoperazine

哌泊噻嗪 pipotiazine

美索达嗪 mesoridazine

氟奋乃静庚酸酯 fluphenazine enanthate

癸氟奋乃静 fluphenazine decanoate

图 3-4 其他吩噻嗪类抗精神病药物

奋乃静（perphenazine）和氟奋乃静（fluphenazine）是以哌嗪环取代侧链二甲氨基的吩噻嗪类药物，其作用与氯丙嗪相似，但抗精神病的作用强度较氯丙嗪大。

利用侧链的醇羟基与长链脂肪酸成酯，可增加药物的脂溶性，在体内吸收减慢，水解成原型药的速度较慢，是可延长作用时间的前药，特别适用于需长时期治疗且服药不合作的患者，如图 3-4 中的氟奋乃静庚酸酯和癸氟奋乃静。

将吩噻嗪母环的 10 位氮换成碳原子，并通过双键与侧链相连，得到噻吨类抗精神病药物，见图 3-5。该类药物的链上因存在双键，有顺式（*Z*）和反式（*E*）两种异构体，前者抗精神病作用比后者强 7 倍，这可能是因为顺式异构体与氯丙嗪的优势构象相似，可与多巴胺受体结合所致。

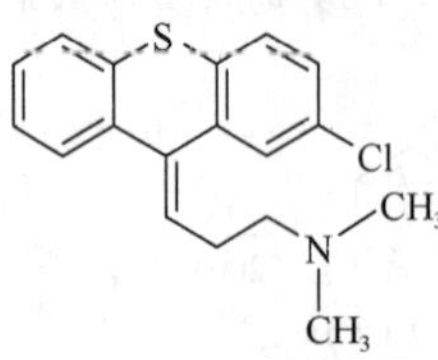

氯普噻吨
chlorprothixere

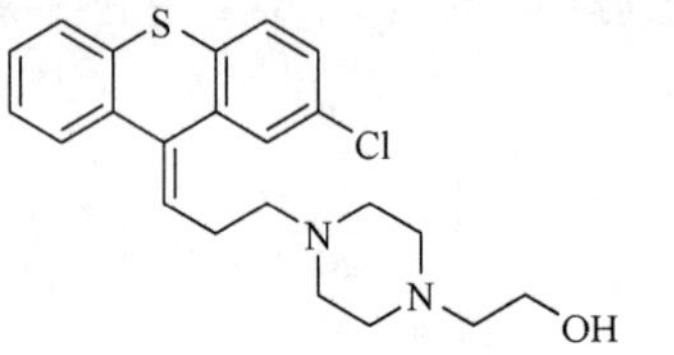

珠氯噻醇
zuclopenthixol

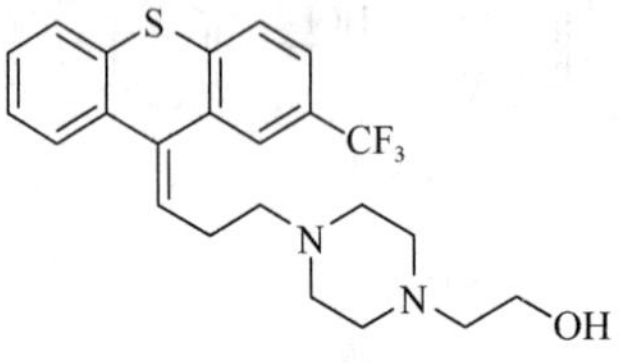

氟哌噻吨
flupenthixol

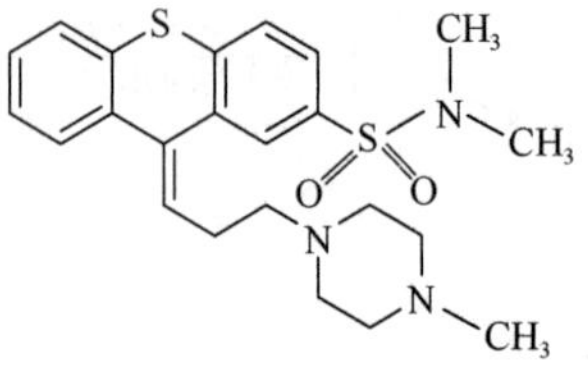

氨砜噻吨
thiothixene

图 3-5　噻吨类抗精神病药物

将吩噻嗪类药物的 5 位硫原子换成其电子等排体—CH_2—CH_2—或—CH═CH—，使中间的一个环成为七元环，或同时将 10 位氮原子换成碳原子，这些药物多用于抗抑郁症，即为三环类抗抑郁药，将在本章第二节抗抑郁药中学习。

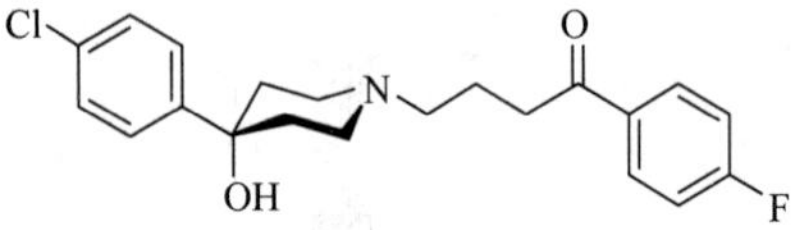

氟哌啶醇 *haloperidol*

化学名为 1-(4-氟苯基)-4-[4-(4-氯苯基)-4-羟基-1-哌啶基]-1-丁酮 (4-[4-(4-chlorophenyl)-4-hydroxy-1-piperidinyl]-1-(4-fluorophenyl)-1-butanone)。

本品为白色或类白色的结晶性粉末；无臭无味；在三氯甲烷中溶解，在乙醇中略溶，在乙醚中微溶，在水中几乎不溶。pK_a 为 8.3，是哌啶氮原子的碱性所致。熔点 149～153℃。

本品在室温、避光条件下稳定，可贮存五年。但受自然光照射，颜色会变深。在 105℃ 干燥时，发生部分降解，降解产物可能是哌啶环上的脱水产物。其片剂的稳定性与其处方组分有关，如处方中含有乳糖，氟哌啶醇会与乳糖中的杂质 5-羟甲基-2-糠醛发生加成反应。

本品是丁酰苯类抗精神病药物，是 20 世纪 50 年代从镇痛药哌替啶的结构改造中得到的药物。其药理作用类似吩噻嗪类抗精神病药物，但对外周自主神经系统无显著作用，无抗组胺作用，抗肾上腺素作用也弱。临床用于治疗各种急慢性精神分裂症和躁狂症，对止吐也有效。本品的锥体外系副作用高达 80%，且有致畸作用。

本品作用的时效相对较短，肌内注射需 2～3 次/日，制成氟哌啶醇的癸酸酯前药，只需每月注射 1 次。

本品口服后，在胃肠道吸收较好，在肝脏代谢，经肾脏消除，有首过效应。代谢以氧化性 N-脱烷基反应和酮基的还原反应为主，见图 3-6。

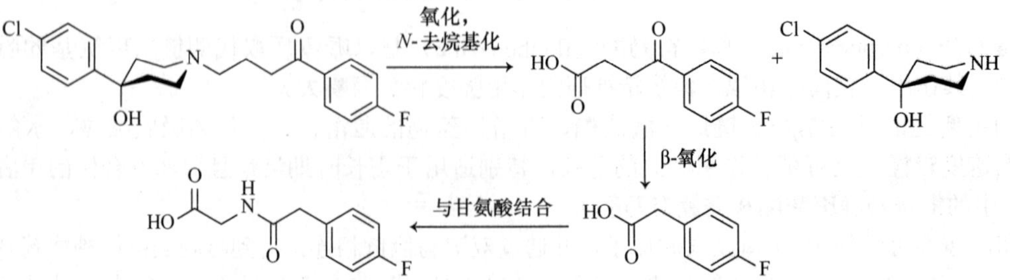

图 3-6　氟哌啶醇的代谢途径

本品的合成以对氟-γ-氯代丁酰苯为原料，与 4-(4-氯苯基)-4-哌啶醇在碘化钾的存在下加热缩合制得。

Cl
NH
OH
Cl
O
F
KI
△
Cl
N
O
OH
F

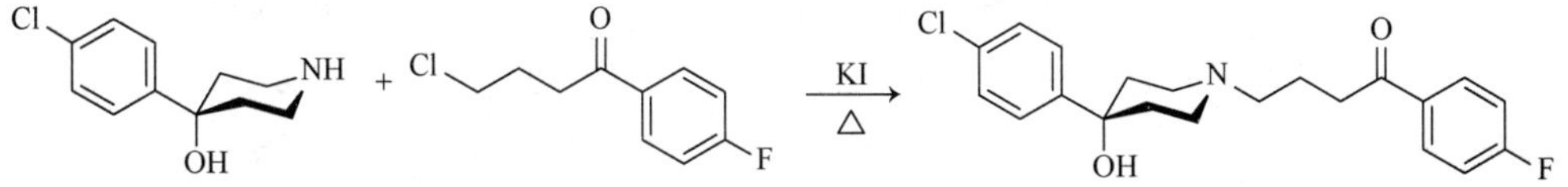

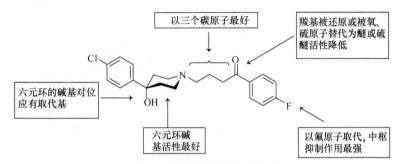

氟哌啶醇的构效关系如图 3-7 所示：

以三个碳原子最好
羰基被还原或被氧、硫原子替代为醚或硫醚活性降低
六元环的碱基对位应有取代基
六元环碱基活性最好
以氟原子取代，中枢抑制作用最强
Cl
N
O
OH
F

图 3-7　氟哌啶醇的构效关系

在氟哌啶醇哌啶环的 4 位上引入不同的取代基，得到一系列氟哌啶醇结构类似药物，见图 3-8。

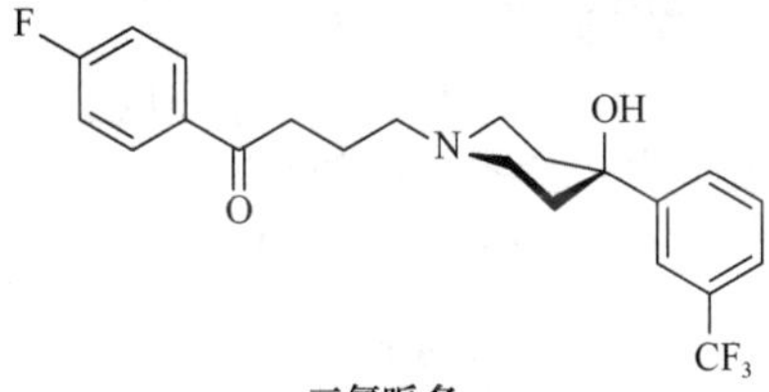

三氟哌多
trifluperidol

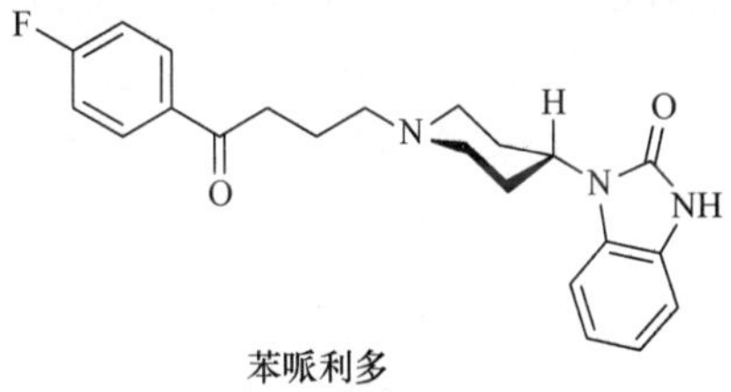

苯哌利多
benperidol

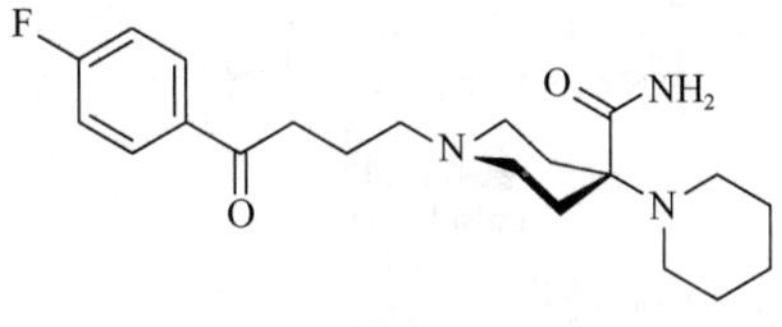

匹泮哌隆
pipamperone

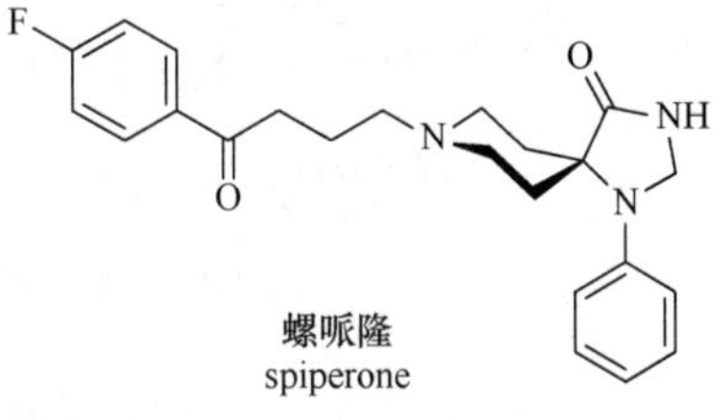

螺哌隆
spiperone

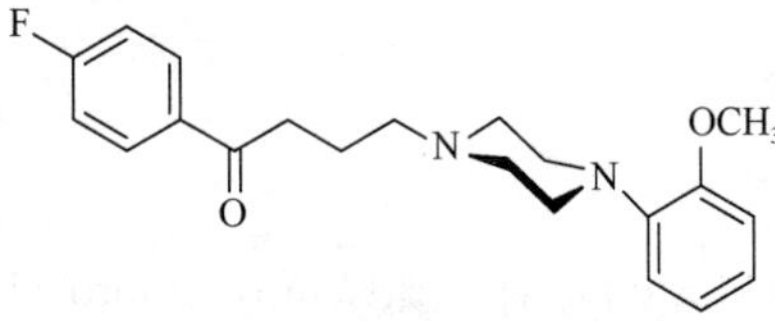

氟阿尼酮
fluanisone

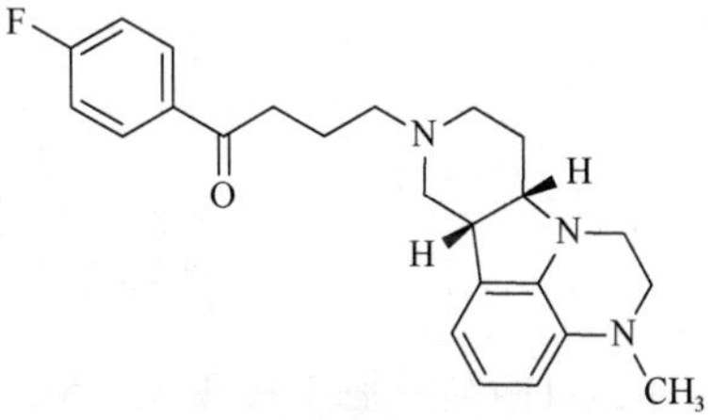

卢美哌隆
lumateperone

图 3-8　氟哌啶醇结构类似药物

在改造丁酰苯类结构过程中还发现了二苯丁基哌啶类抗精神病药物，这一类药物既是多巴胺受体拮抗剂，又是钙通道阻滞剂。其共同特点是作用时间长，对精神分裂症无论急性、慢性、阳性和阴性症状都有效，其他抗精神病药无此特性。代表药物如图 3-9 所示。

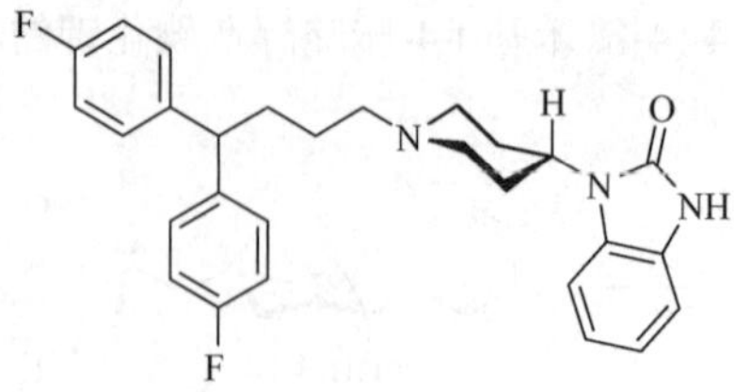

匹莫齐特
pimozide

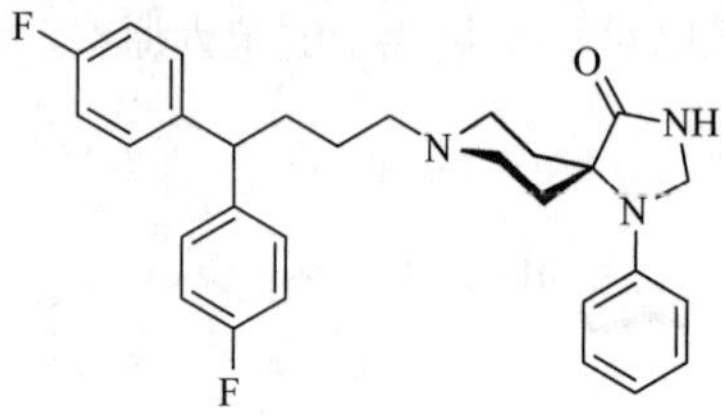

氟斯必林
fluspirilene

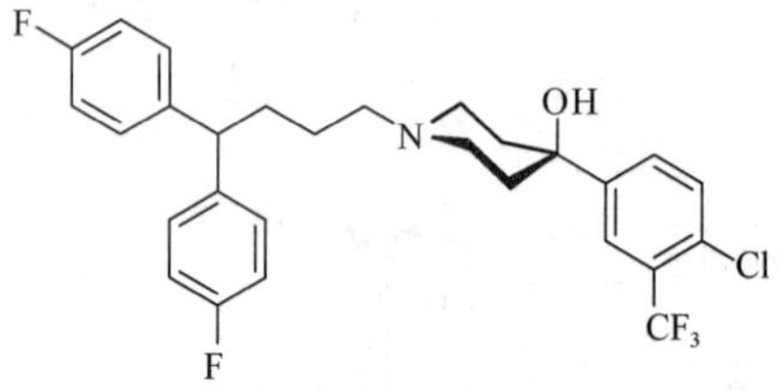

五氟利多
penfluridol

图 3-9　二苯丁基哌啶类抗精神病药物

此外，在普鲁卡因的结构改造中，得到以舒必利为代表的苯甲酰胺类抗精神病药物。该类药物主要作用于多巴胺受体，在临床上的应用也较广泛，见图 3-10。

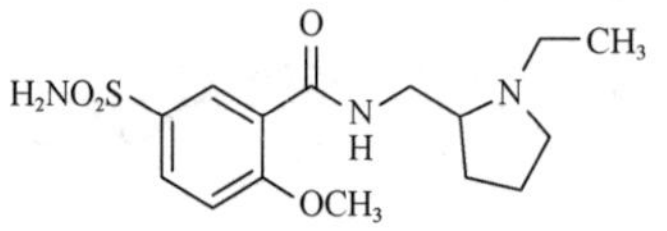

舒必利
sulpiride

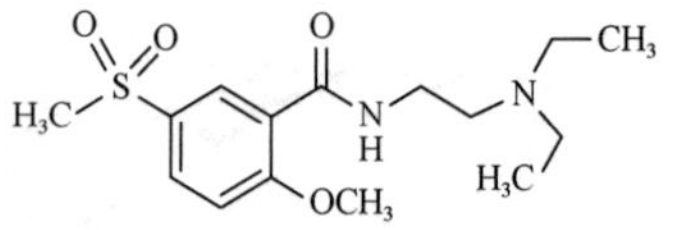

硫必利
tiapride

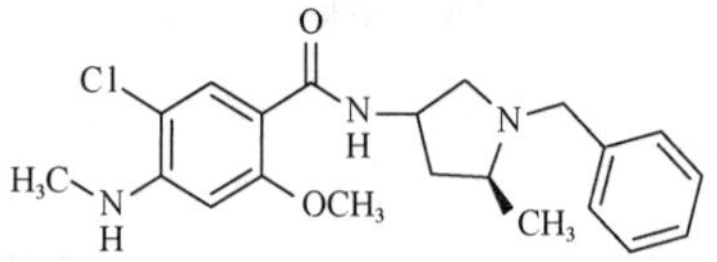

奈莫必利
nemonapride

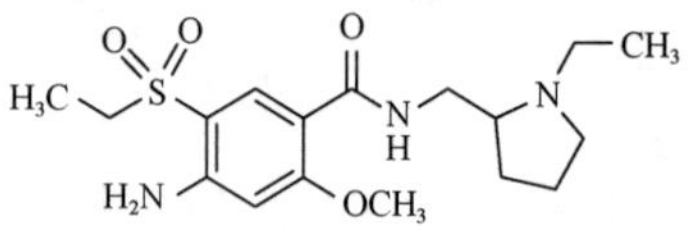

氨磺必利
amisulpride

图 3-10　苯甲酰胺类抗精神病药物

氯氮平 clozapine

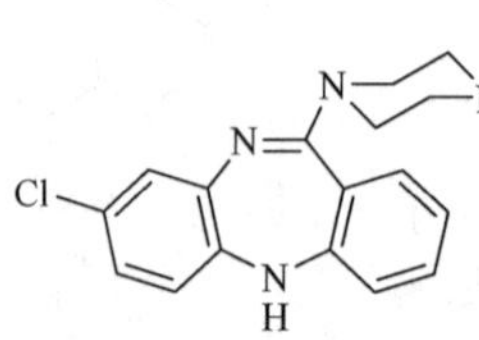

化学名为：8-氯-11-(4-甲基-1-哌嗪基)-5H-二苯并 [b, e][1, 4] 二氮杂䓬 (8-chloro-11-(4-methyl-1-piperazinyl)-5H-dibenzo[b, e][1, 4]diazepine)，又名氯扎平。

本品为淡黄色结晶性粉末，无臭无味。本品在三氯甲烷中易溶，在乙醇中溶解，在水中几乎不溶。熔点 181～185℃，pK_a(HB⁺)8.0。

本品口服吸收较好，肝脏首过效应显著，生物利用度约为 50%，体内几乎是全部代谢，包括 N-去甲基和 N-氧化，其代谢途径见图 3-11。

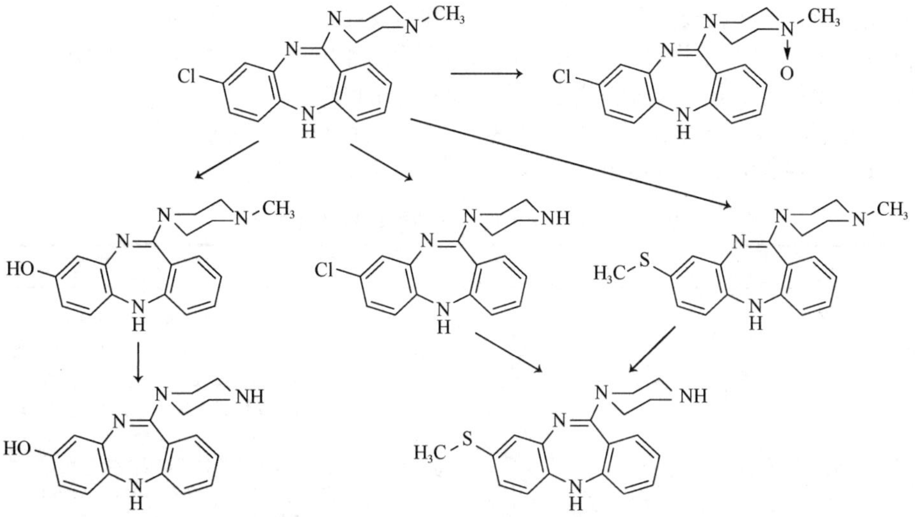

图 3-11 氯氮平的代谢途径

氯氮平为二苯并氮䓬类抗精神病药物，被认为是非典型的抗精神病药物的代表。本品阻断多巴胺受体的作用较经典抗精神病药物弱，但本品具有拮抗肾上腺素 α 受体、N 胆碱受体、组胺受体和 5-HT 受体的作用。其作用机制与经典的抗精神病药物不同。有人认为是由于对多巴胺和 5-HT 受体的双相调节作用。与经典的抗精神病药物比较，本品锥体外系反应及迟发性运动障碍等毒副作用较轻，可用于治疗多种类型的精神分裂症。

本品的治疗毒性主要由代谢产物引起。在人的肝微粒体中、中性粒细胞或骨髓细胞中能产生硫醚代谢物，导致毒性。故本品在使用时要监测白细胞的数量。

本品作为非典型的抗精神病药物，具有疗效确切、无锥体外系不良反应和低自杀倾向的突出特点，至今仍为非典型抗精神病药物的"金标准"。在此基础上，研究者对其进行了大量的结构改造研究，主要集中在氯氮平的 2、5、8 位的取代，苯环的生物电子等排体替换，以及哌嗪环 N 上取代基的改变，由此得到一系列二苯并氮䓬类抗精神病药物，见图 3-12。

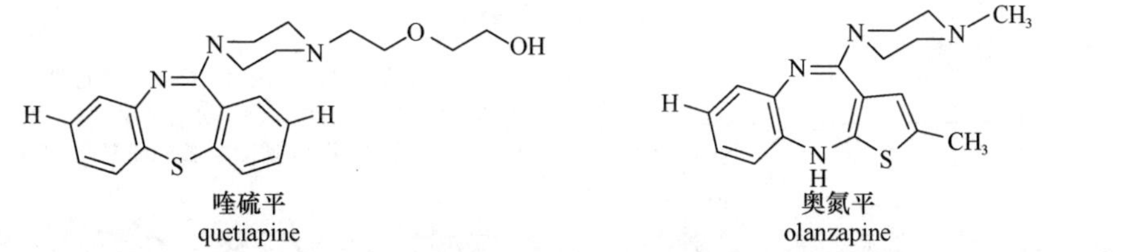

图 3-12 其他二苯并氮䓬类抗精神病药物

其中，洛沙平（loxapine）和氯噻平（clothiapine）是将氯氮平的 5 位 N 用生物电子等排体 O 或 S 替换而得，具有较好的抗精神分裂症作用。阿莫沙平（amoxapine）为洛沙平的去甲基代谢物，通过抑制脑内突触前膜对去甲肾上腺素（norepinephrine，NE）的再摄取，产生较强的抗抑郁作用，类似丙米嗪（imipramine），在临床上用作抗抑郁药。

喹硫平（quetiapine）是将氯氮平的 5 位 N 用生物电子等排体 S 替换，同时在哌嗪环 N 上引入羟乙氧乙基而得，该药物较少发生锥体外系反应和迟发性的运动障碍等副作用。

奥氮平（olanzapine）是将氯氮平的其中一个苯环用生物电子等排体 2-甲基噻吩替换而得，该药较少发生氯氮平可能引起的粒细胞缺乏症，其他副作用也较少，现已成为抗精神病 线药物。

其他代表性的非典型抗精神病药物见表 3-1，这些药物较少发生锥体外系反应和迟发性的运动障碍等副作用，在临床上广泛使用。

表 3-1　其他代表性的非典型抗精神病药物

药物名称	化学结构	特点
利培酮 risperidone		本品为苯并异噁唑基取代的哌啶类非典型抗精神病药物，对 D_2、5-HT$_{2A}$、5-HT$_{2C}$ 和 α_1 受体有高亲和力，能有效治疗精神分裂症阴性、阳性症状及其伴发的情感症状（如焦虑、抑郁等）
齐拉西酮 ziprasidone		本品为苯并异噻唑基取代的哌嗪类非典型抗精神病药物，对 D_2、D_3、5-HT$_{2C}$、5-HT$_{1A}$、5-HT$_{1D}$ 和 α_1 受体的亲和性均强，能有效治疗精神分裂症阴性、阳性症状，同时其耐受性良好
鲁拉西酮 lurasidone		本品为苯并异噻唑基取代的哌嗪类非典型抗精神病药物，对 D_2 和 5-HT$_{2A}$ 受体有高亲和力，对 α_1、M_1、5-HT$_{2C}$ 和 H_1 受体的亲和力弱，因此，不良反应发生率低，可有效改善精神分裂症阴性、阳性症状和认知功能
阿立哌唑 aripiprazole		本品为二氯苯基取代的哌嗪类非典型抗精神病药物，对 D_2 和 D_3 受体及 5-HT$_{1A}$ 和 5-HT$_{2A}$ 受体都有高亲和力，对 D_4、5-HT$_{1C}$ 和 5-HT$_7$、α_1、H_1 受体及 5-HT 再摄取位点有中等程度的亲和力；是 D_2 和 5-HT$_{1A}$ 受体的部分激动剂，5-HT$_{2A}$ 受体的拮抗剂。对精神分裂症阳性和阴性症状都有效，长期应用还可降低精神分裂症的复发率
卡利拉嗪 cariprazine		本品为二氯苯基取代的哌嗪类非典型抗精神病药物，为 D_2、D_3 及 5-HT$_{1A}$ 受体部分激动剂，其对 D_3/D_2 受体选择性约为 10，表现出对 D_3 受体更高的亲和力。用于治疗精神分裂症或双向情感障碍
布瑞哌唑 brexpiprazole		本品对 D_2、D_3 及 5-HT$_{1A}$ 受体有部分激动作用，对 5-HT$_{2A}$ 受体有部分拮抗作用。用于治疗精神分裂症和抑郁症
佐替平 zotepine		本品可阻断脑内 DA 受体，并能抑制 NA、DA 和 5-HT 的再摄取，亦可阻断 5-HT 受体；产生比氯丙嗪和氟哌啶醇强的抗精神分裂症作用
舍吲哚 sertindole		本品对 5-HT$_{2A}$ 和 5-HT$_{2C}$ 受体及多巴胺 D_2 受体和 α_1 肾上腺素能受体具有强的亲和力，不会引起 A9 多巴胺神经元黑质纹状体途径去极化失活，锥体外系不良反应发生率很低

第二节　抗抑郁药
Antidepressive drugs

抑郁症是情感活动发生障碍的精神失常症，表现为情绪异常低落，常有强烈的自杀倾向，并有自主神经或躯体性伴随症状。抑郁症的出现可能与脑内去甲肾上腺素（NE）、5-羟色胺（5-HT）和多巴胺（DA）浓度的降低有关。

目前临床上常用的抗抑郁药按作用机制可分为：去甲肾上腺素重摄取抑制剂（norepinephrine reuptake inhibitors，NRIs）、单胺氧化酶抑制剂（monoamine oxidase inhibitors，MAOIs）、选择性5-羟色胺再摄取抑制剂（selective serotonin reuptake inhibitors，SSRIs）、褪黑素受体激动剂（melatonin receptor agonists，MRAs）和其他类。这些药物主要通过抑制脑内 NE、5-HT 和 DA 的再摄取，或抑制单胺氧化酶的活性，减缓脑内 5-HT、NE 和 DA 的氧化脱氨降解，使脑内受体部位的 5-HT、NE 和 DA 含量升高，促进突触传导而发挥抗抑郁活性。

> **知识链接**　　　　　　　　　　　　**抑郁症的临床分类**
>
> 在临床上，抑郁症主要分为以下几类：①内源性抑郁症；②反应性抑郁症（由各种精神刺激、挫折打击所导致的抑郁症）；③隐匿性抑郁症（情绪低下和抑郁症状并不明显，常常表现为各种躯体不适症状，如心悸、胸闷、中上腹不适、出汗、失眠等）；④以学习困难为特征的抑郁症；⑤药物引起的继发性抑郁症（如有的高血压患者，服用降压药后，导致情绪持续忧郁、消沉）；⑥躯体疾病引起的继发性抑郁症；⑦产后抑郁症（其特点是对自己的孩子产生强烈内疚、自卑、痛恨、不爱或厌恶的反常心理）；⑧更年期抑郁症（首次发病在更年期，常以某些精神因素或躯体因素为诱因，多有绝经期综合征的表现）。

盐酸丙米嗪 imipramine hydrochloride

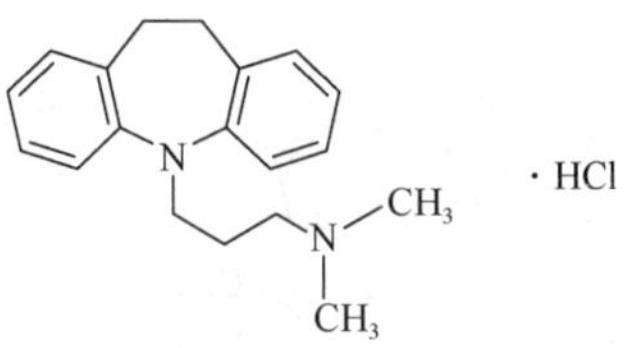

化学名为 *N*, *N*-二甲基-10, 11-二氢-5*H*-二苯并 [*b*, *f*] 氮杂䓬-5-丙胺盐酸盐 (*N*, *N*-dimethyl-10, 11-dihydro-5*H*-dibenez[*b*, *f*]azepine-5-propylamine hydrochloride)。

本品为白色或类白色结晶性粉末，无臭或几乎无臭，遇光渐变色。本品在水、乙醇或三氯甲烷中易溶，在乙醚中几乎不溶。熔点 170～175℃，游离碱的 pK_a(HB$^+$) 为 9.5。

本品是 20 世纪 50 年代出现的第一代抗抑郁药，属三环类抗抑郁药（tricyclic antidepressants，TCA）。该药物是在 20 世纪 40 年代后期合成的一系列二苯亚胺类化合物中的一个，与吩噻嗪的结构比较，可以看成将吩噻嗪母核中的硫原子用生物电子等排体 1,2-乙基替代而成的含氮的七元环。在动物实验后，丙米嗪被选择做镇静的临床试验。在临床观察中，研究人员发现丙米嗪对抑郁症患者明显有效，之后丙米嗪和其他一些类似的三环化合物开始被用作抗抑郁药。

本品作用机制是通过抑制神经末梢对 NE 和 5-HT 的重摄取，减少 NE 和 5-HT 的氧化脱氨代谢，增加突触间的 NE 和 5-HT 浓度，促进神经传导。在临床上用于治疗内源性抑郁症、反应性抑郁症及更年期抑郁症，也可用于小儿遗尿。

本品加硝酸显深蓝色，用于鉴别。本品固体及水溶液在通常情况下是稳定的，在稳定性的加速试验中发生降解。降解的方式与其他类似的二苯氮杂䓬类化合物相似，如图 3-13 所示。

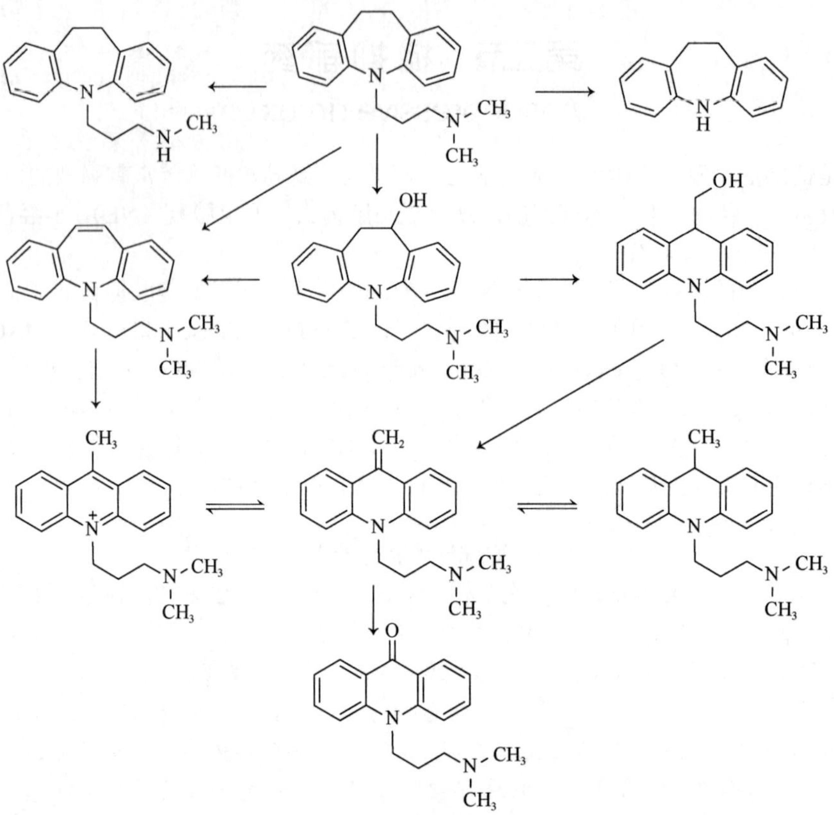

图 3-13　丙米嗪的降解过程

本品在肝脏代谢，大部分生成活性代谢物地昔帕明（desipramine）；丙米嗪和地昔帕明均可进入血脑屏障；两者均经过 2-羟基化代谢失活，大部分与葡糖醛酸结合，经尿排出体外，其代谢途径如图 3-14 所示。

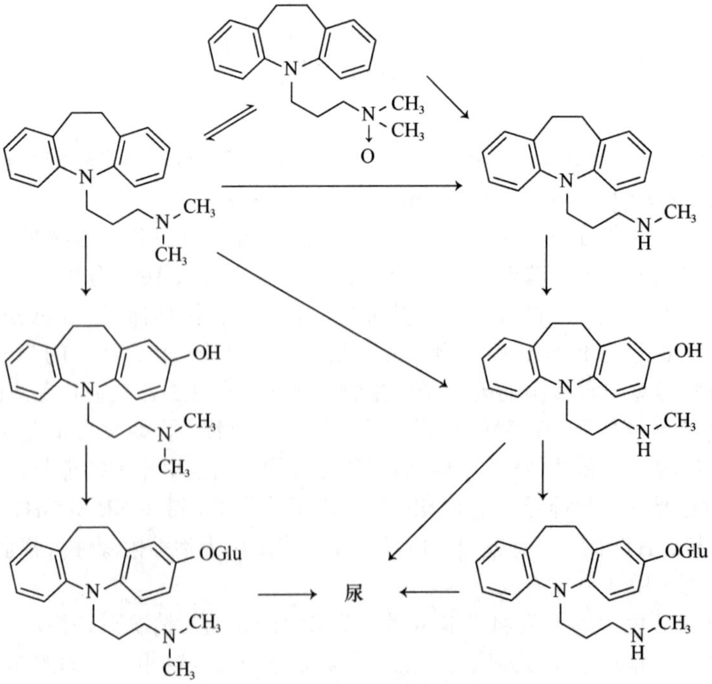

图 3-14　丙米嗪的代谢途径

本品的制备系以亚氨基联苄为原料，经烷基化、成盐等过程而得。

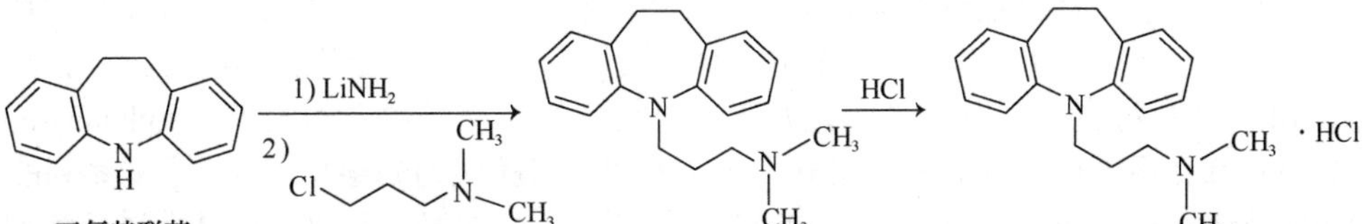
1) LiNH$_2$
2)
HCl
亚氨基联苄

产品中的主要杂质为亚氨基联苄，系由原料带入或储存中降解所得。可用糠醛显色来作限量检查。

丙米嗪是其他三环类抗抑郁药的先导物，其他三环类抗抑郁药的化学结构与丙米嗪相比，主要在中间环和侧链上进行了改变（图 3-15）。

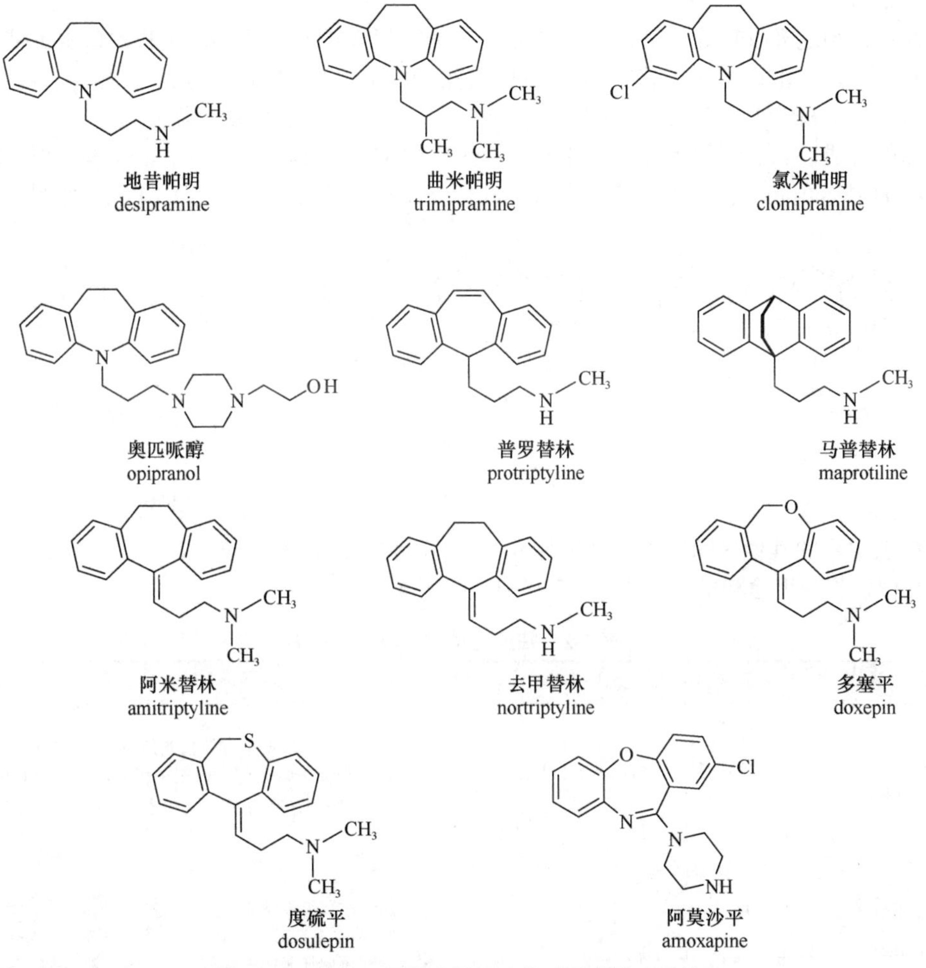
地昔帕明
desipramine
曲米帕明
trimipramine
氯米帕明
clomipramine
奥匹哌醇
opipranol
普罗替林
protriptyline
马普替林
maprotiline
阿米替林
amitriptyline
去甲替林
nortriptyline
多塞平
doxepin
度硫平
dosulepin
阿莫沙平
amoxapine

图 3-15　其他三环类去甲肾上腺素重摄取抑制剂

盐酸氟西汀 fluoxetine hydrochloride

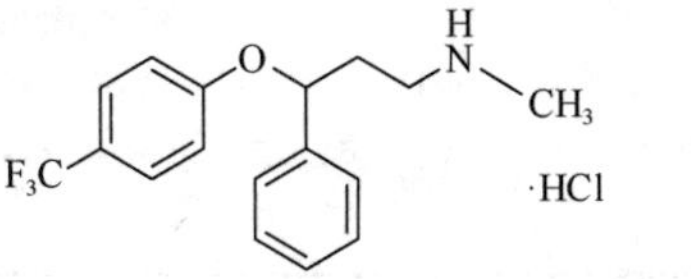

化学名为 (±)-*N*- 甲基-3- 苯基-3-(4- 三氟甲基苯氧基) 丙胺盐酸盐 (*N*-methyl-3-phenyl-3-(4-

trifluoromethylphenoxy) propan-1-amine hydrochloride)，又名百忧解、Prozac。

本品为白色或类白色结晶性粉末，无臭；在甲醇和乙醇中易溶，在水和三氯甲烷中微溶，在乙醚中不溶。本品含一个手性碳原子，S-异构体的活性较强，目前临床上使用的是外消旋体。

本品由礼来制药公司研发，其发现始于当时已知抗组胺药物苯海拉明（diphenhydramine），具有一定抗抑郁作用。1970 年，礼来公司研究人员以苯海拉明为先导物，合成了一系列的 3-苯氧基-3-苯丙胺衍生物，经生物活性筛选，在 1972 年发现了对 5-羟色胺重摄取具有选择性抑制作用的氟西汀，并于 1986 年在比利时首先获准上市用于抑郁症的治疗。

本品为选择性 5-羟色胺重摄取抑制剂（SSRIs），可提高 5-羟色胺在突触间隙中的浓度，从而改善患者的情绪，临床上用于治疗抑郁症和其伴随的焦虑、强迫症和神经性暴食症等。与三环类抗抑郁药相比，本品疗效相当，但副作用小，耐受性较好，对 NE 受体、M 胆碱受体和组胺 H_1 受体等几乎无影响。

本品在胃肠道吸收较好，生物利用度可达 100%，半衰期约为 70h，是长效口服抗抑郁药。在肝脏代谢为仍有活性的 N-去甲代谢物，通过肾脏消除，该代谢物与原型药活性相当，且半衰期长，可产生药物蓄积和代谢缓慢现象。S-异构体在体内较 R-异构体的代谢消除慢。

本品的合成以苯乙酮和甲胺为起始原料，先进行 Mannich 反应得 β-甲氨基苯乙酮，经还原得 N-甲基-3-羟基苯丙胺后再与 4-三氟甲基氯苯在碱性条件下缩合，最后与 HCl 成盐而得。

临床上常用的其他 SSRIs 如表 3-2 所示，它们的化学结构差异较大，似无共同的结构，但作用机制相似，临床用途和氟西汀类似，在临床中应用较广泛。

表 3-2 临床上使用的其他 SSRIs

药物名称	化学结构	特点
氟伏沙明 fluvoxamine		本品治疗抑郁症安全有效且能预防复发，其抑制 5-HT 再摄取作用强于氟西汀，但弱于帕罗西汀、舍曲林和西酞普兰，对多巴胺和去甲肾上腺素的摄取几乎无作用
舍曲林 sertraline		本品为强效高选择性 5-HT 再摄取抑制剂，对突触后膜 5-HT 受体、NE 受体均无影响；主要用于治疗抑郁症和强迫症。该药可增加多巴胺释放，较少引起帕金森综合征
西酞普兰 citalopram		本品为高选择性 5-HT 再摄取抑制剂，对其他神经递质及其受体影响较小，起效较氯丙嗪快，不良反应低。其 S-异构体（escitalopram）的抗抑郁活性较 R-异构体强 100 倍以上，现已用于临床

药物名称	化学结构	特点
帕罗西汀 paroxetine		本品具有较强的抑制 5-HT 再摄取作用，对 NE 受体、M 胆碱受体和组胺 H_1 受体的亲和力低，无认知功能或精神运动性障碍。该药起效快、耐受性好，对严重抑郁症及其他抗抑郁药治疗无明显疗效的患者仍有效
吲达品 indalpine		本品为 5-HT 再摄取抑制剂，对其他神经递质及其受体影响较小，用于治疗各类抑郁症，特别适用于其他药物治疗无效的严重抑郁症患者
曲唑酮 trazodone		本品能同时抑制 5-HT 和 NE 的重摄取，抗抑郁和镇静作用显著，同时具有抗焦虑作用。适用于老年患者及伴有焦虑、失眠的患者

吗氯贝胺 moclobemide

化学名为 4-氯-*N*-[2-(4-吗啉基) 乙基] 苯甲酰胺 (4-chloro-*N*-[2-(4-morpholino) ethyl] benzamide)。

本品为白色结晶性粉末，无臭；在甲醇、乙醇或三氯甲烷中易溶，在丙酮中溶解，在水中微溶。熔点 138～139℃。

本品为苯甲酰胺衍生物，是特异性 A 型单胺氯化酶（MAO-A）的可逆性抑制剂，通过可逆性地抑制 MAO-A 提高脑内 NE、多巴胺和 5-HT 的浓度，促进突触间神经转导而产生抗抑郁作用。单胺氧化酶（monoamine oxidase, MAO）是一种催化体内单胺类神经递质代谢失活的酶，20 世纪 80 年代发现，脑内 MAO 有两种亚型，分别为 MAO-A 和 MAO-B，其中 MAO-A 与 NE 和 5-HT 的代谢脱胺相关，因此，MAO-A 是抗抑郁药物的有效靶标，特异性地抑制 MAO-A 的药物可提高作用的选择性而增强抗抑郁作用。

与不可逆的单胺氧化酶相比，本品具有抑酶作用快、停药后单胺氧化酶活性恢复快的特点。临床上用于内源性抑郁症、轻度慢性抑郁症、精神性或反应性抑郁症的长期治疗。本品无催眠副作用，1 天两次服用 200mg 也不会产生明显的镇静作用；在每日 300～600mg 的有效治疗剂量范围内，在进食富含酪胺的食物后发生"奶酪反应"的可能性不大。

本品口服吸收快而完全，分布广。几乎全部自肝脏代谢，只有少部分以原型药自肾脏排出。由于本品在体内代谢速度快，常需在开始治疗时对剂量进行调整。

临床上最早使用的 MAO-A 抑制剂为异烟肼（isoniazid），异烟肼自 1957 年开始用于临床治疗抑郁症，随后在此基础上研发了苯乙肼（phenelzine）、异卡波肼（isocarboxazid）和反苯环丙胺（tranylcypromine）等，这些药物为 MAO-A 的不可逆抑制剂，副作用及毒性均较大，特别是心脏和肝脏毒性，限制了这类药物在临床上的应用。近年来，发展了一类新型选择性 MAO-A 抑制剂，如吗氯贝胺（moclobemide）、托洛沙酮（toloxatone）等，其结构见图 3-16。

20 世纪 90 年代以后，随着对抑郁症基础理论研究的深入，研发人员研发了具有多种作用机制的新型抗抑郁药物。例如，同时对 5-HT 和 NE 系统具有双重抑制作用的药物，称为 5-羟色胺

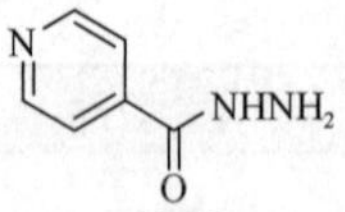

异烟肼
isoniazid

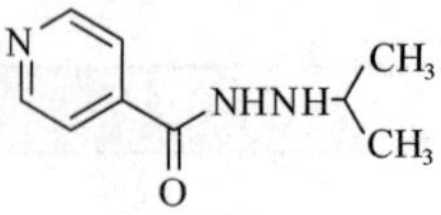

异丙烟肼
iproniazid

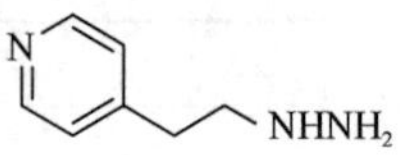

苯乙肼
phenelzine

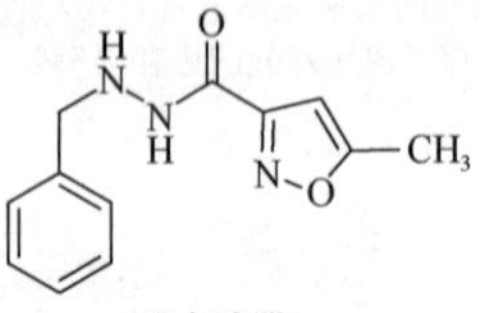

异卡波肼
isocarboxazid

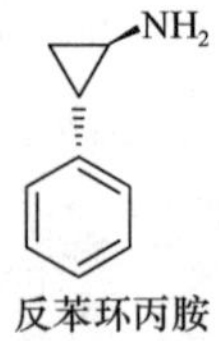

反苯环丙胺
tranylcypromine

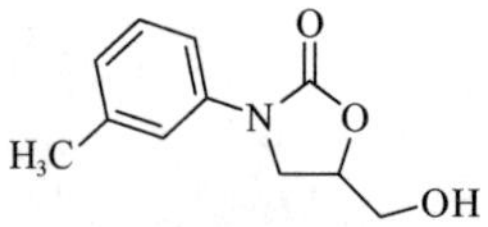

托洛沙酮
toloxatone

图 3-16　其他 MAO-A 抑制剂

去甲肾上腺素能重摄取抑制剂（serotonin-norepinephrine reuptake inhibitors，SNRIs），该类药物通过同时阻断突触前膜对 5-HT 和 NE 的重摄取，增加它们在突触间隙的浓度，从而改善情绪，发挥抗抑郁活性。此类药物的代表是文拉法辛（venlafaxine），该药可用于治疗焦虑性抑郁症，对中度和重度抑郁症均有良好疗效。由于与 M 胆碱受体、H_1 组胺受体和 α 受体无亲和力，因此，不良反应少。文拉法辛具有苯乙胺结构，S- 和 R- 对映异构体均有活性，其主要代谢产物 O-去甲文拉法辛（O-desmethylvenlafaxine）的作用与母药相似，现也用于临床。此类药物还包括米氮平（mirtazapine）、米那普伦（milnacipran）和度洛西汀（duloxetine）等；此外，褪黑素受体激动剂阿戈美拉汀（agomelatine）也可用于成人抑郁症治疗。

在过去 60 年中，应用影响单胺类神经递质（包括 5-羟色胺和去甲肾上腺素）的抗抑郁药一直是重度抑郁症长期治疗的标准疗法，然而这些药物通常需要服药 6～8 周才能获得症状缓解，且约 63% 的患者治疗后未能进入缓解期。2019 年以来，有 3 个不基于单胺类神经递质药物上市，包括 N-甲基-D-天冬氨酸（NMDA）受体拮抗剂艾司氯胺酮（esketamine）和右美沙芬（dextromethorphan），以及 $GABA_A$ 受体正向变构调节剂 zuranolone，这 3 种药物可快速、持久缓解重度抑郁症状。这些药物的化学结构见图 3-17。

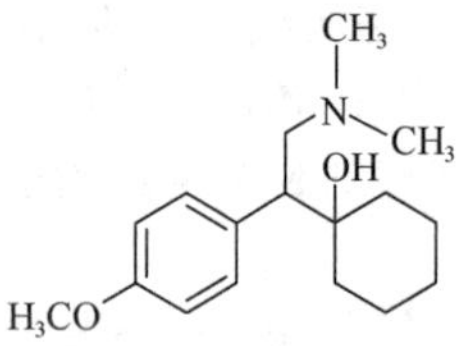

文拉法辛
venlafaxine

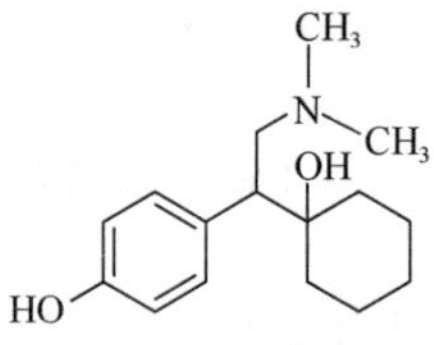

O-去甲文拉法辛
O-desmethylvenlafaxine

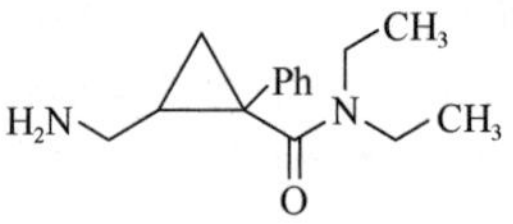

米那普伦
milnacipran

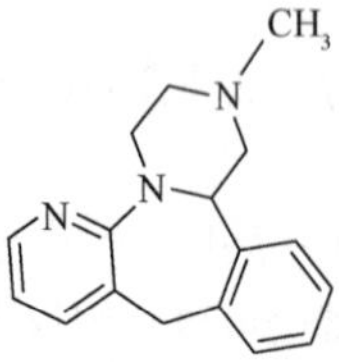

米氮平
mirtazapine

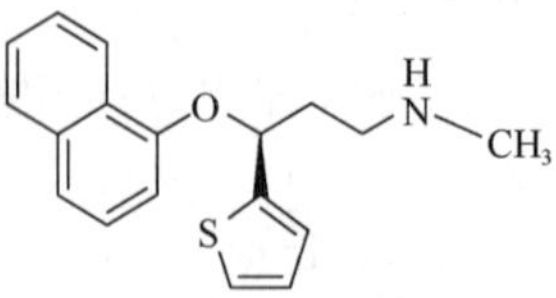

度洛西汀
duloxetine

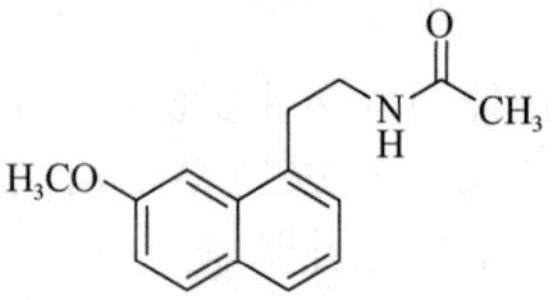

阿戈美拉汀
agomelatine

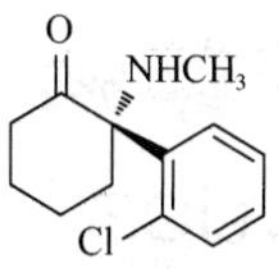

图 3-17　SNRIs 抑制剂和其他靶点抗抑郁药物

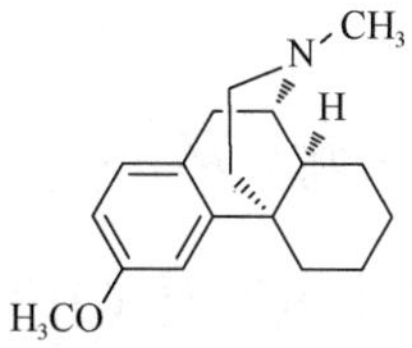

一、思考题

1. 典型抗精神病药物有哪些结构类型？并举例说明。
2. 简述吩噻嗪类药物的结构改造方法。
3. 非典型抗精神病药物的药效有哪些优点？
4. 抗抑郁药物按照作用机制主要有哪些类型？并对各类举例说明。

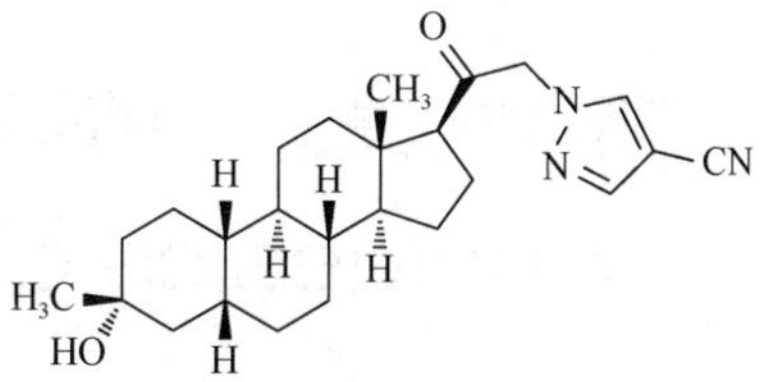

二、案例分析

患者张某是一位 37 岁的女性，受雇于一家社区养老中心，最近离婚了，现独自抚养两个小孩。她因最近 6 个月有严重抑郁症状而就诊，患者目前没有服用任何药物，但偶尔会有"晕厥感"。她的抑郁状态已经开始影响她的工作能力，她害怕失去工作。在咨询医生后，医生建议先对患者尿液中的 3-甲氧基-4-羟基苯乙二醇（MHPG）含量进行检验，检测结果显示其 MHPG 水平在正常范围内。假设医生仅有下面四种药物可供选择，请结合以上案例回答以下问题：

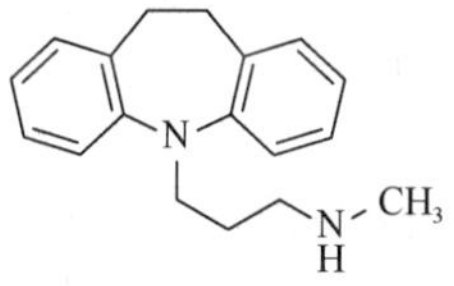

1. 内源性抑郁症发病的可能生化机制是什么？
2. 简述上述四种药物的抗抑郁作用机制。
3. 测定患者尿液中的 MHPG 含量有何意义？其在体内是通过何种代谢途径产生的？
4. 你准备给患者推荐上述四种抗抑郁药物中的哪一个？

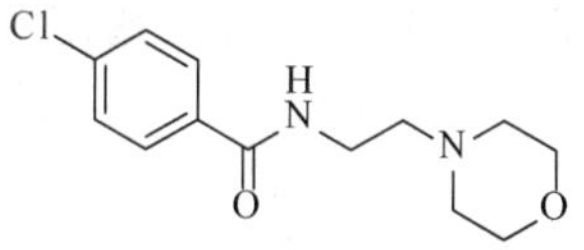

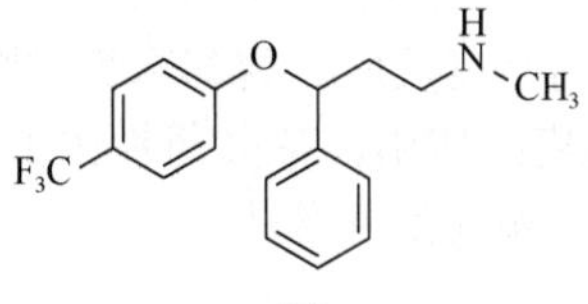

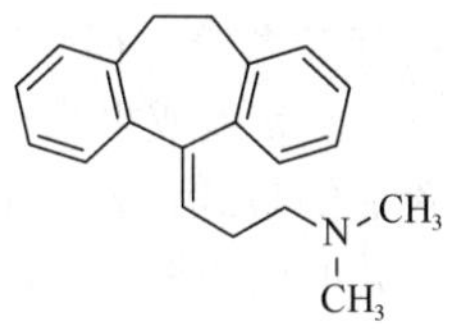

（邓　勇）

第四章　镇痛药物及局部麻醉药物
Analgesics and local anesthetics

学习要求

1. 掌握吗啡、哌替啶、美沙酮、对乙酰氨基酚、阿司匹林、吲哚美辛和布洛芬等药物的化学结构、名称、理化性质、体内代谢及用途；阿司匹林、对乙酰氨基酚和布洛芬等药物的合成。

2. 熟悉合成类镇痛药物的结构类型及阿片类镇痛药物的作用机制、非甾体抗炎药的结构类型及作用机制；局部麻醉药物的结构类型；芬太尼、喷他佐辛、羟基保泰松、吡罗昔康、塞来昔布、利多卡因和达克罗宁等药物的结构特征和作用；阿片类镇痛药物的构效关系；哌替啶、盐酸普鲁卡因的合成；普鲁卡因的研究思路及过程。

3. 了解可待因、纳洛酮、曲马多、贝诺酯、双氯芬酸钠、萘丁美酮等药物的结构特征和作用；芳基丙酸类非甾体抗炎药的构效关系；局麻药物的作用机制。

疼痛是一种与实际或潜在的组织损伤有关的不愉快的感觉和感情经历，并影响情绪。剧烈的疼痛可引起生理功能紊乱甚至休克等严重的症状。WHO 把疼痛列为继体温、脉搏、呼吸及血压之后的人类第五大生命指征。国际疼痛学会从 2004 年开始，将每年 10 月份第三个周一定为"世界镇痛日"，我国则把每年 10 月份第三周定为"中国镇痛周"。

治疗和缓解疼痛的药物有多种，其作用机制不同，临床用途则不同。阿片类镇痛药物作用于中枢神经系统，与阿片受体结合后，镇痛作用较强，可以选择性地消除或减轻剧烈的疼痛。但由于该类药物大多具有成瘾性、依赖性，且大剂量使用可刺激脊髓，造成惊厥乃至呼吸抑制。因此，该类药物又称为麻醉性镇痛药（或吗啡类镇痛药），并被联合国国际麻醉品管制局列为管制药物。非甾体抗炎药作用于外周神经系统，抑制前列腺素的生物合成，用于中等程度疼痛的治疗，此类药物结构简单、价格低廉，但或多或少都有胃肠道的不良反应。局部麻醉（以下简称"局麻"）药物通过阻滞钠通道抑制疼痛的传递，发挥局麻和镇痛的作用；各类药物作用靶点不同，作用及用途也不同。本章介绍阿片类镇痛药物、非甾体抗炎药和局部麻醉药物。

第一节　阿片类镇痛药物
Opioid analgesics

阿片类镇痛药物是指与中枢神经系统的阿片受体结合而选择性地消除或减轻痛觉但不影响其他感觉的药物，主要包括天然来源的吗啡生物碱及其半合成衍生物和合成镇痛药物。有研究表明，在体内也存在内源性的镇痛物质，但目前还没有相应的药物上市。

> 知识链接　　　　　　　　　　　吗啡的发现
>
> 几千年前，人类就发现罂粟果有镇痛和迷幻的药效。苏美尔人早在公元前 4000 年就把鸦片用作麻醉药物。到公元前 3400 年，在两河流域的古巴比伦，人们就已经开始大面积地种植这种作物，而且给以"快乐植物（joyplant）"的美名。将罂粟的萌果轻轻划破收集白色乳汁，并将乳汁暴露于空气中干燥凝结后变成的褐色胶状物即为阿片（opium，俗称鸦片）。1803 年德国药剂师泽尔蒂纳（Sertürner）第一次从阿片中分离出了纯吗啡，经在犬和自己身上进行

实验后发现：犬吃下后很快昏昏睡去；而他本人吞下后也久睡不醒。于是，他用希腊神话中的梦神吗啡斯（Morpheus）的名字来命名这种新化合物为吗啡（morphine）。吗啡可以称得上是人类发现的第一个生物碱药物。

一、吗啡生物碱及其半合成衍生物

盐酸吗啡 morphine hydrochloride

化学名为 17-甲基-4, 5α-环氧-7, 8-二脱氢吗啡喃-3, 6α-二醇盐酸盐三水合物 (7, 8-didehydro-4, 5α-epoxy-17-methylmorphinan-3, 6α-diol hydrochloride trihydrate)

本品为白色、有丝光的针状晶体或结晶性粉末；无臭，味苦，遇光易变质。在水中溶解，在三氯甲烷或乙醚中不溶。

吗啡于 1923 年由 Gulland 和 Robinson 确定其化学结构，1933 年开始用于临床，1952 年由 Gazte 和 Tschudi 完成了人工全合成，1968 年通过 X 射线确定其绝对构型。

吗啡是由 5 个环（A、B、C、D、E）稠合而成的立体刚性结构。吗啡是含有 5 个手性中心（5R，6S，9R，13S，14R）的手性分子，A、B 和 C 环构成部分氢化的菲环，C 和 D 环构成部分氢化的异喹啉环。环的稠合方式为：B/C 环呈顺式，C/D 环呈反式，C/E 环呈顺式。天然吗啡为左旋体，其在生理 pH 条件下呈质子化状态，构象成三维"T"形。吗啡及其衍生物的镇痛活性与其立体结构密切相关，经研究证实合成的右旋体吗啡无镇痛及其他生理活性作用。

吗啡 | 吗啡"T"形构象

吗啡结构中既有弱酸性的酚羟基，又有碱性的叔胺，是一个两性化合物。吗啡能与酸生成稳定的盐，如盐酸盐、硫酸盐、氢溴酸盐，我国临床上常用吗啡的盐酸盐。

本品不稳定，在光照下可被空气氧化，生成毒性大的伪吗啡（pseudomorphine）和吗啡-N-氧化物（morphine-N-oxide）。前者亦称双吗啡（dimorphine），是吗啡的二聚物。故本品应避光、密封保存。

吗啡 | 伪吗啡 | 吗啡-N-氧化物

本品水溶液的稳定性与溶液的 pH 有关，在 pH 3～5 的溶液中较为稳定，在中性或碱性溶液中易被氧化，空气中的氧、日光和紫外线照射均可促进此反应。

本品在酸性溶液中加热易脱水并发生重排，生成阿扑吗啡（apomorphine）。阿扑吗啡尚保留有吗啡的某些药理性质，如有轻微的镇痛作用和呼吸抑制作用。阿扑吗啡可兴奋呕吐中枢，临床上用作催吐药；另外阿扑吗啡的结构与多巴胺相近，是一种强效多巴胺 D_2 受体激动剂。20 世纪 70 年代研究证实阿扑吗啡具有治疗帕金森病的作用，然而，因为严重的恶心、呕吐等副作用，其常与止吐药合用。

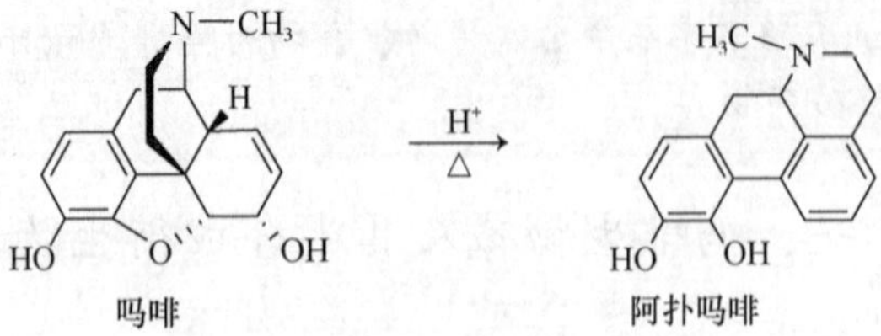

阿扑吗啡

本品口服生物利用度低，一般制成注射剂或缓释片。由于 2 个极性羟基的存在，吗啡的主要代谢途径为与葡糖醛酸发生结合反应，其中 3 位酚羟基与葡糖醛酸的结合物活性较低，而 6 位醇羟基与葡糖醛酸的结合物活性较高，后者是产生镇痛作用的活性形式。此外，吗啡结构中的叔胺在体内可发生 N-脱烷基反应生成活性较低的去甲吗啡（normorphine），是次要代谢途径。生成的去甲吗啡可以进一步与葡糖醛酸结合排出体外。吗啡的体内代谢途径见图 4-1。

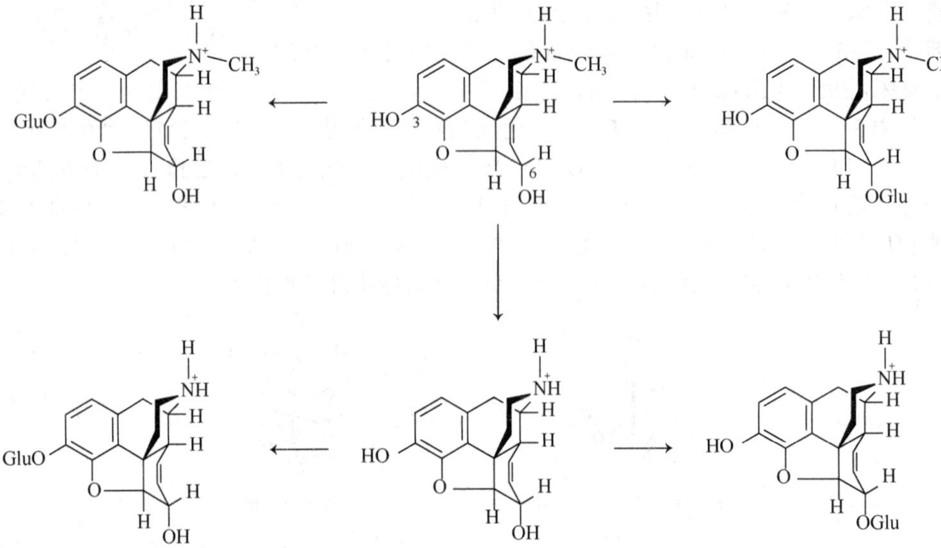

图 4-1　吗啡的体内代谢途径

本品作用于阿片受体，会产生镇痛、镇咳、镇静及抑制肠蠕动的作用。本品可用于减轻癌症、创伤或内脏引起的剧烈疼痛，也可用于麻醉前给药。本品具有成瘾性、呼吸抑制、便秘和体重减轻等副作用。

吗啡是阿片生物碱中含量最多的一种，含量可达 10%～20%。吗啡具有良好的镇痛作用，但因其口服吸收差及其成瘾性、呼吸抑制等副作用使其临床应用受到限制。基于吗啡的结构，将其 C-3 位酚羟基、C-6 位醇羟基、C-7 位和 C-8 位间的双键、C-14 位和 N-17 位取代基进行结构修饰，得到一系列吗啡半合成衍生物，以寻找安全、口服活性高和非成瘾性的镇痛药物，其半合成衍生物的名称、结构与特点见表 4-1。

表 4-1　吗啡半合成衍生物的名称、结构与特点

药物名称	化学结构	特点
可待因 codeine	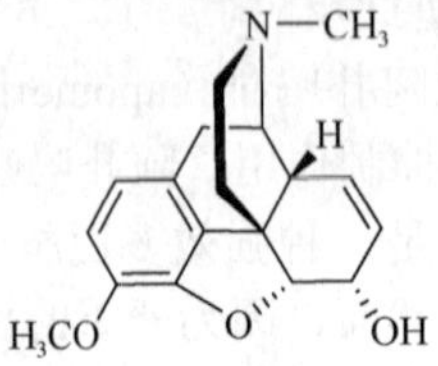	吗啡 C-3 位—OH 修饰成—OCH$_3$，系吗啡的前药，可待因的镇痛作用是吗啡的 20%，成瘾性小。用于治疗中等疼痛、咳嗽、腹泻

续表

药物名称	化学结构	特点
乙基吗啡 ethylmorphine	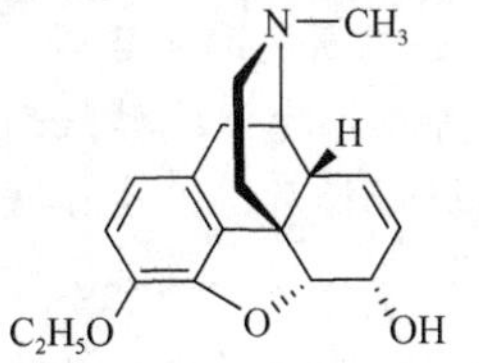	吗啡 C-3 位—OH 修饰成—OC$_2$H$_5$，与吗啡镇痛作用相似
海洛因 heroin	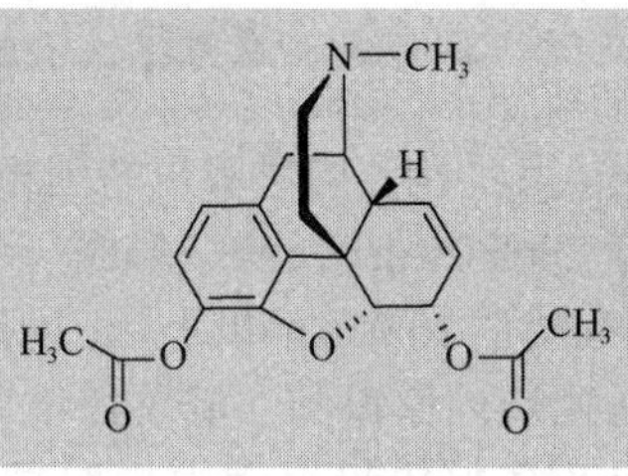	吗啡 C-3 位—OH、C-6 位—OH 乙酰化，镇痛作用强于吗啡；由于酯化使极性变小，静脉注射容易通过血脑屏障；在中枢经代谢转变为 6-乙酰基吗啡，对 μ 阿片受体的激动活性增强，更易产生成瘾性、耐受性和生理依赖性
氢吗啡酮 hydromorphone	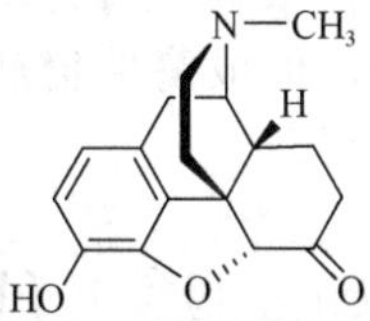	吗啡 C-7 位与 C-8 位双键氢化，C-6 位—OH 氧化成羰基，系阿片受体激动剂，其镇痛活性比吗啡强 8～10 倍
氢可酮 hydrocodone	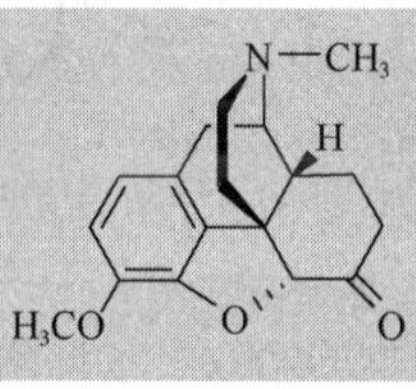	氢吗啡酮 C-3 位—OH 修饰成—OCH$_3$，系阿片受体激动剂，其镇痛活性比吗啡弱
羟吗啡酮 oxymorphone	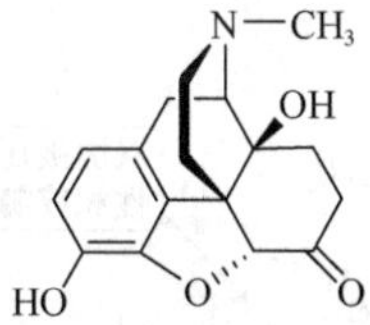	氢吗啡酮 C-14 位—H 以—OH 替换，系阿片受体激动剂，其镇痛作用比吗啡强，但副作用也增大
羟考酮 oxycodone	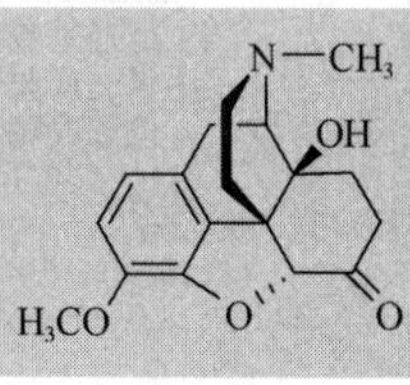	羟吗啡酮 C-3 位—OH 修饰成—OCH$_3$，系阿片受体激动剂，其镇痛活性比吗啡弱
纳洛酮 naloxone	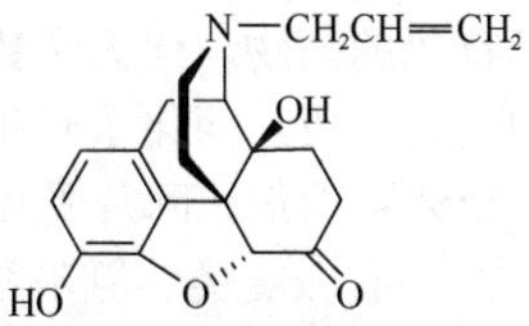	羟吗啡酮 N-17 位—CH$_3$ 以—CH$_2$CH═CH$_2$ 替换，系 μ 阿片受体的拮抗剂，小剂量即能迅速逆转吗啡类的作用，临床上用于吗啡类药物中毒的解救药
纳曲酮 naltrexone	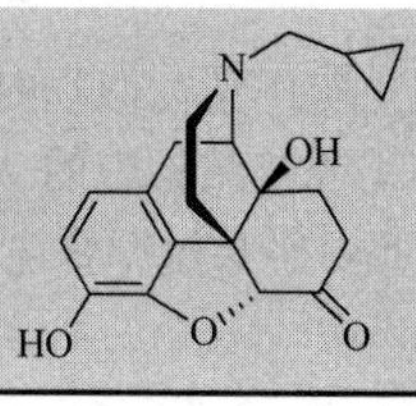	羟吗啡酮 N-17 位—CH$_3$ 以—CH$_2$—△ 替换，系 μ 阿片受体的拮抗剂，其拮抗作用是纳洛酮的 2～3 倍，作用时间长 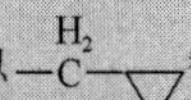

知识链接　　　　　　　　　　遏制阿片类药物滥用现象

　　阿片类镇痛药物是缓解中度至重度疼痛最有效的药物，然而其潜在药物依赖作用导致的滥用可能性使其临床应用受到限制。Embeda 是辉瑞公司研发的硫酸吗啡和盐酸纳曲酮复方缓释胶囊，于 2009 年 8 月被 FDA 批准上市。该药物将阿片受体纯拮抗剂纳曲酮核心包裹于吗啡颗粒内。在正常吞咽口服情况下，吗啡在胃肠道缓慢释放，产生镇痛作用，而纳曲酮则几乎不会暴露于人体。但如果将本品通过咀嚼、压碎等方式破坏或溶解于乙醇中，纳曲酮会被释放，能迅速阻断吗啡产生的欣快效果，大大降低该药通过口服、吸食及静脉注射方式被滥用的可能性。2014 年 10 月，FDA 宣布 Embeda 获得"具有遏制滥用特性"标签。

　　蒂巴因（thebaine）是阿片生物碱中的另一组分，其结构与吗啡和可待因相似，却无镇痛活性，且毒性很强。其 C 环中的二烯结构可与单烯烃进行 Diels-Alder 反应，形成一个新环，得到高效 μ 阿片受体激动剂埃托啡（etorphine），其镇痛作用是吗啡的 10 000 倍以上，但因治疗指数低，只能用作研究阿片受体的工具药物。将埃托啡分子中的桥乙烯还原得到二氢埃托啡（dihydroetorphine），其镇痛作用比吗啡强 6000～10 000 倍，戒断症状及精神依赖性潜力均明显轻于吗啡，在规定的镇痛剂量下很少发生呼吸抑制作用，致便秘作用轻，但成瘾性仍然强，因此限制了其临床使用。

蒂巴因　　　　　　埃托啡　　　　　二氢埃托啡

通过对吗啡的结构修饰研究，吗啡及其半合成衍生物的构效关系见图 4-2。

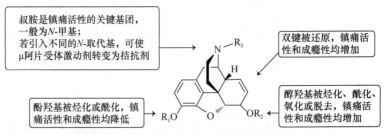

图 4-2　吗啡及其半合成衍生物的构效关系

二、合成类镇痛药物

　　在吗啡的半合成衍生物中，虽然发现了一些各具特色的药物，但大多数仍存在吗啡样的副作用。通过进一步研究寻找到了具有吗啡样镇痛作用的结构片段，简化了吗啡结构，发展了合成类镇痛药物。合成类镇痛药物按作用靶点可分为 μ 阿片受体激动剂，阿片受体激动/拮抗剂（κ 阿片受体激动剂、μ 阿片受体拮抗剂）；按化学结构分类，主要有哌啶类、氨基酮类、苯并吗喃类、吗啡喃类及其他类。

　　哌啶类的代表药物哌替啶是 1938 年 Eisleb 等在研究阿托品类似物时意外发现的第一个人工合成的镇痛药物。哌替啶结构比吗啡大大简化，只保留了吗啡结构中的 A 环和 D 环，是典型的 μ 阿片受体激动剂，镇痛活性比吗啡弱，成瘾性也弱于吗啡，不良反应较少。

盐酸哌替啶 pethidine hydrochloride

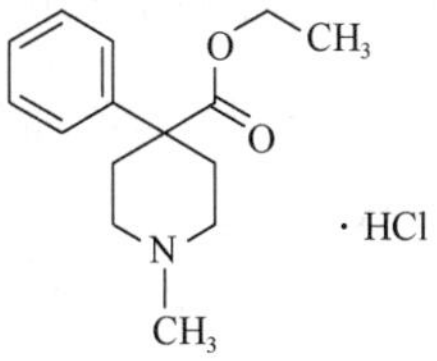

化学名为 1-甲基-4-苯基-4-哌啶甲酸乙酯盐酸盐 (1-methyl-4-phenyl-4-piperidine-carboxylic acid ethyl ester hydrochloride)，又名度冷丁。

本品为白色结晶性粉末，味微苦，易吸潮，遇光易变黄。在水或乙醇中易溶，可溶于氯仿，在乙醚中几乎不溶。熔点 186～190℃。

本品具有苯基哌啶的结构，属于 4-苯基哌啶类，在化学结构上可看作吗啡 A、D 环的类似物。哌替啶存在两种构象，一种为苯环处于直立键，另一种为苯环处于平伏键，前者与吗啡结构中 4-芳基哌啶部分的空间结构一致，即苯环处于直立键是哌替啶镇痛的活性构象。

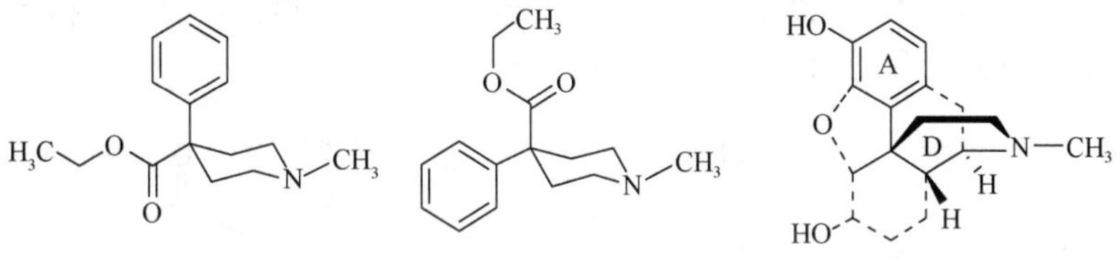

直立键 平伏键 吗啡

本品含有酯键，但由于空间位阻大，水溶液在室温、pH 为 4 时较稳定，短时煮沸也不致被水解。

本品为 μ 阿片受体激动剂，肌内注射镇痛效力为吗啡的 1/10～1/8；是目前最常用的人工合成强效镇痛药物，与吗啡在等效剂量下可产生同样的镇痛、镇静及呼吸抑制作用，但维持时间较短，无镇咳作用。

本品可口服或注射。口服时约 50% 经肝脏代谢，血药浓度较低，故通常采用肌内注射给药。本品经肝脏代谢成哌替啶酸（A）、去甲哌替啶（C）和去甲哌替啶酸（D），然后与葡糖醛酸结合成 B 和 E 后经肾脏排泄，具体代谢途径见图 4-3。由于代谢物去甲哌替啶（C）代谢缓慢，易蓄积而引起中枢毒性，因此本品不适用于慢性疼痛的治疗。

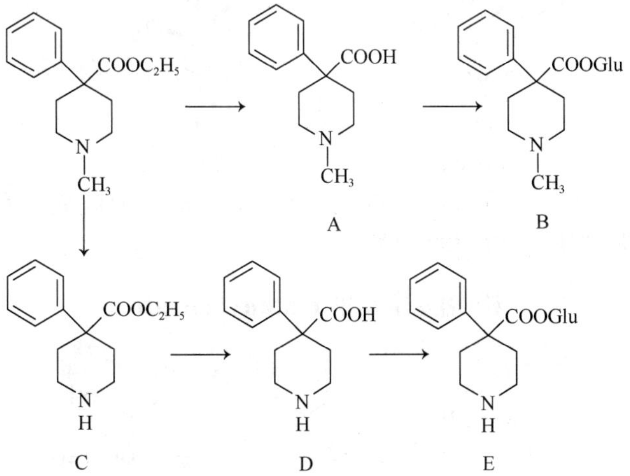

图 4-3 哌替啶的体内代谢途径

本品适用于各种剧痛，如创伤、手术、癌症引起的剧痛，以及麻醉前用药。不良反应比吗啡轻，成瘾性也弱。因起效快、维持时间短，常用于分娩时镇痛，对新生儿的呼吸抑制作用较弱。

本品的合成是以苯乙腈为原料，在氨基钠存在下与 *N, N*-二 (2-氯乙基)-甲胺发生缩合反应得 *N*-甲基-4-苯基-4-氰基哌啶，在酸性条件下水解、酯化得哌替啶，在乙醇中与盐酸成盐制得。

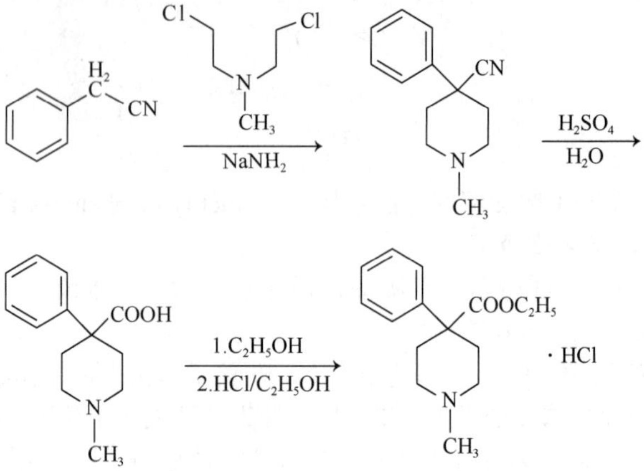

将哌替啶 *N*-取代基的甲基，以较大基团取代，镇痛作用大大增强，如阿尼利定（anileridine）、苯哌利定（phenoperidine）和匹米诺定（piminodine）。

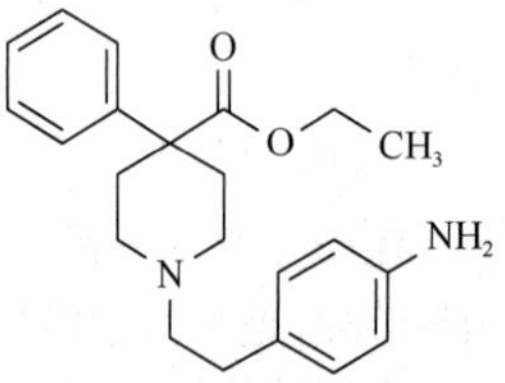

阿尼利定 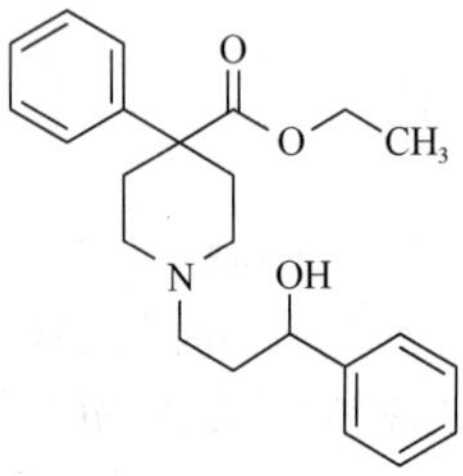　　　　　苯哌利定 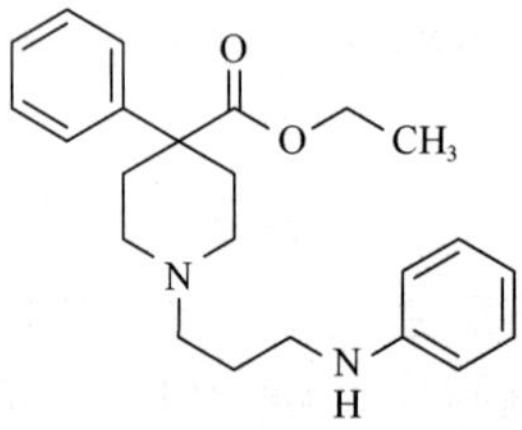　　　　　匹米诺定

将哌替啶结构中哌啶环 C-4 位的甲酸乙酯以丙酸酯替换，并在哌啶环 3 位引入甲基得到互为对映异构体的阿法罗定（alphaprodine，α-prodine）和倍他罗定（betaprodine，β-prodine），前者的镇痛作用与吗啡相当，而后者的镇痛作用则是吗啡的 5 倍。

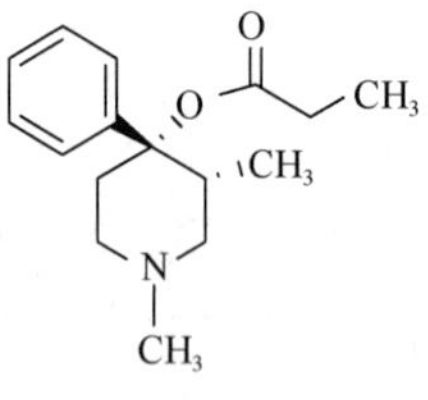

阿法罗定 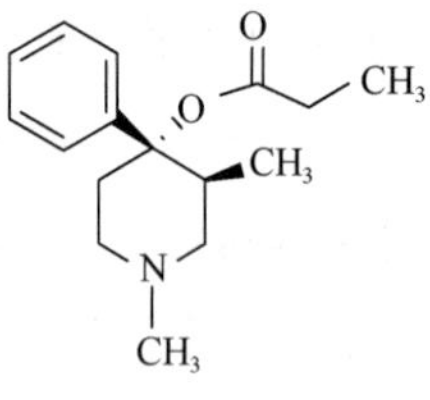　　　　　倍他罗定

将哌替啶结构中哌啶环 C-4 位的甲酸乙酯以 *N*-苯基-*N*-丙酰氨基替换，发现了芬太尼（fentanyl），形成了 4-苯胺基哌啶类的结构类型。

枸橼酸芬太尼 fentanyl citrate

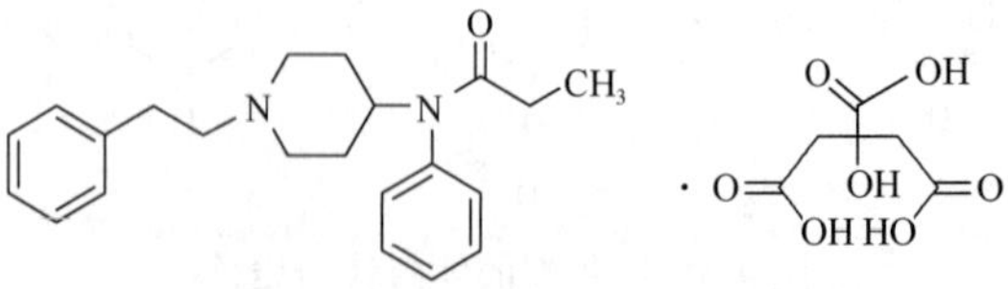

化学名为 *N*-[(1-(2-苯乙基)-4-哌啶基]-*N*-苯基-丙酰胺枸橼酸盐，*N*-phenyl-*N*-[(1-(2-phenylethyl)-4-piperidinyl)]-propanamide citrate。

本品为白色结晶性粉末，味苦。易溶于热的异丙醇，溶于甲醇和水，略溶于乙醚或三氯甲烷，水溶液显酸性。熔点 150～153℃。

芬太尼亲脂性高，易于通过血脑屏障，起效快，作用时间短，仅持续 1～2h。这是由于其脂溶性强，在体内迅速再分布，从而造成血药浓度短时间内下降。

本品为 μ 阿片受体纯激动剂，镇痛作用约为哌替啶的 500 倍，是吗啡的 80 倍。主要用于术前、术中及术后的各种剧烈疼痛，与全麻药或局麻药合用，也可用于癌症止痛。不良反应一般为眩晕、恶心、呕吐、低血压等，严重时呼吸抑制。本品有成瘾性，但较哌替啶轻。

第一个应用于临床的氨基酮类药物美沙酮是通过对早期发现具有镇痛作用的含碱性侧链的芬-9-羧酸酯类化合物结构改造得到的，也被称为苯基丙胺类或二苯基庚酮类，主要作用于 μ 阿片受体，药理作用与吗啡相似。

盐酸美沙酮 methadone hydrochloride

化学名为 4, 4-二苯基-6-(二甲氨基)-3-庚酮盐酸盐（4, 4-diphenyl-6-(dimethylamino)-3-heptanone hydrochloride），又名非那酮。

本品为无色结晶或白色结晶性粉末。在乙醇或三氯甲烷中易溶，在水中溶解，在乙醚中几乎不溶。熔点 230～234℃。

美沙酮是一个高度柔性的分子，经构象分析可知，分子中的羰基发生极化后，碳原子上带有部分正电荷，能与叔胺氮原子上的孤对电子相互吸引，具有类似哌啶环的构象，与哌替啶构象相似，因此也具有镇痛作用。

盐酸美沙酮的左旋体镇痛活性强，右旋体镇痛活性极弱，药用其外消旋体。美沙酮结构中含有的羰基反应活性较低，这是由于邻位苯基的空间位阻造成的。

本品的水溶液在光照条件下部分分解，溶液变成棕色。

本品口服吸收迅速，生物利用度为 90%，血浆蛋白结合率为 87%～90%，血浆 $t_{1/2}$ 约 7.6h。主要在肝脏代谢，其中 *N*-去甲基后的仲胺基（A）与酮羰基环合成无活性的吡咯烷衍生物（B）。羰基被醇脱氢酶还原后得到的美沙醇（methadol）（C），镇痛活性弱于美沙酮，美沙醇进一步去甲基后生成的去甲美沙醇（normethadol）（D）和二去甲美沙醇（dinormethadol）（E）活性强于美沙酮，半衰期长，因而美沙酮的镇痛作用持续时间较长。美沙酮的体内代谢途径见图 4-4。

本品的合成是以二苯乙腈为起始原料，在氨基钠催化下与 2-氯-*N, N*-二甲基丙胺缩合，产物为等量的 2, 2-二苯基-4-二甲氨基戊腈（A）及其异构体 2, 2-二苯基-3-甲基-4-二甲氨基丁腈（B），混合物不经分离，与溴化乙基镁发生 Grignard 反应后，加酸水解，A 得到美沙酮，B 得到异美沙酮（isomethadone）。由于美沙酮在水中溶解度小，易于析出结晶，而与异美沙酮分离。异美沙酮镇痛作用较弱。

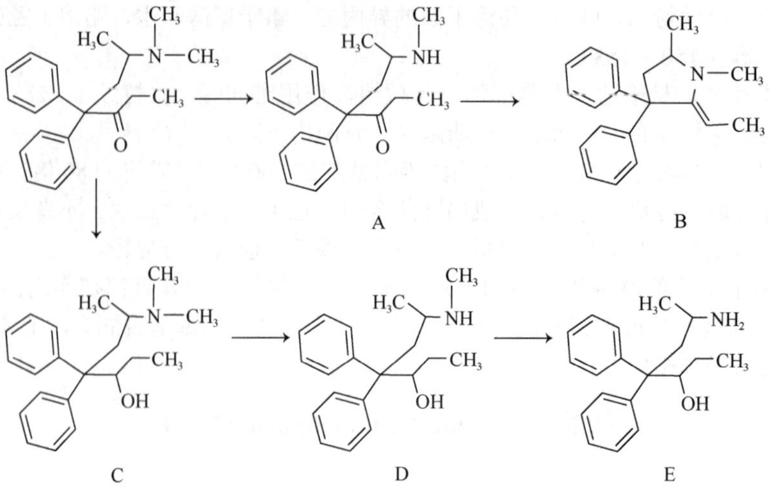

图 4-4 美沙酮的体内代谢途径

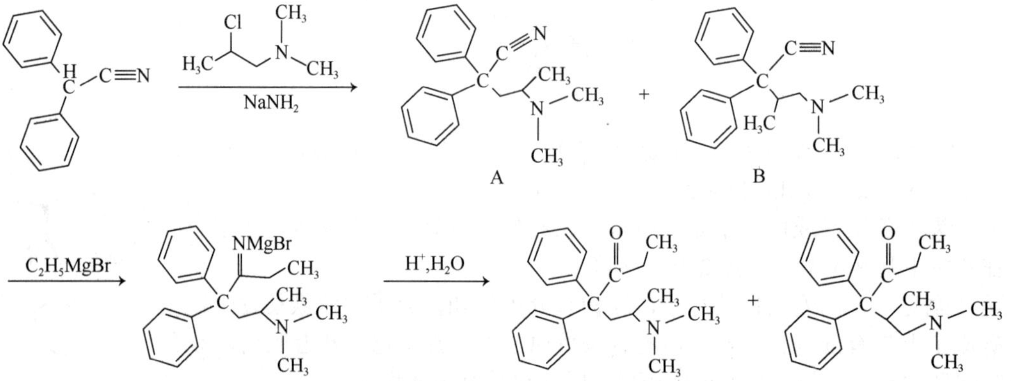

本品为 μ 阿片受体激动剂，镇痛效果与吗啡相当，强于哌替啶。本品起效慢、作用时效长，适用于慢性疼痛。本品耐受性及成瘾发生较慢，戒断症状略轻，可用于各种阿片类药物的戒毒治疗，如替代递减疗法，但脱瘾较难。

将吗啡的 C 环和 E 环去除后，研究人员发现了阿片样镇痛药物新的结构类型即苯并吗喃类，该类药物仍具有镇痛活性。其代表药物为喷他佐辛，几乎无成瘾性，成为第一个非麻醉性吗啡类镇痛药物。

喷他佐辛 pentazocine

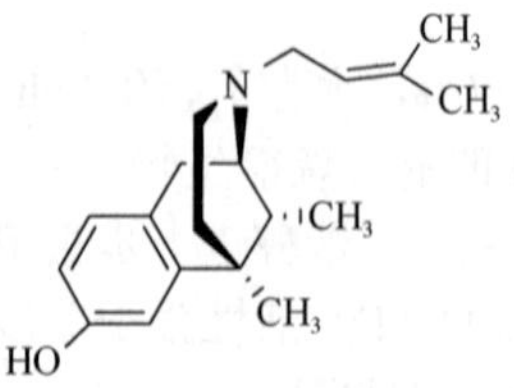

化学名为 (2R, 6R, 11R)-1, 2, 3, 4, 5, 6-六氢-6, 11-二甲基-3-(3-甲基-2-丁烯基)-2, 6-亚甲基-3-苯并吖辛因-8-醇 ((2R, 6R, 11R)-rel-1, 2, 3, 4, 5, 6-hexahydro-6, 11-dimethyl-3-(3-methyl-2-butenyl)-2, 6-methano-3-benzazocin-8-ol)，又名镇痛新。

本品为白色至类白色粉末；在三氯甲烷、乙醇或丙酮中溶解，在水中几乎不溶。熔点 145.4～148.6℃，无臭，味微苦。

本品为三环类化合物，17 位氮原子的取代基是由 5 个碳原子组成的 3-甲基-2-丁烯基，符合阿片受体激动/拮抗剂的结构特征；含 3 个手性碳，分子具有旋光性，左旋体镇痛活性较强，临床用其外消旋体。

本品通过激动 κ 受体发挥镇痛作用，其镇痛效力约为吗啡的 1/3，但比哌替啶强。对 μ 受体具有弱拮抗作用。

本品口服首过效应大，生物利用度低，在肝脏代谢后的产物均无活性，代谢途径主要是 *N*-取代基的氧化反应，代谢过程见图 4-5。

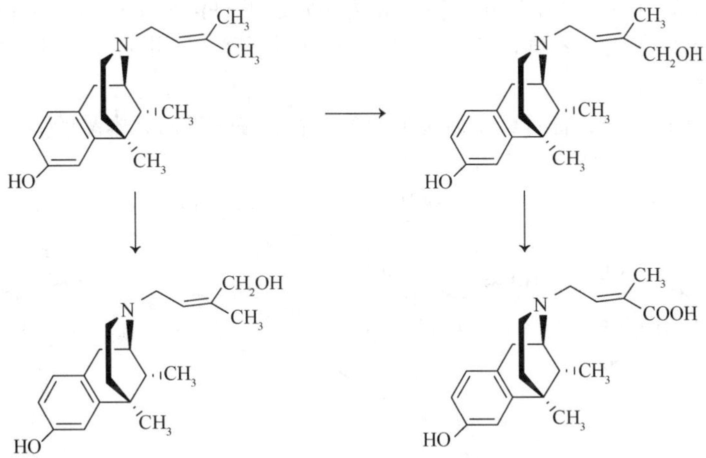

图 4-5 喷他佐辛的体内代谢途径

本品临床常注射给药，用于癌症、创伤和手术等引起的疼痛。

本品的成瘾性小，呼吸抑制作用约为吗啡的 1/2，但连续长期使用仍会出现成瘾现象。

地佐辛（dezocine）属于氨基四氢萘类，系 κ 阿片受体的激动剂和 μ 阿片受体的拮抗剂。与喷他佐辛等相比，其结构中的碱性中心为伯胺基团，而非叔胺基团，镇痛作用比喷他佐辛强，成瘾性低。该药用于手术、内脏及癌症引起的疼痛。

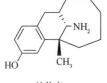

地佐辛

知识链接　　　　　　　　　**阿片受体与内源性阿片样镇痛物质脑啡肽**

1973 年证实体内阿片受体的存在，1975 年从哺乳动物脑内发现了 2 个结构相似的阿片受体的内源性配体：亮氨酸脑啡肽和甲硫氨酸脑啡肽，它们有类似吗啡的部分结构，与阿片受体结合后产生吗啡样作用。

进一步的研究表明，与吗啡相互作用的阿片受体有 3 种（μ、κ、δ）都识别同样的药效团，该药效团包括酚、芳环和离子化的胺。

吗啡与 μ 阿片受体的结合作用最强，该受体与吗啡严重的副作用有关。与 κ 受体的相互作用可产生镇痛及镇静的作用，且没有严重的副作用。然而，κ 受体激活会产生精神方面的副作用，限制了 κ 受体选择性阿片类药物的上市。δ 受体主要与脑啡肽相互作用。

盐酸曲马多 tramadol hydrochloride

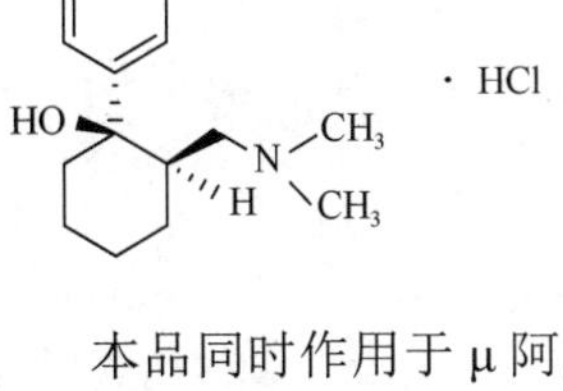

化学名为 (±)-(1*RS*, 2*RS*)-2[(*N*, *N*-二甲基)]-1-(3-甲氧基苯基)-环己醇盐酸盐 ((1*RS*, 2*RS*)-rel-2-[(dimethylamino) methyl]-1-(3-methoxyphenyl)-cyclohexanol hydrochloride)。

本品为白色结晶或结晶性粉末，有引湿性，无臭，味苦。在乙醚中不溶，在丙酮中微溶，在乙醇或三氯甲烷中易溶，在水中极易溶解。

本品属环己烷衍生物，分子中有两个手性中心，临床用其外消旋体。

本品同时作用于 μ 阿片受体和 δ 阿片受体发挥镇痛活性，并能够通过抑制中枢神经传导部位的去甲肾上腺素和 5-羟色胺再摄取起到镇痛作用。

本品口服吸收迅速而完全，生物利用度高，主要经肝脏代谢，经细胞色素 P450（cytochrome

P450，CYP450）的同工酶 CYP2D6 作用的代谢物是 O-去甲基曲马多（M_1）和 N-去甲基曲马多（M_2），还有少量的 N,N-双去甲基曲马多（M_3），N,N,O-三去甲基曲马多（M_4）和 N,O-双去甲基曲马多（M_5），见图 4-6。其中，M_1 与 μ 受体亲和力 200 倍于 (+)-曲马多，$t_{1/2}$ 为 9h（曲马多为 6h）。由于不同人种 CPY2D6 的含量不同，使得 M_1 的含量有所不同，因此曲马多对不同患者的镇痛效果及不良反应也有差异。

本品用于治疗癌症疼痛、骨折或术后疼痛等各种急、慢性疼痛。本品的耐药性和依赖性较轻，无明显呼吸抑制作用，但长期使用也有成瘾性。

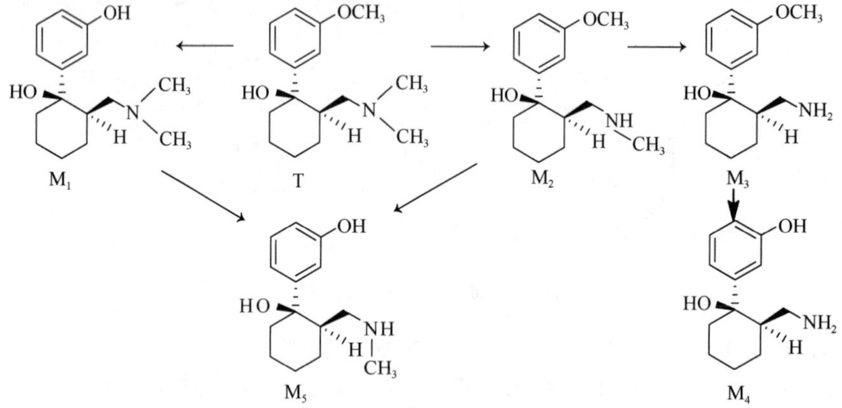

图 4-6　曲马多的体内代谢途径

三、基于阿片受体三点结合模型的镇痛药物

Becket 等于 1954 年根据吗啡及合成镇痛药物的共同药效构象（图 4-7），提出阿片类镇痛药物的基本结构特征：①分子中具有一个平面的芳环结构；②具有一个碱性中心，在生理 pH 下成为阳离子；③具有一个突出于平面的烃基链。根据药物与受体相互作用原理，阿片类镇痛药物药效构象，应与体内的阿片受体的三维结构互补，从而发挥镇痛活性。由此提出了与其相适应的阿片受体三点结合模型（图 4-8）：①一个平坦的结构，通过范德瓦耳斯力相互作用与镇痛药物分子的苯环相结合；②一个阴离子部位，通过静电吸引与药物碱性中心阳离子相结合；③一个凹槽部位，与药物突出于平面的烃基链相适应。

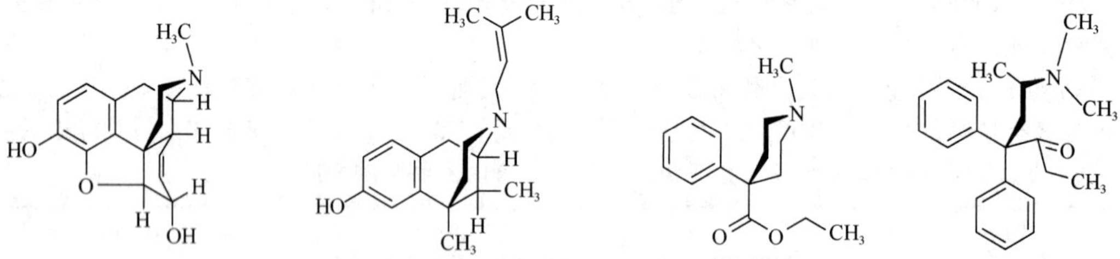

吗啡　　　　喷他佐辛　　　　哌替啶　　　　美沙酮

图 4-7　吗啡及合成镇痛药物的共同药效构象

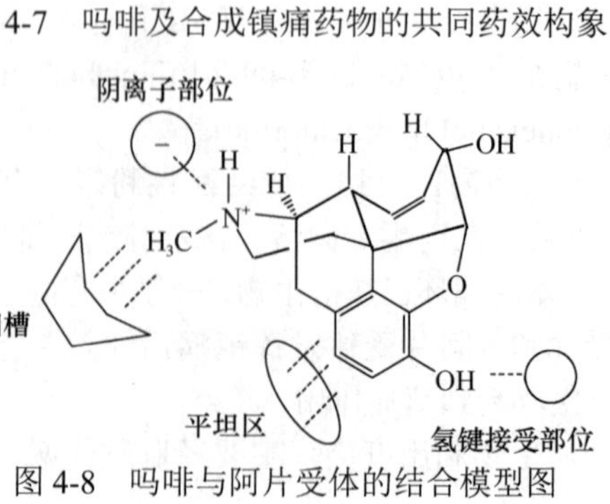

图 4-8　吗啡与阿片受体的结合模型图

　　阿片受体的三点结合模型虽能解释由吗啡结构简化得到的多数阿片类镇痛药物的作用，但不能够解释所有的现象。在这一受体模型应用若干年以后，又提出了阿片受体四点和五点结合模型，此模型能够进一步区别激动剂和拮抗剂，亦能很好地解释埃托啡的镇痛活性比吗啡高出上万倍的事实。

（李瑞燕）

第二节　非甾体抗炎药
Nonsteroidal antiinflammatory drug

　　炎症（inflammation）是机体组织对损伤和异体物质（如微生物、抗原等）产生的一系列应激防御反应，可以是感染性炎症，也可以是非感染性炎症。局部反应表现为红、肿、热、痛和功能障碍；而全身反应则表现为发热、末梢血白细胞升高。

　　与炎症直接相关的花生四烯酸（arachidonic acid，AA）是多种生物活性物质的前体。在生物体内，当细胞膜受到各种刺激时，细胞膜上的磷脂在磷脂酶的作用下释放出游离的AA，其主要有两种代谢途径：一种途径是在环氧合酶（cycloxygenase，COX）的催化下生成前列腺素（prostaglandin，PG）和血栓素（thromboxanes，TX）；另一种途径是在脂氧合酶（lipoxygenase，LOX）的催化下生成白三烯（leukotriene，LT）。见图4-9。

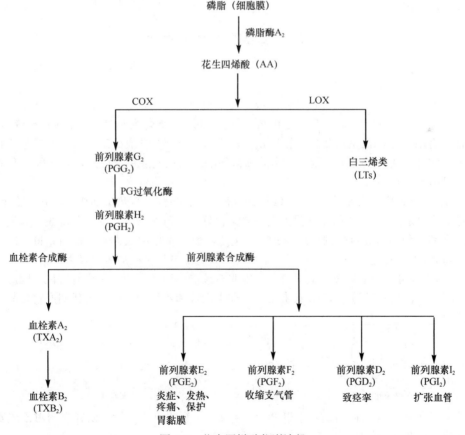

图 4-9　花生四烯酸代谢途径

　　PG 是环戊烷上有两条侧链的 20 个碳的不饱和脂肪酸，具有多种生理活性，如导致炎症、发热、凝血、疼痛、胃酸分泌，以及血管、支气管和子宫平滑肌收缩等。PG 是炎症产生的介质，其

中 PGE_2、PGI_2 和 PGD_2 具有较强的血管扩张作用，能提高血管的通透性，增加其他炎症物质的致炎作用，促进炎症的发展，使炎症局部出现红、肿、热、痛等一系列反应。PGE_2 也是非常强的致热物质之一，能够引起体温升高。LT 是一类具有 20 个碳原了的羟基酸的总称，主要起到调节白细胞的功能，也能增加血管的通透性，导致血浆的渗出，从而引起水肿。

非甾体抗炎药（NSAID）是目前世界上处方量最大的一类药物之一，主要用于抗炎和抗风湿，也用于解热镇痛。本类药物种类繁多，本节重点介绍苯胺类、羧酸类（水杨酸类、芳基乙酸类、芳基丙酸类）和其他类（二芳基杂环类和 1, 2-苯并噻嗪类）。除苯胺类药物在临床上主要用于解热镇痛外，其他非甾体抗炎药不仅有解热镇痛作用，还具有抗炎作用，临床上主要用于治疗风湿、类风湿、关节炎、骨关节炎等胶原组织疾病。

知识链接	非甾体抗炎药的作用机制

1971 年，英国药理学家与生物学家文（Vane）提出了非甾体抗炎药物作用假说，即非甾体抗炎药通过抑制环氧合酶的活性，阻断花生四烯酸合成前列腺素和血栓素；另外，这些药物也可抑制炎症过程中释放缓激肽，改变淋巴细胞反应，减少粒细胞和单核细胞的迁移和吞噬作用。由于此贡献，Vane 于 1982 年获得诺贝尔生理学或医学类。

一、苯 胺 类

对乙酰氨基酚是现在临床中广泛使用的苯胺类解热镇痛药物中的重要品种，具有解热镇痛作用，但无抗炎作用。

对乙酰氨基酚 paracetamol

化学名为 N-(4-羟基苯基) 乙酰胺 (N-(4-hydroxyphenyl)-acetamide)，又名扑热息痛。

本品为白色结晶或结晶性粉末；无臭，味微苦。本品在热水、乙醇或丙酮中溶解，在水中微溶。具有弱酸性，pK_a 为 9.51；熔点 168～172℃。

本品含有酰胺键，在室温条件下稳定，其水溶液在 pH=6 时最稳定；由于酚羟基的存在，本品水溶液可和三氯化铁反应呈蓝紫色；本品稀盐酸溶液和亚硝酸钠反应后，再与碱性 β-萘酚反应呈红色，可用于鉴别。

早在 1886 年人们就发现乙酰苯胺（acetanilide）具有很强的解热镇痛作用，并在临床上使用，乙酰苯胺又称"退热冰"。乙酰苯胺虽然退热效果很好，但毒性很大，易引起虚脱，长期使用可导致贫血，高剂量使用易导致高铁血红蛋白症和黄疸，后因副作用太大停止使用。将乙酰苯胺的对位醚化后得到非那西汀（phenacetin），非那西汀对头痛发热和风湿痛效果显著，自 1887 年广泛应用于临床，到 20 世纪中后期发现其对肾脏、膀胱有致癌作用，对视网膜也有毒性，因此逐渐被各国废除使用。对乙酰氨基酚于 1893 年上市，是非那西汀和乙酰苯胺的体内代谢产物，其作用与非那西汀类似。

乙酰苯胺 → 对乙酰氨基酚 ← 非那西汀

本品通过抑制下丘脑体温调节中枢 PG 的合成，达到解热的作用。研究表明对乙酰氨基酚的镇痛和解热作用与其降低中枢的 PGE_2 水平是平行的。

本品口服易吸收，在肝脏代谢，绝大多数（95%）是与葡糖醛酸或硫酸结合而失活。儿童主要为硫酸酯，成人主要为葡糖醛酸酯，剩余 5% 经细胞色素 P450 氧化酶系氧化产生 N-羟基乙酰氨基酚，再进一步转化为毒性代谢物 N-乙酰亚胺醌。在正常情况下，乙酰亚胺醌可与肝脏中的谷胱甘肽（GSH）结合失活，最后经肾脏排泄。但大剂量服用对乙酰氨基酚时，毒性代谢物会耗尽肝脏中储存的谷胱甘肽，并进一步与肝蛋白共价结合引起肝坏死、低血糖和昏迷。此时，含巯基的药物如 N-乙酰半胱氨酸是本品中毒的解毒剂，作用类似于 GSH，可与 N-乙酰亚胺醌结合使之失活，结合物溶于水经肾脏消除，如图 4-10 所示。

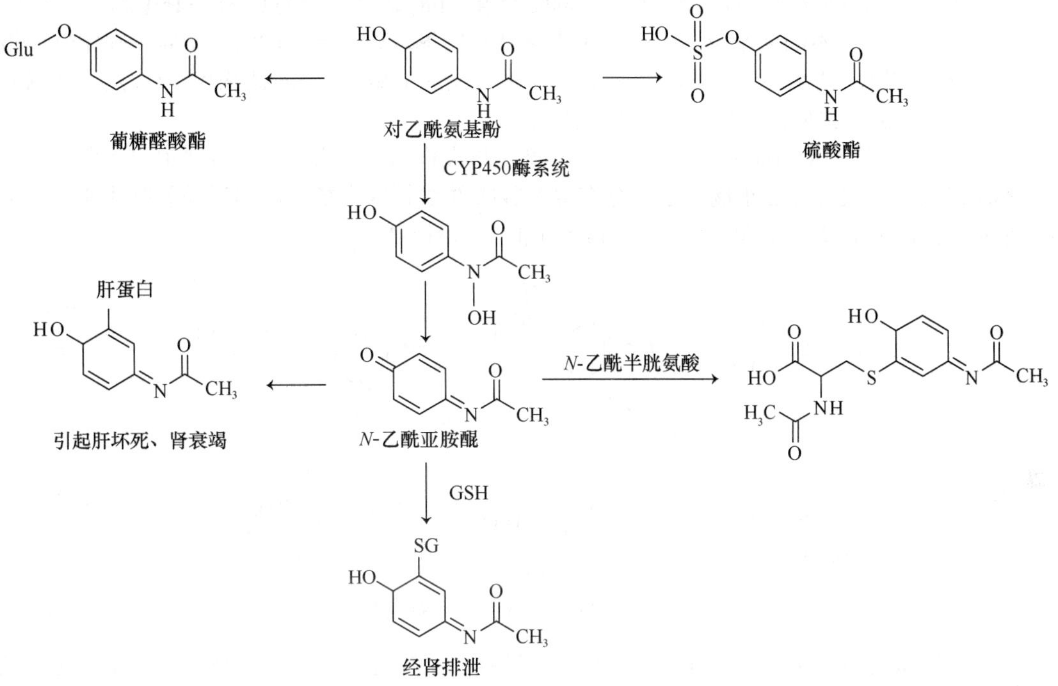

图 4-10　对乙酰氨基酚的体内代谢途径

本品是环氧合酶（COX）抑制剂，通过抑制中枢神经系统 COX 的活性从而抑制中枢 PG 合成。本品作用与阿司匹林相似，但抑制外周神经系统 PG 合成的作用弱，因此本品解热镇痛作用强，抗风湿作用弱，无抗炎作用。临床用于感冒发热、关节痛、神经痛、偏头痛、痛经等，对阿司匹林过敏的患者对本品有很好的耐受性。

本品的合成是以对硝基苯酚为原料，在酸性条件下还原得到对氨基苯酚，再经酸酐酰化后制得。

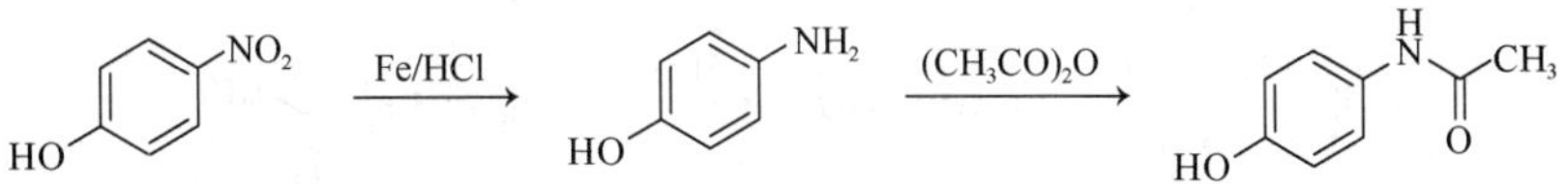

二、羧　酸　类

含有羧酸药效团的非甾体抗炎药主要有水杨酸类药物和芳基烷酸类药物。芳基烷酸类药物的主要结构类型为芳基乙酸类、芳基丙酸类，其结构通式见下。

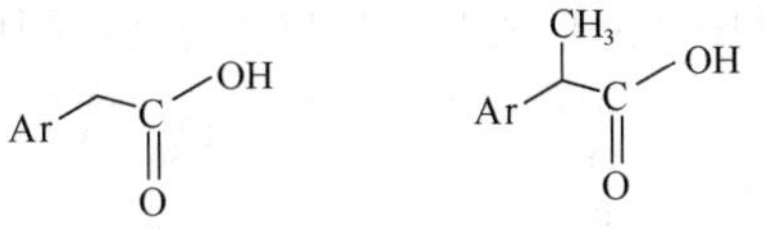

水杨酸类药物主要有阿司匹林及其衍生物；芳基乙酸类的代表药物有吲哚美辛、舒林酸、萘丁美酮和双氯芬酸钠等；芳基丙酸类主要有布洛芬和萘普生等。

阿司匹林 aspirin

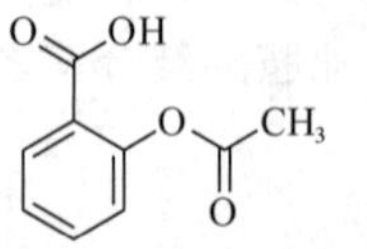

化学名为 2-(乙酰氧基) 苯甲酸 (2-acetyloxy-benzoic acid)，又名乙酰水杨酸。

本品为白色结晶或结晶性粉末；无臭或微带乙酸臭，味微酸；遇湿气即缓慢水解。在乙醇、三氯甲烷或乙醚中溶解，在水或无水乙醚中微溶；在氢氧化钠溶液或碳酸钠溶液中溶解，但同时分解。pK_a 为 3.5；熔点 136～140℃。

本品属水杨酸类，分子中酯基易发生水解，产生的酚羟基容易在空气中被氧化成醌类有色物质；其水溶液加热放冷后和三氯化铁反应显紫色；其碳酸钠溶液加热后和稀硫酸反应析出白色沉淀，并放出乙酸臭气；可用作鉴别。

本品通过抑制 COX 阻断 PG 的生物合成而产生抗炎作用，具有显著的解热镇痛作用。

本品口服后，大部分在小肠（小部分在胃）吸收并水解成水杨酸，然后经肝脏代谢，大部分与甘氨酸结合，少部分与葡糖醛酸结合，自肾排泄，见图 4-11。

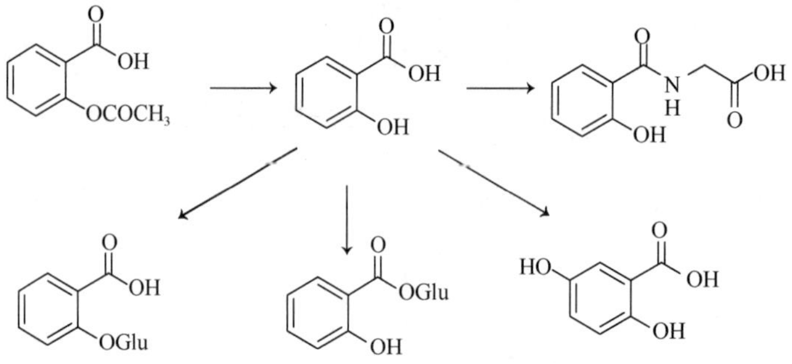

图 4-11 阿司匹林体内代谢途径

本品常用于发热、头痛、牙痛、神经痛、关节痛、肌肉痛和痛经等，是风湿热及活动型风湿性关节炎的首选药物。近年来研究发现本品还能够抑制血小板的释放和聚集，这与 TXA$_2$ 的生物合成减少有关，在临床上用于预防心脑血管疾病。

本品长期使用可能引起消化道出血，主要是由于抑制了消化道壁的 PG 合成，致使消化道黏膜失去了 PG 的保护而易于受损，此外有时也可引起过敏性哮喘，认为也与 PG 合成被抑制有关，因为 PGE 对支气管平滑肌有较强的松弛作用。

本品的合成是以水杨酸为原料，在硫酸催化下用醋酐乙酰化制得。

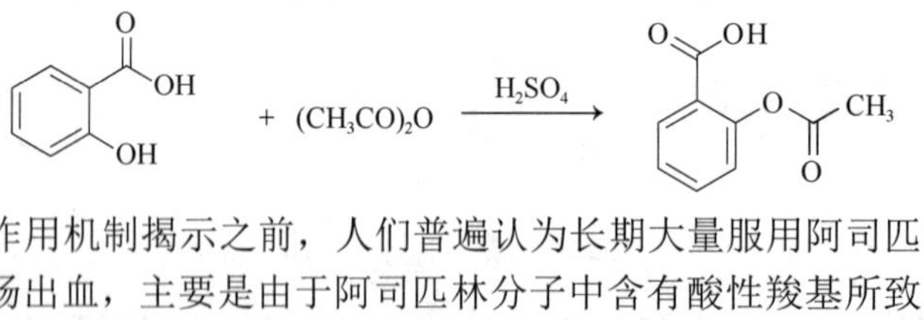

在阿司匹林抗炎作用机制揭示之前，人们普遍认为长期大量服用阿司匹林对胃黏膜产生刺激甚至引发胃及十二指肠出血，主要是由于阿司匹林分子中含有酸性羧基所致，因此设计了一系列将阿司匹林分子中的羧基修饰成盐、成酯的前药，如赖氨匹林（aspirin lysine）、阿司匹林精氨酸盐（aspirin arginine）、贝诺酯（benorilate）等。其中，赖氨匹林水溶性好，可制成注射剂使用；贝诺酯是由阿司匹林和对乙酰氨基酚成酯形成的互联载体前药，副作用较小，适合老人和儿童使用。

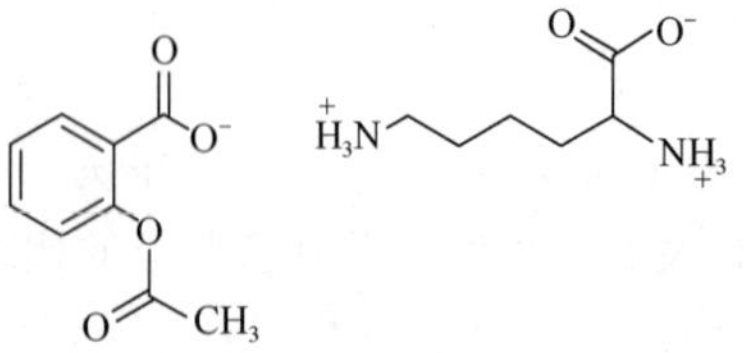

赖氨匹林

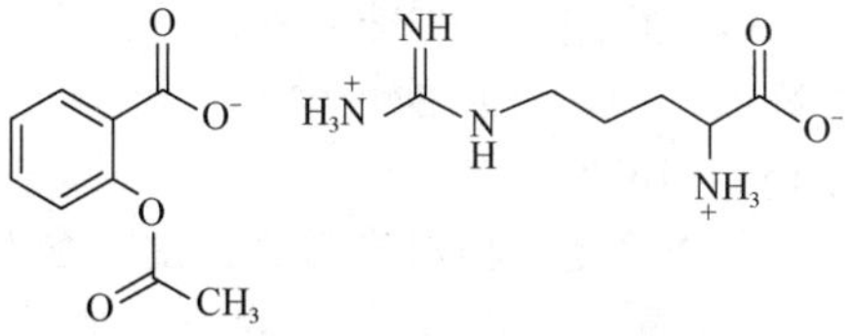

阿司匹林精氨酸盐 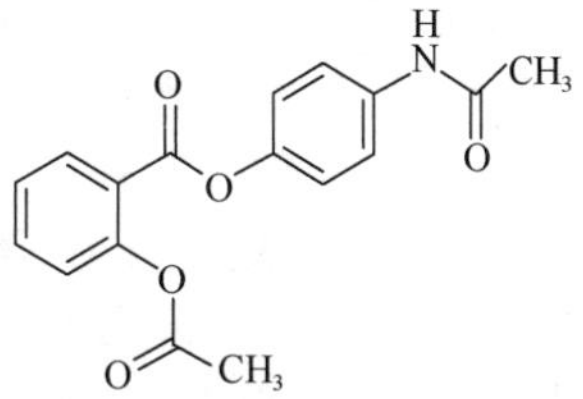　　　　　　　　贝诺酯

在阿司匹林结构修饰中还发现了对胃肠道刺激小、消炎镇痛作用强且持久的氟苯柳（flufenisal）和二氟尼柳（diflunisal）。

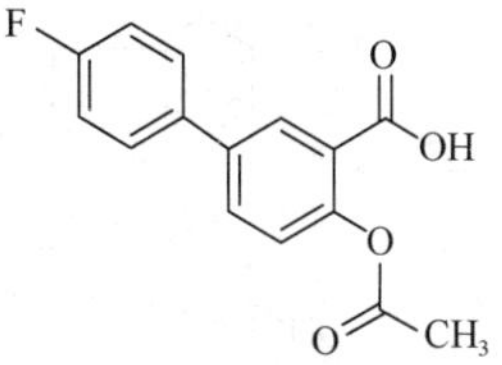

氟苯柳 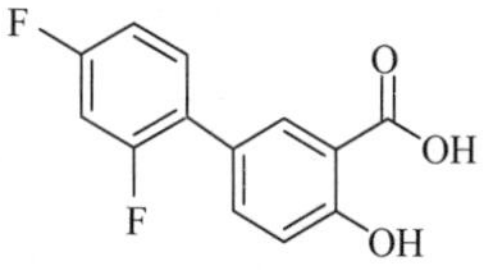　　　　　　　　　　　　二氟尼柳

通过构效关系研究表明：①水杨酸阴离子是活性的必要结构，酸性降低则抗炎活性降低，但镇痛作用不变；②羧基和羟基处于邻位是活性必需的，若将羟基从邻位移到间位或者对位，则活性消失。

采用生物电子等排替换原理，以—NH—基团取代—O—设计得到的一类邻氨基苯甲酸类衍生物，也称为"那酸类"药物。此类药物无明显优点，临床用于风湿性关节炎和类风湿关节炎。

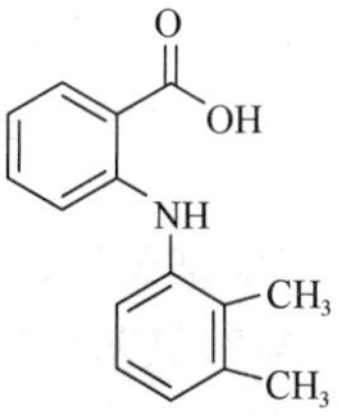

甲芬那酸 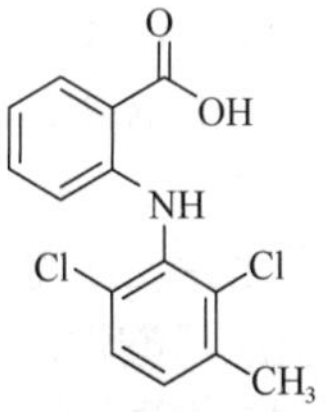　　　　甲氯芬那酸 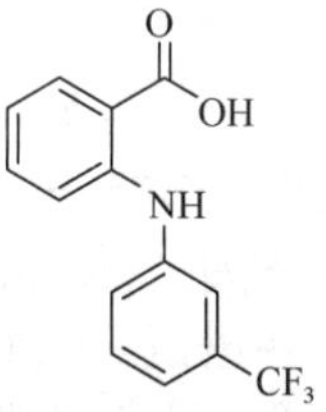　　　　氟芬那酸 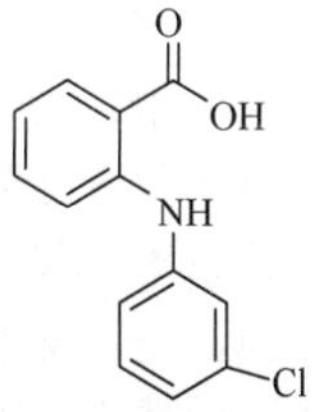　　　　氯芬那酸

20 世纪 50 年代，研究人员发现风湿病患者体内的色氨酸（tryptophan）代谢水平较高，其代谢产物 5-羟色胺（5-HT）是炎症反应中的致痛物质之一，研究人员希望能在吲哚衍生物的研究中发现抗炎药物。

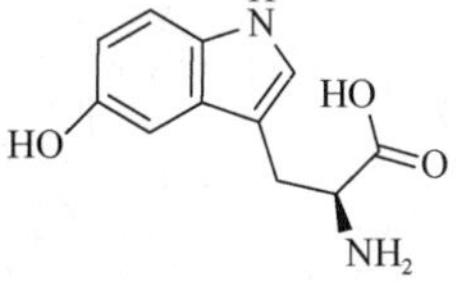

色氨酸 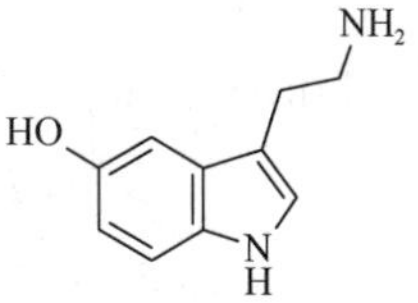　　　　　　　　　　5-羟色胺

因此，设想以吲哚乙酸类化合物作为 5-HT 的拮抗剂，用于风湿性关节炎的治疗。1961年 Merk 公司利用抗炎动物模型，从近 350 个吲哚衍生物中发现了高效抗炎镇痛药物吲哚美辛（indomethacin），开拓了芳基（杂芳基）乙酸类药物研究领域，大量的芳基乙酸类药物陆续上市，为芳基烷酸类抗炎药物的研究奠定了基础。后来研究其机制发现，该类药物不是设想的拮抗 5-HT，而是抑制 COX，导致 PG 的合成受阻所致。

吲哚美辛 indomethacin

化学名为 2-甲基-1-(4-氯苯甲酰基)-5-甲氧基-1H-吲哚-3-乙酸 (2-methyl-1-(4-chloro-benzoyl)-

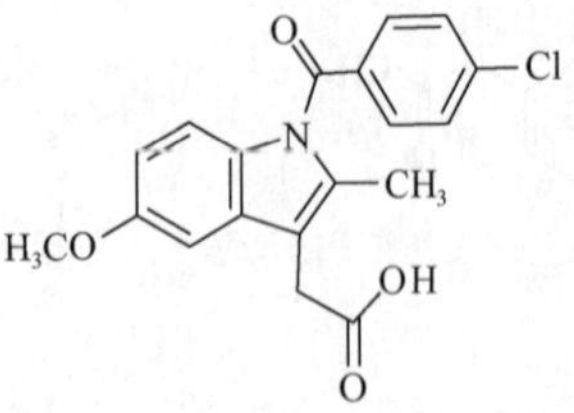

5-methoxy-1*H*-indol-3-yl-acetic acid），又名消炎痛。

本品为类白色或微黄色结晶性粉末，在水中几乎不溶，略溶于甲醇、乙醇、三氯甲烷或乙醚，在丙酮中溶解，可溶于氢氧化钠溶液。pK_a 为 4.5，熔点为 158～162℃。

本品在室温和空气中稳定，但对光敏感；由于含有酰胺键，可在强酸和强碱条件下发生水解。

本品口服吸收迅速，2～3h 血药浓度达峰值，$t_{1/2}$ 为 2.6～11.2h。由于吲哚美辛为酸性药物，与血浆蛋白高度结合（97%）。大约 50% 被代谢为去甲基衍生物，10% 与葡糖醛酸结合，只有 10%～20% 以原型药经尿液排出，如图 4-12 所示。

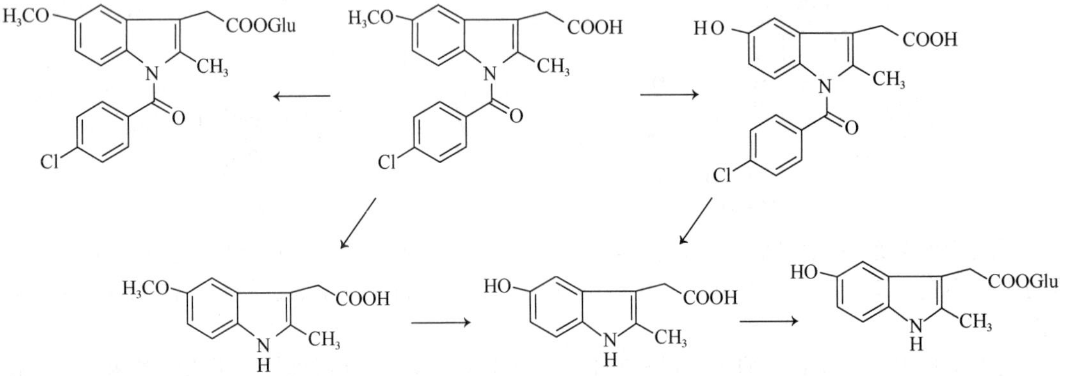

图 4-12　吲哚美辛的体内代谢途径

本品用于治疗风湿性关节炎、类风湿关节炎、痛风性关节炎、红斑狼疮及其他炎症。本品对中枢神经系统的副作用较大，常见的有胃肠道反应，中枢神经系统症状如精神抑郁、幻觉和精神错乱等，对肝脏功能和造血系统亦有影响。

本品的合成是以对甲氧基苯胺为原料，经重氮化、还原得到对甲氧基苯肼，与乙醛缩合得乙醛缩对甲氧基苯肼，再与对氯苯甲酰氯发生酰胺反应，酸性水解得 *N*-对氯苯甲酰对甲氧基苯肼，最后与 4-氧代戊酸经费歇尔吲哚合成法构建吲哚母核制得。

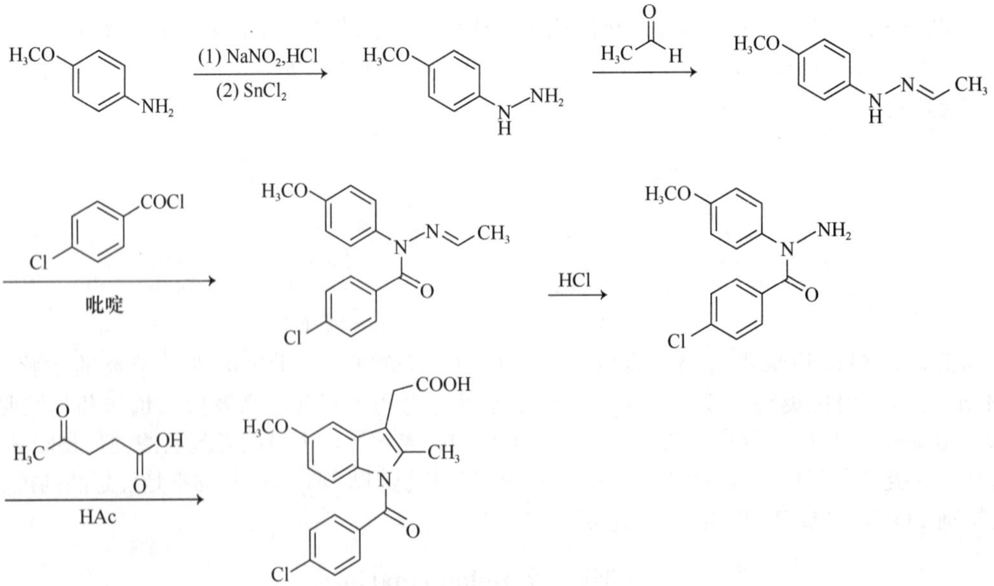

利用生物电子等排替换原理将吲哚美辛吲哚环上—N══以—CH══替换得到茚类衍生物舒

林酸（sulindac），舒林酸的药用为顺式（Z）异构体，在体内经肝脏代谢，甲基亚砜基被还原为甲硫基化合物发挥解热镇痛抗炎作用，具有起效慢、作用持久、副作用轻、耐受性好等特点，长期服用也不易引起肾坏死。

另外临床上广泛应用的芳基乙酸类非甾体抗炎药萘丁美酮（萘普酮，nabumetone），其经肝脏首过代谢为活性代谢物 6-甲氧基-2-萘乙酸，能有效地在关节中抑制 PG 的合成，对胃肠道不良反应较低，不影响血小板聚集且肾功能不受损伤。故舒林酸和萘丁美酮皆为前药。

继吲哚美辛后，又发现了一种强效抗炎药双氯芬酸钠（diclofenac sodium），于 1974 年首先在日本上市，而后在全世界 120 多个国家广泛使用。本品具有芳基乙酸的基本结构，由于氨基邻位 2 个氯原子的存在，使得氨基与苯乙酸不共平面，此结构有利于与环氧酶活性部位更好地结合。

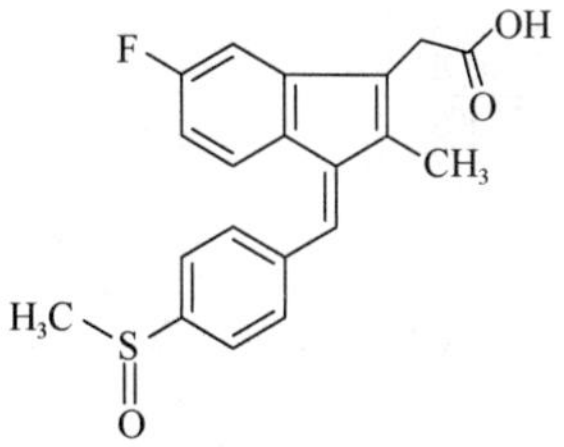

舒林酸 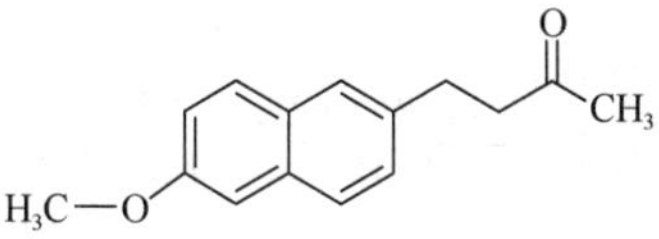　　　　　　　　　萘丁美酮 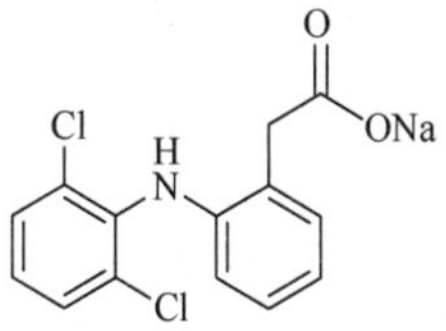　　　　　　　　双氯芬酸钠

双氯芬酸钠是非甾体抗炎药中唯一具有三种作用机制的药物，通过抑制 COX，从而减少 PG 的生物合成，一定程度上抑制 LOX 而减少白三烯，尤其抑制 LTB_4 的合成而发挥解热镇痛抗炎作用，同时还抑制 AA 的释放和促进 AA 的再摄取，从而导致 AA 的减少。本品在临床上主要用于类风湿关节炎、骨关节炎。

在研究芳基乙酸类抗炎药物结构与抗炎活性的关系时，研究人员发现苯环上引入疏水性基团可使抗炎作用增强。在 4-异丁基苯乙酸的羧基 α-碳原子上引入甲基，得到了抗炎作用更强、毒性更低的芳基丙酸类镇痛抗炎药物布洛芬。

布洛芬 ibuprofen

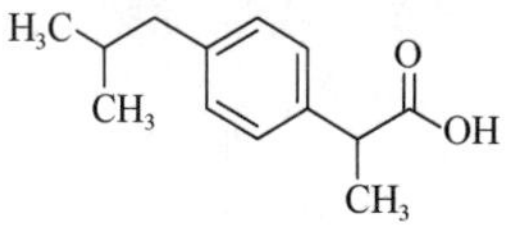

化学名为 α-甲基-4-(2-甲基丙基) 苯乙酸 (α-methyl-4-(2-methylpropyl) ben-zeneacetic acid)。

本品为白色结晶性粉末。在乙醇、丙酮、三氯甲烷或乙醚中易溶，在水中几乎不溶，在氢氧化钠或碳酸钠溶液中易溶，pK_a 为 4.4，熔点 74.5～77.5℃。

本品属芳基丙酸类，含有一个手性碳，具有光学活性，体外 S-异构体活性显著强于 R-异构体，临床用外消旋体。

本品吸收后代谢迅速，主要为异丁基的氧化，首先氧化成为醇，再氧化为酸，如图 4-13 所示，R-异构体在体内易转化为 S-异构体，导致两种对映体生物活性接近。

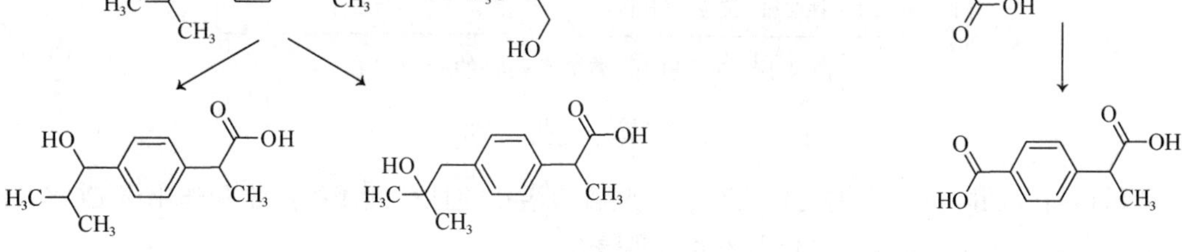

图 4-13　布洛芬的体内代谢途径

本品用于风湿性关节炎、类风湿关节炎、骨关节炎、强直性脊柱炎、咽喉炎及支气管炎等。

本品的合成是由甲苯与丙烯在钠-碳（钠-氧化物）催化下发生加成反应制得异丁基苯，在无水三氯化铝催化下与乙酰氯经傅-克酰化反应，生成 4-异丁基苯乙酮，再与氯乙酸乙酯进行 Darzens 反应，生成 3-(4-异丁基) 苯基-2, 3-环氧丁酸乙酯，经水解，脱羧、重排，制得 α-甲基-4-异丁基苯乙醛，再在碱性溶液中用硝酸银氧化后制得。

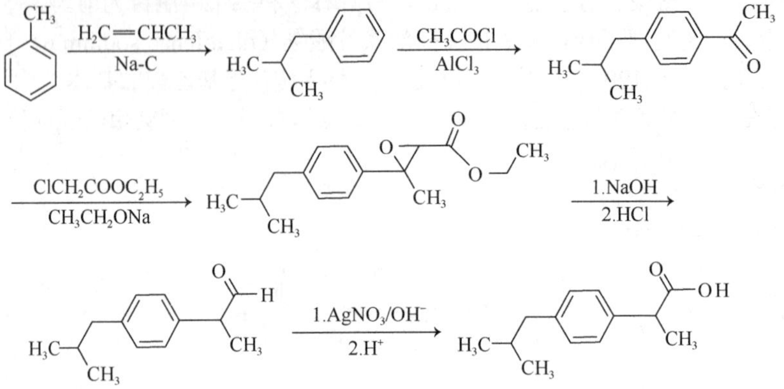

布洛芬的成功研发，导致了人们对芳基丙酸类药物的广泛研究，相继发现了多种活性较好的"me-too"抗炎药物，见表 4-2。

表 4-2　其他芳基丙酸类药物

药物名称	化学结构	特点
酮洛芬 ketoprofen	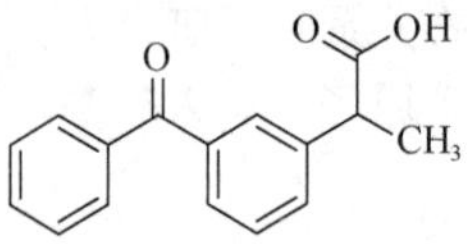	苯环 C-3 位引入苯甲酰基；具有明显的消炎、镇痛和解热作用。疗效优于布洛芬，副作用比布洛芬、吲哚美辛小而轻。其消炎镇痛作用与吲哚美辛相仿
氟比洛芬 flurbiprofen	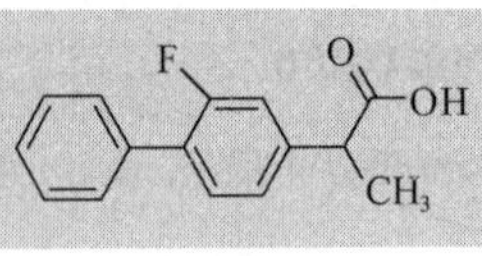	苯环 C-4 位引入氟基，C-3 位引入氟原子；具有明显的消炎、镇痛和解热作用，疗效优于布洛芬，与吲哚美辛相当
萘普生 naproxen	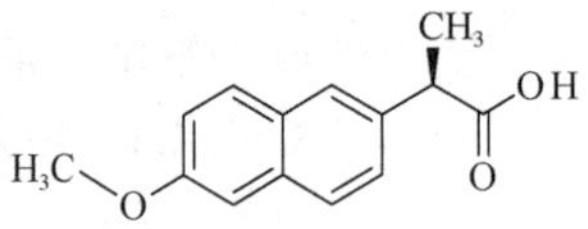	萘环替代苯环，$S(+)$-异构体用药；抗炎、镇痛、解热作用相当于吲哚美辛，对胃肠道的不良反应及肾的损害小而轻

芳基丙酸类抗炎药物的构效关系见图 4-14。

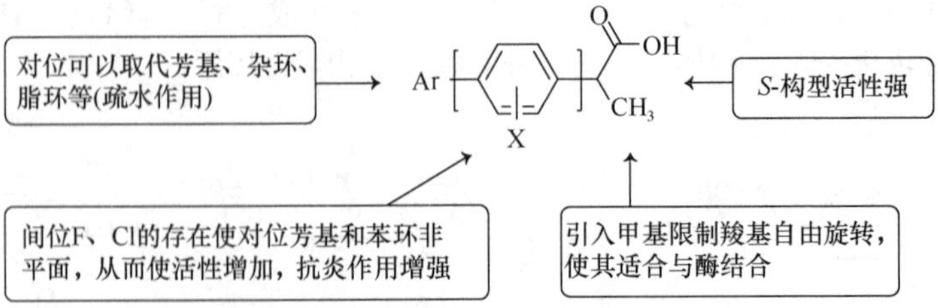

图 4-14　芳基丙酸类抗炎药物的构效关系

三、其　他　类

非甾体抗炎药除以上两类之外还存在一些含有潜在酸性药效团的药物和作用于 COX-2 的药物，从结构上主要分为吡唑酮类和 1, 2-苯并噻嗪类。

安替比林（antipyrine）是在研究奎宁类似物的过程中偶然发现的解热镇痛药物，本品含有杂环吡唑酮，具有解热镇痛作用，无抗炎抗风湿作用，但因毒性较大现已少用。在安替比林分子中引入二甲氨基得到氨基比林（amidopyrine），但该药因易引起白细胞减少和粒细胞缺乏症已被禁用。进一步在氨基比林分子中引入亚甲基磺酸钠，得到安乃近（analgin），本品易溶于水，解热镇痛作用强且持久，但较长时间使用可引起粒细胞减少、血小板减少性紫癜，严重者可发生再生障碍性贫血，甚至导致死亡。因此在临床上限制使用，一般不作首选药，仅在急性高热、病情急重，又无其他有效解热药可用的情况下用于紧急退热。

安替比林　　　　　　　氨基比林　　　　　　　安乃近

为了提高吡唑酮类抗炎药物的治疗效果，1946 年，在吡唑酮类化合物的基础上合成了第一个 3, 5-吡唑二酮类药物保泰松（butazone）。保泰松具有良好的解热镇痛作用，但对胃肠道毒性很大，长期使用可引起再生障碍性贫血和粒细胞缺乏症。1961 年，研究人员发现保泰松在体内的代谢产物羟布宗（oxyphenbutazone）具有较强的抗炎抗风湿作用，而且毒性低、副作用小。现已在临床上广泛使用。

保泰松　　　　　　　　羟布宗

羟布宗 oxyphenbutazone

化学名为 4-丁基-1-(4-羟基苯基)-2-苯基-3, 5-吡唑烷二酮 (4-butyl-1-(4-hydroxyphenyl)-2-phenyl-3, 5-pyrazolidine dione)

本品为白色或类白色结晶性粉末；无臭或几乎无臭、味苦。在丙酮中易溶，在乙醇、乙醚或三氯甲烷中溶解，在水中几乎不溶。pK_a 为 4.5，熔点 96~97℃。

本品与冰醋酸和盐酸共热，水解转位生成 2, 4-二氨基联苯酚和对羟基邻氨基苯胺；与亚硝酸钠反应生成重氮盐，再与 β-萘酚偶合生成橙色沉淀，可用于鉴别。

本品是保泰松在肝微粒体酶作用下生成的代谢产物，口服吸收完全，具有解热、镇痛、抗炎、抗风湿作用。与保泰松相比，本品解热镇痛作用较弱，而抗炎作用较强，尤其对炎性疼痛效果较好，毒副作用较保泰松低，但无保泰松的排尿酸作用。患者在用药期间应限制食盐摄入量。

1, 2-苯并噻嗪类药物又称为昔康类（oxicams），含有苯并噻嗪环和烯醇式结构，显酸性，pK_a 在 4~6，和其他类型的非甾体抗炎药相比，本类药物消化系统的不良反应少，是一类长效的抗炎镇痛药物。1982 年该类第一个药物吡罗昔康在美国上市，显效迅速、持久，长期服用耐受性好、副作用小。

吡罗昔康 piroxicam

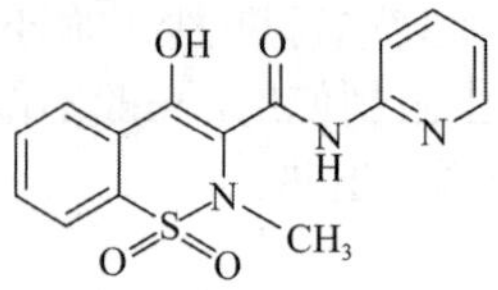

化学名为 4-羟基-2-甲基-*N*-(2-吡啶基)-2*H*-1, 2-苯并噻嗪-3-甲酰胺-1, 1-二氧化物 (4-hydroxy-2-methyl-*N*-(2-pyridinyl)-2*H*-1, 2-benzothiazine-3-carboxamide-1, 1-dioxide)，又名炎痛昔康。

本品为类白色或微黄绿色结晶性粉末。在三氯甲烷中易溶，在水中几乎不溶，易溶于酸，微溶于碱。pK_a 为 6.3。熔点 198～202℃，熔融时同时分解。

本品口服吸收效果好，约 2h 后血药浓度达到峰值，食物可降低其吸收速度，但不影响吸收总量。本品的代谢产物因物种不同而有差异，在人、犬、猴、鼠中基本相似。人体中主要代谢为吡啶核上羟基化产物及与葡糖醛酸结合物，只有小部分为苯核上的羟基化，此外还有水解和脱羧等产物。所有的代谢产物均无活性，如图 4-15 所示。

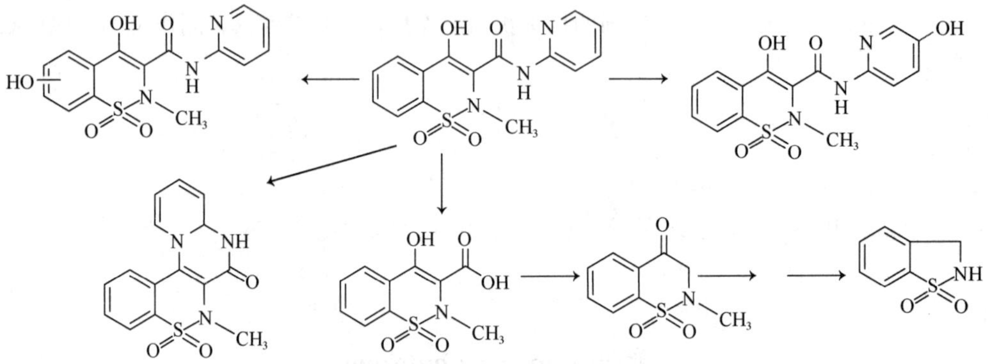

图 4-15 吡罗昔康的体内代谢途径

本品用于缓解骨性关节炎和风湿性关节炎的症状，胃肠道和肾脏副作用小，适用于急性和长期治疗。还具有促尿酸排泄作用，可用于治疗急性痛风。

本品的合成是以无水糖精钠与 α-氯代乙酸乙酯在 *N*, *N*-二甲基甲酰胺（DMF）中反应得 *N*-乙氧羰甲基糖精，再经 Gabriel-Colman 重排，生成 4-羟基-2*H*-1, 2-苯并噻嗪-3-羧酸乙酯基-1, 1-二氧化物，与硫酸二甲酯反应后再与 2-氨基吡啶反应制得。

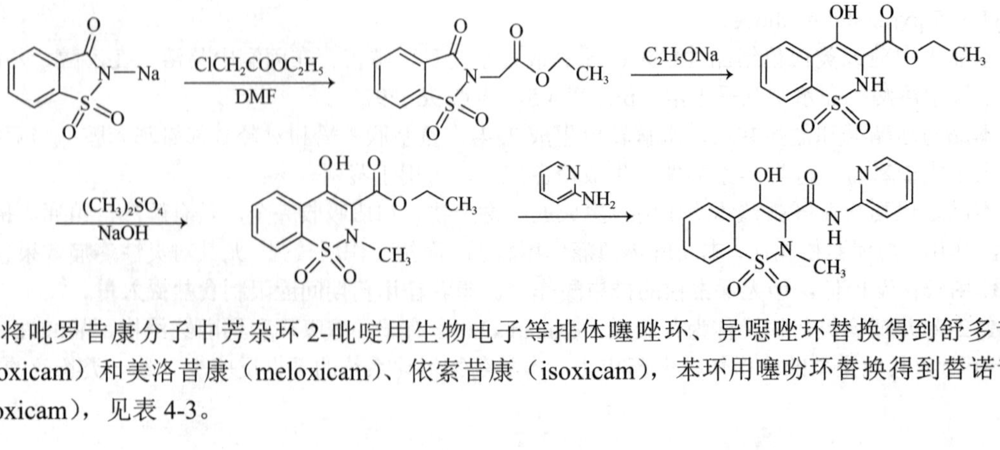

将吡罗昔康分子中芳杂环 2-吡啶用生物电子等排体噻唑环、异噁唑环替换得到舒多昔康（sudoxicam）和美洛昔康（meloxicam）、依索昔康（isoxicam），苯环用噻吩环替换得到替诺昔康（tenoxicam），见表 4-3。

表 4-3　其他常见"昔康 oxicam"类药物

药物名称	化学结构	特点
舒多昔康 sudoxicam		N-2-噻唑基，有选择性抑制环氧合酶的作用，是抗炎效果强、毒性小的长效药物，用于风湿性关节炎、类风湿关节炎
美洛昔康 meloxicam		N-5-甲基-2-噻唑基，特异性抑制 COX-2，很好地穿透进入滑液，浓度接近在血浆中的一半，胃肠道副作用更小，肾毒性较小
依索昔康 isoxicam		N-5-甲基-3-异噁唑基，作用与吡罗昔康相似，是长效抗炎药，抗炎作用比其他新型非甾体抗炎药弱，有选择性抑制环氧合酶的作用
替诺昔康 tenoxicam		噻吩环替代吡罗昔康的苯环，与吡罗昔康相似，具有止痛、抗炎和解热作用

"昔康"类药物的构效关系如图 4-16 所示。

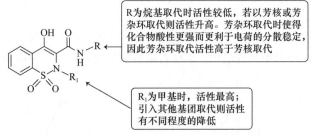

R为烷基取代时活性较低，若以芳核或芳杂环取代则活性升高。芳杂环取代时使得化合物酸性更强而更利于电荷的分散稳定，因此芳杂环取代活性高于芳核取代

R₁为甲基时，活性最高；引入其他基团取代则活性有不同程度的降低

图 4-16　苯并噻嗪类抗炎药物的构效关系

> **知识链接　　　　　　　　选择性 COX-2 抑制剂**
>
> 人体内的环氧合酶有两种类型：COX-1 和 COX-2，这两种酶的生理性质有很大区别。COX-1 是一种结构酶，其空间比较狭小；存在于胃肠道、肾等大多数组织中，通过促进 PG 及血栓烷 A2 的合成，保护胃肠道黏膜、调节肾脏血流和促进血小板聚集等。因此，对 COX-1 的抑制会导致对胃肠道的副作用。而 COX-2 是诱导酶，其空间比较宽阔，在大多数正常组织中通常检测不到，主要在炎症部位由炎症介质诱导产生活性，通过对 PG 合成的促进作用，介导疼痛、发热和炎症等反应。因此，选择性 COX-2 抑制剂能避免药物对胃肠道的副作用。

20 世纪 90 年代初发现了具有选择性抑制 COX-2 作用的两个先导化合物 Ns-398 和 Dup697，经结构优化得到塞来昔布（celecoxib）。塞来昔布已在多个国家上市，抗炎活性与吲哚美辛相当，胃肠道不良反应发生率很低。

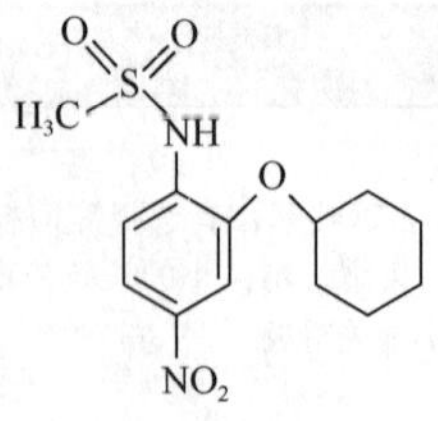

Ns-398 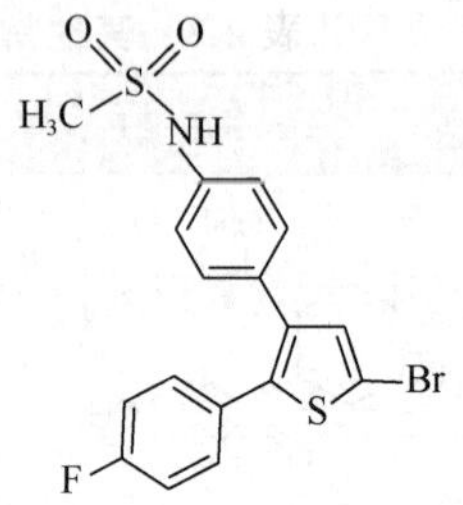   Dup697

塞来昔布 celecoxib

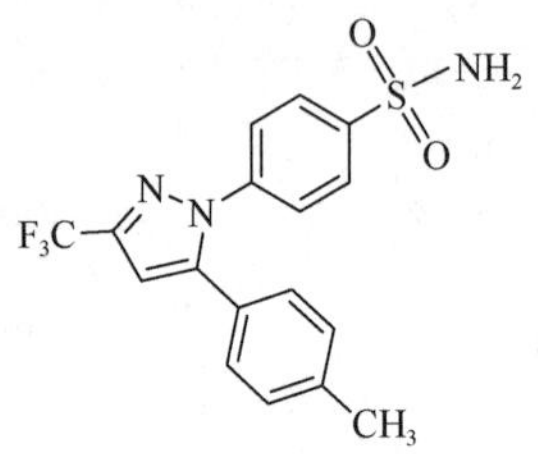

化学名为 4-[5-(4-甲基苯基)-3-(三氟甲基)-1*H*-吡唑-1-基]苯磺酰胺（4-[5-(4-methylphenyl)-3-(trifluoromethyl)-1*H*-pyrazol-1-yl]benzenesulfonamide）。

本品为白色或淡黄色结晶性粉末，无臭。在甲醇、乙醇、丙酮、二甲基亚砜等有机溶剂中溶解，在水中微溶。熔点 160～163℃。

本品结构特征为 2 个芳环与含有三氟甲基吸电子基团的吡唑环连接，其中一个芳环连有的磺酰氨基是构成选择性抑制 COX-2 的必需基团。本品是依据 COX-2 和 COX-1 空间结构差异，设计得到的第一个高选择性 COX-2 抑制剂，对 COX-2 的抑制作用是 COX-1 的 400 倍，由美国西尔公司开发，于 1999 年上市。

本品口服后吸收良好，与食物同服可延缓其吸收，吸收后广泛分布于全身各组织，在肝中经细胞色素 P450 酶代谢，经由甲基羟基化、氧化得羧酸衍生物，再与葡糖醛酸结合从尿液和粪便排出体外，见图 4-17。

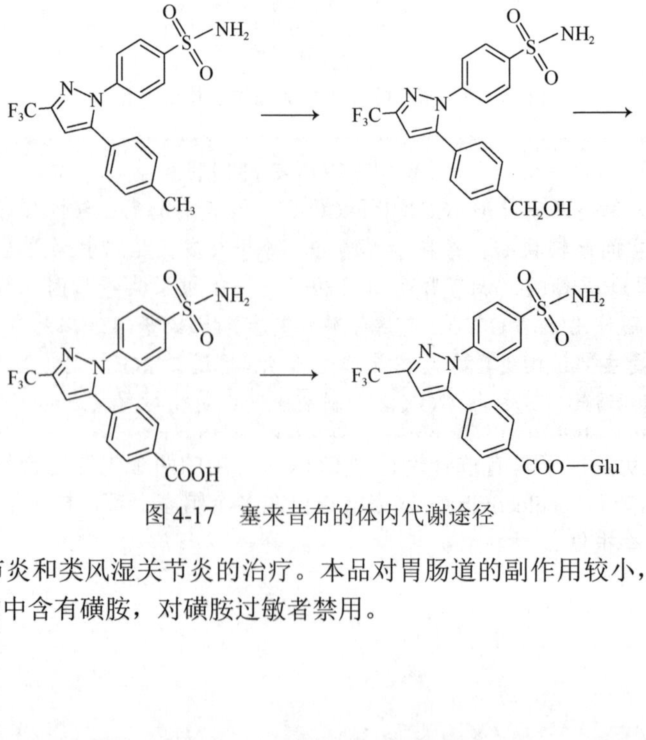

图 4-17　塞来昔布的体内代谢途径

本品用于骨关节炎和类风湿关节炎的治疗。本品对胃肠道的副作用较小，没有抑制血小板聚集的副作用。因结构中含有磺胺，对磺胺过敏者禁用。

继塞来昔布之后开发出一系列选择性 COX-2 抑制剂如罗非昔布（rofecoxib）、伐地昔布（valdecoxib）和帕瑞昔布（parecoxib）等。

| 罗非昔布 | 伐地昔布 | 帕瑞昔布钠 |

罗非昔布治疗风湿性关节炎、骨关节炎和急性疼痛等具有良好的疗效，基本无胃肠道副作用。伐地昔布是迄今为止最高选择性的 COX-2 抑制剂，其抑制强度是塞来昔布的 14 倍，起效更快，持续时间更长。帕瑞昔布是伐地昔布的前药，可注射给药，用于术后镇痛，持续时间长，能减少患者术后对阿片类镇痛药的需求，不良反应轻。但在该类药物上市后短短 5 年的时间，药物监测发现有增加心血管事件的风险。

以前认为，COX-2 仅在炎症存在的情况下发挥作用，故在此类药物的设计中，尽量提高药物对 COX-2 的抑制、减少对 COX-1 的抑制，从而减少胃肠道副作用。但近期研究发现，COX-2 也存在于人体脑和肾等处，能够影响电解质代谢和血压，而 COX-1 抑制剂具有保护心血管的作用。由此解释 COX-2 抑制剂增加特异性心血管事件风险的假说：COX-2 抑制剂在阻断 PG 产生的同时，并不能抑制 TAX_2 的生成，从而增加心血管事件的发生率。

美国 FDA 的专家分析了已有的临床试验结果，在 2005 年 4 月发表备忘录，认为心血管不良事件的风险是非甾体抗炎药的类属反应，要求大部分的非甾体抗炎药的说明书要加以警示心血管不良事件的风险。各国药品监管部门对 COX-2 选择性抑制剂的监管都出台有类似的政策。正申报的药物被要求增加心血管系统安全性的临床资料。COX-2 选择性抑制剂的前景至今不明朗。

（李瑞燕）

第三节　局部麻醉药物
Local anesthetics

局部麻醉药物亦称局麻药物，可作用于神经末梢或神经干，可逆地阻滞神经冲动的传导，使局部的感觉丧失，便于进行局部的手术和治疗。使用这类药物时痛觉最先消失，然后依次为温度觉、触觉和深部感觉，最后是运动功能。全身麻醉药物（全麻药物）是通过影响神经膜的物理性状（如膜的流体性质、通透性等）而产生麻醉作用；局麻药物与神经膜上钠通道的特定部位结合后，会降低神经膜对钠离子的通透性，对神经的膜电位起到稳定作用，可逆性地阻断神经冲动的传导，但不会导致意识丧失、中枢功能损害、心脏损伤和呼吸功能损伤等。局麻药物由于作用范围小，因此广泛应用在口腔、眼科、妇科和小型外科手术中。与镇痛药物相比，局麻药物不与疼痛受体作用，也不抑制疼痛介质的释放与合成。

最初设计的临床有功效的局麻药物起源于天然产物中。最早在 16 世纪，秘鲁土著人咀嚼可可树叶以缓解伤口疼痛。1860 年，尼曼（Niemann）从可可树叶中提取得到了晶状物，经分析鉴定为生物碱，该生物碱被命名为可卡因（cocaine）。1884 年，奥地利的眼科医生科勒（Koller）将可卡因作为局麻药物应用于临床手术中。

盐酸可卡因 cocaine hydrochloride

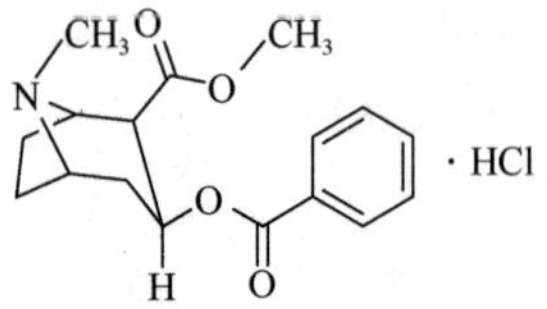

化学名为 8-甲基-3-(苯甲酰氧基)-8-氮杂双环 [3. 2. 1] 辛烷-2-甲酸甲酯盐酸盐 (8-methyl-3-(benzoyloxy)-8-azabicyclo [3. 2. 1] octane-2-formic acid methyl ester hydrochloride)。

本品为白色结晶或结晶性粉末。在水、乙醇或三氯甲烷中极易溶解，在乙醚中不溶。

本品可以被呼吸道、消化道的黏膜吸收。进入机体的可卡因少部分在胃液中水解，大部分在肝脏水解代谢（图 4-18）。苯甲酰芽子碱是主要的代谢产物（为 29%～54%）；芽子碱甲酯是另一个主要的代谢产物（26%～60%）。

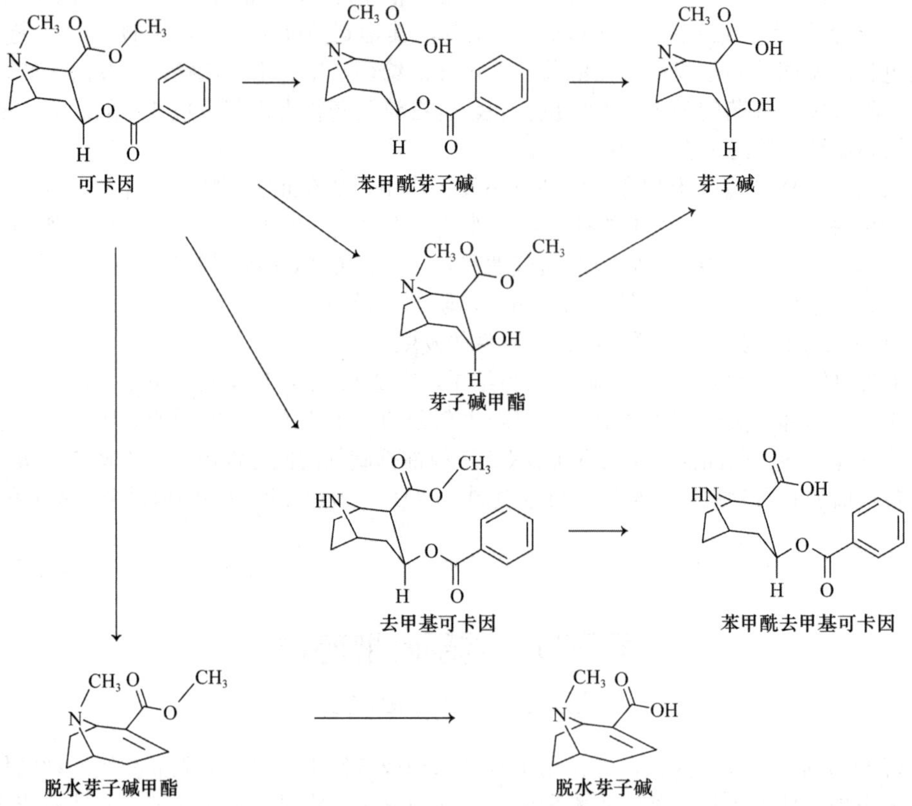

图 4-18 可卡因的代谢途径

本品通过不同途径进入体内，其半衰期也不同。静脉注射平均半衰期为 45min，口服半衰期为 48min，自鼻吸入半衰期为 75min。进入体内的可卡因仅有 1%～9% 从尿中排出，在摄入后 5h 左右尿中含量最高，检测尿样中的可卡因时应在此时间内完成。

本品主要用于眼部、口腔及外科小型手术，但因其具有成瘾性等毒副作用，因此在临床上受到较大的限制。目前已经被大量合成类局麻药取代，但因其既有局麻作用又有缩血管作用，能减少手术创面的出血，故现在仍应用于鼻、口、喉和耳的表面麻醉。

可卡因具有很强的成瘾性、过敏性及组织刺激性，且易于水解。可卡因经水解后，得到 (–)-爱康宁（ecgonine）、苯甲酸和甲醇，三者单独使用都不具有局麻作用。在进行可卡因结构改造时，使用其他类型的羧酸与爱康宁相连也均无局麻作用。在与另一种具有局麻作用的生物碱托哌可卡因（tropacocaine）进行活性及结构比较时发现，结构中无 2-位甲酸酯结构也同样具有较强的局麻作用。在此基础上开始了对可卡因环的简化改造：N-8 位上有取代基有利于活性的保留，以甲基取代活性最好；莨菪烷的双环结构并非局麻作用所必需，当改变成哌啶的单环后保留原有的苯甲酸酯结构仍有活性，如β-优卡因（β-eucaine）。

| 可卡因 | (-)-爱康宁 | 托哌可卡因 | β-优卡因 |

在对β-优卡因进一步研究过程中，人们发现苯甲酸酯才是局麻药的关键药效团，在此基础上1890年得到了首个合成的局部麻醉药苯佐卡因（benzocaine）。随后陆续得到了奥索方（orthoform）和新奥索方（new orthoform）。它们都具有较强的局麻作用，但水溶性小，不能注射使用，仅用于表面麻醉。

| 苯佐卡因 | 奥索方 | 新奥索方 |

在对以苯佐卡因为代表的第一代氨基苯甲酸酯类局麻药物的结构改造过程中，逐渐衍生出苯甲酸酯类、酰胺类、氨基酮类、氨基甲酸酯类及脒类局麻药物。

苯甲酸酯类是在苯佐卡因的基础上，为了增加这类药物的稳定性及水溶性设计得到的，其代表药物为盐酸普鲁卡因。

盐酸普鲁卡因 procaine hydrochloride

化学名为4-氨基苯甲酸-2-(二乙氨基) 乙酯盐酸盐 (4-amino benzoic acid-2-(diethylamino) ethyl ester hydrochloride)。

本品为白色结晶或结晶性粉末，熔点 154～157℃。易溶于水，几乎不溶于乙醚。本品在空气中稳定，但对光线敏感，宜避光贮存。

本品具有叔胺结构，具有生物碱样性质，其水溶液遇碘试液、碘化汞钾试液或苦味酸试液可产生沉淀；具有芳伯氨基，易被氧化变色，pH 增大和温度升高均可加速其氧化过程；紫外线、氧气及重金属离子也可以加速氧化过程；可发生重氮化-偶合反应，在稀盐酸中，与亚硝酸钠反应后，加碱性 β-萘酚溶液生成猩红色偶氮染料。本品在酸性条件下可以与对二甲氨基苯甲醛缩合形成黄色 Schiff 碱。

本品分子中含有酯键，在碱性及强酸性下易水解。水解后生成对氨基苯甲酸和二乙氨基乙醇。其水溶液受温度和 pH 的影响较大，随着 pH 的增加，水解的速度也会加快；在 pH 相同时，温度升高，水解速度也增加。当 pH 在 3～3.5 时最稳定，因此，《中国药典》（2020 年版）规定本品的注射液 pH 为 3.5～5.0，灭菌以 100℃加热 30min 为宜。本品水溶液中加入 NaOH 溶液会析出白色普鲁卡因游离碱沉淀，加热后可发生水解生成对氨基苯甲酸钠和二乙氨基乙醇，如加入盐酸酸化后可析出白色对氨基苯甲酸沉淀。水解后生成苯甲酸是该药引起过敏的主要物质，因此，药典规定本品注射液需检查对氨基苯甲酸的含量。

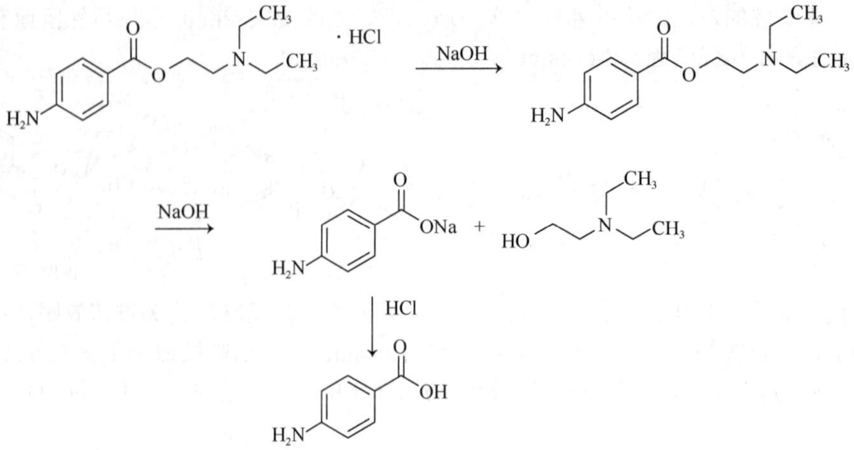

本品的合成是以对硝基甲苯为原料，使用重铬酸进行氧化，然后酯化得到硝基卡因，再经过还原及成盐得到盐酸普鲁卡因。

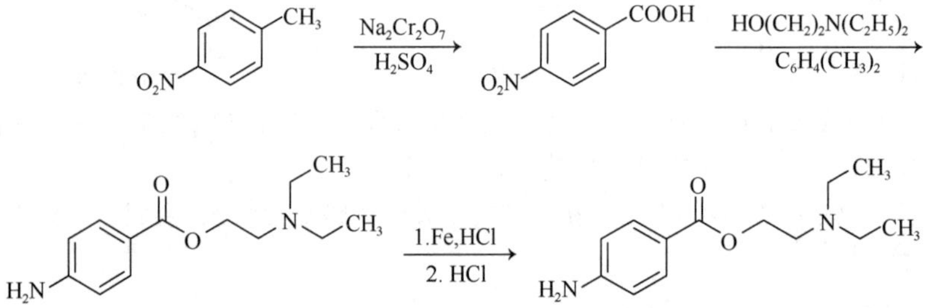

由于普鲁卡因易水解，为了克服这一缺陷，提高酯键的稳定性，以普鲁卡因为先导化合物，对苯环、酯键及侧链进行改造，得到了一系列酯类局麻药，见表4-4。

表4-4　其他酯类局麻药物

药品名称	化学结构	特点
氯普鲁卡因 chloroprocaine	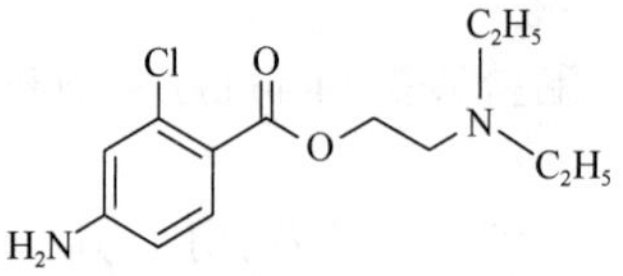	局麻作用较普鲁卡因强2倍，毒性更小，作用迅速、持久，临床上主要用于浸润麻醉、硬膜外麻醉
丁卡因 tetracaine	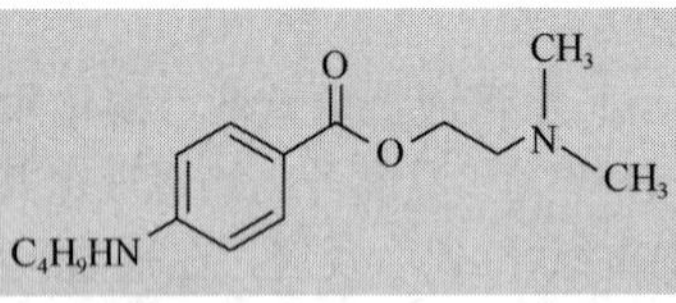	氨基引入烷基可以增加麻醉作用。临床主要用于浸润麻醉、阻滞麻醉、腰麻和硬膜外麻醉，在五官科主要用于黏膜麻醉
奥布卡因 oxybuprocaine	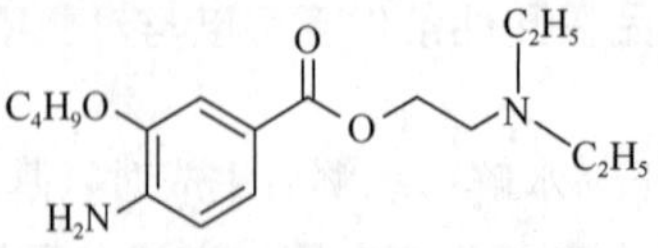	芳环上引入供电子基团，可减缓水解速度
硫卡因 thiocaine	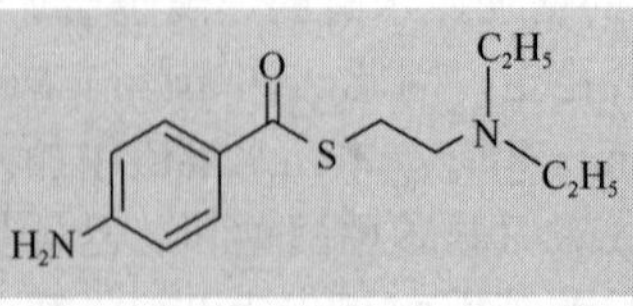	硫原子的引入使脂溶性增加，起效时间缩短，毒性强
普鲁卡因胺 procainamide	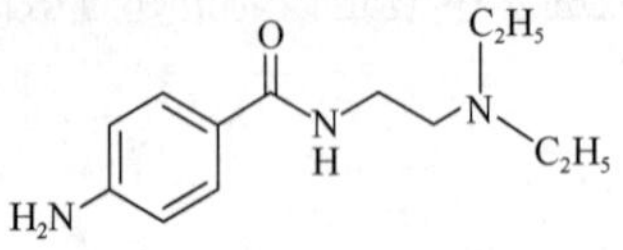	酰胺键增加了稳定性，但局麻作用减弱，目前只用于治疗心律失常

用酰胺键来代替酯键，并将氨基和羧基的位置互换，使氮原子连接在芳环上，羧基为侧链的一部分，就构成了另一类重要的酰胺类局麻药，以罗哌卡因和利多卡因为代表。

盐酸利多卡因 lidocaine hydrochloride

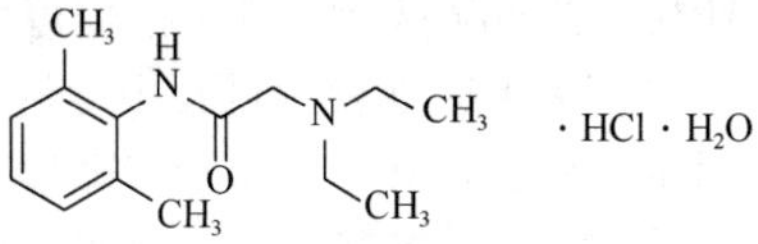

化学名为 2-(二乙氨基)-N-(2, 6-二甲苯基)-乙酰胺盐酸盐一水合物 (2-(diethylamino)-N-(2, 6-dimethylphenyl) acetamide hydrochloride monohydrate)。

本品为白色结晶性粉末；无臭，味苦。熔点 75～79℃。本品易溶于水（1∶0.7）和乙醇（1∶1.5），在三氯甲烷中溶解（1∶40），在乙醚中不溶。4.42% 溶液为等渗溶液。0.5% 水溶液 pH 为 4.0～5.5。

盐酸利多卡因以其结构中的酰胺键区别于普鲁卡因的酯键。酰胺键较酯键稳定，另外利多卡因酰胺键的氮原子相邻位置有两个甲基，空间位阻较大，使利多卡因的酸性或碱性溶液均不易水解，体内酶解的速度也比较慢。由于以上原因使得利多卡因较普鲁卡因作用强，维持时间长，毒性大。利多卡因在体内大部分由肝脏代谢（图 4-19），发生 N-去烷基化、水解及氧化反应。氮上去乙基化，生成单乙基甘氨酰二甲苯胺，再进一步去乙基化为甘氨酰二甲基苯胺；苯环氧化产生酚羟基；酰胺键水解生成 2, 6-二甲苯胺，对位进一步羟化为 4-羟基-2, 6-二甲苯胺，及少部分氧化为 2-氨基-3 甲基苯甲酸。部分产物可生成甘氨酰结合物。

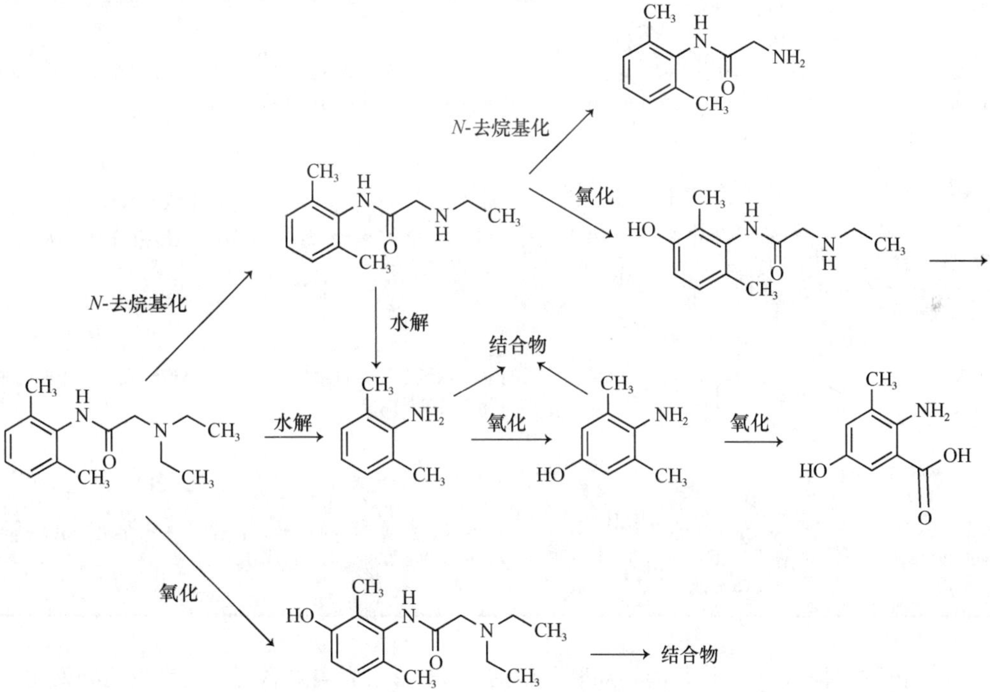

图 4-19　利多卡因的代谢途径

酰胺类局麻药物源于人们对生物碱——芦竹碱（gramine）的化学结构研究，当时合成了芦竹碱的异构体异芦竹碱（isogramine）。异芦竹碱具有一定的麻醉作用，对其结构进一步改造后，得到了开环的局麻药物。在结构改造的 57 个化合物中发现了利多卡因（lidocaine），自 1948 年上市

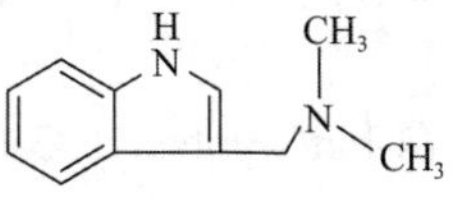

芦竹碱 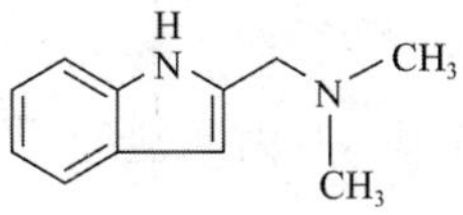　　　　　　异芦竹碱 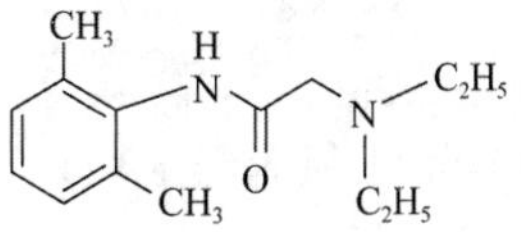　　　　　　利多卡因

后利多卡因由于作用快速、刺激性低和安全性高而成为目前重要的局麻药物。

利多卡因比普鲁卡因局麻作用强 2 倍，起效快，组织穿透力强 5 倍，由于酰胺键的存在而不易水解，故作用时间延长 1 倍。在水溶液中的稳定性较好，无刺激性，过敏反应较少，用于表面麻醉、浸润麻醉、传导麻醉和硬膜外麻醉。由于其可作用于细胞膜钠通道，利多卡因还是室性心律失常的首选药物。其片剂也可用于带状疱疹后神经痛的治疗。

利多卡因在使用过程中毒性相对较大，如中枢神经系统毒性。尽管机制还未明确，但实验表明毒性可能与其通过血脑屏障后 N-去乙基有关，为了减少利多卡因的副作用，在利多卡因的基础上研制了多种酰胺类局部麻醉药物，见表 4-5。

表 4-5   其他常见酰胺类局麻药物

药物名称	化学结构	特点
妥卡尼 tocainide		不含 N-乙基结构，中枢神经系统副作用低
丙胺卡因 prilocaine		麻醉作用时间较利多卡因长且毒性低，用于浸润麻醉、表面麻醉及硬膜外麻醉
甲哌卡因 mepivacaine		作用迅速而持久，穿透力强，毒副作用小，不扩张血管。适用于腹部、四肢及会阴部手术
布比卡因 bupivacaine		局麻作用强于利多卡因，具有强效、长效和安全的特点。临床用于各种麻醉及术后镇痛，特别适合费时较长的手术，术后的镇痛时间也较长
依替卡因 etidocaine		与肾上腺素合用，可维持 5～16h 的麻醉作用，作用时间长，用于硬膜外麻醉
阿替卡因 articaine		其主要特点是局部的渗透能力比一般的麻醉药物强，是口腔科常用的"碧蓝麻"的主要成分

以生物电子等排体—CH$_2$—代替酯类局麻药中的—O—形成酮类局麻药，其代表药物为达克罗宁（dyclonine）和法立卡因（falicaine）。

盐酸达克罗宁 dyclonine hydrochloride

化学名为 1-(4-丁氧苯基)-3-(1-哌啶基)-1-丙酮盐酸盐 (1-(4-butoxyphenyl)-3-(1-piperidinyl)-1-propanone hydrochloride）。

本品为白色结晶或白色结晶性粉末。在三氯甲烷或乙醇中溶解，在乙醚或正乙烷中不溶。熔点 172～176℃。

本品具有很强的表面麻醉作用，对黏膜有很强的穿透力，由于酮羰基的存在使它的作用时间延长。达克罗宁毒副作用较小，但存在一定的刺激性，不宜用于静脉注射和肌内注射。

本品用于表面麻醉时，常根据需要制成软膏、乳膏剂等外用剂型，如用于烧伤、擦伤等的镇痛止痒，以及喉镜、气管镜和膀胱镜等内镜检查时的麻醉。

本品的合成是以苯酚为原料在碱性条件下与溴丁烷发生烷基化反应，得到丁基苯基醚，与醋酐发生 Friede-Crafts 反应，再与多聚甲醛及盐酸哌啶进行 Mannich 反应，成盐后即得到本品。

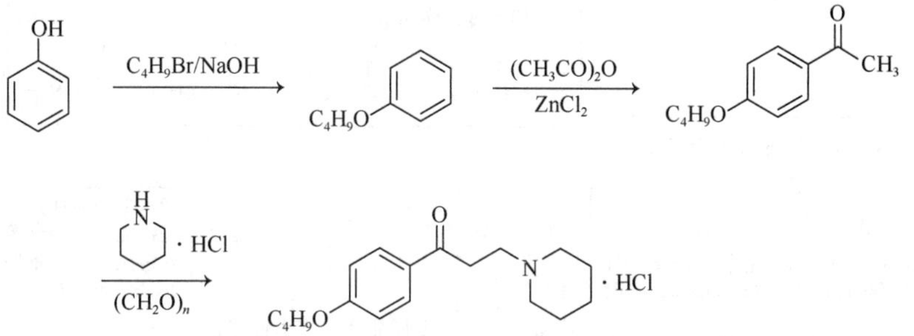

利用生物电子等排原理，将利多卡因（lidocaine）酰胺键羰基 α 位—CH$_2$—用—O—取代，得到了另一类重要的氨基甲酸酯类局麻药物。例如，庚卡因（heptacaine）及地哌冬（diperodon，又名狄奥散），它们都有很强的局麻作用。庚卡因具有高效的特点，其局麻作用较市售的局麻药强 1～3 个数量级，用于有炎症组织的麻醉。

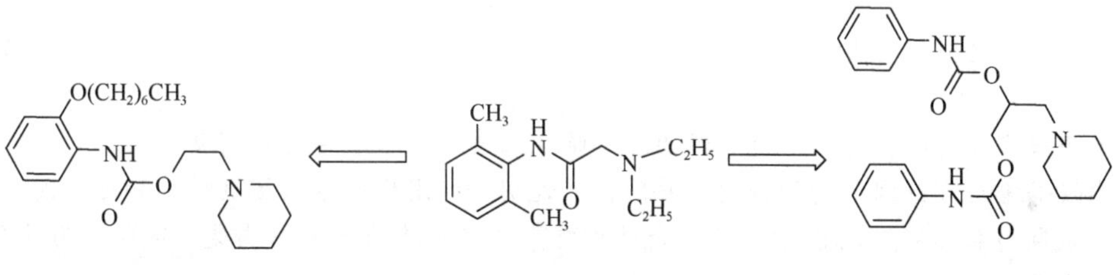

庚卡因　　　　　　　利多卡因　　　　　　　地哌冬

利用稳定的醚键代替局麻药结构中的酯键或酰胺键，得到作用持久的氨基醚类局麻药，如奎尼卡因（quinisocaine）和普莫卡因（pramocaine）。奎尼卡因的表面麻醉作用比可卡因强 1000 倍，而毒性仅为可卡因的 2 倍。

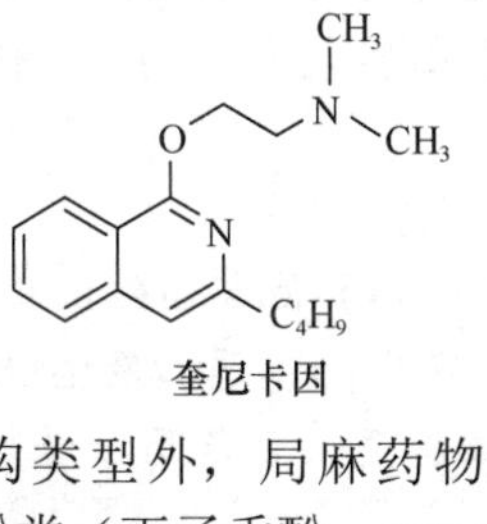

奎尼卡因 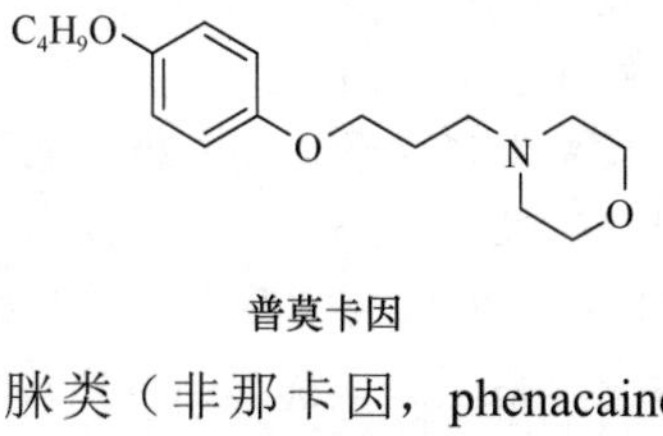　　　　　　　　　普莫卡因

除上述几种结构类型外，局麻药物还有脒类（非那卡因，phenacaine）、醇类（氯丁醇，chlorobutanol）和苯酚类（丁子香酚，eugenol），临床上可根据需要和药物特点来选择用药。

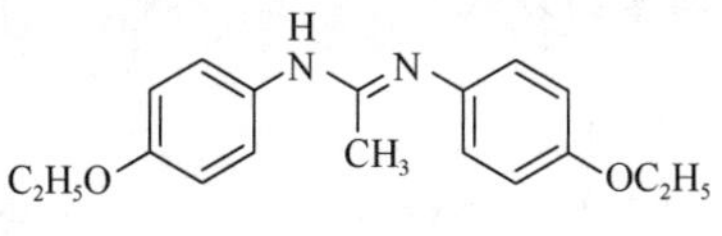

非那卡因 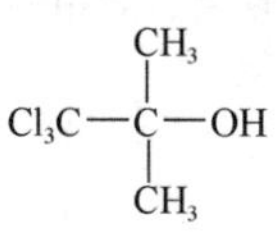　　　　　　　　氯丁醇 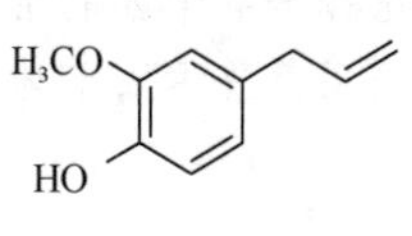　　　　　　　丁子香酚

尽管局麻药物的化学结构类型多样，有酯、酰胺、酮、醚、氨基甲酸酯类及脒等类型，表现的局部麻醉活性也有强弱，但都是由结构中影响药物电离度、脂水分配系数及受体相互作用的结构来决定的。在对局麻药进行构效关系研究时，可将不同结构类型的药物分为三个部分：疏水性部分、中间连接链及亲水性部分，见图4-20。

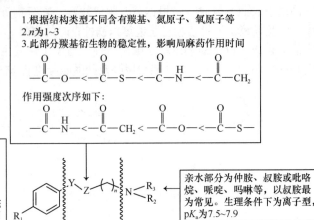

图 4-20 局部麻醉药物的构效关系

一、思考题

1. 说明阿司匹林的结构特点和作用，试解释贝诺酯是否能从根本上降低阿司匹林对胃肠道的副作用。

2. 说明布洛芬的结构特点，试解释为什么临床上使用的布洛芬为外消旋体？

3. 比较吗啡与可待因结构和作用的异同，并说明如何用化学方法区别吗啡和可待因。

4. 合成阿片样镇痛药物按结构可以分成几类？这些药物的化学结构类型不同，为什么都具有吗啡样的作用？

5. 比较普鲁卡因和利多卡因结构的异同，并分析它们的化学稳定性与体内作用时间的关系。

二、案例分析

1. 李某，女，48岁。患有风湿性关节炎多年，早年服用阿司匹林可以很好地控制症状，但后来出现了无法缓解的关节僵直、疼痛和肿胀。医生对她进行常规的生化分析，尿液和血液的各项指标均正常，但在粪便中发现了少量的血迹，有癌症和心脏病家族病史，但患者本人排除了这些病症。请结合以上案例回答下面问题：

（1）在患者的粪便中发现少量血迹的根本原因是什么？

（2）请根据患者的情况进行全面评估，提出下一步改用其他非甾体抗炎药的治疗方案。

2. 刘某，男，20岁。约2h前上腹部感觉疼痛，伴有发热、恶心及呕吐、全身不适，腹痛1h后转移至右下腹，检查有右下腹压痛感。诊断为急性阑尾炎，于是马上进行手术。手术使用局麻药普鲁卡因。请回答以下问题：

（1）选择普鲁卡因的主要原因是什么？采取什么样的给药方式？

（2）使用普鲁卡因前为何要做皮试？

（马宇衡）

第五章 胆碱类药物
Cholinergic drugs and anticholinergic drugs

学习要求

1. 掌握卡巴胆碱、溴新斯的明、硫酸阿托品的结构、理化性质和用途；苯磺顺阿曲库铵的结构特点、代谢特点和用途；乙酰胆碱酯酶抑制剂的作用机制及应用特点；莨菪类药物的构效关系；软药的定义和特点。

2. 熟悉胆碱类药物的分类；毛果芸香碱、溴丙胺太林、氢溴酸东莨菪碱、氢溴酸山莨菪碱、氢溴酸樟柳碱、泮库溴铵的结构特点和用途。

3. 了解胆碱受体激动剂和乙酰胆碱酯酶抑制剂的发展和现状；M 胆碱受体拮抗剂的发展及构效关系；N 胆碱受体拮抗剂的发展及结构类型。

胆碱能神经系统主要依靠乙酰胆碱（acetylcholine，ACh）作为神经化学递质，支配交感神经节前纤维、副交感神经节前节后纤维、运动神经纤维。乙酰胆碱在突触前神经细胞内进行生物合成（图 5-1）。

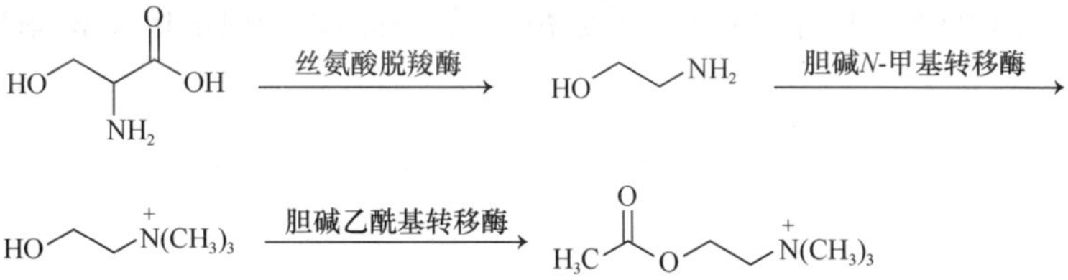

图 5-1　乙酰胆碱的生物合成途径

首先丝氨酸由丝氨酸脱羧酶和胆碱 N-甲基转移酶催化脱羧和甲基化，再经胆碱乙酰转移酶作用而得到乙酰胆碱。目前临床上使用的胆碱能神经系统药物，包括拟胆碱药（cholinergic drugs）和抗胆碱药（anticholinergic drugs），可作用于胆碱受体或乙酰胆碱酯酶。

第一节　拟胆碱药物
Cholinergic drugs

拟胆碱药是一类具有与乙酰胆碱相似作用的药物，根据其作用机制和靶点，可分为胆碱受体激动剂和乙酰胆碱酯酶抑制剂两类。

一、胆碱受体激动剂

位于胆碱能神经元突触的受体能与乙酰胆碱结合，称为胆碱受体。按其对不同天然生物碱敏感程度不同，胆碱受体分为两类：毒蕈碱乙酰胆碱受体（muscarine receptor，M 胆碱受体，简称 M 受体）和烟碱乙酰胆碱受体（nicotine receptor，N 胆碱受体，简称 N 受体）。

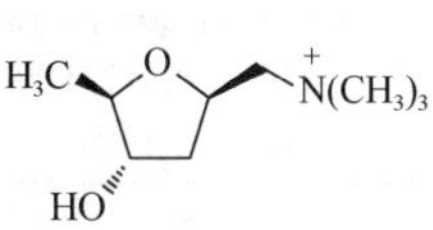

毒蕈碱
muscarine

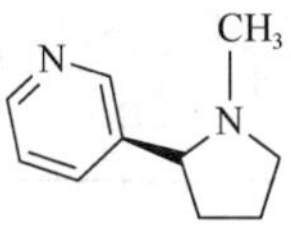

烟碱
nicotine

知识链接　　　　　　　　　　胆碱受体的发现

　　胆碱受体的发现与发展是药物化学发展的重要阶段。1914年，英国神经科学家戴尔（Dale）在定义副交感神经时发现，在不同的药物制剂中，醚类和酯类（包括乙酰胆碱）胆碱产生的效果与毒蕈碱（M效应）或尼古丁（N效应）类似。随后，尤因斯（Ewins）从麦角浸膏中分离出乙酰胆碱，这是首次在非神经细胞中发现乙酰胆碱。1921年，德国科学家勒韦（Loewi）在神经冲动化学传递物的研究中发现了"迷走神经类物质"，1930年戴尔确定此物质为乙酰胆碱，二人共获1936年的诺贝尔生理学或医学奖。

　　临床使用中以 M 受体激动剂为主，N 受体激动剂应用得比较少，主要作为实验室工具药。按化学结构，M 受体激动剂可分为胆碱酯类和生物碱类。

卡巴胆碱 carbachol

　　化学名为氯化 2-氨基甲酰氧基-N, N, N-三甲基乙铵 (2-aminocarbonyl) oxy-N, N, N-trimethyl-ethanaminium chloride）。

　　本品为白色结晶，有引湿性。极易溶于水，略溶于乙醇，几乎不溶于三氯甲烷或乙醚。熔点 200～219℃（熔融时同时分解）。

　　卡巴胆碱与乙酰胆碱结构非常相似，将乙酰胆碱酰基末端的甲基换成氨基即为卡巴胆碱，也具有季铵结构。

乙酰胆碱　　　　　　　　　　　卡巴胆碱

　　本品为人工合成的 M 受体激动剂，能直接作用于瞳孔括约肌产生缩瞳效果，同时具有轻度抗胆碱酯酶作用，能维持较长的缩瞳作用时间。

　　卡巴胆碱的合成由氯代乙醇与光气反应，再经酰胺化和氨解即可制得。

　　卡巴胆碱为乙酰胆碱的合成类似物，与乙酰胆碱同为胆碱受体激动剂（表 5-1），但乙酰胆碱作为胆碱受体的天然配体，作用于 M 和 N 受体，分别产生 M 和 N 样作用。卡巴胆碱在胃部极易被酸水解，在血液中也极易被酶解，选择性极低，因此并未作为临床药物使用。但将乙酰胆碱作为先导化合物进行结构改造，可得到一系列性质稳定、活性良好、选择性高的拟胆碱药物。

表 5-1　常见的胆碱受体激动剂

药物名称	药物结构	特点
氯贝胆碱 bethanechol chloride		本品为 M 受体激动剂，对胃肠道和膀胱平滑肌的选择性较好，对心血管系统几乎无影响，主要用于手术后腹气胀、尿潴留等疾病

续表

药物名称	药物结构	特点
毛果芸香碱 pilocarpine		本品为天然生物碱类胆碱受体激动剂，用于治疗原发性青光眼（包括开角型与闭角型青光眼）、虹膜炎，也可用于唾液腺功能减退、解救阿托品中毒
西维美林 cevimeline		本品为 M_1/M_3 受体激动剂，用于口腔干燥症的临床治疗

胆碱酯类 M 受体激动剂的构效关系如下（图 5-2）：

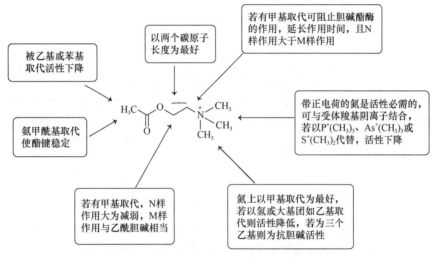

图 5-2　胆碱酯类 M 受体激动剂的构效关系

被乙基或苯基取代活性下降

以两个碳原子长度为最好

若有甲基取代可阻止胆碱酯酶的作用，延长作用时间，且N样作用大于M样作用

氨甲酰基取代使酯链稳定

带正电荷的氮是活性必需的，可与受体羧基阴离子结合，若以 $P^+(CH_3)_3$、$As^+(CH_3)_3$ 或 $S^+(CH_3)_2$代替，活性下降

若有甲基取代，N样作用大为减弱，M样作用与乙酰胆碱相当

氮上以甲基取代为最好，若以氢或大基团如乙基取代则活性降低，若为三个乙基则为抗胆碱活性

> **知识链接**　　　　　　　**N 受体激动剂的临床应用**
>
> 　　2021 年，美国 FDA 批准了 varenicline（Tyrvaya™）鼻喷雾剂上市，用于治疗干眼症。该药物为 N 受体选择性激动剂，对乙酰胆碱受体 α4β2、α4α6β2、α3β4、α3α5β4 等具有较高亲和力与选择性。因此，该药物通过与鼻黏膜的 N 受体结合，激活三叉神经副交感神经通路，从而促进患者泪膜的产生以达到治疗干眼症的目的。

二、乙酰胆碱酯酶抑制剂

　　胆碱能神经兴奋时释放进入神经突触间隙的游离乙酰胆碱，能被乙酰胆碱酯酶（acetylcholinesterase，AChE）迅速催化水解，终结神经冲动的传递，因而抑制 AChE 将导致乙酰胆碱的积聚，间接增强乙酰胆碱的作用。因此乙酰胆碱酯酶抑制剂（AChE inhibitors）属于间接拟胆碱药，又称为抗胆碱酯酶药（anticholinesterases）。临床常见品种来源包括植物提取的生物碱和合成药物。结构均为叔胺类或季铵类化合物，由于其脂水分配系数差异，前者主要以中枢作用为主，后者则作用于外周。临床经典的乙酰胆碱酯酶抑制剂主要用于治疗重症肌无力和青光眼，新近开发上市的乙酰胆碱酯酶抑制剂，则主要用于抗阿尔茨海默病（见第七章）。

溴新斯的明 neostigmine bromide

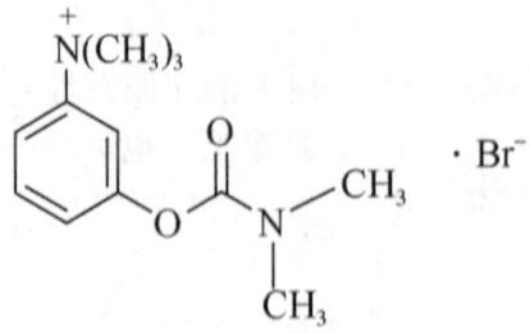

化学名为溴化-*N*, *N*, *N*-三甲基-3-[(二甲氨基) 甲酰氧基] 苯铵 (*N*, *N*, *N*-trimethyl-3-[(dimethylamino) methanoyl]-benzenaminium bromide)。

本品为白色结晶性粉末，无臭，味苦。在水中极易溶解，在乙醇和三氯甲烷中易溶，在乙醚中几乎不溶。熔点 171~176℃ （熔融时同时分解）。

本品在氢氧化钠水溶液中加热可水解，生成间二甲氨基酚钠盐，加入重氮苯磺酸试液后，偶合成红色偶氮化合物，该反应可用于鉴别。

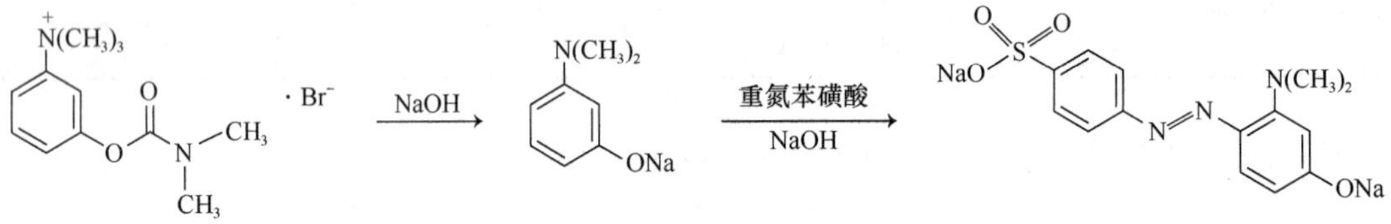

本品属于可逆性胆碱酯酶抑制剂，临床口服用于治疗重症肌无力、术后腹胀气和尿潴留，过量可用阿托品治疗。

知识链接　　　　　乙酰胆碱酯酶抑制剂的发现

毒扁豆碱（physostigmine）是从西非洲的植物毒扁豆 *Physostigma venenosum* 中发现的经典乙酰胆碱酯酶抑制剂。在 1923 年确证其结构后，1929 年，斯特德曼（Stedman）发现其通过抑制乙酰胆碱酯酶发挥拟副交感神经作用。该药物作为底物使乙酰胆碱酯酶甲酰化，拟胆碱作用比乙酰胆碱强数百倍，多年来用作青光眼的治疗，后来其水杨酸盐常被用作中枢神经系统抗胆碱药物过量的急救。但因毒扁豆碱天然资源有限，稳定性较差，且毒性较大、选择性低，故临床运用具有很大的局限性。

本品是从毒扁豆碱进行结构化改造而来，但较毒扁豆碱结构更为简化，结构中保留毒扁豆碱和乙酰胆碱的共同特征。将叔氨基替换成季氨基，胆碱酯酶的抑制作用增强；保留取代的氨基甲酸酯基团和苯环，酯到氮原子的距离，与乙酰胆碱和毒扁豆碱是大致相等的。

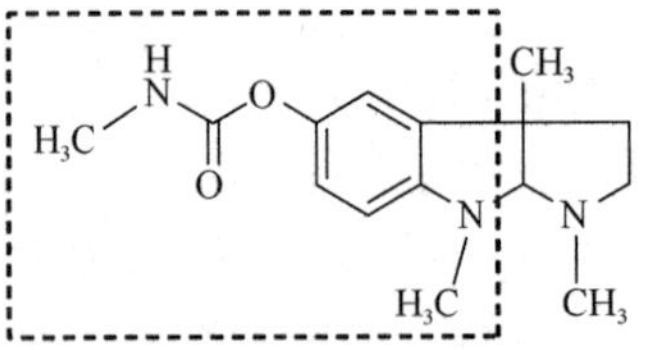

毒扁豆碱 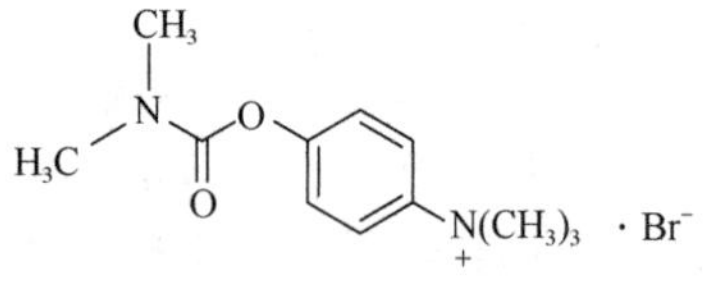　　　　　　　　　　　溴新斯的明

溴新斯的明的合成以间氨基苯酚为原料，经甲基化、成盐、与二甲氨基甲酰氯成酯，再经季铵化即得。

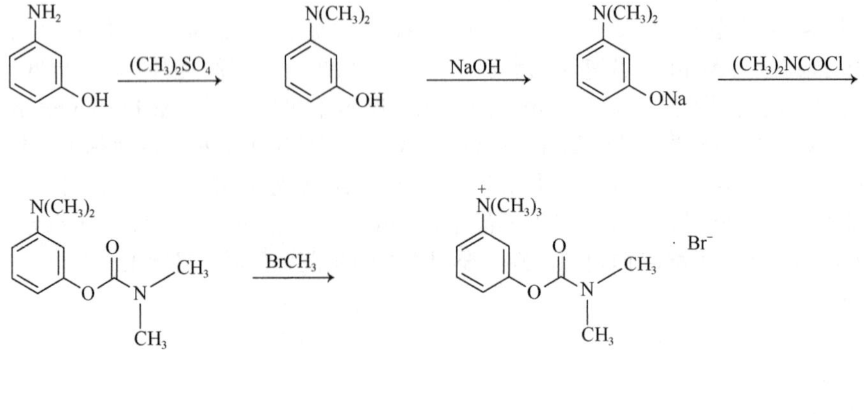

　　本品是经典的乙酰胆碱酯酶抑制剂，药物是酶催化反应的底物。乙酰胆碱酯酶主要由 Glu-His-Ser 构成的催化三联体构成，其水解底物乙酰胆碱过程如图 5-3 所示。首先三联体之间的氢键作用使 Ser 残基的羟基氧亲核性增强（图 5-3A），进攻乙酰胆碱的羰基碳，形成过渡态，该过渡态不稳定，分解形成胆碱和乙酰酶（化学反应图 5-3E）。乙酰胆碱酯酶处于乙酰化态，构象发生变化后不能水解乙酰胆碱，无生物活性（图 5-3A、B、C）。乙酰化酶通过水解重新产生有活性的乙酰胆碱酯酶和乙酸，称为酶的复活。

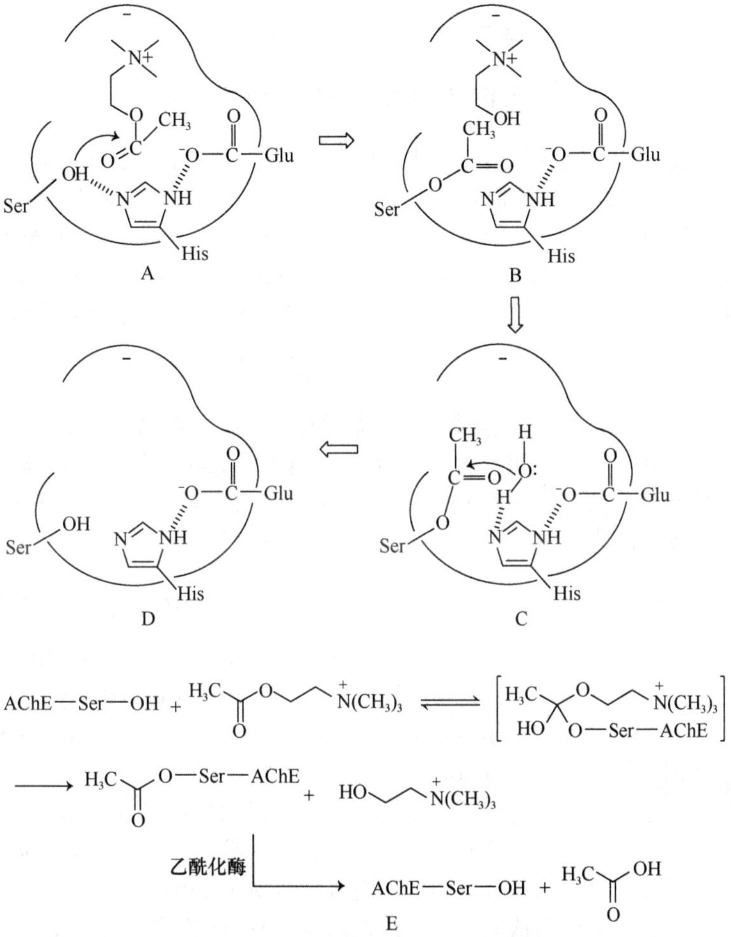

图 5-3　乙酰胆碱酯酶催化乙酰胆碱水解机制

A. ACh-AChE 可逆复合物；B. 乙酰化酶；C. 广义碱催化乙酰化酶的水解；D. 游离酶；E. 胆碱酯酶水解乙酰胆碱的反应过程

　　由上可知，乙酰胆碱酯酶可被酰化试剂所结合而处于失活状态。若酰化试剂使乙酰胆碱酯酶长时间处于失活状态，如有机磷毒剂，则体内乙酰胆碱会积累到异常高的浓度，引起严重不良反应甚至死亡。这种不可逆的酰化试剂称为不可逆乙酰胆碱酯酶抑制剂，除个别作为眼科用药局部使用外，其他多用作杀虫剂和战争毒剂。而临床上使用的多为可逆性乙酰胆碱酯酶抑制剂。

　　近年来，新型的抗胆碱酯酶药物相继被发现，这些药物展现了比乙酰胆碱更高的亲和力，可与乙酰胆碱酯酶更好地结合。但这些药物本身不是乙酰胆碱酯酶催化反应的底物，只能在一段时间内占据酶活性部位使之不能催化乙酰胆碱水解，被称为非经典的抗胆碱酯酶药，属于可逆性乙酰胆碱酯酶抑制剂。随着对阿尔茨海默病（Alzheimer disease，AD）研究的深入，研究人员发现该病患者体内中枢神经系统的乙酰胆碱浓度较低，而通过抑制乙酰胆碱酯酶可以提高脑内乙酰胆碱的水平，达到治疗目的。20 世纪末上市的他克林（tacrine）、多奈哌齐（donepezil）、卡巴拉汀（rivastigmine）都具有这一作用。目前开发新型乙酰胆碱酯酶抑制剂，从而寻找抗阿尔茨海默病的药物已成为引人注目的研究领域。

他克林　　　　　　　多奈哌齐　　　　　　　　卡巴拉汀

第二节　抗胆碱药物
Anticholinergic drugs

胆碱能神经系统过度兴奋会引起一系列病理状态，抗胆碱药可与胆碱受体结合，拮抗乙酰胆碱与胆碱酯酶的相互作用而发挥治疗作用，这种药物又称为胆碱受体拮抗剂（cholinoceptor antagonists）。按照药物作用部位及对胆碱受体亚型选择性不同，可分为 M 受体拮抗剂（M receptor antagonists）和 N 受体拮抗剂（N receptor antagonists）。前者包括生物碱类 M 受体拮抗剂和合成 M 受体拮抗剂；后者包括神经节 N_1 受体阻断剂和神经肌肉接头处 N_2 受体阻断剂。

一、M 受体拮抗剂

M 受体拮抗剂能可逆性阻断节后胆碱能神经支配的效应器上的 M 受体，表现出抑制腺体（唾液腺、汗腺、胃液）分泌、散大瞳孔、加速心率、松弛平滑肌（支气管、胃肠道）等生理作用。临床用于治疗消化性溃疡、散瞳、平滑肌痉挛导致的内脏绞痛等，还能用于帕金森病的治疗和抗胆碱酯酶药的中毒解救及运动障碍。M 受体拮抗剂主要包括茄科生物碱类药物和人工合成药物。

硫酸阿托品 atropine sulphate

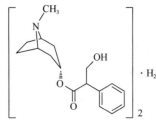

化学名为 (±)α-(羟甲基) 苯乙酸-8-甲基-8-氮杂双环 [3.2.1]-3-辛酯硫酸盐一水合物 (α-(hydroxymethyl) benzeneacetic (3-*endo*)-8-methyl-8-azabicyclo[3.2.1]oct-3-yl ester sulphate monohydrate)。

本品为无色结晶或白色结晶性粉末，无臭，味苦。极易溶于水，易溶于乙醇，难溶于三氯甲烷、丙酮和乙醚。熔点 190～194℃，熔融时同时分解。水溶液呈中性，遇碱性药物（如硼砂）可引起分解。

本品为莨菪酸和莨菪醇结合形成的酯，也称莨菪碱，具有莨菪烷骨架，C-3α 位具有羟基，结构中有 3 个手性碳原子：C-1、C-3 和 C-5，因内消旋而无旋光性。莨菪烷及莨菪醇都有椅式和船式两种稳定构象，两者互为平衡，通常写成能量较低的椅式。

莨菪烷　　　　　莨菪醇(椅式)　　　　　莨菪醇(船式)

α-羟甲基苯乙酸称莨菪酸，又称托品酸（tropic acid）。天然的 (–)-莨菪酸为 *S*-构型，由该构型莨菪酸与莨菪醇形成的酯称为 *S*-(–)-莨菪碱。莨菪酸在分离提取过程中很容易发生消旋化，故阿托品是莨菪碱的外消旋体，其抗胆碱活性主要来自于 *S*-(–)-莨菪碱，但该构型药物的中枢兴奋作用比 *R*-右旋体强 8～50 倍，毒性更大，所以临床用其外消旋体。

阿托品碱性较强，pK_a=9.8，在水溶液能使酚酞呈红色。阿托品结构中酯键在弱酸性、近中性条件下较稳定，pH 3.5～4.0 时最稳定，碱性时易水解，生成莨菪醇和消旋莨菪酸。

阿托品具有 Vitali 反应：用发烟硝酸处理时，发生硝基化反应，生成三硝基衍生物；再加入氢氧化钾醇溶液和一小粒固体氢氧化钾，初显深紫色，后转为暗红色，最后颜色消失，该反应为莨菪酸的特异反应。

将阿托品与硫酸及重铬酸钾加热时，水解生成的莨菪酸被氧化生成的苯甲醛，有苦杏仁特异臭味。

阿托品在肝脏代谢，被氧化后得到 *N*-氧化阿托品，再与羟基结合可得 *N*-氧化羟基阿托品；也可脱去氮原子上的甲基得到 *N*-去甲基阿托品，再脱去一分子水得到脱水去甲基阿托品；还能直接与羟基结合，得到羟基阿托品；或通过水解得到莨菪酸和莨菪醇（图 5-4）。

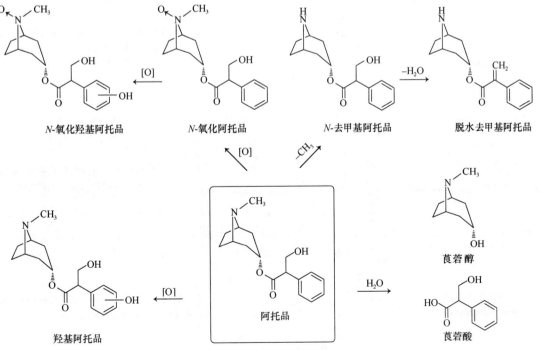

图 5-4　阿托品的代谢途径

阿托品可经提取法或全合成法制备。目前我国主要从茄科植物颠茄、曼陀罗及莨菪中分离提取得粗品后，经三氯甲烷回流或冷稀碱液处理使之消旋后制备阿托品。

本品具有外周及中枢 M 受体拮抗作用，但对 M_1 和 M_2 受体亚型无选择性。具有抑制腺体分泌、抗心律失常、抗休克、松弛平滑肌等作用，临床用于治疗各种内脏绞痛、麻醉前给药、盗汗、心动过缓及多种感染中毒性休克。眼科用于治疗睫状肌炎症及散瞳，还用于有机磷酸酯类中毒的解救。阿托品的中枢兴奋性被视为毒副作用，为了减少这一毒副作用，将阿托品做成其季铵盐后，因难以通过血脑屏障而不能进入中枢神经系统，不再呈现中枢作用，主要用于消化道和呼吸道解痉。

茄科生物碱类 M 受体拮抗剂除了阿托品以外，还有东莨菪碱（scopolamine）、山莨菪碱（anisodamine）和樟柳碱（anisodine），它们均是从茄科植物颠茄、曼陀罗和莨菪中分离得到的生物碱，都具有类似的结构、药理活性和用途（表 5-2，表 5-3）。

表 5-2　茄科生物碱类 M 受体拮抗剂

药物名称	药物结构	特点
东莨菪碱 scopolamine		本品结构中的氨基醇部分为东莨菪醇，与莨菪醇相比，在 6，7 位间多了一个 β-取向的桥氧基团，脂溶性增大，易于透过血脑屏障和胎盘，中枢神经系统有明显抑制作用
山莨菪碱 anisodamine		本品为我国学者从中国特有茄科植物唐古特山莨菪根中提取的生物碱，其氢溴酸盐称 "654"。环上含有羟基，极性增大，中枢副作用减弱，作用与阿托品相似或稍弱
樟柳碱 anisodine		本品是从唐古特山莨菪中分离的一种生物碱，左旋。结构中含有环氧基，莨菪酸的 α 位含有羟基，对中枢的作用弱于阿托品，强于山莨菪碱
溴甲阿托品 atropine methobromide		本品为阿托品的季铵盐，亲脂性大为降低，不易透过血脑屏障，主要用于消化道疾病的治疗
异丙托溴铵 ipratropium bromide		本品为阿托品的季铵盐，难以通过血脑屏障，主要用于呼吸系统疾病的治疗

续表

药物名称	药物结构	特点
后马托品 homatropine	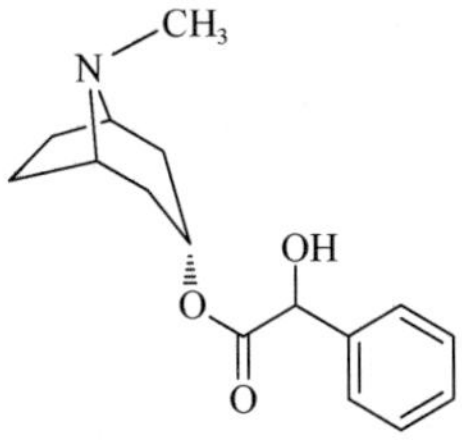	本品是另一个半合成的阿托品类似物，由托品与羟基苯乙酸合成酯，属短时作用药，用于眼科散瞳
甲溴东莨菪碱 scopolamine methobromide	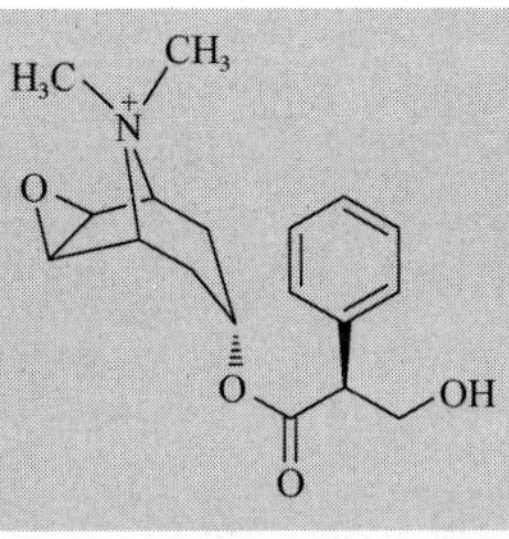	本品是在东莨菪碱氮原子上引入甲基，成为季铵离子，降低了中枢神经的副作用
氧托溴铵 oxitropium bromide	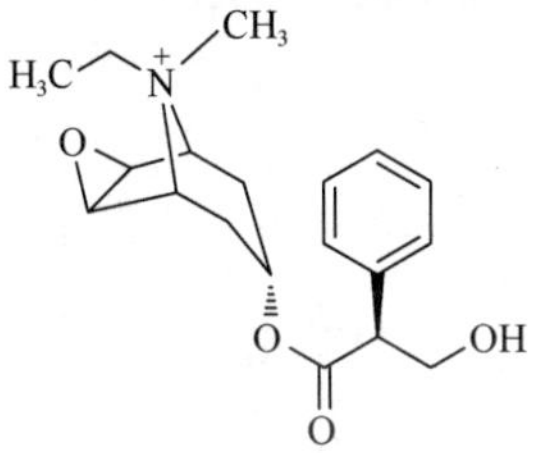	本品是在东莨菪碱氮原子上引入乙基，成为季铵离子，降低中枢神经的副作用
丁溴东莨菪碱 scopolamine butylbromide	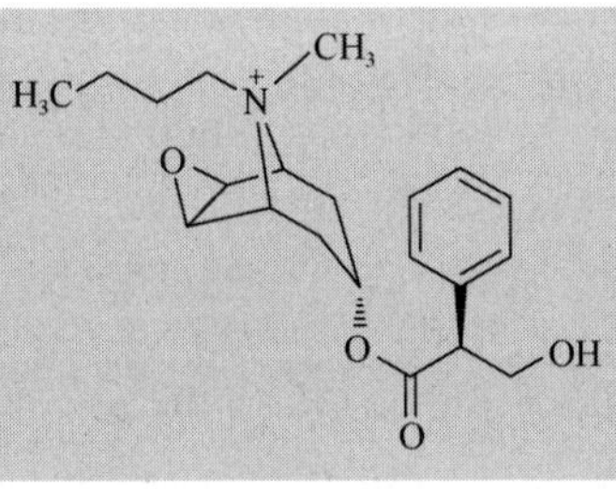	本品是在东莨菪碱氮原子上引入丁基，成为季铵离子，降低中枢神经的副作用
噻托溴铵 tiotropium bromide	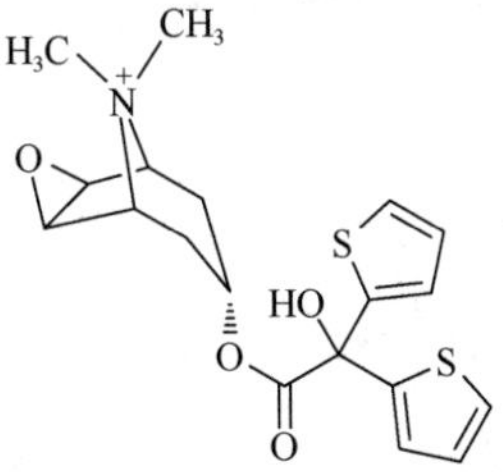	本品在东莨菪碱的氮原子上引入甲基，莨菪酸部分的 α 位引入两个噻吩基团，羟甲基替换成羟基，成为选择性 M_1、M_3 受体拮抗剂

茄科生物碱类 M 胆碱受体拮抗剂由于药理活性广泛、选择性低，在应用时容易引起口干、视物模糊、心悸等不良反应。近年来，随着对 M 受体亚型的分类和对其功能的进一步了解，以阿托品为原型进行结构改造，寻找副作用小、选择性高的 M 受体拮抗剂已成为抗胆碱药物研究的热点。

分析阿托品的结构可以发现，虚线框中的氨基醇酯部分与乙酰胆碱很相似，被认定为"药效基本结构"。另外，酰基部分带有苯基，与乙酰胆碱不同，也是阻断 M 受体功能的关键部位。根据这一思路，通过基团变换，设计合成了多种季铵类和叔胺类抗胆碱药，并总结了构效关系（图 5-5）。

表 5-3　人工合成的 M 受体拮抗剂

药物名称	药物结构	特点
溴丙胺太林 propantheline bromide		由阿托品结构改造而来，属季铵化合物，不易透过血脑屏障，中枢副作用小
盐酸苯海索 trihexyphenidyl hydrochloride		
丙环定 procyclidine		为氨基醇类的中枢抗胆碱药物，亲脂性较强，易进入中枢，临床用于治疗帕金森病
比哌立登 biperiden		
盐酸贝那替嗪 benactyzine hydrochloride		
甲溴贝那替嗪 benactyzine methobromide		
克利溴铵 clidinium bromide		为氨基醇酯类的外周抗胆碱药物，具有季铵盐或叔胺结构
盐酸羟苄利明 oxyphencyclimine hydrochloride		
哌仑西平 pirenzepine		三环类的 M 胆碱受体拮抗剂，可选择性作用于胃肠道的 M_1 受体

药物名称	药物结构	特点
替仑西平 telenzepine	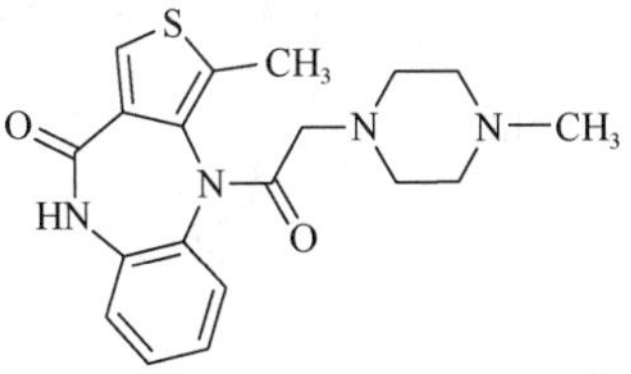	三环类的 M 胆碱受体拮抗剂，可选择性作用于胃肠道的 M_1 受体
奥腾折帕 otenzepad	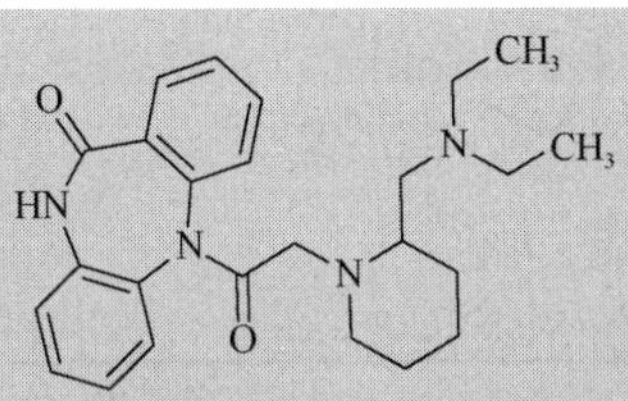	
喜巴辛 himbacine	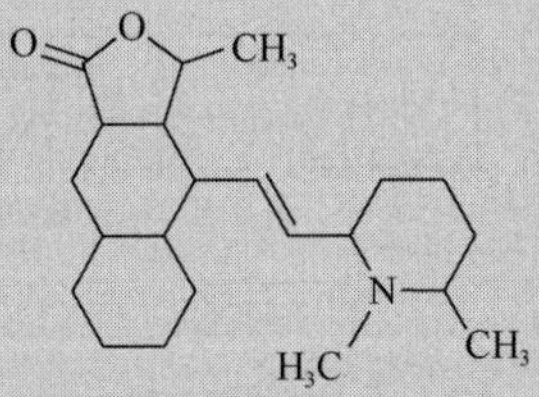	可选择性作用于心脏 M_2 受体
美索曲明 methoctramine	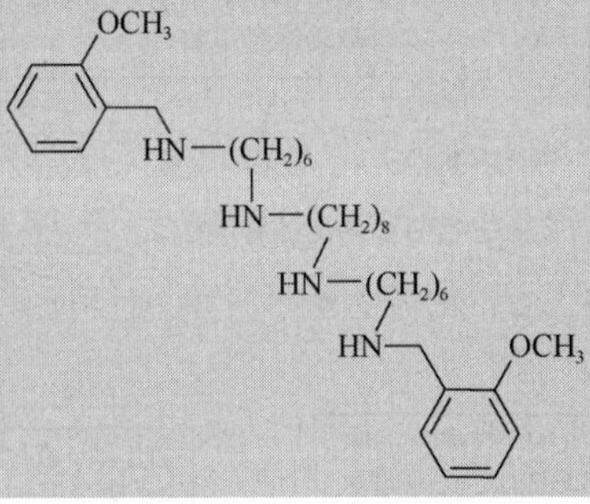	
索利那辛 solifenacin	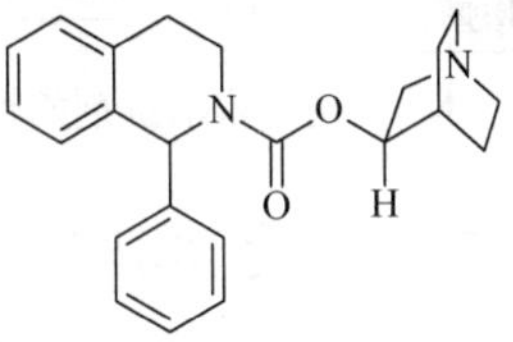	
达非那新 darifenacin	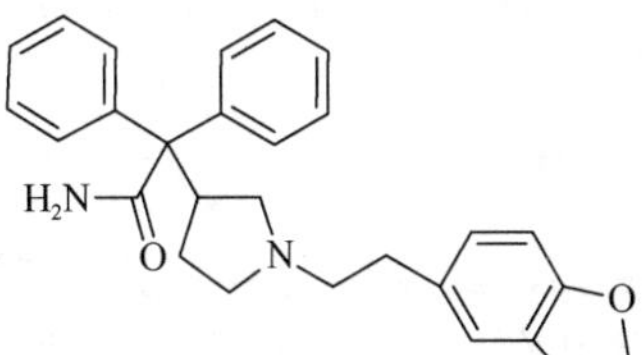	选择性作用于 M_3 受体，用于治疗尿频和尿失禁
咪达那新 imidafenacin	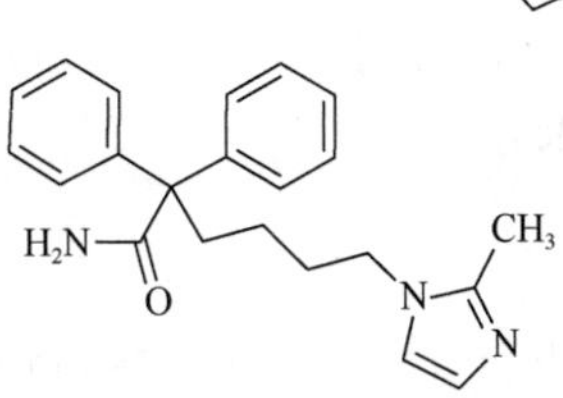	

续表

药物名称	药物结构	特点
托特罗定 tolterodine		选择性作用于 M_3 受体，用于治疗尿频和尿失禁
奥昔布宁 oxybutynin		

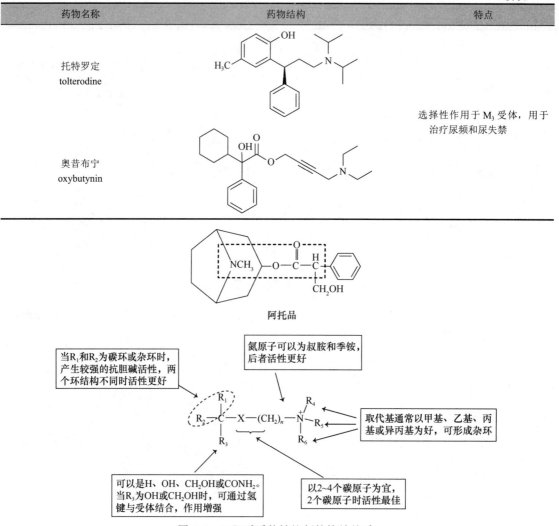

图 5-5　M 胆碱受体拮抗剂的构效关系

二、N 受体拮抗剂

N 受体拮抗剂按照对受体亚型的选择性不同，可分为神经节 N_1 受体拮抗剂和神经肌肉接头处 N_2 受体拮抗剂。

（一）N_1 受体拮抗剂

N_1 受体拮抗剂又称神经节阻断药，其能在交感和副交感神经节选择性地占据 N_1 胆碱受体控制的离子通道，或者与 N_1 胆碱受体结合，阻碍乙酰胆碱与受体结合，从而阻断神经冲动在神经节中的传递，导致血管舒张、血压下降，可用于高血压的治疗。例如，美卡拉明（mecamylamine）和六甲溴铵（hexamethonium bromide）。

$$(CH_3)_3\overset{+}{N}(CH_2)_6\overset{+}{N}(CH_3)_3 \cdot 2Br^-$$

美卡拉明　　　　　　　　　　　六甲溴铵

（二）N₂ 受体拮抗剂

N_2 受体拮抗剂作为临床手术时的麻醉辅助药物，作用于骨骼肌神经肌肉接头处运动终板膜的 N_2 胆碱受体，从而阻断神经冲动在接头处的传递，引起骨骼肌松弛，故又称神经肌肉阻断剂或骨骼肌松弛药。

神经肌肉阻断剂按作用机制可分为非去极化型和去极化型两大类。其中，非去极化型肌松药又称竞争性肌松药，药物过量时可用胆碱酯酶抑制剂解救，易于控制，较为安全。而去极化型肌肉松弛药不能用胆碱酯酶抑制剂解救，不易控制，应用较为受限。根据化学结构特征，非去极化型肌松药又分为苄基四氢异喹啉类和甾体类两种类型。

苯磺顺阿曲库铵 cisatracurium besilate

化学名为 (1*R*, 1′*R*, 2*R*, 2′*R*)-2, 2′-(3, 11-二氧代-4, 10-二氧十三烷-1, 13-二基) 双 [1, 2, 3, 4-四氢-6, 7-二甲氧基-2-甲基-1-((3, 4-二甲氧基苯基) 甲基) 异喹啉鎓] 二苯磺酸盐 ((1*R*, 1′*R*, 2*R*, 2′*R*)-2, 2′-[1, 5-pentanediylbis[oxy(3-oxo-3, 1-propanediyl)]]bis-1-[(3, 4-dimethoxyphenyl) methyl]-1, 2, 3, 4-tetrahydro-6, 7-dimethoxy-2-methyl-isoquinolinium dibenzenesulfonate)。

本品为白色或类白色粉末；无臭；有引湿性。易溶解于三氯甲烷或乙醇，溶解于丙酮，在水中略溶。

苯磺顺阿曲库铵是苯磺阿曲库铵的一种异构体，属于苄基四氢异喹啉类生物碱。苯磺阿曲库铵的分子结构中含有 4 个手性中心：C-1、N-2、C-1′、N-2′，理论上存在 16 种异构体，但由于分子内对称等原因，异构体数目减少，在这些异构体中，以 1*R*-*cis*、1′*R*-*cis* 的苯磺顺阿曲库铵活性最强，为苯磺阿曲库铵的 3 倍，不引起组胺释放和心血管等副作用，目前《中国药典》（2020 年版）已收录苯磺顺阿曲库铵作为临床用药。

苯磺阿曲库铵

苯磺阿曲库铵具有分子内对称的双季铵结构，在其季铵氮原子的 β 位上有吸电子基团取代，使其在生理条件下可发生非酶性霍夫曼（Hofmann）消除反应，以及非特异性血浆酯酶催化的酯水解反应，生成 *N*-甲基四氢罂粟碱（化合物 1）和其他代谢产物（图 5-6），这些代谢产物均无神经肌肉阻断作用。*N*-甲基四氢罂粟碱经 *N*-去甲基化生成四氢罂粟碱后，与葡糖醛酸结合由尿排出，解决了其他神经肌肉阻断剂的蓄积中毒的重要问题。

苯磺顺阿曲库铵在碱作用下易发生霍夫曼消除反应和酯水解反应，在酸催化下易发生酯水解反应。因此在制备和储存注射用苯磺顺阿曲库铵时，应注意温度和 pH 对稳定性的影响，温度降低反应速度降低，故应控制 pH 为 3.5 并在 2～8℃保存。

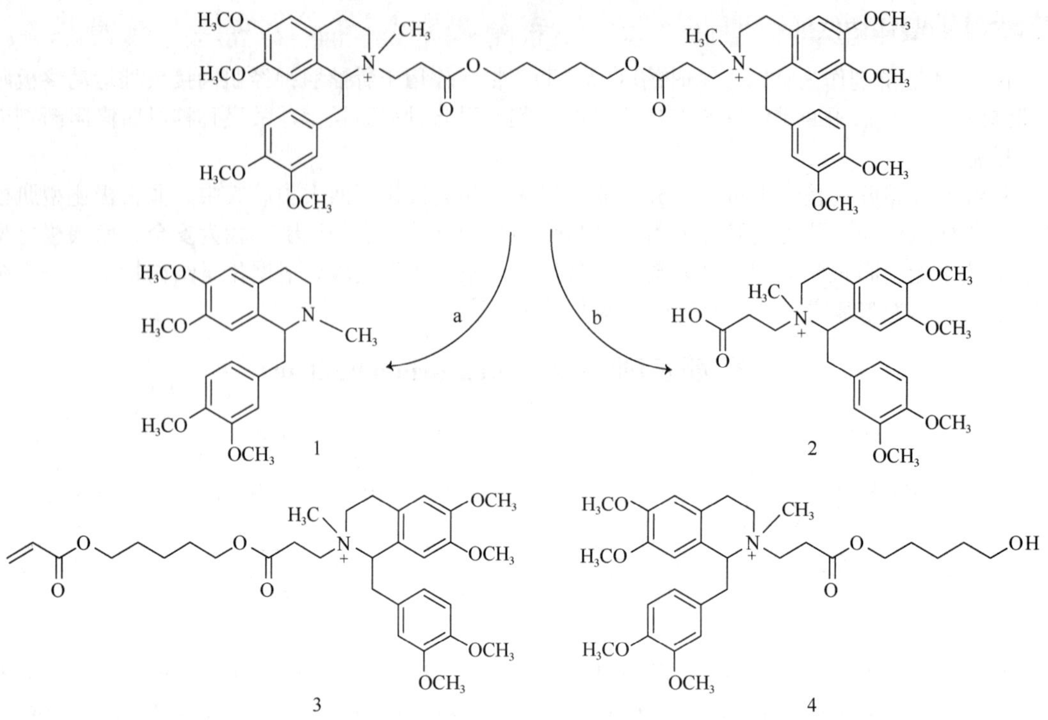

图 5-6　苯磺阿曲库铵的代谢途径

a. Hofmann 消除反应；b. 酯水解反应

苯磺顺阿曲库铵属于非去极化型肌松药，作用较强，起效快（1～2min），维持时间短（约30min），不影响心、肝、肾功能，无蓄积性，是较为安全的肌肉松弛药。

双季铵结构是早期使用的生物碱类非去极化肌松药的特征结构，两个季铵氮原子相隔10～12个原子，同时季铵氮原子上有较大的取代基团，此外多数还都含有苄基四氢异喹啉的结构。以此结构为基础，从加速药物代谢的角度，设计合成了以苯磺阿曲库铵为代表的一系列四氢异喹啉类神经肌肉阻断剂，这是运用软药原理设计新药的成功实例。

甾类非去极化型肌松药的研究始于20世纪60年代，当初研究人员发现具有雄甾烷母核的季铵生物碱具有肌肉松弛作用，之后陆续开发了多库溴铵（doxacurium chloride）和维库溴铵（vecuronium bromide）等新药（表5-4）。

一、思考题

1. 影响胆碱能神经的药物有什么类型？各类型的结构特点是什么？

2. 茄科类 M 受体拮抗剂的结构与中枢作用强弱的规律是什么？比较阿托品、东莨菪碱、山莨菪碱和樟柳碱的中枢作用强弱。

3. 简述 M 受体拮抗剂的构效关系。根据构效关系，如何设计该类药物？

二、案例分析

王某，女，52 岁，半年前出现手抖、动作不灵活情况，经过多次体检和磁共振扫描，医生诊断为患有帕金森病，开具了盐酸苯海索片、多巴丝肼片、溴隐亭三种药物，并做了详细的用药说明，并建议每年做核磁复查。请结合以上案例回答以下问题：

1. 分析盐酸苯海索片中药物的结构特点、构效关系、作用靶点及使用的注意事项，并解释其可以用于治疗帕金森病的原因。

2. 根据盐酸苯海索片的成分结构、副作用及其他胆碱类药物的成分结构思考如何修饰改进结构以达到提高药物选择性、增效减毒的目的。

表 5-4　常用的肌肉松弛药

药物名称	化学结构	特点
氯唑沙宗 chlorzoxazone	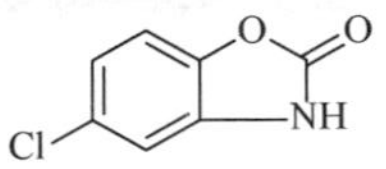	本品为中枢性肌松药，通过阻滞中枢内中间神经元的冲动传递，使骨骼肌松弛
氯化琥珀胆碱 succinylcholine chloride	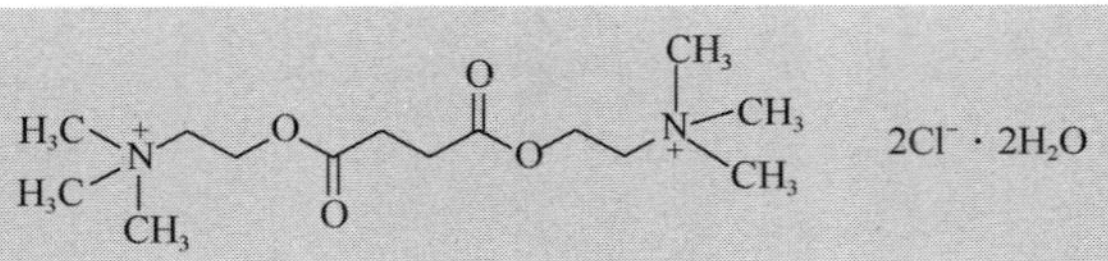	本品为去极化型，起效快（1min），易被胆碱酯酶水解失活，持续时间短（2～5min），易于控制
溴己氨胆碱 hexcarbacholine bromide	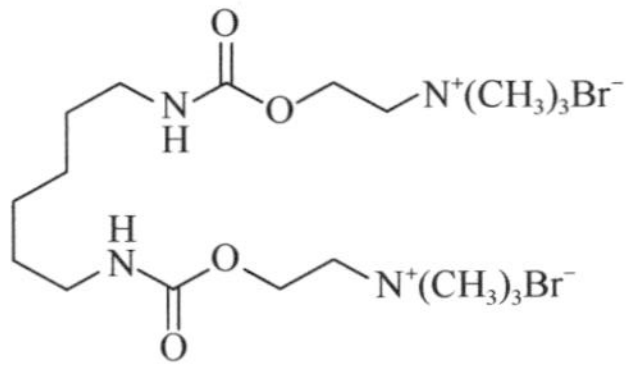	本品具有去极化和非去极化双重作用，起初发挥短时间的去极化作用，接着产生较长时间的非去极化作用
多库氯铵 doxacurium chloride	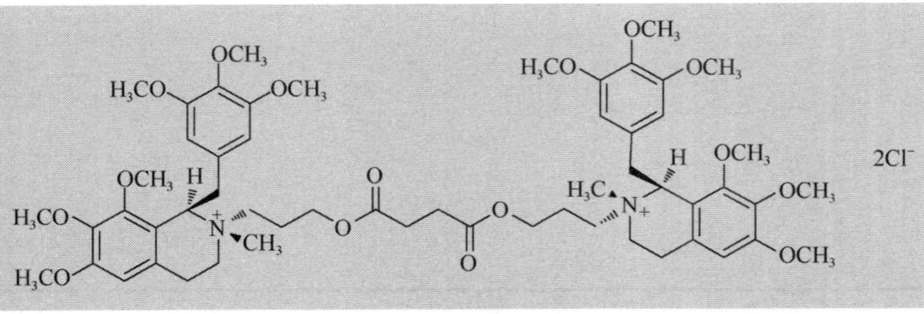	本品为非去极化型，起效稍慢（4～6min），维持时间长（90～120min），属于长效药物
洋苷溴铵 pancuronium bromide	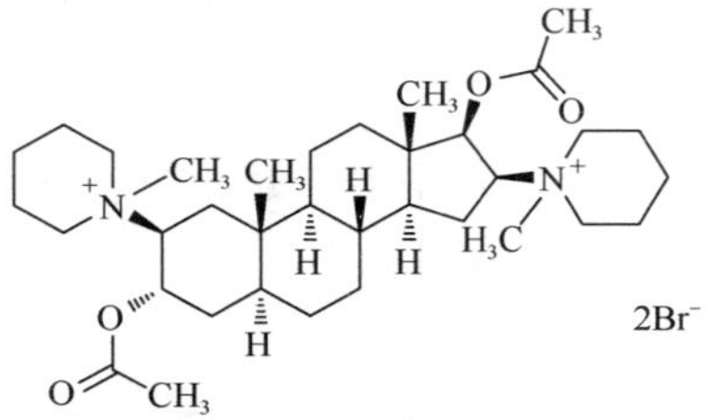	本品为非去极化型，为雄甾烷衍生物，无神经节阻断作用，不促进组胺释放，对心血管影响较小

续表

药物名称	化学结构	特点
维库溴铵 vecuronium bromide	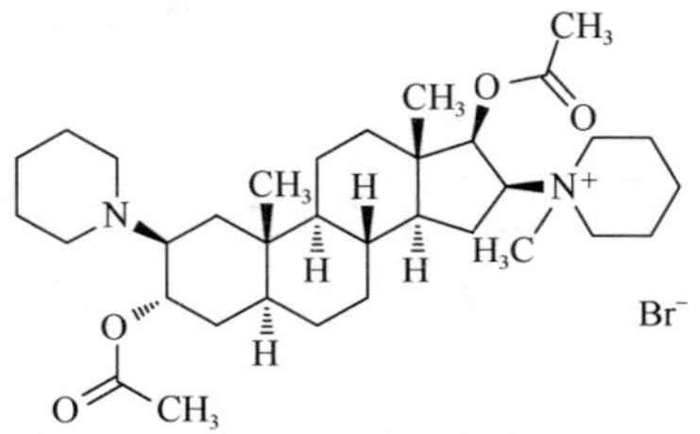	本品为非去极化型，与泮库溴铵结构类似，作用较泮库溴铵强，持续时间同较短

（韩　波）

第六章 作用于肾上腺素能受体的药物
Drugs acting on the adrenergic receptors

学习要求

1. 掌握拟肾上腺素能药物肾上腺素、盐酸麻黄碱、沙丁胺醇、盐酸普萘洛尔、可乐定的结构、化学名、性质及应用。
2. 熟悉拟肾上腺素能药物的构效关系。
3. 了解拟肾上腺素能药物的稳定性和代谢过程。

第一节 作用于 β 肾上腺素能受体的药物
Drugs acting on the β-adrenoceptors

肾上腺素能神经递质包括去甲肾上腺素、多巴胺和肾上腺素。当神经冲动作用于神经末梢后，肾上腺素能神经递质释放到突触间隙，并作用于突触后膜上的肾上腺素受体，通过级联放大反应，发挥生理学效应。大部分突触间隙的去甲肾上腺素经主动再摄取途径返回神经细胞并储存于囊泡；同时，还可激动突触前膜 α_2 受体，负反馈性抑制去甲肾上腺素的释放。

20 世纪 40 年代，人们根据肾上腺素受体对去甲肾上腺素、肾上腺素和异丙肾上腺素（因其均含邻苯二酚结构，又称儿茶酚胺）的反应性不同，将其分为两大类，即 α 受体和 β 受体。α 受体对上述儿茶酚胺的反应性顺序为去甲肾上腺素 > 肾上腺素 > 异丙肾上腺素；而 β 受体的反应性顺序正好相反，为去甲肾上腺素 < 肾上腺素 < 异丙肾上腺素。根据生理效应的不同，α 受体又分为 α_1 和 α_2 亚型，β 受体分为 β_1、β_2 和 β_3 亚型。肾上腺素受体都属于 G 蛋白偶联受体。G 蛋白偶联受体由受体蛋白、G 蛋白和效应器酶系或离子通道三部分组成。受体蛋白与肾上腺素能神经递质结合后，受体分子构象改变、发生位移，并与细胞内侧的 G 蛋白相结合，活化腺苷酸环化酶系统，作用于效应器酶系或离子通道，从而产生一系列生理效应。肾上腺素受体的分布与生理效应见表 6-1。

表 6-1　肾上腺素受体的类型、分布及其激动剂的生理效应与用途

受体类型	分布	激动剂生理效应	用途
α_1	血管平滑肌、扩瞳肌、心脏及肝脏、心脏效应细胞、毛发运动平滑肌	皮肤、黏膜和内脏血管收缩，心肌收缩力增强，血压上升，散瞳	升血压、抗休克
α_2	中枢突触后膜、血管平滑肌、血小板、脂肪细胞	抑制去甲肾上腺素释放，血压下降，血小板聚集，抑制脂肪分解	降血压
β_1	心脏、肾小球旁系细胞、脑干	心肌收缩力增强，心率加快，血压上升，脂肪分解加快	强心、抗休克
β_2	支气管和血管平滑肌、骨骼肌、子宫肌、胃肠道、肝脏	支气管和血管扩张，促进骨骼肌摄取钾，糖原分解加快	平喘、改善微循环
β_3	脂肪细胞	—	治疗肥胖症、降血糖

肾上腺素能神经系统药物包括拟肾上腺素药物和抗肾上腺素药物，化学结构与肾上腺素相似，主要作用于肾上腺素受体环节，或者合并其他作用。拟肾上腺素药物通过兴奋交感神经而发挥作

用，也称作拟交感神经药物。目前临床应用的肾上腺素受体激动剂，按其是否与 α 受体或 β 受体发生作用，分为直接作用药物、间接作用药物和混合作用药物。直接作用药物能够直接与肾上腺素受体结合，兴奋受体从而产生 α 型作用和 β 型作用，即肾上腺素受体激动剂；间接作用药物能促进肾上腺素能神经末梢释放递质，但不与肾上腺素受体直接结合，其通过增加受体部位的去甲肾上腺素浓度而间接发挥作用；混合作用药物则同时具有直接和间接作用。

按照对受体的不同选择性，拟肾上腺素药物又分为：①非选择性 α 和 β 受体激动剂；②选择性 α 受体激动剂；③选择性 β 受体激动剂。拟肾上腺素药物作用于不同的肾上腺素受体亚型会产生不同的生理效应。兴奋 α_1 受体的药物，临床用于升高血压和抗休克，兴奋 α_2 受体的药物，用于治疗鼻黏膜充血和降眼压；兴奋中枢 α_2 受体的药物，用于降血压；兴奋 β_1 受体的药物，用于强心和抗休克；兴奋中枢 β_2 受体的药物，用于平喘、改善微循环和防止早产；β_3 受体激动剂可发展成为治疗肥胖症和糖尿病的药物。

本节主要介绍作用于肾上腺素能 β 受体的药物，包括 β 肾上腺素能受体激动剂和 β 肾上腺素能受体阻滞剂。

一、β 肾上腺素能受体激动剂

β 肾上腺素能受体激动剂可分为非选择性 α 和 β 受体激动剂与选择性 β 受体激动剂。非选择性 α 和 β 受体激动剂同时具有较强的 α 受体和 β 受体兴奋作用，主要代表药物有肾上腺素、盐酸麻黄碱和盐酸多巴胺等。选择性 β 受体激动剂主要有选择性 β_1 受体激动剂和 β_2 受体激动剂。

肾上腺素 epinephrine

化学名为 (R)-4-[1-羟基-2-(甲氨基)乙基]-1,2-苯二酚 (4-[(1R)-1-hydroxy-2-(methylamino)ethyl]-1,2-benzenediol)。

本品为白色或类白色结晶性粉末；无臭，味苦；在水中极微溶解，在乙醇、三氯甲烷、乙醚、脂肪油或挥发油中不溶；在无机酸或氢氧化钠溶液中易溶，在氨溶液或碳酸钠溶液中不溶。熔点206～212℃，熔融时同时分解。在中性或碱性水溶液中不稳定，饱和水溶液呈弱碱性反应。

本品具有邻二酚羟基结构，遇到空气中的氧或其他弱氧化剂及日光照射等均能使其氧化变质，生成红色的肾上腺素红，继而聚合生成棕色多聚体。其水溶液在空气、日光中露天放置亦会氧化变色。加入焦亚硫酸钠等抗氧剂可防止氧化。储存时应避光密闭保存。

肾上腺素红

本品具有 β-苯乙醇胺的结构骨架，其 β 碳的绝对构型对活性有显著影响。天然肾上腺素受体

激动剂的 β 碳均为 *R*-构型。*R*-构型肾上腺素为左旋体，其活性是右旋体的 12 倍，消旋体的 2 倍。临床均使用其左旋体。

本品水溶液加热或室温放置后可发生消旋化而降低活性。消旋化速度与 pH、温度等有关，pH < 4 条件下或温度升高使消旋速度加快。《中国药典》（2020 年版）规定本品注射液的 pH 应为 2.5～5.0。

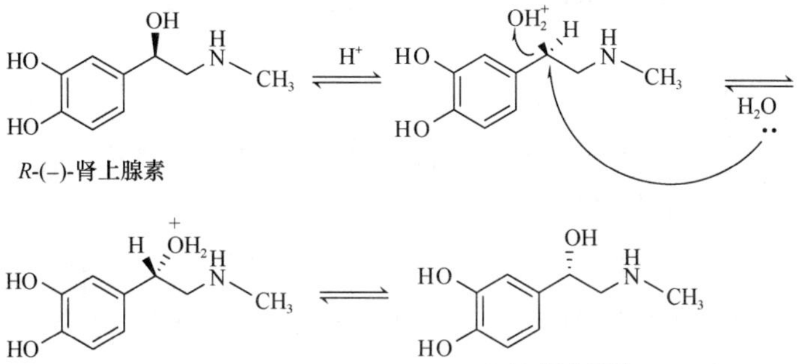

本品是内源性活性物质，同时具有较强的 α 受体和 β 受体兴奋作用，为非选择性肾上腺素能受体激动剂。能兴奋心脏，收缩血管、松弛支气管平滑肌。临床上用于过敏性休克、心搏骤停和支气管哮喘的急救，还可制止鼻黏膜和牙龈出血。与局麻药物合用可减少毒副作用，并减少手术部位出血。因其易被消化液分解，不宜口服。临床常用其注射剂，如盐酸肾上腺素或酒石酸肾上腺素注射液。

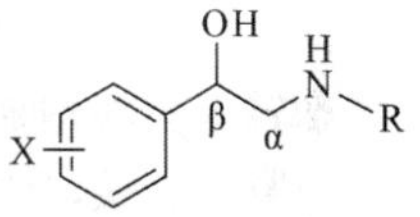

肾上腺素的 β-苯乙胺结构骨架是目前临床应用的绝大多数拟肾上腺素药物的基本结构，取代苯基与脂肪族伯胺或仲胺间隔两个碳原子，二碳链增长或缩短均使药理作用降低；β 位常有羟基取代。

本品的合成以邻苯二酚为原料，在三氯氧磷存在下与氯乙酸缩合，生成 α-氯-3,4-二羟基苯乙酮，再经甲胺胺化、催化氢化、中和，最后用酒石酸拆分，制得本品。

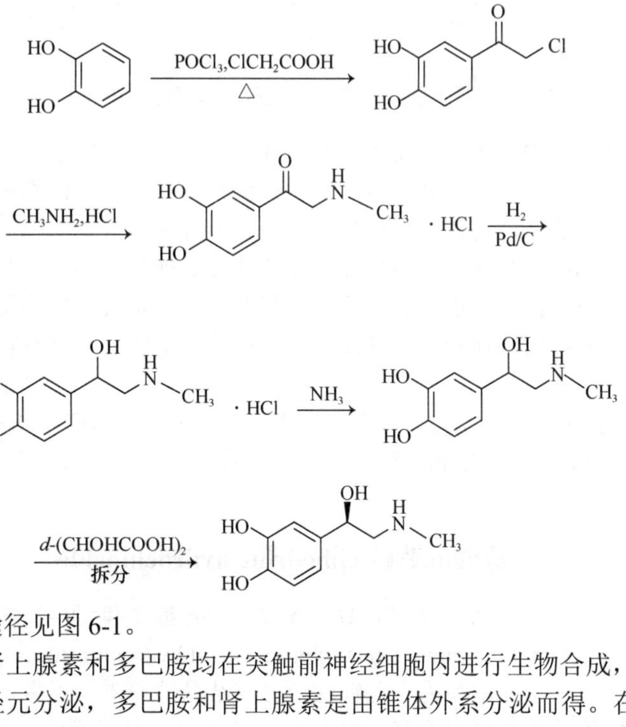

肾上腺素的代谢途径见图 6-1。

肾上腺素、去甲肾上腺素和多巴胺均在突触前神经细胞内进行生物合成，其中，去甲肾上腺素由交感神经节后神经元分泌，多巴胺和肾上腺素是由锥体外系分泌而得。在细胞质内，*L*-酪氨酸在酪氨酸羟化酶作用下，形成左旋多巴，再经芳香氨基酸脱羧酶催化脱羧得多巴胺；多巴胺经

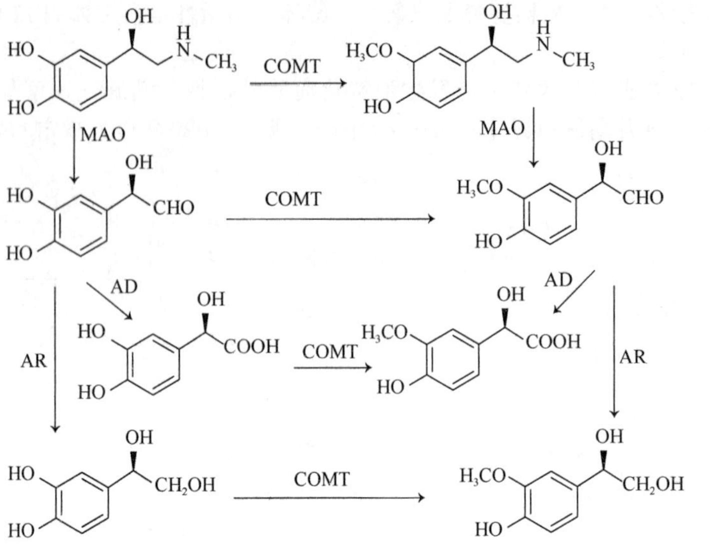

图 6-1 肾上腺素的代谢途径

COMT：儿茶酚氧位甲基转移酶；MAO：单胺氧化酶；AR：醛还原酶；AD：醛脱氢酶

主动转运至囊泡储存，并进一步经多巴胺-β-羟化酶（dopamine β-hydroxylase，DBH）作用转化为去甲肾上腺素，去甲肾上腺素继续发生甲基化，生成肾上腺素。生物合成途径见图 6-2。

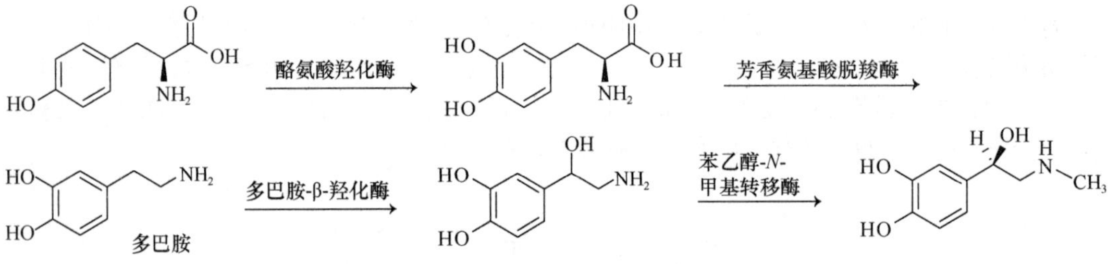

图 6-2 肾上腺素、去甲肾上腺素和多巴胺的生物合成

在体内生物合成途径中，多巴胺是去甲肾上腺素和肾上腺素的前体，也是临床上广泛使用的肾上腺素能受体激动剂之一。多巴胺与肾上腺素在结构上的最主要区别是 β 位没有羟基取代。多巴胺可兴奋 α 受体和 β 受体，尤其对心脏 β_1 受体的激动作用较强。临床上应用其盐酸盐作为抗休克药物，治疗慢性心功能不全和各类型休克，如急性心肌梗死、创伤、肾衰竭及心脏手术等引起的休克等。因多巴胺还可扩张肾脏血管、增强肾脏血流量，具有利尿作用，因此对同时伴有肾功能不全、心排血量降低和周围血管阻力增高而已补足血容量的患者更有特别意义，可作为选择性血管扩张药物。

肾上腺素能神经递质主要经儿茶酚胺-O-甲基转移酶（COMT）或单胺氧化酶（MAO）催化，分别发生甲基化和氧化脱氨等继续代谢消除。部分可扩散进入效应器细胞并被 COMT 快速代谢失活。

盐酸麻黄碱 ephedrine hydrochloride

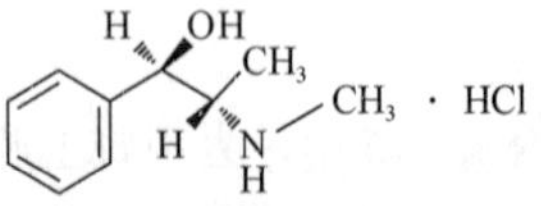

化学名为 (1R, 2S)-2- 甲氨基-1- 苯基-1- 丙醇盐酸盐 ((1R, 2S)-2-methylamino-1-phenylpropan-1-ol hydrochloride)，又名麻黄素。

本品为白色针状结晶或结晶性粉末；无臭，味苦；在水中易溶，在乙醇中溶解，在三氯甲烷或乙醚中不溶。熔点 217～220℃。水溶液呈左旋，较稳定，遇光、空气和热不易被破坏。

本品具有 α-氨基-β-羟基化合物的特征反应，能被高锰酸钾、铁氰化钾等氧化生成苯甲醛和甲胺，前者具特臭，后者可使红色石蕊试纸变蓝。

本品分子中含两个手性碳，共有四个旋光异构体。一对对映异构体为赤藓糖型，称为麻黄碱；另一对对映异构体为苏阿糖型，称为伪麻黄碱。药用麻黄碱为 (1R, 2S)-赤藓糖型异构体，分子中与羟基相连的碳原子为 R-构型，与肾上腺素一致，活性最强，是临床主要药用异构体。药用伪麻黄碱为 (1S, 2S)-苏阿糖型异构体，对肾上腺素受体只有间接作用，拟肾上腺素作用比麻黄碱稍弱，但中枢副作用较小，广泛作为鼻充血减轻剂用于感冒治疗复方药物。

(−)-麻黄碱	(−)-伪麻黄碱	(+)-麻黄碱	(+)-伪麻黄碱
(1R, 2S)	(1R, 2R)	(1S, 2R)	(1S, 2S)

麻黄碱对 α 受体和 β 受体均有激动作用，属于混合作用型药物，呈现松弛支气管平滑肌、收缩血管和兴奋心脏等作用。

本品既与肾上腺素受体结合，又能促进肾上腺素能神经末梢释放递质，属于混合作用型药物。由于麻黄碱分子中的苯环无酚羟基取代，极性较弱，与儿茶酚胺类药物相比，较易通过血脑屏障进入中枢神经系统，故具有中枢兴奋作用。临床上用于治疗支气管哮喘、过敏反应、低血压及鼻黏膜充血肿胀引起的鼻塞等。用量过大或长期连续使用会产生震颤、焦虑、失眠、心悸等不良反应。本品被列为国家第一类易制毒化学品，是苯丙胺类毒品及其类似物的合成中间体，其生产和处方剂量均有特殊管理规定。

麻黄碱的结构与肾上腺素类药物相对比，具有两个特点：①苯环上不带有酚羟基。酚羟基的存在通常使作用增强，尤以 3′, 4′-二羟基取代化合物活性最强。但具有儿茶酚结构的化合物，极易被 COMT 代谢而降低口服活性。本品无酚羟基，不受 COMT 的影响，虽然作用强度低于肾上腺素，但是体内作用时长显著增加。同时，无取代的苯环使极性大为降低，易通过血脑屏障进入中枢神经系统，从而具有较强的中枢兴奋作用。②α 碳上带有一个甲基，因空间位阻不易被 MAO 代谢，也使稳定性增加，作用时间延长。但 α 碳上的烷基取代使活性降低，中枢毒性增大。

本品口服后在肠内易吸收，并可进入脑脊液。吸收后极少量被脱氨氧化或经 N-去甲基化转化，79% 以原型药经肾脏排泄。其作用持久，$t_{1/2}$ 为 3～4h，代谢、排泄较慢。

麻黄碱为天然产物中的生物碱成分，主要存在于草麻黄和木贼麻黄等植物。最初于 1887 年发现，1930 年起用于临床。我国的主要生产方法是从麻黄中提取分离得到。本品也可用发酵法制得。以苯甲醛和蔗糖为起始原料，在啤酒酵母存在下，经缩合生成左旋中间体，再与甲胺缩合、催化氢化，即得 (1R, 2S)-(−)-麻黄碱。

沙丁胺醇 salbutamol

化学名为 1-(4-羟基-3-羟甲基苯基)-2-(叔丁氨基)乙醇 (1-(4-hydroxy-3-hydroxymethylphenyl)-2-(tertbutylamino) ethanol)，又名阿布叔醇（albuterol）。

本品为白色结晶性粉末；无臭；几乎无味；在乙醇中溶解，水中略溶，在乙醚中不溶。熔点 154~158℃，熔融时同时分解。

沙丁胺醇结构中具有酚羟基，可与三氯化铁试液产生紫色，加碳酸氢钠试液产生橙黄色浑浊。

沙丁胺醇可选择性地激动支气管平滑肌 β_2 受体，为选择性 β_2 受体激动剂，具有明显扩张支气管的作用，作用较异丙肾上腺素强 10 倍以上，且作用持久。沙丁胺醇对心脏 β_1 受体作用较弱，增加心率的作用仅为异丙肾上腺素的 1/7。临床主要用于治疗支气管哮喘、哮喘型支气管炎和肺气肿患者的支气管痉挛等。近期研究表明，沙丁胺醇右旋体对骨骼肌慢收缩纤维的 β_2 受体有激动作用，可造成肌肉震颤；而左旋体无此不良反应。左旋沙丁胺醇（levalbuterol）已作为新药上市，在消旋体的 1/4 剂量下，即可产生相同疗效。

本品从胃肠道吸收，主要在肠壁和肝脏中代谢，进入循环的原型药少于 20%。在犬、家兔和大鼠体内分别有 10%、90% 和 40% 的药物形成无活性的葡糖醛酸结合物。在人体内，则多数代谢成为极性代谢物经由肾脏排泄，如人体中给药剂量的 25% 代谢为 4-O-硫酸酯形式。

本品可由对羟基苯乙酮经氯甲基化、酯化、溴化、缩合、水解、游离和氢化来制备。

沙丁胺醇结构中的叔丁氨基对其作用的选择性至关重要。构效关系研究表明，苯乙醇胺基本结构为活性必需；苯环的 C-3′ 位羟甲基换为羟乙基使活性增强，换成羟丙基活性大大降低，若以氨甲基或其他基团取代则活性降低；苯环 C-4′ 位羟基为活性必需；氨基上的取代基为叔丁基时，增强对 β_2 受体的选择性；若换以对甲氧基苯异丙基，如沙甲胺醇，在增强活性的同时使作用时间延长。沙美特罗结构中的氨基连接弱极性的长侧链，也使作用增强并持久，是目前治疗哮喘夜间发作和哮喘维持治疗的理想药物。

沙甲胺醇
salmefamol

沙美特罗
salmeterol

异丙肾上腺素为最早使用的 β 受体激动剂，能兴奋 β_1 和 β_2 受体，有松弛支气管平滑肌的作用，其外消旋体盐酸盐临床上用于治疗支气管哮喘。但该药物可同时兴奋心脏而加快心率，产生心悸、心动过速等心脏副作用，因此寻找具有良好受体亚型选择性的 β 受体激动剂是开发新型强心药物和平喘药物的目标。

20 世纪 70 年代，一批选择性更高、作用时间更长、可口服给药的 β_2 受体激动剂开发上市。

这类同时具有抗炎作用及抑制过敏性介质释放的作用，是良好的长效平喘药物。代表性药物有克伦特罗、班布特罗和沙美特罗等（表 6-2）。目前，β_2 受体激动剂临床主要用于平喘，品种较多。少数品种因对子宫平滑肌或周围血管平滑肌作用较强，临床也用于抗早产及血管痉挛性疾病。

表 6-2　临床常用 β 肾上腺素能受体激动剂

药物名称	化学结构	特点
异丙肾上腺素 isoprenaline		β 受体激动剂，舌下含服，雾化吸收完全，口服无效；治疗支气管哮喘及心脏房室传导阻滞
普罗托醇 protokylol		对支气管平滑肌有较高选择性，平喘效力强，对心血管系统的影响较小；用于支气管哮喘、喘息样支气管炎等，尤其适用于对其他肾上腺素类平喘药耐药的患者
多巴酚丁胺 dobutamine		选择性 β_1 受体激动剂，可增加心肌收缩力和心搏出量，不影响动脉压和心率。右旋体作用更强。临床使用外消旋体，用于治疗器质性心脏病引起的心力衰竭、心肌梗死所致的心源性休克及术后低血压
普瑞特罗 prenalterol		芳氧丙醇胺类化合物，选择性 β_1 受体激动剂；对肺及血管 β_2 受体无明显作用，适用于急慢性心力衰竭的治疗
扎莫特罗 xamoterol		芳氧丙醇胺类化合物，选择性作用 β_1 受体，具有双重作用，交感神经功能低下时，可产生正性肌力作用和正性频率作用，而当交感神经功能亢进时，则产生负性肌力作用。临床用于伴有心肌梗死的心力衰竭的治疗
特布他林 terbutaline		间苯二酚衍生物，选择性 β_2 受体激动剂；扩张支气管作用与沙丁胺醇相近。临床用于治疗支气管哮喘和支气管痉挛
克伦特罗 clenbuterol		选择性 β_2 受体激动剂，扩张支气管平滑肌作用强而持久，是同剂量沙丁胺醇的 100 倍；用于治疗支气管哮喘、喘息性支气管炎等
福莫特罗 formoterol		选择性长效 β_2 受体激动剂，具有支气管舒张作用，且呈剂量依赖关系；同时具有抗组胺作用，吸入给药时，数分钟即可减少气道阻力
沙美特罗 salmeterol		选择性长效 β_2 受体激动剂，作用时间长达 12h，可有效控制夜间哮喘和由运动诱发的哮喘，吸入后起效较慢，不适于急性哮喘发作

苯乙醇胺类拟肾上腺素能药物氮原子上取代基的体积对 α 和 β 受体效应的相对强弱有显著影响。无取代基如去甲肾上腺素主要为 α 受体效应，对 β 受体作用微弱。当取代基体积增大，α 受体效应减弱，β 受体效应则增强。肾上腺素为 N-甲基取代，兼作用于 α 和 β 受体。当取代基为异丙基时，以 β 受体效应为主。N-取代基对药物与 β 受体结合部位的选择性亦有重要影响，与氨基相结合的天冬氨酸残基侧具有亲脂性口袋，能够容纳较大烷基；而 α 受体结合部位无类似结构。取代基的体积增大有利于与 β 受体以疏水键结合，并使 β 受体变构、与拟肾上腺素药 β-羟基形成氢键。其中，为异丙基、叔丁基或环戊基取代时，可使 β 效应得到最有效的增强。另外，氮原子上的不同取代基还可对不同的 β 受体亚型产生选择作用。综上所述，可将苯乙醇胺类肾上腺素受体激动剂的构效关系总结于图 6-3。

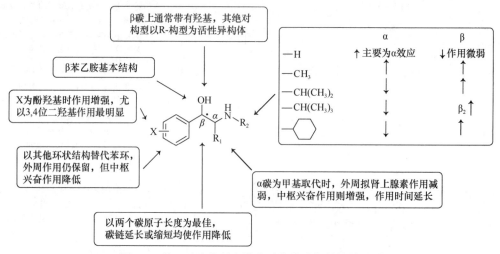

图 6-3 苯乙醇胺类肾上腺素受体激动剂的构效关系

二、β 肾上腺素能受体阻滞剂

盐酸普萘洛尔 propranolol hydrochloride

化学名为 1-(异丙基氨基)-3-(萘-1-基氧基) 丙-2-醇盐酸盐 (1-(isopropylamino)-3-(naphthalen-1-yloxy) propan-2-ol hydrochloride)。

本品为白色或类白色结晶性粉末，无臭，味微甜而后苦，遇光易变质。在水或乙醇中溶解，在三氯甲烷中微溶。水溶液呈弱酸性。熔点 162～165℃。

盐酸普萘洛尔结构中含有氨基丙醇侧链，属于芳氧丙醇胺类化合物，具有碱性，可与盐酸成盐。分子中含有一个手性碳，其 S-构型（左旋体）活性强，R-构型（右旋体）活性弱，药用品为外消旋体。

知识链接　　　　　　　　　普萘洛尔的发现

1948 年，阿尔奎斯特（Ahlquist）首次提出肾上腺素受体具有 α 和 β 两种亚型；20 世纪 50 年代中期，英国皇家学院医院的布莱克（Black）博士设想，具有 β 受体阻滞作用的药物可能对心绞痛患者有治疗作用，可通过阻断交感神经和减少心肌耗氧量进行冠心病的治疗。此时，Lilly 公司合成得到能够阻断 β 受体的 3, 4-二氯异丙肾上腺素；但因其具有拟交感活性，并非真正的 β 受体阻滞药物。1962 年，布莱克研制得到丙萘洛尔，几乎无内在拟交感活性，是第一种临床有用的 β 受体阻滞剂。其后在芳基乙醇胺结构中引入氧亚甲基，得到芳氧丙醇胺类药物，发现其阻断 β 受体作用更强。1964 年开发得到非选择性 β 受体阻滞剂普萘洛尔，该药几乎无内在拟交感活性，亦未发现致癌倾向，至今仍广泛用于临床。普萘洛尔成为研究 β 受体阻滞剂的模式药物。由于布莱克在新药研制方面提出更为合理的方法，他和其他两位科学家分享了 1988 年诺贝尔生理学或医学奖的殊荣。

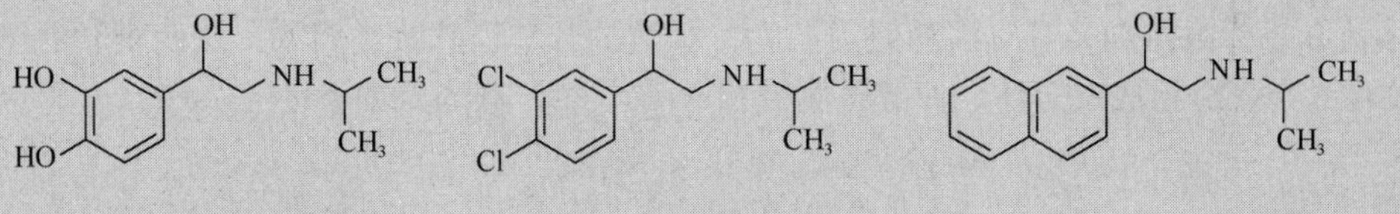

异丙肾上腺素　　　　　　　3,4-二氯异丙肾上腺素　　　　　　　丙萘洛尔

本品对热稳定，对光、酸不稳定，在酸性溶液中，侧链氧化分解。其水溶液与硅钨酸试液反应呈淡红色沉淀。

本品在体内代谢生成 α-萘酚，再与葡糖醛酸结合排出，亦能经侧链氧化生成 α-羟基-3-(1-萘氧基)-丙酸，如图 6-4 所示。

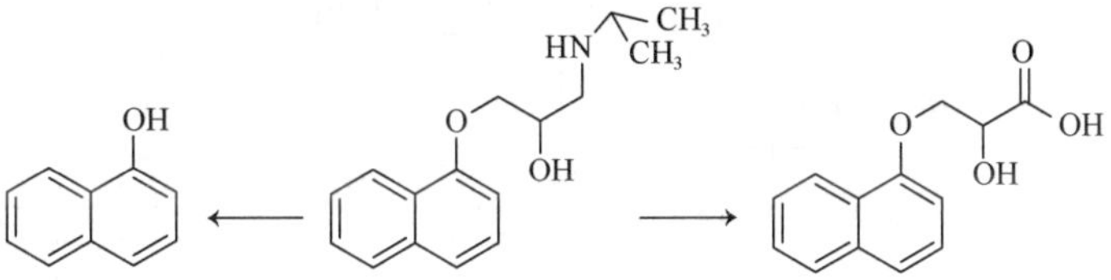

图 6-4　普萘洛尔的代谢途径

本品临床上用于心绞痛、窦性心动过速、心房扑动及颤动等室上性心动过速，也可用于房性或室性早搏及高血压等病的治疗。本品对支气管哮喘患者忌用。

用 α-萘酚与氯代环氧丙烷反应得 1, 2-环氧-3-(α-萘氧) 丙烷，再与异丙胺缩合得 1-异丙氨基-3-(α-萘氧)-2-丙醇，与盐酸成盐得本品。

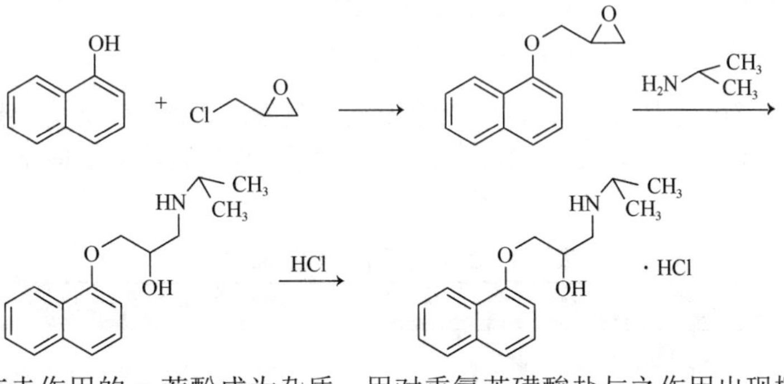

反应中经常有未作用的 α-萘酚成为杂质，用对重氮苯磺酸盐与之作用出现橙红色，可作为杂质检查反应。

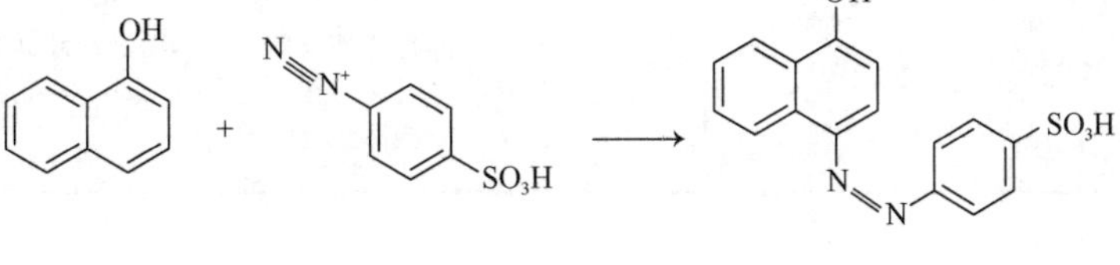

20 世纪 70～80 年代，对 β 受体阻滞剂的研究有了飞速发展，许多有临床应用价值的 β 受体阻滞剂被发现。具有选择性抑制交感性心脏兴奋作用的 4-取代苯氧丙胺类药物如普拉洛尔的出现，使人们认识到 β 受体并非完全相同，并借此研究发现 β 受体可分为 β_1 和 β_2 两种亚型。前者主要存在于心脏，而后者分布于血管和支气管平滑肌。一个器官常常同时存在 β_1 和 β_2 亚型，如心房以 β_1 为主，但也含有 1/4 的 β_2 受体。在人体肺组织中，β_1 与 β_2 受体之比为 3：7。

根据已经用于临床的各种 β 受体阻滞剂对 β_1、β_2 受体亚型亲和力的差异，可以将 β 受体阻滞剂分为以下三种类型：①非选择性 β 受体阻滞剂，即同一剂量对 β_1 和 β_2 受体产生相似幅度的拮抗作用；②选择性 β_1 受体阻滞剂；③非典型的 β 受体阻滞剂。

大多数 β 受体阻滞剂为芳氧丙醇胺类药物，少数为芳基乙醇胺类药物。这两类 β 受体阻滞剂的结构均由 3 个部分组成：芳环、仲醇胺侧链和 N-取代物，其通式如下：

芳环 ← Ar(O)$_n$ ┈ OH / H ┈ NH—R → N-取代物
仲醇胺侧链
$n=0$ 芳基乙醇胺类
$n=1$ 芳氧丙醇胺类

芳氧丙醇胺类和芳基乙醇胺类 β 受体阻滞剂具有相似的构效关系，如图 6-5 所示。

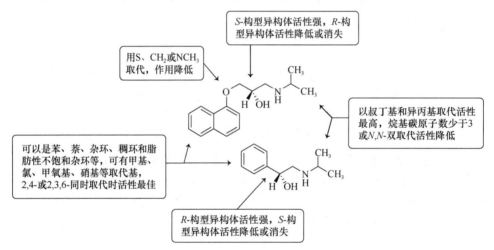

S-构型异构体活性强，R-构型异构体活性降低或消失

用 S、CH_2 或 NCH_3 取代，作用降低

以叔丁基和异丙基取代活性最高，烷基碳原子数少于 3 或 N,N-双取代活性降低

可以是苯、萘、杂环、稠环和脂肪性不饱和杂环等，可有甲基、氯、甲氧基、硝基等取代基，2,4-或 2,3,6-同时取代时活性最佳

R-构型异构体活性强，S-构型异构体活性降低或消失

图 6-5　β 受体阻滞剂的构效关系

为克服普萘洛尔用于心律失常时有抑制心脏和对支气管疾病患者可诱发哮喘的副作用，通过以普萘洛尔为先导化合物的构效关系分析，从药理作用及化学结构两方面特征设计出了许多类似物（表 6-3）。

表 6-3　临床常用 β 受体阻滞剂

药物名称	化学结构	特点
氧烯洛尔 oxprenolol		非选择性 β 受体阻滞剂，具有膜稳定作用，作用与普萘洛尔相似，但对心脏和支气管作用较弱。用于窦性心律过速、室性早搏及高血压等
吲哚洛尔 pindolol		非选择性长效 β 受体阻滞剂，具有内源性交感神经活性，但膜稳定作用较弱；每周服药 1～2 次，即可有效降低血压

药物名称	化学结构	特点
艾司洛尔 esmolol	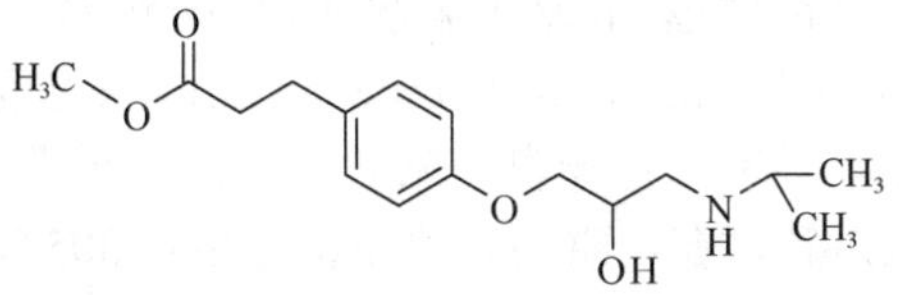	超短效β受体阻滞剂，芳基的母环已由萘环变为苯环，且4-取代碳链末端有一脂肪酸甲酯，易被血浆酯酶水解，半衰期只有8min。适用室性心律失常和急性心肌局部缺血的治疗，一旦发生副作用，停药后立即消失
氟司洛尔 flestolol	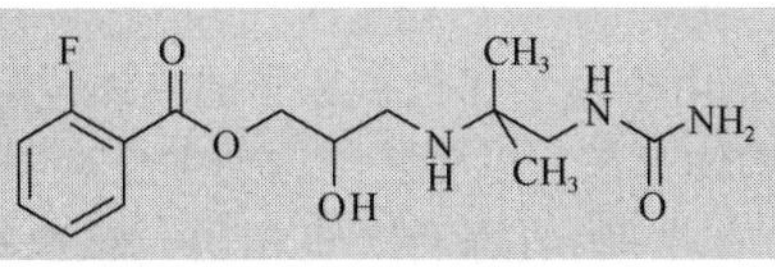	超短效β受体阻滞剂，半衰期约7min，为非选择性β受体阻滞剂，作用比艾司洛尔强10～50倍
比索洛尔 bisoprolol	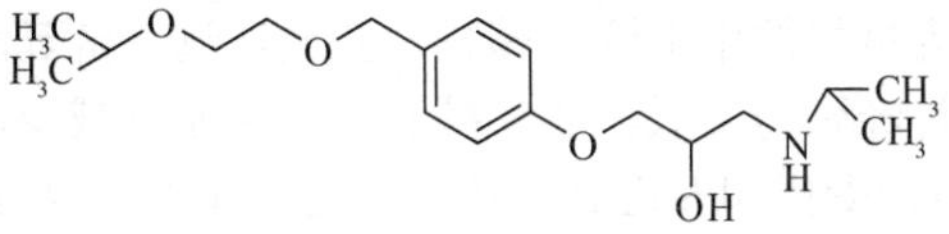	选择性β₁受体阻滞剂，无内源性拟交感神经作用；较普萘洛尔、美托洛尔强；口服几乎完全吸收，生物利用度达90%。用于高血压、心绞痛和心力衰竭
醋丁洛尔 acebutolol	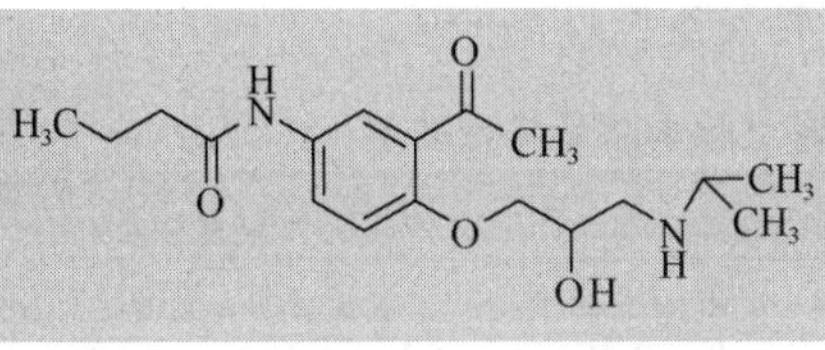	选择性β₁受体阻滞剂，作用与普萘洛尔相似，弱而持久；用于窦性心动过速、房性或室性早搏、房颤和房扑等
美托洛尔 metoprolol	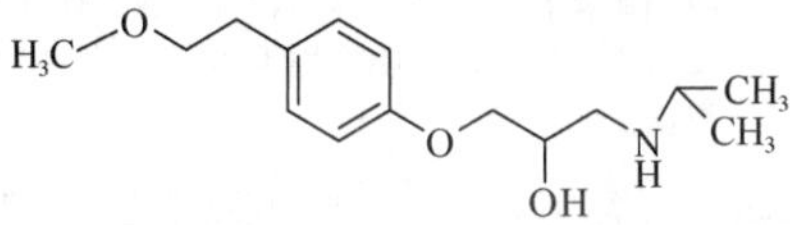	选择性β₁受体阻滞剂，对β₁受体的阻滞作用为β₂受体的75倍；用于高血压、心绞痛、慢性心力衰竭和心律失常等
拉贝洛尔 labetalol	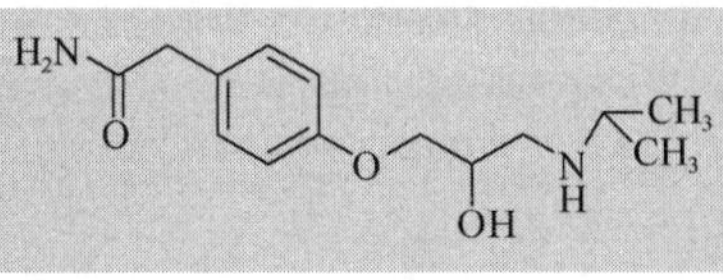	非典型的β受体阻滞剂，兼有α受体和β受体阻滞作用；可用于各型高血压
塞利洛尔 celiprolol	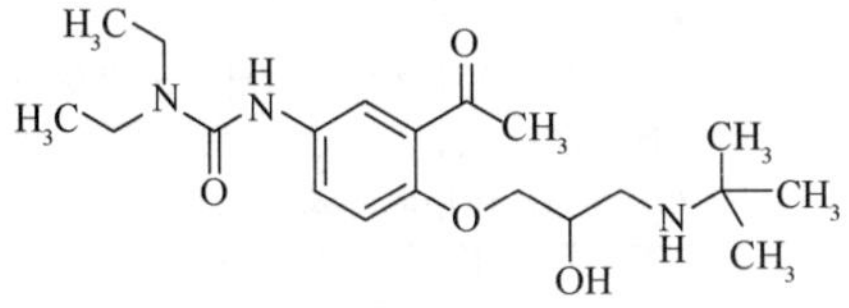	非典型的β受体阻滞剂，具有内源性交感神经活性和直接扩张血管作用；用于高血压和心绞痛，作用时效长

第二节　作用于α肾上腺素能受体的药物
Drugs acting on the α-adrenoceptors

　　心血管疾病药物种类繁多，更替也快，因而除在临床上常用的防治药物之外，尚有许多临床上以前用过现在已不常用或使用较少的药物，它们包括作用于α肾上腺素能受体的药物及作用于血管平滑肌和交感神经末梢的药物。

　　α肾上腺素能受体有两种：突触前α₂受体和突触后α₁受体。α₂受体兴奋后，可使去甲肾上腺素释放减少，引起心率减慢，血管平滑肌松弛，血压下降；而α₁受体被阻滞后，也可引起血管扩张，血压下降。作用于α肾上腺素能受体的药物可分为：α肾上腺素能受体激动剂和α肾上腺素能受体阻滞剂。

　　α肾上腺素能受体激动剂可分为三类：α₁和α₂受体激动剂，α₁受体激动剂，α₂受体激动剂。

盐酸可乐定 clonidine hydrochloride

化学名为 *N*-(2, 6- 二氯苯基) 咪唑啉-2- 亚胺盐酸盐 (*N*-(2, 6-dichlorophenyl) imidazolidin-2-imine hydrochloride)，又名氯压定。

本品为白色结晶性粉末；无臭，略有甜味；在水或乙醇中溶解，在三氯甲烷中极微溶解，在乙醚中几乎不溶。熔点 305℃，熔融时同时分解。

本品为咪唑环通过亚氨基与二氯取代苯相连，由于两个邻位氯原子的立体位阻效应，苯环与咪唑环不在同一平面。有亚胺型和氨基型互变异构体存在，以亚胺结构为主。

本品为 α_2 受体激动剂（表 6-4），pK_a 为 8.0，在生理 pH 条件下有相当一部分未被离子化，易进入中枢神经系统，直接激动 α_2 受体。本品为良好的中枢降压药物，主要通过兴奋延髓心血管中枢神经元突触后膜上的 α_2 受体，使外周交感神经张力降低，心率减慢，心排血量减少，外周阻力降低，实现降低血压。本品还对胆碱受体、阿片受体和多巴胺受体有一定亲和力，故可产生镇静、口干、嗜睡等副作用。临床上主要用于治疗原发性及继发性高血压。

表 6-4 临床常用 α 肾上腺素能受体激动剂

药物名称	化学结构	特点
去甲肾上腺素 norepinephrine		α_1 和 α_2 受体激动剂，主要激动 α 受体，对 β 受体亲和力稍弱。收缩血管和升高血压作用较肾上腺素强，而兴奋心脏、扩张支气管作用较弱。临床用于休克、药物中毒性低血压及消化道出血的治疗
间羟胺 metaraminol		α_1 和 α_2 受体激动剂，主要激动 α 受体；升压效果比去甲肾上腺素稍弱，但较持久；有中等强度加强心脏收缩的作用。适用于各种休克及手术时低血压，在一般剂量下不会出现心律失常，可用于治疗心肌梗死性休克
甲氧明 methoxamine 去氧肾上腺素 phenylephrine		α_1 受体激动剂，直接选择性作用于 α_1 受体的拟肾上腺素能药物，具有收缩血管、升高血压的作用。无儿茶酚结构，不被 CMOT 代谢，作用时间长于儿茶酚胺类，可口服。升压作用中等。甲氧明用于低血压患者升压。去氧肾上腺素可兴奋虹膜瞳孔扩大肌引起散瞳，用于检查眼底
可乐定 clonidine		α_2 受体激动剂，主要通过兴奋延髓心血管中枢神经元突触后膜上的 α_2 受体，使外周交感神经张力降低，心率减慢，心排血量减少，外周阻力降低，实现降压作用。治疗原发性及继发性高血压
莫索尼定 moxonidine		α_2 受体激动剂，通过兴奋中枢 α_2 受体和咪唑啉 I_1 亚型受体，使血管扩张、血压下降。对 I_1 受体选择性较强，不良反应少于可乐定。可直接产生中枢性降低作用。临床用于治疗原发性高血压，不良反应有口干、疲乏等
利美尼定 rilmenidine		α_2 受体激动剂，以噁唑作为咪唑环的电子等排体，副作用小，不抑制心脏收缩，不改变肾功能

续表

药物名称	化学结构	特点
胍那苄 guanabenz	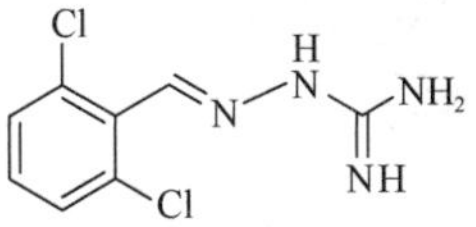	
胍法辛 guanfacine	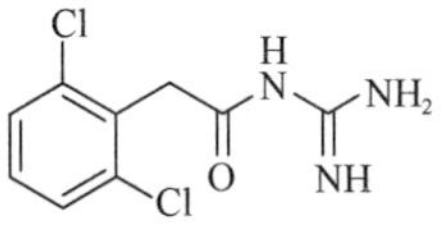	α₂ 受体激动剂，作用与可乐定相似；适用于中、轻度高血压

α 受体阻滞剂可选择性阻断与血管收缩相关的 α 受体效应，发挥降压作用。在临床上主要用于降血压、改善微小循环等。根据药物对受体亚型选择性不同，有非选择性 α 受体阻滞剂和选择性 α 受体阻滞剂两大类。

非选择性 α 受体阻滞剂对 α_1 受体和 α_2 受体无选择性，在阻滞 α_1 受体产生降压作用的同时，又阻滞 α_2 受体，促使去甲肾上腺素释放并升高血压，因而降压作用不显著，同时具有较多不良反应。例如，酚妥拉明（phentolamine），为短效抗高血压药物，主要用于嗜铬细胞瘤的诊断治疗，特别适合于嗜铬细胞瘤患者可能出现的高血压危象及充血性心力衰竭的治疗。常与甲烷磺酸成盐以供药用，能阻滞血管平滑肌上的 α_1 受体，引起血管扩张、血压下降，但同时又能阻滞中枢 α_2 受体而增加去甲肾上腺素的释放，引起心排血量增加，临床上较易出现心动过速或心律失常、鼻塞、恶心、呕吐等症状。而长效药物酚苄明（phenoxybenzamine）为 β-氯乙胺类衍生物，其结构与氮芥类烷化剂相似，因此作用持久。临床上主要用于外周血管痉挛性疾病、预防嗜铬细胞瘤的高血压、休克和神经性尿潴留等，但是临床上同样存在心动过速的副作用。

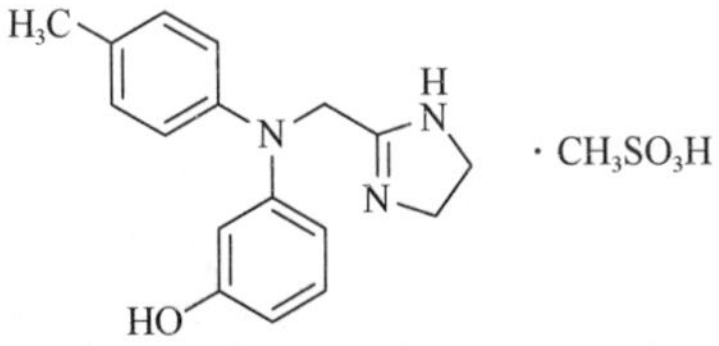

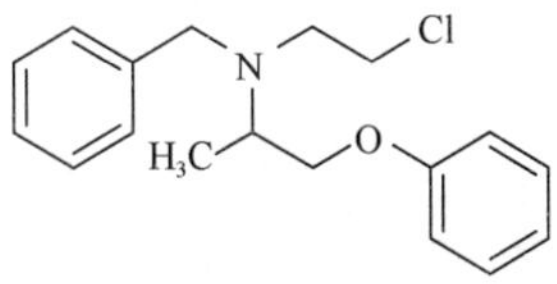

哌唑嗪（prazosin）是第一个被发现的选择性突触后 α_1 受体阻滞剂，对突触前 α_2 受体无明显作用，能同时扩张阻力血管和容量血管，产生降压作用的同时，不会引起心排血量增加，还能降低心脏负荷，用于充血性心力衰竭。其结构是 4-氨基-6, 7-二甲氧基喹唑啉与取代哌嗪的一个氮原子相连。与之后发现的同类药物如特拉唑嗪（terazosin）、多沙唑嗪（doxazosin）的区别在于哌嗪环上取代基不同，三种药物在某些药动学性质上存在差异。例如，特拉唑嗪是将哌唑嗪的呋喃环还原为四氢呋喃，亲水性增加，毒性降低，半衰期增长。而将呋喃环转换为苯并二氧六环，即得到多沙唑嗪，半衰期更长。

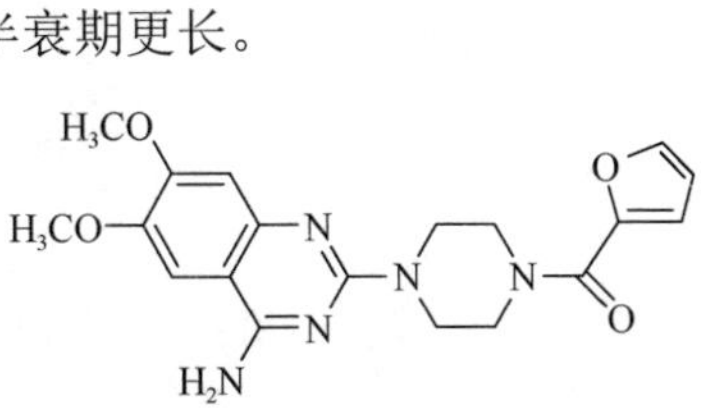

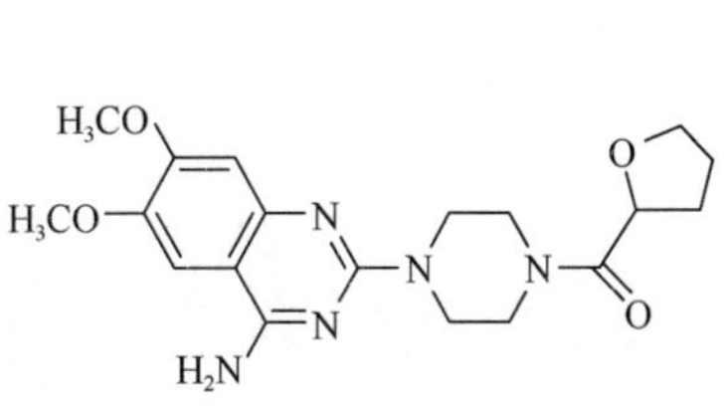

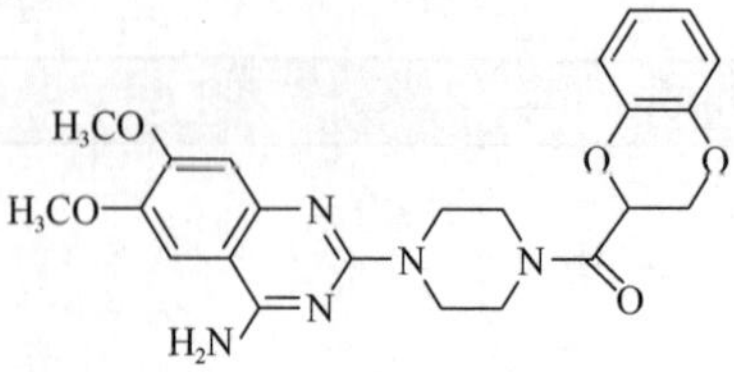

多沙唑嗪

一、思考题

1.根据对受体的不同选择性，拟肾上腺素药分为哪几类？各类型的代表药物及其结构是什么？

2.简述 β 受体阻滞剂的代表药物结构特点及临床用途，并指出该类药物的构效关系。

3.简述 α 受体激动剂的分类及其代表药物和结构。

二、案例分析

林某，女，26 岁，因上呼吸道感染入院就医，医生拟给予抗生素治疗。在进行青霉素皮试后 1min，发生头晕、心慌、面色苍白、呼吸困难、冷汗等症状，测量血压为 60/40mmHg。诊断为过敏性休克。请结合以上案例回答以下问题：

1.请查阅资料写出过敏性休克治疗的首选药物，包括通用名、化学结构。

2.在用于过敏性休克时，其作用机制是什么？用法用量有何注意事项？

（柴慧芳）

第七章 神经退行性疾病治疗药物
Drugs for neurodegenerative diseases

学习要求

1. 掌握多奈哌齐、左旋多巴的结构、化学名、理化性质、体内代谢及用途。

2. 熟悉神经退行性疾病治疗药物的结构类型和作用机制；盐酸美金刚、罗匹尼罗的结构、化学名及用途。

3. 了解神经退行性疾病治疗药物的发展，以及罗匹尼罗及多奈哌齐的合成路线。

神经退行性疾病（neurodegenerative disease）是一类以大脑和脊髓的神经元退行性病变或凋亡从而导致个体行为异常乃至死亡为主要特征的进行性疾病。该类疾病多发于中老年人群，主要包括阿尔茨海默病（Alzheimer disease，AD）、帕金森病（Parkinson disease，PD）、亨廷顿病（Huntington diasease，HD）、肌萎缩性侧索硬化（amyotrophic lateral sclerosis，ALS）、克-雅病（Creutzfeldt-Jakob disease，CJD）等。本章主要介绍抗阿尔茨海默病治疗药物和抗帕金森病治疗药物。

第一节 抗阿尔茨海默病药物
Anti-Alzheimer disease agents

老年痴呆症（senile dementia）可分为原发性痴呆症和血管性痴呆症，前者又称阿尔茨海默病，占老年痴呆症患者总数的 70% 左右。AD 是一种与年龄高度相关的、以进行性认知功能障碍和记忆力损害为主的中枢神经系统退行性疾病。表现为记忆力、判断力及抽象思维等一般智力的丧失，但视力、运动能力等则不受影响。

AD 与老化有关，但与正常老化又有本质区别。其发病机制十分复杂，现尚未完全明了，病变过程有多种因素参与。比较流行的假说有以下三种：β-淀粉样蛋白级联假说、Tau 蛋白过度磷酸化假说和神经递质乙酰胆碱假说。尽管有关 AD 的基础研究发展很快，但对 AD 致病的确切原因尚不清楚，迄今也无十分有效的治疗手段阻止或逆转病程。现在的药物治疗基于以下理由：AD 主要表现为认知和记忆障碍，而认知和记忆障碍的主要解剖基础为海马组织结构萎缩，功能基础主要为胆碱能神经兴奋传递障碍和中枢神经系统内乙酰胆碱受体变性，神经元数目减少。

目前采用的比较有特异性的治疗策略是增加中枢胆碱能神经功能，其中乙酰胆碱酯酶（AChE）抑制剂、*N*-甲基-*D*-天冬氨酸（NMDA）受体拮抗剂效果相对肯定。

知识链接 **阿尔茨海默病简介**

1901 年 11 月，一位名叫奥古斯特（Auguste）的 51 岁老妇人带着痴呆的表情接受了阿尔茨海默（Alzheimer）医生的诊治，Alzheimer 详细地记录了对她的第一次问诊，还给她拍了一张照片。通过对 Auguste 的观察后，Alzheimer 发现，虽然她表现出理解能力下降、迷惑、偏执、幻听等症状，但她最主要的病症还是记忆力的逐渐衰退。1906 年，Auguste 死后，Alzheimer 用 Nissl 染色法对她的脑切片进行染色，再通过显微镜仔细观察，发现了其脑切片有两个明显特征：小粟粒灶（后被称为淀粉样斑块）和颜色较深的神经原纤维（现被称为神经纤维缠结）。1910 年，克雷佩林（Kraepelin）教授将这种严重的老年痴呆症命名为 "Alzheimer disease"；1994 年国际阿尔茨海默病协会将每年的 9 月 21 日定为 "世界阿尔茨海默病日"。目前，我国有近 1000 万的阿尔茨海默病患者，本病在 65 岁以上人群中发病率约 5%。

盐酸多奈哌齐 donepezil hydrochloride

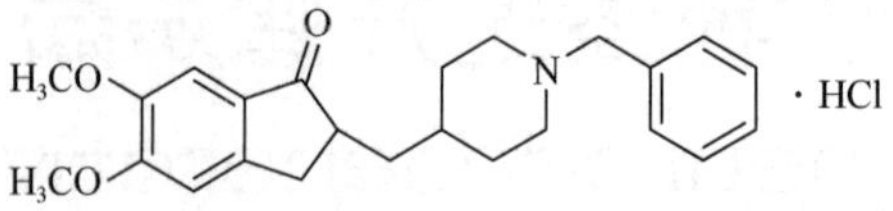

化学名为 2-[(1-苄基-4-哌啶基) 甲基]-5, 6-二甲氧基-1-茚酮盐酸盐 (2-[(1-benzyl-4-piperidinyl) methyl]-5, 6-dimethoxy-1-indanone hydrochloride)。

本品为白色结晶性粉末，无臭，在三氯甲烷中易溶，在水和乙酸中溶解，在乙醇和盐酸溶液中略溶，熔点 211～212℃ （分解）。

本品属哌啶类衍生物，是一种高选择性和可逆性的 AChE 抑制剂，于 1997 年上市，临床上主要用于治疗老年痴呆症，对轻、中度 AD 患者的临床症状有较好的改善作用，对血管性痴呆患者也有显著疗效，具有改善患者的认知功能和精神状态、延缓病情发展、保持脑功能活性等作用。

本品易透过血脑屏障进入中枢，对脑内 AChE 的抑制作用比对存在于外周神经系统的丁酰胆碱酯酶（BuChE）的作用强 1000 倍。临床应用外周不良反应少、毒性低、剂量小，患者耐受性较好。不良反应包括恶心、呕吐、腹泻等，但在继续治疗中会消失；尚无肝毒性报告。

本品口服吸收好，血浆蛋白结合率高于 90%，半衰期达 70～80h。本品主要由肝脏 CYP450 酶系中的 3A4 和 2D6 代谢，其主要代谢产物为 6-O-和 5-O-去甲基衍生物及其葡糖醛酸结合物，以及 N-去苄基衍生物和 N-氧化物。其中 6-O-去甲基衍生物在体外的抗胆碱酯酶活性与原型药相当，其血浆浓度为原型药的 20%。原型药及代谢产物经肾和消化道排出，见图 7-1。

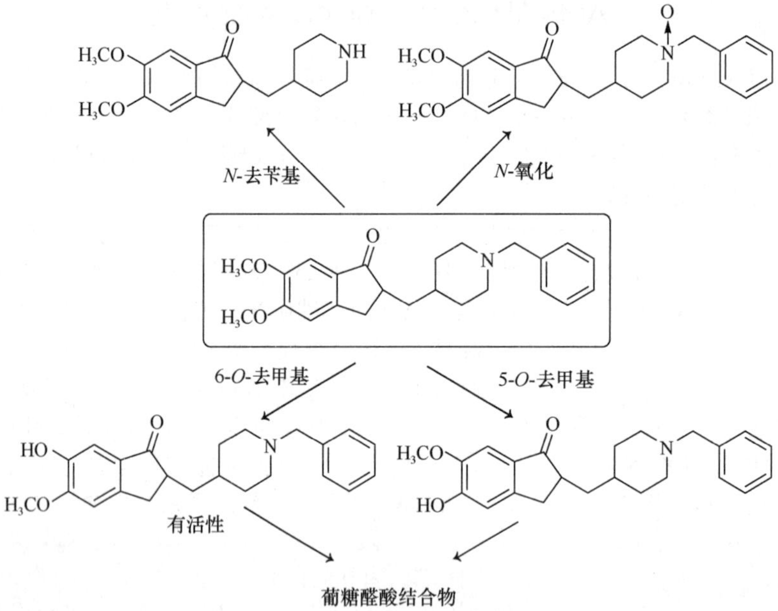

图 7-1 多奈哌齐的代谢途径

本品的制备可由 3, 4-二甲氧基苯甲醛与丙二酸在吡啶中缩合，经催化氢化制得 3-(3, 4-二甲氧基苯基)-丙酸，再以多聚磷酸（PPA）作为环合剂生成中间体 5, 6-二甲氧基-1H-茚酮；另将 N-苄基哌啶酮与碘化三甲基亚砜盐在氢氧化钠作用下反应得到环醚，经溴化镁催化重排生成中间体 N-苄基-4-哌啶基甲醛；将上述两个中间体在氢氧化钠作用下进行 Aldol 缩合反应，然后用 5% Pd-C 选择性催化氢化还原双键，再经盐酸酸化得本品。

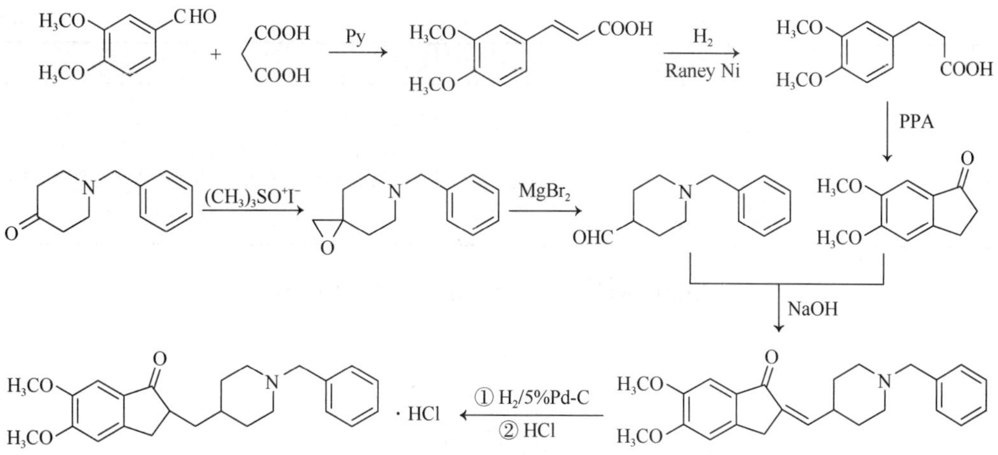

多奈哌齐的构效关系见图 7-2。

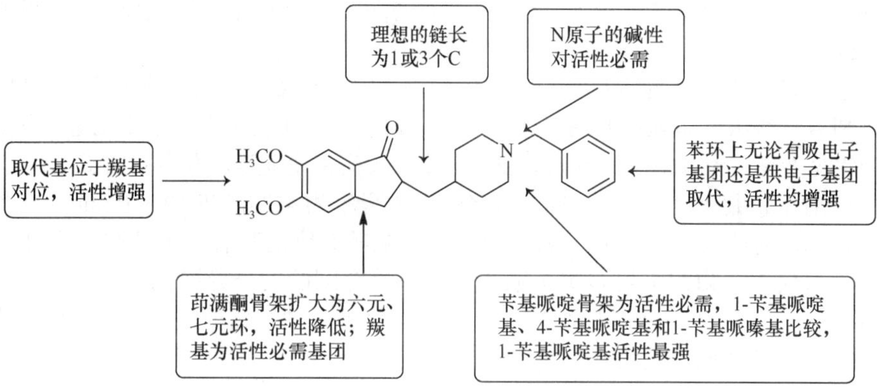

图 7-2 多奈哌齐的构效关系

AChE 抑制剂是目前明确用于 AD 治疗的药物，为胆碱能增强剂，通过抑制突触间隙内乙酰胆碱的降解，增加毒蕈碱受体及烟碱受体处乙酰胆碱的浓度，激动相应受体发挥神经保护作用，从而提高认知功能。除上述介绍的哌啶类 AChE 抑制剂外，现用于治疗 AD 的 AChE 抑制剂还包括吖啶类、氨基甲酸酯类及生物碱类等，这些 AChE 抑制剂的化学结构、特点及用途见表 7-1。根据与靶点的作用特点又可将这些抑制剂分为选择性 AChE 抑制剂和非选择性 AChE 抑制剂。

表 7-1 用于治疗 AD 的其他 AChE 抑制剂

药物名称	化学结构	特点
他克林 tacrine	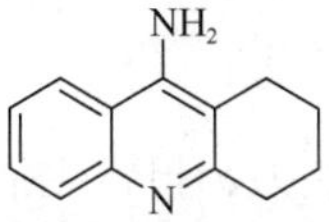	本品属氨基吖啶类化合物，是第一代非选择性 AChE 抑制剂，也是首个被 FDA 批准用于治疗轻、中度 AD 的药物，其作用时间相对较短，肝毒性大，现已撤离市场
利斯的明 rivastigmine	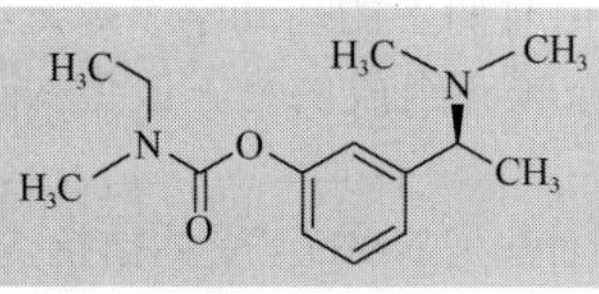	本品属氨基甲酸酯类化合物，是第三个被 FDA 批准用于治疗 AD 的 ChE 抑制剂，具有中枢选择性，尤其是在中枢的皮质及海马区有活性（这两个大脑区域是 AD 的病理部位），能选择性抑制这两个部位的 AChE 和 BuChE 活性，对轻、中度 AD 患者疗效明显
加兰他敏 galantamine	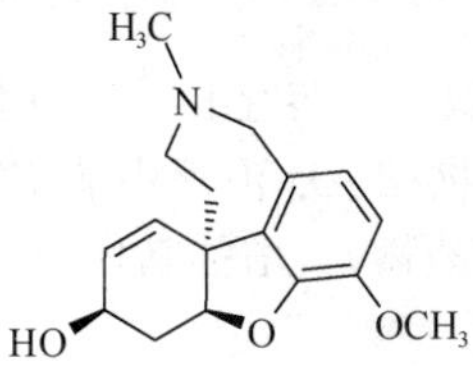	本品是从石蒜科植物石蒜中提取的生物碱，其氢溴酸盐作为治疗小儿麻痹后遗症、进行性肌营养不良，以及重症肌无力药物已使用多年。本品易透过血脑屏障，能明显抑制大脑皮质 AChE，已被 FDA 批准用于治疗老年痴呆，疗效肯定、安全，不良反应较少，可改善学习能力、记忆和认知功能

续表

药物名称	化学结构	特点
石杉碱甲 huperzine A	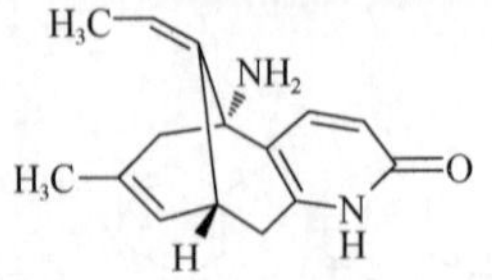	本品是我国科学家从石杉属植物千层塔中提取分离的生物碱，是一种高效、可逆和高选择性的 AChE 抑制剂，未出现严重不良反应，可用于治疗老年痴呆症和重症肌无力，也可改善其他原因引起的记忆障碍

盐酸美金刚 memantine hydrochloride

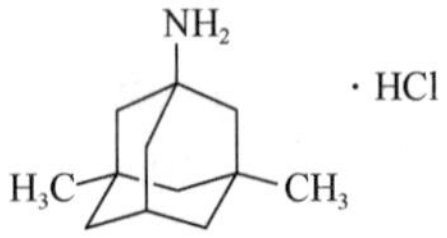

化学名为 3, 5-二甲基-1-氨基金刚烷盐酸盐 (3, 5-dimethyl-1-aminoadamantane hydrochloride)。

本品为白色或类白色结晶性粉末，无臭，溶于水和乙醇，微溶于三氯甲烷，不溶于乙醚。熔点 290～292℃。

本品属金刚烷胺类衍生物，是一种电压依赖性、中等程度亲和力的非竞争性 NMDA 受体拮抗剂，可阻断谷氨酸浓度病理性升高导致的神经元损伤，目前临床上用于中至重度的晚期 AD 患者。本品的常见不良反应有幻觉、意识混浊、头晕、头痛和疲倦等，发生率低于 2%。

本品的绝对生物利用度约为 100%，血浆蛋白结合率为 45%，在 10～40mg 剂量范围内的药动学呈线性，达峰时间（T_{max}）为 3～8h，食物不影响美金刚的吸收。本品在人体内约 80% 以原型存在，其主要代谢产物为 4-羟基美金刚和 7-羟基美金刚的同分异构体混合物、3-羟甲基-5-甲基-1-氨基金刚烷、N-羟基美金刚及 N-3, 5-二甲基-1-氨基金刚烷葡糖醛酸苷，但这些代谢产物对 NMDA 受体的拮抗活性低，见图 7-3。

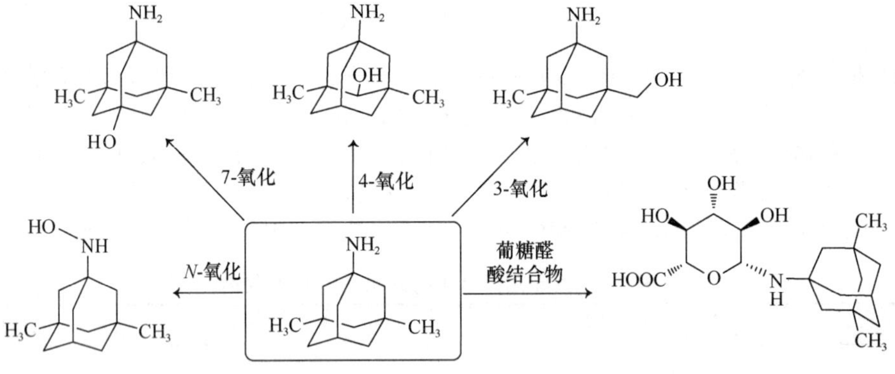

图 7-3   美金刚的代谢途径

本品与多奈哌齐联合使用 24 周，AD 患者的认知、行为能力、日常生活能力及总体评价等方面比单用多奈哌齐有显著改善，并且与多奈哌齐联合使用时两者的药动学参数无明显改变。2014 年 12 月 FDA 批准了 Actavis 公司研制的美金刚胺与多奈哌齐组成的复方胶囊 Namzaric™，用于中度至重度 AD 治疗。

由于盐酸美金刚与抗帕金森药金刚烷胺在化学结构上都是 NMDA 受体拮抗剂，应避免合用，以免发生药物中毒性精神病。

由于在 AD 患者的脑组织中，有大量的淀粉样蛋白沉积，可溶性 β-淀粉样蛋白（Aβ）单体聚集成不溶性高聚物，因此阻止淀粉样蛋白生成和沉积的药物在 AD 治疗中非常重要。此外，其他如 M 受体激动剂、钙拮抗剂、降低胆固醇的药物（他汀类药物）、增强脑代谢药、非甾体抗炎药、氧自由基清除剂、雌激素替代疗法、神经生长因子（DNF）及其增强剂也在研究开发中。目前，用于 AD 治疗的其他类型药物，种类多样、作用机制各有不同，多用于辅助治疗或仍处于研究中，见表 7-2。

表 7-2　其他用于 AD 治疗的药物

药物名称	化学结构	特点
占诺美林 xanomeline		本品是 M_1 受体选择性激动剂，易通过血脑屏障，大脑皮质和纹状体摄取率较高，本品高剂量可明显改善 AD 患者的认知功能和行为能力
丙戊茶碱 propentofylline		本品属增强脑代谢的药物，为腺苷酸/磷酸二酯酶抑制剂，拮抗内源性腺苷，导致 ACh 释放增强，舒张血管和促进微循环，改善脑能量代谢，保持长期记忆
吡拉西坦 piracetam		本品属增强脑代谢的药物，通过激活腺苷酸激酶增加脑内 ATP 含量，改善能量代谢和葡萄糖利用率，从而提高大脑的学习和认知功能，改善记忆障碍，有利于缓解痴呆症状
司来吉兰 selegiline		本品属单胺氧化酶 B 抑制剂，在体外试验中能抑制 Aβ 的聚集和神经毒性
维生素 E vitamin E		本品属抗氧化剂，在体外试验中能抑制 Aβ 的聚集和神经毒性

针对 AD 发病涉及多因素的特点，而且考虑到同时作用于与 AD 相关的多个靶点的药物会给治疗带来更好的效果，近年来，采用"多靶点导向药物"（multitarget-directed ligands，MTDLs）策略来研发抗 AD 药物已成为研究热点，即通过"一药多靶（one-drug-multiple-targets）"模式，利用单一化学分子同时作用于疾病网络中的多个靶点。该药物设计模式有可能使神经退行性疾病的治疗取得突破。

第二节　抗帕金森病药物
Anti–Parkinson disease agents

帕金森病（Parkinson disease，PD）又称为震颤麻痹（paralysis agitans），由英国医生 James Parkinson 在 1817 年首次报道。本病是一种多发于中老年人、以运动障碍为主要表现的神经系统退变性疾病。PD 的主要病理改变是黑质致密部多巴胺（dopamine，DA）能神经元变性、死亡，残存神经元胞质内嗜酸性包涵体即路易小体形成。其典型临床症状为静止性震颤、肌僵直、运动迟缓和姿势平衡障碍，并伴有认知障碍和功能缺陷。本病在 60 岁以上人群中的发病率约为 1%，且发病率随年龄的增长呈明显上升趋势。

目前，对该病的病因和发病机制还不完全清楚，尚缺乏有效的治疗手段，其有效治疗药物主要是减轻症状或增加黑质中多巴胺的合成或抑制其代谢等。

现临床上使用的抗帕金森病药物主要包括拟多巴胺药（dopamine analogs）、多巴胺受体激动剂（dopamine receptor agonists）、外周脱羧酶抑制剂（peripheral decarboxylase inhibitors）、多巴胺加强剂（dopamine potentiating agents）和其他药物；其中，DA 加强剂包括单胺氧化酶 B 抑制剂（monoamine oxidase B inhibitors，MAOBI）和儿茶酚-O-甲基转移酶抑制剂（catechol-O-methyltransferase inhibitors，COMTI）；其他药物包括抗胆碱药（anticholinergics）、抗组胺药（antihistamines）、谷氨酸受体拮抗剂（glutamate receptor antagonists）、腺苷 A_{2A} 受体拮抗剂（adenosine A_{2A} receptor antagonists）和中枢烟碱受体激动剂（central nicotinic receptor agonists）等。

> **知识链接**　　　　　　　　**帕金森病简介**
>
> 　　帕金森病这个名字来源于英国医生 James Parkinson，他在 1817 年首次详细报道了 6 例患者的症状和病情发展过程，欧洲帕金森病联合会从 1997 年开始将他的生日 4 月 11 日定为"世界帕金森病日（World Parkinson Disease Day）"。目前我国 55 岁以上老年人中有 200 多万帕金森病患者，患病率与欧美国家接近。帕金森病目前还没有治愈良方，现有的药物、手术和综合性治疗可在一定程度上缓解症状，但无法逆转或者阻滞病情的发展。

左旋多巴 levodopa

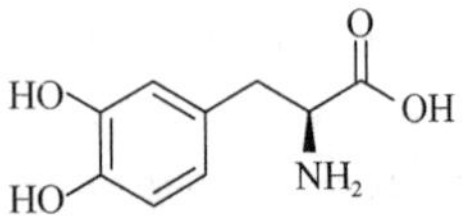

化学名为 (–)-3-(3, 4- 二羟基苯基)-L- 丙氨酸 ((–)-3-(3, 4-dihydro-xyphenyl)-L-alanine)，又名 L-多巴（L-DOPA）。

本品为白色或类白色结晶粉末；无臭，无味。在水或稀酸中微溶，在乙醇、三氯甲烷或乙醚中不溶。本品有一个手性中心，临床用其 L-左旋异构体，熔点 284～286℃。

本品具有儿茶酚（邻苯二酚）结构，在空气中极易氧化变色。本品水溶液久置后可变黄、变红紫，直至呈黑色，高温、光照、碱和重金属离子可加速其变化。因此本品注射液通常加 L-半胱氨酸盐酸盐作抗氧剂，变黄则本品不能再供临床使用。

由于多巴胺碱性较强，在体内 pH 条件下以氨基质子化形式存在，不能透过血脑屏障，因此不能直接供药用。左旋多巴为氨基酸类化合物，是多巴胺的生物前体，可部分通过存在于血脑屏障上的 L-氨基酸转运体-1（LAT-1）转运进入中枢，在芳香 L-氨基酸脱羧酶的作用下，生成多巴胺而发挥作用。

本品口服后 95% 以上被外周组织的脱羧酶转化为多巴胺，不能透过血脑屏障发挥作用，这是用其治疗帕金森病产生许多不良反应的重要原因。临床上常与外周脱羧酶抑制剂合用，可减少左旋多巴在外周的代谢，使进入脑内的药量显著增加，减少外周不良反应。为避免本品吸收不稳定的缺点，也可将其制成前体药物——左旋多巴乙酯（etilevodolm，LDEE）。LDEE 在十二指肠可迅速水解为左旋多巴发挥作用，具有口服后在体内吸收不稳定的缺点，但在改善运动功能方面的效果优于左旋多巴。

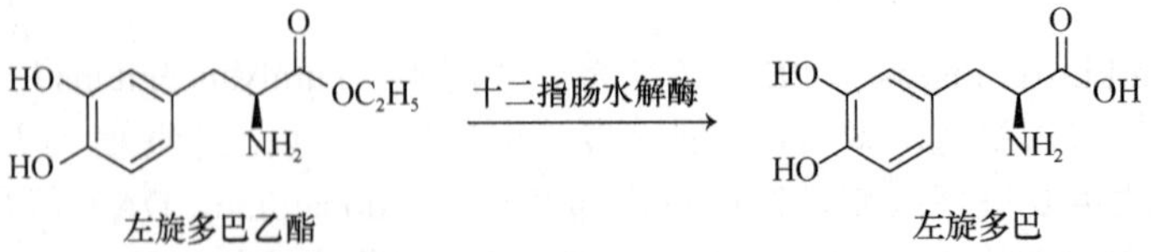

左旋多巴乙酯　　十二指肠水解酶　　左旋多巴

本品在肝脏内代谢，可通过单胺氧化酶（MAO）、多巴胺-β-羟化酶（DBH）和儿茶酚-O-甲基转移酶（COMT）三种途径进行。大部分代谢为多巴胺，主要代谢产物有 3, 4-二羟基苯乙酸和 3-甲氧基-4-羟基苯乙酸，还有小部分经 β-羟化酶转化为去甲肾上腺素或肾上腺素。代谢产物由肾脏排出，代谢途径如图 7-4 所示。

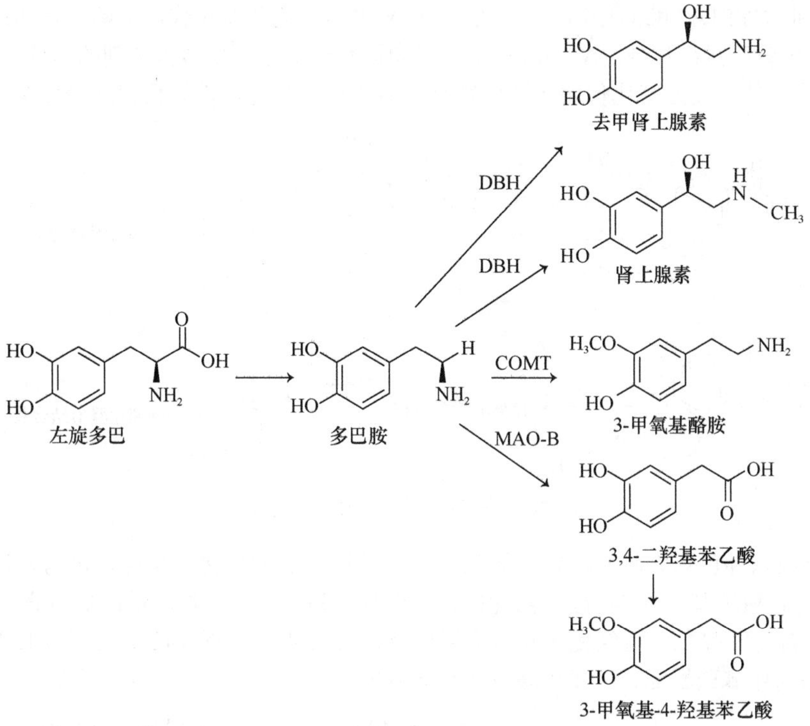

图 7-4　左旋多巴在体内的主要代谢途径

本品广泛用于治疗各类型帕金森病患者，无论年龄、性别差异和病程长短均适用。但安全范围小，口服经小肠迅速吸收，广泛分布于体内各组织，仅有 1%～3% 的原型药能通过血脑屏障进入中枢转化为多巴胺而发挥作用，因此，外周不良反应多，主要有恶心、呕吐、食欲减退等胃肠道反应，激动、焦虑、躁狂等精神行为异常，直立性低血压，不自主运动（involuntary movements），"开-关"现象（患者长期应用多巴胺制剂后出现药效波动，如果这种药效不能够预料，则称为"开关现象"）等。

盐酸罗匹尼罗 ropinirole hydrochloride

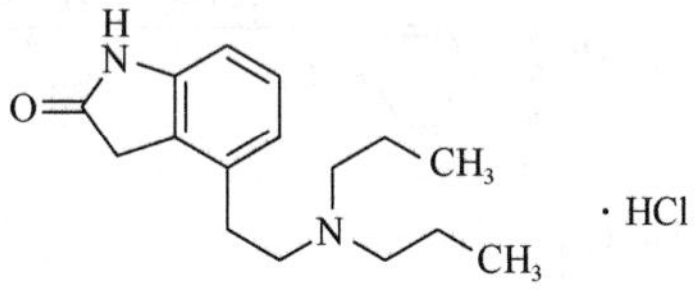

化学名为 4-[2-(二正丙氨基) 乙基]-1, 3- 二氢-2H-吲哚-2-酮盐酸盐 (4-[2-(dipropyl amino) ethyl]-1, 3-dihydro-2H-indol-2-one hydrochloride)。

本品为白色或淡黄色粉末，可溶于水，熔点 241～243℃。

本品为非麦角类多巴胺 D_2 受体激动剂，于 1996 年上市，没有麦角衍生物的致肺纤维化副作用，有望成为抗帕金森病的一线药物。

多巴胺受体可与多巴胺神经元释放的多巴胺或左旋多巴脱羧得到的多巴胺结合，发挥各种生理作用。多巴胺受体可分为 DA_1 受体（包括 D_1 和 D_5 两个亚型）和 DA_2 受体（包括 D_2、D_3 和 D_4 三个亚型）两个家族，其中 D_1 受体位于突触后，D_2 受体位于突触前。多巴胺受体激动剂能选择性地激动多巴胺受体，特别是选择性地激动 D_2 受体，从而发挥作用。

本品口服吸收迅速而完全，首过效应非常显著，生物利用度约为 50%。吸收后可迅速分布到外周组织中，还可迅速通过血脑屏障。本品耐受性良好，大多数不良反应与它的外周多巴胺活性有关。

本品在肝脏 CYP1A2 酶的作用下，主要通过 *N*-去丙基化和氧化代谢失活，代谢产物均可与葡糖醛酸结合经由肾脏排出体外。*N*-去丙基化代谢物仍然有多巴胺受体激动剂的活性，对 D_3 受体的亲和力大于 D_2 受体；而羟基化代谢物活性较小，羧酸代谢物无活性。代谢途径如图 7-5 所示。

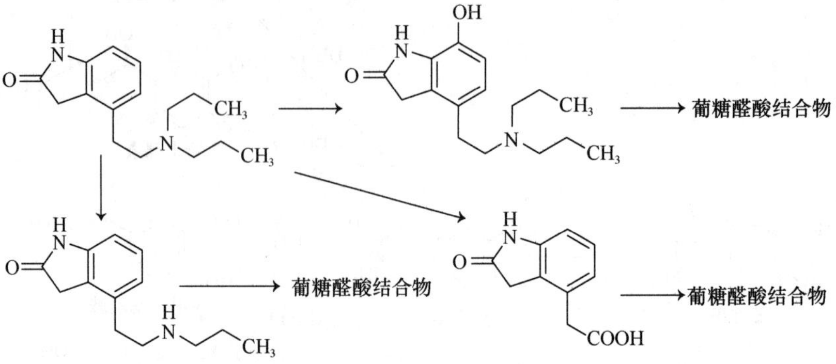

图 7-5　罗匹尼罗的主要代谢途径

本品的合成以异色满为起始原料，异色胺先与苯甲酰氯和氯化锌反应，再与六次甲基四胺经 Sommelet 反应后和硝基甲烷缩合，得 2-(2-苯甲酰氧乙基)-β-硝基苯乙烯；后者在三氯化铁催化下与乙酰氯环合得吲哚酮，再经钯碳和水合肼催化脱氯并水解，得 4-(2-羟乙基)-1, 3-二氢-2*H*-吲哚-2-酮，再与对甲苯磺酰氯、二正丙胺反应得到罗匹尼罗。

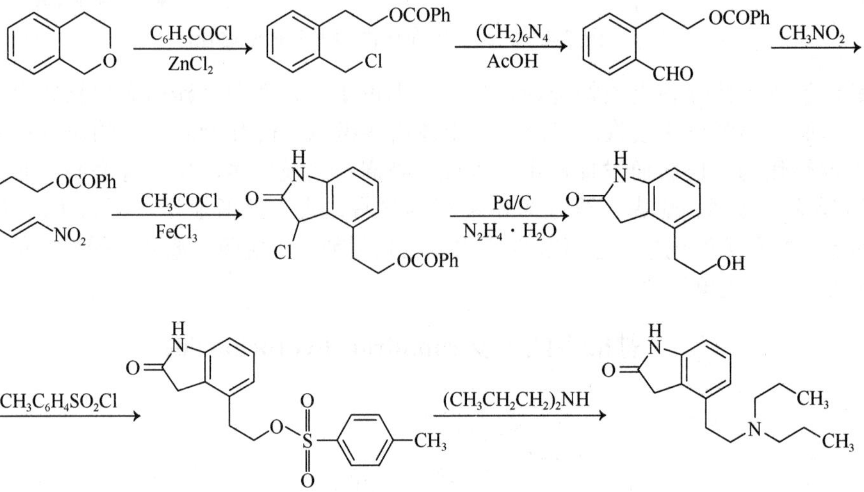

罗匹尼罗的构效关系如图 7-6 所示。

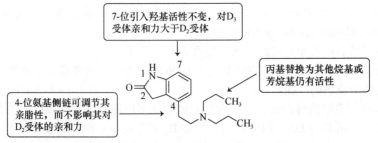

7-位引入羟基活性不变，对D_3受体亲和力大于D_2受体

丙基替换为其他烷基或芳烷基仍有活性

4-位氨基侧链可调节其亲脂性，而不影响其对D_2受体的亲和力

图 7-6　罗匹尼罗的构效关系

其他常见的多巴胺受体激动剂见图 7-7。

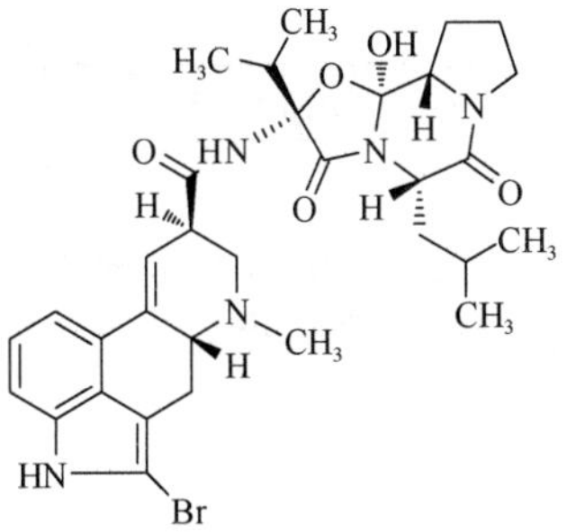

溴隐亭
bromocriptine

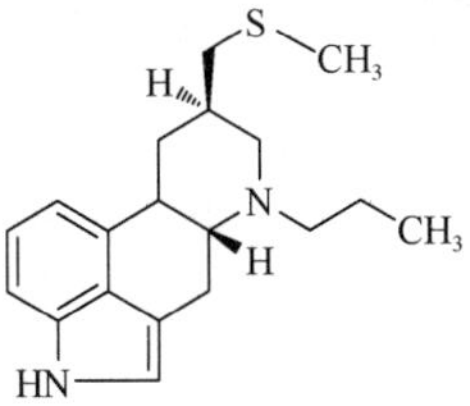

培高利特
pergolide

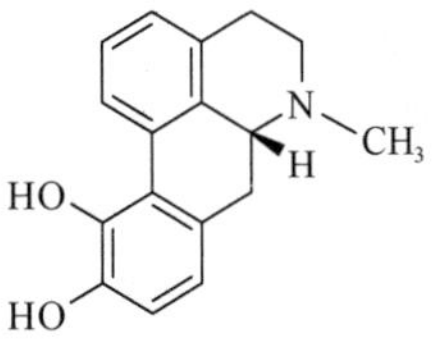

阿扑吗啡
apomorphine

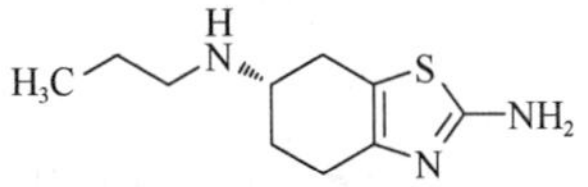

普拉克索
pramipexole

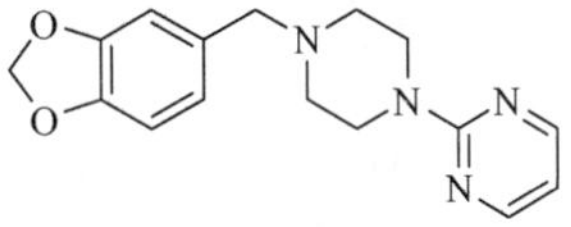

吡贝地尔
piribedil

图 7-7　常见的其他多巴胺受体激动剂

溴隐亭为半合成的麦角生物碱，适用于不能耐受左旋多巴治疗的帕金森病患者，较左旋多巴效果好。培高利特为长效的多巴胺 D_1 和 D_2 受体激动剂，含有麦角林结构，作用与溴隐亭相当，与左旋多巴合用可减少左旋多巴的用量。阿扑吗啡为吗啡的酸催化重排产物，为多巴胺受体非选择性激动剂，对 D_1 和 D_2 受体都有激动作用，抗帕金森病作用与左旋多巴相当，因对受体亚型选择性差导致不良反应多。普拉克索和吡贝地尔均属非麦角类多巴胺 D_2 受体激动剂，可单独使用治疗早期 PD，也可与多巴胺合用治疗晚期 PD。

多巴胺的体内代谢主要通过单胺氧化酶-B（MAO-B）、多巴胺-β-羟基化酶（DBH）和儿茶酚-O-甲基转移酶（COMT）进行。这三种酶的抑制剂都能够降低脑内多巴胺的代谢，从而提高脑内多巴胺水平，称为多巴胺加强剂或多巴胺保留剂，对帕金森病有治疗作用。另外，中枢的多巴胺和乙酰胆碱平衡打破可导致帕金森病，一些合成的中枢性抗胆碱药物、某些抗抑郁药也可作为抗帕金森病的辅助治疗药物。临床上常用的其他种类抗帕金森病药物及辅助治疗药物如表 7-3 所示。

表 7-3　临床上常用的其他种类抗帕金森病药物及辅助治疗药物

药物名称	化学结构	特点
卡比多巴 carbidopa 苄丝肼 benserazide	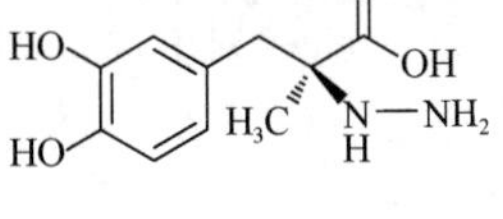	它们均属外周脱羧酶抑制剂，不易进入中枢，阻止左旋多巴在外周降解，使循环中的左旋多巴的量增加 5～10 倍，促使多巴胺进入中枢发挥作用。与左旋多巴合用，既可减少其用量，又可降低其对心血管系统的不良反应，常与左旋多巴制成复方制剂
司来吉兰 selegiline	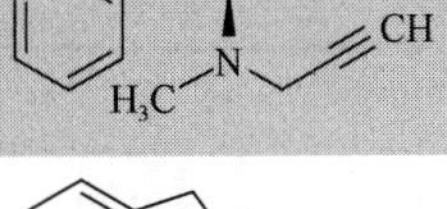	本品为不可逆 MAO-B 抑制剂，可抑制多巴胺在脑内的分解代谢和突触前再摄取，单用治疗早期帕金森病，与左旋多巴联用治疗晚期帕金森病
雷沙吉兰 rasagiline	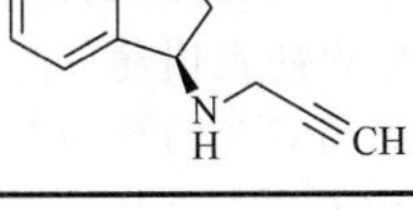	本品为不可逆 MAO-B 选择性抑制剂，可选择性提高突触前多巴胺的水平，不良反应少

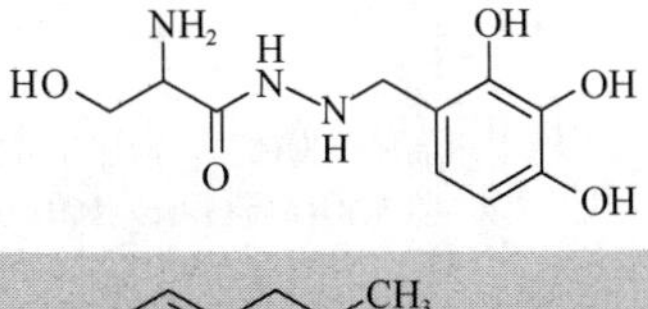

药物名称	化学结构	特点
沙芬酰胺 safinamide		本品为可逆 MAO-B 高选择性抑制剂，耐受性高，不良反应少，还具有神经保护功能
托卡朋 tolcapone		本品属 COMT 抑制剂，在中枢和外周均有作用，可有效延长左旋多巴血浆半衰期，但存在肝脏毒性
恩他卡朋 entacapone		本品为特异性外周 COMT 抑制剂，可有效延长左旋多巴半衰期，临床上常与左旋多巴、卡比多巴合用
奥匹卡朋 opicapone		本品属第三代 COMT 抑制剂，作为左旋多巴/卡比多巴的辅助疗法，用于接受这些组合疗法无法稳定剂末运动波动的帕金森病成人患者
金刚烷胺 amantadine		本品开始作为抗病毒药物，后来发现对谷氨酸受体有弱拮抗作用，可缓解肌肉强直、震颤和运动障碍，作用优于抗胆碱药，弱于左旋多巴
伊曲茶碱 istradefylline		本品属腺苷 A_{2A} 受体拮抗剂，腺苷 A_{2A} 受体参与调控乙酰胆碱和 γ-氨基丁酸在纹状体的释放，阻断腺苷 A_{2A} 受体可增强运动功能
苯海索 benzhexol		本品属抗胆碱药物，多巴胺的活性下降可使胆碱作用增强，特别对有震颤和流涎的轻症患者较为适用
阿米替林 amitriptyline		本品属抗抑郁药，抑郁症常伴随帕金森病而发生，三环类抗抑郁药物可改善帕金森病患者的睡眠异常

一、思考题

1. 现已上市的 AChE 抑制剂有哪些结构类型？各举一例进行说明。

2. 简述多奈哌齐的理化性质、药理作用特点及在体内的代谢途径。

3. 分析将盐酸多奈哌齐与盐酸美金刚联合使用可提高药效的原因？

4. 目前已上市的抗帕金森病药物按照作用机制可分为哪些类型？对每类各举一例。

5. 试以多巴胺在体内的生物合成和代谢途径为基础，讨论研发抗帕金森病药物的可能靶点。

二、案例分析

患者王某 66 岁，6 年前被诊断患有帕金森病，随着症状加重，逐渐无法持续工作，3 年前被迫退休。在退休后最初的 2 年中，患者的症状通过低至中等剂量的抗胆碱药物盐酸苯海索（2mg/d）能得到很好控制；后来开始使用左旋多巴/卡比多巴（10mg/100mg，每天两次）治疗，并将苯海索维持在 4mg/d；目前，患者每天两次服用 25mg/250mg 左旋多巴/卡比多巴，服用苯海索剂量已增至 6mg/d。与此同时，患者的帕金森病症状（静止性震颤、肌僵直、运动迟缓）略有加剧。此外，患者还开始出现视物模糊、便秘和排尿困难；血压为 130/80mmHg，心率为 125 次/分。眼科检查显示患者患有窄角型青光眼，可能需要手术。主治神经科医生决定停止抗胆碱能治疗，以防止窄角型青光眼进一步恶化，并开始使用单胺氧化酶抑制剂进行治疗；医生计划让患者以目前的剂量继续使用左旋多巴/卡比多巴。请结合以上案例回答以下问题：

1. 为什么将卡比多巴与左旋多巴联合用药？

2. 为什么不再继续使用抗胆碱药物治疗？

3. 从下述单胺氧化酶抑制剂中选择合适的药物作为患者的联合用药，并解释原因。

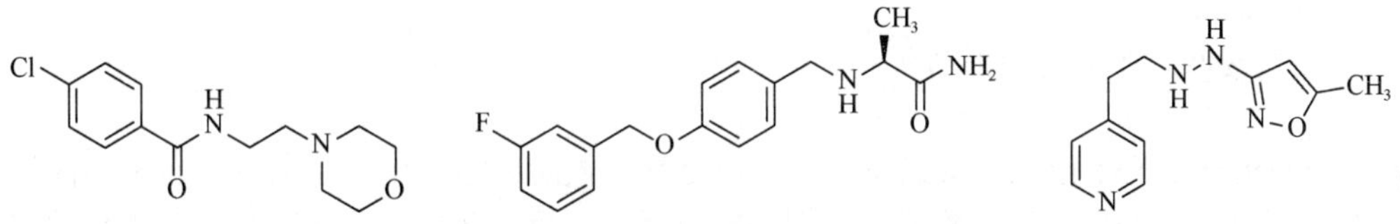

(A) (B) (C)

（邓　勇）

第八章 组胺 H 受体拮抗剂与质子泵抑制剂
Histamine H receptor antagonists and
proton pump inhibitors

学习要求

1. 掌握 H_1 受体拮抗剂盐酸曲吡那敏、盐酸苯海拉明、盐酸氯苯那敏、盐酸赛庚啶，非镇静类拮抗剂氯雷他定，H_2 受体拮抗剂西咪替丁、雷尼替丁和不可逆性质子泵抑制剂奥美拉唑的结构、性质、合成、代谢特征等。

2. 熟悉组胺的生物合成、受体分类及生物活性，组胺受体拮抗剂的分类，抗溃疡药物的作用靶点和作用机制。

3. 了解可逆性质子泵抑制剂的机制。

组胺（histamine）是由组氨酸经特异性的组氨酸脱羧酶脱羧产生，是广泛分布于体内的，具有多种生理活性的一类自体活性物质，代谢途径包括氧化反应（1）和甲基化反应（2），如图 8-1 所示。

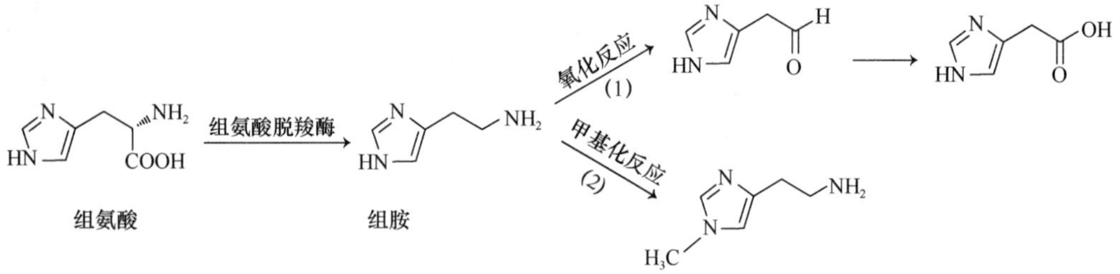

图 8-1　组胺的生物合成和代谢

组胺在体内与相应的受体发生特异性结合，产生生物效应。本章内容主要讨论组胺 H 受体拮抗剂，根据受体类别的不同，其又分为 H_1 受体拮抗剂、H_2 受体拮抗剂和 H_3 受体拮抗剂。本章重点学习 H_1 受体拮抗剂、H_2 受体拮抗剂，其药理作用和代表药物如下（表 8-1）。

表 8-1　目前主要的组胺受体拮抗剂的药理作用及代表药物

拮抗剂类别	药理作用	代表药物
H_1 受体拮抗剂	抗过敏药物，临床用于皮肤黏膜变态反应性疾病、晕动症、止吐等	曲吡那敏；苯海拉明；氯苯那敏；氯雷他定
H_2 受体拮抗剂	抑制胃酸分泌的治疗消化性溃疡药物，临床用于胃溃疡、十二指肠溃疡、食管炎等	西咪替丁；雷尼替丁；法莫替丁

组胺在体内以组胺-肝素-蛋白质的复合物形式存在于肥大细胞和嗜碱性粒细胞的颗粒中，当机体受到刺激时，可引起这些细胞脱颗粒，释放出组胺，继而与相应的受体发生特异性结合，产生生物效应。能阻断组胺发挥生物活性的药物，被称为抗组胺药物。根据上述的不同作用环节，抗组胺药物按作用机制分为组氨酸脱羧酶抑制剂、组胺释放阻断剂和组胺受体拮抗剂。

除 H_2 受体拮抗剂外，另一类重要的抗胃溃疡药物为质子泵抑制剂（proton pump inhibitor，PPI），即 H^+,K^+-ATP 酶抑制剂，其通过抑制 H^+ 与 K^+ 的交换，阻止胃酸的形成。质子泵抑制剂作用于胃壁细胞泌酸过程的最后一个环节，对各种刺激引起的胃酸分泌都有很好的抑制作用。由于 H^+,K^+-ATP 酶只存在于胃壁细胞的表面，质子泵抑制剂作用专一、选择性强、副作用小。

质子泵抑制剂和 H_2 受体拮抗剂都是重要的抗消化道溃疡药物，故本章将组胺 H 受体拮抗剂与质子泵抑制剂一起做系统介绍。

第一节　H_1 受体拮抗剂
H_1 receptor antagonists

组胺为水溶性分子，具有碱性：N^π，$pK_{a1}=5.8$；N^α，$pK_{a2}=9.4$；N^τ，$pK_{a3}=14.0$。组胺存在两种互变异构体，分别称为 N^τ 异构体和 N^π 异构体，生理条件下通常以离子型或非离子型的 N^τ 异构体混合物存在（图 8-2）。

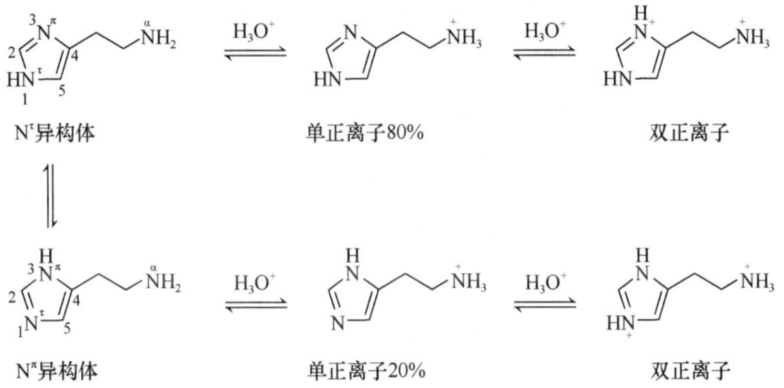

图 8-2　组胺的互变异构体和正离子

20 世纪 30 年代，博韦（Bovet）从苯并二氧六环的衍生物中开发了一种 α-肾上腺素能受体拮抗剂——哌罗克生（piperoxan），发现其对吸入组胺气雾剂引发的支气管痉挛有保护作用，由此开始了对组胺拮抗剂的系统研究。哌罗克生因毒性太大，未能应用于临床。

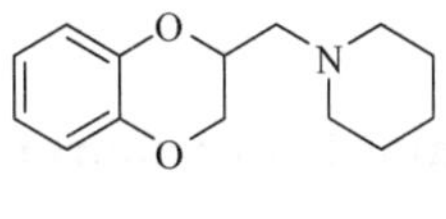

哌罗克生 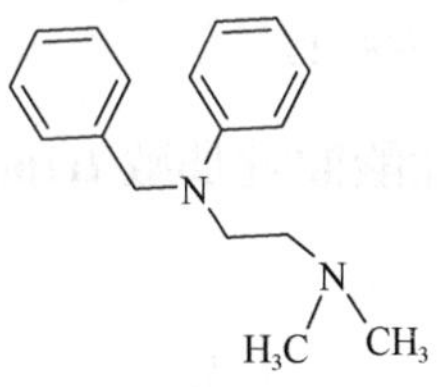　　　　　　　芬苯扎胺

至今已有数十种 H_1 受体拮抗剂作为临床使用的抗过敏药物，第一个临床应用的抗组胺药为具有乙二胺结构的芬苯扎胺（phenbenzamine）。对芬苯扎胺采用生物电子等排原理衍生化获得一系列 H_1 受体拮抗剂。而针对 H_1 受体拮抗剂的研究，主要立足于以下两个方面：①降低脂溶性，减少血脑屏障通过量，从而减轻中枢抑制和镇痛的副作用；②提高选择性，减少对肾上腺素受体、5-HT 受体、胆碱受体等的拮抗作用。目前，高选择性的非镇静类 H_1 受体拮抗剂已广泛应用于临床，涉及的结构类型也很丰富，主要有乙二胺类、氨基醚类、丙胺类、三环类、哌嗪类、哌啶类等。本节将主要对前四种结构类型的重点药物进行阐述。

知识链接　　　　　　　　　　分布广泛的组胺受体

　　组胺受体属于 G 蛋白偶联受体超家族，按照发现时间顺序分为 H₁、H₂、H₃ 和 H₄，这些受体在分布、表达、信号转导及生理功能等方面存在诸多差异。其中，H₁ 受体主要分布于血管、平滑肌、支气管、胃肠道、心脏组织、内皮，可以使血管通透性增加、支气管、胃肠平滑肌收缩，降低房室结传导；H₂ 受体主要分布于血管、鼻黏膜上皮、胃黏膜、心脏组织中，发挥增加胃酸分泌，增加血管通透性、增强心室收缩、松弛食管括约肌等作用；H₃ 受体主要分布于脑组胺能神经末梢和突触前膜，可以反馈调节组胺，抑制组胺合成和释放；而 H₄ 受体主要分布于嗜伊红细胞、肥大细胞、嗜碱性粒细胞和骨髓中，在体内免疫和炎症的调节中发挥重要作用。

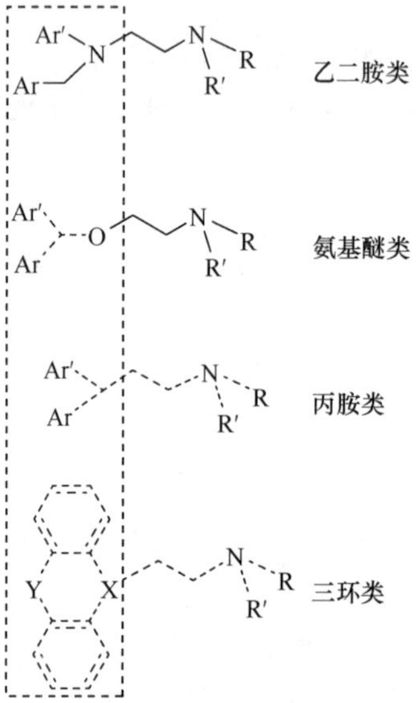

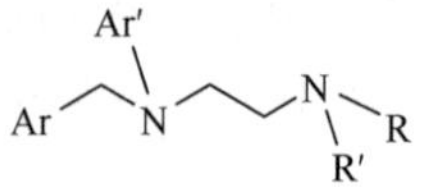

　　　　　　　　盐酸曲吡那敏是第一类即乙二胺类 H₁ 受体拮抗剂的代表药物。其抗组胺作用较弱，且具有中等强度中枢镇静作用，还可引起胃肠道功能紊乱，局部外用可引起皮肤过敏。

　　　　　　　　结构中的芳基 Ar 和 Ar′ 可为苯基、对位取代的苯基或噻吩、吡啶等含有杂原子的芳环，R 及 R′ 常为脂肪烃基。

盐酸曲吡那敏 tripelennamine hydrochloride

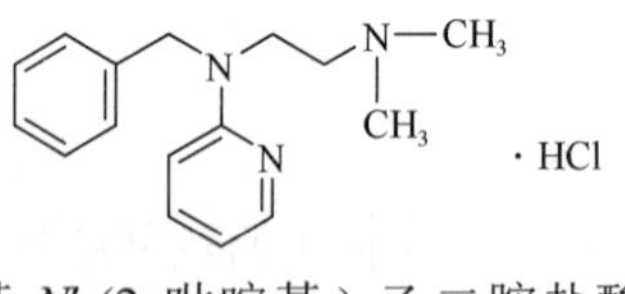

　　化学名为 N, N-二甲基-N′-苄基-N′-(2-吡啶基)-乙二胺盐酸盐 (N, N-dimethyl-N′-phenylmethyl-N′-(2-pyridinyl)-1, 2-ethanediamine monohydrochloride)。

　　本品为白色结晶性粉末，无臭，有苦味。因其为盐酸盐，故极易溶于水，易溶于乙醇和三氯甲烷，微溶于丙酮，不溶于非极性的苯和乙醚。光照下颜色会变深，应避光保存。熔点 188～192℃。

　　结构上，曲吡那敏的两个芳基分别为苯基和吡啶基。

　　本品的 H₁ 受体拮抗作用较强且持久，同时也具有一定的抗胆碱能效应和镇静作用。

　　盐酸曲吡那敏的化学合成一般是以吡啶为原料，先进行伯胺化，再连续两步用卤代烃进行烃基化得到叔胺，最后酸化成盐酸盐。具体路线如下：

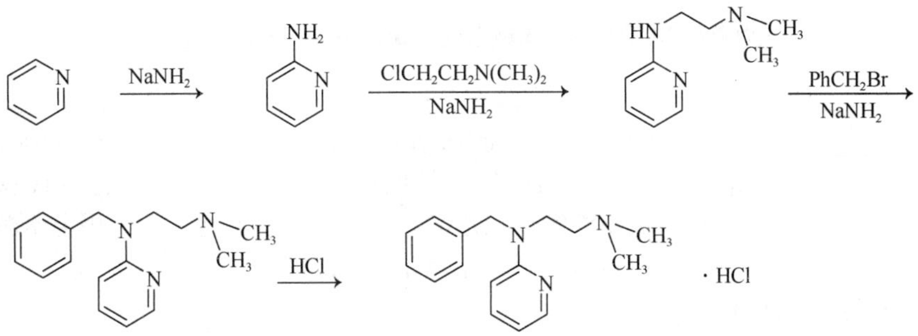

　　盐酸曲吡那敏至今仍是临床上常用的抗组胺药物之一。此外，通过对第一个临床用乙二胺类 H$_1$ 受体拮抗剂芬苯扎胺的结构改造，获得了一系列的同类药物（表 8-2）。

表 8-2　其他乙二胺类 H$_1$ 受体拮抗剂

药物名称	化学结构	特点
美吡拉敏 mepyramine	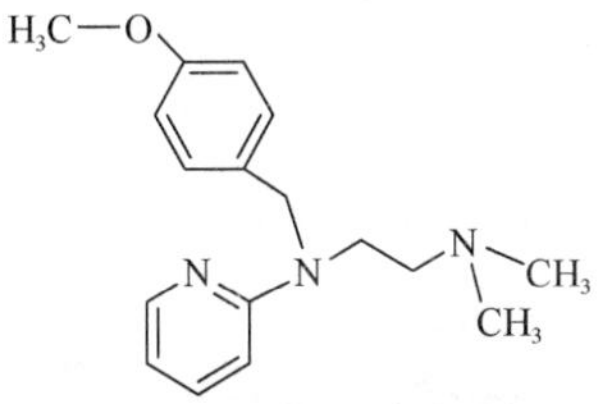	亲脂性的芳香基分别为对甲氧基苯基和吡啶基，别名新安替根，药用美吡拉敏马来酸盐，抗组胺作用时间短，镇静作用弱，用于治疗过敏性疾病
美沙芬林 methaphenilene	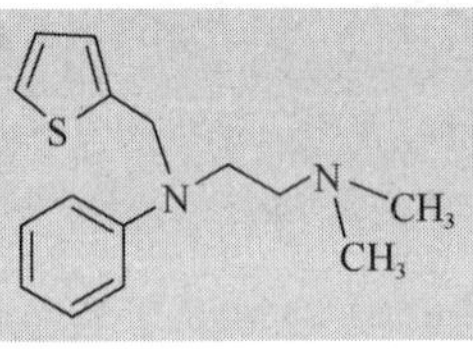	芳香基分别为苯基和噻吩基，药用其盐酸盐，抗组胺药物，治疗荨麻疹等过敏症
美沙吡林 methapyrilene	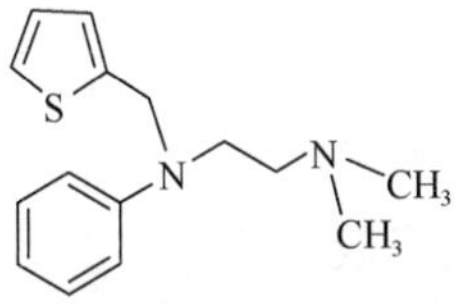	芳香基分别为噻吩基和吡啶基，药用其盐酸盐
安他唑啉 antazoline	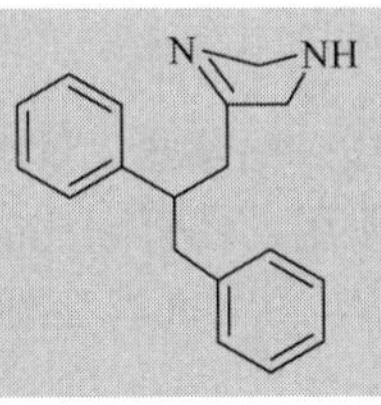	芳香基为双苯基，碱基环合成为咪唑环
西那利定 thenalidine	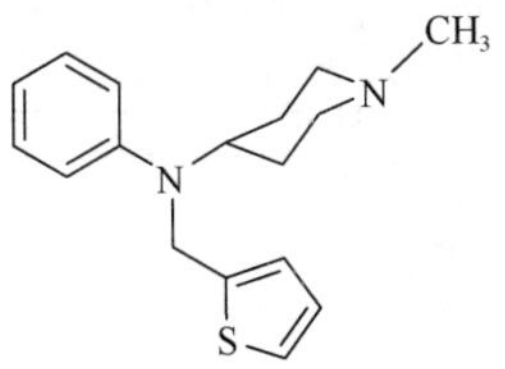	芳香基为苯基和噻吩基，碱基环合成为哌啶环

　　第二类的氨基醚类抗组胺药物结构中，二芳基甲基和氨烷基通过醚氧键连接，氨烷上的氮原子与氧原子间隔 2～4 个碳原子。叔胺氮原子亦可存在于脂肪胺或五、六元饱和含氮杂环中。

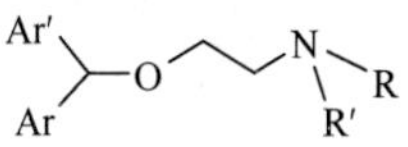

　　第一代氨基醚类 H$_1$ 受体拮抗剂有明显的中枢镇静作用和抗胆碱作用，常见嗜睡、头晕、口干等不良反应，但胃肠道反应的发生概率较低。代表药物是盐酸苯海拉明。

盐酸苯海拉明 diphenhydramine hydrochloride

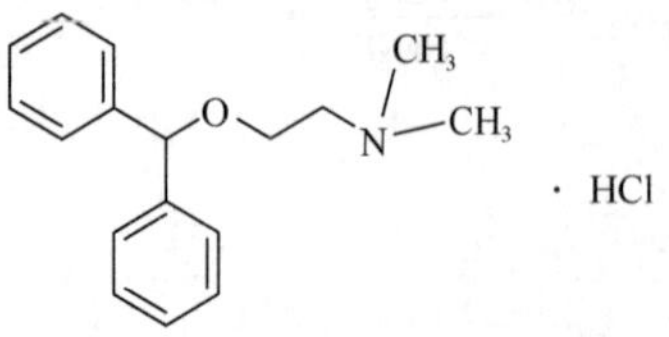

化学名为 N, N-二甲基-2-(二苯基甲氧基)乙胺盐酸盐($N,$ N-dimethyl-2-(diphenylmethoxy)-ethylamine hydrochloride)。

本品为白色结晶性粉末，无臭，味苦，随后有麻痹感。在水中极易溶解，在乙醇和三氯甲烷中易溶，在丙酮中略溶，在乙醚和苯中极微溶解。熔点 167～171℃。纯品对光稳定。水溶液呈中性，遇酸易水解，在碱性溶液中稳定。

苯海拉明在体内主要代谢为 N-氧化产物、去甲基化产物及谷胱甘肽结合物，具体的代谢途径如图 8-3 所示。

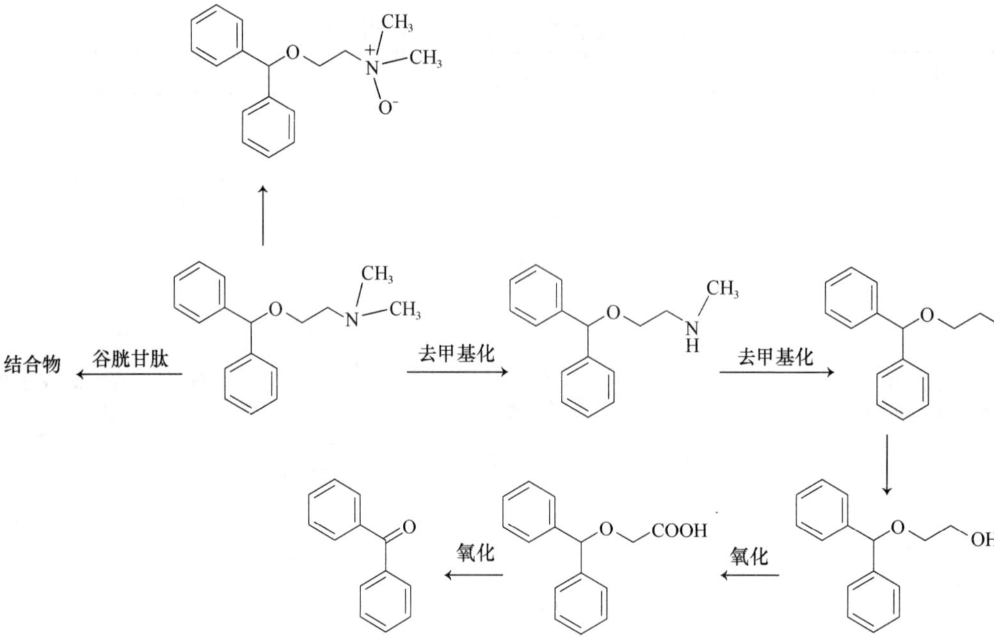

图 8-3　苯海拉明的代谢途径

本品适用于皮肤黏膜的过敏性疾病，如荨麻疹、枯草热，过敏性鼻炎等。还可用于预防晕船、晕车、晕机等晕动病。对中枢神经有较强的抑制作用，还有阿托品样作用。

苯海拉明可通过将二苯甲烷侧链溴代后与 N, N-二甲氨基乙醇缩合制得。

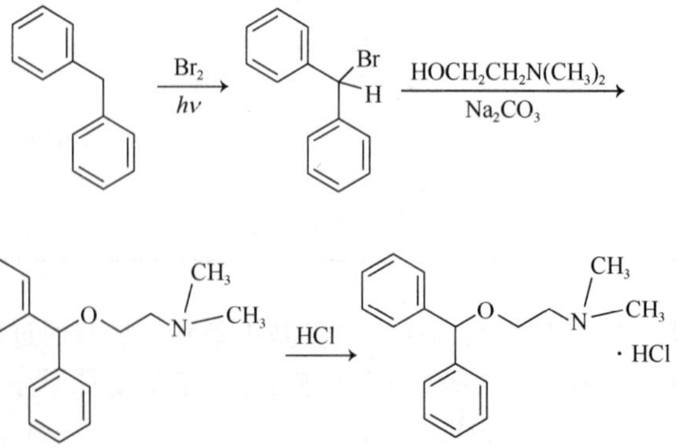

在苯海拉明基础上进行结构改造，又获得了一系列氨基醚类抗组胺药物（表 8-3）。

表 8-3 其他氨基醚类 H₁ 受体拮抗剂类药物

药物名称	化学结构	特点
甲氧拉明 medrylamine	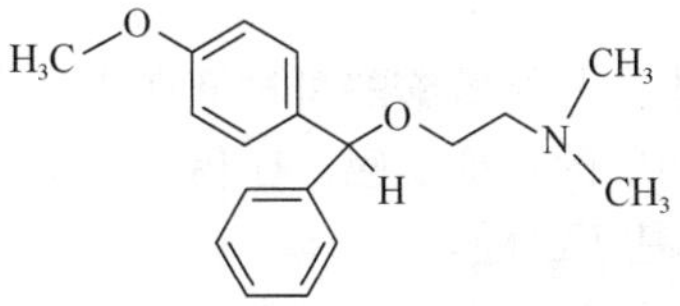	苯海拉明中的一个苯环上对甲氧基取代，分子具有手性。*S*-构型的活性高于 *R*-构型
氯苯海拉明 chlorodiphenhydramine	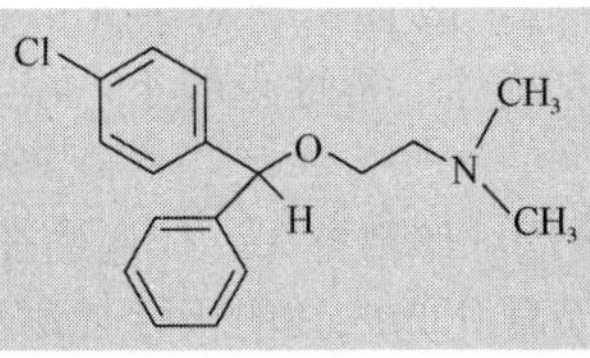	苯海拉明中的一个苯环上对氯取代，活性增强，且 *S*-构型的活性高于 *R*-构型
溴苯海拉明 bromodiphenhydramine	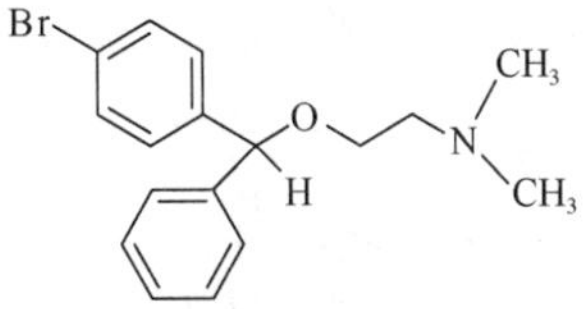	苯海拉明中的一个苯环上对溴取代，活性增强，但是毒性不增加
多西拉敏 doxylamine	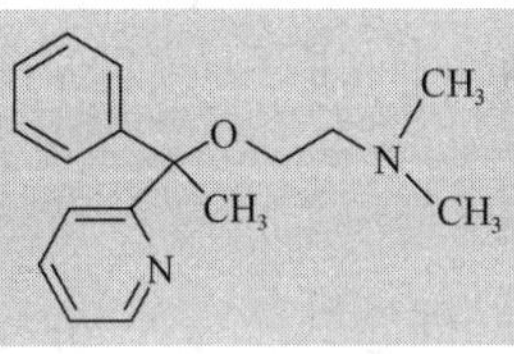	用吡啶环取代苯海拉明中的一个苯环，叔碳取代的氨基醚类
二苯拉林 diphenylpyraline	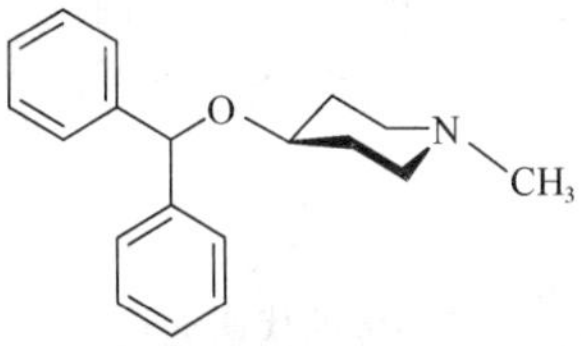	氨基处于环中，活性高于苯海拉明
氯马斯汀 clemastine	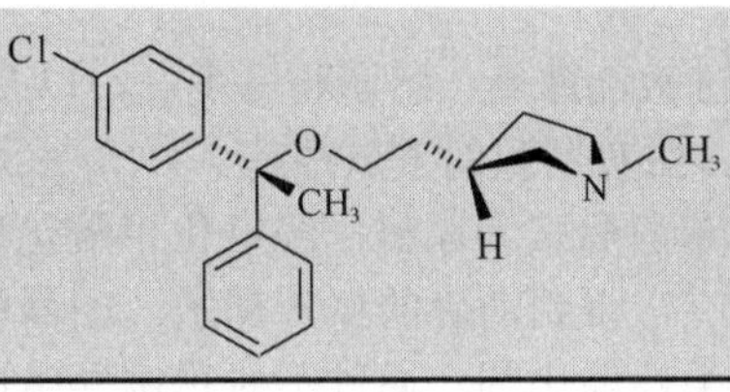	氨基醚类第一个非镇静性抗组胺药，作用强大、起效快、作用可维持 12h，并具有明显的止痒作用

　　将乙二胺类中的 ArCH₂（Ar′）N—替换成 Ar（Ar′）CH—，或将氨基醚类中的氧换成碳，就衍生成了另一类结构的药物——丙胺类，其他结构特征与氨基醚类一致。

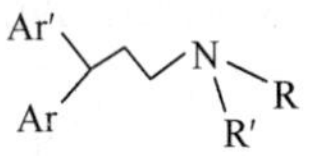

　　与乙二胺类、氨基醚类等传统的抗组胺药物相比，丙胺类 H₁ 受体拮抗剂的抗组胺作用强而中枢镇静作用弱，产生嗜睡现象较轻。氯苯那敏为此类药物的代表。

马来酸氯苯那敏 chlorphenamine maleate

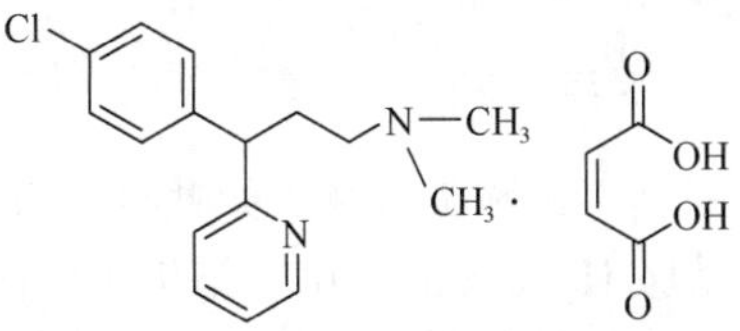

　　化学名为 *N*, *N*-二甲基-γ-(4-氯苯基)-2-吡啶丙胺顺丁烯二酸盐 (*N*, *N*-dimethyl-(γ-(4-chlorophenyl)-2-pyridinepropanamine)(*Z*)-2-butenedioate (1:1))，又名扑尔敏。

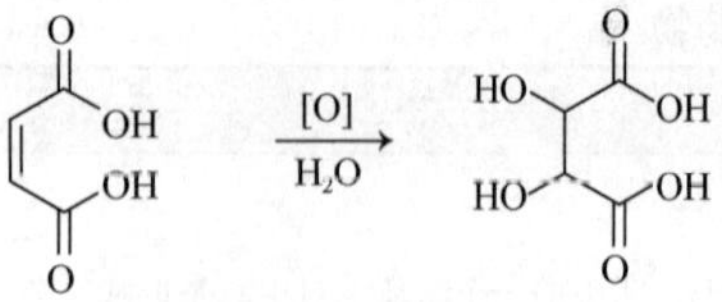

本品为白色结晶性粉末，无臭，味苦。在水、乙醇和三氯甲烷中易溶，在乙醚中微溶，盐为弱酸性。熔点 131～135℃，有升华性。

本品与枸橼酸醋酐试液在水浴上加热，即显红紫色，此为叔胺类物质的特征反应。在稀硫酸中，马来酸氯苯那敏中的马来酸与高锰酸钾反应，红色消失，生成二羟基丁二酸。

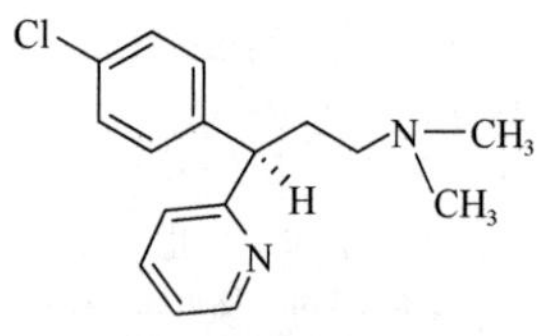

因氯苯那敏结构中含有一个手性中心，故存在一对旋光异构体。S-构型右旋体的活性远远高于 R-构型的左旋体，毒性也较小，已上市。临床上仍多用消旋体。

本品服用后吸收迅速而完全，排泄缓慢，作用持久。代谢途径主要为 N-去一甲基、N-去二甲基、N-氧化物及转化为未知的极性代谢产物，随尿排出。具体的代谢途径如图 8-4 所示。

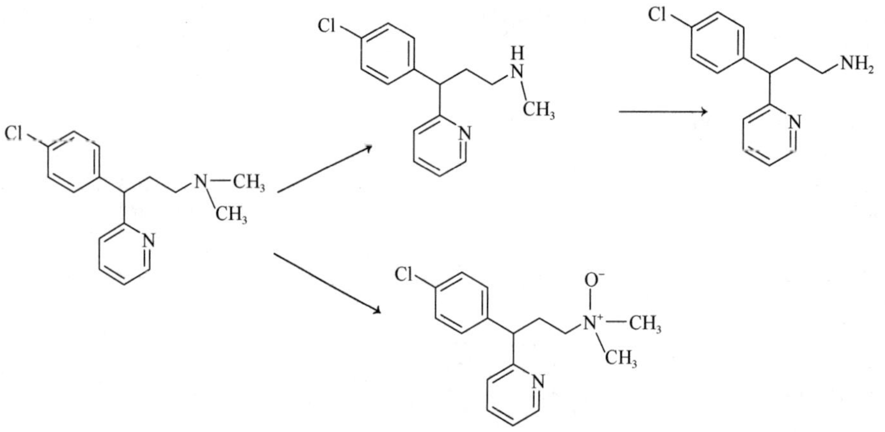

S-(+)-氯苯那敏

图 8-4　氯苯那敏的代谢途径

氯苯那敏抗组胺作用较强，用于过敏性鼻炎、感冒和鼻窦炎，以及过敏性皮肤疾病如荨麻疹、过敏性药疹或湿疹、血管神经性水肿、虫咬所致的皮肤瘙痒。

马来酸氯苯那敏的制备可用对氯苯丙烯胺为原料，经氢化甲酰化反应、缩合、脱水，再在催化剂的作用下，氰基与乙炔环合成吡啶，得到消旋的氯苯那敏。如需得到高活性的右旋产物，在第一步的氢化甲酰化反应中，可使用手性催化剂，通过不对称诱导生成手性醛，从而使最终产物达到一定的光学纯度。

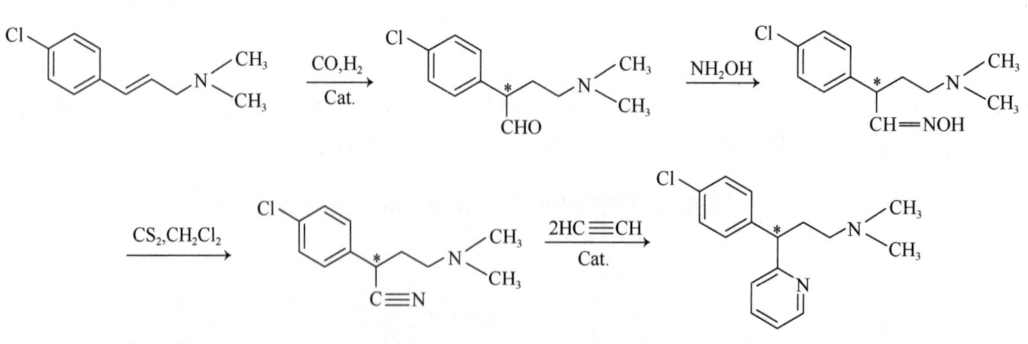

丙胺类结构变化的成功之一是其不饱和类似物，如吡咯他敏、曲普利啶和阿伐斯汀（表 8-4）。特别是阿伐斯汀具有选择性阻断组胺 H_1 受体的作用。结构中的丙烯酸基增加了分子的水溶性，降低了脂水分配系数，从而难以进入中枢神经系统，故无镇静作用，也无抗 M 胆碱作用。临床用于治疗过敏性鼻炎、枯草热、荨麻疹、湿疹、皮肤瘙痒症等。

表 8-4　其他丙胺类 H₁ 受体拮抗剂类药物

药物名称	化学结构	特点
吡咯他敏 pyrrobutamine	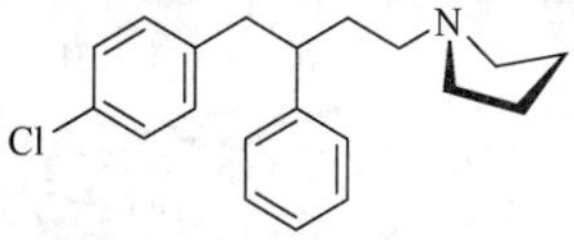	氨基处于吡咯环中，吸收迅速，作用时间长，活性高
曲普利啶 triprolidine	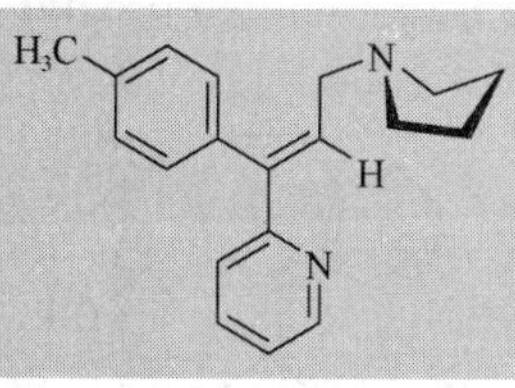	氨基处于吡咯环中，药用为 *E* 式
阿伐斯汀 acrivastine	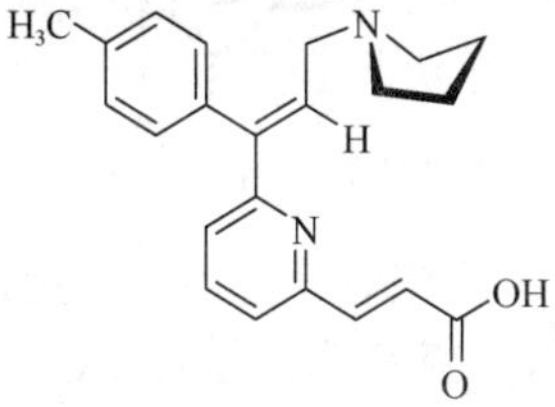	丙胺类的酸类衍生物，难以通过血脑屏障，故无嗜睡等的中枢性副作用，为丙胺类第二代非镇静性 H₁ 拮抗剂的代表。$t_{1/2}$ 为 1.5h，抗组胺作用可维持 8h，12h 后 80% 以原型从尿中排泄

　　第四类的三环类抗组胺药物相当于将乙二胺类、氨基醚类和丙胺类分子中的两个芳环的邻位相互连接而构成。

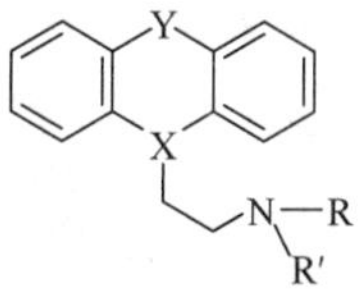

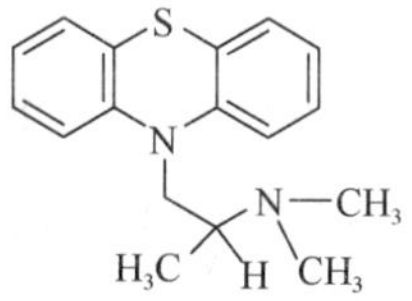

异丙嗪
promethazine

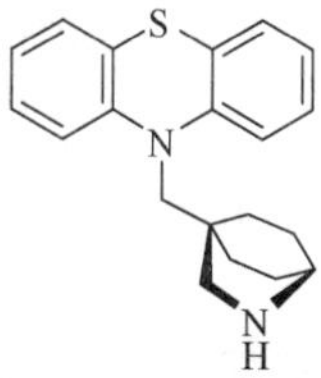

美喹他嗪
mequitazine

　　当三环类结构通式中的 X 为氮原子，Y 为硫原子时，即成为吩噻嗪类，作为第一种三环类抗组胺药物，此类一些代表药物至今仍应用于临床，如异丙嗪和美喹他嗪。通式中的 X 变成 sp² 杂化的碳原子，Y 用生物电子等排体（—CH＝CH—）置换，即为赛庚啶。

盐酸赛庚啶 cyproheptadine hydrochloride

$$\cdot \text{HCl} \cdot 1\tfrac{1}{2}\text{H}_2\text{O}$$

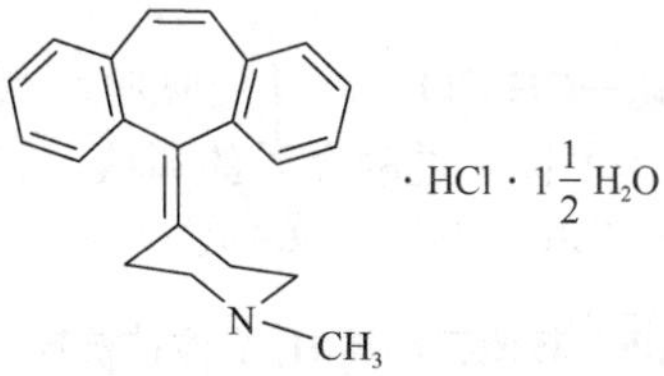

　　化学名为 4-(5*H*-二苯并 [*a*, *d*] 环庚三烯-5-烯基)-1- 甲基哌啶盐酸盐倍半水合物 (4-(5*H*-dibenzo[*a*, *d*]cyclohepten-5-ylidene)-1-methylpiperidine hydrochloride sesquihydrate)。

　　本品为白色或微黄色的结晶性粉末；几乎无臭，味微苦。在甲醇中易溶；在三氯甲烷中溶解，在乙醇中略溶，在水中微溶，水溶液呈酸性；在乙醚中几乎不溶。

　　赛庚啶体内易吸收，在人体内的主要代谢物是季铵葡糖醛酸苷，以及芳环羟基化、*N*-去甲基化和杂环氧化产物。代谢途径见图 8-5。

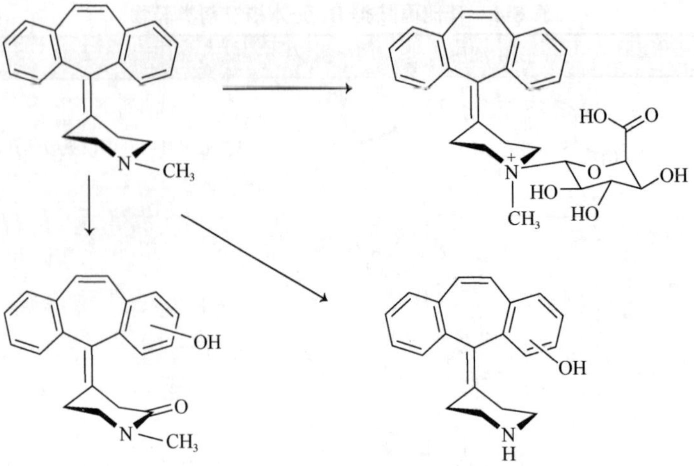

图 8-5　赛庚啶的体内代谢途径

本品为抗过敏药物，可对抗体内组胺对血管、支气管平滑肌的作用，从而消除过敏症状。本品可用于荨麻疹、湿疹、过敏性和接触性皮炎、皮肤瘙痒等过敏反应。

赛庚啶的合成可以邻苯基苯甲酸为原料，与叔丁基胺发生酰胺化，再与苄基氯缩合，进一步用三氯氧磷氧化，通过格氏试剂引入哌啶基团，继续在三氟甲磺酸作用下发生环合，获得终产物赛庚啶。

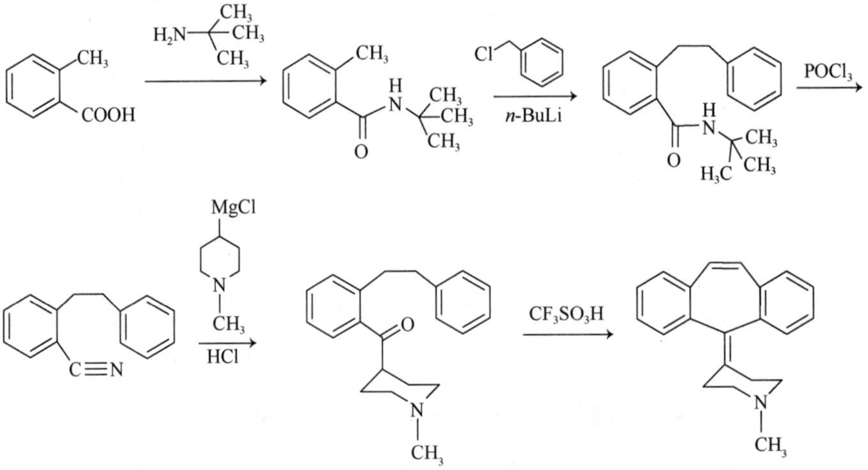

将赛庚啶的—CH＝CH—换成—CH₂CO—，并用噻吩环代替靠近羰基的苯环，得到酮替芬，既具有强大的 H_1 受体拮抗作用，还可抑制过敏介质的释放，临床用于治疗和预防各类哮喘和支气管痉挛。同类药物还有阿扎他定和氯雷他定（表 8-5）。

表 8-5　其他三环类 H_1 受体拮抗剂类药物

药物名称	化学结构	特点
酮替芬 ketotifen	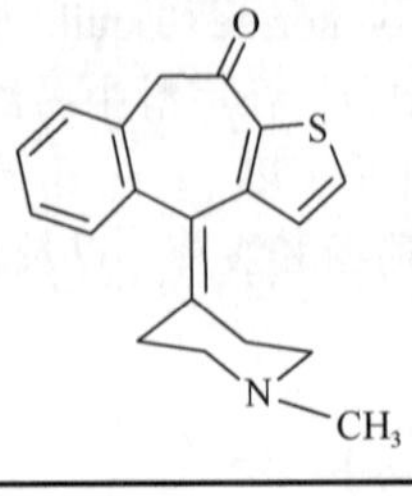	常用其富马酸盐，H_1 受体拮抗作用为氯苯那敏的 10 倍，且作用时间较长，还有抑制白三烯的功能，除对皮肤、胃肠、鼻部变态反应有效外，对于支气管哮喘亦有较好的作用

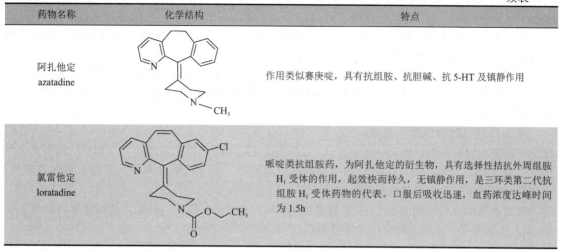

药物名称	化学结构	特点
阿扎他定 azatadine		作用类似赛庚啶，具有抗组胺、抗胆碱、抗 5-HT 及镇静作用
氯雷他定 loratadine		哌啶类抗组胺药，为阿扎他定的衍生物，具有选择性拮抗外周组胺 H_1 受体的作用，起效快而持久，无镇静作用，是三环类第二代抗组胺 H_1 受体药物的代表。口服后吸收迅速，血药浓度达峰时间为 1.5h

传统的 H_1 受体拮抗剂的构效关系如下（图 8-6）：

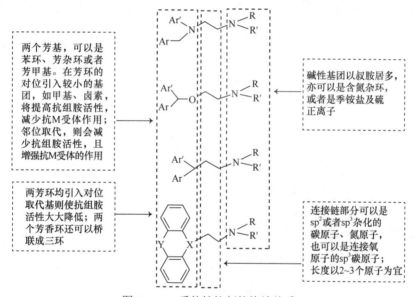

图 8-6　H_1 受体拮抗剂的构效关系

以上介绍的乙二胺类、氨基醚类、丙胺类及三环类 H_1 受体拮抗剂，是经典的 H_1 受体拮抗剂，分子量相对较小，亲脂性较高，可以通过血脑屏障，2～3h 即可达到 C_{max}，作用时间短。在体内经肝代谢后从肾排出。普遍存在中枢抑制作用，呈现不同程度的抗肾上腺素能、拟交感、抗胆碱能、抗 5-HT、镇痛及局部麻醉等中枢副作用。

以上传统的 H_1 受体拮抗剂不仅具有中枢抑制和镇静等副作用，且其选择性低，从而增加了其毒副作用，以降低中枢作用、提高选择性为改造目标，发展出了非镇静性的 H_1 受体拮抗剂。以上的氨基醚类、丙胺类、三环类的 H_1 受体拮抗剂，通过局部结构改造，都成功获得了非镇静性的药物，如氨基醚类的氯马斯汀、丙胺类的阿伐斯汀、哌嗪类的西替利嗪、三环类的氯雷他定等。

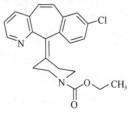

氯雷他定 loratadine

化学名为 4-(8-氯-5,6-二氢-11H-苯并 [5,6] 环庚烷 [1,2-b] 吡啶-11-亚

基-1-羧酸乙酯 (4-(8-chloro-5, 6-dihydro-11*H*-benzo[5, 6]cyclohepta[1, 2-*b*]pyridine-11ylidene-1-carboxylic acid ethyl ester)。

本品为白色或类白色结晶性粉末，尤臭。在甲醇、乙醇和丙酮中易溶；在 0.1mol/L 盐酸溶液中略溶；在水中几乎不溶。熔点 133～137℃。

氯雷他定为三环类非镇静抗组胺药，在结构上，用中性的氨基甲酸酯代替了碱性的叔胺，从而直接导致中枢镇静作用降低。具有高选择性地拮抗外周组胺 H_1 受体的作用，无抗 M 受体样作用，其抗组胺作用起效快、强效、持久。

本品口服后吸收迅速、良好。T_{max} 为 1.5h，血浆蛋白结合率为 98%。大部分在肝中被代谢，代谢产物去乙氧羰基氯雷他定（地氯雷他定），仍具有抗组胺活性。本品及其代谢物从尿和粪便排出，$t_{1/2}$ 约为 20h。本品及其代谢物均不易通过血脑屏障。用于过敏性鼻炎、急性或慢性荨麻疹、过敏性结膜炎、花粉症及其他过敏性皮肤病。

氯雷他定的合成可用 2-氰基-3-甲基吡啶为原料，经 Ritter 反应、烷基化和消除反应获得 2-氰基-3-[2-(3-氯苯基) 乙基] 吡啶，再经过格氏反应，用多聚磷酸脱水环合，最后与氯甲酸乙酯反应生成终产物——氯雷他定。

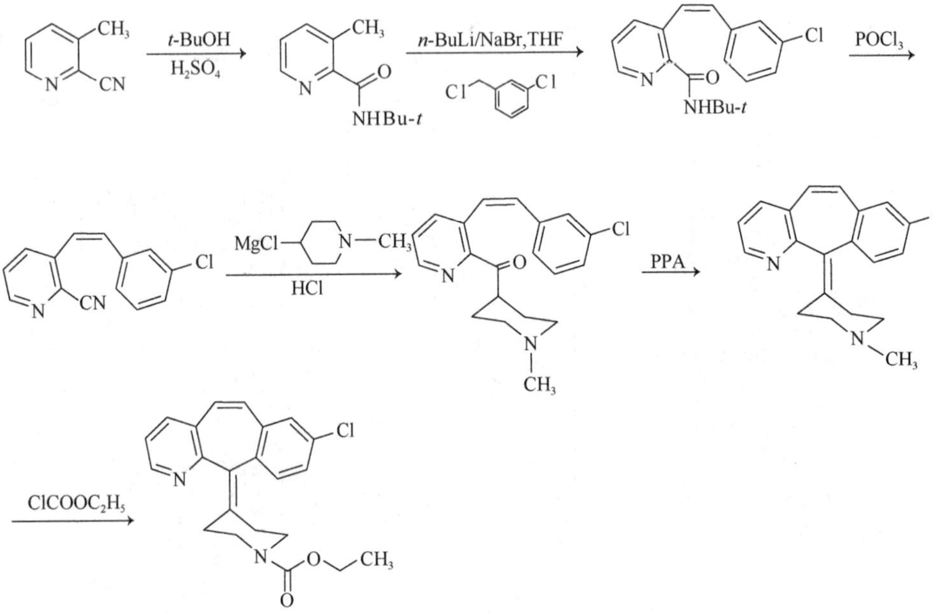

第二节　H_2 受体拮抗剂
H_2 receptor antagonists

胃酸，是胃液的主要成分，是胃肠道进行食物消化的重要物质。但是，如果胃酸分泌过多，会导致胃黏膜的抵抗力下降，当其分泌达到一定量时，就会引起消化道溃疡，如胃溃疡、十二指肠溃疡等。

胃酸在体内的分泌过程分为以下三个步骤（图 8-7）。

第一步：当组胺、乙酰胆碱或促胃液素刺激胃壁细胞底边膜上相应的组胺 H_2 受体①、乙酰胆碱 M_3 受体②和促胃液素受体③时，产生受体激动作用。

第二步：促胃液素受体和乙酰胆碱受体激动引起 Ca^{2+} 增加，组胺 H_2 受体激动使腺苷酸环化酶增加，从而增加 cAMP 的量。经 Ca^{2+} 和 cAMP 介导，刺激由细胞顶端传递，使细胞内的管状泡与顶端膜内陷形成的分泌性微管融合，为分泌胃酸做准备。

第三步：原位于管状处的胃质子泵酶（H^+,K^+-ATP 酶④）移至分泌性微管，将 H^+ 从胞质泵向胃腔，与从胃腔进入胞质的 K^+ 交换，H^+ 与顶膜转运至胃腔的 Cl^- 形成胃酸的主要成分——盐酸。

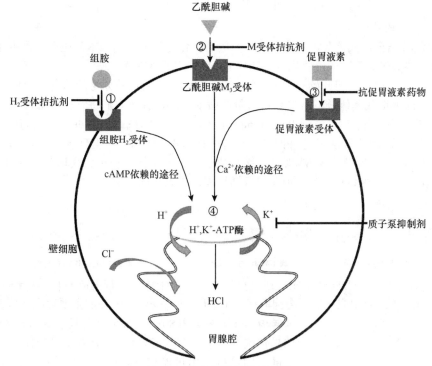

图 8-7　体内胃酸的分泌过程

在泌酸过程的第二步，组胺刺激增加的 cAMP 依赖途径比由乙酰胆碱和促胃液素刺激增加的 Ca^{2+} 途径作用大得多，也就是说，H_2 受体拮抗剂抑制胃酸生成的作用远远强于胆碱 M 受体拮抗剂和抗促胃液素药物。因此，H_2 受体作为抑制胃酸分泌的关键受体，是消化道溃疡治疗的重要靶标。此外，H^+,K^+-ATP 酶是胃酸分泌的第三步，也是最后一步，抑制 H^+,K^+-ATP 酶可以完全阻断任何刺激引起的胃酸分泌升高。H^+,K^+-ATP 酶抑制剂，也称为质子泵抑制剂，就是通过抑制该酶的活性发挥抗溃疡作用的，此部分内容我们将在第三节具体阐述。

传统的抗溃疡药物主要是中和胃酸，如氢氧化铝、小苏打、碳酸镁、氢氧化镁等。但从 20 世纪中叶发现胃壁细胞中组胺 H_2 受体可以促进胃酸分泌开始，人们就尝试研究 H_2 受体拮抗剂类的新型抗胃溃疡药物。该类药物主要有咪唑类（西咪替丁等）、呋喃类（雷尼替丁等）、噻唑类（法莫替丁等）。

西咪替丁 cimetidine

化学名为 1-甲基-2-氰基-3-[2-[[(5-甲基咪唑-4-基) 甲基] 硫代] 乙基] 胍 (2-cyano-1-methyl-3-(2-(((5-methylimidazol-4-yl) methyl) thio) ethyl) guanidine)。

结构由咪唑五元环、含硫醚的四原子链和末端取代的胍三个部分构成。

本品为白色或类白色结晶性粉末，几乎无臭。在甲醇中易溶，在乙醇中溶解，在异丙醇中略溶，在水中微溶；在稀盐酸中易溶。本品的饱和水溶液呈弱碱性反应。本品具同质多晶现象，产品的晶型与工艺条件有关。熔点 140～146℃。本品对湿、热稳定。

本品在过量稀盐酸中，氰基水解成氨甲酰胍，加热条件下，可以进一步水解成胍。

西咪替丁 → 稀HCl → 氨甲酰胍 → △ → 胍

本品与 Cu^{2+} 结合生成蓝灰色沉淀，可与一般胍类化合物相区别；本品还可用含硫化合物的特殊反应鉴别，如灼热后可以放出硫化氢，能使 $Pb(Ac)_2$ 试纸显黑色。

1964 年，英国史克公司开始寻找 H_2 受体拮抗剂作为抑制胃酸分泌的药物，他们首先保留组胺的咪唑环，改变取代基侧链，合成获得大量组胺衍生物，并将它们进行药理活性实验。在这些衍生物中，N^{α}-胍基组胺（N^{α}-guanylhistamine）具有 H_2 受体拮抗作用。进一步又将侧链的 N^{α}-胍端基换成碱性较弱的甲基硫脲基，并同时将侧链增长为 4 个碳原子，得到咪丁硫脲（burimamide，又名布立马胺），与其先导药物 N^{α}-胍基组胺相比，咪丁硫脲拮抗作用大大增强，并且选择性高，从而成为了第一个 H_2 受体拮抗剂，但其口服活性差，难以临床应用。

N^{α}-胍基组胺   咪丁硫脲(布立马胺)   甲硫咪脲(硫代布立马胺)

在生理 pH 条件下，咪唑衍生物存在三种形式：阳离子体、不带电荷的 [1, 4] 异构体和 [1, 5] 异构体，各形式所占的相应比例，会因取代基 R 的不同而变化。组胺的主要存在形式为 [1, 4] 互变异构体（比例约为 80%），而阳离子只占少部分（约为 3%）。如果拮抗剂的活性存在形式是 [1, 4] 互变异构体，即与组胺的相同，则拮抗作用可能增强。而且，经结构分析，发现咪丁硫脲结构中的咪唑环的碱性（pK_a=7.25）强于组胺的咪唑环（pK_a=5.80），提示若将咪唑环或者侧链上引入合适的取代基来降低咪唑环的碱性可能会提高药效。所以，为了克服咪丁硫脲口服无效的缺陷，基于以上理论基础，进一步研究主要通过改变 R 取代基，降低咪唑环的碱性，同时增加 [1, 4] 互变异构体的比例。

阳离子体

[1,4]异构体   [1,5]异构体

在此设计思想的指导下，咪丁硫脲侧链中的一个次甲基被换成电负性较大的硫原子，形成含硫四原子链，同时在咪唑环的 5 位连接供电子的甲基，得到甲硫咪脲（metiamide，又名硫代布立马胺）。在生理 pH 条件下，其 [1,4] 异构体占优势。体外试验结果显示其拮抗活性比咪丁硫脲强 8～9 倍；在体内试验中，其对抗组胺引起的胃酸分泌作用也增强了 5 倍。不幸的是，在此后的临床研究中，观察到甲硫米脲能引起肾损伤和粒细胞缺乏症等严重的毒副作用，而这种毒副作用很可能由甲硫咪脲结构中的硫脲基引起。

由于上述的甲硫咪脲具有严重的毒副作用，人们尝试用电子等排体胍结构替换硫脲基，但因碱性强，生理条件下几乎完全为阳离子，故活性不高。最后在胍的亚氨基氮上引入吸电子的氰基，很好地解决了强碱性的问题，并同时增大了 [1, 4] 异构体含量，这个药物就是西咪替丁（cimetidine）。西咪替丁作为第一个高活性的 H_2 受体拮抗剂，1976 年在英国率先上市，在随后两年内获得全球 100 多个国家上市许可。

西咪替丁作为第一个上市的 H_2 受体拮抗剂，有显著抑制胃酸分泌的作用，能明显抑制基础和夜间胃酸分泌，也能抑制由组胺、分肽促胃液素、胰岛素和食物等刺激引起的胃酸分泌。所以，问世之初就取代了传统抗酸药物，成了治疗溃疡病的首选药物。本品因化学刺激引起的腐蚀性胃炎有预防和保护作用，对应激性胃溃疡和上消化道出血也有明显疗效。

本品具有较大的极性，脂水分配系数小。主要通过氧化代谢，生成亚砜、羟甲基西咪替丁或

咪基脲等代谢产物。主要的代谢途径如图 8-8 所示。

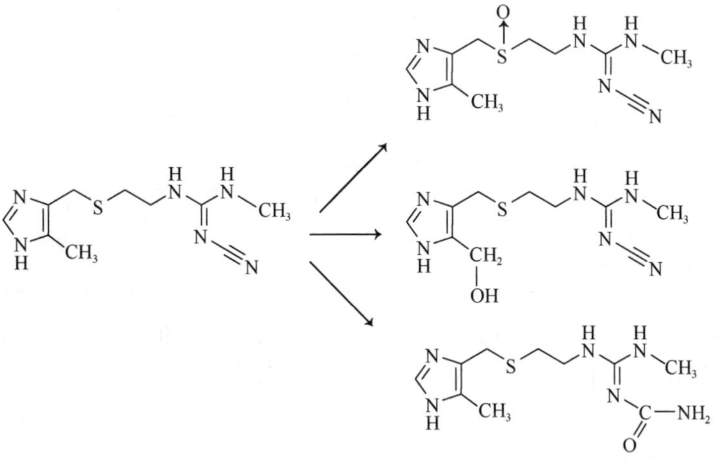

图 8-8 西咪替丁的代谢途径

西咪替丁半衰期较短（1.5～2.3h），经肝肾代谢，与雌激素受体有亲和作用，故有抗雄激素的副作用，长期应用可产生男子乳腺发育和阳痿、妇女滥乳等副作用。

西咪替丁的合成以乙酰乙酸乙酯为原料，用二氯亚砜氯代后，用甲酰胺一步环合为咪唑环，再用金属钠还原得到羟甲基取代物，巯基乙胺取代后，构建氨基硫醚链，用 N-氰亚氨基-S,S-二硫代碳酸二甲酯取代后引入 N-氰亚氨基基团，最后用甲胺取代，获得目标产物——西咪替丁。具体路线如下。

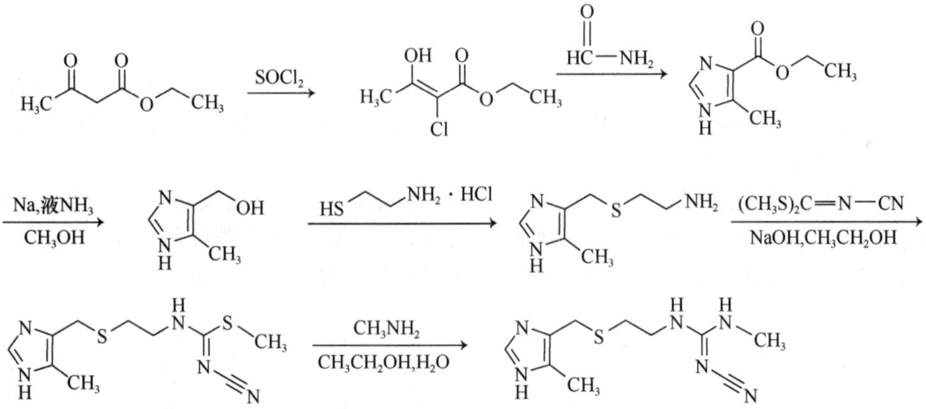

其他咪唑类的 H_2 受体拮抗剂见表 8-6。

表 8-6 其他咪唑类 H_2 受体拮抗剂药物

药物名称	化学结构	特点
奥美替丁 oxmetidine	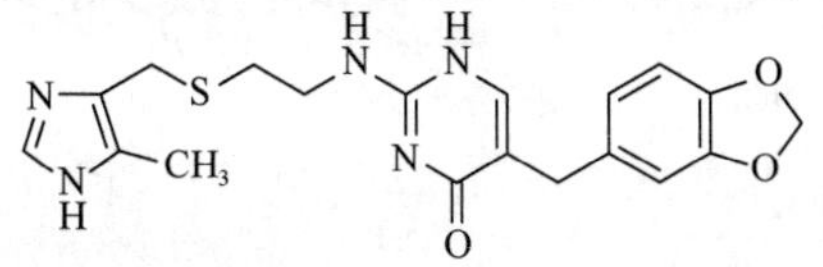	脂溶性高，作用比西咪替丁强 15～20 倍
唑替丁 zaltidine	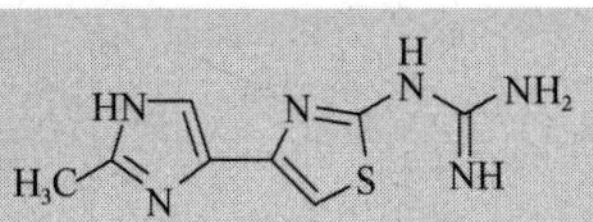	作用强度和法莫替丁相似，长效

续表

药物名称	化学结构	特点
咪芬替丁 mifentidine	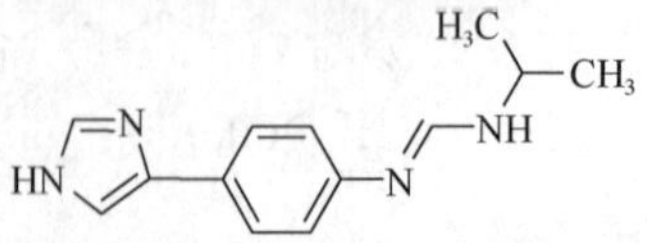	作用强度和法莫替丁相似
比芬替丁 bisfentidine	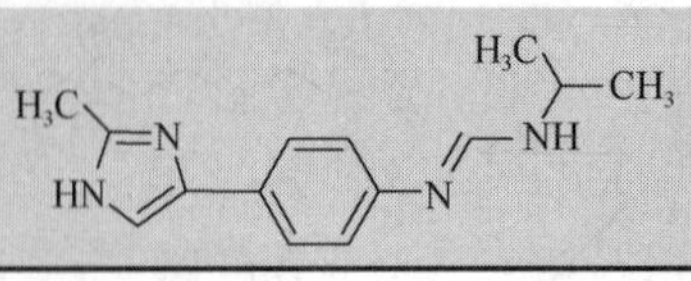	咪芬替丁的甲基取代衍生物，作用强度和法莫替丁相似

H₂ 受体拮抗剂西咪替丁的问世开辟了胃溃疡药物领域的新天地。早期研究集中在保留咪唑环母核、改变取代基侧链上，但这些衍生物的药效都不及西咪替丁。于是，人们大胆突破母核的结构限制，将其替换为其他杂环，成功研制了呋喃类 H₂ 受体拮抗剂雷尼替丁（ranitidine），并作为第二个此类拮抗剂于 1983 年成功上市。

盐酸雷尼替丁 ranitidine hydrochloride

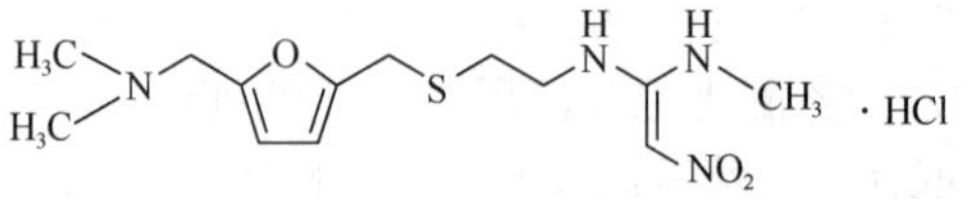

化学名为 *N'*-甲基-*N*-[2-[[5-[(二甲氨基) 甲基-2-呋喃基] 甲基] 硫代] 乙基]-2-硝基-1, 1-乙烯二胺盐酸盐 (*N*-[2-[[5-[(dimethylamino) methyl-2-furfuryl]methyl]thio]ethyl]-*N'*-methyl-2-nitro-1, 1-ethenediamine monohydrochloride)。

本品为类白色至淡黄色结晶性粉末，有异臭，极易潮解，吸潮后颜色变深。本品在水或甲醇中易溶，在乙醇中略溶，在丙酮中几乎不溶。本品为反式异构体，熔点 137～143℃，熔融时分解；顺式异构体无活性，熔点较反式异构体低，为 130～134℃。用小火缓缓加热，产生的气体能使湿润的醋酸铅试纸显黑色。

本品在胃肠道里迅速被吸收，2～3h 达到高峰。约 50% 发生首过代谢。$t_{1/2}$ 为 2～2.7h。肌内注射的生物利用度为 90%～100%。代谢物为 *N*-氧化、*S*-氧化和去甲基雷尼替丁。口服的 30% 和肌内注射的 70%，在 24h 内以原型从尿中排出。主要的代谢途径如图 8-9 所示。

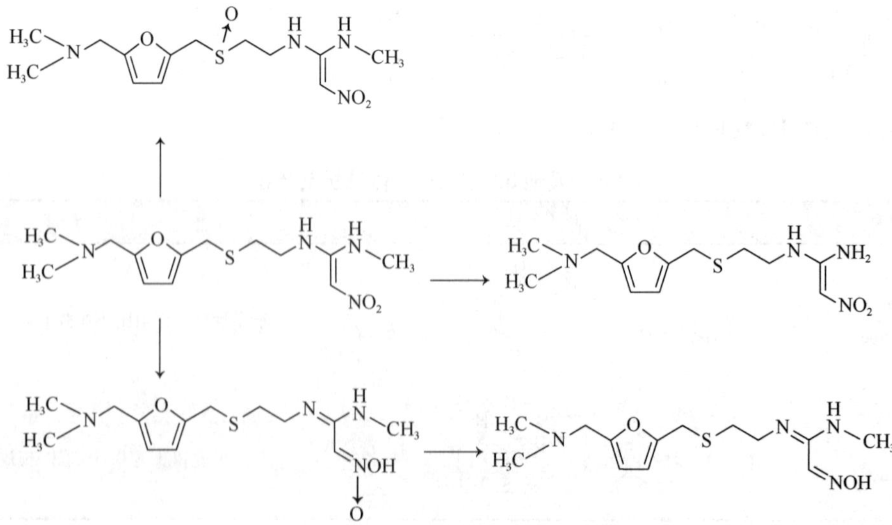

图 8-9　雷尼替丁的代谢途径

盐酸雷尼替丁的作用较西咪替丁强 5～10 倍，且作用时间更持久。其副作用较西咪替丁小，无抗雄性激素副作用。能有效地抑制组胺、五肽促胃液素等刺激后引起的胃酸分泌，降低胃酸和胃酶活性，临床上主要用于胃酸过多的治疗。

本品的合成以 2-羟甲基呋喃为起始原料，在其 5-位引入取代的甲氨基，再以巯基乙胺为亲核试剂，引入巯基侧链，进一步在此侧链的伯氨基上，构建氨甲基取代的硝基乙烯基，获得雷尼替丁。

呋喃类 H₂ 受体拮抗剂，除了代表药物雷尼替丁，还有鲁匹替丁（rupitidine）等，后者脂溶性高，作用强于雷尼替丁。

在含咪唑环的西咪替丁和含呋喃环的雷尼替丁之后，又有一大批疗效确切的 H₂ 受体拮抗剂相继上市。具有噻唑环母核的法莫替丁和尼扎替丁，与西咪替丁相比，作用强、副作用少、药动学性质更优秀。

鲁匹替丁 rupitidine

法莫替丁 famotidine

化学名为 3-[[[2-(二氨基亚甲基) 氨基]-4-噻唑基] 甲基] 硫代]-N-氨磺酰丙脒 3-(((2-(aminoiminomethyl) amino)-4-thiazolyl) methyl) thio)-N-(aminosulfonyl) propanimidamide)。

本品为白色或类白色结晶性粉末，遇光色变深。本品在甲醇中微溶，在丙酮中极微溶解，在水或三氯甲烷中几乎不溶；在冰醋酸中易溶。法莫替丁有 A、B 两种晶型。A 型为长针状结晶，熔点 167～170℃；B 型为短小棒状结晶，熔点 150～160℃。B 型的活性和疗效均优于 A 型，但 A 型较稳定，B 型可转变为 A 型。

法莫替丁可发生硫原子的鉴别反应，与西咪替丁和雷尼替丁类似。

法莫替丁作用比雷尼替丁强 6～10 倍，比西咪替丁强 200 倍，更为长效（$t_{1/2}$=2.5～3.5h）。适用于胃及十二指肠溃疡、反流性食管炎、上消化道出血、胃泌素瘤等症。可有效地抑制基础胃酸、夜间胃酸和食物刺激引起的胃酸分泌，亦可抑制组胺和五肽促胃液素等刺激引起的胃酸分泌。

在 H₂ 受体拮抗剂的结构改造中，常利用片段接合原理，即不同的药效片段采用不同的方式进行分别连接。尼扎替丁是其中最具有代表性的例子，它将法莫替丁母核和雷尼替丁的侧链相拼接，获得了崭新的尼扎替丁结构。尼扎替丁临床治疗效果类似雷尼替丁，口服生物利用度大于 90%，远远超过法莫替丁和雷尼替丁。再如硫替丁，兼具氰基取代的胍基和噻唑环的特征结构，其 H₂ 受体的拮抗活性也较西咪替丁提高了 10 倍（具体片段结构特点见表 8-7）。

表 8-7 其他噻唑类 H₂ 受体拮抗剂

药物名称	化学结构	特点
乙溴替丁 ebrotidine		抑酸作用与雷尼替丁相似，还有抗幽门螺杆菌作用，对乙醇、乙酸、牛磺胆酸、阿司匹林、吲哚美辛和应激所致胃损伤有保护作用

续表

药物名称	化学结构	特点
尼扎替丁 nizatidine	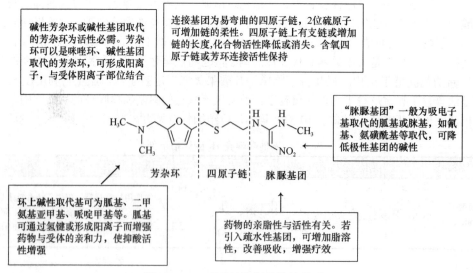	将法莫替丁的噻唑母核（芳杂环）和雷尼替丁的 2 位取代基及侧链（脒脲基团和连接链）相拼接，作用与雷尼替丁相近，作用强度类似雷尼替丁，优于西咪替丁
硫替丁 tiotidine		将法莫替丁相同的噻唑母核及 2 位取代基（芳杂和脒脲基团）和西咪替丁相同的侧链（连接链）相拼接，作用强于西咪替丁

H_2 受体拮抗剂的构效关系研究表明，大部分 H_2 受体拮抗剂在化学结构上由三部分构成：①具有碱性芳杂环或碱性基团取代的芳杂环；②脒脲基团；③中间的连接链。前两部分对活性的影响很大，而连接链部分易曲绕，有一定的空间伸缩性。

H_2 受体拮抗剂结构中，这三部分的构效关系详见图 8-10。

图 8-10　H_2 受体拮抗剂的构效关系

知识链接 　　　　　　　　　　 **同质多晶**

　　同质多晶又称同质异象和多晶现象，是一种物质形成两种或两种以上不同结构晶体的现象。单体——同素异形体；化合物——同质异象变体或多晶体。同质多晶具有相同的化学组成，但具有不同的结晶晶型，在熔化时得到相同液相的物质。晶型与纯度、温度、冷却速率、晶核的存在及溶剂的类型等因素有关。不同晶型的产品，物理常数不同，生物利用度和药效也不同。

第三节　质子泵抑制剂
Proton pump inhibitors

　　质子泵抑制剂（PPI），是一种 H^+, K^+-ATP 酶抑制剂，抑制 H^+ 与 K^+ 的交换，对各种途径的胃酸分泌都有抑制作用，且 H^+, K^+-ATP 酶只存在于胃壁细胞的表面，所以质子泵抑制剂作用专一、选择性强、副作用低。根据质子泵抑制剂与 H^+, K^+-ATP 酶的结合方式分为不可逆性质子泵抑制剂和可逆性质子泵抑制剂。

　　质子泵抑制剂的代表药物之一为奥美拉唑。

奥美拉唑 omeprazole

　　化学名为 5-甲氧基 2-[[(4-甲氧基-3, 5-二甲基-2-吡啶基) 甲基] 亚磺酰基]-1H-苯并咪唑 (5-methoxy-2-(4-methoxy-3, 5-dimethyl-2-pyridinylmethylsulfinyl)-1H-benzimidazole)。

　　本品为白色或类白色结晶性粉末，在二氯甲烷中易溶，在甲醇或乙醇中略溶，在丙酮中微溶，在水中不溶；在 0.1mol/L 氢氧化钠溶液中溶解。具弱碱性和弱酸性。本品在水溶中不稳定，对强酸也不稳定，应低温避光保存。

　　本品的结构由苯并咪唑环、吡啶环、连接这两个环系的亚磺酰基三部分构成。亚砜上的硫有手性，故具有光学活性，分子外消旋化的能垒为 10.41kJ/mol，即使在高温下也不会发生消旋化。

　　早期的抗病毒药物的筛选研究中发现，吡啶硫代乙酰胺具有抑制胃酸分泌的作用，但由于其肝毒性而无法应用临床。随后的结构改造工作立足于降低毒副作用，苯并咪唑环的衍生物替莫拉唑（timoprazole）因具有强烈抑制胃酸分泌的作用而引起重视。

吡啶硫代乙酰胺 　　　　　　　**替莫拉唑**

　　但是替莫拉唑的抑酸作用并不源于拮抗 H_2 受体，而是由于苯并咪唑化合物具有弱碱性，易通过细胞膜，在胃壁细胞的酸性环境中被 H^+ 作用而激活，离子化后的活性形式对 H^+, K^+-ATP 酶具有良好的抑制作用。经过近十年的研究，从一系列苯并咪唑衍生物中最终得到了抑制胃酸分泌作用强、对治疗确实有效、副作用较小的药物——奥美拉唑，奥美拉唑也成为第一个上市的质子泵抑制剂。

　　奥美拉唑口服后在十二指肠吸收，可选择性地浓缩在胃壁细胞的酸性环境中，在胃壁细胞中可存留 24h，因而其作用持久。奥美拉唑在体外无活性，进入胃壁细胞后，在氢离子的影响下，依次转化成螺环中间体（spiroderivate）、次磺酸（sulfenic acid）和次磺酰胺（sulfenamide）形式

（图 8-11）。研究表明，次磺酰胺是奥美拉唑的活性代谢物，与 H^+,K^+-ATP 酶（enzyme）上的巯基通过二硫键共价结合，使酶失活而产生抑制作用。所以，奥美拉唑是一种前药（prodrug）。具有药理活性的次磺酰胺，因极性太大而不被体内吸收，所以不能直接使用，而前药奥美拉唑可以在作用部位有效地聚集，并转化为活性产物，所以此类质子泵抑制剂的体内循环亦称为前药循环。

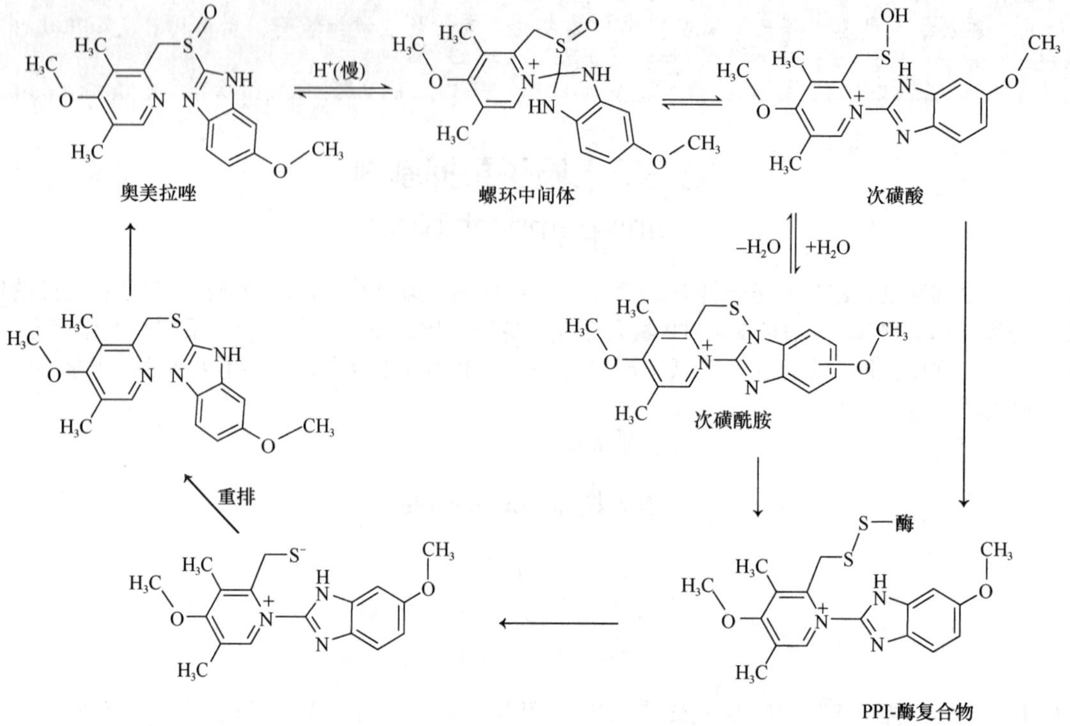

图 8-11 奥美拉唑的循环代谢途径及前药的转化过程

奥美拉唑在体内的代谢较复杂，代谢产物多。例如，在苯并咪唑环 6 位可发生羟基化，并进一步葡糖醛酸化；两个甲氧基均可发生去甲基化；吡啶环上甲基可以羟基化，并进一步氧化生成二羧酸代谢物等。药用外消旋的奥美拉唑，两种旋光异构体在体内经过前药循环生成相同的活性体，产生相同的酶抑制活性，但是 S-异构体在体内的代谢比 R-异构体更慢，药物代谢动力学性质更优，维持时间更长。

奥美拉唑能使十二指肠溃疡较快愈合，治愈率较高。对用西咪替丁或雷尼替丁无效的胃泌素瘤患者也有效。比传统的 H_2 受体拮抗剂的治愈率高、速度快、不良反应少。

本品的合成以三甲基吡啶为原料，经过氧化氢氧化后，用乙酸酐和氢氧化钠进行吡啶的对位甲氧基化和邻位甲基羟基化，氯代后与巯基取代成硫醚，最后硫醚氧化为亚砜，即为奥美拉唑。具体路线如下：

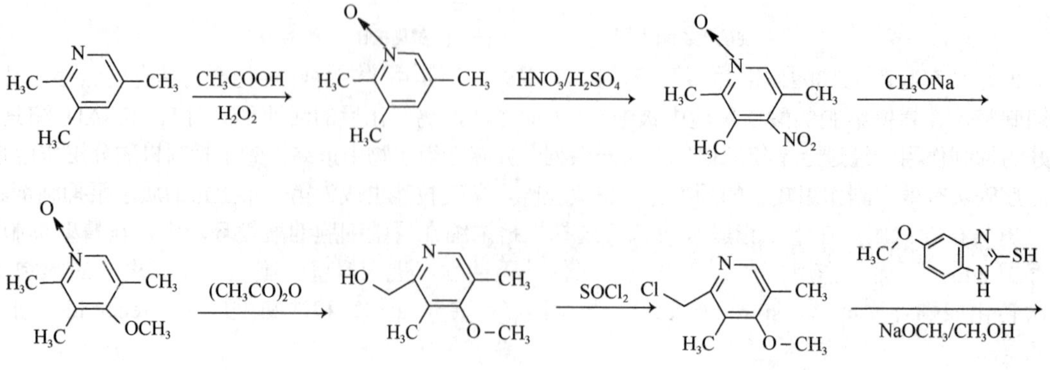

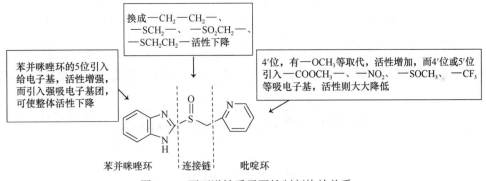

在对质子泵抑制剂的研究中，人们发现对 H^+,K^+-ATP 酶有抑制作用的化合物，分子中要同时具有吡啶环、亚磺酰基、苯并咪唑环三个部分。根据这一思想，对奥美拉唑进行结构改造时，主要变化在两个环系的不同取代基上，得到了兰索拉唑（lansoprazole）、泮托拉唑（pantroprazole）等一系列质子泵抑制剂。

兰索拉唑　　　　　　　　　　　　　　泮托拉唑

奥美拉唑、兰索拉唑等药物由于与 H^+, K^+-ATP 酶以共价二硫键结合，产生不可逆的抑制，被称为不可逆的质子泵抑制剂。长期抑制胃酸分泌，会诱发胃窦反馈机制，导致高促胃液素血症。长期处于这种状态，有可能在胃体中引起内分泌细胞的增生，形成类癌。故该类药物在临床上不宜长期连续使用。

不可逆性质子泵抑制剂原型药结构是吡啶基甲基亚磺酰基苯并咪唑（结构如图 8-12 所示），分子结构可分为三个单元：苯并咪唑环、连接链（亚甲基亚磺酰基）、吡啶环。这三个结构单元的构效关系分别如下：

换成—CH_2—CH_2—、—SCH_2—、—SO_2CH_2—、—SCH_2CH_2—活性下降

苯并咪唑环的5位引入给电子基，活性增强，而引入强吸电子基团，可使整体活性下降

4′位，有—OCH_3等取代，活性增加，而4′位或5′位引入—$COOCH_3$、—NO_2、—$SOCH_3$、—CF_3等吸电子基，活性则大大降低

苯并咪唑环　　连接链　　吡啶环

图 8-12　不可逆性质子泵抑制剂构效关系

不可逆性质子泵抑制剂的其他代表药物如表 8-8 所示。

表 8-8　其他不可逆性质子泵抑制剂药物

药物名称	化学结构	特点
兰索拉唑 lansoprazole		质子泵抑制活性比奥美拉唑强，还具有幽门螺杆菌抑制活性；稳定性、生物利用度优于奥美拉唑，右旋体可单独使用
泮托拉唑 pantroprazole		质子泵抑制活性比奥美拉唑强，选择性高、稳定性强

续表

药物名称	化学结构	特点
雷贝拉唑 rabeprazole		质子泵抑制活性比奥美拉唑强，还具有幽门螺杆菌抑制活性
艾普拉唑 ilaprazole		质子泵抑制活性比奥美拉唑强，半衰期长
莱米诺拉唑 leminoprazole		质子泵抑制活性比奥美拉唑强，还具有胃黏膜保护作用，生物利用度高，半衰期长
泰妥拉唑 tenatoprazole		目前半衰期最长的质子泵抑制剂，其 S-型异构体已单独用于临床

传统的不可逆性质子泵抑制剂本身并无 H^+, K^+-ATP 酶的抑制活性，但是，在酸性环境中，这种抑制剂可以质子化转变为次磺酸活性体，然后迅速与 H^+, K^+-ATP 酶上第 4～6 跨膜区的 Cys813 和第 7～8 跨膜区的 Cys892 的巯基通过二硫键共价结合，导致 H^+, K^+-ATP 酶的不可逆失活，从而抑制胃内盐酸的分泌。而可逆的质子泵抑制剂，又称为钾离子竞争性酸阻滞剂，可竞争性抑制胃壁细胞上质子泵中高亲和部位的 K^+ 结合位点，抑制细胞质中的 H^+ 与胃分泌管中 K^+ 的相互交换，从而达到抗胃酸的作用，其选择性高、副作用低，是一种可逆的 K^+ 拮抗剂。代表药物为盐酸瑞伐拉赞。

盐酸瑞伐拉赞 revaprazan hydrochloride

化学名为 4-[3,4-二氢-1-甲基-2(1H)-异喹啉基]-N-(4-氟苯基)-5, 6-二甲基-2-嘧啶胺盐酸盐 (4-(3, 4-dihydro-1-methyl-2(1H)-isoquinolinyl)-N-(4-fluorophenyl)-5, 6-dimethyl-2-pyrim-idinamine hydrochloride)。

本品具有亲脂性、弱碱性，在低 pH 时稳定。pK_a=7.26，当 pH=7.4 时，离子化比例为 10.42%，当 pH=6.1 时，离子化比例为 69.89%，在胃酸的强酸性环境下，药物立刻离子化。

本品通过离子型结合抑制 H^+, K^+-ATP 酶，不需要集中于胃壁细胞的微囊和微管及酸的激活，能迅速升高胃内 pH，对 H^+, K^+-ATP 酶的选择性高，离解后酶活性恢复。而且起效迅速，一般在 1h 左右即能达到血药浓度峰值，因此用于胃酸引起症状的迅速缓解。其药效与口服剂量呈线性关系，即可通过调节药物剂量以提供最佳的胃酸控制水平，从而满足不同患者的个体化治疗。

本品用于治疗十二指肠溃疡和胃炎、急性胃炎，短期治疗消化性溃疡。

一、思考题

1. 传统的 H_1 受体拮抗剂有哪些结构类型和特征，其构效关系如何？

2. 从胃酸的分泌过程入手，分析什么受体或酶可作为抗胃溃疡药物的靶点？分别都有哪些代表药物？

3. 什么是质子泵抑制剂（PPI），以奥美拉唑为例，简述其前药循环代谢过程。

二、案例分析

1. 患者，女，35 岁，反酸，上腹部疼痛，疼痛多出现在上午十点到下午四点，进食后有所缓解，偶尔夜间会痛醒。X 线钡餐检查，确定为十二指肠溃疡。

（1）患者首选治疗药物是哪一类？并分析此类药物的作用特点。

（2）患者做胃镜检查，提示有幽门螺杆菌感染，应该选择的联合用药是哪些？为什么？

2. 某患者诊断为急性冠状动脉综合征，长期服用氯吡格雷，在服用过程中出现了胃灼热和胃溃疡，需要同时使用 PPI 减轻相关症状。

（1）分析 PPI 的发展过程及每一代的特点，选择合适的 PPI。

（2）分析氯吡格雷与 PPI 相互作用的特点。

（刘雪英）

第九章 作用于离子通道及血管紧张素药物
Drugs acting on ion channels and angiotensin

学习要求

1. 掌握钙通道阻滞剂、钠通道阻滞剂、血管紧张素转化酶抑制剂的分类、结构类型和作用机制；钾通道阻滞剂、钾通道开放剂、血管紧张素Ⅱ受体拮抗剂的结构类型；硝苯地平、硫酸奎尼丁、盐酸胺碘酮、卡托普利、氯沙坦的结构、理化性质、代谢和用途；硝苯地平、盐酸美西律、卡托普利的合成；二氢吡啶类钙通道阻滞剂的构效关系；血管紧张素转化酶抑制剂的构效关系。

2. 熟悉盐酸维拉帕米、盐酸地尔硫草、盐酸普罗帕酮、盐酸美西律、吡那地尔的结构和用途。

3. 了解非选择性钙通道阻滞剂。

离子通道（ion channels）是镶嵌在细胞膜上的一类跨膜异源多聚体蛋白质，是离子进出细胞的通路。根据运送离子的选择性，离子通道可分为钠通道、钾通道、钙通道和氯通道等，每一类型通道又有多种亚型。作用于离子通道的药物可以控制离子通道的开启或关闭，选择性调节离子的转入和释放，产生治疗作用。血管紧张素Ⅱ（angiotensin Ⅱ）具有很强的血管收缩作用，而且可促进钠离子和水的重吸收，增加血容量，导致血压上升。作用于血管紧张素的药物通过阻断血管紧张素Ⅱ生成或其生理作用，使血管扩张、血压下降。本章介绍作用于心血管系统钙通道、钠通道、钾通道的药物，以及阻断血管紧张素Ⅱ生成或其生理作用的药物。

第一节 钙通道阻滞剂
Calcium channel blockers

钙通道主要有电压依赖型和受体操纵型两种类型，电压依赖型又主要分为 L、T、N、P、R 五种亚型。L 型钙通道存在于心肌、血管平滑肌和其他组织中，是细胞兴奋时 Ca^{2+} 内流的主要途径，也是钙通道阻滞剂的作用靶点。

钙通道阻滞剂可分为：

（1）选择性钙通道阻滞剂：①二氢吡啶类，如硝苯地平；②苯烷胺类，如维拉帕米；③苯并硫氮草类，如地尔硫草。

（2）非选择性钙通道阻滞剂：①二苯基哌嗪类；②普尼拉明类等。选择性钙通道阻滞剂均作用于 L 型钙通道，但不同结构类型的结合位点不同。

硝苯地平 nifedipine

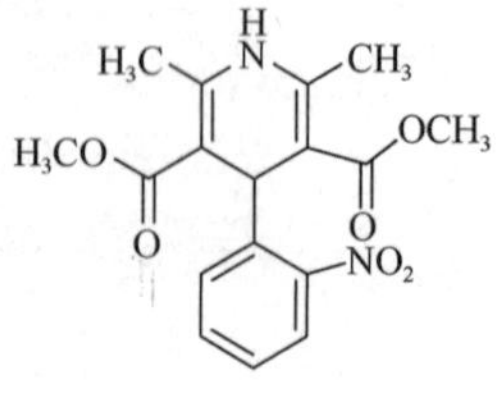

化学名为 2, 6-二甲基-4-(2-硝基苯基)-1, 4-二氢-3, 5-吡啶二甲酸二甲酯 (2, 6-dimethyl-4-(2-nitrophenyl)-1, 4-dihydro-3, 5-pyridinedicarboxylic acid dimethyl ester)。

本品为黄色结晶粉末，无臭无味，无吸湿性。极易溶于丙酮、二氯甲烷、三氯甲烷，溶于乙酸乙酯，微溶于甲醇、乙醇，几乎不溶于水。熔点 171～175℃。

本品为二氢吡啶类钙通道阻滞剂，结构中含有一个对称的二氢吡啶环，二氢吡啶环 4 位连接苯环，苯环与二氢吡啶环在空间上几乎相互垂直。

在光照和氧化剂存在条件下，硝苯地平的二氢吡啶环芳构化，分别生成两种氧化产物。光催化氧化反应除了将二氢吡啶环芳构化以外，还能将硝基转化成亚硝基，该亚硝基苯吡啶衍生物对人体有毒，故在生产和储存过程中应注意避光。

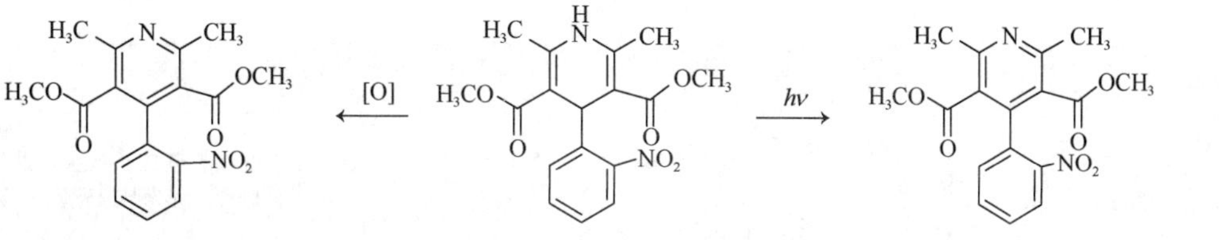

本品口服经胃肠道吸收完全，有一定的首过效应，生物利用度可达 45%～68%，通常服用 20～25min 后起效，半衰期为 2h。经肝脏代谢，包括二氢吡啶的脱氢芳构化、3 位酯基的去甲基化、2 位甲基羟基化及 2 位羟甲基与 3 位羧基的环化（形成内酯）等，如图 9-1 所示。体内代谢物均无活性，80% 由肾脏排泄。

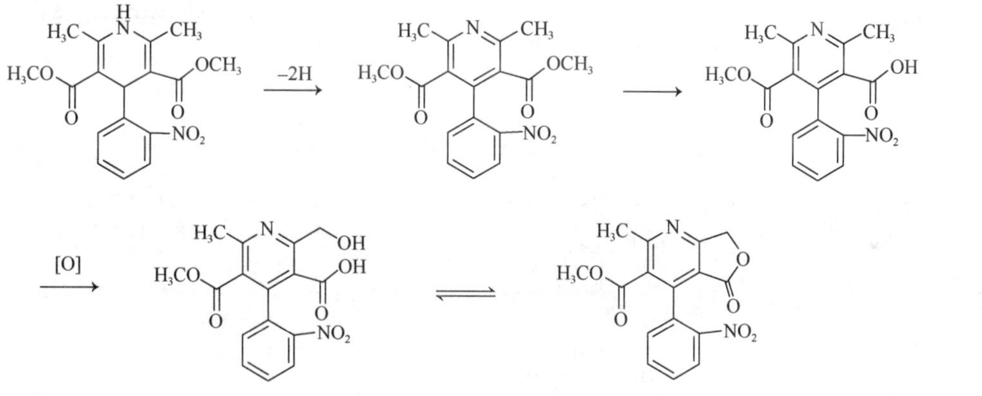

图 9-1　硝苯地平的代谢途径

本品的合成以邻硝基苯甲醛为原料和两分子乙酰乙酸甲酯和过量氨水在甲醇中进行 Hantzsch 反应即可获得。

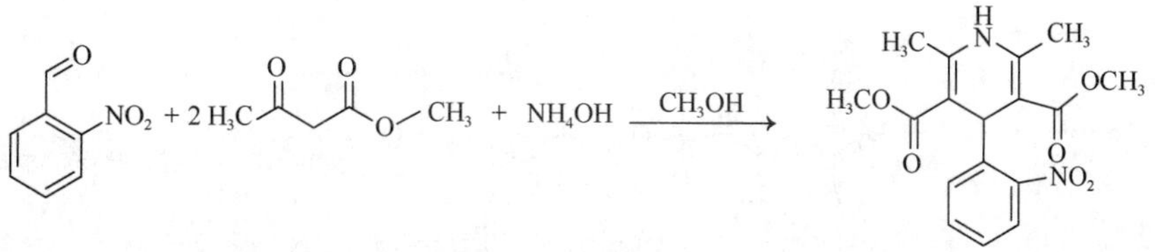

本品适用于治疗变异型心绞痛、不稳定型心绞痛、慢性稳定型心绞痛、高血压及心律失常。不良反应较多，常见面部潮红、头痛、心悸、水肿等，缓释或控释长效制剂作用温和、不良反应减少。

在硝苯地平基础上，二氢吡啶类钙通道阻滞剂的开发着重在以下方面：①更高的血管选择性，如尼莫地平临床上主要用于脑血管功能不足所致疾病的治疗；②针对某些特定部位的血管系统，如尼卡地平扩张小动脉作用强，对脑动脉和冠脉血管选择性较高；③减少迅速降压和交感神经激活的副作用，如氨氯地平起效慢、作用时间长，用药期间血浆药物浓度波动度小，不会引起明显反射性交感神经兴奋。常见的二氢吡啶类钙通道阻滞剂见表 9-1。

表 9-1　常见的 1, 4-二氢吡啶类钙通道阻滞剂

药物名称	化学结构	特点
尼莫地平 nimodipine	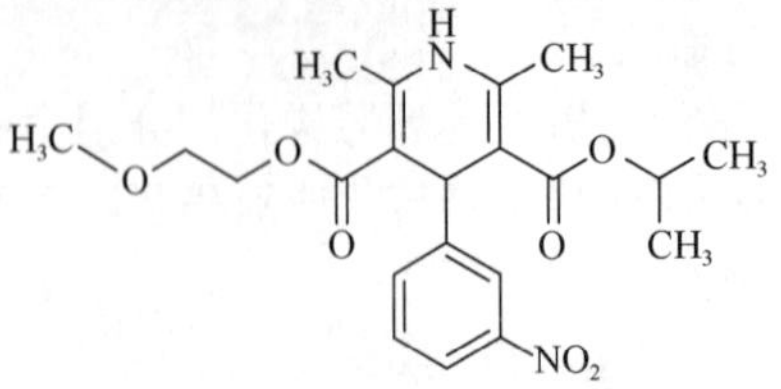	二氢吡啶环的 3, 5-二羧酸上形成不同的酯基，其中 3 位是甲氧乙基酯，5 位是异丙酯，这一结构改变使得 C-4 具有手性。本品特别适合于治疗缺血性脑血管疾病
尼卡地平 nicardipine	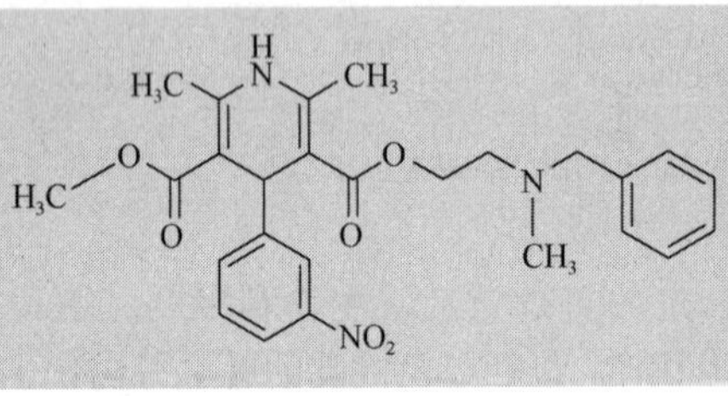	延长了 5 位取代基的长度，能够选择性作用于脑血管，称为脑血管扩张药
氨氯地平 amlodipine	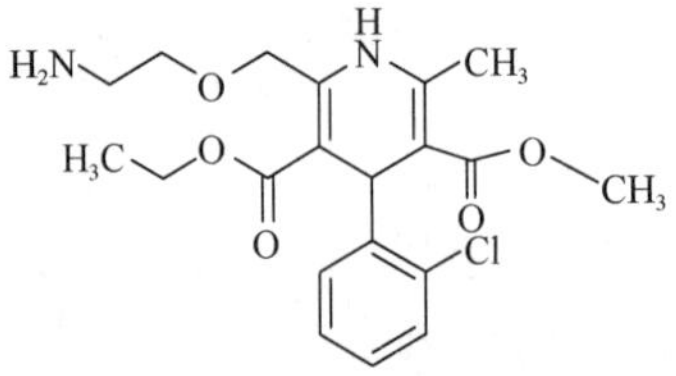	3,5 位为非对称酯基，2 位甲基被氨乙氧基取代，为长效钙通道阻滞剂
尼群地平 nitrendipine	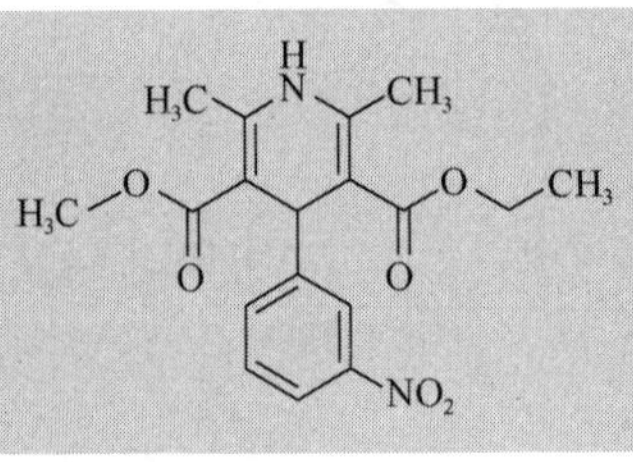	延长了 5 位取代基的长度，扩张冠脉及外周血管的作用与硝苯地平相似
非洛地平 felodipine	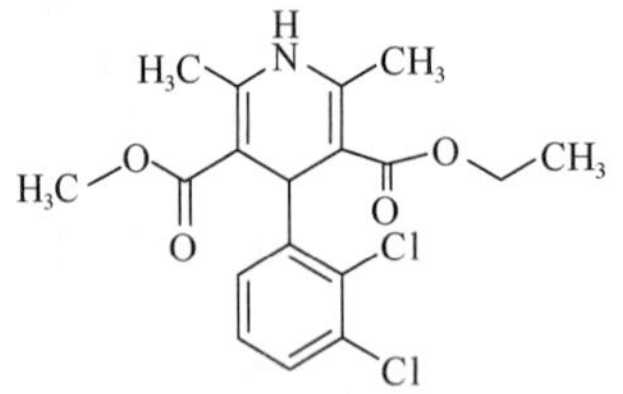	4 位苯基上增加吸电子基，作用与硝苯地平相似，但高浓度时兼有抑制钙调素作用
伊拉地平 isradipine	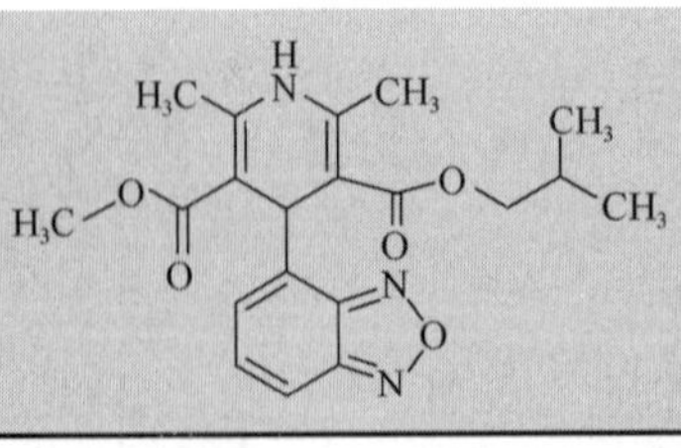	4 位苯环并上噁二唑环，对血管选择性较高

二氢吡啶类钙通道阻滞剂的构效关系如图 9-2 所示。

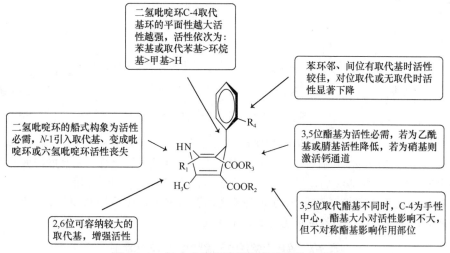

图 9-2 二氢吡啶类钙通道阻滞剂的构效关系

盐酸维拉帕米 verapamil hydrochloride

化学名为 (±)-α-[3-[[2-(3, 4-二甲氧苯基) 乙基] 甲氨基] 丙基]-3, 4-二甲氧基-α-异丙基苯乙腈盐酸盐 (α-[3-[[2-(3, 4-dimethoxyphenyl) ethyl]methylamino]propyl]-3, 4-dimethoxy-α-(1-methylethyl) benzeneacetonitrile hydrochloride)。

本品为白色结晶性粉末，无臭。易溶于甲醇、乙醇、N, N-二甲基甲酰胺、三氯甲烷，溶于水，微溶于异丙醇、乙酸乙酯，难溶于己烷，不溶于乙醚。熔点 141～145℃。其游离碱为黏稠的浅黄色油状物，沸点 243～246℃。

本品为苯烷基胺类钙通道阻滞剂，结构中含有一个叔胺的碱性中心，除甲基外，N 原子连接两个不同的烷基，烷基末端分别连接取代苯环。

本品化学稳定性良好，在加热、光化学降解条件下，或酸、碱性水溶液中，均不改变。但其甲醇溶液，经紫外线照射 2h 后，则可降解 50%。

本品 R(+)-异构体的活性强于 S(-)-异构体，临床用其外消旋体。口服吸收快而完全，首过效应显著，生物利用度仅为 20% 左右，蛋白结合率达 99%。经肝脏代谢，主要代谢产物有 N-脱烷基、N-去甲基生成的仲胺、伯胺化合物，只有原型药 20% 的活性，还有苯环上 O-去甲基化合物，为无活性代谢物，如图 9-3 所示。半衰期为 4～8h，主要经肾脏排泄。

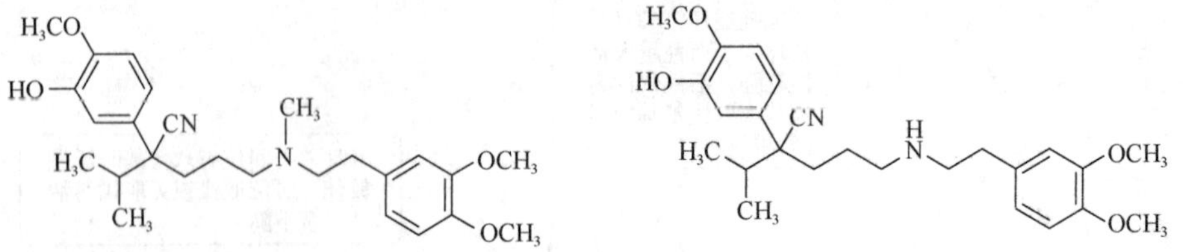

图 9-3 盐酸维拉帕米的代谢产物

本品是第一个应用于临床的钙通道阻滞剂，通过抑制细胞去极化时的 Ca^{2+} 内流，降低胞内游离 Ca^{2+} 浓度而产生心脏抑制和血管扩张作用，对心脏的选择性大于血管。本品能降低心肌耗氧量，可用于稳定型和不稳定型心绞痛，以及心律失常患者，但对心脏的抑制作用强。

除维拉帕米之外，苯烷基胺类钙通道阻滞剂还有噻帕米、加洛帕米和法利帕米，见表 9-2，其结构都是通过两条多取代的苯烷基链与氮原子相连。

表 9-2 临床上常用的苯烷胺类钙通道阻滞剂

药物名称	化学结构	特点
噻帕米 tiapamil	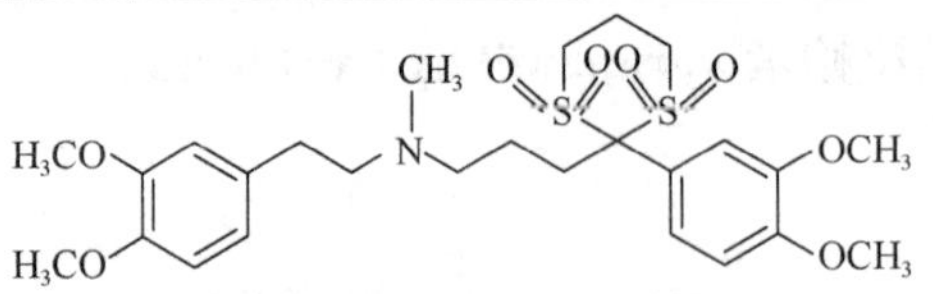	维拉帕米的衍生物
加洛帕米 gallopamil	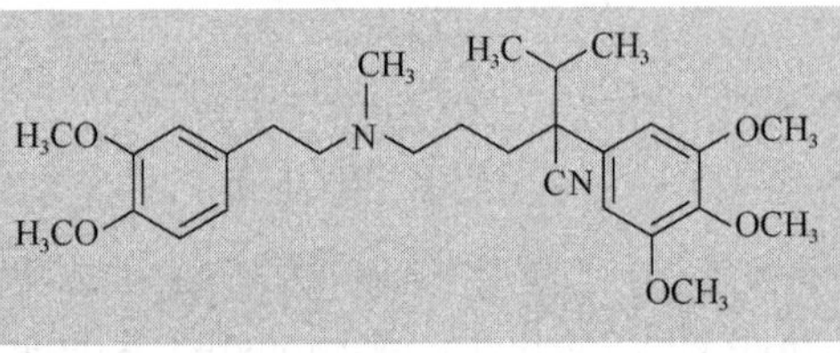	作用较维拉帕米强，临床用于心绞痛、心律失常的治疗
法利帕米 falipamil	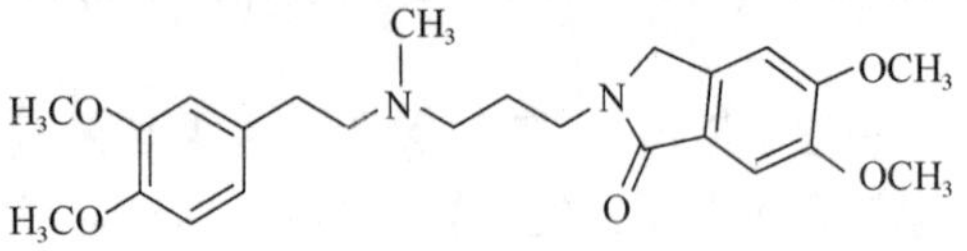	对心脏有选择性作用，特别是对窦房结的抑制可产生明显的抗心动过速作用

盐酸地尔硫䓬 diltiazem hydrochloride

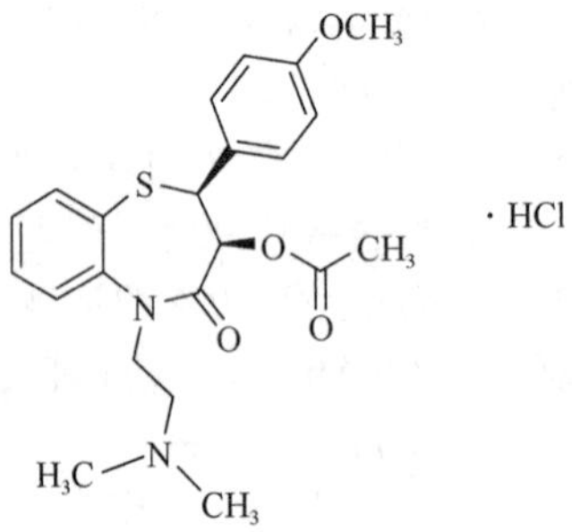

化学名为顺-(+)-5-[(2-二甲氨基) 乙基]-2-(4-甲氧基苯基)-3-乙酰氧基-2, 3-二氢-1, 5-苯并硫氮杂䓬 -4(5H)- 酮 盐 酸 盐 ((2S-cis)-3-(acetyloxy)-5-[2-(dimethylamino) ethyl]-2, 3-dihydro-2-(4-methoxyphenyl)-1, 5-benzothiazepin-4(5H)-one hydrochloride）。

本品为白色或类白色针状结晶或结晶性粉末，无臭、味苦。易溶于水、甲醇、三氯甲烷，微溶于乙醇，几乎不溶于苯，不溶于乙醚。有旋光性，$[\alpha]_D^{20}=+115°\sim120°$（水，$C=0.01$），熔点 210～215℃。

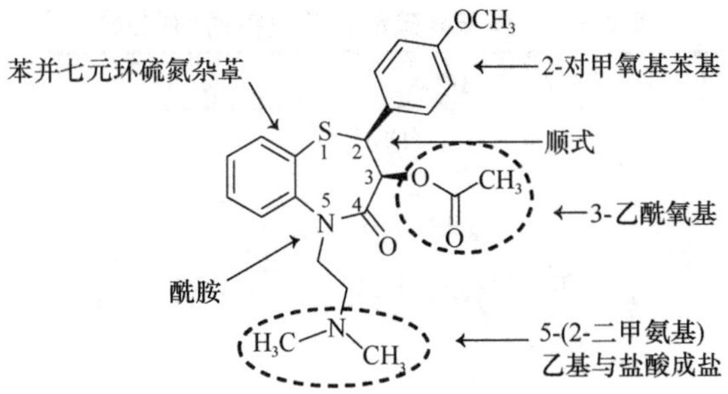

本品为苯并硫氮䓬类衍生物，分子结构中有两个手性碳原子 C-2 和 C-3，具有 4 个立体异构体，其中以顺式 *D*-异构体活性最高。临床仅用顺式 *D*-异构体。

本品在干燥固体状态较稳定，由于分子中具有酯的结构，在潮湿或水溶液中稳定性下降，会发生水解生成去乙酰地尔硫䓬，在体内也会被代谢为去乙酰地尔硫䓬，该产物的冠脉扩张作用是地尔硫䓬的 25%～50%。

本品口服吸收迅速完全，首过效应较显著，生物利用度为 25%～60%。经肝肠循环，主要代谢物为去乙酰基、*N*-去甲基和 *O*-去甲基化合物，如图 9-4 所示。

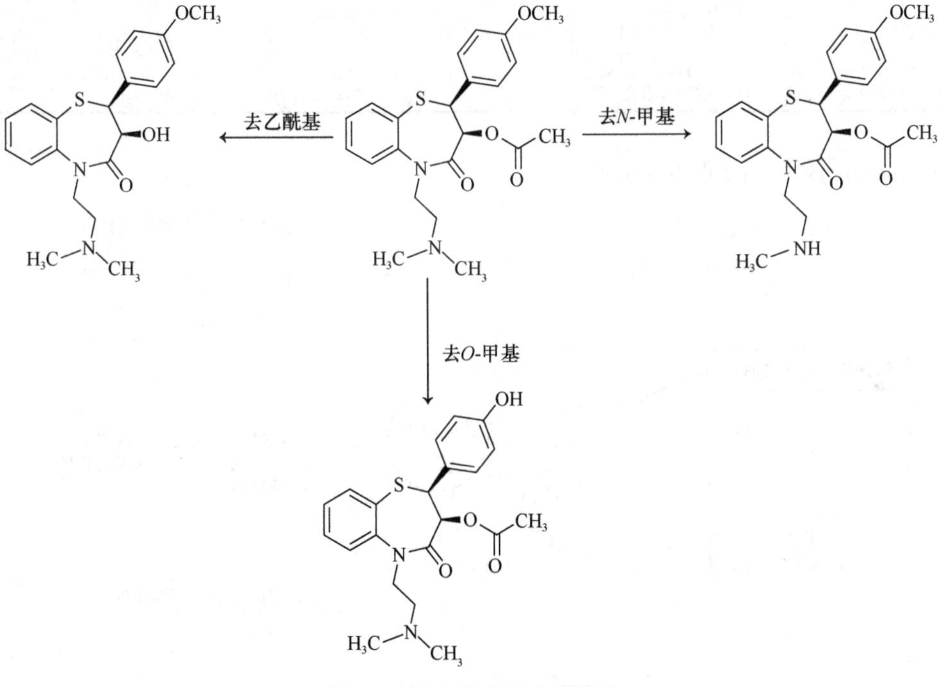

图 9-4 地尔硫䓬的代谢途径

本品对心脏的钙通道阻滞作用明显强于血管，显著抑制窦房结的自律性和延长有效不应期，减慢房室传导，降低心肌收缩力，降低心肌耗氧量，适用于变异型心绞痛和劳累型心绞痛的预防和治疗。

苯并硫氮䓬类钙通道阻滞剂与二氢吡啶类钙通道阻滞剂相比，该类药物对冠状动脉和侧支循环具有较强的扩张作用，也有减缓心率作用。长期服用，对预防心血管意外的发生是有效的，并且无耐药性或明显副作用。除地尔硫䓬外，还有克仑硫䓬、尼克硫䓬等，如表 9-3 所示。

表 9-3 其他苯并硫氮杂䓬类钙通道阻滞剂

药物名称	化学结构	特点
克仑硫䓬 clentiazem	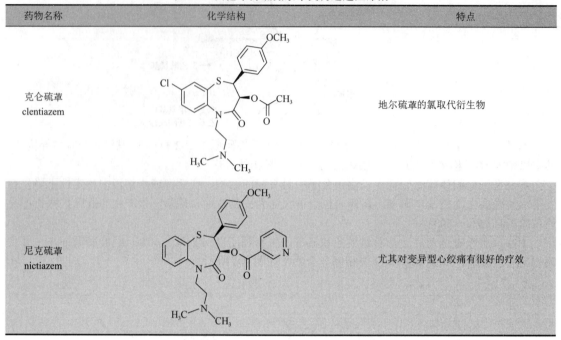	地尔硫䓬的氯取代衍生物
尼克硫䓬 nictiazem	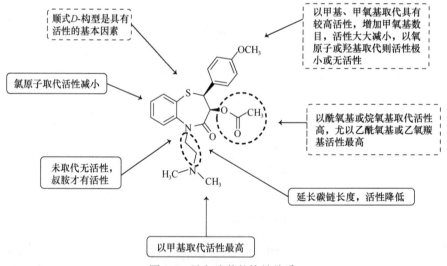	尤其对变异型心绞痛有很好的疗效

地尔硫䓬的构效关系如图 9-5 所示。

顺式 *D*-构型是具有活性的基本因素

以甲基、甲氧基取代具有较高活性，增加甲氧基数目，活性大大减小，以氧原子或羟基取代则活性极小或无活性

氯原子取代活性减小

以酰氧基或烷氧基取代活性高，尤以乙酰氧基或乙氧羰基活性最高

未取代无活性，叔胺才有活性

延长碳链长度，活性降低

以甲基取代活性最高

图 9-5 地尔硫䓬的构效关系

非选择性钙通道阻滞剂除具有钙通道阻滞作用外，还有其他心脑血管作用。主要应用的有二苯基哌嗪类和普尼拉明类。

二苯基哌嗪类药物有桂利嗪（cinnarizine）、氟桂利嗪（flunarizine）和利多氟嗪（lidoflazine），这类药物能直接作用于血管平滑肌而使血管扩张，显著地改善循环，对各种血管收缩物质有拮抗作用，适用于脑血管障碍、脑栓塞、脑动脉硬化等症。

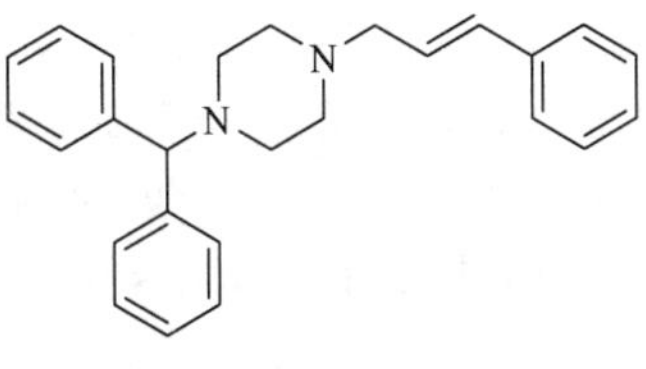

桂利嗪

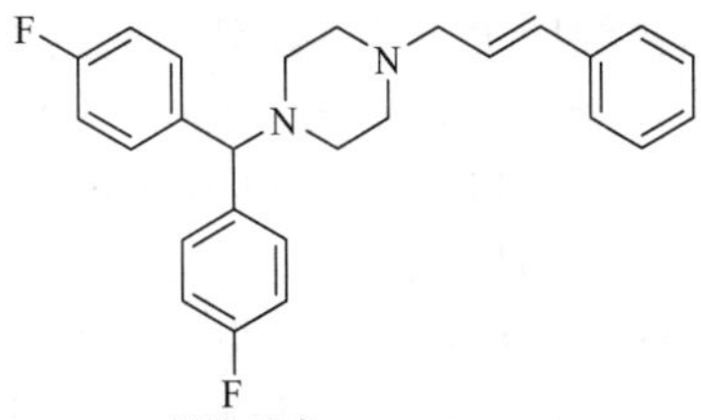

氟桂利嗪

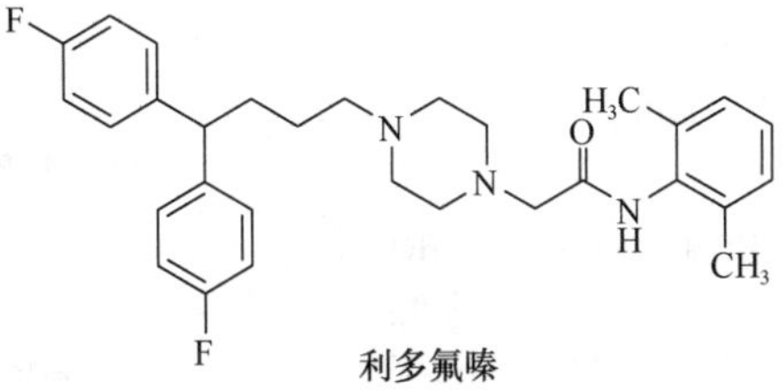

利多氟嗪

普尼拉明（prenylamine）除具有阻滞 Ca^{2+} 内流作用外，还具有抑制磷酸二酯酶和抗交感神经作用，降低心肌收缩力和松弛血管平滑肌，可用于心绞痛的防治。苄普地尔（bepridil）是长效钙通道阻滞药，具有阻滞钙通道、钠通道、钾通道的作用，还可抑制钙调蛋白，发挥多类抗心律失常药物的作用，作为对其他抗心绞痛药物不能耐受或反应较差的心绞痛患者的二线治疗药物。

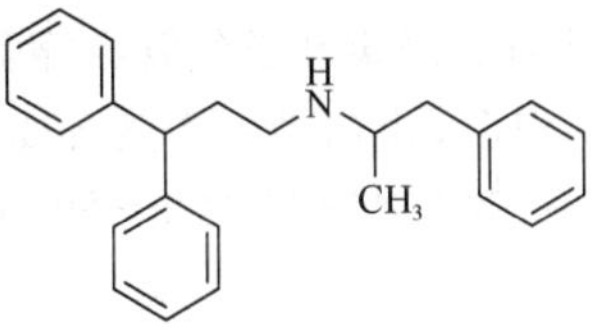

普尼拉明

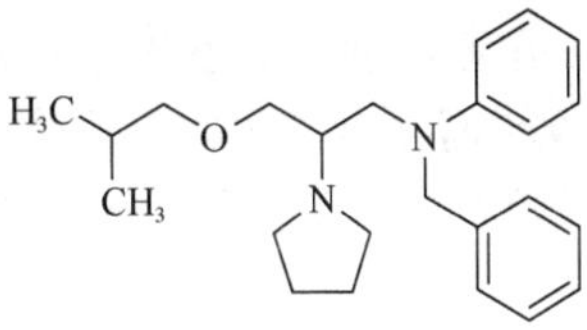

苄普地尔

第二节　钠通道阻滞剂
Sodium channel blockers

钠通道在维持细胞兴奋性及正常生理功能上十分重要，它是一些药物如局部麻醉药、抗心律失常药作用的靶点。钠通道阻滞剂主要可抑制 Na^+ 内流，抑制心肌细胞动作电位振幅及超射幅度，减慢传导，延长有效不应期，因而具有很好的抗心律失常作用。根据 1971 年 Vaughan Williams 对抗心律失常药物的分类方法，钠通道阻滞剂属于 I 类抗心律失常药物。根据其通道阻滞选择性和特性不同，又分为三类：① I_a 类：如奎尼丁、丙吡胺等；② I_b 类：如美西律、利多卡因等；③ I_c 类：普罗帕酮、氟卡尼等。

硫酸奎尼丁 quinidine sulfate

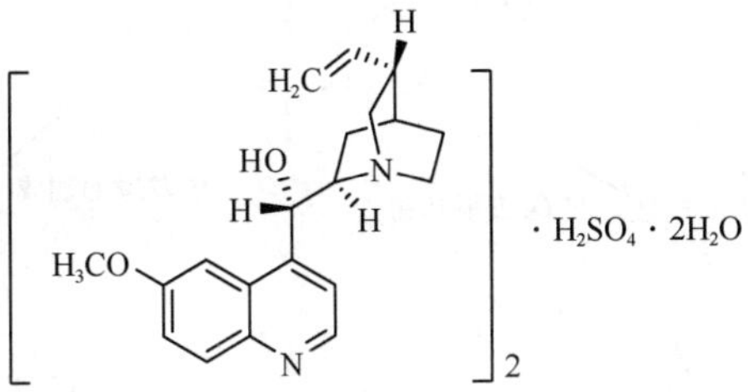

化学名为 (9S)-6′-甲氧基-脱氧辛可宁-9-醇硫酸盐二水合物 ((9S)-6′-methoxy cinchonan-9-ol sulfate dihydrate)。

本品为白色细针状结晶，无臭，见光变暗。易溶于沸水，溶于乙醇、三氯甲烷，微溶于水，不溶于乙醚。比旋度为 $[\alpha]_D^{20}=+275°\sim290°$（0.1mol/L 盐酸溶液，$C$=0.02），1% 水溶液的 pH 为 6.0~6.8。熔点 174~175℃。奎尼丁游离碱为白色无定形粉末，味苦。溶于乙醇、乙醚、二氯甲烷，微溶于水。分子中有两个氮原子，为二元碱，喹啉环上氮原子碱性较弱（pK_{a1} 5.4），不易与酸成盐，奎核碱环上的叔氮原子碱性较强（pK_{a2} 10.0）。

本品可以看成是喹啉环通过一个次甲基连接到奎核碱环的 8 位碳上。奎核碱环 3 位上连接一个乙烯基，而喹啉环的 6 位上连接一个甲氧基，其中 3、4、8、9 位碳原子是手性碳原子，其构型分别是 3R、4S、8R、9S，为右旋体。

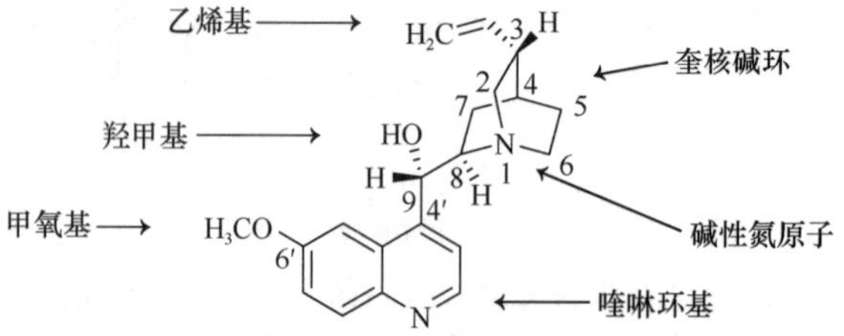

奎尼丁是从金鸡纳树皮中分离得到的一种生物碱，同样分离出来的生物碱还有奎宁（quinine），两者为非对映异构体。研究人员 1914 年发现奎宁有抗心律失常作用，1918 年在研究了一系列与奎宁有关的生物碱后，发现奎尼丁对心脏传导的影响较大，对心房颤动患者有较好的抗心律失常作用，在治疗过程中还可避免奎宁引起的荨麻疹、鼻炎和支气管收缩等副作用。

本品口服吸收快而完全，生物利用度为 70%~80%，血浆蛋白结合率为 80%~90%。组织中药物浓度较血药浓度高 10~20 倍，心肌中浓度尤其高。有效血药浓度为 2~5μg/ml，超过 6μg/ml 易引起毒性反应。

本品主要经过肝脏 CYP450 酶系统氧化代谢，其氧化代谢物仍有药理活性，其代谢途径有奎核碱环的 2 位及喹啉环的 2′ 位发生羟基化、O-去甲基化和双键发生加成反应等，见图 9-6。代谢物及药物原型均经肾排泄，其中药物原型占排泄量 10%~25%。大量服用奎尼丁可发生蓄积而中毒。

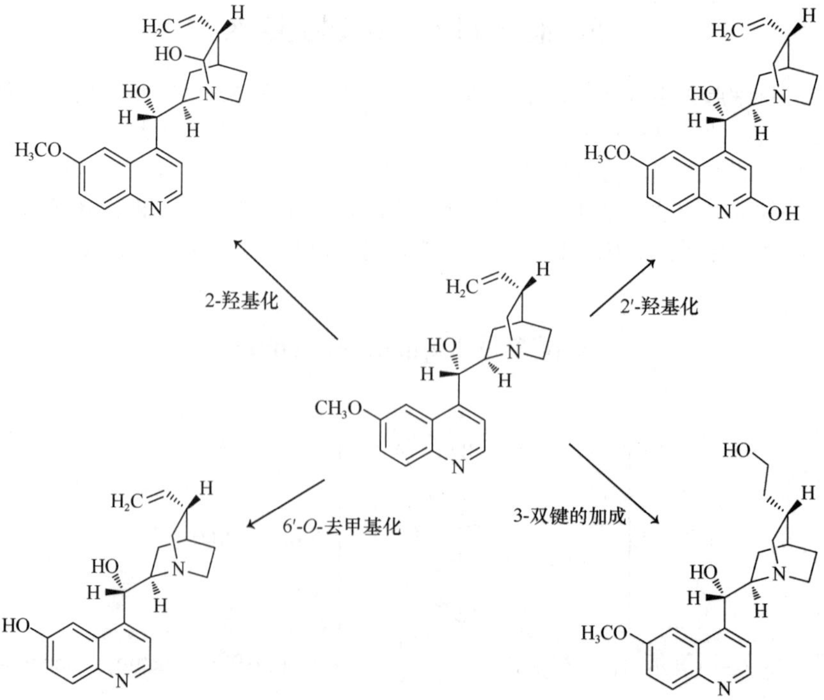

图 9-6　奎尼丁的代谢途径

本品为 I$_a$ 类钠通道阻滞剂，这类药物除能抑制 Na$^+$ 内流，还能抑制 K$^+$ 外流，延长心肌细胞的有效不应期，为广谱抗心律失常药，奎尼丁在临床上用于阵发性心动过速、心房颤动和期前收缩的治疗。

I$_a$ 类钠通道阻滞剂与钠通道的亲和力强于 I$_b$ 类，弱于 I$_c$ 类。除奎尼丁外，作用与用途相似的还有普鲁卡因胺、丙吡胺、西苯唑啉和吡美诺等，如表 9-4 所示。

表 9-4　临床上常用的 I$_a$ 类钠通道阻滞剂

药物名称	化学结构	特点
普鲁卡因胺 procainamide	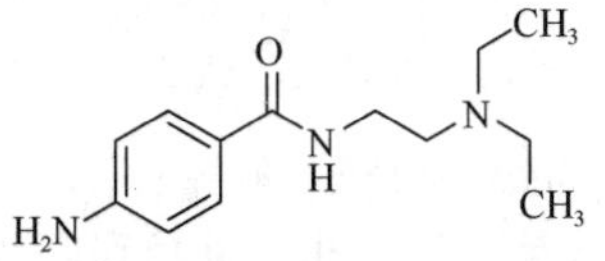	适用于室性期前收缩、室性心动过速、心房颤动、阵发性室上性心动过速等
丙吡胺 disopyramide	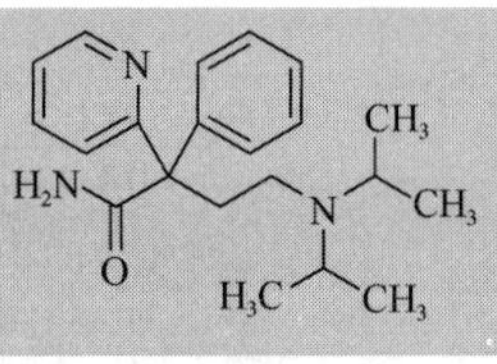	用于治疗室性期前收缩、房性期前收缩、阵发性心房颤动、室性及室上性心动过速
西苯唑啉 cibenzoline	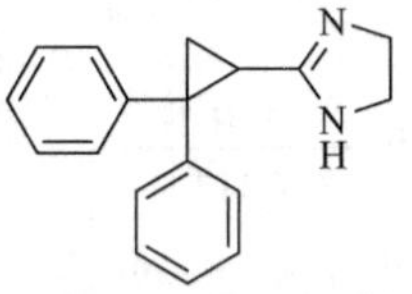	可减慢心房、心室肌和特殊传导系统的传导速率，延长心房和心室的复极，抗心律失常谱宽，不良反应较少
吡美诺 pirmenol	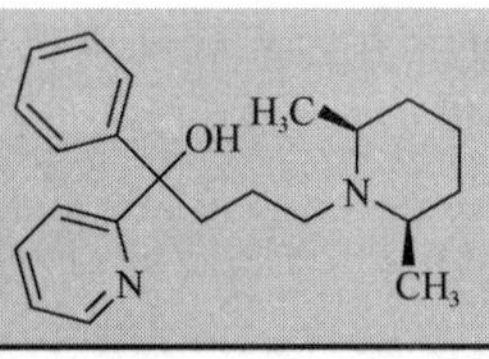	作用与奎尼丁相似，还具有抗胆碱作用，适用于各种原因引起的室性期前收缩、室性心动过速

盐酸美西律 mexiletine hydrochloride

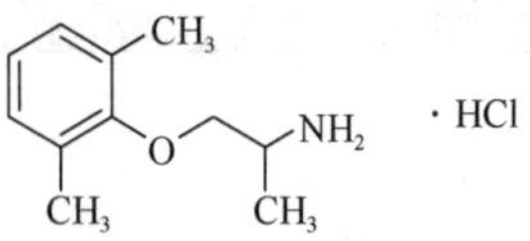

化学名为 (±)-1-(2, 6-二甲基苯氧基)-2-丙胺盐酸盐 ((±)-1-(2, 6-dimethylphenoxy)-2-propanamine hydrochloride)。

本品为白色或类白色结晶性粉末，几乎无臭，味苦。易溶于水、乙醇，几乎不溶于乙醚。熔点 200～204℃。

本品可看成是一个氨基乙醇的醚类化合物，或看成是苯氧乙胺类衍生物，结构中具有手性碳，药用为外消旋体。化学性质稳定，pK_a=9.0，显酸性，10% 水溶液 pH 为 4.0～5.5。

本品最初为局部麻醉药和抗惊厥药，1972 年被发现具有抗心律失常作用，属于 I$_b$ 类抗心律失常药物。

本品口服吸收迅速而完全，生物利用度为 90%，口服后 3h 血药浓度达峰值，作用维持 8h，血浆蛋白结合率为 60%。主要在肝脏代谢，约 10% 以原型由肾排泄，而大部分则被代谢成为各种羟基化物，见图 9-7。

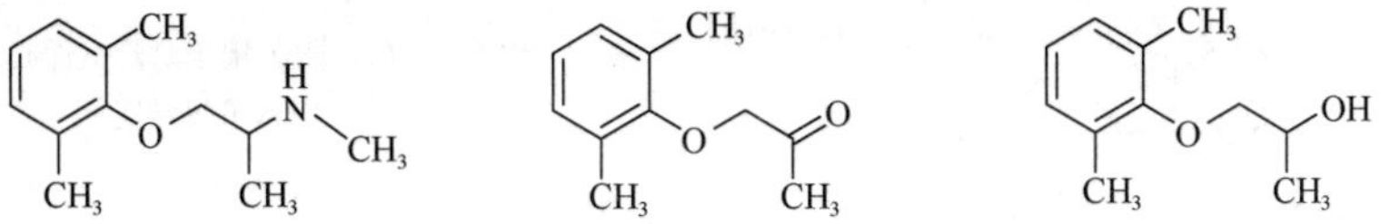

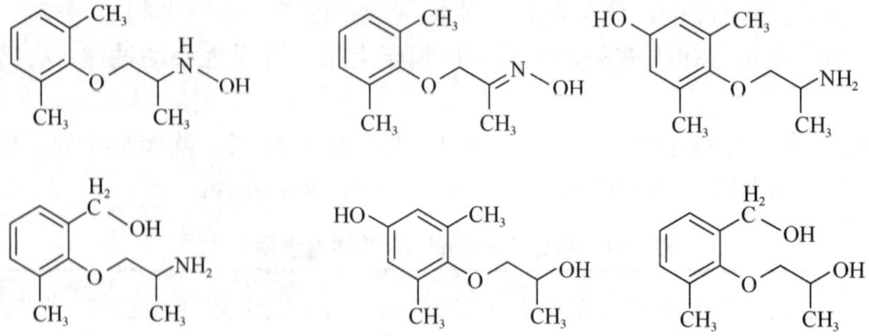

图 9-7 盐酸美西律在体内的代谢产物

本品的合成以 2, 6-二甲基苯酚和环氧丙烷为原料, 经缩合得 1-(2, 6-二甲基苯氧基)-2-羟基丙烷, 然后氧化为 1-(2, 6-二甲基苯氧基)-2-丙酮, 进一步与盐酸羟胺成肟后再氢化, 成盐即得本品。

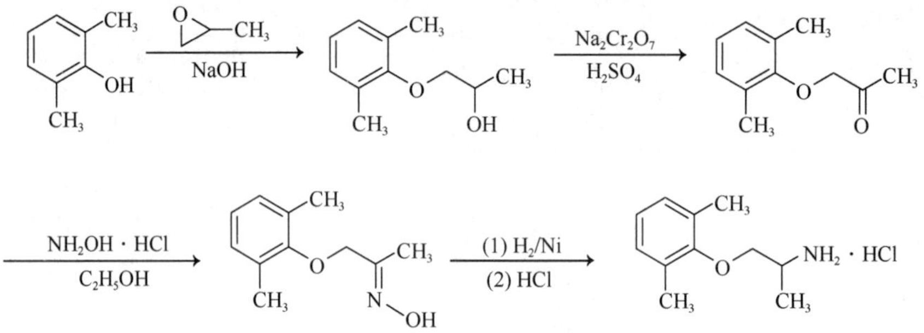

本品具有抑制 Na^+ 内流和促进 K^+ 外流的作用, 可提高阈电位, 减慢传导, 相对延长有效不应期。主要用于各种室性心律失常, 如过早搏动、心动过速、心室颤动, 尤其是洋地黄中毒、心肌梗死或心脏手术所引起的心律失常。

临床上常用的 I_b 类钠通道阻滞剂除美西律外, 还有妥卡尼、莫雷西嗪、阿普林定和苯妥英等, 如表 9-5 所示。

表 9-5 临床上常用的 I_b 类钠通道阻滞剂

药物名称	化学结构	特点
妥卡尼 tocainide	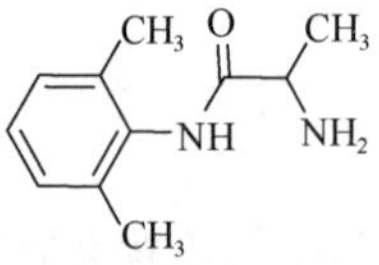	口服有效, 作用持久, 且副作用小, 用于预防和治疗室性心律失常
莫雷西嗪 moracizine	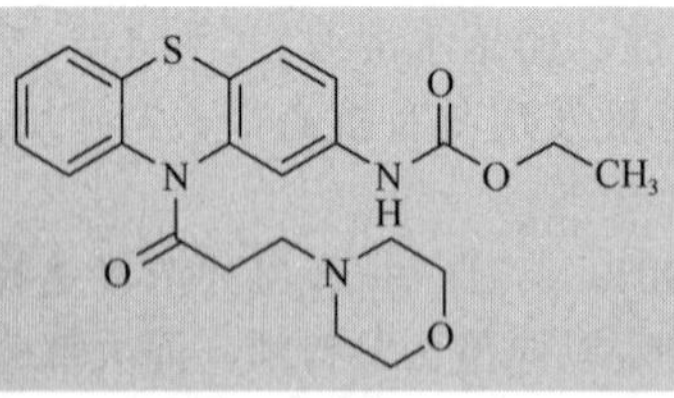	为吩噻嗪类似物, 具有显著的抗心律失常作用, 并且毒性小, 副作用轻微, 耐受性好, 宜于长期使用
阿普林定 aprindine	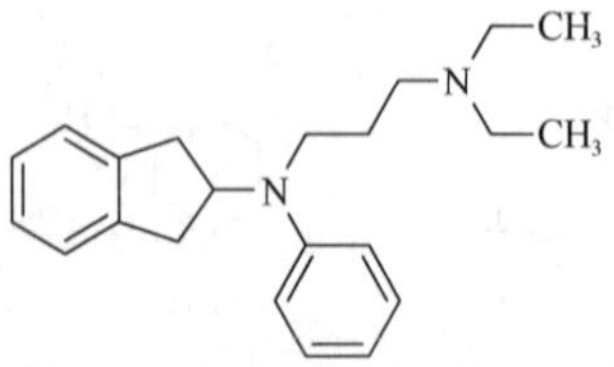	口服吸收良好, 主要用于防治室性心律失常, 对洋地黄中毒引起的心律失常也有效

药物名称	化学结构	特点
苯妥英 phenytoin	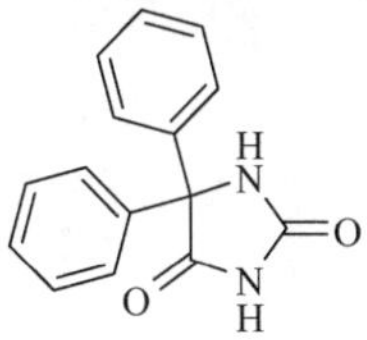	可作为洋地黄中毒而致心律失常的首选药物

盐酸普罗帕酮 propafenone hydrochloride

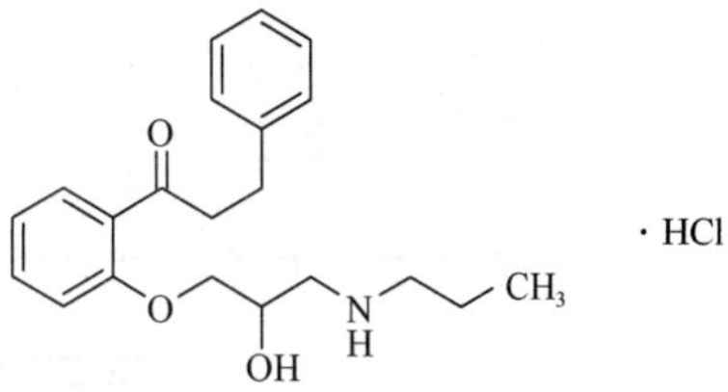

化学名为3-苯基-1-[2-[3-(丙氨基)-2-羟基丙氧基]苯基]-1-丙酮盐酸盐（1-[2-[2-hydroxy-3-(propylamino) propoxy]phenyl]-3-phenyl-1-propanone hydrochloride）。

本品为白色结晶性粉末，无臭，味苦。溶于热水、甲醇、微溶于乙醇、三氯甲烷或冰醋酸，在冷水中极微溶解，不溶于乙醚。0.5%水溶液的pH为5.0～6.2。熔点171～174℃。结构中有一个手性碳原子，因此有两个对映的旋光异构体，药用为消旋体。

本品口服吸收完全，首过效应显著，生物利用度因剂量及剂型而异，为4.8%～23.5%，血浆蛋白结合率高达95%～97%。主要经肝脏代谢，首过代谢产物主要是5-羟基普罗帕酮和N-去丙基普罗帕酮，如图9-8所示，1%以原型药形式排出，90%以上的代谢产物经肠道及肾脏清除。

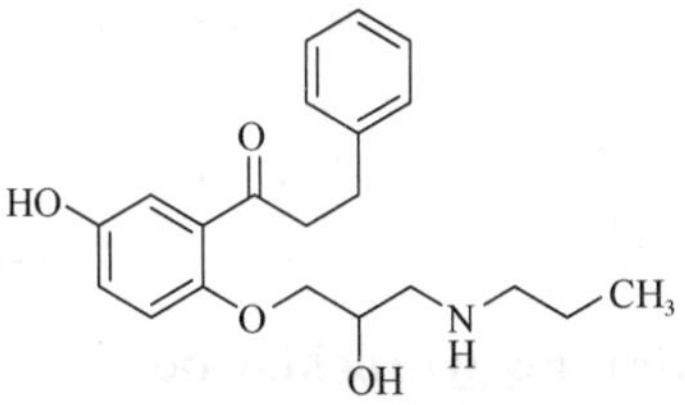

5-羟基普罗帕酮 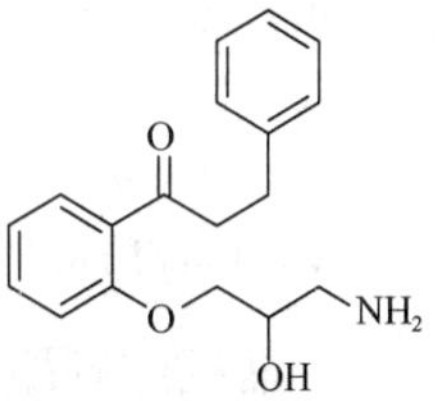　　　　　　　　　N-去丙基普罗帕酮

图9-8　普罗帕酮的主要代谢物

本品为I_c类钠通道阻滞剂，钠通道阻滞能力强，对心肌的自律性和传导性有强抑制作用。临床上用于治疗室性和室上性心动过速、异位搏动，对由异位刺激或折返机制引起的心律失常有较好的效果。但这类药物也具有强的致心律失常作用和对心肌收缩的抑制，甚至导致罕见的室性心动过速或纤维性颤动，因此常在其他药物无效时使用。

I_c类钠通道阻滞剂多数是从局部麻醉药物发展起来的，如常用的氟卡尼、劳卡尼、英地卡尼等，如表9-6所示。目前已知的抗心律失常药中，氟卡尼的作用最强。

表9-6　临床上常用的I_c类钠通道阻滞剂

药物名称	化学结构	特点
氟卡尼 flecainide	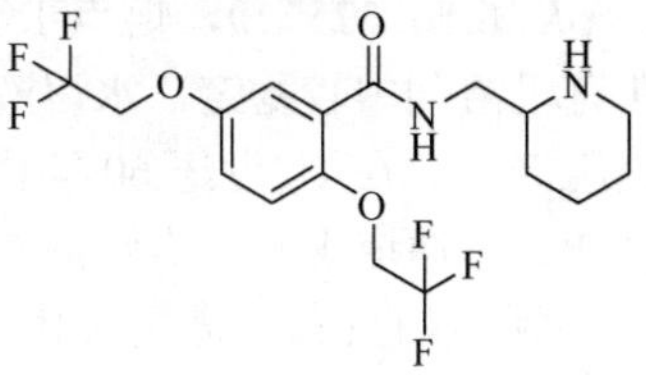	减慢心房和心室的节律，对房室结影响较小，具强效、广谱的特点

续表

药物名称	化学结构	特点
劳卡尼 lorcainide		毒性小，起效快，维持时间较长，多用于治疗室性心律失常
英地卡尼 indecainide		可减慢房室结和希-浦系统内的传导，对心房和心室肌不应期影响不明显

第三节　钾通道阻滞剂及开放剂
Potassium channel blockers and openers

钾通道是最为复杂的一大类离子通道，广泛分布于各类组织细胞中，有十几种亚型。钾通道可分为电压依赖性钾通道和内向整流钾通道两大家族，它们的结构特征和功能有显著的差异，可参与多种生理反应，在生命活动中具有重要的功能。

存在于心肌细胞的延迟整流钾通道属于电压依赖性钾通道，被阻滞时，K^+ 外流减少，动作电位时程选择性延长，使心律失常消失。因此，延迟整流钾通道阻滞剂又可称为延长动作电位时程药物或复极化抑制药物，属于 Vaughan Williams 抗心律失常药分类法中的第Ⅲ类。钾通道开放剂作用于 ATP 敏感钾通道，为新型舒张血管平滑肌的药物，目前主要用于高血压的治疗。

盐酸胺碘酮 amiodarone hydrochloride

化学名为 (2-丁基-3-苯并呋喃基)[4-[2-(二乙氨基)乙氧基]-3,5-二碘苯基]甲酮盐酸盐 ((2-butyl-3-benzofuranyl)[4-(2-(diethyl amino) ethoxy)-3,5-diiodophenyl] methanone hydrochloride)。又名乙胺碘呋酮、胺碘达隆。

本品为白色或淡黄色结晶性粉末，无臭、无味。易溶于三氯甲烷、甲醇，溶于乙醇，微溶于丙酮、四氯化碳、乙醚，几乎不溶于水。pK_a 6.56（25℃），熔点 158～162℃，熔融时同时分解。在避光条件下，盐酸胺碘酮性质稳定，在有机溶剂中较稳定，水溶液中易降解。

本品为苯并呋喃衍生物，属于钾通道阻滞剂。在 20 世纪 60 年代，本品主要用于治疗心绞痛，后来发现它不仅对钾通道有阻滞作用，对钠、钙通道也有一定阻滞作用，而且对 α、β 受体也有非竞争性阻滞作用。直到 20 世纪 70 年代，发现该药具有广谱抗心律失常作用，作为抗心律失常药物正式用于临床。

本品口服、静脉注射给药均可。口服给药吸收缓慢，生物利用度为 40%～50%，静脉注射

10min 后迅速分布到各组织器官中。体内分布广泛，心肌药物浓度为血浆药物浓度的 30 倍。起效极慢，一般在 1 周左右才出现作用，半衰期长达 9.33～44 天。几乎全部在肝脏代谢，代谢物去乙基胺碘酮为活性代谢物，其阻滞钠通道的作用更强。

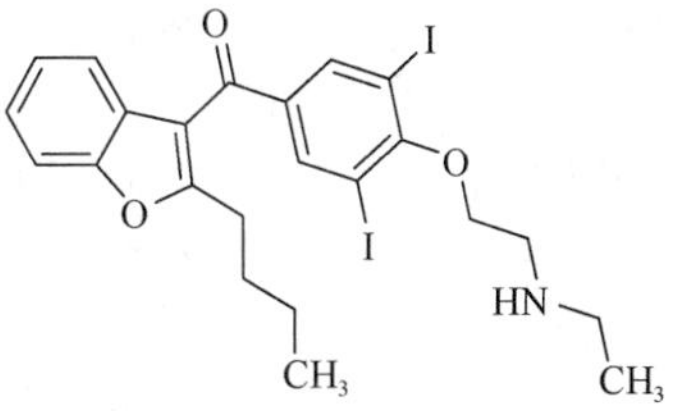

去乙基胺碘酮

本品能阻滞钾、钠及钙通道，还有一定的 α、β 受体阻断作用，明显地抑制复极过程，属于广谱抗心律失常药，用于各种室上性、室性心律失常，尤其可用于冠心病并发的心律失常。其常见的不良反应包括可引起窦性心动过缓、对甲状腺功能（与分子中所含的碘原子有关）也有影响，并且与用药量和给药时间有关。

除盐酸胺碘酮外，钾通道阻滞剂还包括尼非卡兰、新型的季铵盐类化合物氯非铵及兼有 Ⅱ 及 Ⅲ 类抗心律失常作用的索他洛尔等。甲磺酰氨基是新一类钾通道阻滞剂常见的功能基，对索他洛尔进行结构改造后已得到一系列选择性好、生物利用度高的钾通道阻滞剂，如多非利特，见表 9-7。

表 9-7　常见的钾通道阻滞剂

药物名称	化学结构	特点
尼非卡兰 nifekalant	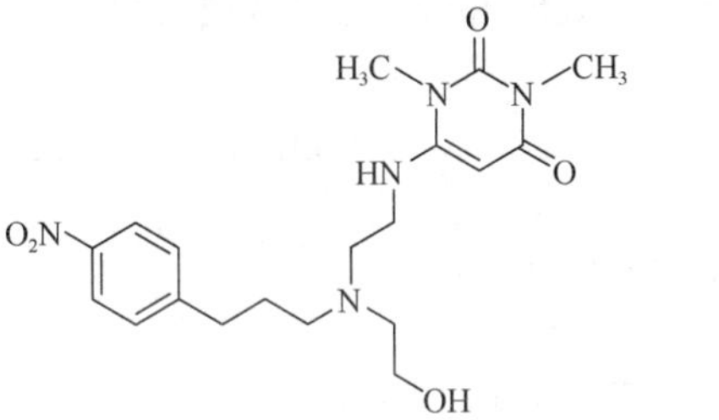	为非选择性钾通道阻滞剂，是器质性心脏病患者防治室性心律失常的首选药物之一，不良反应发生率低且症状轻微
氯非铵 clofilium	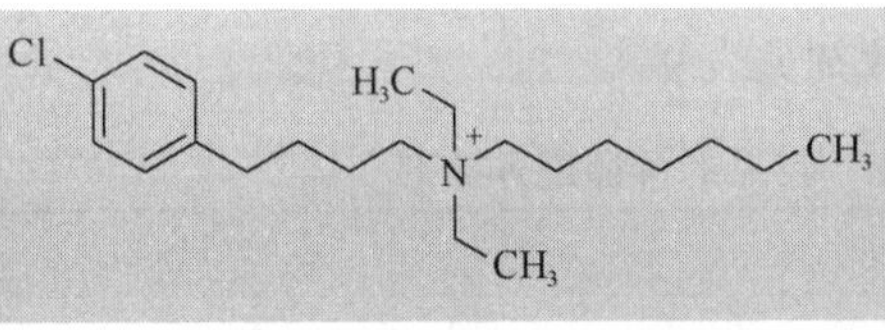	为季铵类抗心律失常药，可延长有效不应期，对传导无影响，用于室上性及室性阵发性心动过速
索他洛尔 sotalol	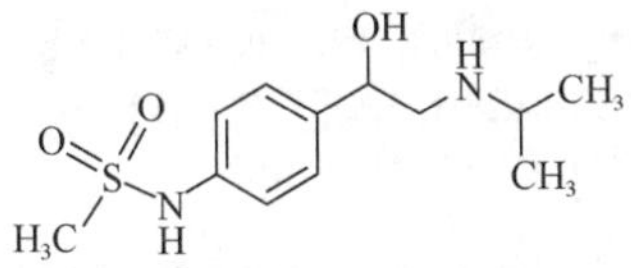	消旋体兼有 Ⅱ 类和 Ⅲ 类抗心律失常药特点，右旋体才具有 Ⅲ 类抗心律失常药特点。低浓度时以 β 受体阻断作用为主，高浓度时表现其延长电位时间作用，用于其他药物治疗无效的室性心律失常
多非利特 dofetilide	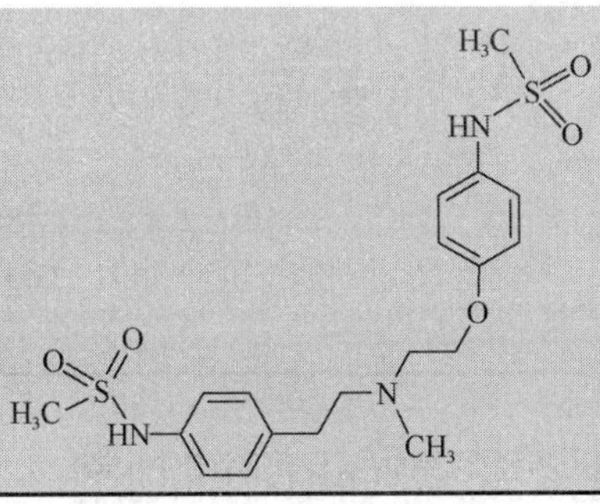	为特异的 Ⅲ 类抗心律失常药，延长动作电位的时间及有效不应期，但不影响心脏传导速度

吡那地尔 pinacidil

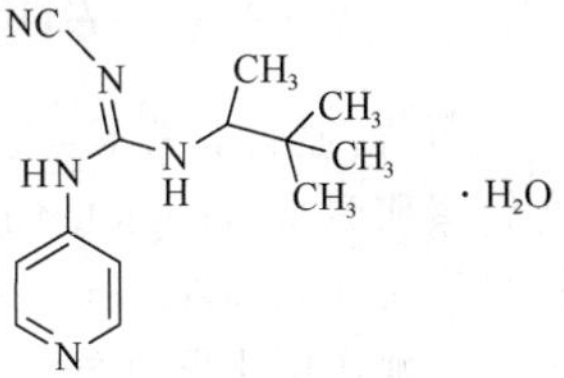

化学名为 (±)-N-氰基-N'-4-吡啶基-N''-(1, 2, 2-三甲基丙基)-胍一水合物 ((±)-N-cyano-N'-4-pyridinyl-N''-(1, 2, 2-trimethylpropyl)-guanidine monohydrate)。

本品为白色结晶性粉末，熔点 164～165℃。基本结构为三取代

吡那地尔N-氧化物

胍，有一个手性碳原子，其R-(-)-异构体有活性，临床上用其消旋体。

本品口服吸收迅速，1h后达最大血药浓度。血浆蛋白结合率为50%，生物利用度约60%。在肝脏代谢，其代谢物N-氧化物的心血管扩张活性是原型药的20%～33%，体内半衰期为3h。

本品属于钾通道开放剂，可促进血管平滑肌细胞膜ATP敏感钾通道开放，使K^+流出，细胞膜超极化，而致使电压依赖性钙通道不能开放，Ca^{2+}内流减少，血管平滑肌松弛，而产生降压作用。与钙通道阻滞剂不同，钾通道开放剂以舒张血管平滑肌为主，故降压活性比钙通道阻滞剂强。临床用于轻、中度高血压，其降压效果与基线血压水平有关，血压越高，效果越佳。与利尿剂和β受体拮抗剂合用可提高疗效，不良反应较少。

吡那地尔的构效关系如图9-9所示。

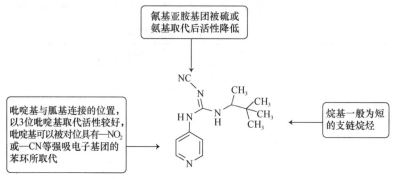

图9-9　吡那地尔的构效关系

除吡那地尔外，临床常用钾通道开放剂见表9-8。

表9-8　常见的钾通道开放剂

药物名称	化学结构	特点
米诺地尔 minoxidil		为嘧啶类钾通道开放剂，用于顽固性高血压及肾性高血压，对绝大多数重度或顽固性高血压有效，起效快，作用持久。但不良反应较多，长期使用本品可出现多毛症
尼可地尔 nicorandil		为吡啶衍生物，同时具有硝酸酯基，可舒张血管平滑肌，降低心脏负荷，还能解除冠状动脉痉挛，增加冠状动脉血流量，主要用于治疗心绞痛
二氮嗪 diazoxide		为苯并噻二嗪类，化学结构和噻嗪类利尿药相似，但无利尿作用，能松弛血管平滑肌，降低周围血管阻力，使血压急剧下降，主要用于高血压危象的急救

第四节　血管紧张素转化酶抑制剂
Angiotensin converting enzyme inhibitors

肾素-血管紧张素-醛固酮系统（renin-angiotensin-aldosterone system，RAS）由肾素（renin）、血管紧张素原（angiotensinogen）、血管紧张素转化酶（angiotensin-converting enzyme，ACE）、血管紧张素（angiotensin，Ang）及其相应的受体构成。肾小球旁细胞分泌的肾素是一种水解蛋白酶，专一性地作用于肝脏分泌的血管紧张素原，生成10肽的血管紧张素Ⅰ（angiotensin Ⅰ，Ang Ⅰ），

Ang Ⅰ没有活性，在 ACE 的作用下转化为八肽的 Ang Ⅱ。Ang Ⅱ是一种作用极强的肽类血管收缩剂，对外周小动脉有强烈的收缩作用，增加外周阻力，使血压升高；还可促进肾上腺皮质激素合成和醛固酮分泌，进一步重吸收 Na^+ 和水，增加血容量，导致血压升高。另外，ACE 可以降解缓激肽，减少血管扩张作用，间接引起血压上升，如图 9-10 所示。

当 ACE 受到抑制，则 Ang Ⅱ合成受阻，内源性 Ang Ⅱ减少，导致血管舒张，血压下降；当 Ang Ⅱ受体受到拮抗，则可阻滞 Ang Ⅱ的生理作用，使血管扩张，血压下降。因此，血管紧张素转化酶抑制剂（angiotensin converting enzyme inhibitor，ACEI）和 Ang Ⅱ受体拮抗剂（angiotensin Ⅱ receptor antagonist）均能有效地降低血压，这两类药物目前在临床上均属于一线抗高血压药物。

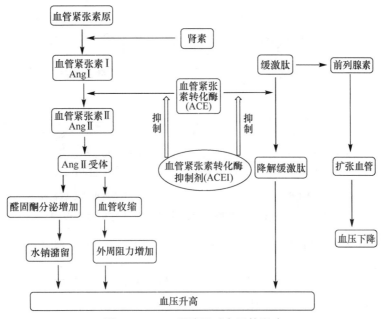

图 9-10　RAS 通路及对血压的影响

卡托普利 captopril

化学名为 1-[(2S)-2-甲基-3-巯基-丙酰基]-L-脯氨酸（1-[(2S)-2-methyl-3-mercap to-propionyl]-L-proline）。又名开博通。

本品为白色或类白色结晶性粉末，有类似蒜的特臭。易溶于甲醇、乙醇或三氯甲烷，溶于水。有两种晶形，一种为稳定型，熔点 104～110℃，另一种为不稳定型，熔点 87～88℃。比旋度为 $[\alpha]_D^{20} = -126° \sim -132°$（乙醇，$C=0.02$）。

本品属于血管紧张素转化酶抑制剂，为脯氨酸的衍生物，脯氨酸氮原子上连有一个有甲基和巯基取代的丙酰基侧链，结构中含有两个都是 S-构型的手性碳原子。

本品结构中含有羧基，显酸性，pK_{a1} 为 3.7，巯基显较弱酸性，pK_{a2} 为 9.8。干燥的结晶固体及其无水甲醇溶液的稳定性好，其水溶液不稳定，可发生氧化反应，通过巯基双分子键合成二硫化物。溶液的 pH、金属离子、卡托普利的浓度等因素均会影响该反应，pH＜3.5、浓度较高时，卡托普利水溶液较为稳定，过渡金属离子如铜、铁离子可催化该反应。在强烈条件下，卡托普利的酰胺也可水解。

本品于 1981 年在美国上市，成为第一个上市的 ACEI，其研发过程是合理药物设计最成功的例子，如图 9-11 所示。1971 年研究人员从一种巴西毒蛇的毒液中分离纯化出九肽替普罗肽（teprotide SQ20881），其结构为谷氨酸-色氨酸-脯氨酸-精氨酸-脯氨酸-谷氨酸-亮氨酸-脯氨酸-脯氨酸（Glu-Trp-Pro-Arg-Pro-Glu-Leu-Pro-Pro，EWPRPELPP），在人体内对 ACE 具有较大的抑制作用，能有效地降低继发性高血压患者的血压。由于肽类化合物口服活性差，替普罗肽并没有表现出良好的临床价值。研究人员以替普罗肽为先导化合物进行研究，根据对 ACE 具有类似性质的羧肽酶 A 抑制剂的研究，提出 ACE 活性位点的假想模型，并依据脯氨酸是对 ACE 有抑制作用的结构特征，合成含有脯氨酸结构的琥珀酸衍生物，琥珀酰-*L*-脯氨酸对 ACE 有特异性抑制作用，但作用很弱。为使琥珀酰-*L*-脯氨酸的结构与肽的结构相似，在其 2 位引入甲基，得到 *D*-2-甲基琥珀酰-*L*-脯氨酸，其活性增强了 15～20 倍。根据 ACE 活性位点的假想模型，推断其有一个锌离子，用对锌离子亲和力更大的巯基取代羧基，得到卡托普利，其活性又增大 1000 倍，超过了替普罗肽。

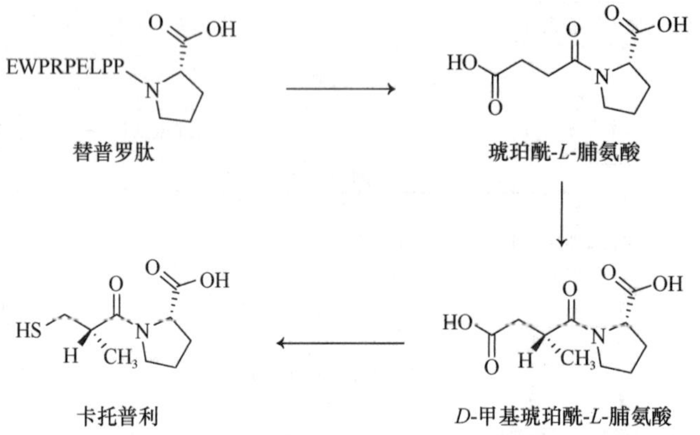

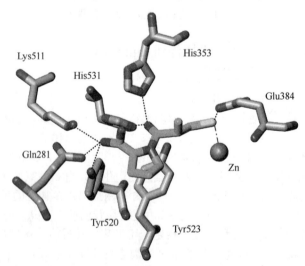

图 9-11　从先导物替普罗肽到卡托普利的结构改造过程

卡托普利与 ACE 复合物的 X 射线晶体学证实（PDB ID：1UZF），如图 9-12 所示，卡托普利的一 SH 与锌离子形成配位键，还与谷氨酸 384 形成氢键。酰胺的羰基氧与组氨酸 353、531 形成两个氢键，脯氨酸羧基的一个氧与赖氨酸 511、谷氨酰胺 281、酪氨酸 520 形成三个氢键。脯氨酸的吡咯环与酪氨酸 523 形成疏水相互作用。

图 9-12　卡托普利与 ACE 复合物的 X 射线晶体学相互作用图

·········表示氢键，— · — ·—表示配位键

本品口服吸收快，半衰期约 4h，作用可维持 6～8h。主要代谢物为巯基氧化的二硫化合物和半胱氨酸结合物，40%～50% 的药物以原型自肾脏排出。

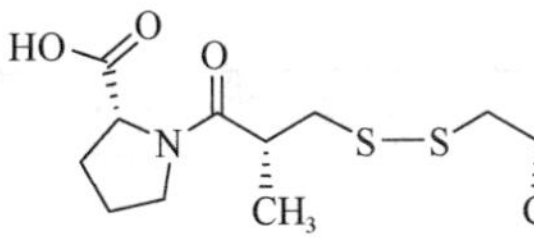

二硫化合物 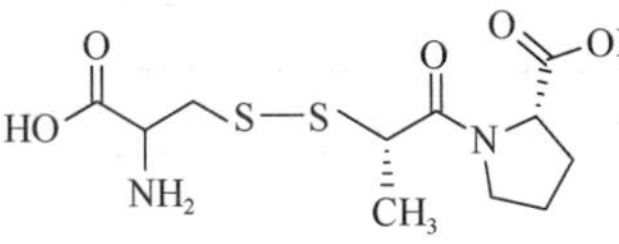　　　　　　　　　　　　　二硫半胱卡托普利

　　本品的合成是用 2-甲基丙烯酸和巯代乙酸加成，得到消旋 2-甲基-3-乙酰巯基丙酸，用氯化亚砜将其转化为酰氯后与 L-脯氨酸反应生成 S, S-和 R, S-异构体的乙酰卡托普利。加入二环己基胺成盐，因 S, S-和 R, S-异构体的乙酰卡托普利在硫酸氢钾溶液中的溶解度不同而分离，最后碱水解除去保护基得到卡托普利。

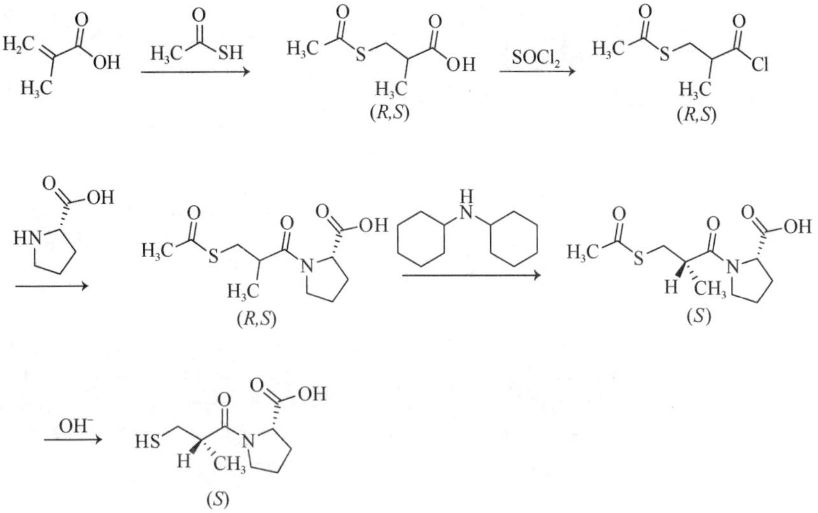

　　本品可抑制血管紧张素转化酶，还可同时扩张小动脉和小静脉，减轻心脏负荷，改善心功能，对各种类型的高血压均有明显的降压作用。

　　以卡托普利为先导化合物，研发了系列的 ACEI，目前临床上使用的有二十几种。根据与ACE 中锌离子结合基团的不同，如表 9-9 所示，可将 ACEI 分为三类：①含有巯基的 ACEI，如卡托普利、阿拉普利等，化合物中的巯基直接与 ACE 中的锌结合产生活性。虽然巯基的存在具有导致味觉消失等副作用，但其可结合体内自由基，对治疗有利。②含羧基的 ACEI，这类药物以羧基与锌离子配位，因为羧基配位能力较弱，故分子中一般有两个以上的结合基团，又称其为双羧基抑制剂。此类 ACEI 活性较强，作用强度取决于其与锌离子的结合强度及与酶结合的位点数目。依那普利、赖诺普利、螺普利、雷米普利及西拉普利等均属此类，它们的活性强于卡托普利，作用时间长，副作用较少。③含膦酸基或膦酸酯基的 ACEI，以膦酸基与锌离子结合，如福辛普利。

表 9-9　临床常用的 ACEI

药物名称	化学结构	特点
阿拉普利 alacepril	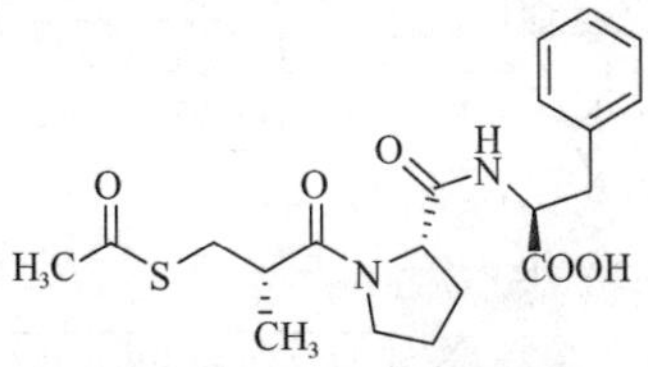	在体内水解为卡托普利而起作用，产生降压作用较慢，但持久
依那普利 enalapril	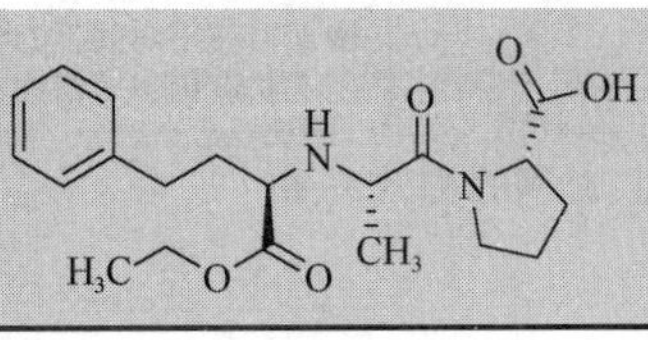	为长效 ACEI 药物。口服易吸收，生物利用度约为 65%。经肝酯酶代谢，生成二羧酸活性代谢物依那普利酸而产生活性

续表

药物名称	化学结构	特点
赖诺普利 lisinopril		为依那普利的赖氨酸衍生物，降压作用缓慢而长效，适合于高血压及充血性心力衰竭
螺普利 spirapril		最大降压作用出现在口服后 4～8h，作用持久
雷米普利 ramipril		半衰期长达 110h，最大降压作用出现在口服后 4～8h。适用于肾性及轻、中度及重度原发性高血压及中度和恶性充血性心力衰竭
西拉普利 cilazapril		可抑制血浆及各组织中的 ACE。起效快，阻滞特异性强，与 ACE 结合牢固作用持久。在体内代谢为活性代谢物而起效，降压作用可持续 24h
福辛普利 fosinopril		长效、强效降压药。作用比卡托普利强 3 倍，肝、肾功能不全者对其清除无影响

　　卡托普利是血管紧张素转化酶抑制剂（ACEI）的代表药物，也是第一个可以口服的 ACEI。经过对其构效关系研究，总结出 ACEI 药物的构效关系，如图 9-13 所示。

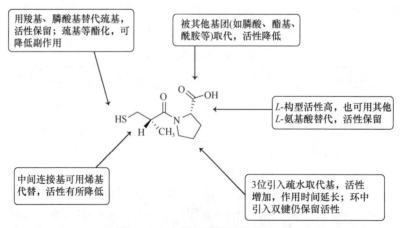

图 9-13　卡托普利的构效关系

第五节　血管紧张素Ⅱ受体拮抗剂
Angiotensin Ⅱ receptor antagonists

　　血管紧张素Ⅱ（angiotensin Ⅱ，Ang Ⅱ）是 RAS 系统中的活性物质，其生理作用是通过细胞膜受体介导完成的。目前已知的 4 种血管紧张素Ⅱ受体亚型均属于 G 蛋白偶联受体超家族，其中 AT_1 亚型介导 Ang Ⅱ的绝大多数作用，因此最具临床意义。AT_1 受体拮抗剂通过阻止 Ang Ⅱ与 AT_1 受体结合，能在受体水平更充分、更直接地阻断 RAS，与 ACE 抑制剂相比，有作用专一的特点。

氯沙坦 losartan

　　化学名为 2-丁基-4-氯-1-[[2′-(1H-四唑-5-基)[1, 1′-联苯]-4-基] 甲基]-1H-咪唑-5-甲醇 (2-butyl-4-chloro-1-[[2′-(1H-tetrazol-5-y1)[1, 1′-biphenyl]-4-y1]methyl]-1H-imidazole-5-methanol)。

　　本品为淡黄色结晶，熔点 183.5～184.5℃。本品化学结构由四氮唑环、联苯部分、咪唑环三部分组成，咪唑环 2 位有一个丁基，4 位有氯代，5 位有一个羟甲基。四氮唑环上的 1 位氮原子有一定酸性，pK_a 为 5～6，可与碱成盐，药用其钾盐。

　　早期非选择性肽类 AT_1 受体拮抗剂沙拉新（saralasin，Sar-Arg-Val-Tyr-Val-His-Pro-Ala），因短效、无口服活性及具有部分激动作用而限制了临床应用。根据 Ang Ⅱ及沙拉新的结构特征，发现 1-苄基咪唑-5-乙酸衍生物 S-8308（IC_{50}=15μmol/L），在其苄基邻位引入羧基得到 EXP6155（IC_{50}=1.2μmol/L），对 AT_1 受体的亲和力大大提高。在苄基对位引入苯环得到联苯结构的 EXP7711，活性最佳（IC_{50}=0.23μmol/L），并具有较强的口服降压活性。

S-8308

EXP6155

EXP7711

　　1988 年，Wong 首先发现联苯四唑类化合物能特异性地阻滞 AT_1 受体，寻找到了可以口服、选择性高的非肽类 AT_1 受体拮抗剂氯沙坦。1995 年 4 月，美国 FDA 首次批准其钾盐上市，用于治疗高血压。氯沙坦的成功间世为开发新一代抗高血压药开辟了崭新的方向。

　　本品口服吸收良好，不受食物影响，可从胃肠道快速吸收，但首过效应明显，生物利用度为

E-3174(活性代谢物)

33%～37%，1h 内血药浓度达峰值，蛋白结合率达 99%。经肝脏代谢成活性物质 E-3174 和另外两种无活性的代谢物。E-3174 对 AT$_1$ 受体更具选择性和亲和性，其活性比氯沙坦更强。原型药和其代谢物主要经胆汁和肾脏排泄。

本品可抑制 AT$_1$ 受体介导的血管收缩，降低外周阻力，直接或间接抑制 Na$^+$ 的重吸收，抑制 AT$_1$ 受体介导的血管重构中枢与外周的交感神经活性，从而起到降压作用。本品耐受性好，副作用发生率低。

自 1995 年氯沙坦被批准上市，开展了大量的结构类似物研究，目前已有多种 AT$_1$ 受体拮抗剂应用于临床治疗。根据它们结构的差别，可将非肽类的 AT$_1$ 受体拮抗剂分为三类：①联苯四唑类，以氯沙坦为代表，还有坎地沙坦、厄贝沙坦和缬沙坦；②苯羧酸类，如依普沙坦；③联苯羧酸类，如替米沙坦（表 9-10）。

表 9-10　临床常用的 AT$_1$ 受体拮抗剂

药物名称	化学结构	特点
坎地沙坦 candesartan		为联苯四唑类，将其做成酯类前药供药用，对 AT$_1$ 受体的亲和力比氯沙坦高 50～80 倍，半衰期与作用时间均比氯沙坦长
厄贝沙坦 irbesartan		为联苯四唑类，是强效、长效 AT$_1$ 受体拮抗剂，对 AT$_1$ 受体的选择性比 AT$_2$ 受体约高 8500 倍。口服易吸收，吸收程度为 60%～80%
缬沙坦 valsartan		为联苯四唑类，对 AT$_1$ 受体的亲和力是 AT$_2$ 受体的 20 000 倍。起效迅速，降压作用可持续 24h
依普沙坦 eprosartan		为苯羧酸类，对 AT$_1$ 受体的亲和力是 AT$_2$ 受体的 1000 倍，生物利用度仅约 13%，血浆蛋白结合率高，不经细胞色素 P450 酶系统代谢，主要以原型药代谢
替米沙坦 telmisartan		为联苯羧酸类，消除半衰期为 24h，不良反应总发生率低，为每日服用 1 次的高血压治疗药

血管紧张素 II 受体拮抗剂一般具有三个结构部分：取代杂环部分、苄基部分和酸性基团部分，其构效关系如图 9-14 所示。

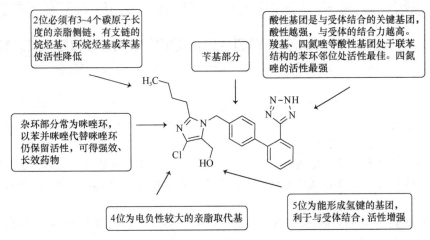

图 9-14 氯沙坦的构效关系

一、思考题

1. 作用于离子通道的心血管药物有哪几类？写出各类药物主要药理作用及用途。

2. 写出二氢吡啶类药物的基本结构，并指出其关键的结构部分及药效基团。

3. ACEI 有哪几类？有效的 ACEI 应具有哪几个结构部分？

4. 简述 ACEI 和血管紧张素 II 受体拮抗剂的作用机制。

5. 简述卡托普利的发现过程。

二、案例分析

临床上使用硝苯地平和氨氯地平治疗高血压时，口服硝苯地平，每次 10mg，每日三次，但口服氨氯地平时，每次 5mg，仅每日一次。请结合案例回答以下问题：

1. 什么药物代谢动力学参数决定了氨氯地平的给药频次少于硝苯地平？

2. 比较氨氯地平和硝苯地平的化学结构，试分析氨氯地平半衰期延长的原因。

3. 查找资料，试分析还有哪些思路可以延长药物的半衰期？

（李义平）

第十章 调血脂药物及其他心血管系统药物
Lipid regulators and miscellaneous agents

学习要求

1. 掌握洛伐他汀、吉非罗齐的结构、名称、理化性质、体内代谢及临床应用；硝酸甘油的结构、命名、理化性质及其作用靶点。

2. 熟悉调血脂药的分类、结构类型及其作用机制；他汀类药物的构效关系，苯氧烷酸类药物的结构与降脂作用特点；NO 供体药物的分类及其代表结构；NO 供体药物的 NO 释放机制及其作用机制。

3. 了解烟酸类降血脂药物的结构特点与作用机制；NO 供体药物的发展；抗血栓药物氯吡格雷的结构特点与作用机制。

血脂（blood lipid）是血液中脂类物质的总称，包含胆固醇、甘油三酯及磷脂等类脂。脂类常与蛋白质结合，以脂蛋白形式存在。一般成人空腹血清中总胆固醇超过 5.72mmol/L，甘油三酯超过 1.70mmol/L，即可诊断为高脂血症。采用血脂调节药物可减少血脂的含量，缓解动脉粥样硬化症状。本章主要介绍抑制胆固醇生物合成的羟甲戊二酰辅酶 A 还原酶抑制剂及影响甘油三酯代谢的苯氧烷酸类与烟酸类药物。

NO 供体药物在体内释放出外源性 NO 分子，是临床上治疗心绞痛的主要药物。动脉血栓是心肌梗死和脑卒中的主要原因，血栓形成如发生在供应心脏的动脉，就可能引起心绞痛或者心肌梗死；如果发生在供应大脑的动脉，就可能会引起卒中。抗血栓药物用于血栓栓塞性疾病的预防与治疗，由于 NO 供体药物与抗血栓药物都属于重要的心血管系统药物，故本章还将介绍这两类药物。

第一节 调血脂药物
Lipid regulators

血脂升高与动脉粥样硬化（atheroma）关系密切，而动脉粥样硬化是缺血性心脑血管疾病的病理基础，即动脉内膜以胆固醇和胆固醇酯为主要成分积聚的脂质、出血及血栓形成，使动脉弹性减低、管腔变窄的病变，严重影响血液供应并引起血栓性疾病。

血液中的脂蛋白是指乳糜微粒（chylomicron，CM）、极低密度脂蛋白（very low-density lipoprotein，VLDL）、低密度脂蛋白（low-density lipoprotein，LDL）和高密度脂蛋白（high-density lipoprotein，HDL）。其中，VLDL 是甘油三酯的主要载脂蛋白；LDL 是胆固醇的主要载脂蛋白，主要负责把胆固醇从肝脏运送到全身组织，当 LDL 过量时，它携带的胆固醇便积存在动脉壁上，容易引起动脉硬化，因此 LDL 含量升高危害最大，是导致动脉粥样硬化的基本条件；而 HDL 扮演着清道夫的角色，是将周边组织多余的胆固醇送回肝脏排出体外，达到抗血管硬化的目的，HDL 含量增加，动脉壁上胆固醇囤积的机会就会减少。

一、羟甲戊二酰辅酶 A 还原酶抑制剂

在肝脏，胆固醇（cholesterol）的生物合成是以乙酰辅酶 A 为起始原料，经异戊烯基焦磷酸酯得到 3-羟基-3-甲基戊二酰辅酶 A（3-hydroxy-3-methylglutaryl-coenzyme A，简称羟甲戊二酰辅酶 A，或者 HMG-CoA），在 HMG-CoA 还原酶催化下转换成 3, 5-二羟 (基)-3-甲基戊酸（简称甲

羟戊酸，mevalonate），再经数步反应可合成胆固醇，如图 10-1 所示。

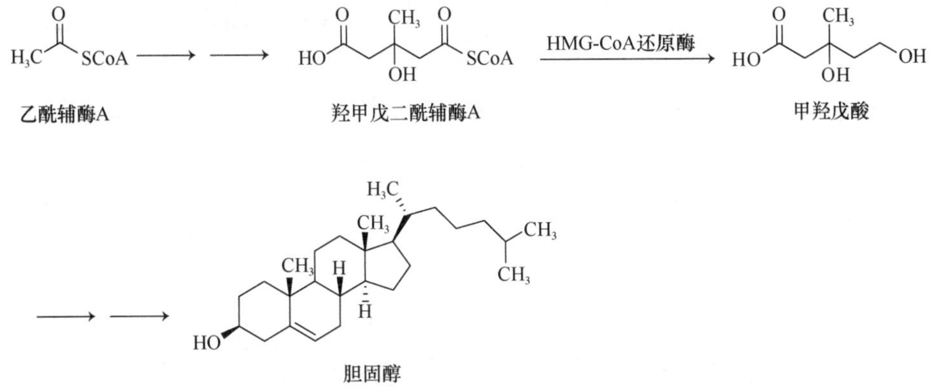

图 10-1 内源性胆固醇的合成途径

知识链接 **胆固醇合成过程与他汀类药物作用机制**

　　除脑组织和成熟红细胞外，几乎全身各组织均可合成胆固醇，肝脏的合成能力最强，占总量的 3/4 以上，合成过程复杂，有近 30 步酶促反应，大致分为三个阶段：①乙酰 CoA 合成异戊烯焦磷酸（IPP）；②鲨烯的合成；③鲨烯转换为胆固醇。在整个胆固醇合成过程中由 HMG-CoA 还原酶催化的从羟甲戊二酰辅酶 A（HMG-CoA）到甲羟戊酸（MVA）的反应是整个胆固醇合成的限速步骤。他汀类药物与 HMG-CoA 还原酶的天然底物 HMG-CoA 结构相似，能与酶的活性部位结合，成为酶的竞争性抑制剂，从而抑制内源性胆固醇的合成。由于他汀类药物抑制肝细胞内胆固醇合成，使肝细胞膜上 LDL 受体数量增加和活性增强，大量 LDL 被肝细胞摄取从而使血浆总胆固醇和 LDL 浓度降低达到降低胆固醇水平的目的。

洛伐他汀 lovastatin

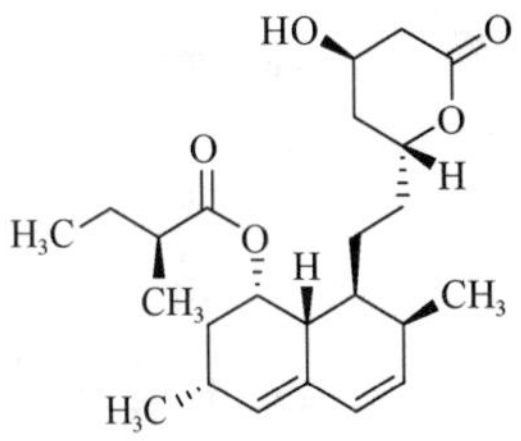

　　化学名为 (*S*)-2- 甲基丁酸 (4*R*, 6*R*)-6-[2-[(1*S*, 2*S*, 6*R*, 8*S*, 8*aR*)-1, 2, 6, 7, 8, 8*a*- 六氢-8-羟基-2, 6- 二甲基-1- 萘基] 乙基] 四氢-4-羟基-2*H*-吡喃-2- 酮-8- 酯 ((*S*)-2-methyl butanoic acid (4*R*, 6*R*)-6-[2-[(1*S*, 2*S*, 6*R*, 8*S*, 8*aR*)-1, 2, 6, 7, 8, 8*a*-hexahydro-8-hydroxy-2, 6-dimethyl-1-naphthalenyl]ethyl] tetrahydro 4-hydroxy 2*H*-pyran-2-one)-8-ester)。

　　本品为白色或类白色结晶性粉末；无臭，无味。在三氯甲烷中易溶，在丙酮中溶解，在甲醇、乙醇、异丙醇或乙酸乙酯中略溶，在水中不溶。$[\alpha]_D^{20}$=+324°~+338°（乙腈，*C*=0.5）。熔点 174.5℃。

　　本品不稳定，在储存过程中内酯环上的羟基发生氧化反应生成吡喃二酮衍生物；其水溶液在酸碱催化下内酯环可迅速水解开环，形成羟基酸。

　　本品抑制胆固醇合成过程中的 HMG-CoA 还原酶为限速酶，其可通过抑制该酶达到调节胆固醇合成的目的。

　　本品是一种无活性前药，需要在体内将内酯环水解成开链的 β-羟基酸衍生物才有抑酶活性，因为该开链的羟基酸结构部分恰好与 HMG-CoA 还原酶的底物羟甲戊二酰辅酶 A 的戊二酰部分具有相似性，由于酶错误识别，与其结合后即失去催化活性，使胆固醇合成受阻，故能有效地降低血浆中的胆固醇，如图 10-2 所示。

　　本品通过竞争性抑制 HMG-CoA 还原酶的活性，减少胆固醇的合成，刺激 LDL 受体产生，加强血浆中 LDL 的清除，同时也降低 VLDL，并能提高血浆中 HDL 水平。可用于原发性高胆固醇血症和冠心病的治疗，也可用于冠状动脉粥样硬化。

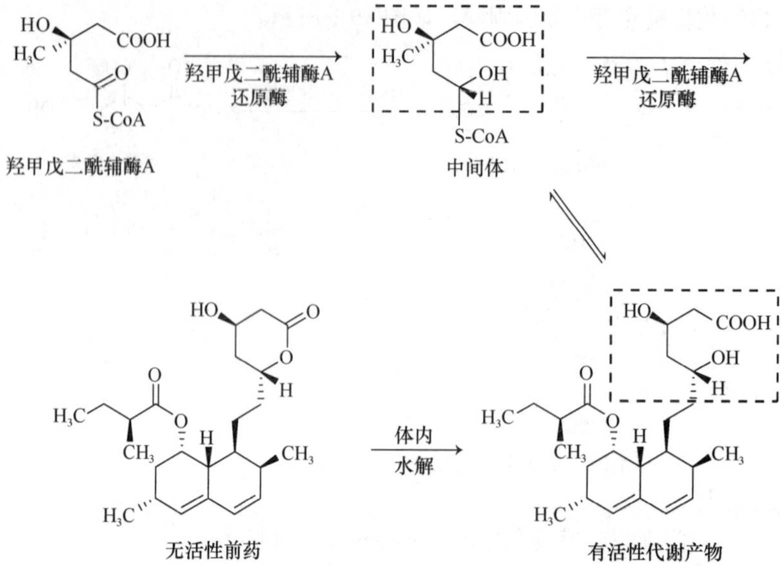

图 10-2　洛伐他汀通过抑制 HMG-CoA 还原酶抑制内源性胆固醇合成机制

本品口服吸收，多与血浆蛋白结合，首过效应明显。代谢物主要经胆排泄，少部分（＜10%）经肾排泄。本品在体内发生内酯环水解生成 3, 5-二羟基羧酸衍生物而具有活性，主要活性代谢物是其开环羟基酸和其 3-羟基、3-亚甲基、3-羟基甲基衍生物，代谢途径如图 10-3 所示。

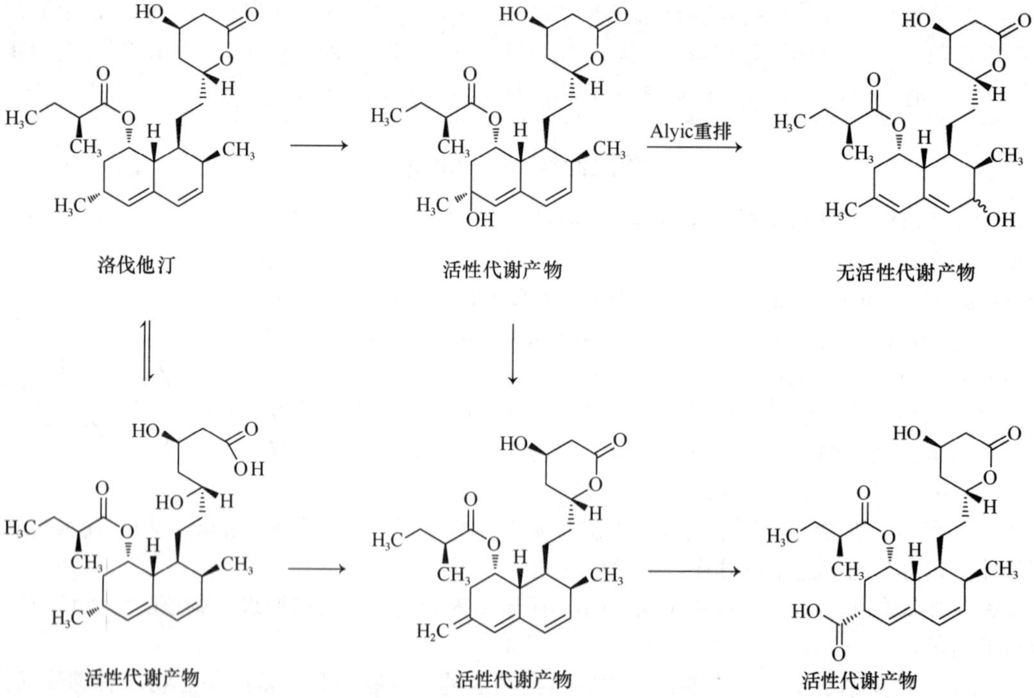

图 10-3　洛伐他汀的体内代谢途径

本品不良反应较轻，常见的有皮疹、失眠、胃肠道不适和无症状性肝氨基转移酶、血清肌酸激酶升高等；本品与其他降脂药物特别是贝特类药物（如非诺贝特、吉非贝齐等）合用可发生横纹肌溶解、急性肾衰竭；与赖诺普利等血管紧张素转移酶抑制剂合用可引起高血钾。通过对天然和合成的 HMG-CoA 还原酶抑制剂的研究，研究人员发现他汀类药物的结构可分为 3 个部分：A 部分是与酶的底物羟甲戊二酰辅酶 A 中羟甲戊二酰结构类似的 β, δ-二羟基戊酸结构；B 部分是与酶发生最佳空间结合的疏水性刚性平面结构；C 部分是上述两个片段之间的连接部分。构效关系如图 10-4 所示。

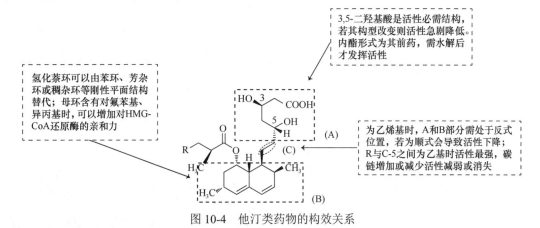

图 10-4　他汀类药物的构效关系

其他 HMG-CoA 还原酶抑制剂见表 10-1。

表 10-1　其他 HMG-CoA 还原酶抑制剂

药物名称	化学结构	特点
美伐他汀 mevastatin		第一个被发现的天然来源 HMG-CoA 还原酶抑制剂
氟伐他汀 fluvastatin		首个全合成 HMG-CoA 还原酶抑制剂，第一个获得美国 FDA 批准用于经皮冠脉介入治疗（PCI）术后治疗的他汀类药物，用于饮食治疗未能完全控制的原发性高胆固醇血症和原发性混合型血脂异常的防治
辛伐他汀 simvastatin		生物半合成药物，1988 年上市。口服后对肝脏有高度选择性，在肝脏发挥作用，随后从胆汁排泄，可通过血脑屏障，不良反应轻微而短暂
普伐他汀 pravastatin		生物前体药物，1989 年上市。亲水性好，对肝组织选择性高。通过抑制 HMG-CoA 还原酶和抑制 LDL-C 的前体——极低密度脂蛋白（VLDL），在肝脏中的合成发挥降脂作用

续表

药物名称	化学结构	特点
阿托伐他汀 atorvastatin		1997 年上市，是第一个批准用于治疗混合型高脂血症和家族性高脂血症药物。口服后生物利用度为 12%，半衰期 14h，主要在肝脏代谢，仅 2% 的药物以原型药从肾脏排泄
西立伐他汀 cerivastatin		1997 年上市，绝对生物利用度为 60%，主要代谢产物均有活性。但由于与吉非贝齐等药品合用有发生横纹肌溶解症不良反应的危险，于 2001 年撤出市场
匹伐他汀 pitavastatin		2003 年上市，临床用其钙盐。生物利用度达 80%，剂量是阿托伐他汀的 1/10
瑞舒伐他汀 rosuvastatin		2003 年上市，具有亲水性，强力抑制 HMG-CoA 还原酶，并具有肝细胞选择性，可避免被细胞色素 P450 酶系统大量代谢，半衰期 20h；药物相互作用低，耐受性和安全性好

二、影响胆固醇和甘油三酯代谢的药物

知识链接　　　　降胆固醇与甘油三酯药物的作用部位与作用机制

胆固醇在体内可以通过多种代谢途径转变为一系列有生理活性的化合物，如可以在肝脏 7α-羟化酶作用下代谢为胆汁酸；或在肠黏膜细胞中转变为 7-脱氢胆固醇，再进一步转化为维生素 D_3；胆固醇还可以在肾上腺皮质细胞内代谢转变为肾上腺皮质激素或在卵巢中转变为孕酮和雌激素等。降胆固醇药物通过影响胆固醇在体内的吸收、生物合成、代谢等过程达到降胆固醇作用。甘油三酯在脂肪酶作用下分解成甘油和游离脂肪酸，两者可进一步氧化分解释放出能量供机体需要。能促进上述任何环节代谢的药物，都能有效降低血浆中甘油三酯水平。

影响胆固醇与甘油三酯代谢的药物包括羟甲戊二酰辅酶 A 还原酶抑制剂、苯氧基烷酸类、烟酸类、胆汁酸结合树脂类及甲状腺素类等。

吉非罗齐 gemfibrozil

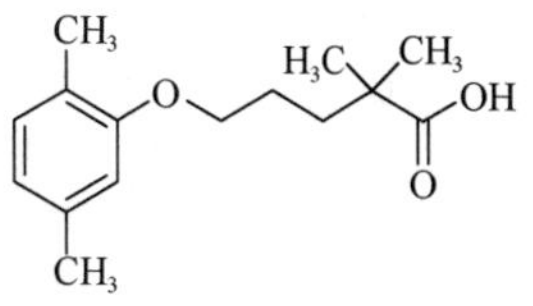

化学名为 2, 2-二甲基-5-(2, 5-二甲苯基氧基)-戊酸 (2, 2-dimethyl-5-(2, 5-dimethyl phenoxy)pentanoic acid)，又名吉非贝齐。

本品为白色结晶性粉末，无臭，无味。本品在甲醇、乙醇、三氯甲烷或丙酮中易溶，在水或酸性溶液中几乎不溶。熔点 61～63℃。

胆固醇在体内的生物合成是以乙酸为起始原料，对乙酸衍生物进行研究得到了苯氧乙酸类降血脂药物。该类药物可明显降低 VLDL 水平，并可调节性升高 HDL 水平及改变 LDL 的浓度，能显著降低甘油三酯水平。

氯贝丁酯（clofibrate）是第一个苯氧乙酸类降血脂药，1962 年用于临床，口服吸收良好，3～4h 血中氯贝丁酸达到峰值，约 60% 氯贝丁酸在肝脏中与葡糖醛酸结合后随尿液排出。该药有纤溶作用，长期使用后因胆结石造成的死亡率已超过改善冠心病的病死率，目前已较少使用。然而考虑该药在体内能转化为氯贝丁酸而产生的作用，由此对氯贝丁酯进行结构改造得到了吉非罗齐等一系列苯氧烷酸类药物。

本品是非卤代的苯氧戊酸衍生物，能显著降低总胆固醇和甘油三酯的水平，减少冠心病的发病概率。本品口服吸收快而完全，在体内被广泛代谢，尿中排泄的原型药仅占 5%，代谢途径有苯环羟化或苯环上甲基的羟化、苯环上甲基氧化成羧酸及原型药与葡糖醛酸结合成酯，代谢物大都随尿排出，详见图 10-5。

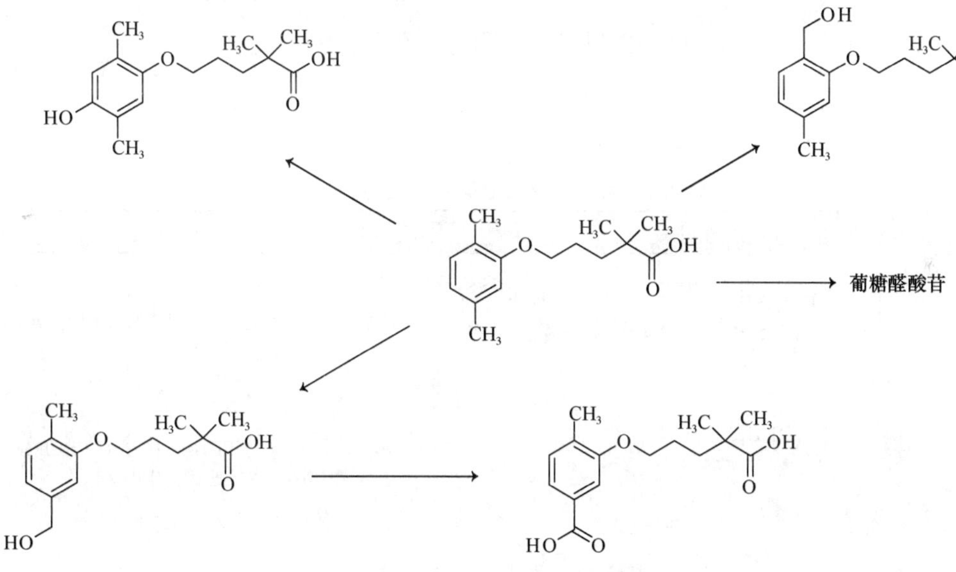

图 10-5　吉非罗齐的代谢途径

本品适用于治疗血中胆固醇和甘油三酯含量过高、混合血脂含量过高、糖尿病引起的脂代谢障碍等。其不良反应主要为胃疼、胃肠道不适，少数出现无症状的血清谷丙转氨酶升高，停药可恢复。

吉非罗齐的合成是用 1-(2, 5-二甲基苯氧基)-3-溴丙烷与异丁二酸二乙酯反应，所得产物经水解、酸化后得 2-甲基-5-(2, 5-二甲苯氧) 戊酸，再用碘甲烷甲基化、酸化即得本品。

苯氧烷酸酯类降血脂药物的结构特点是具有芳基、中间连接氧原子和羧酸或羧酸酯三部分，其构效关系如图 10-6 所示。

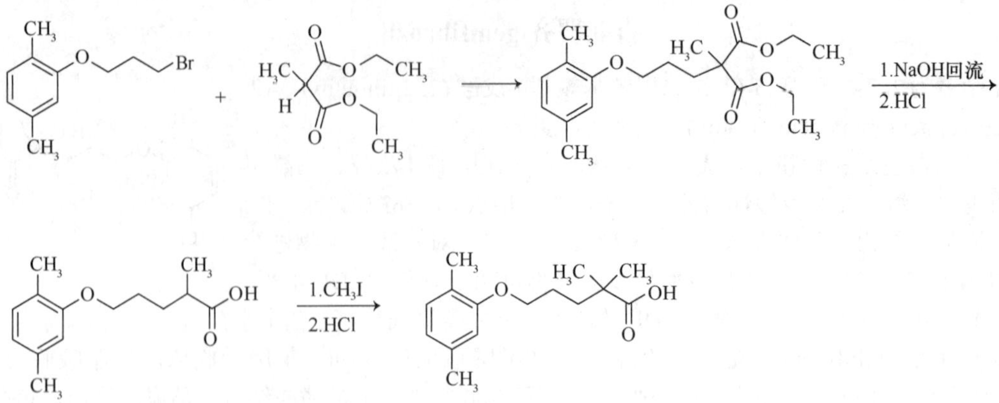

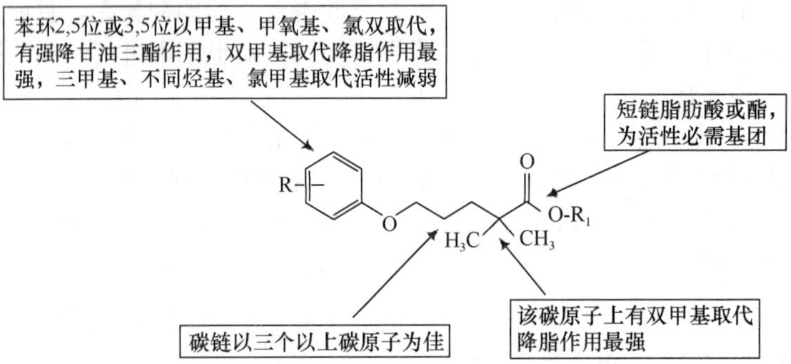

图 10-6 苯氧乙酸酯类降血脂药物的构效关系

其他苯氧乙酸类降血脂药物见表 10-2。

表 10-2 其他苯氧乙酸类降血脂药物

药品名称	化学结构	特点
双氯贝特 simfibrate	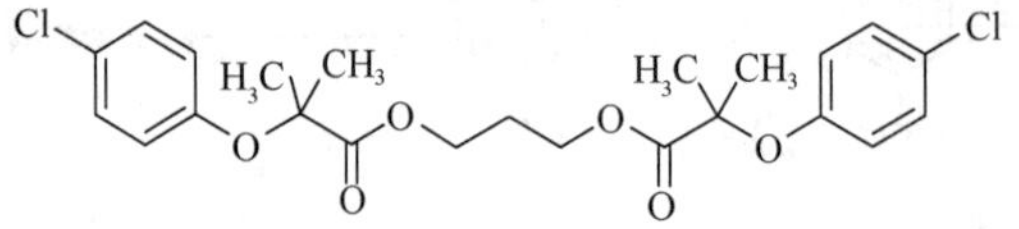	避免了氯贝丁酯的异味，对胃的刺激性显著降低
普拉贝脲 plafibride	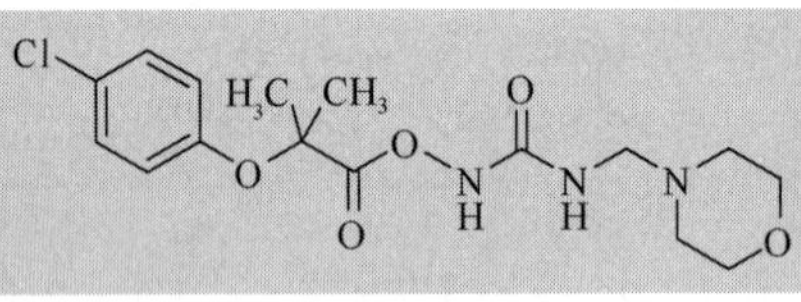	降血脂作用比氯贝丁酯强，体内分解出的吗啉甲基脲具有抑制血小板聚集作用
苄氯贝特 beclobrate	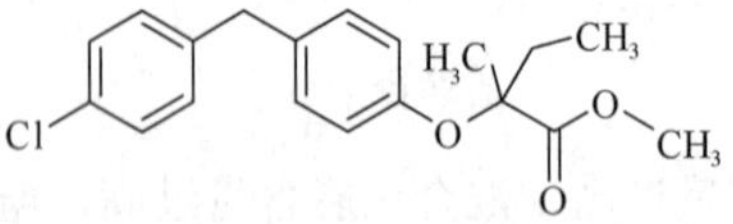	口服吸收快，$t_{1/2}$ 为 15～17h，代谢物大部分随尿排出
非诺贝特 fenofibrate	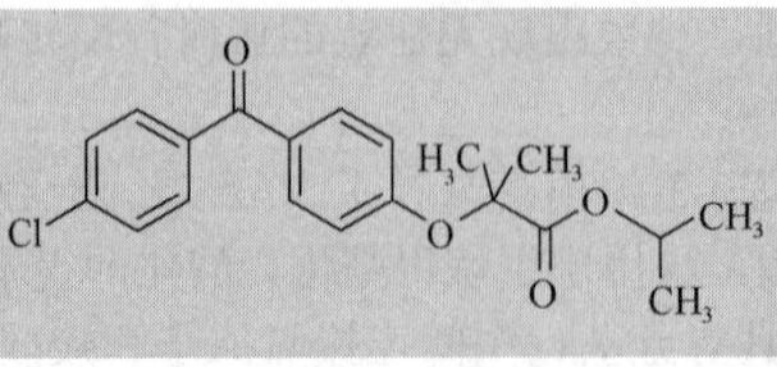	口服吸收迅速，$t_{1/2}$ 为 7h，血浆蛋白结合率 99%，用于治疗高胆固醇血症、高甘油三酯血症，Ⅱ、Ⅲ、Ⅳ型及混合型高脂蛋白血症
非尼贝特 fenirofibrate	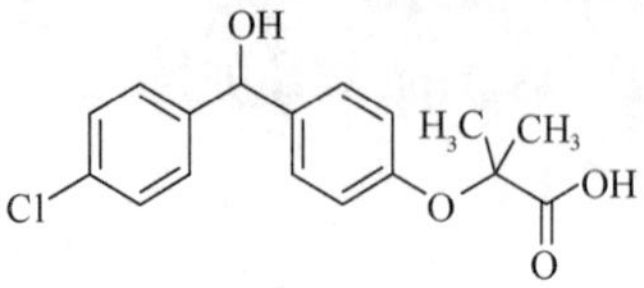	是非诺贝特的体内活性代谢物

续表

药品名称	化学结构	特点
苯扎贝特 bezafibrate		可降低血纤维蛋白原，口服吸收迅速而完全，血浆蛋白结合率 95%，$t_{1/2}$ 为 1.5～2h，主要经肾排除
环丙贝特 ciprofibrate		口服易于吸收，2h 后达血药峰值，$t_{1/2}$ 为 17h，以原型药或葡糖醛酸结合物形式经尿排出，无药物蓄积作用

　　烟酸（nicotinic acid）又名尼克酸，化学名为 3-吡啶甲酸，是一种 B 族维生素（维生素 B_5，或维生素 PP），但其抗动脉粥样硬化作用与其维生素作用无关。烟酸类药物主要抑制 cAMP 的生成，导致激素敏感酯酶活性下降，使脂肪组织中甘油三酯（TG）的水解减少，肝脏合成 TG 所需原料游离脂肪酸（FFA）不足，进而使肝脏 TG 合成减少，导致血浆中 TG、VLDL 及 LDL 水平降低（图 10-7）。临床上用于高脂血症的治疗，其不良反应有面部潮红、皮肤瘙痒、对胃刺激性较大和严重的肝毒性等。

图 10-7　降 TG 的烟酸类药物作用机制
TG：甘油三酯；FFA：自由脂肪酸

　　将烟酸的羧基酯化（或还原）可制成前药，既能降低其不良反应，又能延长作用时间。主要有烟酸肌醇酯（inositol nicotinate）、吡啶甲醇（pyridine methanol，烟酰醇）、烟酸生育酚酯（tocopheryl nicotinate）等。

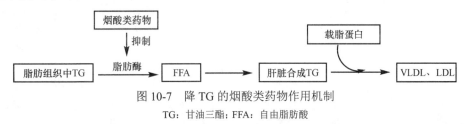

烟酸　　　　烟醇　　　　烟酸肌醇酯　　　　$R =$

烟酸生育酚酯

依折麦布 ezetimibe

　　化学名为 1-(4-氟苯基)-3(R)-[3-(4-氟苯基)-3(S)-羟丙基]-4(S)-(4-羟苯基)-2-吖丁啶 (氮杂环丁烷) 酮 ((3R, 4S)-1-(4-fluorophenyl)-3-[(3S)-3-(4-fluorophenyl)-3-hydroxy propyl]-4-(4-hydroxyphenyl)-2-azetidinone)，又名依替米贝、依泽替米贝。

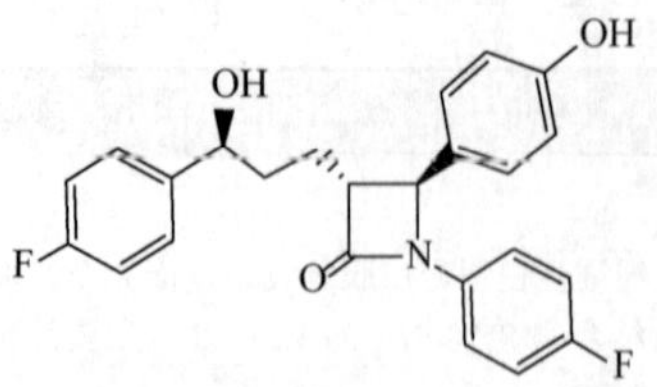

本品为白色结晶性粉末，无臭，无味。极易溶于乙醇、甲醇和丙酮，不溶于水。熔点 164～166℃。

本品是第一个选择性胆固醇吸收抑制剂，其附着于小肠绒毛刷状缘，抑制胆固醇的吸收，从而降低小肠中的胆固醇向肝脏中的转运，使得肝脏胆固醇储量降低，从而增加血液中胆固醇的清除。

本品选择性抑制胆固醇吸收的同时并不影响小肠对甘油三酯、脂肪酸、胆汁酸、黄体酮、乙炔雌二醇及脂溶性维生素 A、维生素 D 的吸收。

本品和 HMG-CoA 还原酶抑制剂联合使用与任何一种药物单独治疗相比能有效改善血清中总胆固醇（TC）、低密度脂蛋白胆固醇（LDL-C）、载脂蛋白 B（ApoB）、甘油三酯（TG）及高密度脂蛋白胆固醇（HDL-C）水平。

本品在临床上主要是用于高脂血症的患者，主要的适应证就是原发性高胆固醇血症，还有纯合子家族性高胆固醇血症。

本品的合成是通过 4-羟基苯甲醛①在碱性条件下与苄溴反应得到 4-苄氧基苯甲醛②，后者与对氟苯胺反应得到 N-(4-氟苯基)-4-苄氧基苯亚甲胺③，所得物与 (S)-3-羟基丁内酯④在 2-异丙基氨基锂（LDA）作用下低温环合得到化合物⑤，所得物经 Baeyer-Villiger 氧化得到⑥。三甲基氯硅烷（TMSCl）和对氟苯乙酮⑦反应得到⑧，⑥与⑧在四氯化钛（TiCl₄）作用下缩合得到⑨，⑨经脱水得到⑩，再经过 Pd/C 还原烯键和脱除苄基得到⑪。⑪ 在手性催化剂 3, 3-二苯基-1-甲基吡咯烷基 [1, 2-c]-1, 3, 2-噁唑硼酸盐（CBS）作用下经硼烷的二甲基硫醚溶液的不对称还原得到依折麦布。

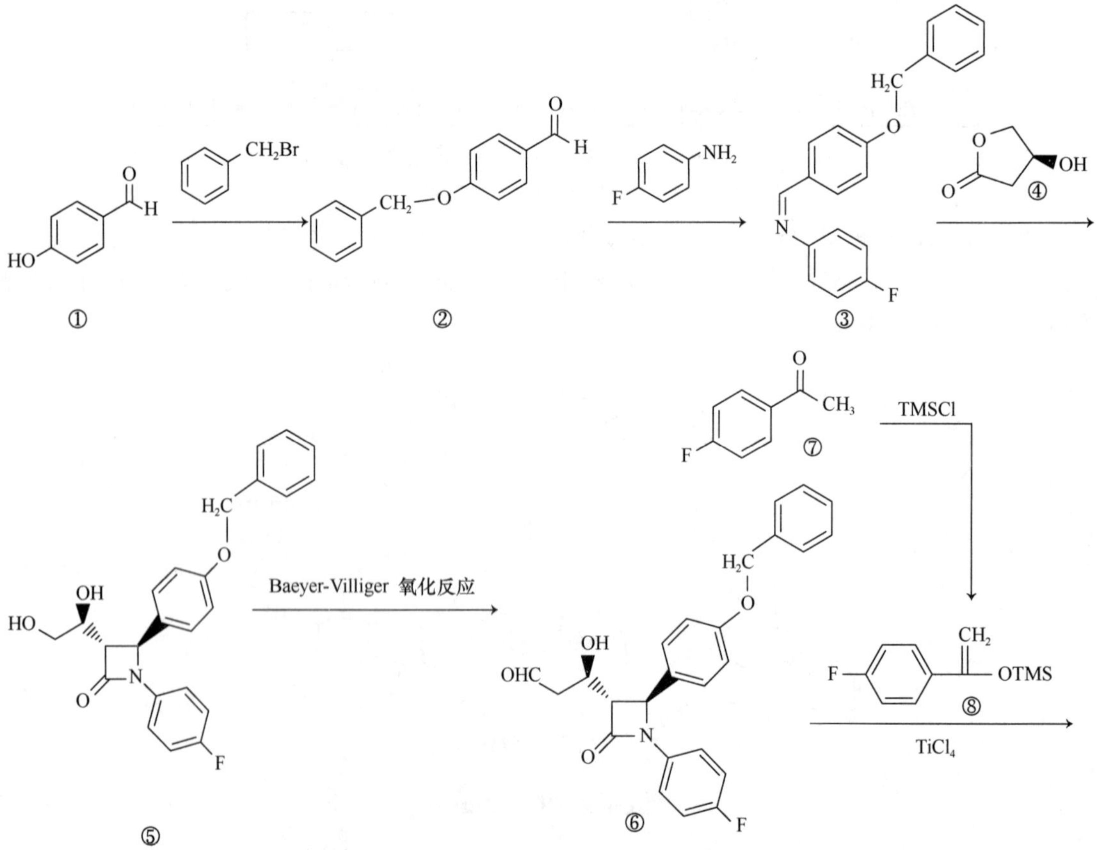

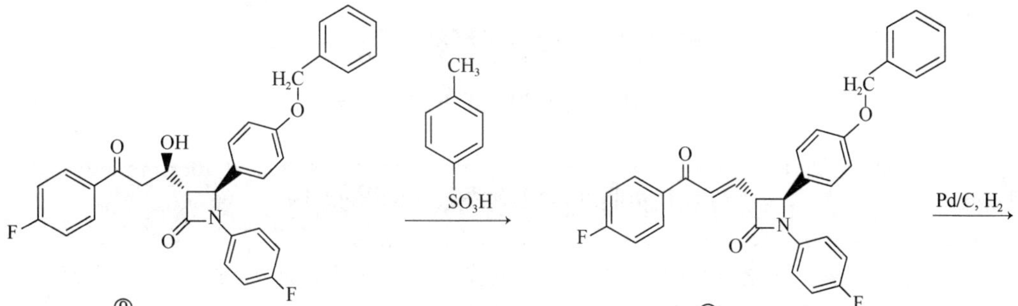

⑨　　⑩

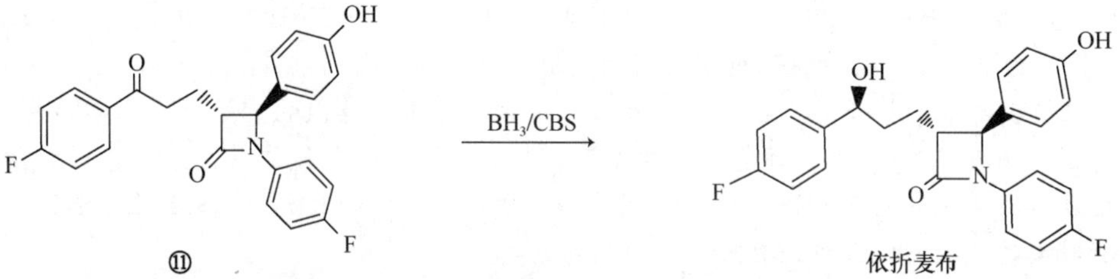

⑪　　依折麦布

本品口服后迅速以原型进入肠黏膜上皮细胞，并代谢为药理活性更强的依折麦布-葡糖醛酸结合物而发挥药理学效应。而后与少量原型药通过门静脉吸收进入肝脏，原型药在肝脏中进一步代谢形成依折麦布-葡糖醛酸结合物。代谢产物随胆汁重新回到肠腔，在肠腔中发生脱葡糖醛酸化后转变为原型药，再次吸收。如此反复进入肝肠循环使得其半衰期长达 22h。血浆中，葡糖醛酸化的依折麦布占依折麦布总量的 80%～90%。依折麦布代谢途径详见图 10-8。

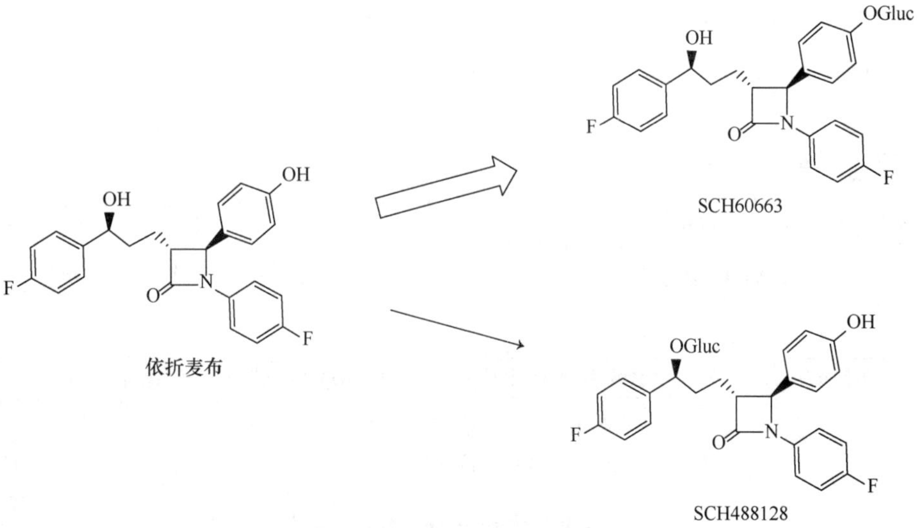

图 10-8　依折麦布的代谢途径

本品的体内分布主要局限于小肠和肝脏，在循环系统中药物暴露量极低，无全身蓄积作用。本品亦不通过 CYP450 酶系代谢，因此与大部分药物，特别是心血管疾病的常用药物，如他汀类、胺碘酮、地高辛、华法林、氯吡格雷等不会产生药物之间的相互作用。这一药理学特性成为其良好安全性和耐受性的保障。

第二节　NO 供体药物
NO donor drugs

知识链接　　　　　　**NO 作用机制的发现及其受到重视的原因**

过去，因为 NO 污染大气，形成酸雨，危害人类，一直被认为是"不受欢迎"的气体小分子。但是这种传统的观点自 1987 年报道了 NO 在哺乳动物体内的生物功能以来，发生了根本性的变化。1992 年 NO 被美国 *Science* 杂志选为当年的明星分子（molecule of the year）。1998 年美国药理学家弗奇戈特（Furchgott）、伊格纳罗（Ignarro）和默拉德（Murad）因发现 NO 是心血管系统的信使分子而荣获诺贝尔生理学或医学奖。

NO 之所以能获得人们如此的重视，主要有三个原因：①NO 作用的广泛性，在心血管、免疫、神经等系统具有重要的生理功能；②NO 是体内发现的第一个气体信使分子，对今后其他信使的发现具有重大的启示作用；③NO 调控剂在新药研究方面具有潜在的价值，NO 的研究不仅具有重大的理论意义而且还有广阔的应用前景。

一氧化氮（NO）是 20 世纪 80 年代中期发现确定的一种重要的执行信使作用的分子。NO 供体药物在体内释放出外源性 NO 分子，是临床上治疗心绞痛的主要药物。

在血管内皮细胞中存在一氧化氮合酶（nitric oxide synthase，NOS），在一定条件下，如乙酰胆碱的作用下，可将 L-精氨酸分解产生 NO 和 L-瓜氨酸。NO 又称内皮舒张因子（EDRF），是一种活性很强的物质，可以有效地扩张血管，降低血压。NO 松弛血管平滑肌、扩张血管的作用过程大致如图 10-9 所示。

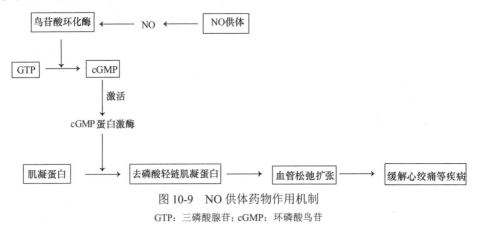

图 10-9　NO 供体药物作用机制

GTP：三磷酸腺苷；cGMP：环磷酸鸟苷

硝酸甘油 nitroglycerin

化学名为 1, 2, 3-丙三醇三硝酸酯 (1, 2, 3-propanetriol trinitrate)。

本品为浅黄色无臭带甜味的油状液体，沸点 145℃，在低温条件下可凝固成为两种固体形式，一种为稳定的双菱形晶体，熔点 13.2℃，在某些条件下，形成不稳定的三斜晶形，熔点 2.2℃，这种易变晶形可转变为稳定的晶形。本品溶于乙醇，混溶于热乙醇、丙酮、乙醚、冰醋酸、乙酸乙酯、苯、三氯甲烷、苯酚，略溶于水。本品有挥发性，也能吸收水分子成塑胶状。

硝酸甘油在中性和弱酸性条件下相对稳定，在碱性条件下迅速水解，由于碱水解的机制和途径不同，其产物分别为：

1. 亲核取代（S_N2）反应生成相应的醇

$$R-CH_2-ONO_2 \xrightarrow{\ OH^-\ } R-CH_2-OH$$

2. β-氢消除反应（E2）生成烯类化合物

$$R-CH(H)-CH_2-ONO_2 \xrightarrow{\ OH^-\ } R-CH=CH_2 + NO_3^- + H_2O$$

3. α-氢消除反应（ECO_2）生成相应的醛

$$R-CH(H)-ONO_2 \xrightarrow{\ OH^-\ } R-C(=O)H + NO_3^- + H_2O$$

硝酸甘油加入 KOH 试液加热生成甘油，进一步加入硫酸氢钾加热生成恶臭的丙烯醛气体，这个反应可用于鉴别。

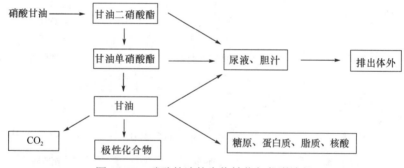

硝酸甘油在体内逐渐代谢生成 1, 2-甘油二硝酸酯、1, 3-甘油二硝酸酯、甘油单硝酸酯和甘油，这些代谢物均可经尿和胆汁排出体外，也有部分甘油进一步转化成糖原、蛋白质、脂质和核苷参与生理过程，还有部分甘油氧化为二氧化碳排出到大气中（图 10-10）。

图 10-10 硝酸甘油的生物转化与代谢途径

本品可以预防和治疗冠心病心绞痛、充血性心力衰竭和局部浅表性静脉炎。主要不良反应是头痛及直立性低血压所致的其他症状。

一氧化氮供体药物（NO donor drugs）作用机制是，首先和细胞中的巯基形成不稳定的 *S*-亚硝基硫化合物，进而分解成不稳定的有一定脂溶性的 NO 分子。NO 激活鸟苷酸环化酶，升高环磷酸鸟苷（cGMP）的水平。后者可激活环磷酸鸟苷依赖型蛋白激酶，激酶活化后能改变许多种蛋白质的磷酸化状态，包括对心肌凝蛋白轻链（the light chain of myosin）的去磷酸化作用，改变状态后的肌凝蛋白不能在平滑肌收缩过程中起到正常的收缩作用，导致了血管平滑肌的松弛，血管的扩张，使心绞痛症状得到有效缓解。

硝酸甘油属于有机硝酸酯类，是经典的血管扩张剂。除硝酸甘油外，丁四硝酯（erythrityl tetranitrate）和硝酸异山梨酯（isosorbide dinitrate）也属于有机硝酸酯类药物，这些药物的共同特点是经口腔黏膜吸收迅速，起效快，抗心绞痛作用明显。丁四硝酯作用时间较长；硝酸异山梨酯为二硝酸酯，脂溶性大，易透过血脑屏障，有头痛的不良反应，而其体内代谢产物单硝酸异山梨酯（isosorbide mononitrate）水溶性增大，副作用降低。

有机硝酸酯药物主要用于治疗心绞痛，也能治疗哮喘、胃肠道痉挛，但这种情况并不多见，能引起偏头痛，它们的药物代谢动力学特点是吸收快，起效快。表 10-3 可以看出各种硝酸酯类药物的起效时间、最大有效时间和作用时程的关系。

表 10-3　各种硝酸酯类药物的起效时间、最大有效时间和作用时程的关系

药物	起效时间（min）	最大有效时间（min）	作用时程（min）
亚硝酸异戊酯	0.25	0.5	1
硝酸甘油	2	8	30
硝酸异山梨酯	3	15	60
丁四硝酯	15	32	180
硝酸异戊四醇酯	20	70	330

连续使用硝酸酯类药物易产生耐受性，由于硝酸酯类药物在体内需被巯基还原成亚硝酸酯类化合物才能释放出 NO。连续使用硝酸酯类药物后，组织内巯基被耗竭，不能将硝酸酯还原为亚硝酸酯，此时使用硝酸酯类药物无效，但应用亚硝酸酯类药物仍然有效，当给予硫化物还原剂时，则能迅速翻转这一耐受现象。应用硝酸酯类化合物时，如同时给予可保护体内巯醇类的化合物 1,4-二巯基-2,3-丁二醇，就不易产生耐药性。在正常情况下，硝酸酯的作用比亚硝酸酯强，这主要是由于前者较易吸收。

常见的 NO 供体药物如下。除吗多明（molsidomine）为 1,2,3-噁三唑的衍生物，硝普钠（sodium nitroprusside）为配合物外，其他都是硝酸酯类药物。

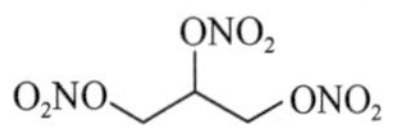

硝酸甘油 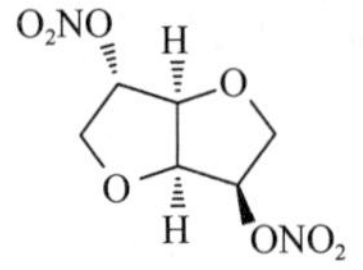　　　　　硝酸异山梨酯 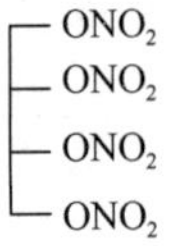　　　　　丁四硝酯

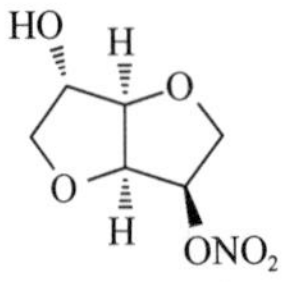

单硝酸异山梨酯 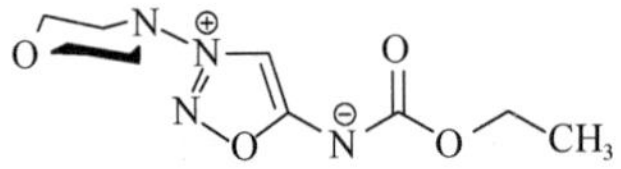　　　　　吗多明　　　　　硝普钠

硝普钠为配合物，在体内易水解释放出 NO，作用迅速，5min 起效，为强有力的血管扩张剂。吗多明进入体内后，在肝内代谢生成 SIN-1，然后经碱催化与分子氧反应自发释放出 NO 分子（图 10-11），产生扩血管作用，减少回心血量，减轻心脏的前、后负荷；同时还能扩张冠状动脉，改善心肌血液循环，从而有效降低心肌的氧耗。吗多明舌下给药 2~4min 起效，持续 6~7h，首过效应低，且无硝酸酯类的头痛、眩晕等中枢副作用。吗多明还有抗血小板聚集的作用，可预防血栓的形成。

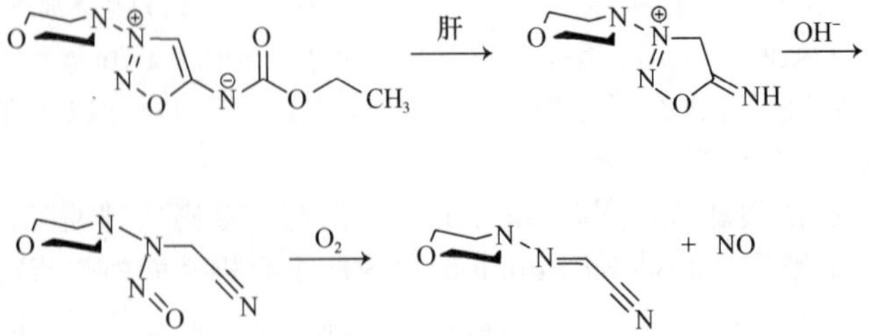

图 10-11　吗多明释放 NO 机制

第三节　抗血栓药物
Anti-thrombotic drugs

动脉血栓是心肌梗死和脑卒中的主要原因。血栓形成如发生在供应心脏的动脉，就可能会引起心绞痛或者心肌梗死；如果发生在供应大脑的动脉，就可能会引起卒中。抗血栓药物（anti-thrombotic drugs）用于血栓栓塞性疾病的预防与治疗，且以预防为主。

抗血栓药物根据其作用机制不同，可分为抗血小板聚集药物、抗凝血药物和溶血栓药物三类。抗凝血药物是一类干扰凝血因子，阻止血液凝固的药物；溶血栓药是使纤溶酶原转化为纤溶酶，从而溶解血栓中已形成的纤维蛋白。目前临床上常用的溶血栓药物均为生化药物，本节只介绍抗凝血药物中常见的化学药物。

一、抗血小板聚集药物

抗血小板聚集药物可作用于血小板的不同环节，如能抑制血小板黏附聚集功能，可有效预防血栓的形成。常用的抗血小板聚集药物包括环氧合酶抑制剂、血栓素合成酶抑制剂、磷酸二酯酶抑制剂、血小板二磷酸腺苷（P_2Y_{12}）受体拮抗剂和血小板 GP II_b/III_a 受体拮抗剂等。

氯吡格雷 clopidogrel

化学名为 $S(+)$-2-(2-氯苯基)-2-(4, 5, 6, 7-四氢噻吩并 [3, 2-c] 吡啶-5-基) 乙酸甲酯（S (+)-2-(2-chlorophenyl)-2-(4, 5, 6, 7-tetrahydrothieno[3, 2-c]pyridine-5-yl) acetic acid methyl ester）。

本品为无色油状物，$[\alpha]_D^{20}$=+51.52°（甲醇，C=1.61）。药用其硫酸盐，其硫酸盐为白色结晶，熔点 184℃，$[\alpha]_D^{20}$=+55.10°（甲醇，C=1.89）。

从结构上看，氯吡格雷属噻吩并四氢吡啶衍生物，也可看成乙酸的衍生物，羧基成甲酯，甲基上有两个氢分别被邻氯苯基和噻吩并四氢吡啶基取代，由此产生了一个手性碳原子，为 S-构型。本品为手性药物。

本品系前体药物，口服后经肝细胞色素 P450 酶系转化为 2-氧基-氯吡格雷，再经水解形成活性代谢物（噻吩开环生成的巯基化合物），该活性代谢物的巯基可与二磷酸腺苷受体以二硫键结合，产生受体拮抗，达到抑制血小板聚集的作用，但在血中未检测到此代谢物。

本品主要由肝脏代谢，血中主要代谢产物是羧酸盐衍生物，占血浆中药物相关化合物的85%。

本品用于预防缺血性脑卒中、心肌梗死及外周血管病等。在氯吡格雷的临床使用中，有些患者会产生"氯吡格雷抵抗（clopidogrel resistance）"现象，即采用氯吡格雷标准疗法后不能达到预期的药效学作用。引起"氯吡格雷抵抗"的原因有多种，如患者的个体差异、药物相互作用、疾病危险程度等。

氯吡格雷的合成是以 2-(2-噻吩基)-乙胺为原料，经甲醛缩合、盐酸环合所得产物在碱性条件下与 (R, S)-2-氯-2-(2-氯苯基) 乙酸甲酯反应，得消旋氯吡格雷，再用 (−)-樟脑-10-磺酸拆分即得。

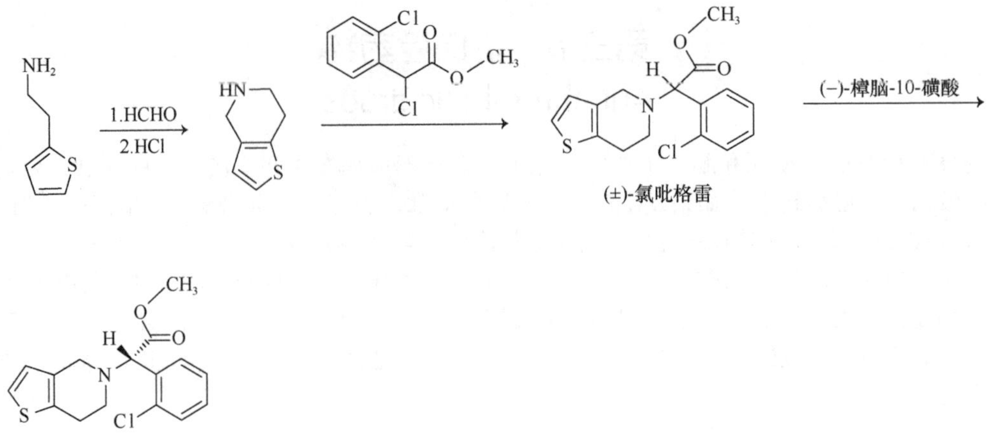

(±)-氯吡格雷

(+)-氯吡格雷

其他常见的抗血小板聚集药物见表 10-4。

表 10-4　其他常见的抗血小板聚集药物

药品名称	化学结构	特点
噻氯匹定 ticlopidine	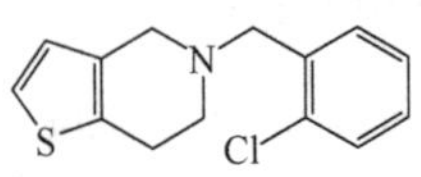	强效二磷酸腺苷（P_2Y_{12}）受体拮抗剂，对血小板聚集具有强力专一性抑制作用，既能显著抑制二磷酸腺苷、胶原和凝血酶引起的血小板聚集，又能抑制肾上腺素、5-羟色胺和花生四烯酸诱发的血小板聚集
替罗非班 tirofiban	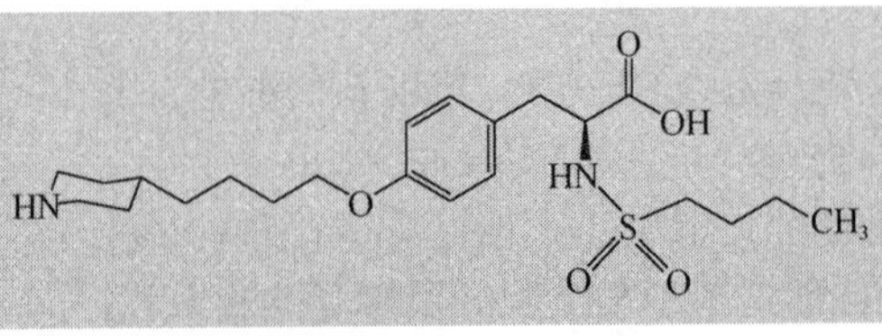	第一个含有苯丙氨酸残基的酰胺类化合物，属于纤维蛋白原受体（GPⅡ$_b$/Ⅲ$_a$）拮抗剂，能直接阻断血小板膜 GPⅡ$_b$/Ⅲ$_a$ 与纤维蛋白原的结合而使血小板无法产生交联聚集
阿司匹林 aspirin	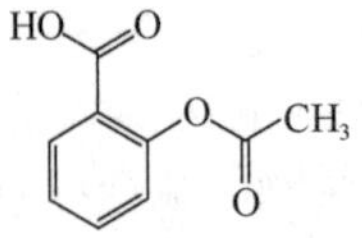	世界上应用最多的抗血小板聚集药物，阿司匹林作用的主要环节是阻断花生四烯酸通过环氧合酶途径转变为前列腺素环内过氧化物，进而减少血栓素 A_2 的合成而发挥抗血小板聚集作用
阿司匹林硝酰甲基苯基酯 nitroaspirin	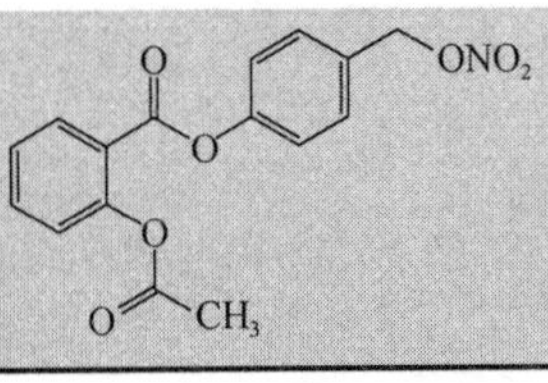	阿司匹林的衍生物，具有产生 NO 及阿司匹林成分的作用，在体内抗血栓活性强于阿司匹林。该药不仅具有抑制血小板聚集及舒张血管的作用，而且在胃肠道中还发挥着与前列腺素相似的黏膜保护作用

二、抗凝血药物

　　抗凝血药物华法林（warfarin）、双香豆素（dicoumarol）和醋硝香豆素（acenocoumarol）均为香豆素类化合物，具有苯并吡喃-2-酮的基本结构。

华法林钠 warfarin sodium

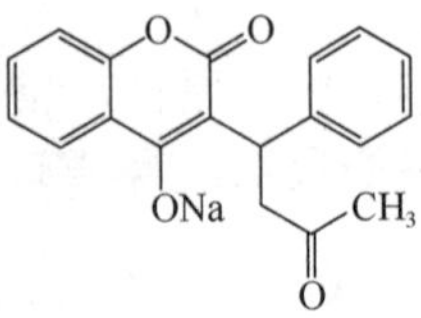

化学名为 3-(α-丙酮基苄基)-4-羟基香豆素钠 (3-(2-acetyl-1-phenylethyl)-4-hydroxycoumarin sodium salt)，又名苄丙酮香豆素。

本品为白色结晶性粉末，无臭。在水中极易溶解，在乙醇中易溶，在三氯甲烷或乙醚中几乎不溶。因有内酯结构，易水解。

本品的结构与维生素 K（vitamin K）相似，通过竞争性拮抗维生素 K 的作用而产生抗凝血作用。维生素 K 参与凝血因子 II、VII、IX、X 的蛋白质末端谷氨酸残基的 γ-羧基化作用，使这些因子具有活性，在这一过程中，氢醌型维生素 K 首先被转化成环氧化物，参与羧基化反应。香豆素类抗凝药物能够竞争性拮抗维生素 K 的作用，阻断维生素 K 环氧化物转化为氢醌型，导致凝血因子的活化受阻，从而抑制血液凝固，作用机制见图 10-12。

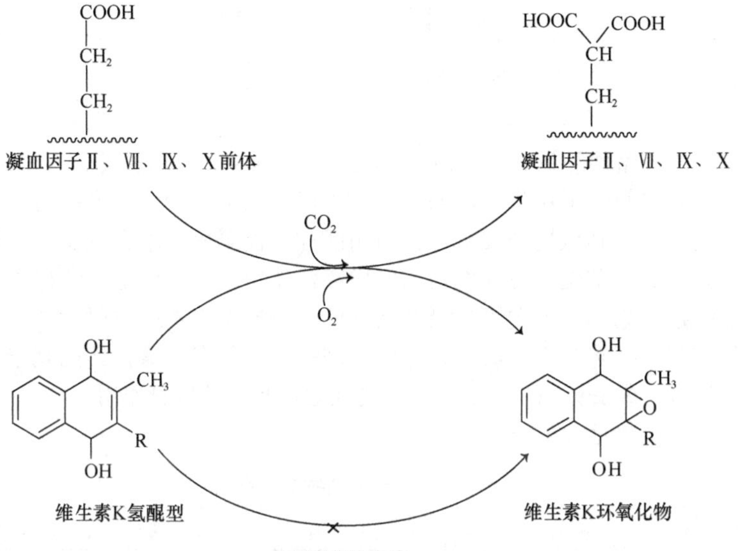

图 10-12　香豆素类抗凝药作用机制

本品口服吸收迅速而完全，生物利用度高达 100%，与血浆蛋白结合率达 98%～99%，$t_{1/2}$ 为 10～60h，由肝脏代谢，代谢产物由肾脏排泄。本品结构中含有一个手性碳，有两个异构体（图 10-13），体内代谢有立体选择性，S-华法林经侧链酮基还原为 S-7-OH 华法林，经尿液排泄；而 R-华法林只在母核 7 位上进行羟化，其代谢物进入胆汁，随粪便排出体外。其中 S-华法林活性强。

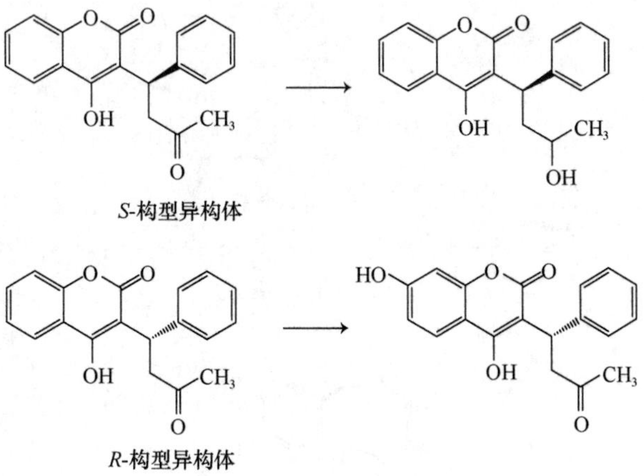

图 10-13　华法林的两种异构体代谢机制

华法林的制备方法是用水杨酸甲酯与醋酐进行酰化反应得到邻乙酰氧基苯甲酸甲酯后，在碳酸钠存在下环合得到 4-羟基香豆素钠，经盐酸酸化后与苯叉丙酮缩合即得本品。

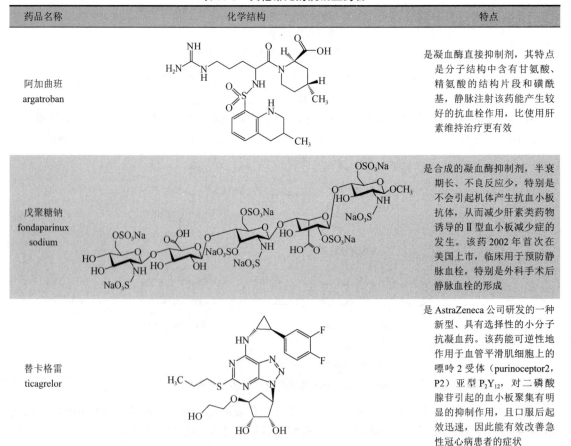

本品用于防治血栓栓塞性静脉炎、急性心肌梗死、肺栓塞、心房颤动、人工心脏瓣膜等疾病。由于本品起效慢，治疗时需先采用作用快的肝素，再用本品维持治疗。多种药物可增强或减弱华法林的抗凝疗效，同时影响其应用的安全性。阿司匹林、保泰松、水合氯醛、依他尼酸、奎尼丁等与本品竞争血浆蛋白结合部位，使其血药浓度增高，作用增强。由于华法林主要经肝脏细胞色素 P450（CYP450）酶系代谢，故能抑制 CYP 活性的药物能增强本品抗凝活性。肝药酶抑制剂氟康唑、胺碘酮、甲硝唑、西咪替丁、氯霉素等可抑制华法林代谢，增强其抗凝作用。肝药酶诱导剂苯巴比妥、格鲁米特、苯妥英钠等能加速本品的代谢，减弱其抗凝作用。

其他常见的抗凝血药物见表 10-5。

表 10-5 其他常见的抗凝血药物

药品名称	化学结构	特点
阿加曲班 argatroban		是凝血酶直接抑制剂，其特点是分子结构中含有甘氨酸、精氨酸的结构片段和磺酰基，静脉注射该药能产生较好的抗血栓作用，比使用肝素维持治疗更有效
戊聚糖钠 fondaparinux sodium		是合成的凝血酶抑制剂，半衰期长、不良反应少，特别是不会引起机体产生抗血小板抗体，从而减少肝素类药物诱导的 II 型血小板减少症的发生。该药 2002 年首次在美国上市，临床用于预防静脉血栓，特别是外科手术后静脉血栓的形成
替卡格雷 ticagrelor		是 AstraZeneca 公司研发的一种新型、具有选择性的小分子抗凝血药。该药能可逆性地作用于血管平滑肌细胞上的嘌呤 2 受体（purinoceptor2，P2）亚型 P_2Y_{12}，对二磷酸腺苷引起的血小板聚集有明显的抑制作用，且口服后起效迅速，因此能有效改善急性冠心病患者的症状

续表

药品名称	化学结构	特点
利伐沙班 rivaroxaban	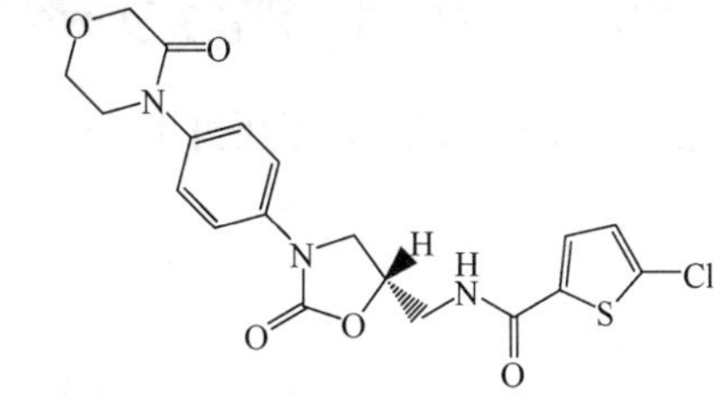	利伐沙班属于噁唑烷酮衍生物，为直接Xa因子抑制剂
达比加群酯 dabigatran etexilate	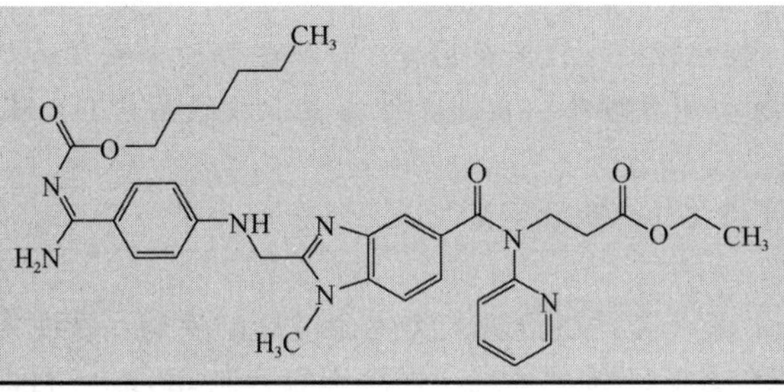	达比加群酯属于苯并咪唑衍生物，为前体药物，须在体内水解成达比加群才能抑制凝血酶活性，体内外试验和临床各项研究均显示其具有较好的疗效与药动学特性

一、思考题

1. 简述洛伐他汀产生降血脂作用的机制。
2. 简述苯氧烷酸类药物的构效关系，其是如何发展起来的。
3. 简述 NO 供体药物硝酸甘油产生扩张血管作用的机制。
4. 简述抗血小板药物氯吡格雷抑制血小板聚集的作用机制。

二、案例分析

某 45 岁男性患者，临床诊断：①1 型糖尿病并发糖尿病肾病，②混合型高脂血症。先采用非诺贝特降脂治疗，效果欠佳，后加用阿托伐他汀。1 周后患者主诉两侧颈部肌肉疼痛较重，两上臂及两大腿根部肌肉轻度压痛，无红、肿、热，且两下肢无力，尿色加深。查尿常规提示尿潜血（＋＋＋），颗粒管型偶见。诊断为横纹肌溶解。医嘱立即停止使用降血脂药，多饮水，避免饮酒，并静脉输注碳酸氢钠液体。请结合以上案例回答以下问题：

1. 请查阅资料写出阿托伐他汀化学结构、作用靶点，并解释其可以降低血脂水平的原因。
2. 请分析非诺贝特与阿托伐他汀联合用药后对混合型高脂血症具有协同疗效的原因。
3. 试分析医生的用药是否合理。

（傅晓钟）

第十一章 抗肿瘤药物
Antineoplastic agents

学习要求

1. 掌握抗肿瘤药物的分类、结构特点及作用机制；环磷酰胺、顺铂、氟尿嘧啶、盐酸伊立替康、甲磺酸伊马替尼的结构、理化性质、代谢及用途；环磷酰胺的合成方法。

2. 熟悉盐酸氮芥、丝裂霉素、甲氨蝶呤、盐酸柔红霉素、放线菌素 D、硫酸长春新碱的结构特点和用途。

3. 了解铂类、紫杉醇类抗肿瘤药物的构效关系。

恶性肿瘤（malignant tumor）是一类严重危害人类生命健康的疾病，表现为细胞过度增殖及分化异常。在全世界，肿瘤引起的死亡率位列第二，仅次于心脑血管疾病。目前肿瘤的治疗方法主要包括手术治疗、放射治疗、化学治疗（又称药物治疗）及生物治疗等，其中化学治疗是应用广泛的有效方法之一。

自 20 世纪 40 年代盐酸氮芥用于治疗淋巴癌以来，抗肿瘤药物的发展迄今为止已有 70 余年的历史，目前国内外临床上广泛使用的抗肿瘤药种类繁多。随着对肿瘤发生、发展和转移过程中分子生物学作用机制的研究突破，抗肿瘤药物的发展由传统的细胞毒类药物转向以靶向为目标的分子药物研究，对肿瘤的化疗手段也由单一药物治疗转向了多靶点的联合治疗。

药物治疗中细胞毒类抗肿瘤药物在临床使用中占有很大的比例，国内外的医药企业、科研院所也十分重视这类药物的研究，近年来，先后有不少新的高效、低毒的细胞毒类药物上市，如卡培他滨（capecitabine）、地西他滨（decitabine）等。天然产物先导化合物也是抗肿瘤药物开发的重要途径之一。喜树碱（camptothecin）、长春碱（vinblastine）、紫杉醇（paclitaxel）等是 20 世纪发现的极具代表性的抗肿瘤天然活性成分，以它们为母体开发出的 10 多个高效抗肿瘤药物在临床上得到了广泛应用。近年来抗肿瘤药物研究的一个重大进展是针对肿瘤细胞内信号转导通路的分子靶向性药物研究。

抗肿瘤药物种类繁多，按作用机制包括直接作用于 DNA 的药物，如烷化剂和抗代谢物，可直接与 DNA 作用或干扰 DNA 合成，影响或破坏 DNA 的结构和功能；作用于有丝分裂微管的药物，如紫杉醇。本章按照药物的作用原理和来源分类，重点介绍生物烷化剂、抗代谢药物、抗肿瘤抗生素及其他抗肿瘤药物。

第一节 生物烷化剂
Bioalkylating agents

生物烷化剂又称烷化剂，这类药物具有活性亲电基团或在体内经特殊途径形成缺电子的活性中间体，可与体内生物大分子（如 DNA、RNA 及生物酶）中的富电子基团（如羟基、氨基、巯基、羧基、磷酸基等）发生共价性结合，抑制 DNA 的合成复制，使其丧失活性或发生断裂。烷化剂属细胞毒类药物，是最早使用的一类抗肿瘤化学治疗药物。

烷化剂具有选择性低的独特作用机制，在抑制肿瘤细胞生长的过程中，对其他生长速度较快的正常细胞也有非常强的抑制作用，如毛发细胞、生殖细胞、骨髓细胞及肠上皮细胞等，在服用这类药物时会出现严重的副作用，如恶心、呕吐、脱发及骨髓抑制等。

烷化剂按结构可以分为氮芥类、乙撑亚胺类、亚硝基脲类、甲磺酸酯及多元醇类及金属铂类。

盐酸氮芥 chlormethine hydrochloride

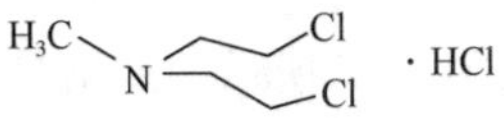

化学名为 N-甲基-N-(2-氯乙基)-2-氯乙胺盐酸盐 (N-methyl-N-(2-chloroethyl)-2-chloroethylamine hydrochloride)。

本品为白色结晶性粉末,有吸湿性与腐蚀性。在水中及乙醇中易溶解。熔点 108～111℃。

本品主要用于治疗霍奇金病和淋巴肉瘤。盐酸氮芥最初是由芥子气改造而来,芥子气本身是一种活性极高的烷化剂,在第一次世界大战中它被广泛用作化学毒气。以盐酸氮芥为代表的氮芥类药物一般分为两部分:烷基化部分和载体部分。烷基化部分是抗肿瘤活性的功能基;载体部分可以改善这类药物在体内的吸收、分布等动力学性质,从而影响药物的毒性、选择性和抗肿瘤活性。

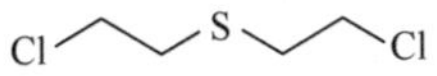

载体部分　　烷基化部分

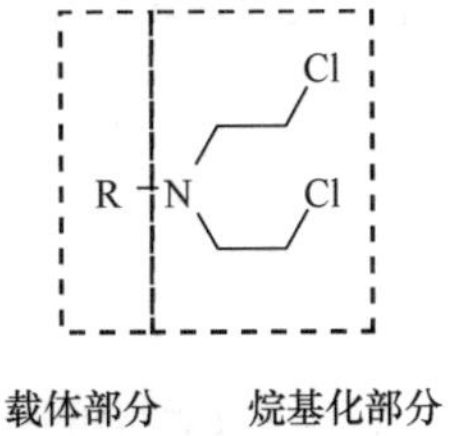

氮芥类药物的结构通式

通常氮芥类药物根据载体结构的不同被分为脂肪氮芥、芳香氮芥、氨基酸氮芥及多肽氮芥和杂环氮芥等,如表 11-1。

表 11-1　常用氮芥类药物

药物名称	化学结构	特点
氧氮芥 mechlorethaminoxide	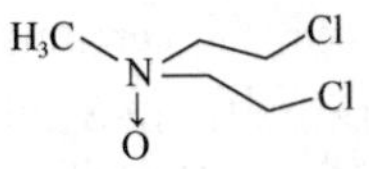	脂肪氮芥。与氮芥相比,氮原子上引入一个氧原子,使氮原子上的电子云密度减少,使毒性、烷基化能力及抗肿瘤活性降低。主要用于恶性淋巴瘤、肺癌、头颈部癌、霍奇金病、乳腺癌、绒癌等
苯丁酸氮芥 chlorambucil	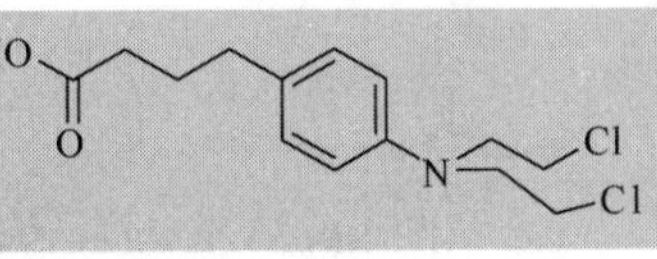	芳香氮芥。水溶性好,主要用于治疗慢性淋巴细胞白血病,对淋巴肉瘤、霍奇金病、卵巢癌也有较好的疗效
美法仑 melphalan	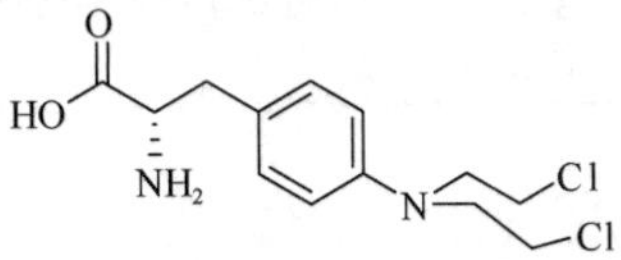	氨基酸氮芥。对卵巢癌、乳腺癌、淋巴肉瘤和多发性骨髓瘤等恶性肿瘤有较好的疗效
氮甲 formylmerphalan	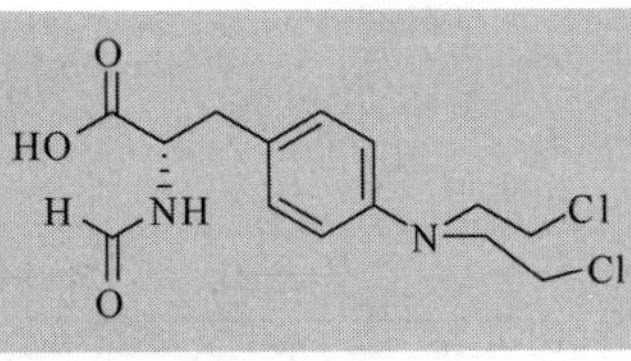	氨基酸氮芥。芳香氨基酸的引入提高了药物的作用选择性,同时降低了毒性
乌拉莫司汀 uramustine	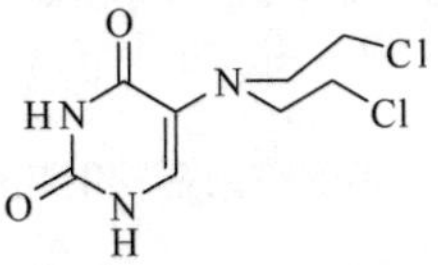	杂环氮芥。用于慢性粒细胞及淋巴细胞白血病、恶性淋巴瘤

当氮芥类药物载体结构为脂肪烃基时，称为脂肪氮芥，这类药物的氮原子碱性比较强，在游离状态和生理 pH（7.4）时，首先，经分子内亲核取代形成高亲电性的乙撑亚胺离子——亚乙基亚胺离子中间体。由于带正电荷的氮原子的强吸电子诱导作用，乙撑亚胺环中的碳原子具有高亲电性；然后，DNA 链中碱基环上的亲核基团如鸟嘌呤或腺嘌呤中氮原子与其发生分子间亲核反应，导致三元环开环，使 DNA 烷基化，如图 11-1 所示。如果氮芥含有两条 β-氯乙胺链，则另一条链仍可发生上述反应，使另一个 DNA 链发生烷基化，使其功能受损无法完成复制，导致肿瘤细胞死亡。脂肪氮芥的烷基化过程是双分子亲核取代反应（S_N2），脂肪氮芥类药物属强烷化剂，抗肿瘤谱广，选择性差，毒性较大。

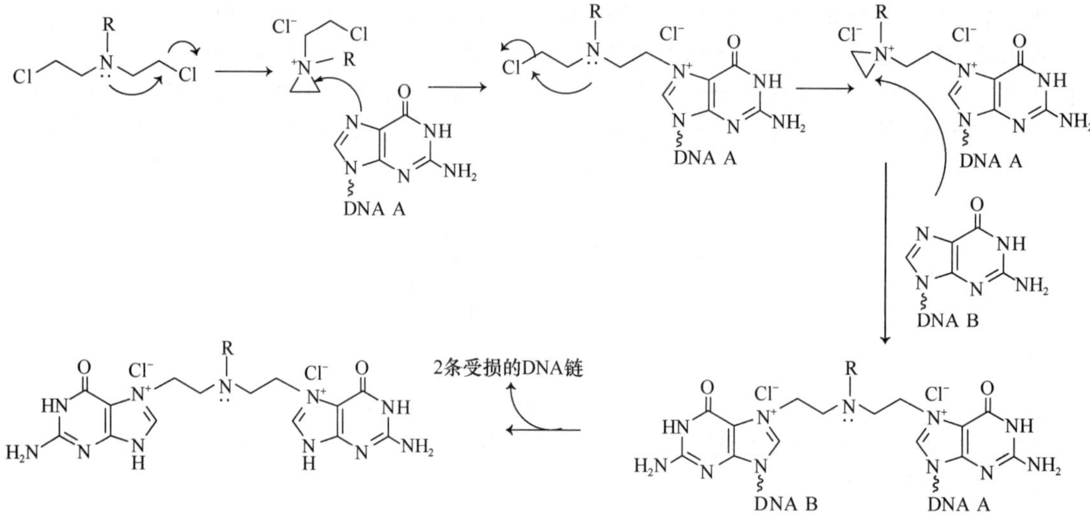

图 11-1 脂肪氮芥类药物使 DNA 鸟嘌呤碱基发生烷基化过程

在氮芥类药物结构改造过程中，将芳香环或杂化芳香环取代盐酸氮芥的甲基，得到芳香氮芥和杂环氮芥，如苯丁酸氮芥（chlorambucil）和乌拉莫司汀（uramustine）。芳香环系与 β-氯乙氨基有孤对电子的氮原子形成共轭，降低了氮原子的亲核能力，使 S_N2 的烷基化历程转变为 S_N1 历程，反应由烷化剂的浓度来决定，如图 11-2 所示。在降低毒性的同时，也降低了对肿瘤细胞的杀伤力。

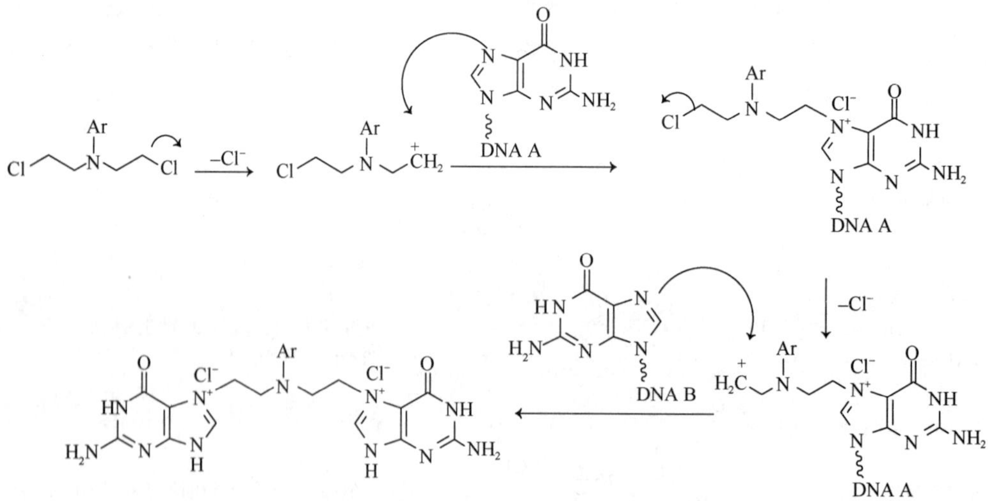

图 11-2 芳香氮芥类药物使 DNA 鸟嘌呤碱基发生烷基化过程

在芳香氮芥的基础上，引入芳香性的氨基酸或其衍生物（如美法仑和氮甲），在降低氮芥类药物毒性的同时也可以增加药物在肿瘤部位的浓度，提高药物的疗效。特别是由我国研究者在美法仑的基础上研制的氮甲，氨基酰化后大大降低了药物毒性。

环磷酰胺 cyclophosphamide

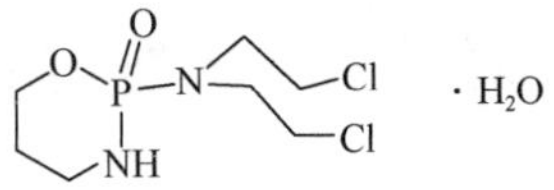

化学名为 P-[N, N-双 (β-氯乙基)]-1-氧-3-氮-2-磷杂环己烷-P-氧化物一水合物 (N, N-bis (2-chloroethyl) tetrahydro-2H-1, 3, 2-oxazaphosphorin-2-amine-2-oxide monohydrate)，又名癌得星（endoxan, cytoxan）。

本品为白色结晶或结晶性粉末，失去结晶水即液化。本品可溶于水和丙酮，在乙醇中易溶解。熔点 48.5～52℃。

环磷酰胺的水溶液（2%）在 pH=4.0～6.0 时，磷酰氨基不稳定，加热亦可使其分解速度加快，而失去生物烷化作用，如图 11-3 所示。

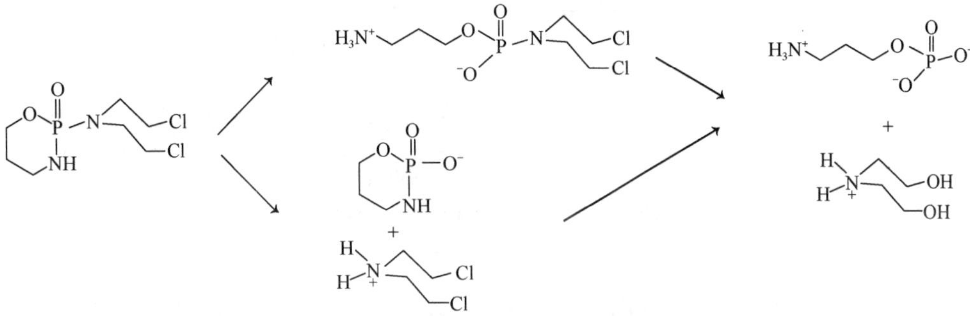

图 11-3　环磷酰胺的水解过程

环磷酰胺的设计基于两点：首先，为了降低氮芥的毒副作用，将具有吸电性的环状磷酰胺内酯与氮芥 β-氯乙胺氮原子相连，使氮原子上的电子云密度得到分散，降低氮原子碱性的同时使其亲核性及烷基化能力下降。其次，肿瘤细胞与正常细胞生长环境存在差异，在肿瘤组织中，磷酰胺酶的活性高于正常细胞，以此为目的设计含磷酰氨基结构的前体药物，有望通过磷酰胺酶水解的特性，在肿瘤组织中将环磷酰胺水解成活性的去甲氮芥［即 N, N-双（β-氯乙基）胺］而发挥作用。

环磷酰胺为前药，在体外对肿瘤细胞无效，进入体内后，经活化发挥药效。在肝脏，环磷酰胺经细胞色素 P450 酶系氧化生成 4-羟基环磷酰胺，并进一步氧化生成无毒的 4-氧代环磷酰胺（4-酮基环磷酰胺）代谢物，经互变异构后生成直链的醛基磷酰胺。在正常组织中 4-氧代环磷酰胺和醛基磷酰胺都可进一步氧化生成磷酰胺羧酸化产物。而肿瘤组织中不能完成羧酸化转化过程，只能通过醛基磷酰胺的 β-消除反应，生成丙烯醛、磷酰氮芥及去甲基氮芥，而这 3 种经肿瘤组织代谢得到的产物均为强烷化剂，可以抑制肿瘤细胞生长。磷酰氮芥上的羟基（pK_a 为 4.75）在生理 pH 条件下可解离成氧阴离子，该阴离子的电荷分散在磷酰胺的两个氧原子上，使磷酰基的吸电子能力下降，从而使磷酰氮芥仍具有较强的烷基化能力（图 11-4）。

环磷酰胺的合成以二乙醇胺为原料，使用过量的三氯氧磷进行氯代和磷酰化，生成氮芥磷酰二氯，再和 3-氨基丙醇缩合即得。得到产物为无水油状物，在丙酮/水的混合溶液中反应，结合一分子结晶水后析出固体。

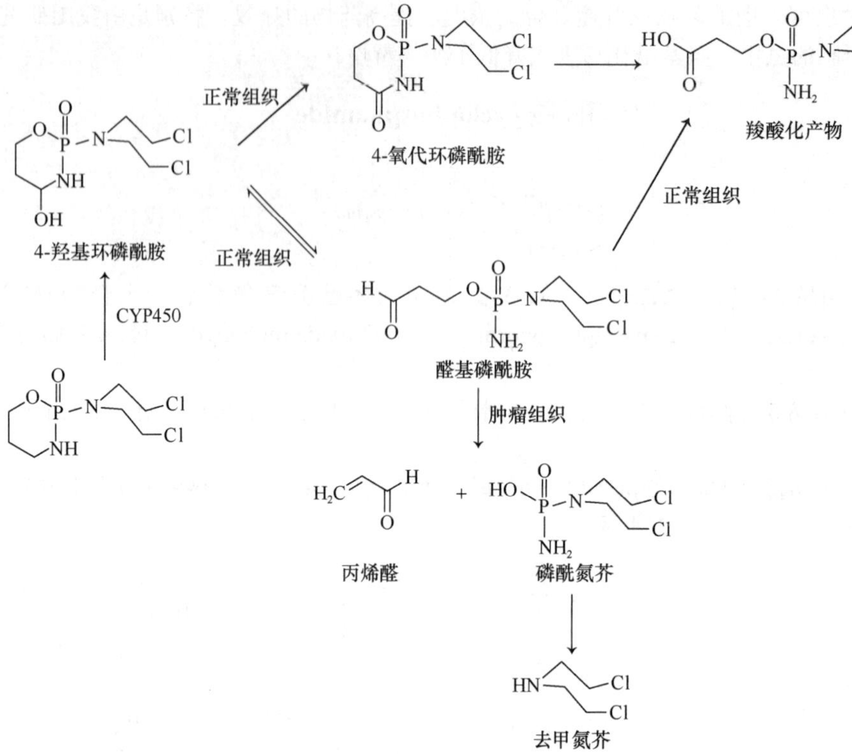

图 11-4　环磷酰胺体内代谢途径

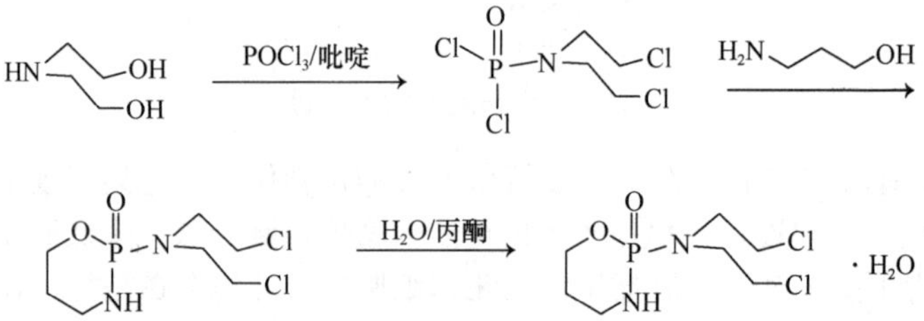

环磷酰胺的抗肿瘤谱较广，主要用于恶性淋巴瘤、急性淋巴细胞性白血病、多发性骨髓瘤、肺癌、神经母细胞瘤等，对乳腺癌、卵巢癌、鼻咽癌也有效。与其他氮芥类药物相比，其毒性小，常见的有膀胱毒性，可能与代谢生成的丙烯醛有关。

在环磷酰胺的结构基础上，对β-氯乙基进行改造，可以得到单氯乙基环磷酰胺（monochloroethyl cyclophosphamide）、异环磷酰胺（ifosfamide）和曲磷胺（trofosfamide），三者作用机制与环磷酰胺相似，均需在体内经酶作用在 4 位发生羟基化而发挥疗效。在临床作用上，与环磷酰胺相比较治疗指数高、毒性小，与其他烷化剂无交叉耐药性，临床上主要用于乳腺癌、肺癌、恶性淋巴瘤、卵巢癌。曲磷胺对霍奇金病和慢性白血病疗效较好。

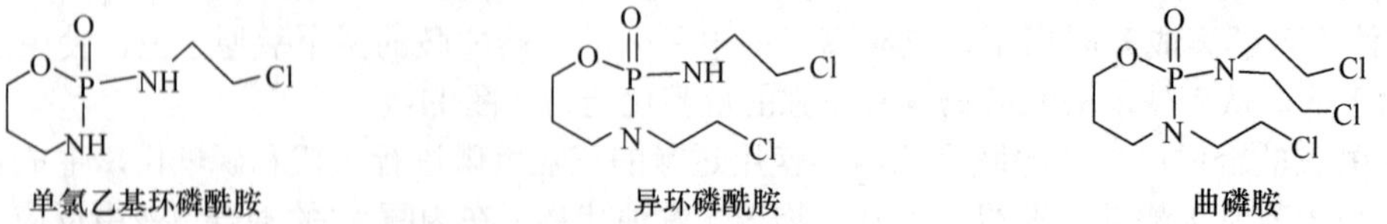

单氯乙基环磷酰胺　　异环磷酰胺　　曲磷胺

氮芥类药物在体内发挥抗肿瘤作用主要是通过形成乙撑亚胺离子的活性中间体使亲核性基团烷基化，研究人员在此基础上设计了一系列具有乙撑亚胺结构的药物（表 11-2）。

表 11-2 乙撑亚胺类药物

药物名称	化学结构	特点
三乙撑亚胺 triethylene melamine	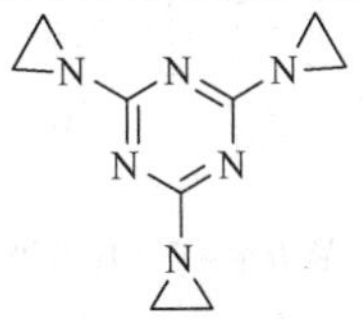	抗肿瘤谱较广，主要用于淋巴肉瘤、卵巢癌等，毒性与盐酸氮芥相似
替哌 tepa	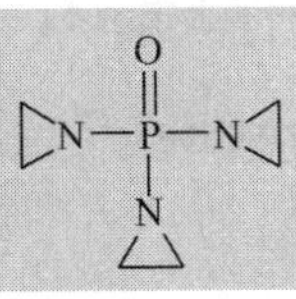	磷酰胺的引入可以提高乙撑亚胺类化合物的抗肿瘤作用并减少毒副作用。主要用于治疗白血病
塞替哌 thiotepa	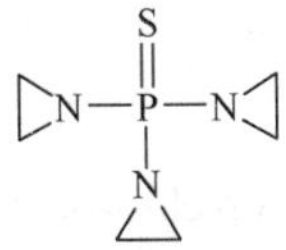	主要用于乳腺癌、卵巢癌、肝癌、膀胱癌。塞替哌为前药，在肝脏中被细胞色素 P450 酶转化为替哌而产生烷基化作用
亚胺醌 aziridylbenzoquinone	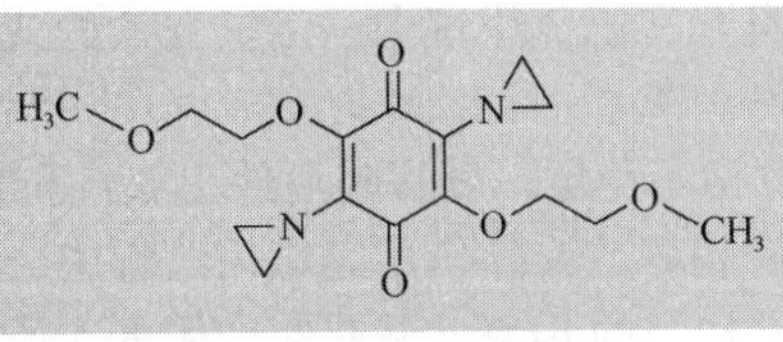	对网状细胞肉瘤、慢性粒细胞白血病、霍奇金病疗效好，对淋巴肉瘤、乳腺癌、肺癌、胃癌也有一定的疗效
三亚胺醌 triaziquone	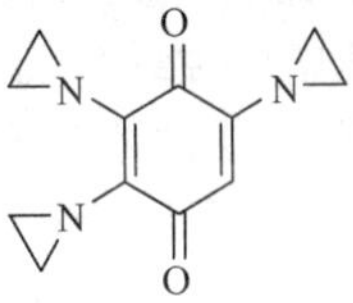	较亚胺醌有更高的抗肿瘤活性及低毒性。主要用于恶性淋巴瘤、卵巢癌、宫颈癌和霍奇金病
丝裂霉素 mitomycin	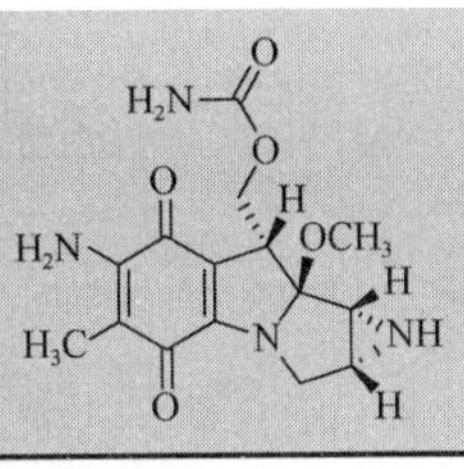	丝裂霉素对各种腺癌（包括胃癌、胰腺癌、直肠癌、乳腺癌等）有效。因为其具有骨髓抑制的毒性，通常与其他抗肿瘤药物联合使用

　　苯醌结构可干扰酶系统的氧化-还原过程，通过电子转移生成氢醌结构而发挥作用。与芳香氮芥类似，苯醌与乙撑亚胺结构相连可以降低氮原子电子云密度，使毒性降低，如亚胺醌、三亚胺醌及丝裂霉素。

　　丝裂霉素是通过生物还原过程而活化的。首先在体内 NADPH/CYP450 和 NAD(P)H 醌氧化还原酶作用下将醌还原成氢醌，氢醌脱去一分子甲醇芳构化成吲哚氢醌，亲电的亚乙基亚胺环和氨基甲酸酯邻近的带部分正电荷的亚甲基均易受 DNA 的亲核进攻，最终导致 DNA 交联，从而发生细胞死亡（图 11-5）。

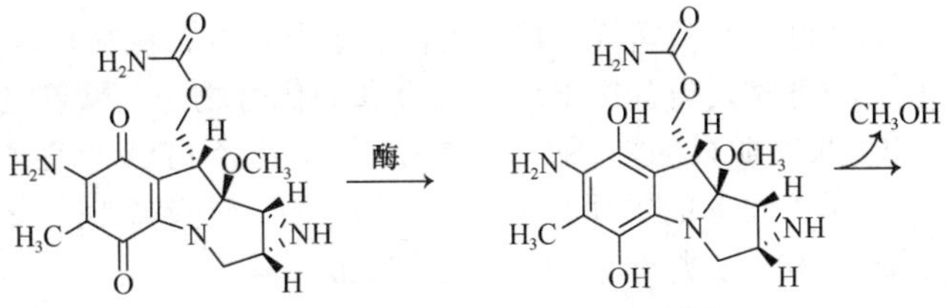

氢醌

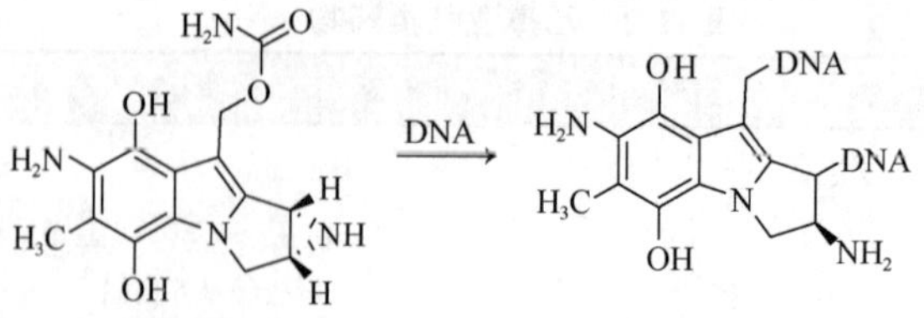

图 11-5 丝裂霉素抗肿瘤作用机制

洛莫司汀 lomustine

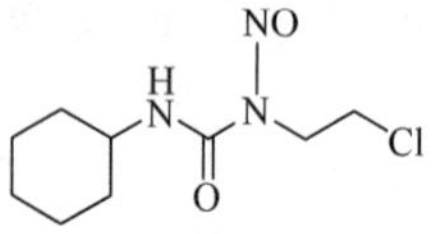

化学名为 *N*-(2-氯乙基)-*N*'-环己基-*N*-亚硝基脲 (*N*-(2-chloroethyl)-*N*'-cyclohexyl-1-nitrosoure)。

本品为淡黄色结晶或结晶性粉末，无臭，在三氯甲烷中易溶，在乙醇或四氯化碳中溶解，在环己烷中略溶，在水中几乎不溶。熔点 88～91℃。

亚硝基脲类药物在酸性和碱性溶液中非常不稳定，分解时可放出氮气和二氧化碳。

本品对霍奇金病、肺癌及转移性肿瘤有较好的治疗作用。服用过程中会引起血小板和白细胞减少症，从而产生出血和严重感染。由于结构中的 β-氯乙基具有较强的亲脂性，易通过血脑屏障进入脑脊液中，因此适用于脑瘤、转移性脑瘤及其他中枢神经系统肿瘤。

亚硝基脲类药物中，由于 *N*-亚硝基的存在，使连有亚硝基的氮原子与相邻的羰基之间的键变得不稳定，在生理 pH 环境下易发生分解，生成亲电性试剂与 DNA 形成烷基化产物，起到抑制肿瘤细胞生长的作用（图 11-6）。

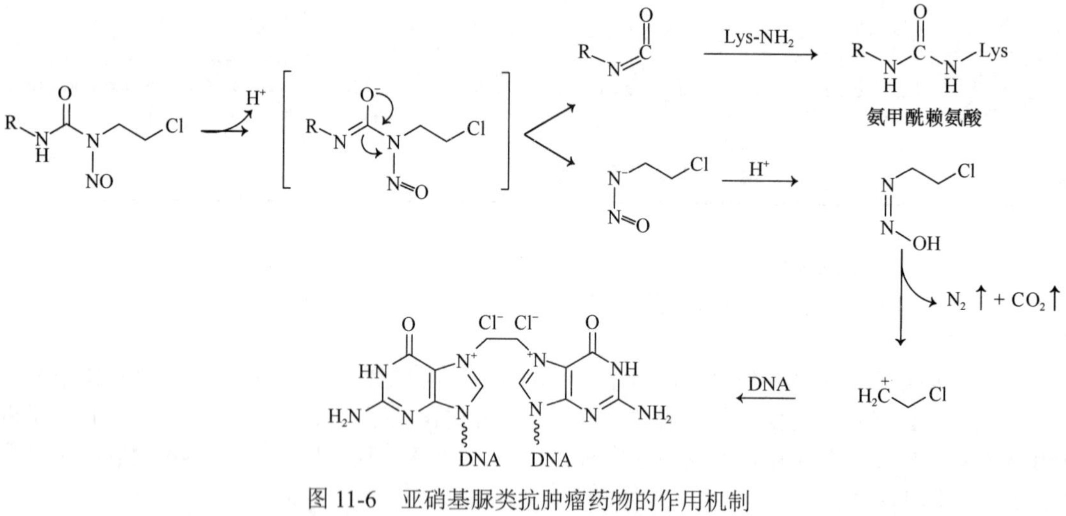

图 11-6 亚硝基脲类抗肿瘤药物的作用机制

这类药物还包括卡莫司汀、司莫司汀、尼莫司汀、雷莫司汀、氯脲霉素（表 11-3）。

20 世纪 60 年代末期，研究人员首次报道了含金属的化合物——顺氯氨铂，它对小鼠实体瘤 S180 及白血病 L1210 的生长有明显的抑制作用，1978 年正式经 FDA 批准上市，自此金属类抗肿瘤配合物的研究引起了药学工作者的重视。金、铂、锗、钌、钯等金属类化合物的研究成为抗肿瘤药物研究中的活跃领域，其中铂类药物在临床上应用最广泛。

表 11-3 亚硝基脲类抗肿瘤药物

药物名称	化学结构	特点
卡莫司汀 carmustine	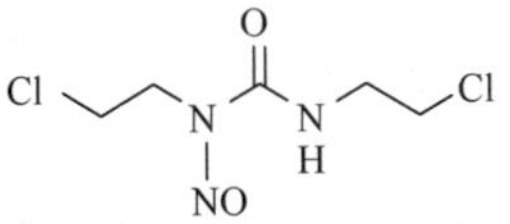	主要用于脑瘤及转移性脑瘤、恶性淋巴瘤、多发性骨髓瘤、急性白血病和霍奇金病
司莫司汀 semustine	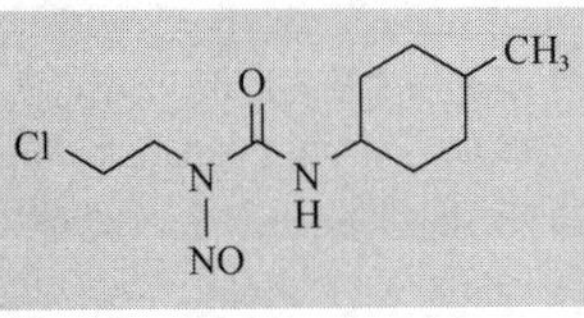	抗肿瘤疗效优于卡莫司汀和洛莫司汀，毒性较低，临床用于脑瘤、肺癌和胃肠道肿瘤
尼莫司汀 nimustine	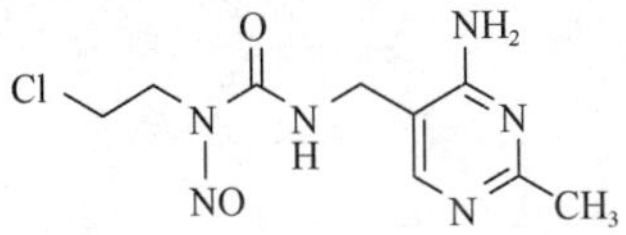	临床使用其盐酸盐，能缓解脑肿瘤、消化道肿瘤、肺癌。骨髓抑制和胃肠道反应较轻
雷莫司汀 ranimustine	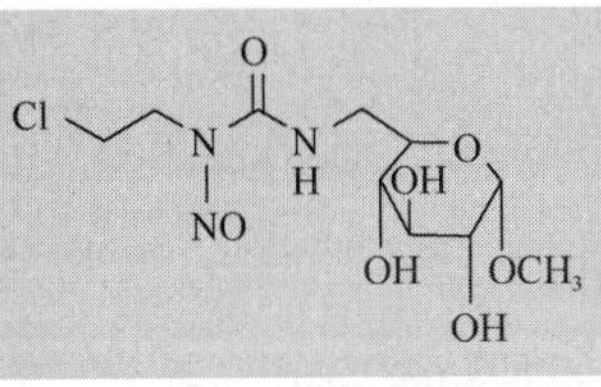	以糖为载体的水溶性亚硝基脲类药物。主要用于治疗胶质细胞瘤、骨髓瘤、恶性淋巴瘤、慢性骨髓性白血病
氯脲霉素 chlorozotocin	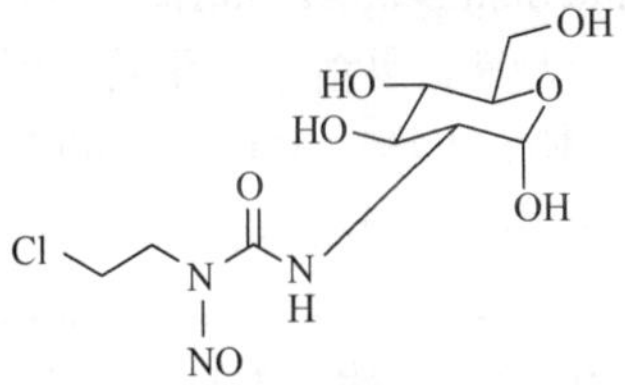	以糖为载体，易溶于水，对骨髓毒性较轻
链佐星 streptozocin	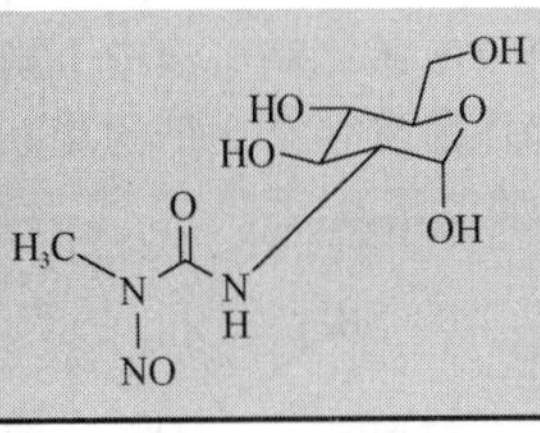	主要用于胰小细胞癌的治疗。由于缺乏 2-氯乙基取代，它对 DNA 烷化能力低，骨髓毒性较轻

白消安 busulfan

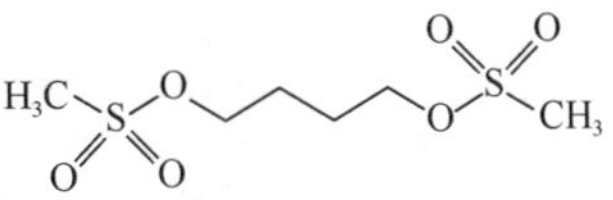

化学名为 1,4-丁二醇二甲磺酸酯 (1,4-butanediol dimethanesulfonate)。

本品为白色结晶性粉末，溶于丙酮，微溶于乙醇，难溶于水。熔点 114～118℃。

白消安是双功能烷化剂，甲磺酸酯基是较好的离去基团，可以使 C—O 键发生断裂，在体内可以与细胞内多种成分反应。例如，DNA 分子中的鸟嘌呤核苷酸的 7 位 N 原子发生烷基化反应形成交联产物（图 11-7）；也可以与氨基酸或蛋白质中的—SH、—NH₂ 发生反应。

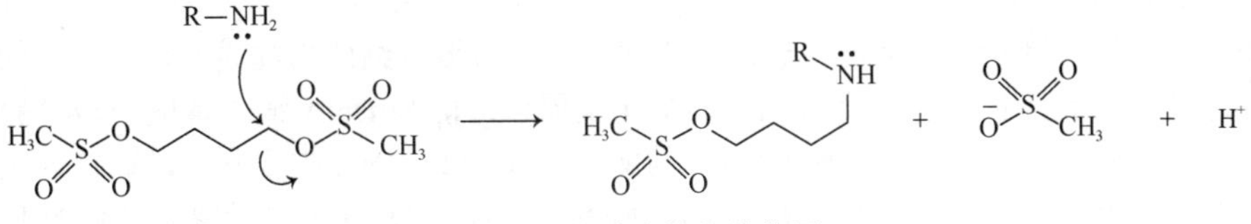

图 11-7 白消安的烷化作用

白消安口服吸收良好，口服生物利用度为 60%～80%，吸收后迅速分布到各组织中。在体内甲磺酸酯经代谢后生成甲磺酸的形式自尿中排出，代谢速度比较慢，24h 排出不足 50%，反复用药可引起蓄积。

临床上白消安主要用于治疗慢性粒细胞白血病，其治疗效果优于放疗。主要不良反应为消化道反应及骨髓抑制。

知识链接　　　　　　　　　　**顺铂的发现**

罗森博格（Rosenberg）是密歇根州立大学的一位物理学教授，他发现顺铂是一种有效治疗癌症的化疗试剂。他后来这样回忆："发现简单的铂配位化合物的生物活性是意外发现珍宝的经典实例，实验的动机是想要研究电场对培养中的细胞生长的影响。"20 世纪 60 年代早期，Rosenberg 和他的同事一起进行实验，想看看改变电磁场力是否对细胞分裂有所影响。1964 年，他们发现电流会阻碍悬浮的致病性大肠杆菌的细胞分裂，受好奇心的驱使，他们进一步研究了电流的来源，发现这种电流是由铂电极产生的，该电极能形成杀死肿瘤细胞的阳离子铂。1967 年 Rosenberg 测试了顺铂治疗肠细菌及肿瘤的效果。尽管有一定的毒副作用，顺铂仍显示了很好的抗肿瘤活性。

顺铂 cisplatin

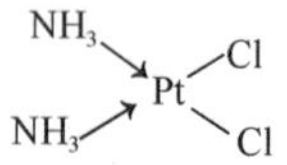

化学名为 (Z)-二氨二氯铂 (cis-diaminedichloroplatinum)。

本品为黄色或橙黄色的结晶性粉末，无臭。易溶于二甲基亚砜，略溶于 N, N-二甲基甲酰胺，微溶于水，不溶于乙醇。本品加热至 170℃时可以转化成反式构型，溶解度降低，同时颜色发生变化。随着温度升至 270℃熔融时，分解成为金属铂。

本品对光和空气稳定，室温条件下可以长期储存。本品水溶液不稳定，能逐渐水解和转化为反式构型，生成水合物 1 和水合物 2，进一步水解生成低聚物 1 和低聚物 2，这两个化合物不但没有抗肿瘤活性而且具有毒性（图 11-8）。两种低聚物在 0.9% 氯化钠溶液中不稳定，可以转化成顺铂。因此，顺铂在通过静脉注射给药时，使用的是含有甘露醇和氯化钠的冷冻干燥粉，用前将注射液配成每毫升含 1mg 顺铂、9mg 氯化钠和 10mg 甘露醇的溶液。

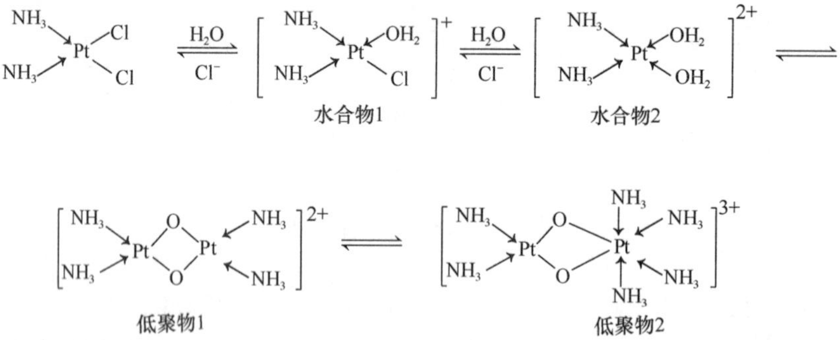

图 11-8　顺铂水解过程

顺铂具有广谱的抗肿瘤活性，临床用于治疗膀胱癌、前列腺癌、肺癌、头颈部癌、乳腺癌、恶性淋巴瘤和白血病等，是治疗睾丸癌和卵巢癌的一线药物。顺铂与甲氨蝶呤、环磷酰胺等有协同作用，而无交叉耐药性。

铂类药物抗肿瘤机制是这类药物进入人体细胞后会与很多细胞内物质结合，形成的结合物能产生细胞毒性。铂类药物含有一个缺电子的金属铂原子，能与 DNA 链中富电子碱基的亲核基团发生作用，与 DNA 形成加合物，限制 DNA 的解旋从而抑制 DNA 的复制。以顺铂为例，进入细胞后水解成活性的水合物（一水或二水合物），后者进一步与 DNA 的嘌呤碱基 7 位 N 原子络合后形成螯合环，从而破坏了两条 DNA 间的氢键，使 DNA 局部变性失活（图 11-9）。而反式铂配合物无此作用。

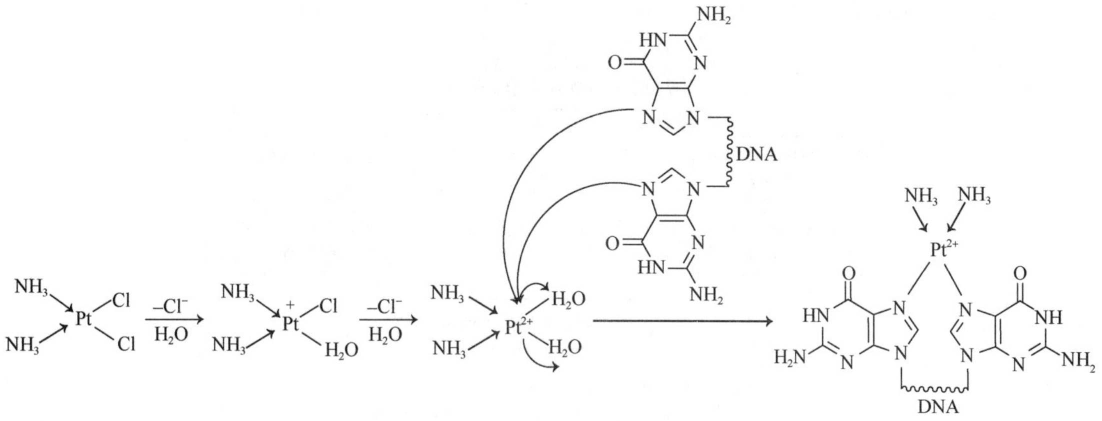

图 11-9　顺铂的作用机制

顺铂的合成通常使用盐酸肼或草酸钾还原六氯铂酸二钾得四氯铂酸二钾，再与乙酸胺、氯化钾在 pH 7 的条件下回流 1.5h 即得。

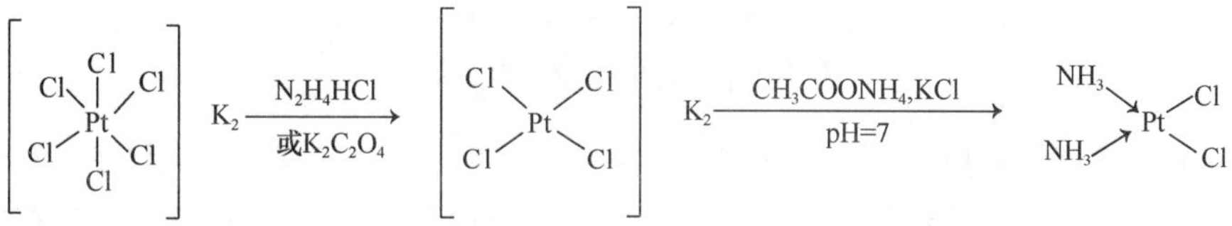

当前铂类抗肿瘤药物研发的方向是寻找高效低毒的药物，为了克服顺铂的缺点，用不同的胺类及各种酸根与铂（Ⅱ）络合，得到了奥沙利铂、卡铂、奈达铂及舒铂等（表 11-4）。

表 11-4　铂类抗肿瘤药物

药物名称	化学结构	特点
奥沙利铂 oxaliplatin	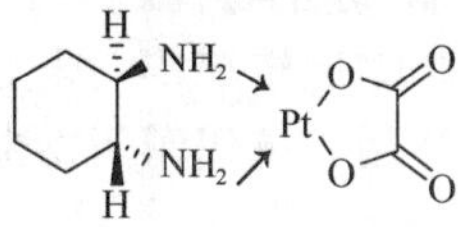	第一个抗肿瘤手性铂配合物。临床上可用于对顺铂和卡铂耐药的肿瘤株。是第一个对结肠癌有效的铂类烷化剂，对大肠癌、非小细胞肺癌、卵巢癌及乳腺癌等有显著的抑制作用
卡铂 carboplatin	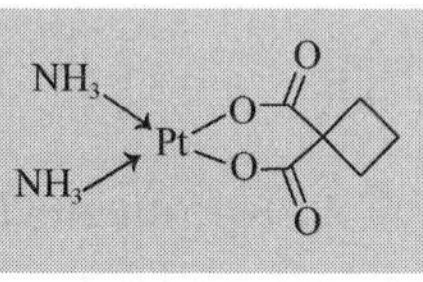	临床用于治疗非小细胞肺癌、膀胱癌、宫颈癌、子宫内膜癌等。由于螯合环的存在，稳定性高于顺铂。在水中溶解度高于顺铂
奈达铂 nedaplatin	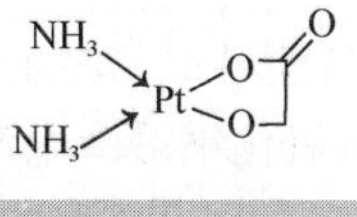	临床用于治疗头颈部肿瘤，小细胞和非小细胞肺癌、食管癌、膀胱癌、睾丸癌、宫颈癌等
舒铂 Eptaplatin	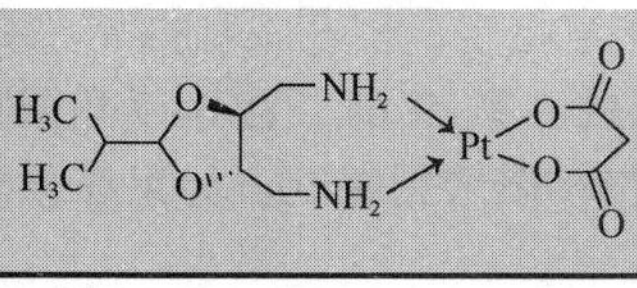	临床用于治疗头颈癌、胃癌、肺癌、宫颈癌和转移性胃腺癌等

铂类抗肿瘤药物由于具有一定的毒副作用，目前研究方向是寻找高效低毒的药物、探索铂配合物分子水平抗肿瘤作用机制、克服耐药性。铂类药物的结构通式：

$$cis\text{-}[PtX_2(Am)_2]$$

Am 是惰性胺，氮原子上至少有一个 H 原子，称为载体基团；X 为离去基团，是一个阴离子基团或二齿羧酸根。

经过对大量铂类配合物的研究总结出这类配合物的构效关系（图 11-10）。

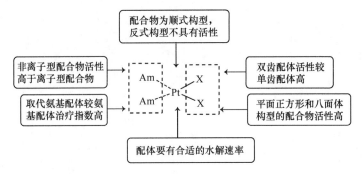

取代的配体水解速率与活性关系

$$NO_3^- > H_2O > Cl^- > Br^- > I^- > N_3^- > SCN^- > NH_3 > CN^-$$

高毒性　　活性　　　非活性　　　低毒性

图 11-10　铂类配合物的构效关系

第二节　抗代谢药物
Antimetabolic agents

这类抗肿瘤药物是利用生物电子等排体原理，用—F 或—CH_3 代替—H，以—S—或—CH_2—代替—O—，以—NH_2 或—SH 代替—OH，得到嘧啶拮抗物、嘌呤拮抗物及叶酸拮抗物，通过干扰正常细胞代谢物的生成或利用而发挥作用，如通过影响 DNA 合成过程中所需的碱基、核苷及叶酸的利用，从而抑制肿瘤细胞的生存和复制，导致肿瘤细胞的死亡。

抗代谢药物在肿瘤化学治疗上占有较大的比重。理论上抗代谢药物可利用正常细胞与肿瘤细胞之间生长的差别，在不影响正常细胞生长的条件下杀死肿瘤细胞。但实际上抗代谢药物选择性较小，对增殖较快的正常组织如骨髓、消化道黏膜也具有一定的毒性。

与生物烷化剂类抗肿瘤药物相比，抗代谢药物抗肿瘤谱比较窄，临床上主要用于白血病、绒毛上皮瘤等肿瘤的治疗，对某些实体瘤也有一定的治疗作用。抗代谢药物由于作用的特异性，交叉耐药性相对较少。

氟尿嘧啶 fluorouracil

化学名为 5-氟-2, 4-(1*H*, 3*H*)-嘧啶二酮 (5-fluoro-2, 4-(1*H*, 3*H*)-pyrimidin-edione)，简称为 5-FU。

本品为白色或类白色的结晶或结晶性粉末。在水中略溶，在乙醇中微溶，在三氯甲烷中几乎不溶，在稀盐酸或氢氧化钠溶液中溶解。

本品在空气及水溶液中都非常稳定，但在亚硫酸溶液中不稳定。首先亚硫酸离子在氟尿嘧啶 C-5、C-6 双键上进行加成，形成 5-氟-5, 6-二氢-6-磺酸尿嘧啶，该化合物不稳定，若使—SO_3H 或—F 消除，则分别生成 5-FU 和 6-磺酸尿嘧啶。如果在强碱中，则发生开环反应，生成 2-氟-3-脲丙烯酸和氟丙醛酸（图 11-11）。

氟尿嘧啶具有抗肿瘤活性，用氟原子取代尿嘧啶中的 5 位氢原子后，由于氟原子的半径和氢原子的原子半径相近，氟化物的体积与原化合物几乎相等，加之 C—F 键特别稳定，在代谢过程中不易分解，能在分子水平代替正常代谢物。氟尿嘧啶先形成氟尿嘧啶脱氧核苷酸（FUDRP），在胸腺嘧啶合成酶（TS）的作用下与辅酶 N^5, N^{10}-亚甲基四氢叶酸作用，形成稳定的氟化三元复合物，导致不能有效地合成胸腺嘧啶脱氧核苷酸（TDRP），使 TS 失活，从而抑制 DNA 的合成，导致肿瘤细胞死亡（图 11-12）。

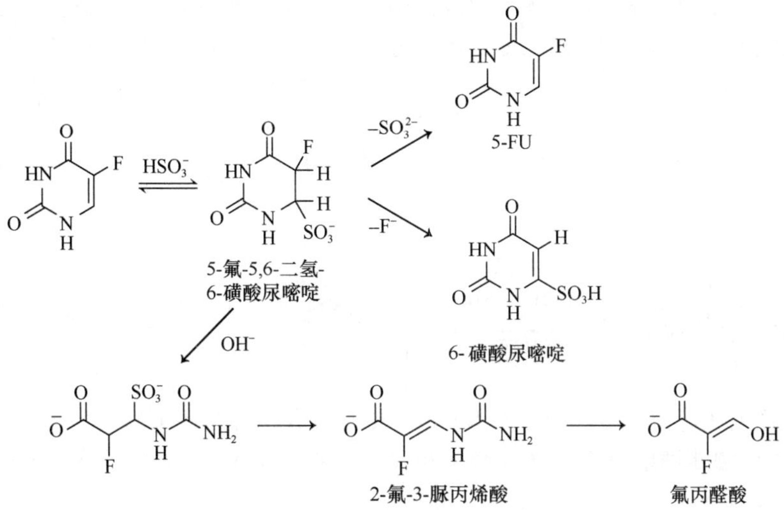

图 11-11 氟尿嘧啶在亚硫酸钠水溶液中分解途径

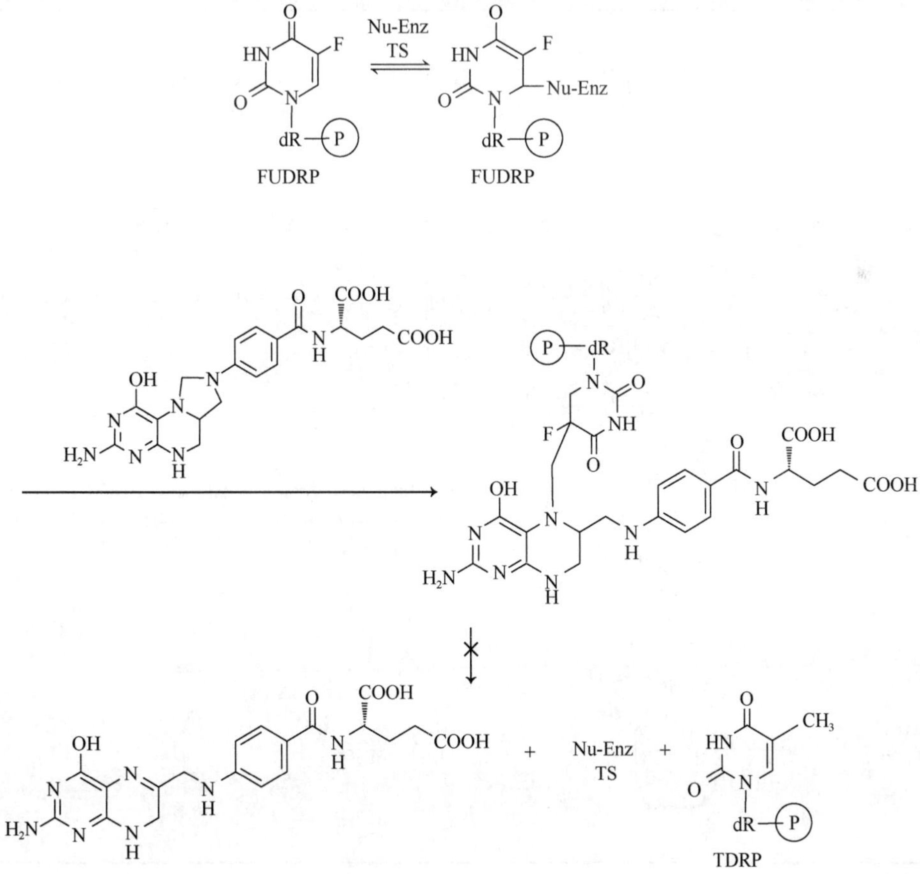

图 11-12 氟尿嘧啶的作用机制

Nu-Enz 为亲核性酶

本品抗肿瘤谱较广，对绒毛上皮癌及恶性葡萄胎有显著疗效，对结肠癌、直肠癌、胃癌、乳腺癌及头颈部癌等有效，是治疗实体瘤的首选药物。

氟尿嘧啶的合成是用氯乙酸乙酯在乙酰胺中与无水氟化钾作用进行氟化，得到氟乙酸乙酯，然后与甲酸乙酯缩合得到氟代甲酰乙酸乙酯烯醇钠盐，再与甲基异脲缩合成环，稀盐酸水解即得本品。

本品代谢速度快，消除半衰期约为 16min，3h 后血浆中已检测不到药物。此外，本品还具有对骨髓和消化道黏膜抑制的毒性。为了进一步提高疗效，降低毒性，研究人员研制了大量的氟尿嘧啶衍生物（表 11-5）。

表 11-5　其他尿嘧啶类抗代谢药物

药物名称	化学结构	特点
替加氟 tegafur		氟尿嘧啶的前药，进入体内后可转变为氟尿嘧啶而发挥作用，适应证与氟尿嘧啶相似，但毒性较低，化疗指数是氟尿嘧啶的 2 倍
双呋氟尿嘧啶 difuradin		作用类似替加氟，特点是作用持续时间较长，有更低的毒性与不良反应
卡莫氟 carmofur		在体内通过水解缓慢释放出氟尿嘧啶，抗菌谱广，主要用于胃癌、结肠癌、直肠癌、乳腺癌，特别对结肠癌和直肠癌有较好的治疗效果
去氧氟尿苷 doxifluridine		临床主要用于乳腺癌、胃癌、直肠癌的治疗；副作用主要为腹泻、白细胞减少

在尿嘧啶类药物的结构基础上，利用生物电子等排原理，将尿嘧啶转变为胞嘧啶，同时，对胞嘧啶核苷的糖环进行改造，得到了一类胞嘧啶抗代谢药物，也表现出较好的抗肿瘤活性。

盐酸阿糖胞苷 cytarabine hydrochloride

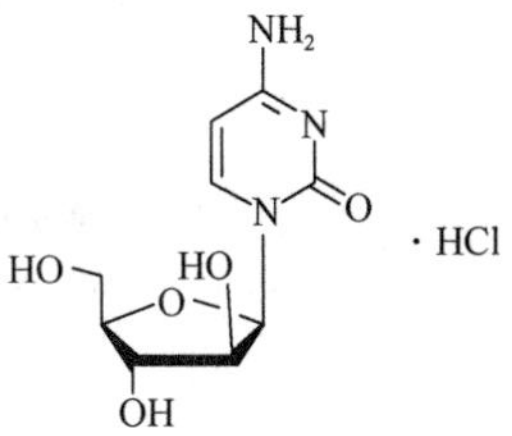

化学名为1-β-D-阿拉伯呋喃糖基-4-氨基-2(1H)-嘧啶酮盐酸盐 (4-amino-1-β-D-arabinofuranosyl-2(1H)-pyrimidinone hydrochloride)。

本品为白色或类白色细小针状结晶或结晶性粉末。在水中极易溶解，在乙醇中略溶，在乙醚中几乎不溶。熔点190～195℃。

本品在体内转化为活性的三磷酸阿糖胞苷（Ara-CTP）发挥抗肿瘤作用，形成的磷酸化中间体可以抑制DNA多聚酶活性，少量掺入DNA，阻止DNA的合成，抑制肿瘤细胞生长（图11-13）。主要用于治疗急性粒细胞白血病。本品口服吸收差，通过肝脏胞嘧啶脱氨酶脱氨迅速生成无活性的尿嘧啶阿糖胞苷。因此，在临床使用时通过静脉滴注给药。

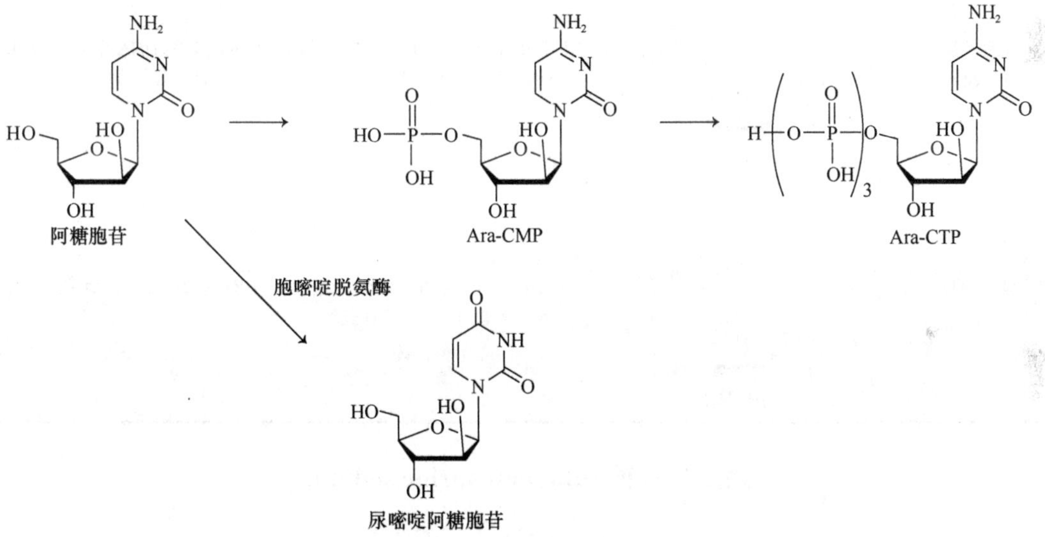

图11-13 阿糖胞苷的代谢过程

在阿糖胞苷的结构基础上设计得到了一系列胞嘧啶衍生物的拮抗剂。盐酸吉西他滨（gemcitabine Hydrochloride）属细胞周期特异性抗肿瘤药物，是2'-脱氧-2', 2'-二氟代胞苷的衍生物，主要作用于肿瘤细胞的S期（合成期），也可通过抑制细胞周期由 G_1 期向S期过渡来阻断细胞的繁殖。与阿糖胞苷作用方式类似，也是通过进入细胞后由核苷激酶作用形成活化的二磷酸吉西他滨或三磷酸吉西他滨。二磷酸吉西他滨可抑制核苷二磷酸还原酶（该酶催化DNA合成过程中生成三磷酸脱氧核苷的化学反应），从而导致脱氧核苷酸的浓度下降（特别是dCTP的浓度）；而三磷酸吉西他滨可与dCTP竞争而掺入DNA。两种磷酸吉西他滨共同作用抑制DNA的合成。

除吉西他滨外，胞嘧啶类抗代谢物还有环胞苷、阿扎胞苷、地西他滨等（表11-6）。

DNA和RNA中嘌呤主要包括腺嘌呤和鸟嘌呤，而黄嘌呤和次黄嘌呤是腺嘌呤和鸟嘌呤生物合成的重要中间体。嘌呤类抗代谢药物主要是次黄嘌呤的衍生物。

表 11-6　其他胞嘧啶类抗代谢药物

药物名称	化学结构	特点
环胞苷 cyclocytidine	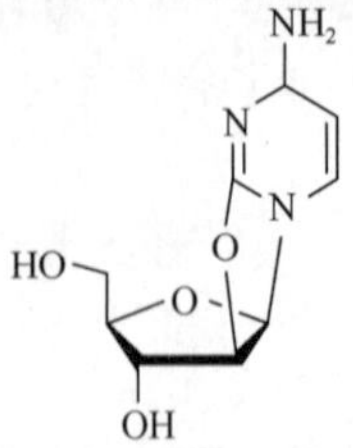	是合成阿糖胞苷的重要中间体，体内代谢较阿糖胞苷慢，副作用较轻。用于治疗急性白血病、单纯性疱疹和角膜炎及虹膜炎
吉西他滨 gemcitabine	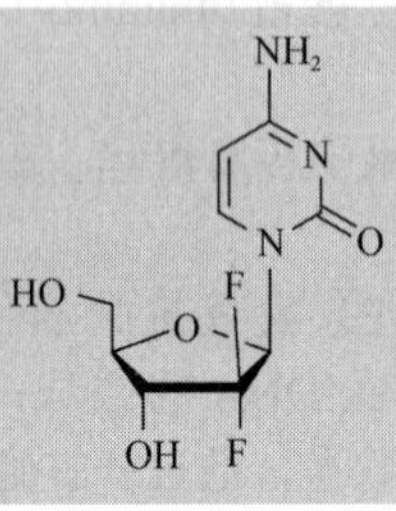	单独或与其他药物联合治疗胰腺癌、非小细胞肺癌和乳腺癌。与氟尿嘧啶相比，吉西他滨对胰腺癌患者有更好的临床治疗效果。与顺铂合用治疗非小细胞肺癌。与紫杉醇合用治疗乳腺癌
地西他滨 decitabine	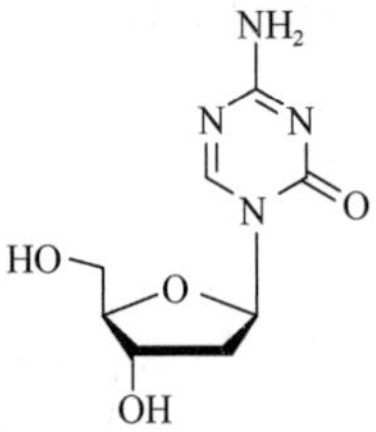	主要用于血癌的治疗。它能掺入 DNA，抑制 DNA 甲基转移酶对 DNA 胞嘧啶及鸟嘌呤富集区发生甲基化的过程
阿扎胞苷 azacitidine	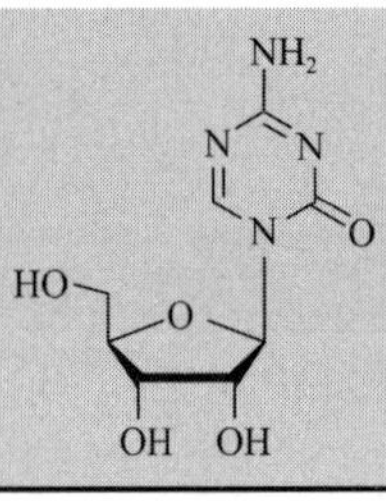	临床用于治疗脊髓发育不良综合征，在体内代谢成地西他滨后发挥药效，是地西他滨的前体药物

磺巯嘌呤钠 sulfomercaprine sodium

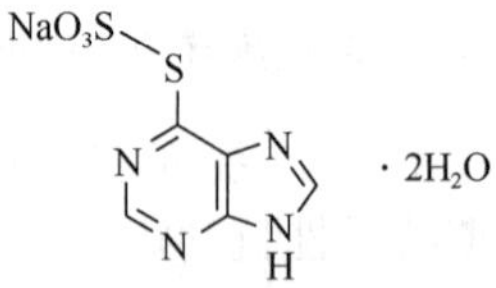

化学名为 6-巯基嘌呤-S-磺酸钠二水合物（sodium 6-mercaptopurine-S-sulfonate dehydrate）。

本品为白色鳞片状结晶，无臭。极易溶于水，溶解后遇酸性和巯基化合物极易释放出巯嘌呤（6-mercaptopurine，6-MP），由于肿瘤组织 pH 较正常组织低，使得这一药物对肿瘤细胞具有一定的选择性，巯基化合物含量相对较高。

磺巯嘌呤钠是巯嘌呤的前药，巯嘌呤结构与黄嘌呤相似，在体内经酶促转变为有活性的 6-硫代次黄嘌呤核苷酸，抑制琥珀酸合成酶，阻止肌苷酸转变为腺苷酸，抑制 DNA 和 RNA 的合成（图 11-14）。由于其水溶性差，我国学者从人工合成胰岛素中用亚硫酸钠使 S—S 键断裂形成水溶性 R—S—SO₃ 衍生物中受到启发，合成了磺巯嘌呤钠，增加了药物的水溶性。

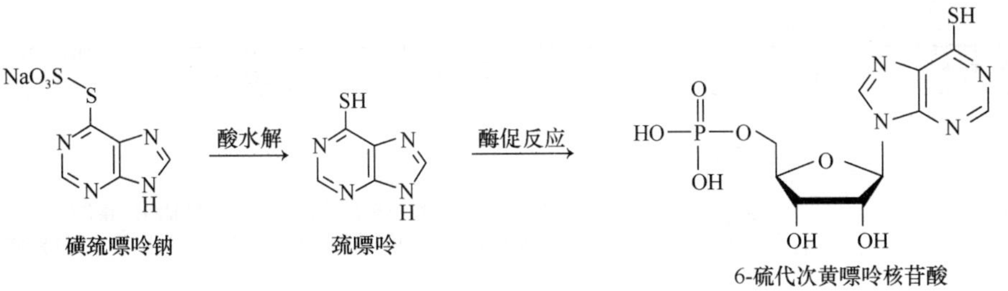

图 11-14　磺巯嘌呤钠体内代谢过程

磺巯嘌呤钠和巯嘌呤的合成都是以硫脲为原料，先合成次黄嘌呤后，再硫代生成目标化合物。

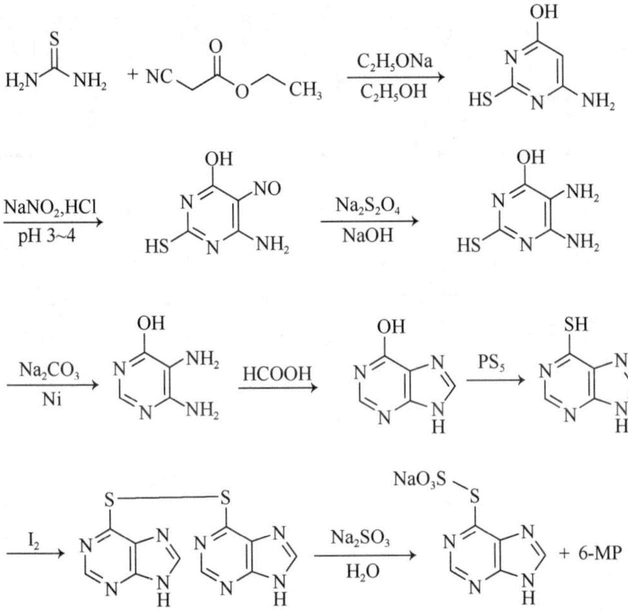

根据巯嘌呤的代谢拮抗原理，对嘌呤及嘌呤核苷进行改造，得到了有较好抗肿瘤活性的类似物（表 11-7）。

叶酸（folic acid）是核酸生物合成的代谢物，是促进红细胞发育的重要因子，天然叶酸可以用作抗贫血药或用于孕妇服用预防胎儿畸形。

表 11-7　其他嘌呤类抗代谢药物

药物名称	化学结构	特点
硫唑嘌呤 azathioprine	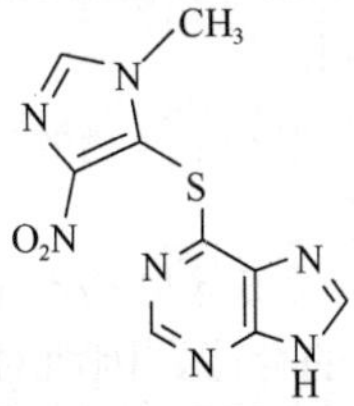	是巯嘌呤 6-位硫原子上引入咪唑环的衍生物，进入体内可转化为巯嘌呤。用于治疗白血病，也可用于免疫抑制剂治疗红斑狼疮、类风湿关节炎等
硫鸟嘌呤 6-thioguanine	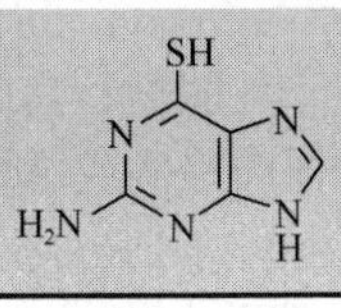	进入体内可转化为硫代鸟嘌呤核苷酸，影响 DNA 和 RNA 的合成。主要用于白血病的治疗，与阿糖胞苷合用可提高疗效

续表

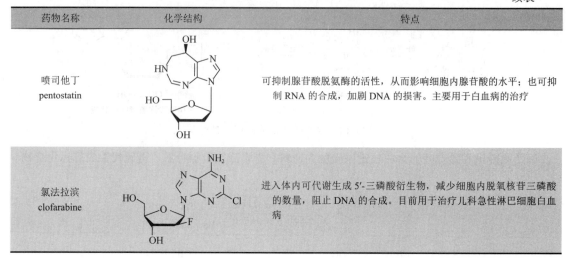

药物名称	化学结构	特点
喷司他丁 pentostatin		可抑制腺苷酸脱氨酶的活性，从而影响细胞内腺苷酸的水平；也可抑制 RNA 的合成，加剧 DNA 的损害。主要用于白血病的治疗
氯法拉滨 clofarabine		进入体内可代谢生成 5′-三磷酸衍生物，减少细胞内脱氧核苷三磷酸的数量，阻止 DNA 的合成。目前用于治疗儿科急性淋巴细胞白血病

　　叶酸可参与许多重要的生物合成过程，二氢叶酸在二氢叶酸还原酶的作用下可转化成四氢叶酸，再经丝氨酸羟甲基转移酶作用转化为 N^5, N^{10}-亚甲基四氢叶酸，提供一碳单位经胸腺嘧啶合成酶作用将脱氧尿嘧啶核苷转变为单磷酸脱氧胸腺嘧啶核苷，为 DNA 合成提供胸腺嘧啶。

　　叶酸缺乏时，白细胞减少，因此，叶酸拮抗剂可以用于缓解急性白血病，如氨基蝶呤（aminopterin）和甲氨蝶呤（methotrexate）。

R_1	R_2	
OH	H	叶酸
NH_2	H	氨基蝶呤
NH_2	CH_3	甲氨蝶呤

甲氨蝶呤 methotrexate

　　化学名为 L-(+)-N-[4-[[(2, 4-二氨基-6-蝶啶基) 甲基] 甲氨基] 苯甲酰基] 谷氨酸 (N-[4-[[(2, 4-diamino-6-pteridinyl) methyl]methylamino]benzoyl] glutamic acid)。

　　本品为橙色结晶性粉末。几乎不溶于水、乙醇、三氯甲烷或乙醚。易溶于稀碱溶液，溶于稀盐酸。

　　本品与二氢叶酸还原酶的亲和力比二氢叶酸强 1000 倍，使二氢叶酸不能转化为四氢叶酸，从而影响辅酶 F 的生成，干扰胸腺嘧啶脱氧核苷酸和嘌呤核苷酸的合成，因而对 DNA 和 RNA 的合成均可起到抑制作用。

　　临床上甲氨蝶呤主要用于治疗急性白血病、头颈部肿瘤、乳腺癌、宫颈癌、消化道癌。单独或与其他药物联合使用可以治疗结节状组织细胞淋巴瘤、蕈样肉芽病及胸腺癌，同时也可用于治疗银屑病和风湿性关节炎。

　　近年来，针对叶酸的特殊代谢途径开发了新的拮抗剂。培美曲塞（pemetrexed）进入细胞后被聚谷氨酸化形成活性形式，作用于胸腺嘧啶合成酶、二氢叶酸还原酶、甘氨酰胺核苷酸甲酰基转移酶等，影响了叶酸代谢途径。培美曲塞具有多个靶点，在临床上主要用于非小细胞肺癌和耐药性间皮瘤的治疗。雷替曲塞（raltitrexed）最早在英国上市，是叶酸拮抗剂，主要通过抑制胸腺嘧啶合成酶而发挥作用。与氟尿嘧啶作用相似，不良反应较轻，主要用于晚期结肠癌、直肠癌。三甲曲沙（trimetrexate）是二氢叶酸还原酶的抑制剂，临床上用于治疗肿瘤及与亚叶酸联合使用治疗肺囊虫感染。

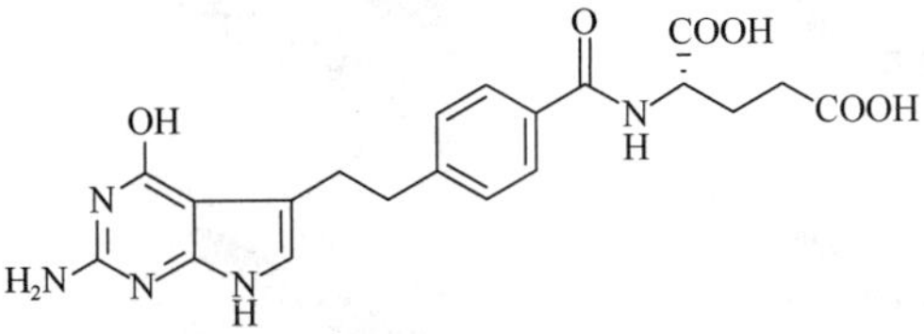

培美曲塞

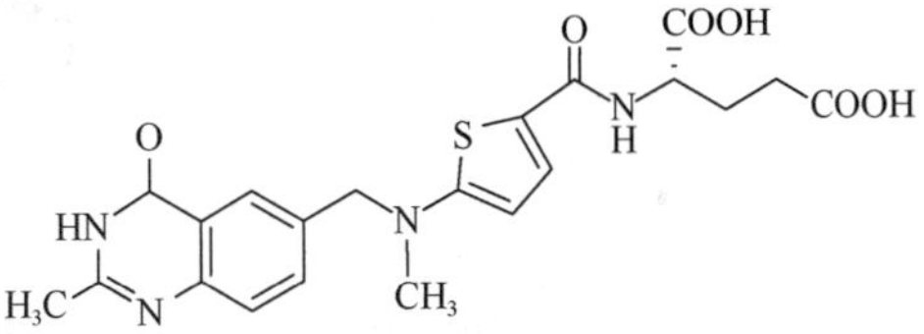

雷替曲塞

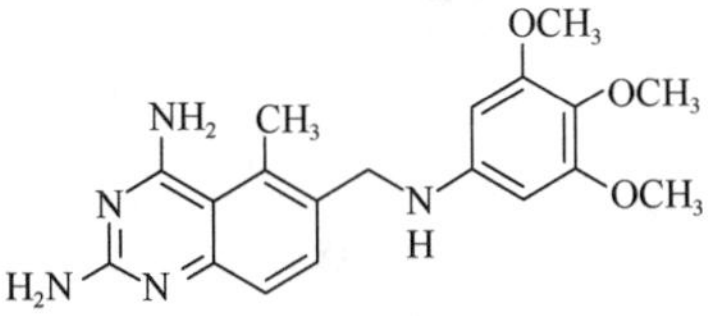

三甲曲沙

第三节 抗肿瘤抗生素
Anticancer antibiotics

抗肿瘤抗生素是一类由微生物发酵产生的重要化疗药物。这类抗生素大多是直接作用于 DNA 或嵌入 DNA，干扰模板的功能，属细胞周期非特异性的药物。现已发现的抗肿瘤抗生素有多种，按结构可以分为蒽醌类及多肽类抗生素。

蒽醌类抗生素是在 20 世纪 70 年代发展起来的抗肿瘤抗生素。

盐酸柔红霉素 daunorubicin hydrochloride

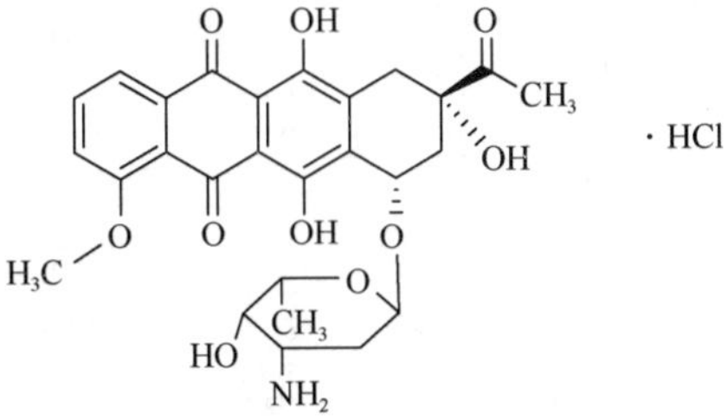

化学名为 10-[(3-氨基-2, 3, 6-三去氧基-α-L-来苏己吡喃基) 氧]-7, 8, 9, 10-四氢-6, 8, 11-三羟基-8-乙酰基-1-甲氧基-5, 12-萘二酮盐酸盐 (10-((3-amino-2, 3, 6-trideoxy-alpha-L-lyxo-hexopyranosyl)oxy)-7, 8, 9, 10-tetrahydro-6, 8, 11-trihydroxy-8-acetyl-1-methoxy-5, 12-naphthalenedione hydrochloride）。

本品为橙红色结晶性粉末，有引湿性。在水中或甲醇中易溶，在乙醇中微溶，在丙酮中几乎不溶。

柔红霉素是由放线菌 *Streptomyces peucetins* 产生的一种抗生素，又称正定霉素，这是由于从中国河北省正定县土壤中也得到了同类放线菌株并提取到同类物质（即正定霉素），因此得名。临床上柔红霉素主要用于治疗急性粒细胞白血病及急性淋巴细胞白血病，如与其他抗肿瘤药物联合使用，可提高治疗指数。

柔红霉素主要作用于 DNA。蒽醌结构可以嵌入到 DNA 链中，破坏 C～G 碱基的配对，每隔

19 个碱基可嵌入 2 个蒽醌环。蒽醌环的长轴几乎垂直于碱基对的氢键方向，10 位的氨基糖位于 DNA 的小沟处，D 环插入到大沟部位。由于这种插入作用，正常碱基对的距离由原来的 3.4Å 增至 19.8Å，因而引起 DNA 的裂解（图 11-15）。

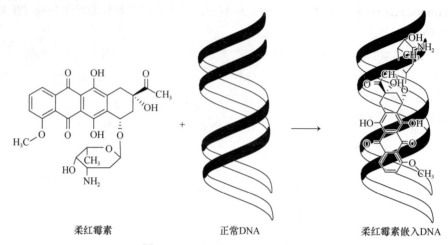

柔红霉素　　　　　　　正常DNA　　　　　　　柔红霉素嵌入DNA

图 11-15　柔红霉素与 DNA 结合

除柔红霉素外，还有多种蒽醌类抗肿瘤抗生素。多柔比星（阿霉素，doxorubicin）是从 *Streoptomyces peucctiue* var. *caesius* 培养液中分离得到的。其结构与柔红霉素类似，也是由四个平面环组成，不仅可以用于治疗急、慢性白血病，也可用于恶性淋巴瘤、乳腺癌、肺癌、卵巢癌等实体瘤。表柔比星（表阿霉素，epirubicin）是多柔比星的差向异构体，与多柔比星疗效相似，但毒性要低约 25%。阿柔比星（阿克拉霉素，aclacinomycin A）是由放线菌 *Strepomyces galilaeus* 代谢生成的一种新型蒽醌类抗肿瘤药物，对子宫体癌、胃肠道癌、胰腺癌、肝癌及急性白血病有治疗作用。它的心脏毒性低于其他蒽醌类抗生素，对柔红霉素产生耐药的病例仍然有效。

	R_1	R_2
多柔比星	H	OH
表柔比星	OH	H

阿柔比星

在对多种蒽醌类抗肿瘤抗生素活性进行研究后得出以下构效关系（图 11-16）。

蒽醌类抗肿瘤药物的副作用主要表现为骨髓抑制和心脏毒性，这可能是由于醌环结构的存在，导致其极易转变为半醌式自由基，可以引起脂质的过氧化反应，直接造成心肌细胞损伤。在对这类药物进行研究时，与其他天然及合成抗肿瘤药物（如丝裂霉素、喜树碱等）进行比较，总结出 N—O—O 三角形环状结构的药效团模型。位于三角形顶点的三个原子有较高的电负性，具有孤对电子，这样的三角结构可能与生物大分子的有关受体结合，导致抑制某些酶的活性中心或改变某些生物膜的通透性；也可能与酶共享一个共同的转运体系，使具有这一特定结构的化合物易于进入肿瘤细胞，产生抗肿瘤活性。

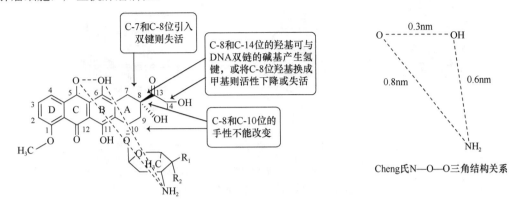

图 11-16 蒽醌类抗肿瘤药物构效关系

在"Cheng 氏三角药效团模型"的基础上，以蒽醌为核得到了一系列不含氨基糖结构的抗肿瘤药物。

盐酸米托蒽醌（mitoxantrone hydrochloride）是一种蒽醌类抗肿瘤药物，由于蒽醌结构的存在，本品为蓝黑色结晶。由于米托蒽醌具有"Cheng 氏三角药效团模型"的结构，它可以嵌入 DNA 并与其紧密结合，从而破坏 DNA 的结构和功能。本品属细胞周期非特异性药物，能抑制 DNA 和 RNA 合成，与多柔比星比较抗肿瘤活性高 5 倍，心脏毒性更小。临床上主要用于治疗晚期乳腺癌、非霍奇金病淋巴瘤和成人急性非淋巴细胞白血病的复发。

米托蒽醌的N—O—O活性三角结构

放线菌素 D dactinomycin D

放线菌素 D 又称更生霉素，是由放线菌 *Strepomyces parvullus* 和 1179 号菌株培养液中提取出的。由 *L*-苏氨酸、*D*-缬氨酸、*L*-脯氨酸、*N*-甲基甘氨酸、*L-N*-甲基缬氨酸组成的两个多肽环酯，与母核 3-氨基-1, 8-二甲基-2-吩噁嗪酮-4, 5-二甲酸通过羧基与多肽侧链相连。不同种类放线菌素的环肽链的氨基酸及其排列顺序有差异。

本品为鲜红色或红色结晶，或橙红色结晶性粉末，无臭；有引湿性；遇光极不稳定。本品易溶于丙酮、三氯甲烷或异丙醇，略溶于甲醇，微溶于乙醇，在水中几乎不溶。

放线菌素 D 为可逆性抑制剂，可以与 DNA 结合，抑制以 DNA 为模板的 RNA 多聚酶，从而抑制 RNA 的合成。此外，放线菌素 D 也有抑制拓扑异构酶Ⅱ（Topo Ⅱ）的作用。放线菌素 D 与 DNA 结合时通过其平面结构的吩噁嗪酮母核嵌入 DNA 的 2 个脱氧鸟苷酸的鸟嘌呤之间（图 11-17）。

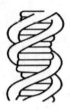
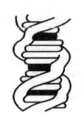
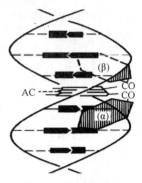

(a) 正常的DNA结构　　(b) 药物(黑色部分)嵌入　　(c) 放线菌素D嵌入到DNA中，AC
　　　　　　　　　　　到DNA后的情况，导致　　　为母核，a, β分别为两个环肽结构
　　　　　　　　　　　DNA形状及长度发生变化　　介入到DNA双链的小沟区内

图 11-17　放线菌素 D 与 DNA 结合模式

　　放线菌素 D 在临床上主要用于治疗肾母细胞瘤、恶性淋巴瘤、绒毛膜上皮癌、恶性葡萄胎等。

　　除环肽类抗肿瘤抗生素外，还有一类以博来霉素为代表的非环肽类抗肿瘤药物。博来霉素（bleomycin）是由放线菌 *Streptomyces verticillus* 和 72 号放线菌培养液中分离出来的一类水溶性糖肽抗生素，又称争光霉素或平阳霉素。它由多个非天然氨基酸、糖、嘧啶环及咪唑连接而成。临床使用的药物主要由博来霉素 A_2 和博来霉素 B_2 组成。

　　博来霉素进入体内后与二价铁结合后激活，使得二噻唑环与 DNA 的小沟结合，导致 DNA 裂解，达到治疗肿瘤的目的。博来霉素可以与铜、锌、铁、钴等多种金属形成配合物，尤以与铜离子的络合最稳定。

博来霉素

第四节　其他抗肿瘤药物
Other antineoplastic agents

　　上述各类抗肿瘤药物多数是通过影响 DNA 合成而发挥作用，通常这些药物的作用较强，但缺乏选择性，毒副作用较大。为了解决这一问题，人们一直希望能从天然产物中寻找和发现选择性高、毒性低的抗肿瘤药物；除此之外，随着肿瘤发生和发展的生物学机制逐渐被人类认识，靶向抗肿瘤药物的设计与开发也成为寻找高选择性药物的另一途径。

盐酸伊立替康 irinotecan hydrochloride

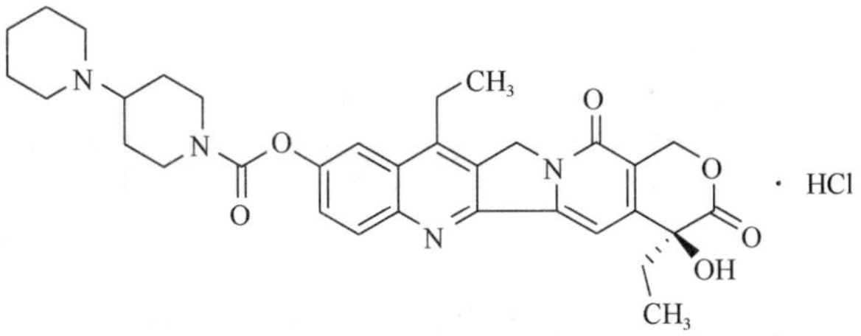

化学名为 (+)-(4S)-4, 11-二乙基-4-羟基-9-(4-派啶基派啶) 羰基-1*H*-吡喃并 [3, 4, 6, 7] 吲哚嗪 [1, 2*b*] 喹啉-3, 14-(4*H*, 12*H*)-二酮盐酸盐三水合物。

本品为浅黄色针状结晶，盐酸盐溶于水，不溶于三氯甲烷、二氯甲烷等有机溶剂。熔点 256.5℃。

伊立替康是一种半合成的喜树碱衍生物。喜树碱（camptothecin）是从我国特有的珙桐科植物喜树 *Camptotheca accuminata* Decaisene 中分离得到的内酯生物碱。其化学结构由五个环稠合而成：其中 A、B 环构成喹啉环，C 环为吡咯环，D 环为吡啶酮结构，E 环为一个 α-羟基内酯环。

伊立替康是通过作用于哺乳动物的 DNA 拓扑异构酶Ⅰ（Topo Ⅰ）来发挥作用的。真核细胞中共有两类拓扑异构酶：Topo Ⅰ和 Topo Ⅱ。Topo Ⅰ通过暂时切断复制过程中 DNA 的一条单链而使 DNA 超螺旋结构解螺旋；Topo Ⅱ则切断双链。伊立替康进入细胞后不与 DNA 结合，而是与 Topo Ⅰ-DNA 复合物共价结合形成 Topo Ⅰ-药物-DNA 复合物，阻断酶与 DNA 反应的最后一步，即单链或双链 DNA 在切口部位的重新结合，从而导致 DNA 断裂和细胞死亡。

伊立替康在体外抗癌活性小，但它在体内经 P450 依赖性酯酶代谢成为有活性的 10-羟基喜树碱。临床结果表明，伊立替康的抗肿瘤谱较广，对结肠癌、胸癌、小细胞肺癌和白血病疗效显著。主要副作用是中性粒细胞减少和腹泻。

在近年的研究中，人们以喜树碱为基础寻找高效、低毒、水溶性好的药物，得到了喜树碱类抗肿瘤药物（表 11-8）。

表 11-8 喜树碱类抗肿瘤药

药物名称	化学结构	特点
喜树碱 camptothecin	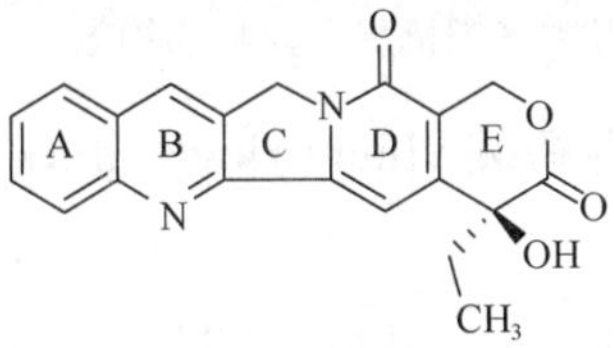	有较强的细胞毒性，对消化道肿瘤（如胃癌、结肠癌、直肠癌）、肝癌、膀胱癌和白血病有较好的治疗作用
羟基喜树碱 hydroxycamptothecin	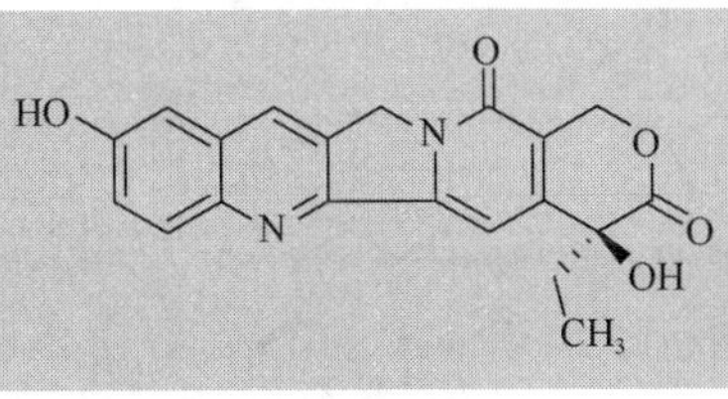	较喜树碱毒性低，主要用于肠癌、肝癌和白血病的治疗
拓扑替康 topotecan	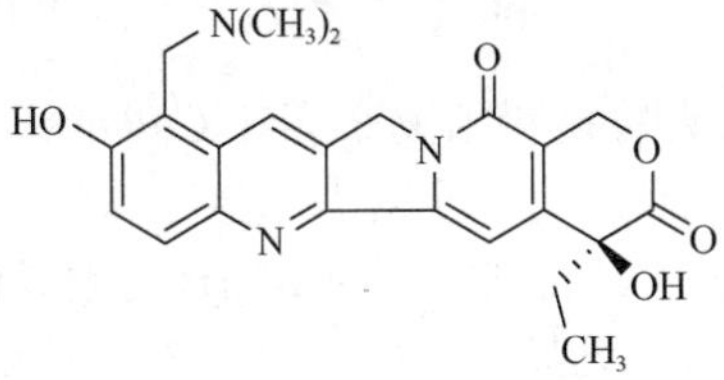	主要用于转移性卵巢癌的治疗，对小细胞肺癌、乳腺癌、结肠癌也有疗效

药物名称	化学结构	特点
鲁比替康 rubitecan		进入体内被还原成 9-氨基化合物。主要用于转移性乳腺癌、晚期小细胞肺癌、晚期软组织肉瘤、成胶质细胞瘤
吉马替康 gimatecan		由于 7-位亲脂性叔丁基亚氨甲基存在，使得其活性是该类药物中最好的

随后研究其构效关系发现（图 11-18），母核结构中的 E 环的内酯部分是活性必需基团，但由于水溶液中的稳定性较差，在正常生理条件下，存在羧酸盐与内酯的动态平衡。

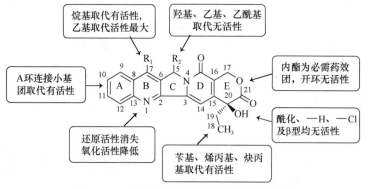

图 11-18　喜树碱类抗肿瘤药物的构效关系

硫酸长春新碱 vincristine sulfate

长春新碱又名醛基长春碱，是从夹竹桃科植物长春花 *Catharanthus roseus* 中提取的生物碱。长春新碱为一个含有吲哚核的稠合四元环与另一个含有二氢吲哚核的稠合五元环以碳碳键直接连接而成，共有 9 个手性中心。由于分子中具有吲哚环的结构极易被氧化，遇光或热易变黄。

本品为白色或类白色的结晶性粉末，无臭，有引湿性。在水中易溶，在甲醇或三氯甲烷中溶解，在乙醇中微溶。

　　长春新碱在临床上主要用于治疗急性淋巴细胞白血病、霍奇金及非霍奇金淋巴瘤，也可用于乳腺癌、支气管肺癌、软组织肉瘤及神经母细胞瘤等。但长春新碱对神经系统及注射局部正常组织的刺激性较大，限制了其在临床上的使用。

　　临床使用的化疗药物中已经有 4 个含吲哚环结构的长春碱类化合物，分别是长春新碱（vincristine，VCR）、长春碱（vinblastine，VLB）、长春地辛（vindesine，VDS）及长春瑞滨（vinorelbine，NRB）。

　　长春新碱的作用靶点是微管蛋白。微管在维持正常细胞功能，包括有丝分裂过程中染色体的移动、细胞形成的调控、激素分泌、细胞膜上受体的固定等方面具有重要的地位。长春新碱与微管蛋白作用，既能阻止微管蛋白双微体聚合成为微管；又可诱导微管的解聚，使纺锤体不能形成，细胞停止于分裂中期，从而阻止癌细胞分裂增殖。

　　将长春新碱的二氢吲哚核 N—CHO 用 N—CH₃ 取代，则得到另一种抗肿瘤药物长春碱。长春碱也是由长春花中提取得到的天然抗肿瘤药物，主要用于淋巴癌、绒毛膜上皮癌及睾丸肿瘤，对肺癌、乳腺癌、卵巢癌及单核细胞白血病也有一定的治疗效果。与长春新碱无交叉耐药现象；毒性反应与长春新碱相近。我国已经可以通过低温氧化的方法将长春碱转化为长春新碱。

　　在长春新碱及长春碱的结构基础上，得到了一系列半合成长春碱衍生物。长春地辛动物实验活性远高于长春新碱和长春碱，对急性淋巴细胞性白血病及慢性粒细胞性白血病有显著疗效，对小细胞及非小细胞肺癌、乳腺癌也有较好的疗效。长春瑞滨是近年来开发的半合成长春碱衍生物，对肺癌尤其对非小细胞肺癌的疗效好，还用于乳腺癌、卵巢癌、食管癌等的治疗。神经毒性比长春新碱和长春碱低。

	R₁	R₂	R₃
长春碱	CH₃	OCH₃	COCH₃
长春地辛	CH₃	NH₂	H

长春瑞滨

　　长春碱类抗肿瘤化合物的构效关系如下：① R₁ 位基团的不同造成抗肿瘤谱及抗肿瘤活性和神经毒性的差异。② R₂ 和 R₃ 位酯基的修饰对长春碱类化合物活性影响较小，但对药物在细胞内的聚集有显著的改变。

　　紫杉醇是从红豆杉科植物短叶红豆杉 *Taxus brevifolia* 的树皮中分离得到的具有紫杉烯环结构的抗肿瘤药物。

紫杉醇 paclitaxel

　　化学名为 (2*aR*, 4*S*, 4*aS*, 6*R*, 9*S*, 11*S*, 12*S*, 12*aR*, 12*bS*)-1, 2*a*, 3, 4, 4*a*, 6, 9, 10, 11, 12, 12*a*, 12*b*-十二氢-4, 6, 9, 11, 12, 12*b*-羟基-4*a*, 8, 13, 13-四甲基-7, 11-亚甲基-5*H*-环节癸 [3, 4] 苯并 [1, 2-*b*] 氧杂环丁烷-5-酮-6, 12*b*-二醋酸酯，12-苯甲酸酯, 9-(2*R*, 3*S*)-*N*-苯甲酰-3-苯基异丝氨酸酯。

本品为白色或类白色结晶性粉末。本品在甲醇、乙醇或三氯甲烷中溶解，在乙醚中微溶，在水中几乎不溶。熔点 213～216℃（分解）。

早在 20 世纪 60 年代研究人员发现 *Taxus brevifolia* 粗提物中具有抗肿瘤活性物质，后经证实为紫杉醇。经体外活性筛选发现它对卵巢癌、乳腺癌和大肠癌疗效突出，对移植性肿瘤和黑色素瘤、肺癌也有明显抑制作用。1983 年，紫杉醇进入临床研究。由于其作用机制独特，对很多耐药患者也有作用，成为热门的抗肿瘤药物之一。1994 年在中国上市。

紫杉醇的作用靶点是微管，可以诱导和促使微管蛋白聚合成微管，同时抑制所形成的微管解聚，从而导致微管束的排列异常，形成星状体，使细胞有丝分裂时不能形成正常的有丝分裂纺锤体，抑制细胞分裂和增殖，导致细胞死亡。紫杉醇也可以在鸟苷三磷酸与微管相关蛋白缺少的条件下，诱导形成无功能的微管，而且使微管不能解聚。紫杉醇类药物是唯一可以抑制所形成微管解聚的药物。

紫杉醇最初是在红豆杉树皮中提取得到的，该树种生长缓慢且剥皮后树木会死亡，而且有效成分含量低（最高约为 0.07%），限制了该药在临床上的应用。目前，可通过半合成的方式将浆果紫杉 *Taxus baccata* 的新鲜叶子中含量相对较高的 10-去乙酰基浆果赤霉素Ⅲ（baccatin Ⅲ）经过 4 步转化成紫杉醇（图 11-19）。

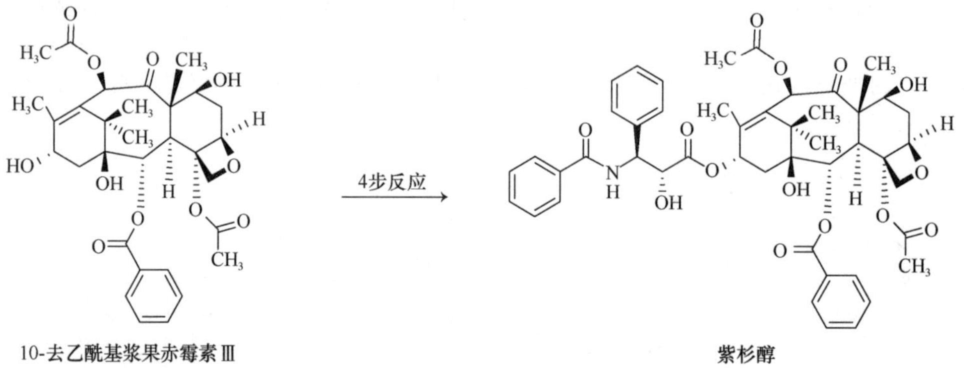

图 11-19 半合成紫杉醇

紫杉醇在水中溶解度低，生物利用度低，通常使用表面活性剂聚环氧化蓖麻油助溶制成水针剂。但常引起血管紧张、血压降低及过敏反应等副作用。所以探索水溶性的紫杉醇成为许多制药公司的努力方向。为了提高紫杉醇水溶性，对其结构进行改造总结得到了构效关系（图 11-20）。

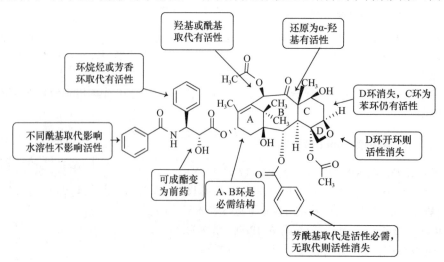

图 11-20 紫杉醇的构效关系

近年来由诺华公司首先开发得到了一类新型苯氨基嘧啶类抗肿瘤药物,在治疗慢性粒细胞白血病时得到了很好的应用,代表药物为伊马替尼。

甲磺酸伊马替尼 imatinib mesylate

化学名为 4-[(4-甲基-1-哌嗪基) 甲基]-*N*-[4-甲基-3-[[4-(3-吡啶基)-2-嘧啶基] 氨基]-苯基] 苯甲酰胺甲磺酸盐 (4-[(4-methyl-1-piperazinyl) methyl]-*N*-[4-methyl-3-[[4-(3-pyridinyl)-2-pyrimidinyl] amino]phenyl]-benzamide monomethanesulfonate)。

本品为淡黄色或类白色固体,无臭。易溶于水。

伊马替尼是第一个针对酪氨酸激酶 Bcr-Abl 的抑制剂。酪氨酸激酶可分为受体型和非受体型两种类型。已有资料表明,超过 50% 的原癌基因和癌基因产物都具有酪氨酸激酶的活性,它们的异常表达将导致细胞增殖调节发生紊乱,进而导致肿瘤发生。

伊马替尼主要用于治疗慢性粒细胞白血病(CML)。由于 9 位和 12 位染色体位置互换形成的费城染色体上的 *Bcr-Abl* 基因能编码具有上调酪氨酸激酶活性的蛋白质,故 CML 患者具有 Bcr-Abl 阳性的特征。伊马替尼可与 Bcr-Abl 特异性结合,抑制因 Bcr-Abl 引起的酪氨酸激酶活性过高而导致的酪氨酸过度磷酸化引起的癌症。伊马替尼的成功为 CML 的治疗带来了革命性的突破。

在临床使用过程中,由于个别患者体内表达的 *Abl* 激酶的基因发生了点突变,导致 Abl 激酶的氨基酸发生变化,从而使伊马替尼与 Abl 的作用发生变化,产生耐药性。经结构改造后得到达沙替尼(dasatinib)和尼罗替尼(nilotinib)。

达沙替尼是由百时美施贵宝公司研发的一类新的高效口服针对多种激酶的抗肿瘤药物。临床上用于治疗对伊马替尼产生耐药或不能耐受的成人慢性粒细胞白血病和费城染色体慢性、急性淋巴母细胞白血病。尼罗替尼于 2007 年在瑞士上市,对 CML 的抑制作用较伊马替尼高 20~50 倍。

达沙替尼　　　　　　　　　　　　　　尼罗替尼

一、思考题

1.试从作用机制解释脂肪氮芥和芳香氮芥类抗肿瘤药物的活性和毒性的差异。

2.简述环磷酰胺的设计思路。

二、案例分析

患者,男性,60 岁,直肠癌根治术后拟行 FOLFOX 方案辅助化疗,具体方案为:奥沙利铂 150mg(第一天)+ 亚叶酸钙 0.8g(第一天)+5-氟尿嘧啶 0.75g(第一天),4g 输液泵维持 46h(第一天)。请结合以上案例回答以下问题:

1.分析奥沙利铂的结构特征,并基于结构分析其与顺铂的作用优势。

2.分析 5-氟尿嘧啶的结构特点,并结合抗代谢原理解释其抗肿瘤机制。

3.分析以上三种药物联合使用化疗的优势。

(马宇衡)

第十二章 抗生素

Antibiotics

学习要求

1. 掌握 β-内酰胺类抗生素的结构特点、分类及构效关系；青霉素钠、阿莫西林、头孢氨苄和头孢噻肟钠的结构、理化性质及临床用途。

2. 熟悉抗生素的分类、作用机制和耐药性；半合成青霉素和头孢菌素的一般合成方法；苯唑西林钠、克拉维酸钾及氨曲南的结构及临床用途。

3. 了解 β-内酰胺类抗生素的发展；四环素类、氨基糖苷类、大环内酯类和氯霉素类抗生素的结构特点、作用机制及临床用途。

抗生素是指由微生物（细菌、放线菌、真菌等）产生的次级代谢产物，或者是通过化学方法合成的类似物，在低浓度下能选择性地对病原微生物、肿瘤细胞产生抑制或杀灭作用，以及其他药理作用。抗生素用于临床上时又称为微生物药物，其临床用途包括抗细菌性感染、抗肿瘤、抗病毒、抗立克次体、特异性酶抑制和免疫抑制等。本章仅介绍用于细菌性感染的抗生素，抗肿瘤、抗病毒和抗结核的抗生素见本书其他章节。

抗生素可以按照产生菌和临床用途等进行分类，药物化学学科通常按照化学结构进行分类，主要包括 β-内酰胺类、四环素类、氨基糖苷类、大环内酯类和氯霉素类等。

第一节 β-内酰胺类抗生素

β-lactam antibiotics

β-内酰胺类抗生素具有 β-内酰胺环，是发现最早、临床应用最广泛、品种数量最多的一类抗生素。β-内酰胺环作为该类抗生素的必需基团，在发挥抗菌作用过程中开环，并与作用靶点发生酰化作用，抑制细菌生长。

根据 β-内酰胺环骈合结构的不同，其分子基本母核结构包括青霉烷（penam）、头孢烯（cephem）、氧头孢烯（oxacephem）、碳头孢烯（carbacephem）、碳青霉烯（carbapenem）、氧青霉烷（oxapenam）和单环 β-内酰胺（monobactam）等。具有青霉烷、头孢烯结构的青霉素类（penicillins）和头孢菌素类（cephalosporins）抗生素称为典型 β-内酰胺类抗生素，以其他基本母核构建的抗生素称为非典型 β-内酰胺抗生素。

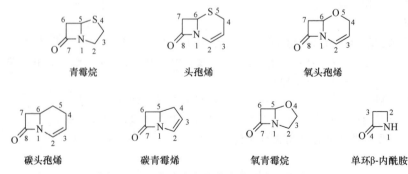

图 12-1 β-内酰胺类抗生素的基本母核结构

β-内酰胺类抗生素的结构特点：①均具有一个 β-内酰胺环，其中青霉素类的 β-内酰胺环通过氮原子及邻位叔碳原子（C-5）骈合一个四氢噻唑环，而头孢菌素类的 β-内酰胺环骈合一个氢化噻嗪环。两个环均不共平面，分别沿着 N-1 和 C-5 或 N-1 和 C-6 轴进行折叠。②除单环 β-内酰胺类抗生素外，一般在 C-2 都有一个羧基。③青霉素类有 3 个手性碳原子，8 个旋光异构体，其中具有生物活性的绝对构型为 2S、5R、6R；头孢菌素类具有生物活性的绝对构型为 6R、7R。

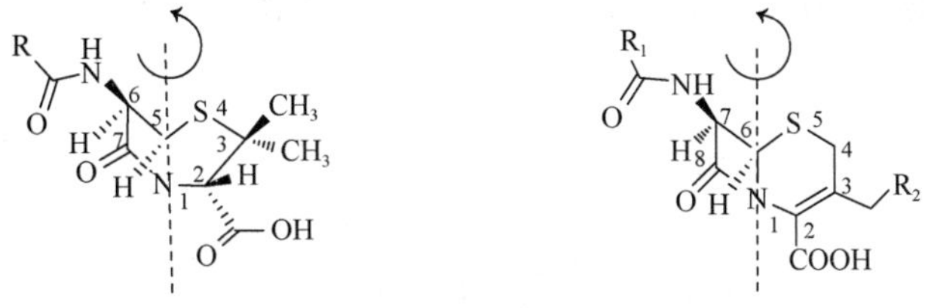

青霉素类　　　　　　　　**头孢菌素类**

图 12-2　青霉素类和头孢菌素类的化学结构

一、青霉素类

青霉素类抗生素包括微生物发酵产生的青霉素，以及对天然来源的青霉素进行化学修饰制备的半合成青霉素。

青霉素钠 benzylpenicillin sodium

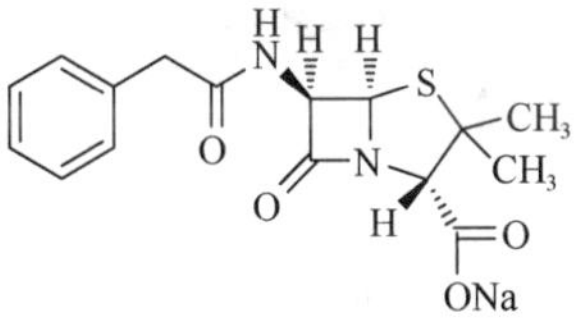

化学名为 (2S, 5R, 6R)-3, 3-二甲基-6-(2-苯乙酰氨基)-7-氧代-4-硫杂-1-氮杂双环 [3.2.0] 庚烷-2-甲酸钠盐 (sodium (2S, 5R, 6R)-3, 3-dimethyl-7-oxo-6-[(phenylacetyl) amino]-4-thia-1-azabicyclo[3.2.0] heptane-2-carboxylate)。

本品为白色结晶性粉末，无臭或微有特异性臭味，有引湿性；在水中极易溶解，脂肪油或液体石蜡中不溶。遇酸、碱或氧化剂即迅速失效，水溶液在室温放置易失效。

青霉素 G（benzylpenicillin）为弱有机酸（pK_a 2.65～2.70），不溶于水，不能口服，在临床上常用其钠盐、钾盐、普鲁卡因盐及苄星盐；青霉素钠水溶液不稳定，临床上通常使用粉针剂，注射时现配现用。

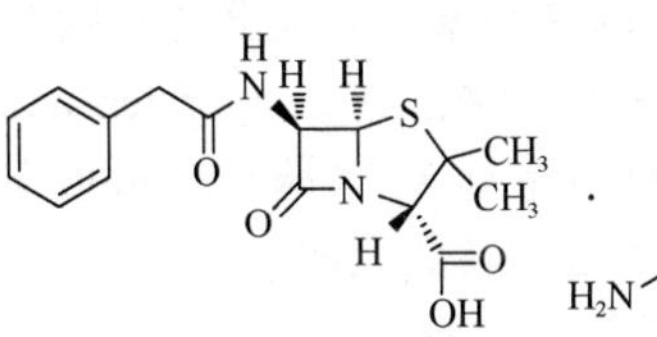

普鲁卡因青霉素　　　　　　　　　　　　　**苄星青霉素**
procaine benzylpenicillin　　　　　　　　benzathine benzylpenicillin

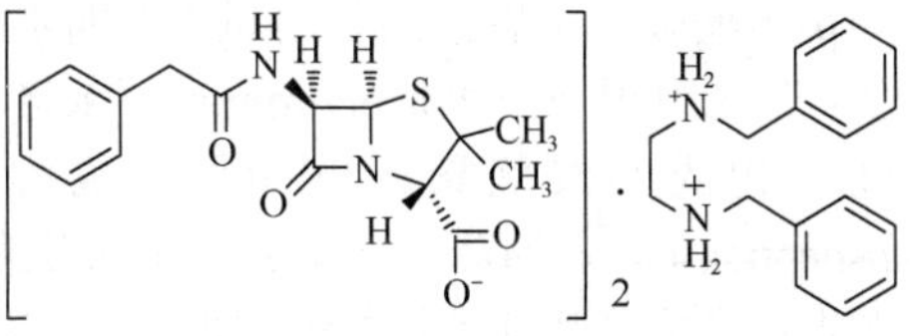

由于 β-内酰胺环骈合四氢噻唑环构成的两个环张力较大，以及 β-内酰胺环的羰基与氮原子的孤对电子不共轭，β-内酰胺容易开环。如果 β-内酰胺环由细菌感染引起开环，则产生相应的抗菌作用；若 β-内酰胺环的羰基碳原子和氮原子受到其他亲核和亲电试剂的进攻导致开环，青霉素就会失活。

影响青霉素稳定性的主要因素有溶液 pH、水分、温度等，青霉素 G 在 pH 6～7 时稳定，酸性和碱性条件下不稳定。强酸性作用下 β-内酰胺环开环生成青霉酸（penicilloic acid）和青霉醛酸（penaldic acid），青霉醛酸再脱羧生成青霉醛（penilloaldehyde）。

青霉素G   青霉酸   青霉醛酸

青霉醛

稀酸性和室温条件下，青霉素 C-6 位侧链羰基氧原子的孤对电子进攻 β-内酰胺环的羰基碳原子，开环生成中间体，再重排生成青霉二酸（penillic acid），青霉二酸进一步分解生成青霉醛（penilloaldehyde）和青霉胺（penicillamine）。

青霉素G   青霉二酸

青霉胺   青霉醛

碱性或者 β-内酰胺酶存在条件下，青霉素的 β-内酰胺环易被亲核基团进攻导致开环，生成青霉酸，加热脱去羧基产生青霉噻唑酸，进一步水解为青霉醛和青霉胺。《中国药典》（2020 年版）规定青霉酸、青霉二酸和青霉噻唑酸为青霉素的限量杂质；而青霉胺临床上用于治疗重金属中毒、肝豆状核变性（Wilson 病），也用于其他药物治疗无效的严重活动性类风湿关节炎。

β-内酰胺类抗生素的作用机制是抑制细菌细胞壁的合成，细菌细胞壁主要成分之一肽聚糖，由 N-乙酰胞壁酸（N-acetylmuramic acid，NAMA）和 N-乙酰葡萄糖胺（N-acetylglucosamine，NAG）构成的线状聚糖链短肽，也称为黏肽（peptidoglycan）；黏肽转肽酶（peptidoglycan transpeptidase）是细菌合成细胞壁的关键酶，催化线状聚糖链短肽进行转肽反应合成黏肽，完成细胞壁的合成。哺乳动物的细胞由于没有细胞壁，因此不受该类药物的影响。

β-内酰胺类抗生素的结构与黏肽转肽酶供体底物 D-丙氨酰-D-丙氨酸（D-Ala-D-Ala）的结构相似，酶识别错误导致其活性受到抑制，干扰正常的转肽反应，细菌细胞壁合成受阻，导致细菌死亡。革兰氏阳性菌（G⁺）的细胞壁黏肽含量比革兰氏阴性菌（G⁻）高，因此青霉素对革兰氏阳性菌比较敏感，但也造成抗菌谱窄的问题。同时研究发现细菌的细胞膜上存在一种特殊的蛋白质，称为青霉素结合蛋白（penicillin-binding protein，PBP），它具有很高的转肽酶和羧肽酶活性，能与 β-内酰胺类抗生素结合，是 β-内酰胺类抗生素的作用靶点之一（图 12-3、图 12-4）。

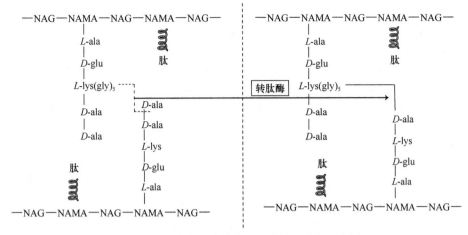

图 12-3　金黄色葡萄球菌细胞壁转肽过程示意图

NAG：N-乙酰葡萄糖胺；NAMA：N-乙酰胞壁酸

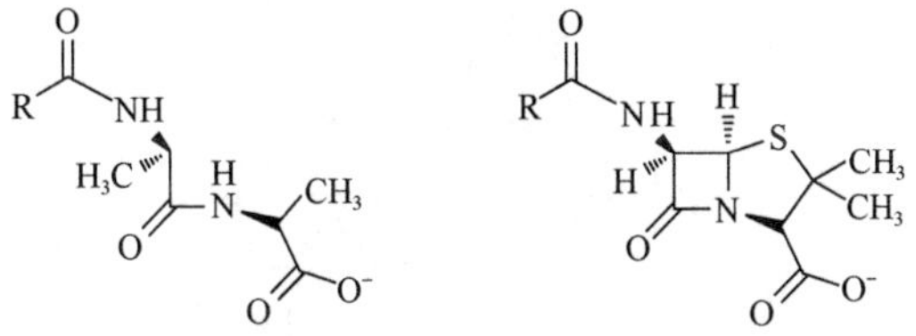

N-Acyl-D-Ala-D-Ala　　　　　　青霉素

图 12-4　黏肽 D-Ala-D-Ala 末端构象与青霉素母核结构比较

　　青霉素 G 主要用于革兰氏阳性菌，如链球菌、葡萄球菌、肺炎球菌等引起的全身或严重局部感染。青霉素类抗生素在使用过程中某些患者会发生过敏反应，过敏原主要包括内源性和外源性两种，内源性过敏原可能是生产、储存及使用过程中 β-内酰胺环开环或自身聚合生成的高分子聚合物；外源性过敏原是青霉素类抗生素生产过程中，β-内酰胺环裂解生成的青霉噻唑酸与蛋白质结合形成抗原，导致过敏反应。同时，青霉素类抗生素开环后都会生成相同的青霉噻唑基，发生交叉过敏反应，青霉噻唑基即为青霉素类抗生素的抗原决定簇。因此，临床使用青霉素类抗生素前要进行严格的皮肤过敏试验。

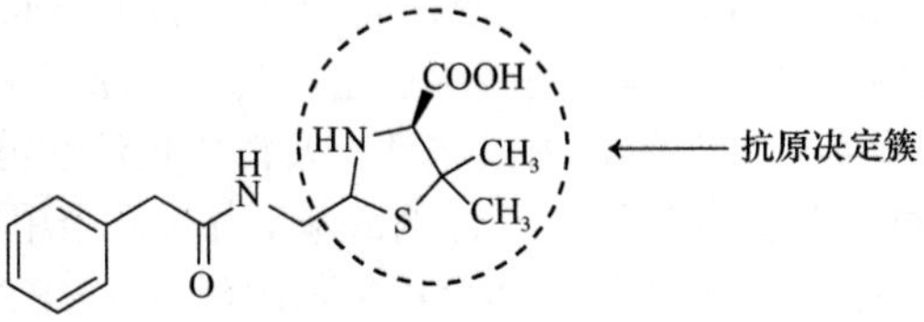

青霉噻唑酸

　　青霉素 G 在临床使用过程中暴露出许多缺点，①化学性质不稳定，不耐酸，因此不能口服，只能注射给药；②抗菌谱窄，对革兰氏阴性菌不敏感；③不耐酶，在使用过程中细菌产生 β-内酰胺酶分解青霉素，致其失活，细菌逐渐形成耐药性；④存在较严重的过敏反应。为了解决上述问题，20 世纪 50 年代开始对天然青霉素进行结构修饰，分别开发出耐酸、耐酶和广谱的半合成青霉素类抗生素。

　　天然青霉素是从青霉菌（Penicillium notatum）等的培养液中分离的，主要包括青霉素 G（penicillin G）、青霉素 X（penicillin X）、青霉素 K（penicillin K）、青霉素 V（penicillin V）和青霉素 N（penicillin N），其中青霉素 G 和青霉素 V 分别以青霉素钠、青霉素钾（benzylpenicillin potassium）及青霉素 V 钾（phenoxymethylpenicillin potassium）等形式用于临床，而青霉素 G 应用最为广泛。

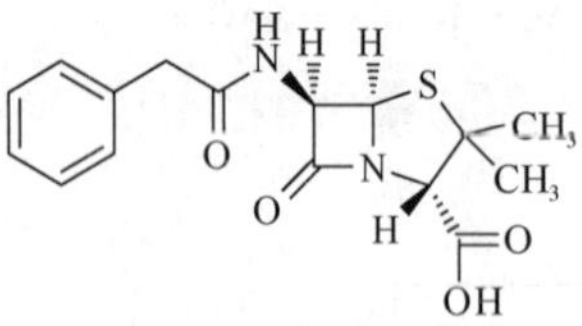

青霉素G

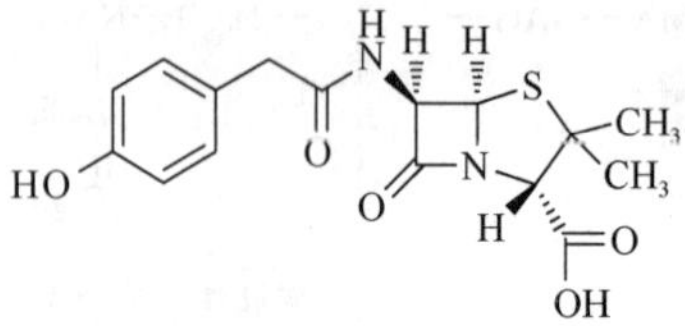

青霉素X

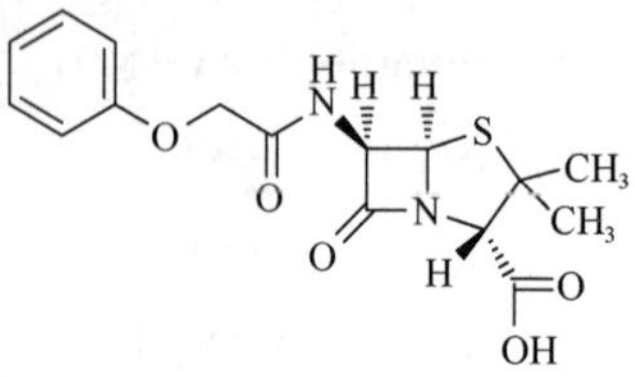

青霉素V

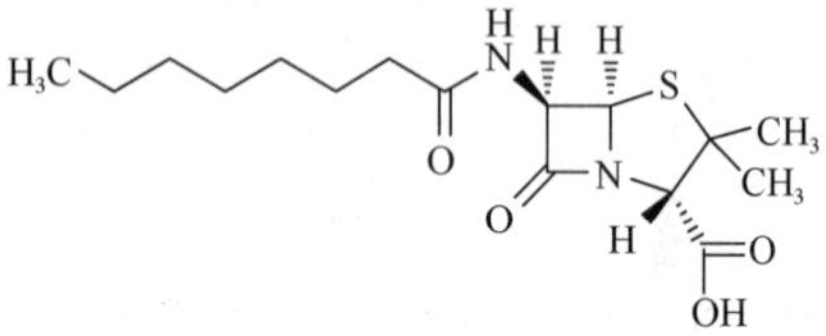

青霉素K

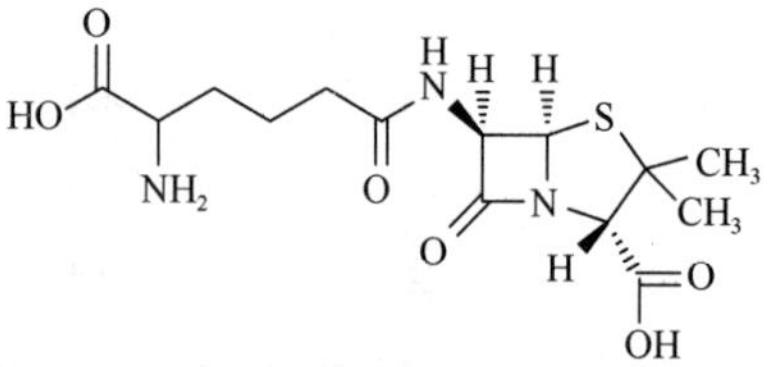

青霉素N

氯唑西林钠 cloxacillin sodium

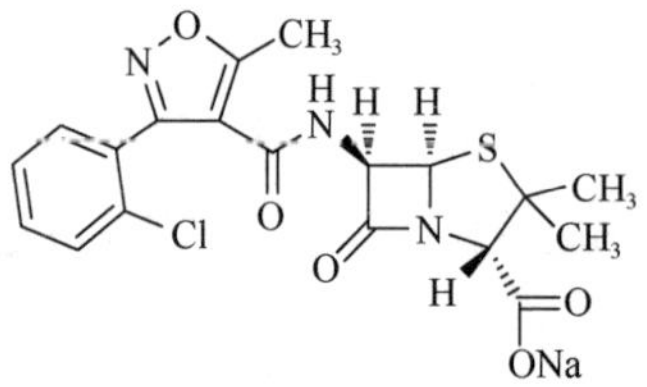

化学名为 (2S, 5R, 6R)-3, 3-二甲基-6-[5-甲基-3-(2-氯苯基)-4-异噁唑甲酰氨基]-7-氧代-4-硫杂-1-氮杂双环 [3.2.0] 庚烷-2-甲酸钠盐 (monosodium (2S, 5R, 6R)-3, 3-dimethyl-6-[[(5-methyl-3-(2-chlorophenyl)-4-isoxazolyl) carbonyl]amino]-7-oxo-4-thia-1-azabicyclo[3.2.0]heptane-2-carboxylate)。

本品为白色粉末或结晶性粉末，微臭，有引湿性；在水中易溶，乙醇中溶解，乙酸乙酯中几乎不溶。$[\alpha]_D^{20}=+163°$（水，C=1）。

氯唑西林对产酶金黄色葡萄球菌具有抗菌作用，主要用于产酶金黄色葡萄球菌或不产酶葡萄球菌所致的败血症、肺炎、心内膜炎、骨髓炎或皮肤软组织感染等，但对耐甲氧西林金黄色葡萄球菌感染无效。口服吸收达 50%，蛋白结合率可达 95%，不易透过血脑屏障和进入胸腔积液，半衰期为 0.6h，主要由肾脏排泄。

细菌产生的 β-内酰胺酶是 β-内酰胺类抗生素产生耐药性的主要原因，对青霉素化学修饰过程中发现在 C-6 位引入三苯甲基时，对 β-内酰胺酶稳定。其耐酶原因可能是三苯甲基具有空间位阻，阻碍药物靠近酶的活性中心，从而使 β-内酰胺环在发挥生物活性前保持其完整性。甲氧西林（meticillin）是据此开发成功的耐酶青霉素，C-6 位侧链苯基邻位两个甲氧基发挥了空间位阻作用。但随着甲氧西林的广泛使用也出现了耐甲氧西林金黄色葡萄球菌（MRSA），同时甲氧西林也存在不能口服的缺点，目前已很少使用。

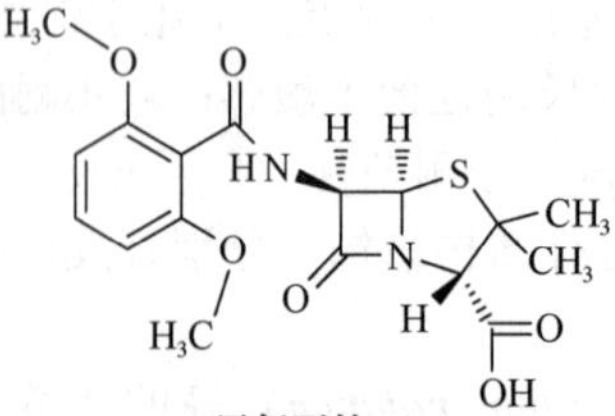

甲氧西林

后来发现在青霉素 C-6 位侧链中引入异噁唑基团也可以提高药物的耐酶活性，由此得到了一些耐酶青霉素（表 12-1）。

表 12-1 耐酶青霉素

名称	化学结构	特点
苯唑西林 oxacillin	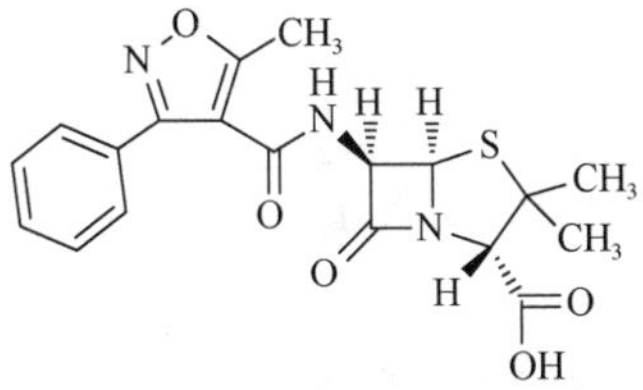	本品为第一个耐酸、耐酶的青霉素，并能口服。用于产酶的金黄色葡萄球菌和表皮葡萄球菌所致的周围感染
双氯西林 dicloxacillin	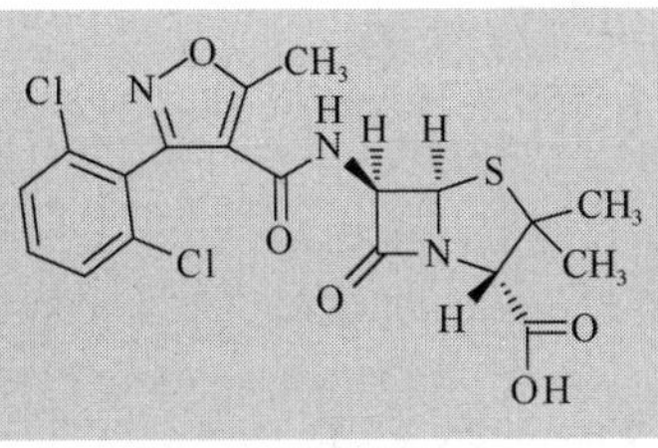	抗菌谱类似氯唑西林，抗菌作用比氯唑西林强
氟氯西林 flucloxacillin	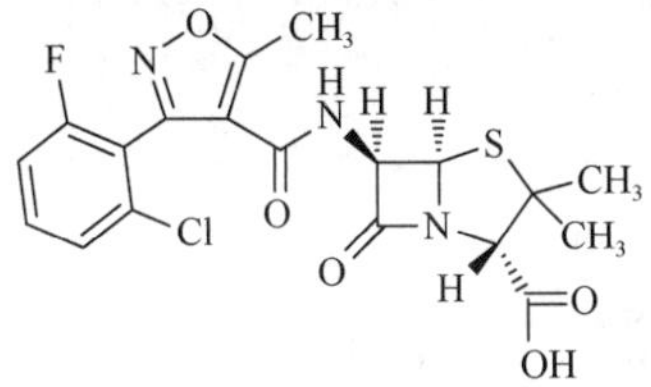	抗菌谱类似苯唑西林，能耐受葡萄球菌所产生的 β-内酰胺酶，但对 MRSA 所致的感染无效

阿莫西林 amoxicillin

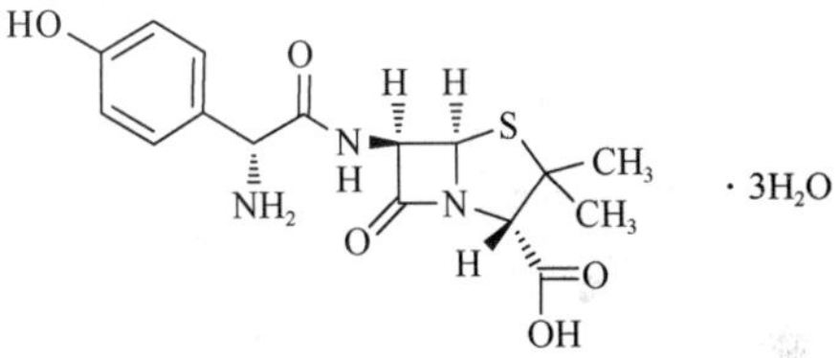

化学名为 (2*S*, 5*R*, 6*R*)-3, 3-二甲基-6-[(*R*)-(−)-2-氨基-2-(4-羟基苯基) 乙酰氨基]-7-氧代-4-硫杂-1-氮杂双环 [3.2.0] 庚烷-2-甲酸三水合物 ((2*S*, 5*R*, 6*R*)-3, 3-dimethyl-6-[[(2*R*)-amino(4-hydroxyphenyl) acetyl]amino]-7-oxo-4-thia-1-azabicyclo[3.2.0]heptane-2-carboxylic acid trihydrate)。

本品为白色或类白色结晶性粉末，味微苦，水中微溶，乙醇中几乎不溶，$[\alpha]_D^{20}$=+246°（水，*C*=0.1）。阿莫西林含量为 0.2% 水溶液的 pH 为 3.5～5.5，其化学结构中含有两个酸性基团和一个碱性基团，pK_a 分别为 2.4、7.4 和 9.6。

阿莫西林源于头孢菌素发酵液中分离到的青霉素 N，虽然青霉素 N 对革兰氏阳性菌的活性不如青霉素 G，但是对革兰氏阴性菌的作用明显。青霉素 N 的 C-6 位侧链中的氨基是其对革兰氏阴性菌产生活性的重要基团。

构效关系研究表明 C-6 位侧链上引入极性大的取代基，如氨基、羧基及磺酸基等，由于分子极性改变使药物更容易透过革兰氏阴性菌的外膜，从而扩大了药物的抗菌谱，部分广谱青霉素结构与特点见表 12-2。

表 12-2 广谱青霉素

名称	化学结构	特点
氨苄西林 ampicillin	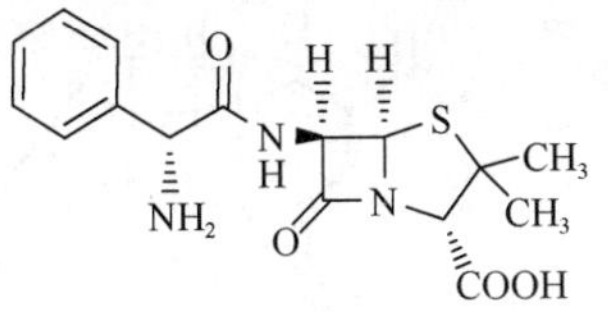	C-6 位侧链羰基 α 位引入氨基，对革兰氏阴性菌作用较强

名称	化学结构	特点
依匹西林 epicillin		C-6 位侧链羰基 α 位引入氨基，对革兰氏阴性菌作用较强
羧苄西林 carbenicillin		C-6 位侧链羰基 α 位引入羧基或磺酸基，对铜绿假单胞菌和变形杆菌有较强作用
磺苄西林 sulbenicillin		
替卡西林 ticarcillin		侧链引入杂环结构对铜绿假单胞菌作用增强
海他西林 hetacillin		由氨苄西林与丙酮缩合制得，用途与氨苄西林相同，耐酸、可口服，吸收较快，作用较持久
阿洛西林 azlocillin		抗铜绿假单胞菌、奇异变形杆菌作用强，不耐酶
哌拉西林 piperacillin		抗铜绿假单胞菌、变形杆菌、肺炎杆菌等，作用强，耐酶
美洛西林 mezlocillin		抗菌谱与阿洛西林相似

续表

名称	化学结构	特点
阿帕西林 apalcillin		抗铜绿假单胞菌、肺炎杆菌、厌氧菌作用强，耐酶

另外，从青霉素发酵液中分离到的青霉素 V 抗菌活性较青霉素 G 低，但是耐酸，可以口服。C-6 位苯氧甲基的吸电子作用降低了酰胺羰基氧原子的电子云密度，导致羰基氧原子不易进攻 β-内酰胺环，能保持稳定性。受此启发在 C-6 位酰胺键的 α 位引入吸电子基团，设计合成了非奈西林、丙匹西林和阿度西林等，见表 12-3。

表 12-3 耐酸青霉素

名称	化学结构	特点
非奈西林 pheneticillin		抗菌谱与青霉素类似，对革兰氏阴性菌作用弱
丙匹西林 propicillin		抗菌谱与青霉素 V 类似，临床上使用丙匹西林钾
阿度西林 azidocillin		C-6 位侧链羰基 α 位引入叠氮基团

青霉素 C-6 位侧链主要决定抗菌谱、抗菌活性及耐酶性能，C-2 位羧酸是发挥抗菌活性的必需基团；为了改善青霉素的生物利用度，常采用前药原理对羧基酯化，可增加药物口服吸收、改善药动学性质及延长作用时间等。主要有匹氨西林、巴氨西林、酞氨西林和仑氨西林等（表 12-4），口服吸收后经体内非特异性酯酶水解，释放出氨苄西林，从而发挥抗菌活性。

表 12-4 长效青霉素

名称	化学结构	特点
匹氨西林 pivampicillin	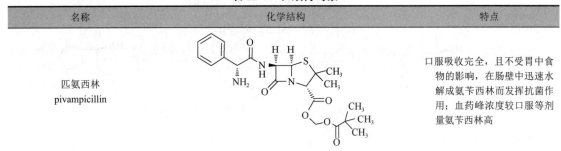	口服吸收完全，且不受胃中食物的影响，在肠壁中迅速水解成氨苄西林而发挥抗菌作用；血药峰浓度较口服等剂量氨苄西林高

名称	化学结构	特点
巴氨西林 bacampicillin	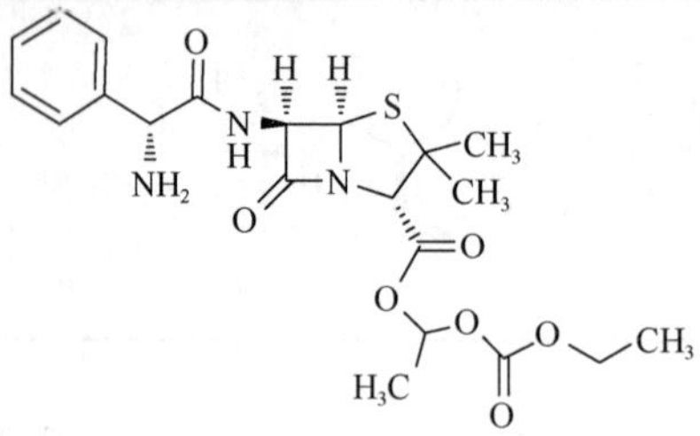	
酞氨西林 talampicillin	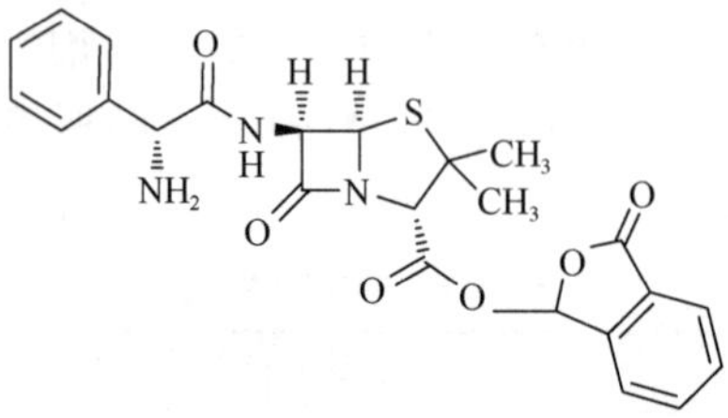	口服吸收完全，且不受胃中食物的影响，在肠壁中迅速水解成氨苄西林而发挥抗菌作用；血药峰浓度较口服等剂量氨苄西林高
仑氨西林 lenampicillin	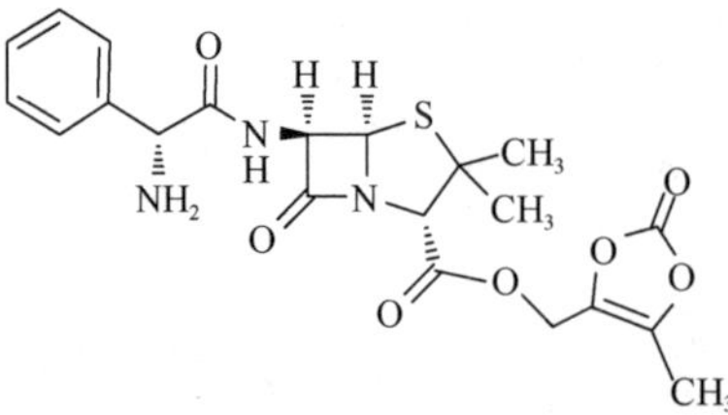	

　　青霉素类抗生素的半合成主要以关键中间体 6-APA（6-amino-penicillanic acid）为原料进行制备，工业上一般以青霉素 G 为原料，青霉素酰化酶切除 C-6 位的苯乙酰基制得 6-APA，再通过化学法或酶法在 6-APA 的 C-6 位接上各种酰基侧链（图 12-5）。青霉素类抗生素半合成方法主要有以下几种：①酰氯法，侧链制成酰氯在低温、中性或近中性条件下进行酰化反应；②酸酐法，先将侧链制备成相应的酸酐或混合酸酐，再完成酰化反应；③ DCC 法，以 N, N'-二环己碳亚胺（DCC）作为缩合剂完成酰化反应；④固定化酶法，以相应的固定化酰化酶进行生物催化，将侧链与 6-APA 进行缩合。

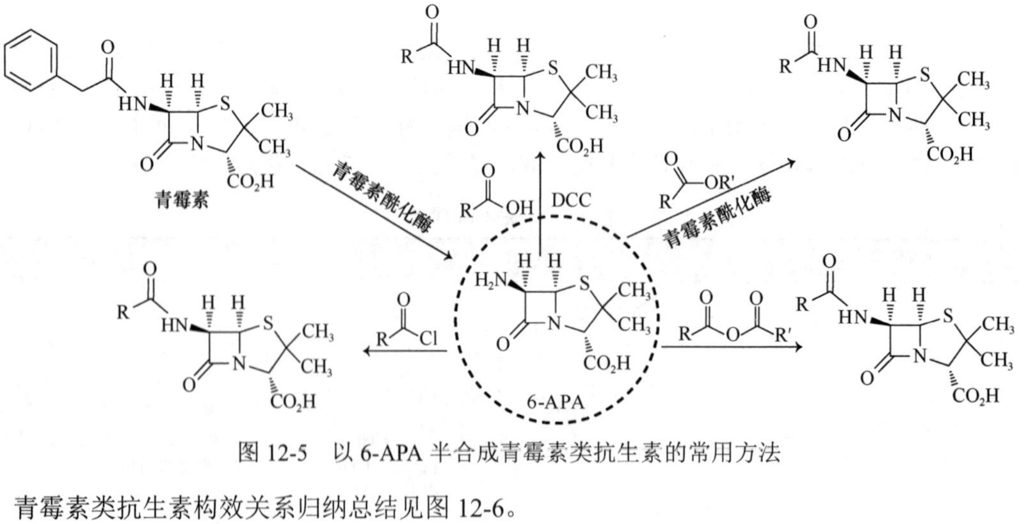

图 12-5　以 6-APA 半合成青霉素类抗生素的常用方法

　　青霉素类抗生素构效关系归纳总结见图 12-6。

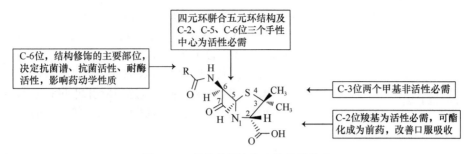

图 12-6　青霉素类抗生素的构效关系

二、头孢菌素类

头孢菌素（cephalosporins）是从青霉素近缘的顶头孢菌发酵产物中分离的，天然头孢菌素有头孢菌素 C（cephalosporin C）和头霉素 C（cephamycin C）。尽管头孢菌素 C 较青霉素有抗菌谱广的优势，但其抗菌活性不强、不能口服的缺点阻碍了在临床上的应用。借鉴青霉素研发经验，半合成头孢菌素很快取得了长足的进展，是目前治疗感染性疾病中使用品种最多、频率最高的抗生素。

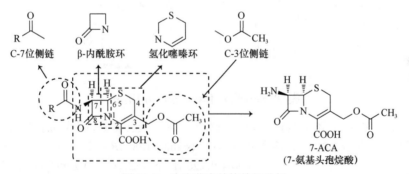

头孢菌素比青霉素稳定，首先头孢菌素基本母核 7-氨基头孢烷酸（7-ACA）的氢化噻嗪环 C-2 和 C-3 的双键能与 β-内酰胺环上氮原子的孤对电子形成共轭体系；其次头孢菌素四元环骈合六元环的结构，环张力较小，比青霉素四元环骈合五元环结构稳定（图 12-7）。

图 12-7　头孢菌素结构特征分析

头孢氨苄 cefalexin

化学名为 (6R, 7R)-3- 甲基-7-[(R)-2-氨基-2-苯基乙酰氨基]-8-氧代-5-硫杂-1-氮杂双环 [4.2.0] 辛-2-烯-2-甲酸一水合物 ((6R, 7R)-7-[[(2R)-amino-2-phenylacetyl]amino]-3-methyl-8-oxo-5-thia-1-azabicyclo[4.2.0]oct-2-ene-2-carboxylic acid monohydrate)。本品又称为先锋霉素Ⅳ，头孢力新。

本品为白色至微黄色结晶性粉末，微臭，在水中微溶，乙醇或乙醚中不溶。

头孢菌素关键中间体 7-氨基头孢烷酸（7-ACA）的 C-7 位侧链上引入苯甘氨酸半合成制备头孢甘氨（cephaloglycin），它是第一个用于口服的头孢菌素。

头孢甘氨在体内容易被酶或非酶代谢转化，生成的 C-3 羟甲基代谢物活性很差，同时 C-2 位

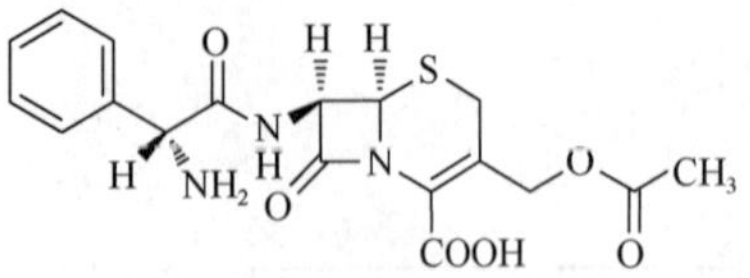

头孢甘氨

的羧基与 C-3 位的羟基之间脱水环合生成内酯化合物，失去抗菌活性（图 12-8）。因此，头孢甘氨 C-3 位羟甲基替换成甲基制得头孢氨苄，稳定性大大提高，口服吸收良好，空腹给药吸收率可达 90%。头孢氨苄对革兰氏阳性菌效果较好，而对革兰氏阴性菌效果较差，临床上用于敏感菌所引起的呼吸道、泌尿道、皮肤和软组织、生殖器官（包括前列腺）等部位的感染，也常用于中耳炎。

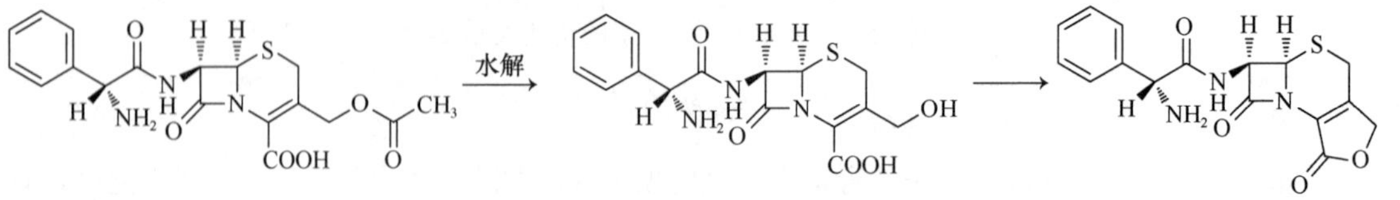

图 12-8　头孢甘氨体内代谢途径

头孢氨苄一般采用商品化的中间体 7-ADCA 半合成制备，首先用三甲基氯硅烷保护 C-2 位羧基生成硅酯，然后 C-7 位以酰氯法引入 α-氨基苯乙酰基，脱保护得到头孢氨苄。

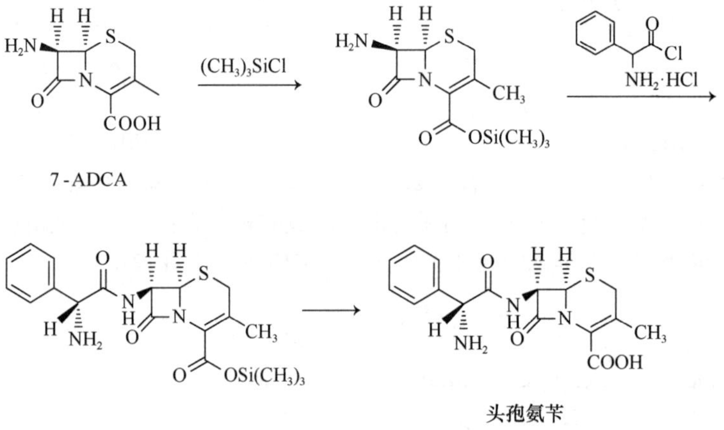

7-ADCA

头孢氨苄

头孢噻肟钠 cefotaxime sodium

化学名为 (6R, 7R)-3-[(乙酰氧基) 甲基]-7-[[(2Z)-2-(2-氨基噻唑-4-基)-(甲氧亚氨基) 乙酰氨基]-8-氧代-5-硫杂-1-氮杂双环 [4.2.0] 辛-2-烯-2-甲酸钠盐 (sodium (6R, 7R)-3-[(acetyloxy)methyl]-7-[[(2Z)-(2-amino-4-thiazolyl) (methoxyimino) acetyl]amino]-8-oxo-5-thia-1-azabicyclo[4.2.0]oct-2-ene-2-carboxylate)。

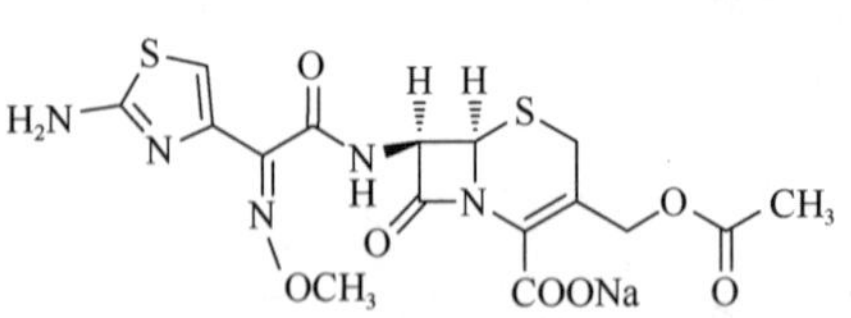

本品为白色至微黄色结晶或粉末，无臭或微有特殊臭味。在水中易溶，微溶于乙醇，$[\alpha]_D^{20}=53°\sim57°$（水，$C=0.8$）。

头孢噻肟 C-7 位的顺式-甲氧亚胺基-2-氨基噻唑基（氨噻肟基）是第三代头孢菌素的典型结构特征，顺式的甲氧亚胺基利用空间位阻作用阻碍酶靠近 β-内酰胺环，能保持完整性而发挥抗菌作用，反式构型的生物活性不及顺式构型（图 12-9）；另外 2-氨基噻唑基团可以增加对青霉素结合蛋白（PBPs）的亲和力，抗菌作用提高。因此头孢噻肟具有耐酶和广谱的特点。

头孢噻肟钠对革兰氏阳性菌的作用与第一代头孢菌素近似或较弱，对链球菌（肠球菌除外）抗菌作用较强。抗革兰氏阴性菌作用较强，对奈瑟菌属、流感杆菌、大肠埃希菌、奇异变形杆菌、克雷伯杆菌、沙门杆菌等敏感，用于敏感菌所致的呼吸道、泌尿道、骨和关节、皮肤和软组织、腹腔、胆道、消化道、五官、生殖器等部位的感染。

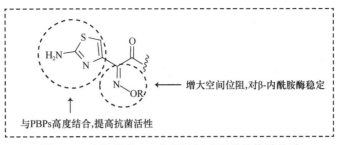

图 12-9　头孢菌素 C-7 位侧链氨噻肟基的构效关系

头孢菌素与青霉素均可作用于黏肽转肽酶，抑制细菌细胞壁的合成，产生抗菌作用。头孢菌素也会产生过敏反应，但过敏反应率远远低于青霉素，主要是因为两者的抗原决定簇存在较大差异。青霉素开环都会生成抗原决定簇青霉噻唑基团，决定了青霉素类抗生素会产生严重的交叉过敏反应；头孢菌素 C-7 位侧链是主要抗原决定簇，不同头孢菌素具有不同的侧链结构，因此头孢菌素之间很少产生交叉过敏反应。

修饰头孢菌素 C-7、C-5、C-3 和 C-2 等四个部位，可影响抗菌活性、抗菌谱、耐酶性能和药动学性质（图 12-10）。

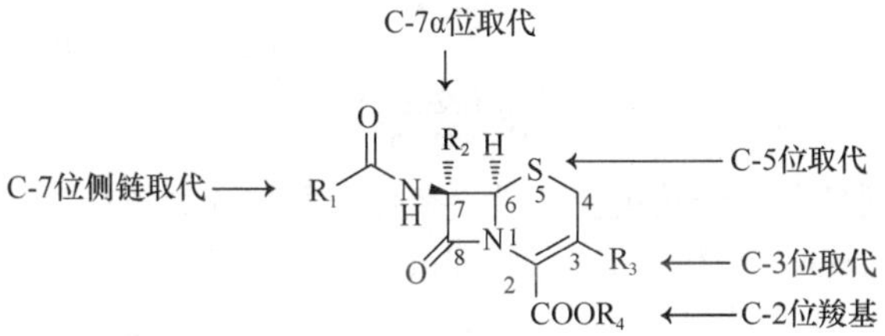

图 12-10　头孢菌素半合成化学修饰的部位

（1）C-7 位，酰胺侧链取代基决定抗菌谱，可扩大抗菌谱，提高抗菌活性，其中顺式-甲氧亚胺基-2-氨基噻唑基是第三代头孢菌素的典型结构特征。

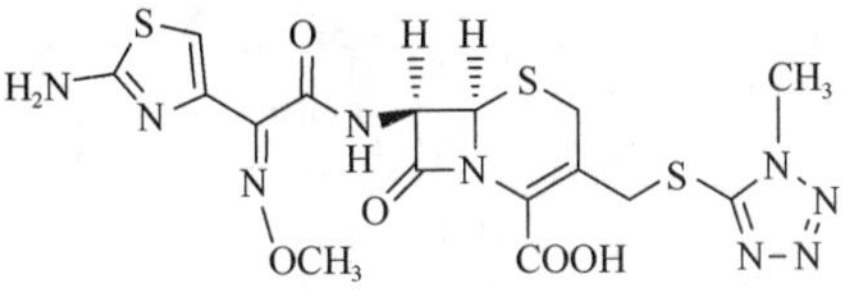

头孢甲肟
cefmenoxime

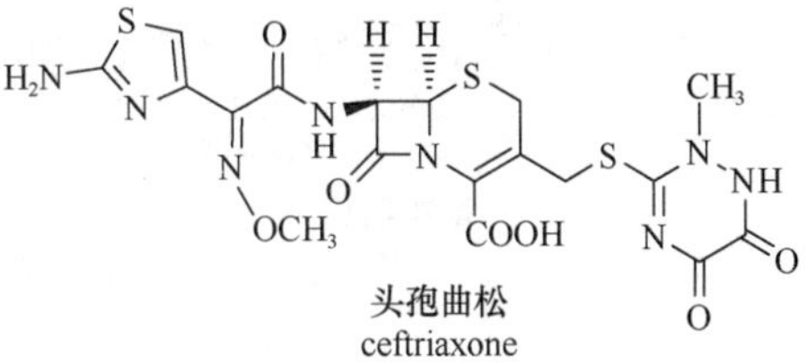

头孢曲松
ceftriaxone

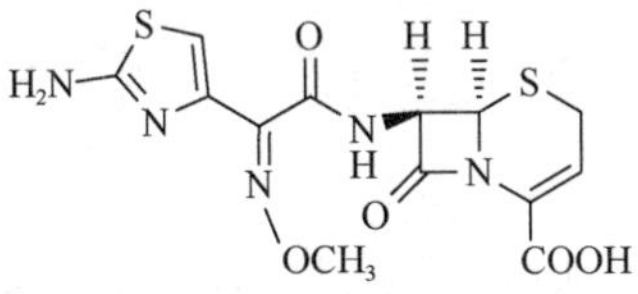

头孢唑肟
ceftizoxime

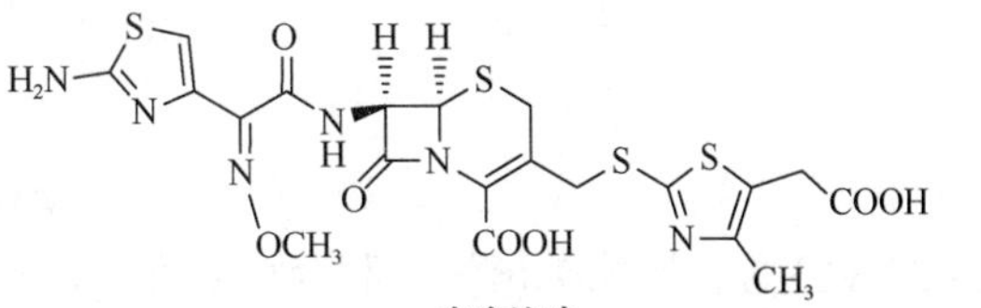

头孢地嗪
cefodizime

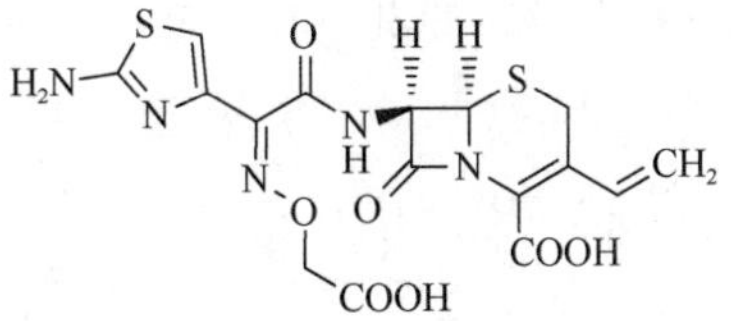

头孢克肟
cefixime

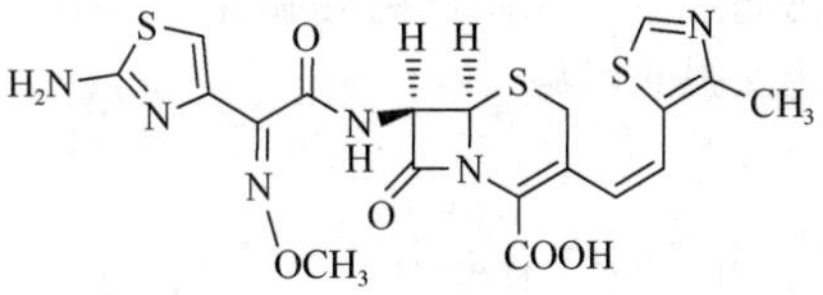

头孢托仑
cefditoren

7-α 氢原子被甲氧基取代制得头霉素（cephamycins）类抗生素，增加药物对 β-内酰胺酶稳定性，并提高抗厌氧菌活性。

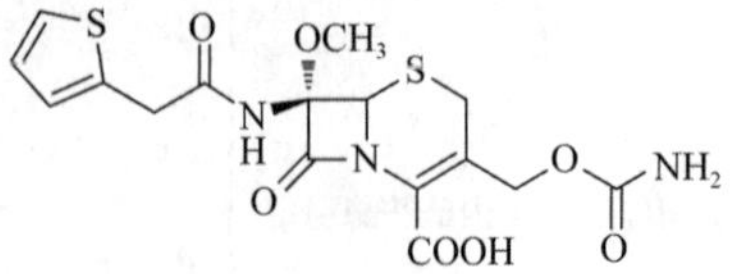

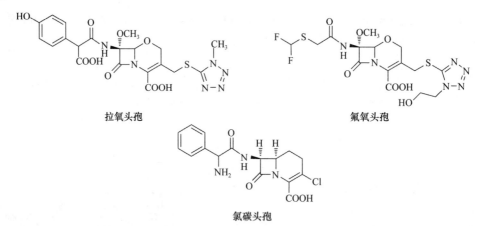

头孢西丁
cefoxitin

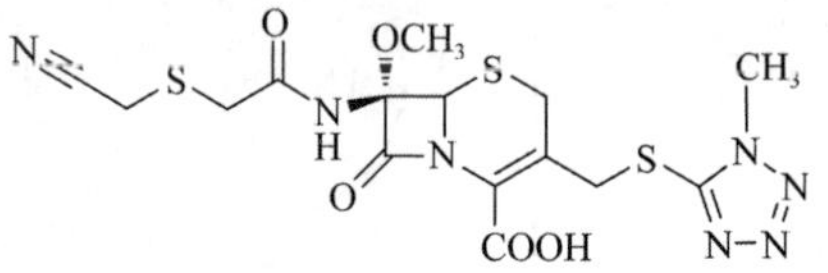

头孢美唑
cefmetazole

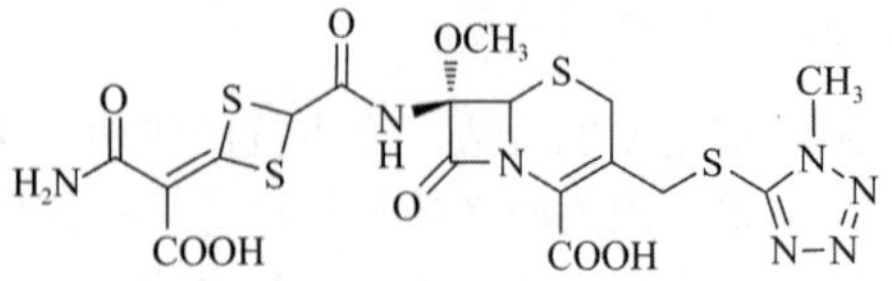

头孢替坦
cefotetan

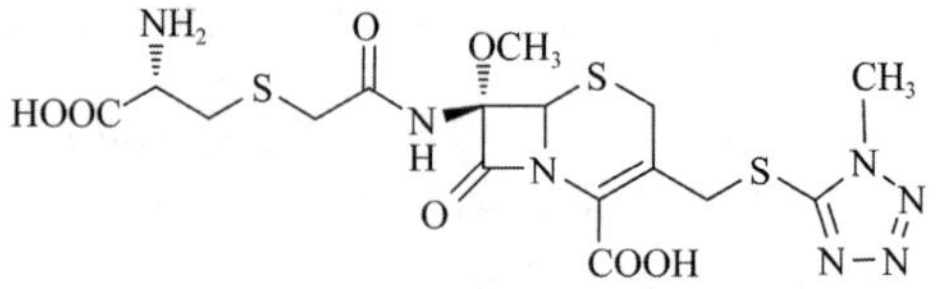

头孢米诺
cefminox

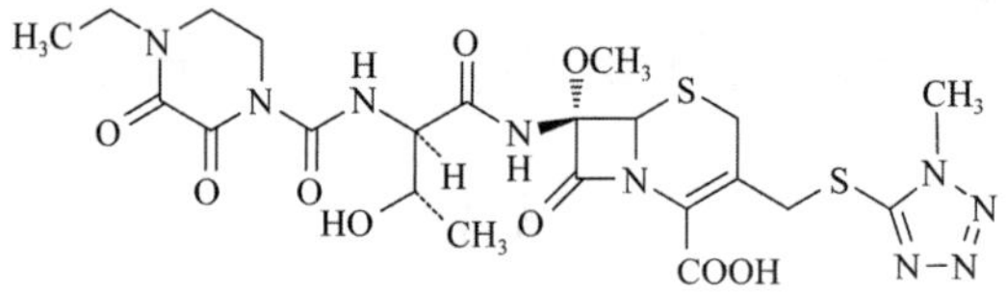

头孢拉宗
cefbuperazone

（2）C-5 位，环上的硫原子影响抗菌活性，氧原子取代硫原子称为氧头孢菌素（oxacephem），目前已有拉氧头孢（latamoxef）和氟氧头孢（flomoxef）上市，是耐酶、强效的广谱抗生素；碳原子取代硫原子称为碳头孢菌素（carbacephem），氯碳头孢（loracarbef）是首个临床应用的该类抗生素。

拉氧头孢

氟氧头孢

氯碳头孢

（3）C-3 位，影响抗菌活性和药动学性质；乙酰氧基被甲基、氯原子及四唑杂环等基团取代可增强抗菌活性，改善药动学性质；带正电荷的季铵基团是第四代头孢菌素的结构特征，正电荷有助于药物通过革兰氏阴性菌外膜孔道，分子能迅速扩散到细胞间质并维持较高的浓度，具有抗菌谱广、活性强的优势。

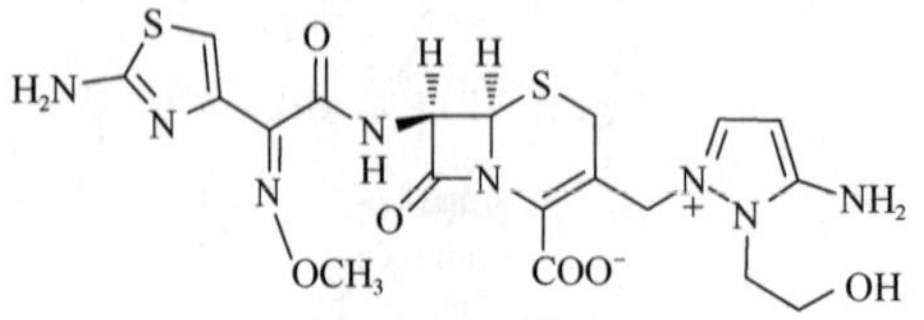

头孢噻利
cefoselis

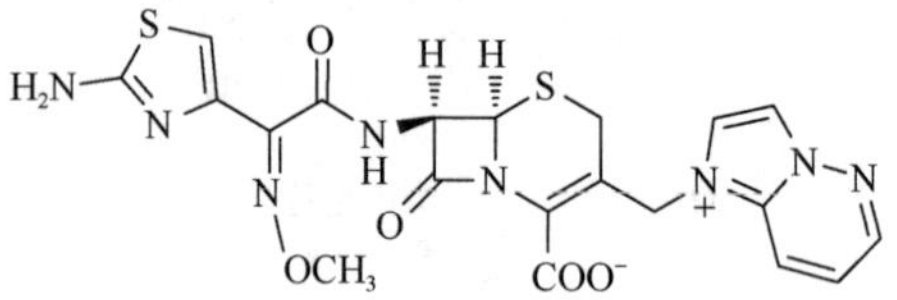

头孢唑兰
cefozopran

头孢匹罗
cefpirome

头孢吡肟
cefepime

（4）C-2 位，羧基是活性必需基团，可制成钠盐、钾盐等注射剂型；利用前药原理制备相应的羧酸酯，体内由酯酶水解释放原型药发挥作用，改善了药动学性质，如头孢托仑酯（cefteram pivoxil）、头孢呋辛酯（cefuroxime axetil）、头孢泊肟酯（cefpodoxime proxetil）、头孢卡品酯（cefcapene pivoxil）等。

头孢托仑酯

头孢呋辛酯

头孢泊肟酯

头孢卡品酯

20 世纪 60 年代初头孢菌素开始用于临床，按照开发年代先后及抗菌性能不同进行分代，目前已经发展到第五代头孢菌素（表 12-5）。

表 12-5　头孢菌素分代及其作用特点

头孢菌素	抗菌谱	对 β-内酰胺酶稳定性	代表药物
第一代	对 G^+ 强于第二、三代；对 G^- 效果差	低	头孢氨苄（cefalexin）、头孢羟氨苄（cefadroxil）
第二代	对 G^+ 与第一代相近或较低；对 G^- 明显提高；部分品种对厌氧菌高效	较稳定	头孢呋辛（cefuroxime）、头孢美唑（cefmetazole）
第三代	对 G^+ 低于第一代；对 G^-、厌氧菌、铜绿假单胞菌作用较强；对第一、二代耐药菌株有效	稳定	头孢噻肟（cefotaxime）、头孢拉宗（cefbuperazone）
第四代	对 G^+ 优于第三代；对 G^-、厌氧菌、铜绿假单胞菌有强效；对第三代耐药菌株有效	高	头孢匹罗（cefpirome）、头孢噻利（cefoselis）
第五代	对 G^+ 优于前四代；对 MRSA 尤为有效，对 G^- 与第四代类似；对耐药菌株有效	很高	头孢洛林（ceftaroline）、头孢吡普（ceftobiprole）

由于头孢菌素比青霉素化学结构修饰部位多，因此头孢菌素上市品种数量要远多于青霉素。半合成头孢菌素依赖一系列关键中间体，主要有 7-ACA（7-氨基头孢烷酸）、7-ADCA（7-氨基脱乙酰氧基头孢烷酸）及 GCLE（7-苯乙酰胺-3-氯甲基头孢烷酸对甲氧基苄酯）等，上述中间体的 C-3 和 C-7 位接上不同取代基即可制备各种头孢菌素（表 12-6）。

表 12-6 头孢菌素关键中间体及半合成品种

头孢菌素关键中间体	代表性品种
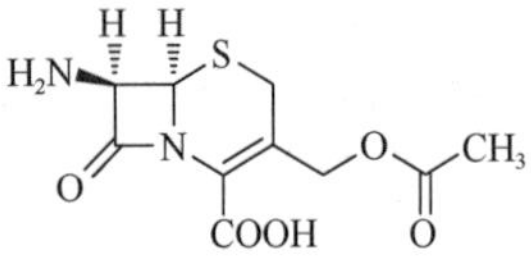 7-ACA	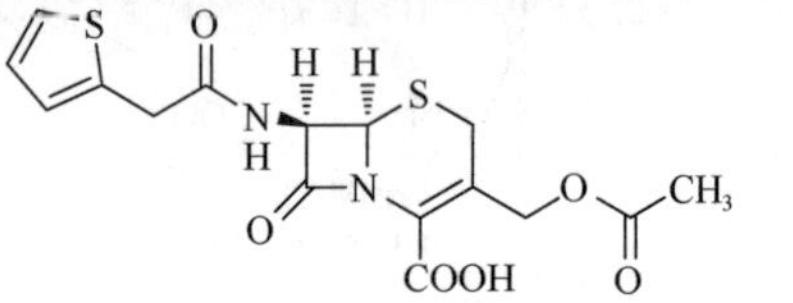 头孢噻吩cefalotin 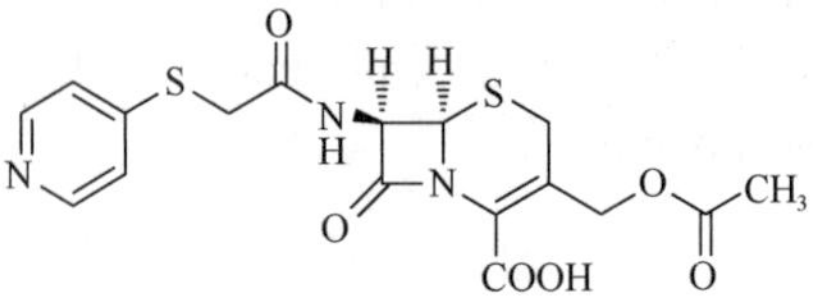 头孢匹林cefapirin 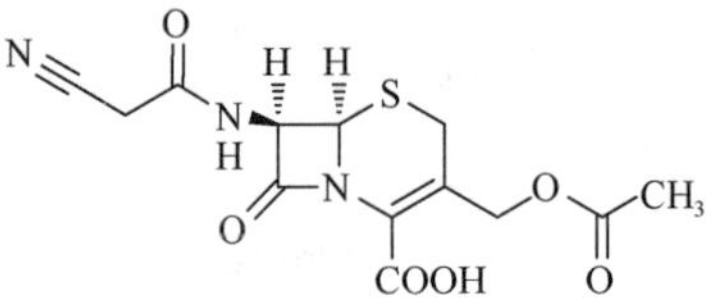 头孢乙腈cefacetrile 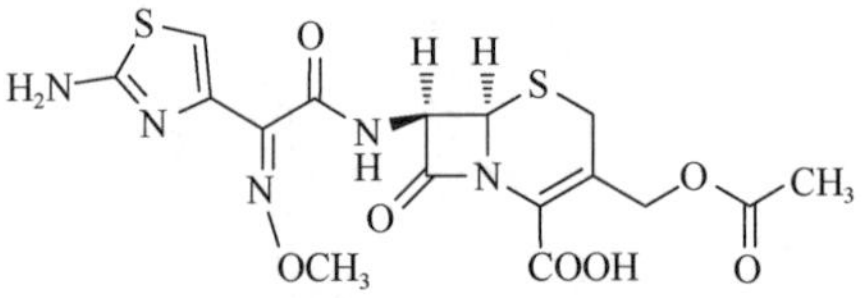 头孢噻肟cefotaxime
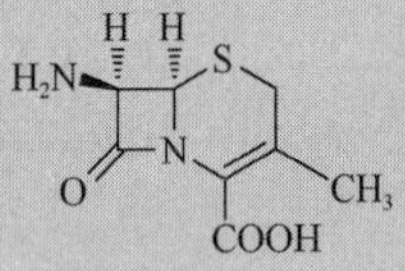 7-ADCA	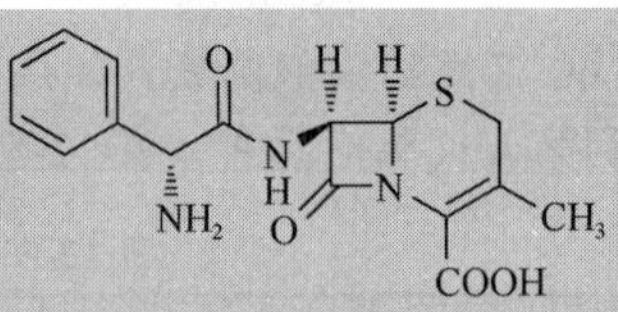 头孢氨苄cefalexin 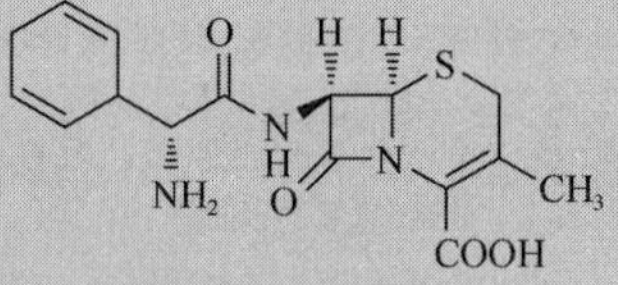 头孢拉定cefradine 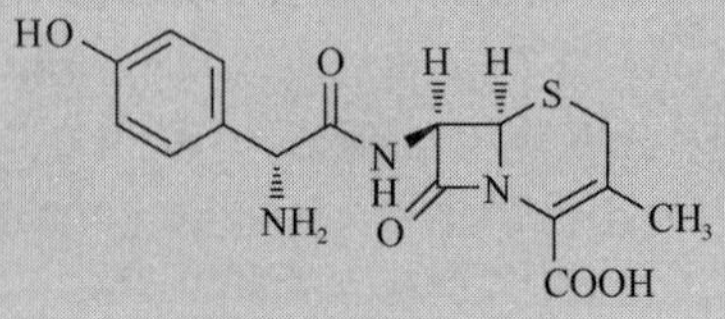 头孢羟氨苄cefadroxil
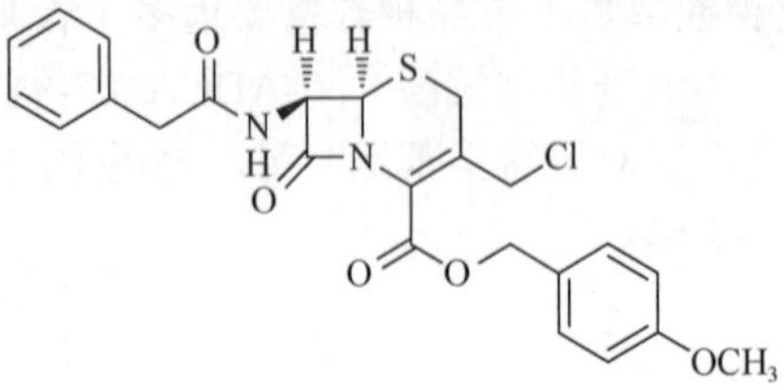 GCLE	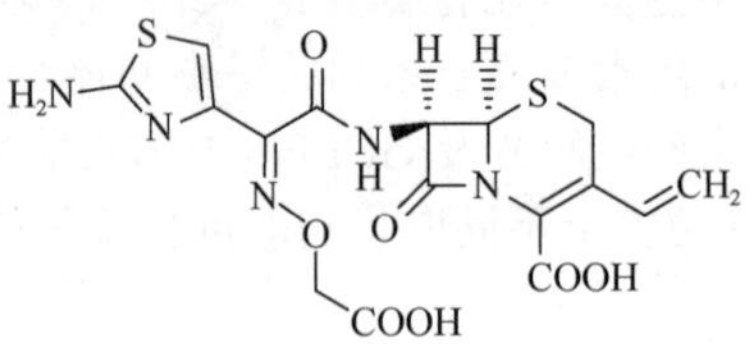 头孢克肟cefixime

续表

头孢菌素关键中间体	代表性品种

头孢托仑cefditoren

头孢唑啉cefazoline

GCLE

头孢曲嗪cefatrizine

头孢他啶ceftazidime

头孢匹罗cefpirome

半合成头孢菌素构效关系见图 12-11。

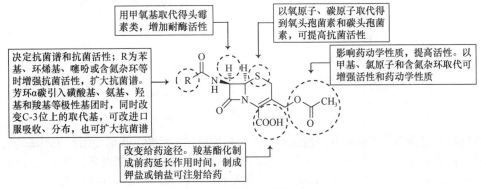

用甲氧基取代得头霉素类，增加耐酶活性

以氧原子、碳原子取代得到氧头孢菌素和碳头孢菌素，可提高抗菌活性

决定抗菌谱和抗菌活性；R为苯基、环烯基、噻吩或含氮杂环等时增强抗菌活性，扩大抗菌谱。芳环α碳引入磺酸基、氨基、羟基和羧基等极性基团时，同时改变C-3位上的取代基，可改进口服吸收、分布，也可扩大抗菌谱

影响药动学性质，提高活性。以甲基、氯原子和含氮杂环取代可增强活性和药动学性质

改变给药途径。羧基酯化制成前药延长作用时间，制成钾盐或钠盐可注射给药

图 12-11 头孢菌素的构效关系

三、非典型 β-内酰胺类抗生素及 β-内酰胺酶抑制剂

伴随抗生素的长期使用，细菌进化出各种机制进行对抗，致使抗生素抗菌活性降低，甚至完全失效。为应对细菌日益严重的耐药性，人类进行了不懈努力，针对细菌耐药机制所采用的策略主要包括：① β-内酰胺酶抑制剂：对导致抗生素失活的酶进行有效抑制，以及开发对 β-内酰胺酶稳定的品种；②提高抗生素对青霉素结合蛋白（PBPs）的亲和力，如单环 β-内酰胺类；③提高药物对革兰氏阴性菌外膜孔道的通透性，维持药物在细胞间质的较高浓度，如第四代头孢菌素；④针对细菌产生药泵将抗生素泵出细胞外的机制，研发外排泵抑制剂，维持细胞内药物浓度。

克拉维酸钾 clavulanate potassium

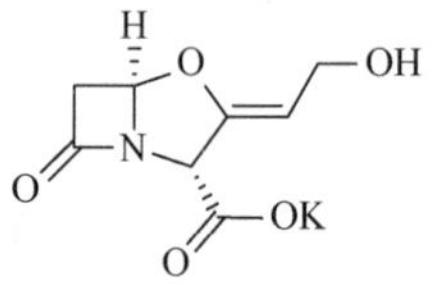

化学名为 (Z)-(2S, 5R)-3-(2-羟亚乙基)-7-氧代-4-氧杂-1-氮杂双环 [3.2.0] 庚烷-2-羧酸钾 (potassium (Z)-(2S, 5R)-3-(2-hydroxyethylidene)-7-oxo-4-oxa-1-azabicyclo-[3.2.0]heptane-2-carboxylate)。又称为棒酸。

本品为白色至微黄色结晶性粉末，微臭，极易引湿；水中极易溶解，甲醇中易溶，乙醇中微溶，乙醚中不溶。

克拉维酸由棒状链霉菌（*Streptomyces clavuligerus*）发酵得到，是临床应用的第一个 β-内酰胺酶抑制剂。它易受到 β-内酰胺酶催化中心丝氨酸残基上的羟基的亲核进攻，β-内酰胺环开环生成酰基-酶复合物，随后复合物一部分水解为原来的酶和克拉维酸，复合物另一部分的 1,3-噁唑烷继续开环，一部分产物与酶形成无活性的不可逆酶复合物，酶被不可逆地钝化，克拉维酸本身也被破坏。

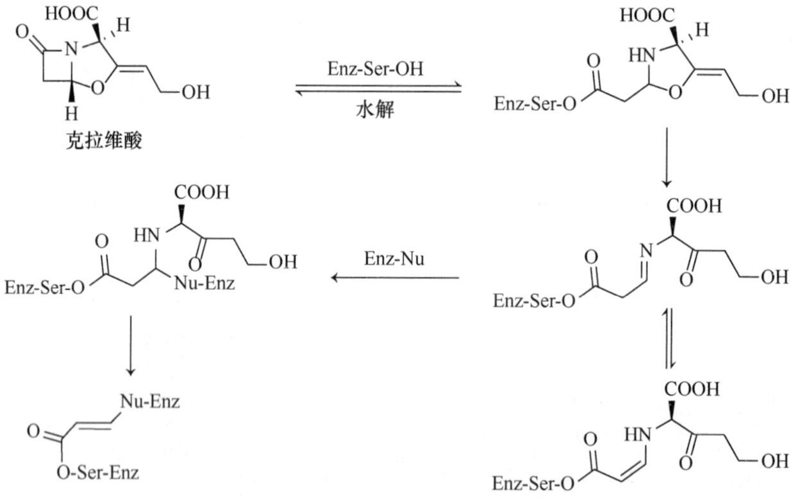

图 12-12　克拉维酸的作用机制

克拉维酸强力而广谱抑制 β-内酰胺酶，对葡萄球菌和多种革兰氏阴性菌产生的酶均有效。克拉维酸钾抗菌活性很弱，单独使用无效，常与阿莫西林组成复合制剂奥格门汀（augmentin），或与替卡西林组成复合制剂替门汀（timentin），前者为口服给药，后者为注射给药。

青霉烷砜类的舒巴坦（sulbactam）和他唑巴坦（tazobactam）与克拉维酸作用机制相似，均为 β-内酰胺酶抑制剂。优立新（unasyn）是氨苄西林与舒巴坦按照 1∶1 比例组合的复合制剂，注

射给药。他唑巴坦与哌拉西林组成的复合制剂他唑西林（tazocillin），可以使原来对氧哌嗪耐药的菌株变成敏感菌。

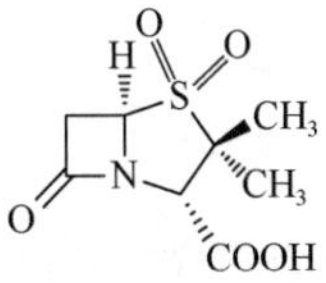

舒巴坦 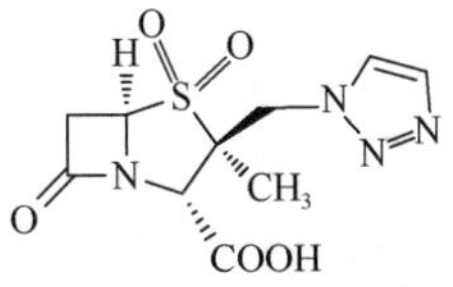　　　　　　　　他唑巴坦

　　根据孪药原理，将舒巴坦与氨苄西林缩合成双酯化合物舒他西林（sultamicillin），以改善药动学性质而发挥最佳保护作用。

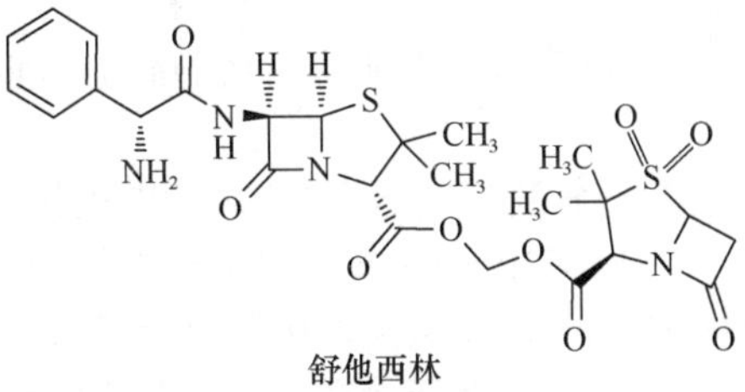

舒他西林

　　阿维巴坦（avibactam）属于二氮杂双环辛酮化合物，是新开发的非 β-内酰胺酶抑制剂，本身没有抗菌活性，能抑制 A 型（包括 ESBL 和 KPC）和 C 型 β-内酰胺酶。2015 年美国 FDA 批准艾尔健公司的复方阿维巴坦头孢他啶，用于治疗对现有抗生素耐药的产广谱 β-内酰胺酶及肺炎克雷伯杆菌碳青霉烯酶的细菌感染。

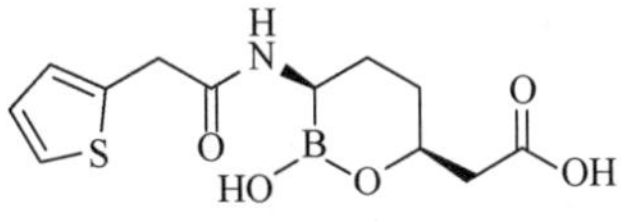

　　法硼巴坦（vaborbactam）是一种新型的环硼酸基 β-内酰胺酶抑制剂，2017 年美国 FDA 批准的法硼巴坦与美罗培南组成复合制剂，能显著提高美罗培南的活性，用于治疗成人复杂性尿路感染，包括急性肾盂肾炎。

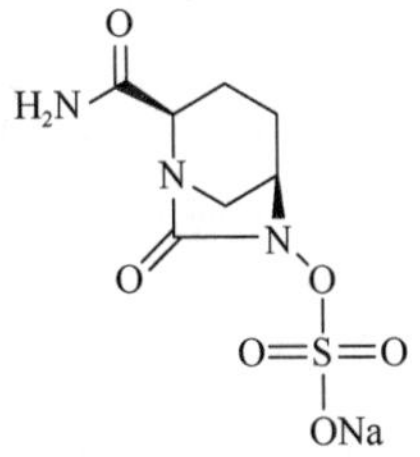

阿维巴坦钠　　　　　　　　　法硼巴坦
avibactam sodium　　　　　　　Vaborbactam

氨曲南 aztreonam

　　化学名为 [2S-[2α, 3β(Z)]]-2-[[[1-(2-氨基-4-噻唑基)-2-[(2-甲基-4-氧代-1-磺酸基-3-氮杂环丁烷基) 氨基]-2-氧代亚乙基] 氨基] 氧代]-2-甲基丙酸 ([2S-[2α, 3β(Z)]]-2-[[[1-(2-amino-4-thiazolyl)-2-[(2-methyl-4-oxo-1-sulfo-3-azetidinyl) amino]-2-oxo-ethylidene]amino]oxy]-2-methylpropanoic acid)。

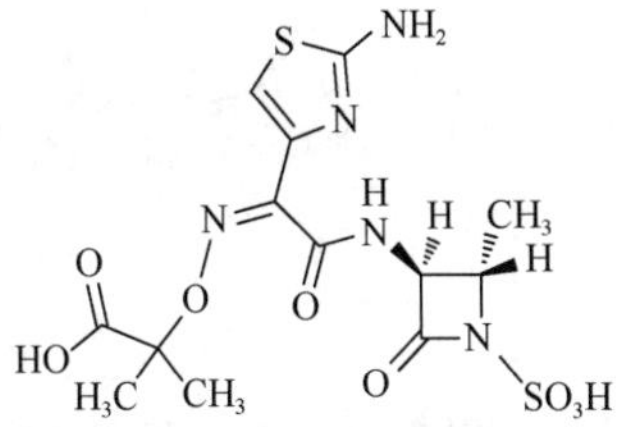

　　本品为白色至淡黄色结晶性粉末，无臭，有引湿性。在 N, N-二甲基甲酰胺或二甲基亚砜中溶解，水中或甲醇中微溶，乙醇中极微溶解，乙酸乙酯中几乎不溶。

　　人们从 *Nocardia uniformis* 发酵液中分离到七种产物，依次命名为 nocardicins A～G；其中诺卡菌素 A（nocardicins A），尽管抗菌活性弱，抗菌谱窄，但对各种 β-内酰胺酶都很稳定。此前普遍认为 β-内酰胺环必须骈合一个五元环或六元环才具有抗菌活性，而诺卡菌素 A 的发现改变了这一看法。

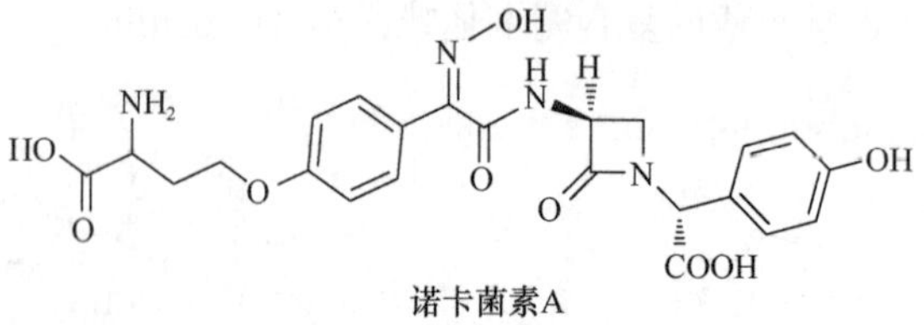

诺卡菌素A

诺卡菌素 A 抗菌活性较差，利用其母核 3-氨基诺卡菌素（3-ANA）进行结构修饰，C-3 位引入第三代头孢菌素的典型侧链氨噻肟基团，制备相关衍生物进行活性筛选。1987 年氨曲南由 Sqiubb 公司开发上市，是第一个全合成的单环 β-内酰胺类抗生素。

氨曲南与革兰氏阴性细菌细胞膜上的 PBP-3 具有高度亲和性，能抑制细菌细胞壁的合成。对需氧革兰氏阴性菌有高度抗菌活性，用于敏感的大肠杆菌、克雷伯杆菌、沙雷杆菌、铜绿假单胞菌等革兰氏阴性菌所致的感染，包括肺炎、胸膜炎、腹腔感染、胆道感染、骨和关节感染等，具有很好的耐酶性能。

硫霉素（thienamycin）是第一个发现的天然碳青霉烯类抗生素，具有广谱、高效、耐酶的特点，但化学性质不稳定，难以应用于临床。由硫霉素结构改造得到的碳青霉烯类抗生素（carbapenems）对革兰氏阳性和阴性菌、需氧菌、厌氧菌有很强的抗菌活性，且对 β-内酰胺酶稳定，已成为治疗严重细菌感染最主要的抗菌药物之一。上市品种有亚胺培南（imipenem）、美洛培南（meropenem）、帕尼培南（panipenem）、比阿培南（biapenem）、厄他培南（ertapenem）、多利培南（doripenem）和泰比培南（tebipenem）等。

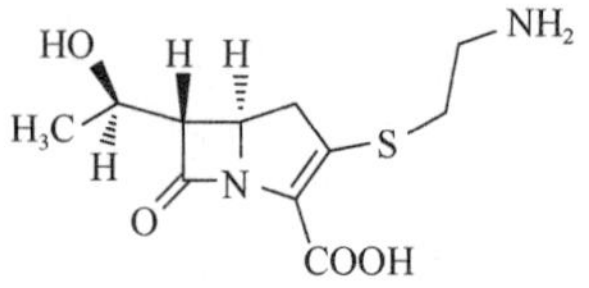

硫霉素 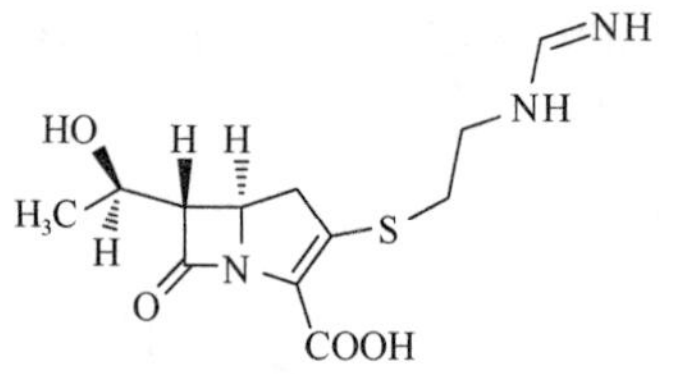　　　　　　亚胺培南 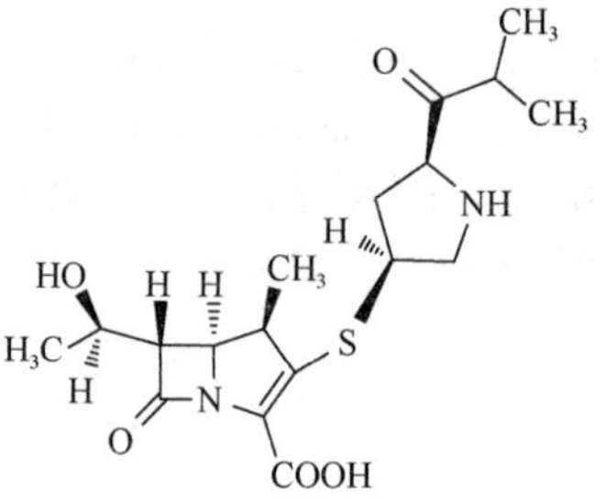　　　　　　美罗培南

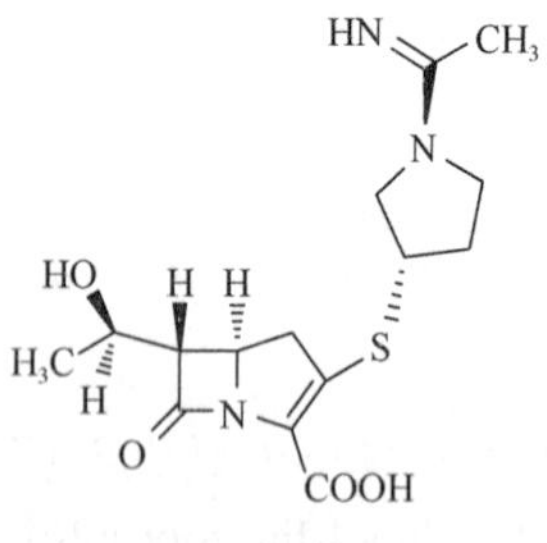

帕尼培南 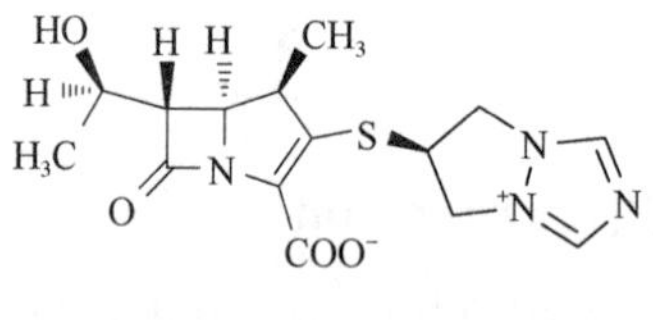　　　　　比阿培南 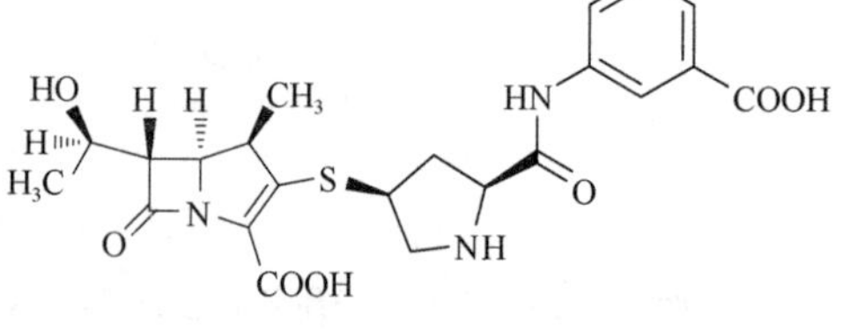　　　　　　厄他培南

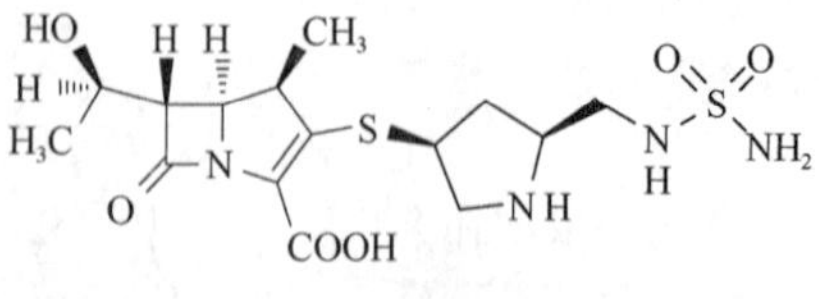

多利培南 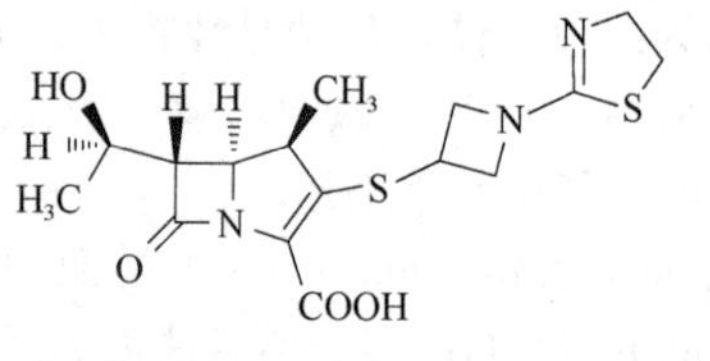　　　　　　泰比培南

临床使用中，存在于肾小管近端的刷状边缘微细绒毛上的肾肽酶（dehydropeptidase-Ⅰ，DHP-Ⅰ）易降解亚胺培南，亚胺培南/西司他丁复合制剂的西司他丁能有效抑制肾肽酶。帕尼培南/倍他

米隆复合制剂中倍他米隆不是 DHP-Ⅰ 抑制剂，本身也没有抗菌活性，但能减少帕尼培南在肾组织的蓄积，减轻肾毒性。

西司他丁　　　　　　　　　倍他米隆

第二节　四环素类抗生素
Tetracycline antibiotics

四环素类抗生素是由放线菌属产生或半合成的一类碱性广谱抗生素，是由 A、B、C、D 四环构成的并四苯结构，不同药物一般由 C-5、C-6 和 C-7 位上取代基差异所决定。由链霉菌直接产生的有金霉素（chlortetracycline）、土霉素（oxytetracycline）、四环素（tetracycline）、地美环素（demeclocycline）。四环素类抗生素有相似的理化性质，分子中含有碱性的二甲氨基、酸性的酚羟基和烯醇羟基，呈两性化合物的特性。天然四环素类抗生素易产生耐药性，而且化学性质不稳定。

	R₁	R₂	R₃	R₄
金霉素	—H	—OH	—CH₃	—Cl
土霉素	—OH	—OH	—CH₃	—H
四环素	—H	—OH	—CH₃	—H
地美环素	—H	—OH	—H	—Cl

四环素 tetracycline

化学名为 (4*S*, 4a*S*, 5a*S*, 6*S*, 12a*S*)-4-(二甲氨基)-1, 4, 4a, 5, 5a, 6, 11, 12a-八氢-3, 6, 10, 12, 12a-五羟基-6- 甲基-1, 11- 二氧代- 并四苯-2- 甲酰胺 ((4*S*, 4a*S*, 5a*S*, 6*S*, 12a*S*)-4-(dimethylamino)-1, 4, 4a, 5, 5a, 6, 11, 12a-octahydro-3, 6, 10, 12, 12a-pentahydroxy-6-methyl-1, 11-dioxonaphthacene-2-carboxamide)。

本品常用其盐酸盐，为黄色结晶性粉末，无臭，味苦。在水中溶解，乙醇中略溶，三氯甲烷或乙醚中不溶。1% 水溶液的 pH 为 1.8～2.8。

1948 年，达格尔（Duggar）等从金色链丝菌（*Streptomyces auraofaciens*）的发酵液分离得到金霉素，是首个四环素类抗生素，随后芬德利（Findlay）和布思（Boothe）等相继分离得到土霉素和四环素。

干燥条件下四环素类抗生素的固体比较稳定，但遇日光易变色。酸性、碱性条件下易发生变性反应。

（1）酸性条件下的变性反应：酸性条件下四环素的 C-6 位羟基与 C-5α 位氢原子发生反式消除反应，生成无活性的黄色脱水物（anhydrotetracycline）。

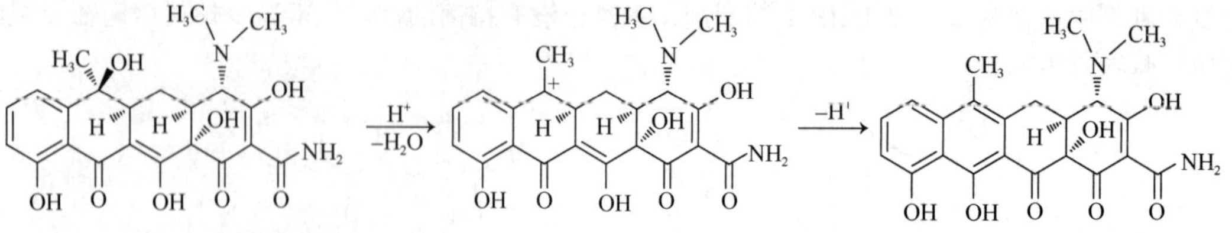

脱水物

同时 C-4 位的二甲氨基在酸性条件下（pH=4~6）易发生差向异构化，生成差向异构体（4-epitetracycline），它不仅活性较弱，而且毒性是四环素的 2~3 倍。磷酸根、枸橼酸根和乙酸根等离子可加速此差向异构化反应。土霉素 C-5 位羟基与 C-4 位二甲氨基之间存在氢键，羟基反应活性受到抑制，C-4 位差向异构化比四环素困难，因此土霉素比四环素稳定；而金霉素 C-7 位氯原子的空间位阻作用，使差向异构化反应更易发生。

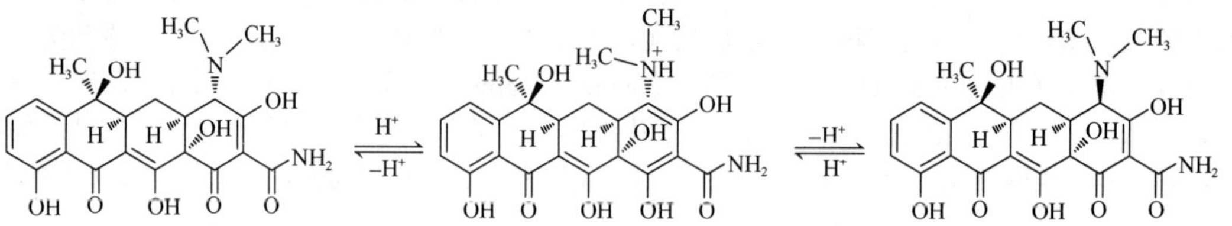

差向异构体

（2）碱性条件下的变性反应：碱性条件下 OH^- 作用于四环素 C-6 位羟基生成氧阴离子，再对同位于 C 环上的 C-11 位羰基碳原子亲核进攻，C 环破裂生成内酯产物。

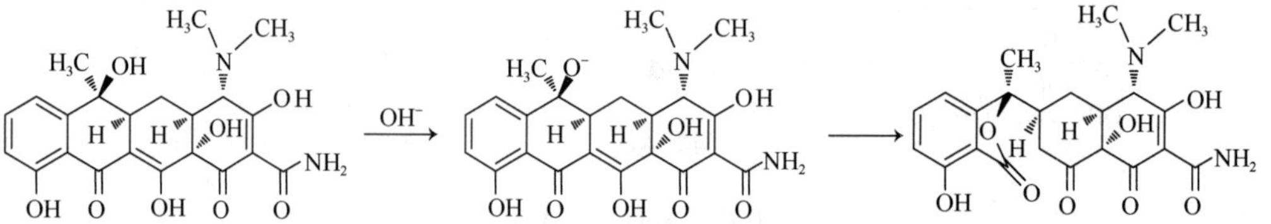

（3）与金属离子的变性反应：四环素类分子中的酚羟基、烯醇羟基及羰基可与金属离子螯合，形成有色金属配合物。与钙离子、铝离子形成黄色配合物，与铁离子形成红色配合物。

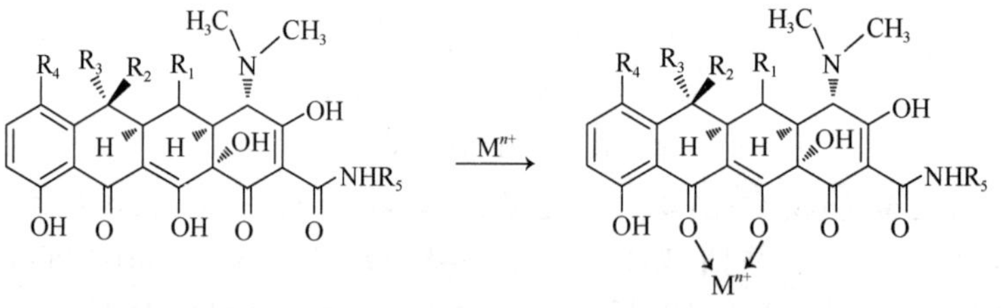

此类金属配合物溶解度较低，影响药物吸收。四环素类抗生素可与牙齿上的钙形成黄色配合物，并沉积于牙齿和骨骼上产生所谓的"四环素牙"，孕妇、哺乳期妇女及 8 岁以下儿童禁用此类抗生素。

四环素类抗生素为广谱抗生素，对多种革兰氏阳性球菌、杆菌，革兰氏阴性球菌、肠杆菌、布鲁氏菌、霍乱弧菌等都有抗菌作用；对螺旋体、立克次体和一些原虫也有作用。

四环素类抗生素作用机制为四环素与细菌核糖体 30S 亚基结合后，阻止氨酰-tRNA（aminoacyl-tRNA）进入核糖体 A 位点，导致肽链的延伸受阻，使细菌蛋白质无法合成，产生抗菌作用。

针对天然四环素类抗生素理化性质不稳定、抗菌活性不强及耐药性等问题，对四环素的不同化学位点进行修饰，得到了一些半合成四环素（表 12-7）。

表 12-7　半合成四环素类抗生素

名称	化学结构	特点
米诺环素 minocycline	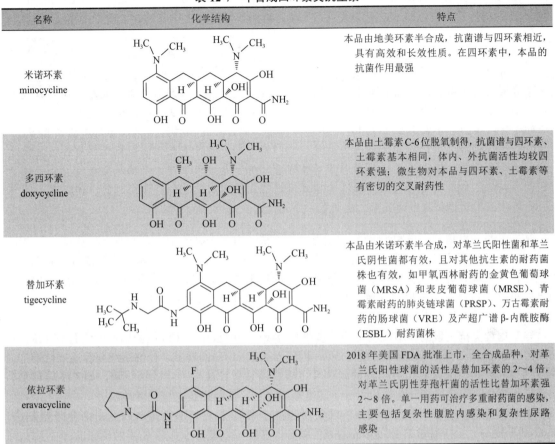	本品由地美环素半合成，抗菌谱与四环素相近，具有高效和长效性质。在四环素中，本品的抗菌作用最强
多西环素 doxycycline		本品由土霉素 C-6 位脱氧制得，抗菌谱与四环素、土霉素基本相同，体内、外抗菌活性均较四环素强；微生物对本品与四环素、土霉素等有密切的交叉耐药性
替加环素 tigecycline		本品由米诺环素半合成，对革兰氏阳性菌和革兰氏阴性菌都有效，且对其他抗生素的耐药菌株也有效，如甲氧西林耐药的金黄色葡萄球菌（MRSA）和表皮葡萄球菌（MRSE）、青霉素耐药的肺炎链球菌（PRSP）、万古霉素耐药的肠球菌（VRE）及产超广谱 β- 内酰胺酶（ESBL）耐药菌株
依拉环素 eravacycline		2018 年美国 FDA 批准上市，全合成品种，对革兰氏阳性球菌的活性是替加环素的 2～4 倍，对革兰氏阴性芽孢杆菌的活性比替加环素强 2～8 倍。单一用药可治疗多重耐药菌的感染，主要包括复杂性腹腔内感染和复杂性尿路感染

第三节　氨基糖苷类抗生素
Aminoglycoside antibiotics

　　氨基糖苷类抗生素是由微生物产生或半合成制得的，按照其来源分为三类：①由链霉菌（*Streptomyces*）产生的，如链霉素（streptomycin）、卡那霉素（kanamycin）、巴龙霉素（paromomycin）、新霉素（neomycin）、妥布霉素（tobramycin）和利维霉素（lividomycin）等；②由小单胞菌（*Micromonospora*）产生的，如庆大霉素（gentamicin）、西索米星（sisomicin）和小诺米星（micronomicin）等；③半合成抗生素，如阿米卡星（amikacin）、地贝卡星（dibekacin）、阿贝卡星（arbekacin）和奈替米星（netilmicin）等。

硫酸链霉素 streptomycin sulfate

　　化学名为 *O*-2-甲氨基-2-脱氧-α-*L*-葡吡喃糖苷-(1→2)-*O*-5-脱氧-3-*C*-甲酰基-α-*L*-来苏呋喃糖基-(1→4)-*N*^{1}, *N*^{3}-二脒基-*D*-链霉胺硫酸盐 (*O*-2-deoxy-2-(methylamino)-α-*L*-glucopyranosyl-(1→2)-*O*-

5-deoxy-3-*C*-formyl-α-*L*-lyxofuranosyl-(1→4)-N^1, N^3-bis (aminoiminomethyl)-*D*-streptamine sulfate)。

本品为白色或类白色粉末，无臭或几乎无臭，有引湿性，在水中易溶，乙醇中不溶。

> **知识链接**
>
> 　　链霉素发现之前，肺结核是人类面临的巨大灾难。1882年科赫用染色剂发现了结核杆菌。受青霉素发现的影响，瓦克斯曼从1939年开始致力于从土壤中发现抗生素，先后分离到放线菌素和链丝菌素，两者都能杀死革兰氏阴性菌，但因毒性太大无法供临床使用。后来瓦克斯曼的学生阿尔伯特·斯卡兹于1943年10月分离到两批放线菌菌体，后来改名为灰色链霉菌。它能产生一种有效杀死革兰氏阴性菌的抗生素，而青霉素对其毫无作用。瓦克斯曼将该抗生素命名为链霉素，后在默克公司帮助下对链霉素进行了大规模生产，动物和临床试验发现链霉素治疗肺结核既安全又有效，链霉素从发现到临床应用仅仅花费了3年时间。链霉素是第一个对革兰氏阴性菌有效的药物，也是第一个用于治疗肺结核的特效药。

　　链霉素是由链霉胍、链霉糖和 *N*-甲基葡萄糖组成，有3个碱性中心，即两个胍基和一个仲氨基，可以与各种酸成盐，临床上用硫酸盐和盐酸盐。氨基糖苷类抗生素属于浓度依赖性杀菌剂，对铜绿假单胞菌、肺炎克雷伯菌、大肠埃希菌等的抗生素后效应（PAE）较长。链霉素对结核杆菌具有很强的抗菌作用，但现在耐药性比较严重，与其他抗结核药物联合用药才能减少耐药性，存在对耳、肾的毒副作用。

　　氨基糖苷类抗生素的作用机制是细菌蛋白质合成过程中直接与30S核糖体亚单位的16S rRNA解码区的A部位结合，合成异常的蛋白质，阻碍已合成蛋白质的释放，使细菌细胞膜通透性增加，导致细菌的死亡。细菌对该类药物的耐药性主要是通过质粒传导产生的钝化酶，如乙酰转移酶、核苷转移酶和磷酸转移酶分别作用于分子的氨基或羟基，使药物丧失抗菌活性。

　　卡那霉素有A、B、C三个组分，通常所指的卡那霉素为卡那霉素A，是由两分子氨基去氧-*D*-葡萄糖与一分子脱氧链霉胺形成的碱性糖苷，在临床上使用卡那霉素A的硫酸盐。

　　卡那霉素对革兰氏阴性菌和革兰氏阳性菌均有效，口服用于治疗敏感菌所致的肠道感染，肌内注射用于敏感菌所致的肺炎、败血症和尿路感染等。该类抗生素容易产生耐药性，常见机制是通过细菌产生的酰基转移酶（acetyltransferases，AAC）、腺苷转移酶（adenylytransferases，ANT）和磷酸转移酶（phosphotransferases，APH）对卡那霉素的活性位点进行修饰导致失活。

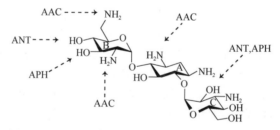

图 12-13　氨基糖苷钝化酶对卡那霉素 B 的修饰位点

　　卡那霉素化学修饰主要位于A环和B环，对A环C-1位氨基酰化引入 (2*S*)-4-氨基-2-羟基丁酰基得到阿米卡星（amikacin），对细菌产生的各种转移酶稳定，利用侧链基团的空间位阻抑制B环C-2′、C-3′位的乙酰化和磷酸化反应，阿米卡星用于治疗对卡那霉素或庆大霉素耐药的革兰氏阴性菌所致的感染。将容易被钝化酶修饰的B环C-3′、C-4′位的羟基除去后制得地贝卡星（dibekacin），继而在地贝卡星A环的C-1位氨基上引入 (2*S*)-4-氨基-2-羟基丁酰基开发出阿贝卡星（arbekacin），它们不仅对钝化酶有防护作用，而且对敏感菌也保持了原有的活性。

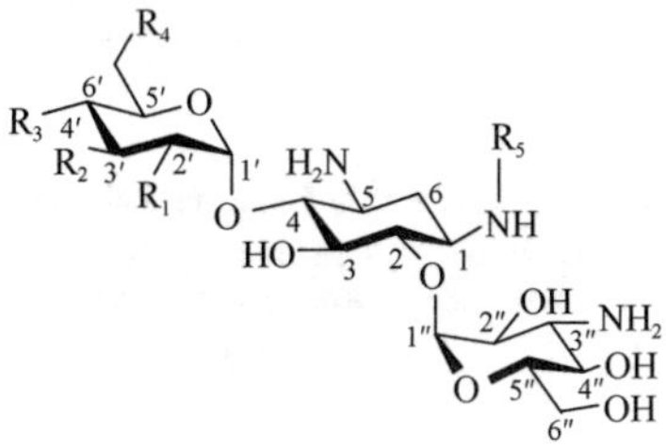

	R_1	R_2	R_3	R_4	R_5
卡那霉素A	—OH	—OH	—OH	—NH$_2$	—H
卡那霉素B	—NH$_2$	—OH	—OH	—NH$_2$	—H
卡那霉素C	—NH$_2$	—OH	—OH	—OH	—H
阿米卡星	—OH	—OH	—OH	—NH$_2$ 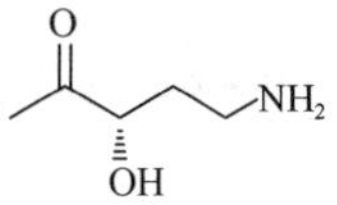	
地贝卡星	—NH$_2$	—H	—H	—NH$_2$	—H
阿贝卡星	—NH$_2$	—H	—H	—NH$_2$ 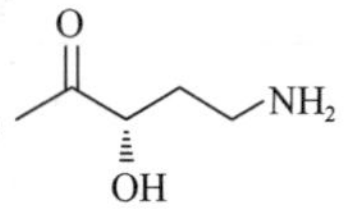	

庆大霉素含有庆大霉素 C_1、庆大霉素 C_{1a} 和庆大霉素 C_2 等组分,为一种多组分抗生素,常用其硫酸盐,为白色或类白色结晶性粉末。庆大霉素及同系物化学结构和特点见表 12-8。

表 12-8 庆大霉素及同系物

名称	化学结构	特点
庆大霉素 C_1	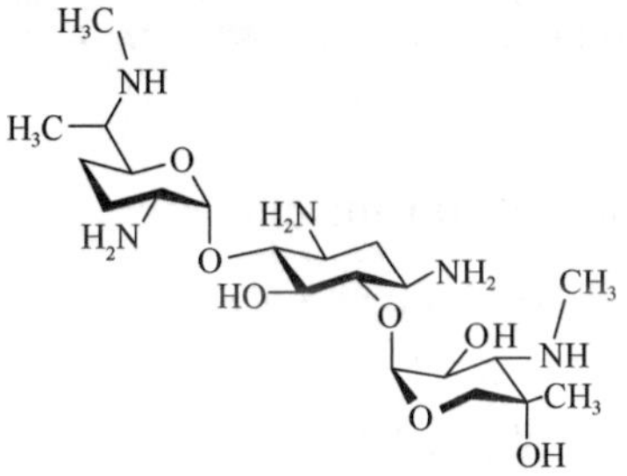	庆大霉素对大肠杆菌、产气杆菌、克雷伯杆菌、奇异变形杆菌、某些吲哚阳性变形杆菌、铜绿假单胞菌、某些奈瑟菌、某些无色素沙雷杆菌和志贺菌等革兰氏阴性菌有抗菌作用;革兰氏阳性菌中,金黄色葡萄球菌对本品有一定的敏感性;链球菌均对本品耐药,厌氧菌、结核杆菌、立克次体、病毒和真菌亦对本品耐药
庆大霉素 C_{1a}	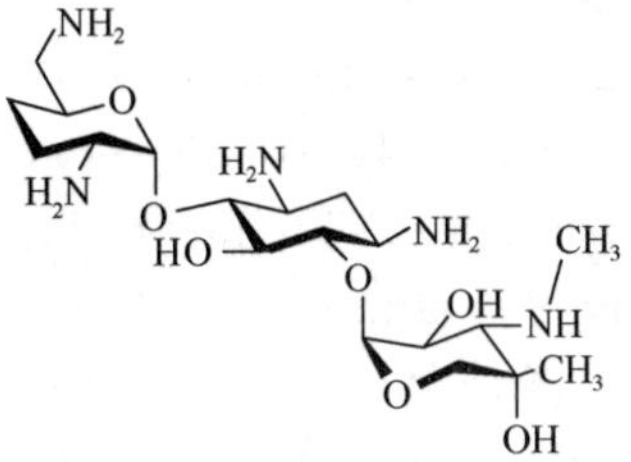	
庆大霉素 C_2	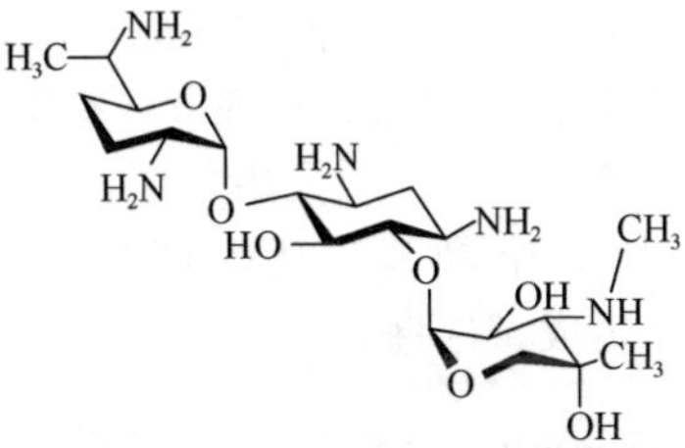	
小诺米星	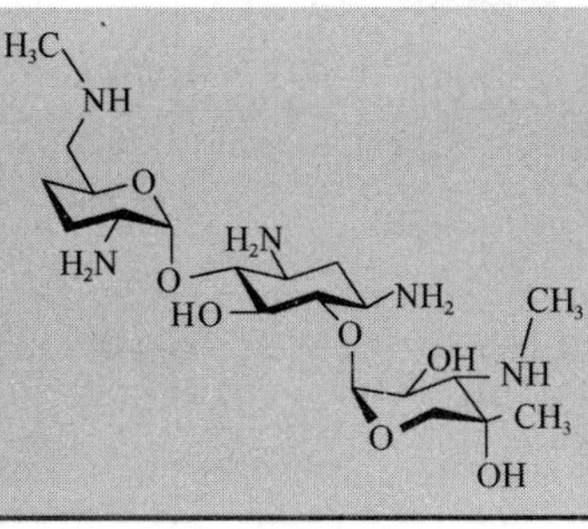	小诺米星又称沙加霉素(sagamicin),常用其硫酸盐;抗菌谱近似庆大霉素,对能钝化庆大霉素的乙酰转移酶稳定,对产生该酶的耐药菌有效

名称	化学结构	特点
西索米星		西索米星又称西梭霉素、西索霉素，常用其硫酸盐；抗菌性质与庆大霉素近似，对铜绿假单胞菌的抗菌作用较庆大霉素强，与妥布霉素相接近

第四节　大环内酯类抗生素
Macrolide antibiotics

大环内酯类抗生素（macrolide antibiotics）是链霉菌产生的一类广谱抗生素，有一个 14～16 元内酯环的基本结构，内酯环上的羟基分别与脱氧糖胺或 6-脱氧糖缩合成碱性糖苷，主要包括红霉素类（erythromycins）：红霉素（erythromycin）及其衍生物罗红霉素（roxithromycin）、阿奇霉素（azithromycin）、克拉霉素（clarithromycin）等；螺旋霉素（spiramycin）和麦迪霉素（midecamycin）。

红霉素 erythromycin

化学名为(2R, 3S, 4S, 5R, 6R, 8R, 10R, 11R, 12S, 13R)-5-[3-氨基-3, 4, 6-三脱氧-N, N-二甲基-β-D-吡喃木糖基）氧]-3-[(2, 6-二脱氧-3-C-甲基, 3-O-二甲基-α-L-吡喃核糖基）氧]-13-乙基-6, 11, 12-三羟基-2, 4, 6, 8, 10, 12-六甲基-9-氧代十三烷-13-内酯 ((2R, 3S, 4S, 5R, 6R, 8R, 10R, 11R, 12S, 13R)-5-(3-amino-3, 4, 6-trideoxy-N, N-dimethyl-β-D-xylo-hexopyranos-yloxy)-3-(2, 6-dideoxy-3-C, 3-O-dimethyl-α-L-ribo-hexopyranosyloxy)-13-ethyl-6, 11, 12-trihydroxy-2, 4, 6, 8, 10, 12-hexamethyl-9-oxotridecan-13-olide)。

本品为白色或类白色的结晶或粉末，无臭，微有引湿性。在甲醇、乙醇或丙酮中易溶，水中极微溶解，$[\alpha]_D^{25}=-78°$（无水乙醇，$C=1.99$）。

从红色链丝菌（*Streptomyces erythreus*）的发酵液中分离出 A、B、C 三种成分，红霉素 A 为主要活性成分，即通常所说的红霉素；红霉素 B 活性低、毒性大，红霉素 C 活性较低，两者被视为杂质。礼来公司 1952 年开发上市，红霉素有一个十四元内酯环，即红霉内酯（erythronolide），内酯环上有 C-3、C-5、C-6、C-11、C-12 位五个羟基，其中 C-3 位和 C-5 位分别与克拉定糖（cladinose）和红霉脱氧糖胺（desosamine）生成碱性糖苷。

	R_1	R_2
红霉素A	—OH	—CH_3
红霉素B	—H	—CH_3
红霉素C	—OH	—H

红霉素只能口服，红霉素与乳糖醛酸成盐制备的乳糖酸红霉素（erythromycin lactobionate），水溶性提高，可供注射使用。

红霉素化学性质不稳定，酸性条件下 C-9 位羰基首先被质子化，然后 C-6 位羟基进攻 C-9 位羰基碳原子，再与 C-8 位氢原子脱水生成半缩酮衍生物；C-12 位羟基再对 C-8 和 C-9 之间的双键进行加成，生成螺旋酮；最后 C-11 位的羟基与 C-10 位氢原子脱水消去一分子水，同时水解脱去克拉定糖，产物失去生物活性。

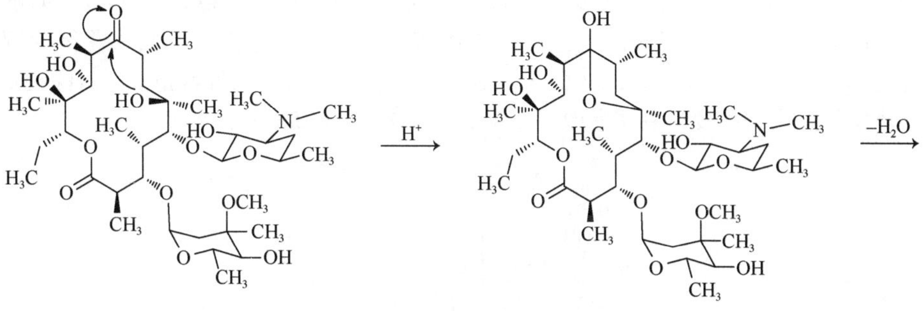

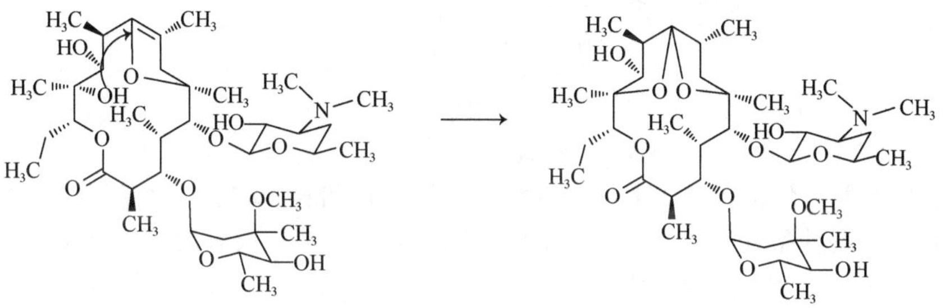

半缩酮衍生物   螺旋酮

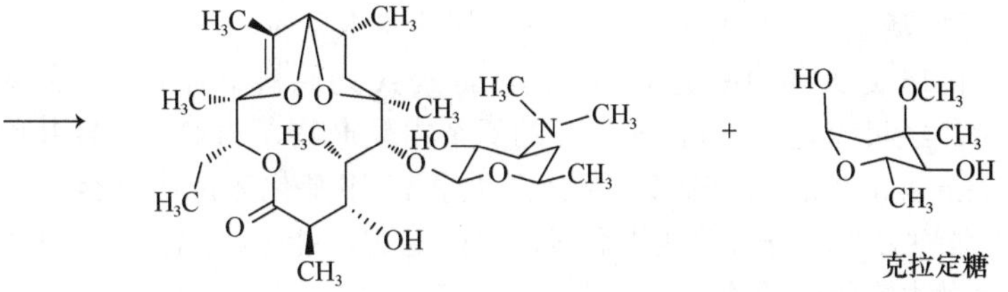

克拉定糖

将红霉素 C-5 位去氧氨基糖的 C-2″ 羟基制备成酯类衍生物，引入的酯基对 C-6 羟基有空间位阻作用，可降低羟基对 C-9 位羰基的亲核能力，改善其稳定性和水溶性，如红霉素碳酸乙酯（erythromycin ethylcarbonate）可配成混悬液供儿童服用；红霉素硬脂酸酯（erythromycin stearate）和依托红霉素（erythromycin estolate）均比红霉素稳定，可口服；琥乙红霉素（erythromycin ethylsuccinate）无味，在水中几乎不溶。红霉素酯类衍生物在体内水解释放出红霉素，产生抗菌作用。

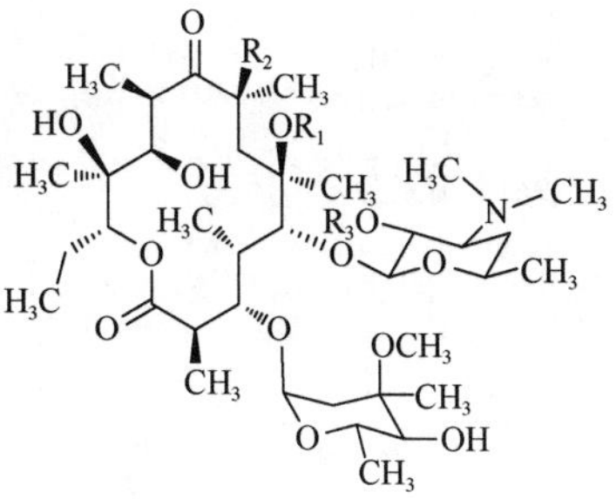

	R_1	R_2	R_3
红霉素碳酸乙酯	—H	—H	—COOCH$_2$CH$_3$
红霉素硬脂酸酯	—H	—H	—CO(CH$_2$)$_{16}$CH$_3$
琥乙红霉素	—H	—H	—CO(CH$_2$)$_2$OCOCH$_2$CH$_3$
依托红霉素	—H	—H	—COOCH$_2$CH$_3$,C$_{12}$H$_{25}$SO$_3$H
克拉霉素	—CH$_3$	—H	—H
氟红霉素	—H	—F	—H

红霉素对革兰氏阳性菌有较强的抑制作用，对革兰氏阴性菌也有相当的抑制作用，金黄色葡萄球菌易产生耐药性；用于链球菌引起的扁桃体炎、李斯特菌病、肺炎链球菌引起的下呼吸道感染等。

大环内酯类抗生素的作用机制是抗生素抑制原核生物核糖体的 50S 业单位，细胞核糖体数量下降，蛋白质合成能力降低，细菌的生长被抑制；抑制肽酰基转移酶，阻碍肽链增长，抑制细菌蛋白质的合成，产生抗菌作用。

为了增加红霉素的稳定性，第二代大环内酯类抗生素的结构修饰主要在 C-9 位羰基、C-6 位羟基和 C-8 位氢原子。将 C-9 位羰基与羟胺进行缩合生成 (9E)-红霉素肟（(9E)-erythromycin A oxime），可阻止 C-6 位羟基对羰基的进攻，提高酸性条件下的稳定性；筛选获得的罗红霉素（roxithromycin），1987 年由 Russel-uclaf 公司在法国上市，抗菌谱与红霉素相似，对酸稳定，口服吸收迅速，药物的生物利用度得到明显改善，半衰期为 8.4～15.5h。

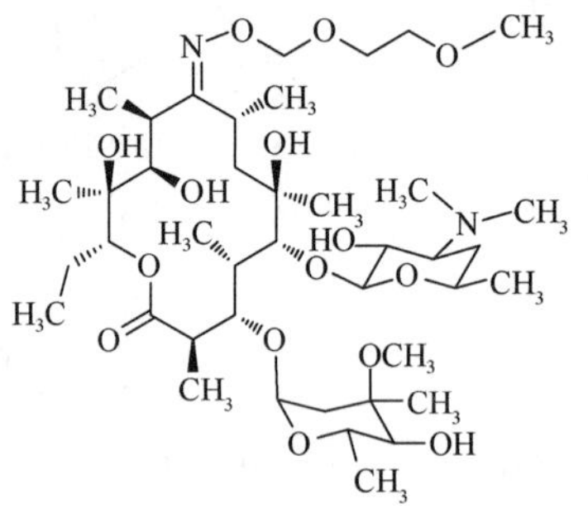

罗红霉素

红霉素 C-6 位羟基制得的甲氧基衍生物，即克拉霉素（clarithromycin），羟基无法与 C-9 位羰基形成半缩酮，可增加酸性条件下的稳定性；抗菌谱广，对需氧菌、厌氧菌、支原体、衣原体等病原微生物有效，体内活性比红霉素强 2～4 倍，毒性低 2～12 倍，生物利用度 55%，血清蛋白结合率 42%～50%，半衰期 3.3h。

红霉素 C-8 位氢原子用氟原子替换制得氟红霉素（flurithromycin），由于氟原子强吸电子作用降低了 C-9 位羰基的反应活性，也阻止 C-8 与 C-9 之间的脱水反应。

阿奇霉素是第一个 15 元大环内酯类抗生素，红霉素 A 为原料半合成；红霉素与盐酸羟胺缩合制备 (9E)-红霉素肟，经贝克曼重排得 15 元环的氮杂内酯产物，与 C-6 位羟基脱水生成红霉素 A 亚氨醚（erythromycin A 6, 9-iminoether），再经还原和 N-甲基化等反应制得阿奇霉素。它对许多革兰氏阴性菌有较强的活性，药动学性质显著，对酸稳定，能很好地分布于呼吸道，半衰期达 40h，可用于多种病原微生物所致的感染。

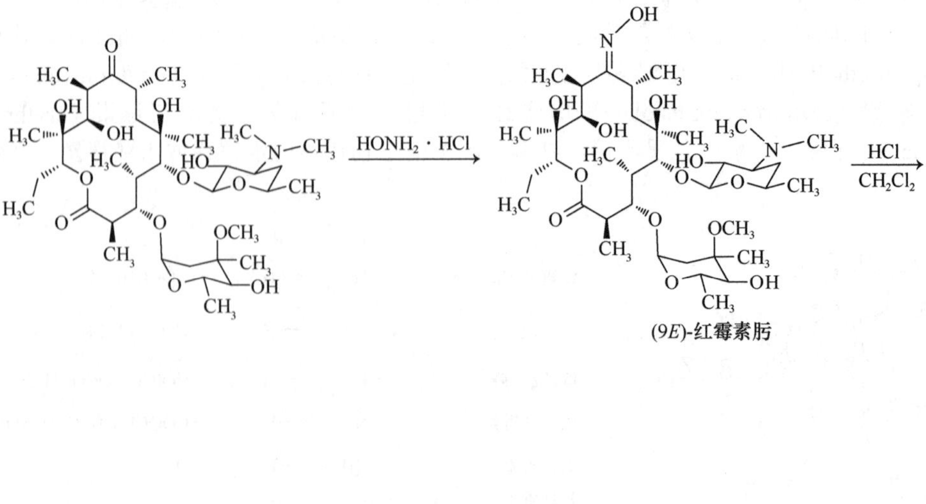

(9E)-红霉素肟

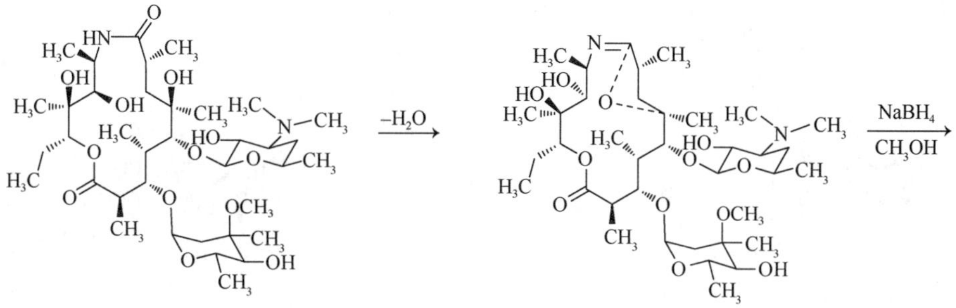

红霉素A亚胺醚

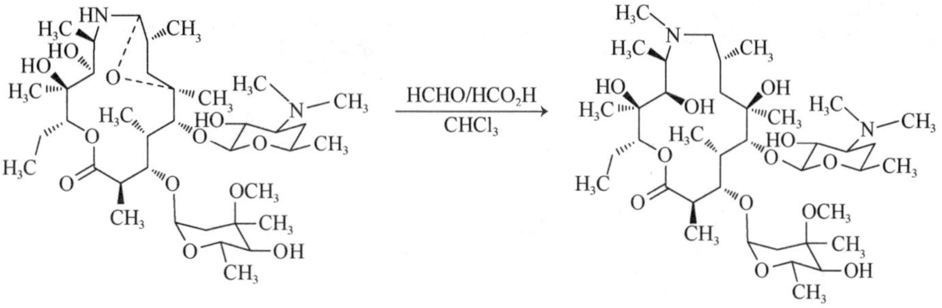

阿奇霉素

泰利霉素 telithromycin

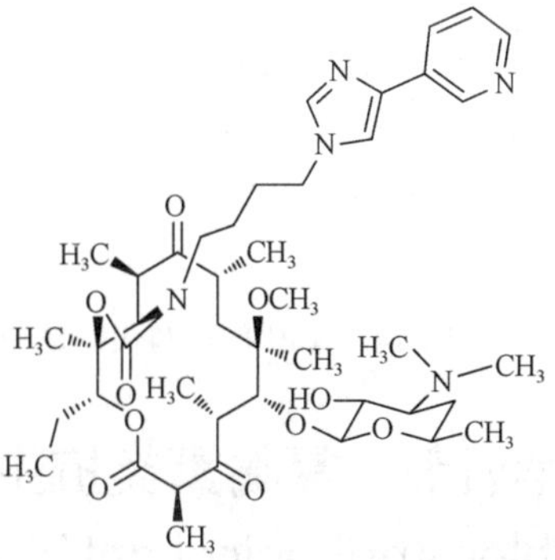

化学名为 3-去 [(2, 6-双脱氧-3-C-甲基, 3-O-甲基-α-L-阿草吡喃糖基) 氧]-11, 12-双脱氧-6-O-甲基-3-氧代-12, 11-[氧羰酰基 [[4-[4-(3-吡啶基)-1H-咪唑-1-基] 丁基] 亚氨基]] 红霉素 (3-de[(2, 6-dideoxy-3-C-methyl-3-O-methyl-α-L-ribohexopyranosyl) ox-y]-11, 12-dideoxy-6-O-methyl-3-oxo-12, 11-[oxycarbonyl[[4-[4-(3-pyridinyl)-1H-imidazol-1-yl]butyl]imino]]erythromycin)。

泰利霉素是第三代大环内酯类抗生素,半合成大环内酯-林可酰胺-链阳霉素 B(MLSB)家族中上市的第一个药物,属酮内酯类(ketolides)抗生素。大环内酯 C-3 位克拉定糖是诱导细菌产生耐药性的主要化学结构,用 C-3 位酮羰基取代克拉定糖,产物仍然对细菌保持活性,但几乎没有耐药性。同时将 C-6 位改造成甲氧基,C-11 和 C-12 之间骈合成环状的氨基甲酸酯结构,可增加对酸的稳定性。酮内酯类抗生素的发现改变了 C-3 位糖基是活性必需基团的认识。

泰利霉素的抗菌谱类似红霉素,但对野生型细菌核糖体的结合力分别是红霉素和克拉霉素的 10 倍和 6 倍,抗菌作用比阿奇霉素强。用于敏感菌所致的呼吸道感染,包括获得性肺炎、慢性支气管炎及扁桃体炎等。口服泰利霉素在肝脏被 CYP450 酶系代谢或非酶水解为 N-去甲基红霉脱氧糖胺衍生物、N-氧化吡啶衍生物、泰利醇和泰利酸。

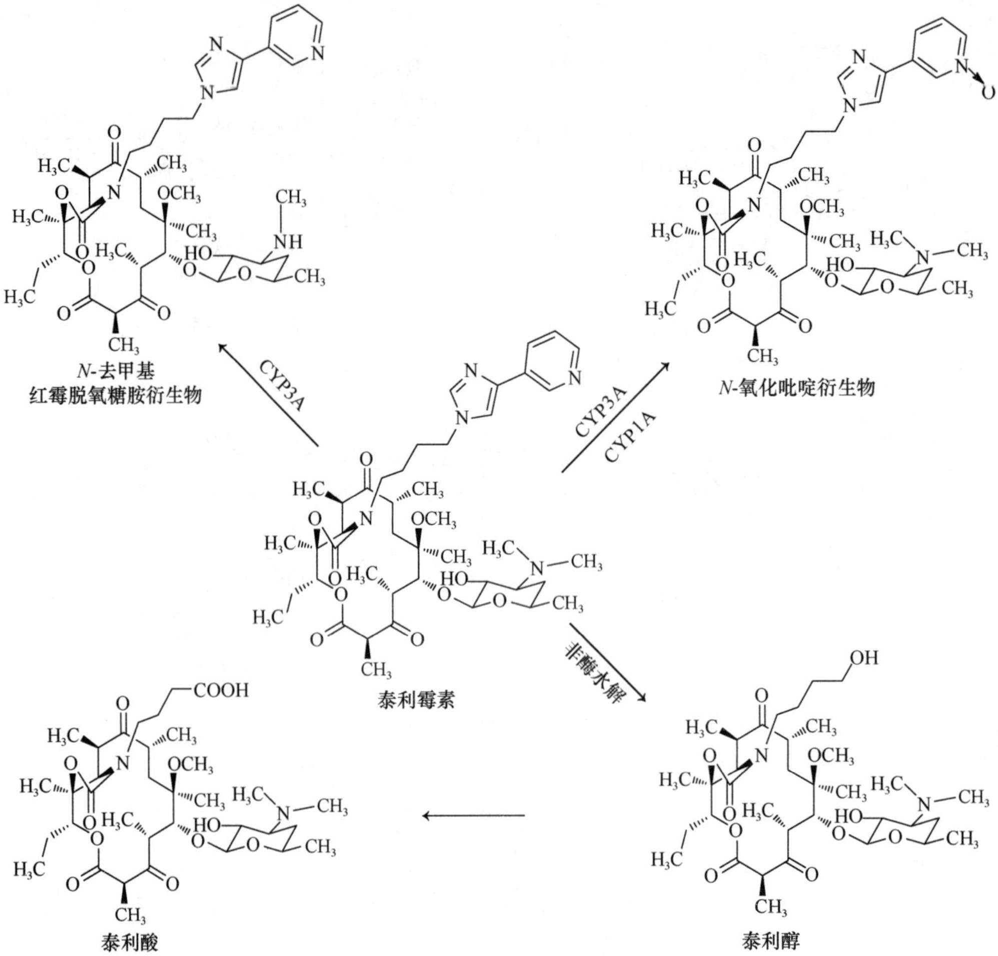

图 12-14 泰利霉素的代谢途径

第五节 氯霉素类抗生素
Chloramphenicol antibiotics

氯霉素类抗生素主要包括氯霉素及其衍生物，如琥珀氯霉素（chloramphenicol succinate）、棕榈氯霉素（chloramphenicol palmitate）和甲砜霉素（thiamphenicol）等。

氯霉素 chloramphenicol

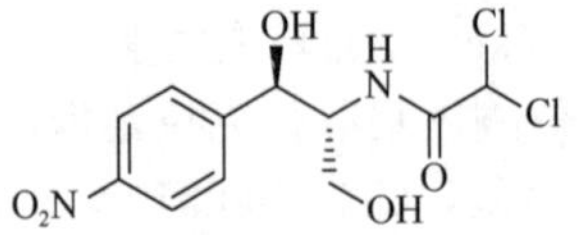

化学名为 2, 2-二氯-N-[(1R, 2R)-1, 3 二羟基-1-(4-硝基苯基) 丙烷-2-基] 乙酰胺 (2, 2-dichloro-N-((1R, 2R)-1, 3-dihydroxy-l-(4-nitrophenyl) propan-2-yl) acetami-de)。

本品为白色至微带黄绿色的针状、长片状结晶或结晶性粉末。在甲醇、乙醇、丙酮或丙二醇中易溶，在水中微溶。$[\alpha]_D^{20}=+18.6°\sim+21.5°$（无水乙醇，$C=4.86$），$[\alpha]_D^{25}=-25.5°$（乙酸乙酯），熔点 149～153℃。

　　氯霉素是 1947 年从委内瑞拉链霉菌（*Streptomyces venezuelae*）和其他土壤菌中分离得到的广谱抗生素，由于其结构比较简单，现在均采用化学合成。氯霉素为取代的 1, 3-丙二醇结构，分子中有 2 个手性碳原子，4 个旋光异构体中仅有 1*R*, 2*R*-(–)-异构体或 D-(–) 苏阿糖型显示抗菌活性，即为临床使用的氯霉素；曾经在临床使用过的合霉素（syntomycin）是氯霉素的外消旋体，疗效为氯霉素的一半。

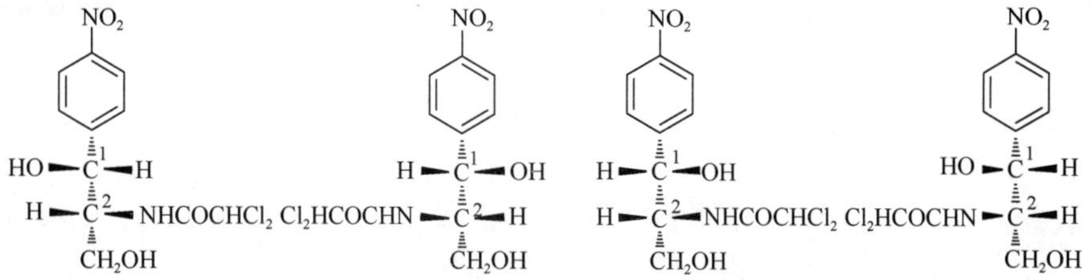

| 1*R*,2*R*-(–) | 1*S*,2*S*-(+) | 1*S*,2*R*-(+) | 1*R*,2*S*-(+) |
| D-(–)-*threo* | L-(+)-*threo* | D-(+)-*erythreo* | L-(–)-*erythreo* |

　　本品在干燥时稳定，在弱酸性和中性溶液中较稳定，煮沸未见分解；但在强碱性（>pH9）或强酸性（< pH2）溶液中易水解。

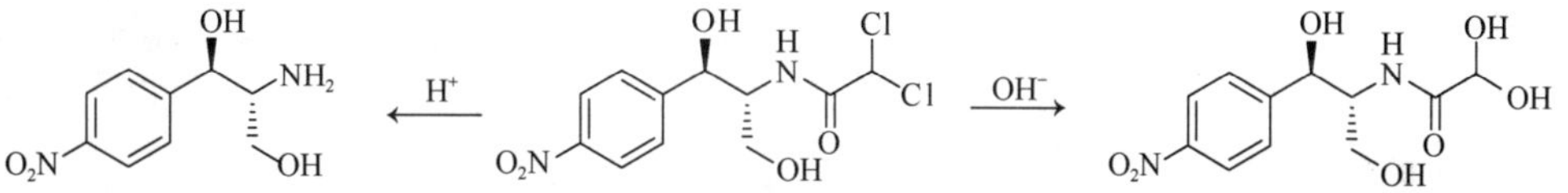

　　氯霉素可在乙醇溶液中被锌粉还原成羟胺衍生物，羟胺衍生物的氨基与苯甲酰氯进行甲酰化，反应物再与三氯化铁生成紫红色的络合物，这是《中国药典》（2020 版）对氯霉素进行定性鉴别的方法之一。

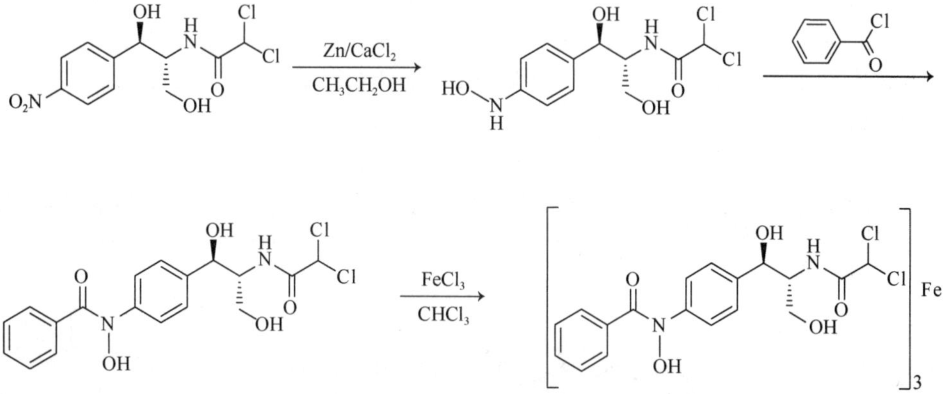

　　本品对需氧和厌氧的革兰氏阳性菌、革兰氏阴性菌都有抑制作用，用于伤寒、副伤寒和其他沙门菌、脆弱拟杆菌感染，与氨苄西林合用可用于流感嗜血杆菌脑膜炎。但在临床上表现有灰婴综合征（gray-baby syndrome）和再生障碍性贫血（aplastic anemia），使用剂量、周期和范围受到限制，一般情况下不考虑使用或尽可能少使用。

　　氯霉素的作用机制是抑制细菌蛋白质的合成，细菌产生的 *O*-酰化酶对氯霉素的游离羟基乙酰化是产生耐药性的原因之一。

　　有机酸对氯霉素 C-3 位羟基酯化制得的前药，能改善药动学性质；本品的硝基被 CYP450 酶系代谢为羟胺中间体，可能是引起再生障碍性贫血的化学原因，用甲砜基取代硝基得到甲砜霉素（thiamphenicol），见表 12-9。

表 12-9 氯霉素的酯化前药及其衍生物

名称	化学结构	特点
琥珀氯霉素	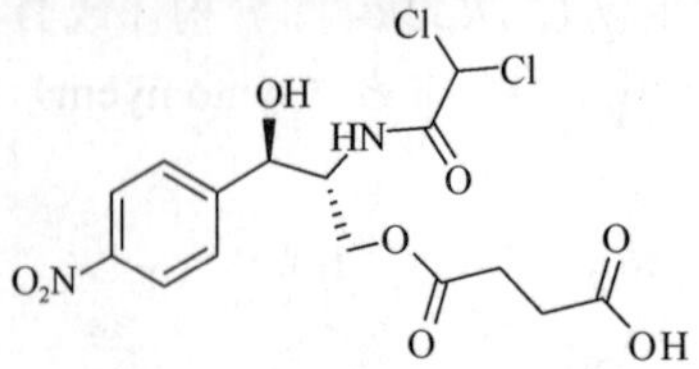	本品为氯霉素 C-3 位羟基琥珀酸酯化产物，水溶性提高，可进行肌内注射或静脉滴注，作为前药在体内水解成氯霉素
棕榈氯霉素	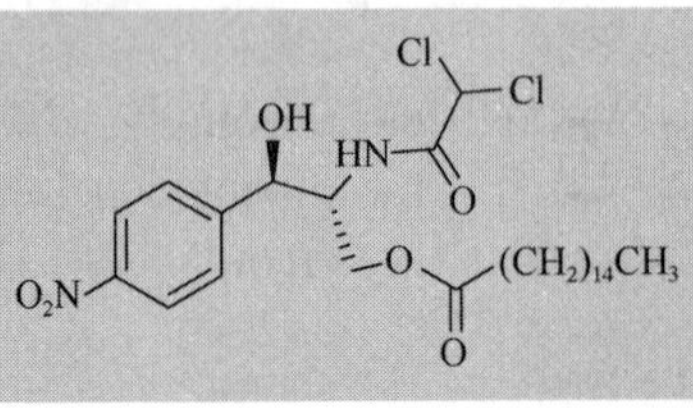	本品为氯霉素 C-3 位羟基棕榈酸酯化产物，称为无味氯霉素，没有苦味，适合儿童服用
甲砜霉素	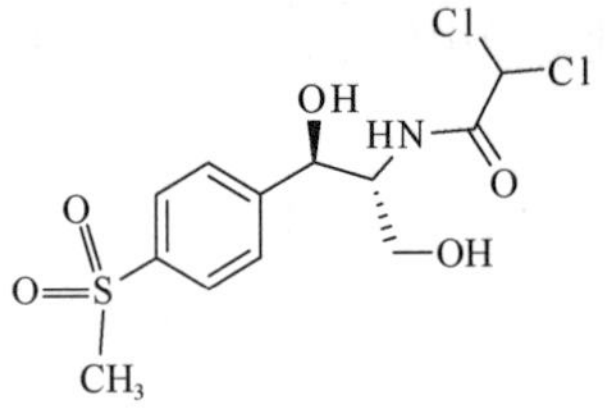	抗菌谱与氯霉素近似，可抑制红细胞、白细胞和血小板生成，但程度较氯霉素轻

本品的化学合成以对硝基苯乙酮为起始原料，在氯苯中与溴反应得到对硝基-α-溴代苯乙酮，再经 Delepine 反应制得对硝基-α-氨基苯乙酮盐酸盐；醋酐酰化得对硝基-α-乙酰氨基苯乙酮，与甲醛进行羟醛缩合反应得到对硝基-α-乙酰氨基-β-羟基苯丙酮；以异丙醇铝还原酮羰基制得 (±)-苏阿糖型-1-对硝基苯基-2-乙酰氨基-1,3-丙二醇，盐酸水解脱去乙酰基后制得（±）苏阿糖型-1-对硝基苯基-2-氨基-1,3-丙二醇盐酸盐，采用交叉诱导结晶法获得 D-(–)-苏阿糖型氨基物，以二氯乙酸甲酯酰化制得到氯霉素。

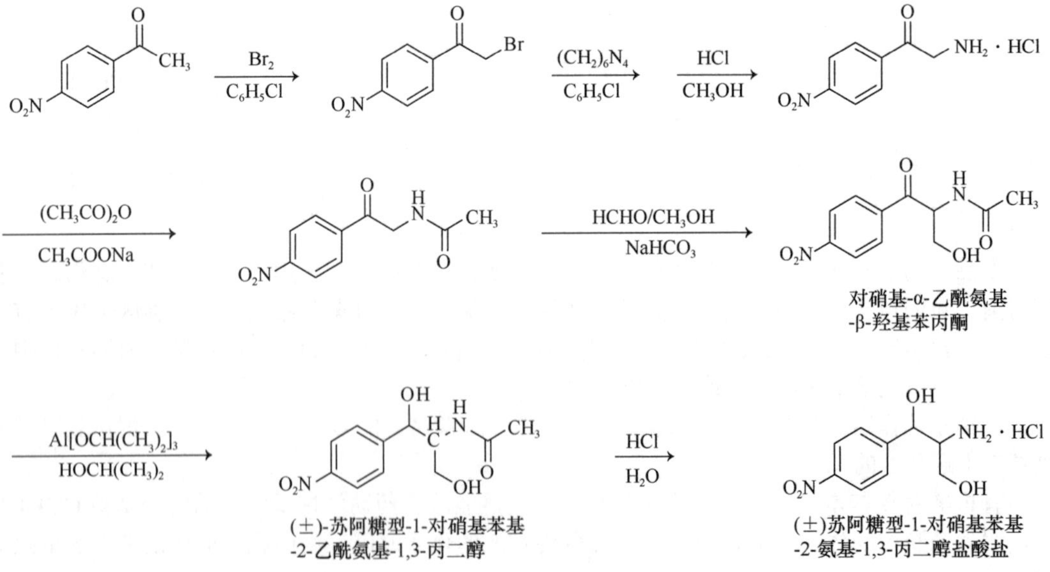

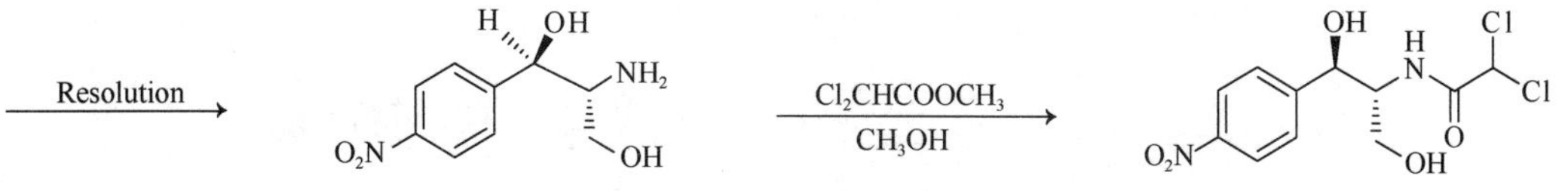

D-(−)-苏阿糖型氨基物　　　　　　　　　　　　　　　氯霉素

一、思考题

1. 试解释青霉素 G 不能口服及其钠盐或钾盐必须做成粉针剂型的原因。

2. 半合成 β-内酰胺类抗生素的关键中间体 6-APA、7-ACA、7-ADCA 及 GCLE 如何制备？

3. 如何对红霉素进行结构改造以提高其水溶性和对酸的稳定性？

4. 举例说明耐酸、耐酶和广谱青霉素的结构特点。

二、案例分析

患者，男，61 岁，因"反复发热 1 周，胸闷气急 1 天"入院，先予以抗感染治疗，再予抗病毒治疗 1 周，但仍发热。多学科会诊分析情况：患者寒战、发热，明确感染源为沙门菌，经比阿培南和 Tazocin（特治星）抗感染治疗后，体温恢复正常，血培养阴性，抗菌药物调整为 Tazocin（特治星）和盐酸左氧氟沙星氯化钠注射液后又出现发热；但是患者总体症状较前好转，临床药师建议，先暂停 Tazocin（特治星）和盐酸左氧氟沙星氯化钠注射液，观察 2~3 天，排除药物性发热可能。后续追踪情况：患者停用抗生素第 2 天体温正常，直至出院未再出现发热，判断为药物性发热。请结合以上案例回答以下问题：

1. 案例中抗感染药物 Tazocin（特治星）为复方制剂，请查阅 Tazocin（特治星）的通用名。

2. 试解释 Tazocin（特治星）的组方原理，分别说明 Tazocin（特治星）主要成分的结构特点、作用机制和临床作用。

3. 药物性发热是常见的药物不良反应，抗生素所致的药物性发热最为常见，试说明抗生素产生药物性发热的原因。

（郭晓强）

第十三章 合成抗菌药物
Synthetic antibacterial agents

学习要求

1. 掌握磺胺甲噁唑、甲氧苄啶、诺氟沙星、利奈唑胺、异烟肼、氟康唑和特比萘芬的化学结构、化学名称、理化性质、体内代谢、制备方法及用途。

2. 熟悉利福平、吡嗪酰胺、盐酸乙胺丁醇、对氨基水杨酸的化学结构、化学名称及用途；磺胺类药物及抗菌增效剂、喹诺酮类抗菌药物、噁唑烷酮类抗菌药物、抗结核药物与抗真菌药物的作用机制和构效关系。

3. 了解两性霉素 B 的结构、化学名称及用途；磺胺类药物、喹诺酮类抗菌药物、噁唑烷酮类抗菌药物、抗结核药物和抗真菌药物的发现与发展过程。

抗菌药物是指能够有效地抑制或杀灭病原性微生物的药物，用于细菌感染性疾病的治疗。本章所介绍的合成抗菌药物特指除抗生素类外，通过化学合成方法得到的抗菌药物，主要包括磺胺类抗菌药物及抗菌增效剂、喹诺酮类抗菌药物、噁唑烷酮类抗菌药物、抗结核药物和抗真菌药物。

第一节 磺胺类抗菌药物及抗菌增效剂
Sulfonamides and antibacterial synergists

磺胺类抗菌药物（sulfonamide）含有对氨基苯磺酰胺的基本结构，为最早用于临床治疗全身性细菌感染疾病的合成抗菌药物。具有疗效确切、结构简单、性质稳定、价格便宜等优点，尤其是高效、长效、广谱等新型磺胺药物及抗菌增效剂的应用，使死亡率很高的细菌性传染疾病得以控制。该类药物的应用已有 90 余年的历史，由于其抑菌而非杀菌的作用机制，以及易产生耐药性，逐渐地被疗效高、不良反应低的新型抗菌药物替代，但至今仍有一些品种在抗感染治疗中处于重要地位。

一、磺胺类抗菌药物

磺胺类抗菌药物发现于 20 世纪 30 年代，起源于一个不确切的假说，通过对结果的仔细观察得到了正确的结论。德国拜尔公司的多马克（Domagk）检测了一系列染料，他发现一种红色染料百浪多息可以被病原菌有选择性地吸收，而不会被人类细胞吸收，因此这种染料可以作为有选择性的化合物来杀死病原菌细胞。有趣的是，该染料在体内对鼠的链状球菌感染有活性，在体外却没有活性。很快有学者证明经百浪多息治疗的动物，其尿液在体外有抗菌活性，该活性物质最终被鉴定为对氨基苯磺酰胺（4-aminobenzene sulfonamide，磺胺），是该染料在肝脏中的代谢产物，我们现在把百浪多息称作前药（图 13-1）。此后，磺胺类抗菌药物的研究得以迅速发展。

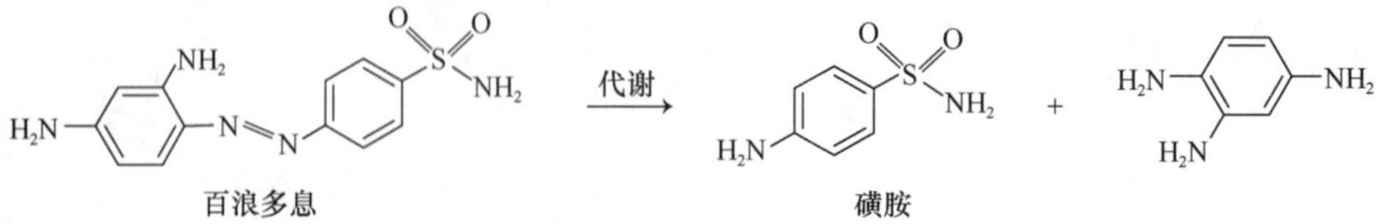

图 13-1 百浪多息的体内代谢途径

知识链接

多马克（Domagk）发现红色染料百浪多息体外对链球菌无效，但在小鼠体内可以对抗链球菌的感染，并在1933年第一次用这一染料治愈了一名受致命金黄色葡萄球菌感染的10个月大的婴儿，1935年2月他女儿希尔德加德（Hildegarde）的手指被针扎伤，出现严重的败血症，正是百浪多息拯救了她的生命。多马克除发现百浪多息外，他的贡献还在于他采用的体内体外抗菌活性同时测试的方法，避免了体外测试无效造成的遗漏，并成为许多抗菌药物筛选的标准，在后来抗结核、抗真菌等药物的发现中起到了重要作用。为表彰他在化学治疗领域的开拓性研究成果，多马克获得了1939年的诺贝尔生理学或医学奖，但当时在希特勒法西斯的统治之下，没能领奖，直到二战结束后的1947年，才领到诺贝尔奖章。

磺胺早在1908年已作为染料中间体制备成功，却没有作为抗感染药物得到检测。磺胺类药物从发现、应用到作用机制的建立，虽然只有短短十几年的时间，但在药物化学史上是一个重要的里程碑，不仅为人类提供了第一类预防和治疗细菌感染的药物，而且奠定了化学治疗的理论基础，开辟了从代谢拮抗寻找新药的途径。另外，磺胺类药物的发现与发展还促进了利尿药、降糖药等的发现。

磺胺甲噁唑 sulfamethoxazole

化学名为4-氨基-N-(5-甲基异噁唑-3-基)-苯磺酰胺(4-amino-N-(5-methylisoxazol-3-yl) benzenesulfonamide)，又名新诺明，简称SMZ。于1959年在美国上市。

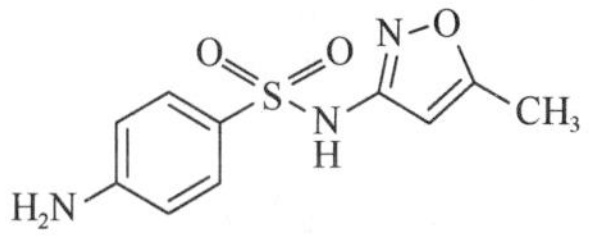

本品为白色结晶性粉末，无臭，味微苦；在水中几乎不溶，在稀盐酸、氢氧化钠试液和氨试液中易溶；熔点168～172℃。

磺胺甲噁唑结构中磺酰胺上的氢显酸性，可与强碱成盐，增加水溶性，可供注射给药，但钠盐水溶液易吸收空气中的 CO_2 使pH降低。与苯环相连的芳伯氨基呈弱碱性，能溶于矿酸，却难形成稳定的盐；还能发生芳伯氨基的重氮化偶合反应，用于鉴别。

甲基异噁唑的吸电子效应使得本品酸性增大，pK_a 为5.6，在生理pH条件下，离子与分子的浓度可达相同数量级，有利于药物的吸收及与靶点作用；另一方面，由于杂环的引入，分子的极性降低，亲脂性提高，药物的生物利用度大为提高。而未取代的磺胺离子化程度很低，基本上以极性分子形式存在，不易吸收与分布，生物利用度低（图13-2）。

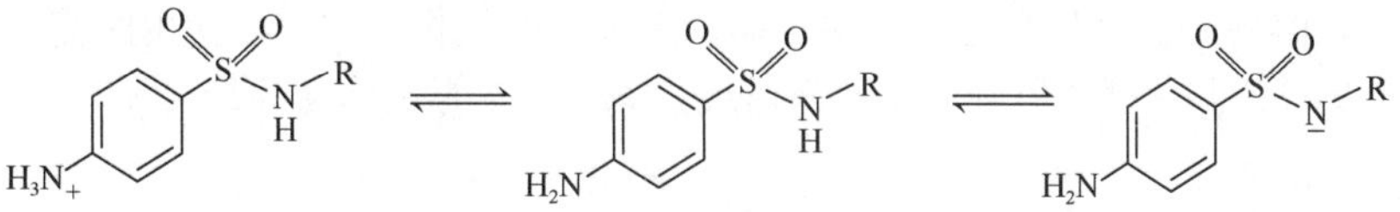

图13-2 磺胺类药物的离子化过程

已被实验证实的Wood-Fields学说认为，磺胺类药物的抗菌作用与细菌细胞生长繁殖所需叶酸的生物合成有关。叶酸由6-甲基蝶啶、对氨基苯甲酸（p-aminobenzoic acid，PABA）和谷氨酸三部分组成。在二氢叶酸合成酶的催化下，PABA与二氢蝶啶焦磷酸酯及谷氨酸形成二氢叶酸。再在二氢叶酸还原酶的作用下还原成四氢叶酸。四氢叶酸作为重要的辅酶，为DNA和RNA生物合成所需的嘧啶、嘌呤等碱基的合成提供一个碳单位。因此，PABA是微生物叶酸合成的基本原料，为微生物生长必要物质之一。磺胺类药物能在叶酸合成过程中对PABA产生竞争性拮抗，干扰细菌的酶系统对PABA的利用，使细菌不能合成四氢叶酸，从而阻止细菌DNA的合成，起到抑制细菌生长繁殖的作用。人与动物的叶酸主要从食物中摄取，无须自行合成，因此，对其DNA或RNA的体内合成无影响。

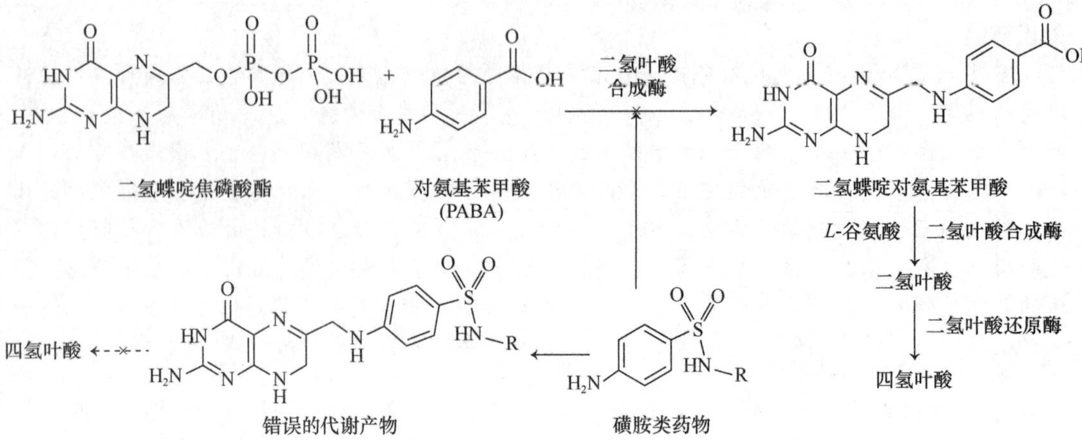

图 13-3 磺胺类抗菌药物的作用机制

　　磺胺类药物之所以能和 PABA 竞争性拮抗是由于分子大小、电荷分布及 pK_a 等方面都与 PABA（pK_a 为 6.5）极为相似的缘故。因此，磺胺的作用有两种可能：与相应的酶结合，抑制了微生物叶酸生物合成的关键酶；或掺入微生物叶酸的生物合成中，生成无功能的伪二氢叶酸。

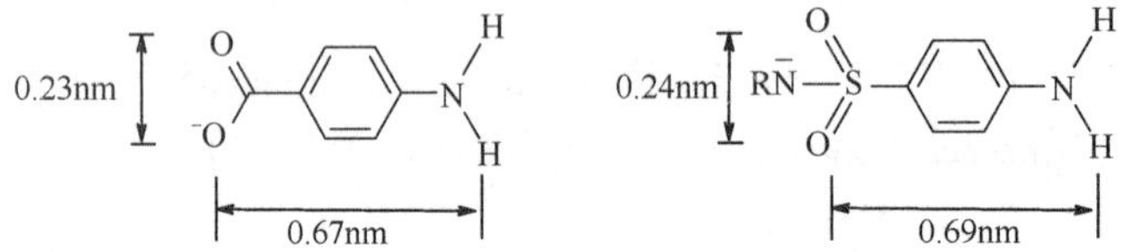

　　磺胺类药物作用机制（又称 Wood-Fields 学说）的阐述还开辟了从代谢拮抗方向寻找新药的途径，这是磺胺类药物研发对药物化学研究理论方面的巨大贡献。在此基础上，广义的"代谢拮抗（metabolic antagonism）学说"得以发展，即：设计与生物体内基本代谢物的结构有某种程度相似的化合物，其与基本代谢物竞争性或非竞争性地与体内的特定酶相互作用，抑制酶的催化或干扰基本代谢物被利用，或掺入生物大分子的合成之中形成伪生物大分子，导致致死合成（lethal synthesis），从而影响细胞的生长。抗代谢物的设计多采用生物电子等排原理（bioisosterism）。这一学说在抗菌、抗肿瘤和抗病毒等药物设计中广泛应用，并成功开发出大量的优良药物。

　　本品口服易吸收，广泛分布全身组织和体液，半衰期约 11h。主要在肝内代谢为无活性的乙酰化产物（50%～70%）和葡糖醛酸结合产物（15%～20%），约 20% 以原型药从尿中排泄。乙酰化代谢物由于水溶性降低，易在肾小管中结晶，造成尿路损伤。故长期使用时需与 NaHCO$_3$ 同服以碱化尿液，提高乙酰化代谢物在尿中的溶解度，或建议大量喝水避免结晶尿。

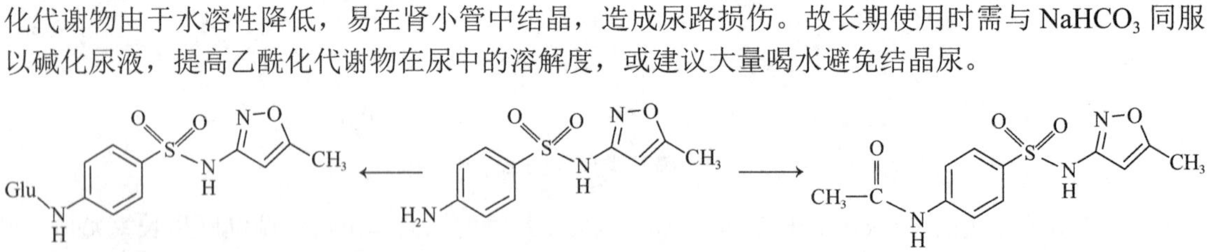

图 13-4 磺胺甲噁唑的体内代谢途径

　　本品属于中效磺胺类广谱抗菌药物，对大多数革兰氏阳性菌和革兰氏阴性菌都有抑制作用，临床主要用于敏感菌引起的尿路、呼吸系统、肠道、胆道及局部软组织或创面感染等疾病的治疗。常见副作用以过敏反应为主，其形式为皮疹、对光敏感、发热；也可见溶血性贫血或其他血液问题；另外，易出现耐药性，尤其是在长期使用之后。

　　本品可采用下列两种方法制备：对乙酰氨基苯磺酰氯与胺反应生成磺酰胺，再脱去乙酰基而制得，或对硝基苯磺酰氯与胺反应生成磺酰胺，再还原硝基而制得。

合成方法一：

合成方法二：

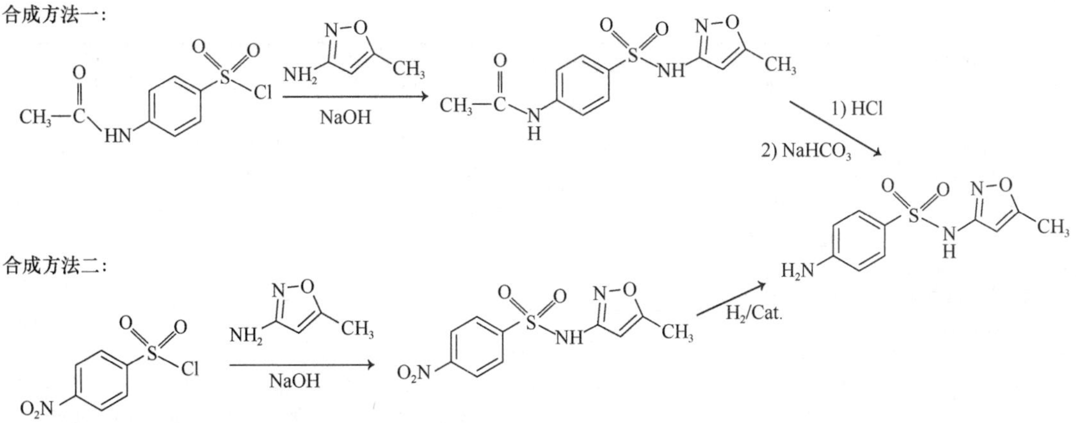

磺胺类抗菌药物的发展，大致上可以分为两个时期。第一个时期是在 1946 年之前，研究工作着重于对磺胺结构及取代基团对抗菌活性影响。例如，磺胺醋酰（sulfacetamide）、磺胺嘧啶（sulfadiazine）、磺胺甲嘧啶（sulfamerazine）等。第二个时期是在 20 世纪 50 年代后，研究目标是改善溶解度，减轻对肾脏的损害和降低副作用，并在此基础上寻找中效或长效的磺胺类抗菌药物。例如，磺胺甲噁唑（sulfamethoxazole）、磺胺甲氧嗪（sulfamethoxypyridazine）、磺胺多辛（sulfadoxine）等。

在磺胺的 N_1 和 N_4 氮原子上引入不同取代基，可得到口服易吸收、口服难吸收及局部外用三类磺胺药物。口服易吸收磺胺用于全身各系统的感染治疗，口服难吸收仅用于肠道感染的治疗，而局部外用磺胺主要作为皮肤黏膜的外用抗感染治疗。根据药物在体内的有效浓度持续时间长短，口服易吸收磺胺药物又可分为短效（4～8h）、中效（10～24h）和长效（24h 以上）磺胺，见表 13-1。

表 13-1　类似的磺胺类抗菌药物

药物名称	化学结构	特点
磺胺噻唑 sulfathiazole	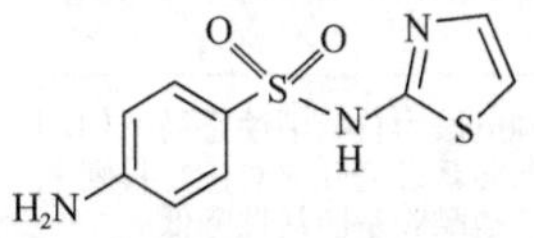	短效，半衰期 4h，pK_a 为 7.2，口服易吸收
磺胺二甲嘧啶 sulfadimethoxine	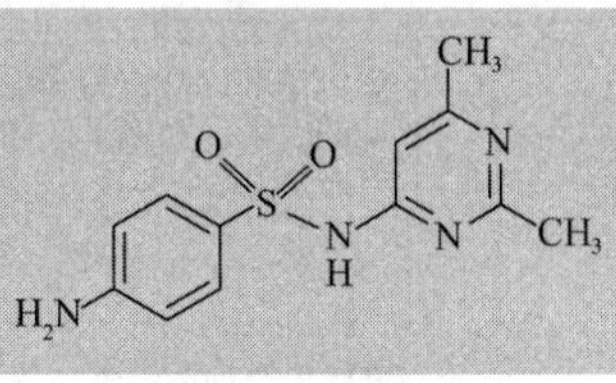	短效，半衰期 7h，口服易吸收
磺胺醋酰 sulfacetamide	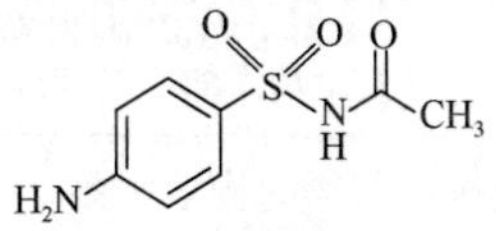	中效，半衰期 12h，pK_a 为 5.4，口服易吸收
磺胺嘧啶 sulfadiazine	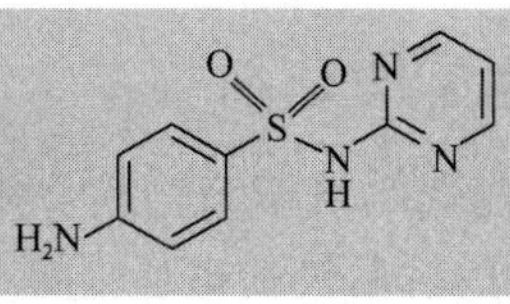	中效，半衰期 16h，pK_a 为 6.3，口服易吸收
磺胺甲氧嗪 （sulfamethoxypyridazine）	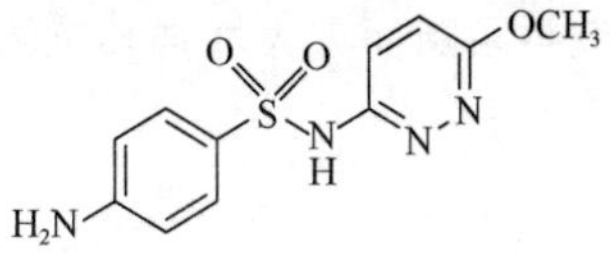	长效，半衰期 37h，每天只需服一次，pK_a 为 6.7，口服易吸收

续表

药物名称	化学结构	特点
磺胺多辛 sulformethoxine		长效，半衰期150h，可一周服用一次，又称周效磺胺，pK_a 为6.1，口服易吸收
磺胺乙基胞嘧啶 sulfacytine		速效，本品溶解度高，口服易吸收，起效快，半衰期约6h，pK_a 为5.0，几乎以原型药代谢
柳氮磺胺吡啶 salazosulfapyridine		本品为偶氮化合物，为棕黄色粉末，无味，微溶于乙醇，几乎不溶于水、乙醚和苯。口服难吸收，用于肠道，在体内能降解为5-氨基水杨酸和磺胺吡啶两种有效药物。还用于类风湿关节炎的治疗
磺胺醋酰钠 sulfacetamide		外用，水溶性高，用作眼科抗感染
磺胺嘧啶银 sulfadiazine		外用，尤其是对假单胞杆菌的感染治疗，并具收敛作用

诺西（Northey）于1948年总结了磺胺类抗菌药物的构效关系，后来出现的磺胺类药物都符合这一规律，见图13-5。

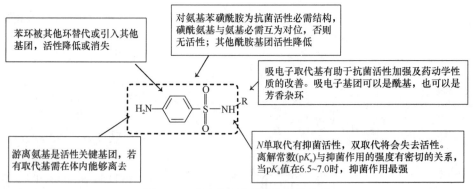

图13-5 磺胺类抗菌药物的构效关系

二、抗菌增效剂

抗菌增效剂（antibacterial synergists），是指当与抗菌药物联合使用时，能增强抗菌活性的药物。通常之所以能抗菌增效，是由于两类药物的抗菌机制相互协同，从而形成双重抗菌作用，磺胺类抗菌增效剂就是通过对细菌代谢途径的双重阻断而大大增强其抗菌效果。

甲氧苄啶 trimethoprim

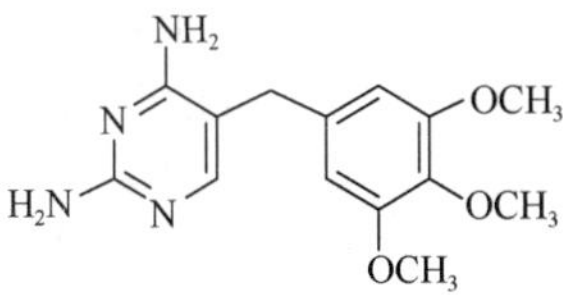

化学名为 5-(3, 4, 5-三甲氧基苄基)嘧啶-2, 4-二胺 (5-(3, 4, 5-trimethoxybenzyl) pyrimidine-2, 4-diamine)。又名甲氧苄氨嘧啶，简称 TMP。于 1961 年在法国上市。

本品为白色或类白色结晶性粉末，无臭，味苦；在氯仿中略溶，在乙醇或丙酮中微溶，几乎不溶于水；熔点 199～203℃。

本品呈弱碱性，溶于稀矿酸，在冰醋酸中易溶，可与乳酸制成盐。本品加稀硫酸溶解后，加入碘-碘化钾试液即生成棕褐色沉淀。

本品含游离的芳香胺，易被空气氧化，在日光及重金属催化下，氧化反应加速。因此，应遮光、密封保存。

甲氧苄啶的发现是早期合理药物设计的一个范例。20 世纪 40～60 年代，希钦斯（Hitchings）与其同事埃利昂（Elion）在研究核苷酸代谢过程中嘌呤和嘧啶在细胞内的行为时，推测对这些有重要生理活性杂环化合物相关过程的干预存在治疗意义。进一步研究发现某些嘌呤和嘧啶衍生物，尤其是 2, 4-二氨基嘧啶（2, 4-diaminopyrimidine）类化合物能选择性地同疟原虫的二氢叶酸还原酶结合，阻断四氢叶酸的合成，从而干扰了疟原虫体内的生物合成，到达预防疟疾作用。其中，在嘧啶环 5 位引入 4-氯苯基或苄基等，这些衍生物均对细菌的二氢叶酸还原酶有不同程度的抑制作用。当其 5 位为 3, 4, 5-三甲氧基苄基取代时，得到甲氧苄啶（trimethoprim, TMP）。

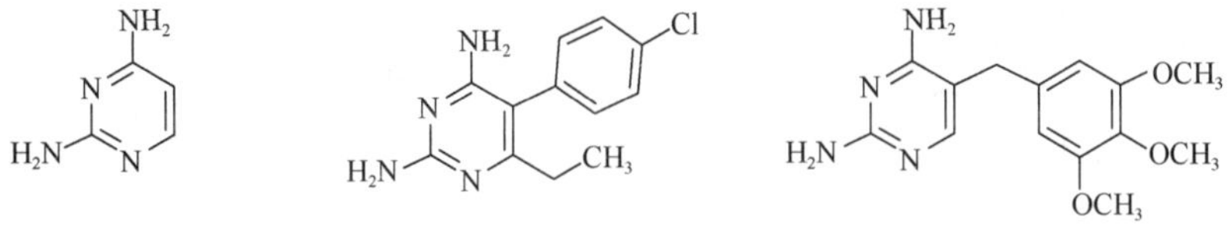

2, 4-二氨基嘧啶	乙胺嘧啶	甲氧苄啶

> **知识链接**
>
> 自 1945 年起，Elion 和 Hitchings 一直从事人正常细胞、肿瘤细胞、原虫、微生物及病毒之间的核酸代谢差异性研究，并开发出一系列能够阻断肿瘤和有害生物核苷酸合成而不影响人正常细胞功能的药物。在 1950 年，成功开发了治疗白血病的 6-巯基嘌呤和抗疟药物乙胺嘧啶。在 1957 年和 1963 年，还分别开发出抗排斥药物硫唑嘌呤及治疗痛风的黄嘌呤氧化酶抑制剂别嘌醇。1977 年开发上市的第一个治疗疱疹病毒感染广谱抗病毒药阿昔洛韦，也是他们研究思路延伸的结果。在 1985 年，他们的后继者还成功开发出第一个抗艾滋病（AIDS）药物齐多夫定。由于他们在化学治疗药物方面的杰出贡献，共享了 1988 年诺贝尔生理学或医学奖。

本品的作用机制也是影响微生物生长所需的四氢叶酸的生物合成，但作用位置与磺胺不同，是通过抑制二氢叶酸还原酶，使二氢叶酸不能还原为四氢叶酸，从而使微生物生长繁殖受阻，如图 13-6 所示。由于人和动物与微生物体内的二氢叶酸还原酶结构有一定差异，本品对微生物二氢叶酸还原酶的亲和力是人和动物的 5 万～6 万倍，因此，对人和动物的影响很小，其毒性也较弱。

本品口服后，迅速吸收，广泛分布于全身组织和体液中，很快达到治疗浓度，半衰期约 10h，生物利用度可达 90% 以上。本品 80% 以上以原型药由尿中排泄，其余部分在肝中代谢，代谢途径主要为去甲基、芳环 N-氧化等（图 13-7）。

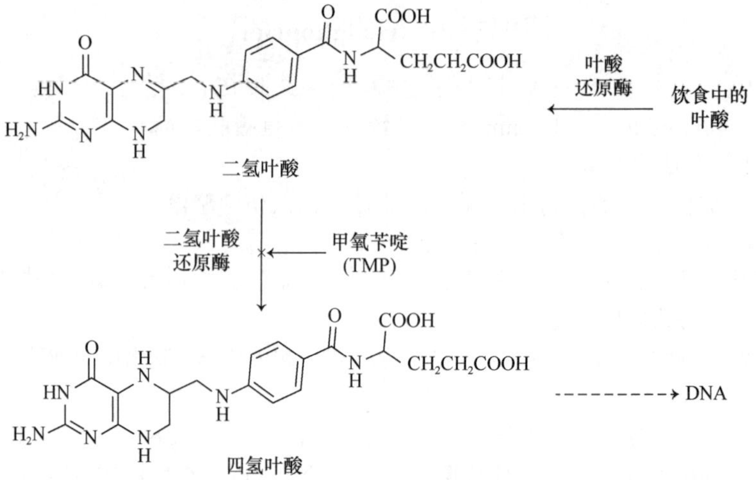

图 13-6 甲氧苄啶的抗菌作用机制

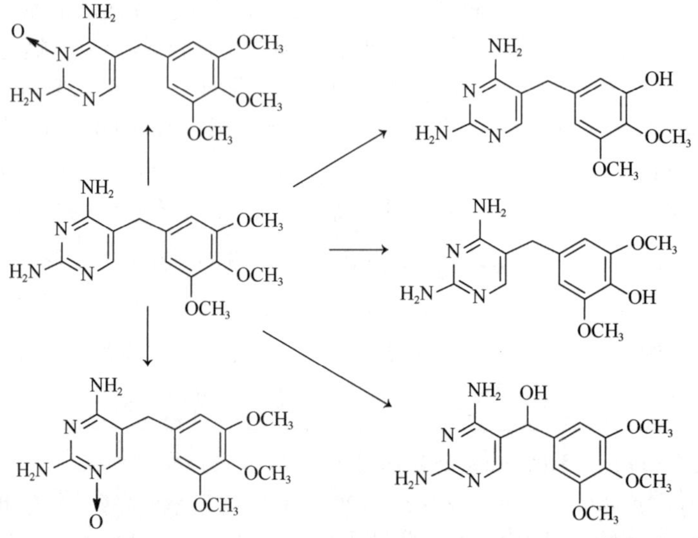

图 13-7 甲氧苄啶的体内代谢途径

本品对多种革兰氏阳性菌和革兰氏阴性菌有抑制作用，为广谱抗菌药物，主要用于对其敏感菌所致急性单纯性尿路感染；单用时易产生耐药性，常与磺胺类抗菌药物联用，治疗呼吸道感染、尿路感染、肠道感染、脑膜炎和败血症。例如，甲氧苄啶与磺胺甲噁唑以1∶5比例配伍，制成复方制剂，即复方新诺明，能使细菌的四氢叶酸合成得到双重抑制，起协同增效作用，从而使两者的抗菌作用增强数倍至数十倍，同时减少耐药菌株的产生。本品也可与长效磺胺类药物合用，用于耐药恶性疟疾的防治；还可增强多种抗生素（如四环素、庆大霉素）的抗菌活性。

本品的制备以3, 4, 5-三甲氧基苯甲醛为原料，先在甲醇钠作用下与甲氧丙腈缩合，生成β-甲氧基-α-(3, 4, 5-三甲氧基苯甲叉基)-丙腈；再在甲醇钠存在下，与硝酸胍环合即得本品。

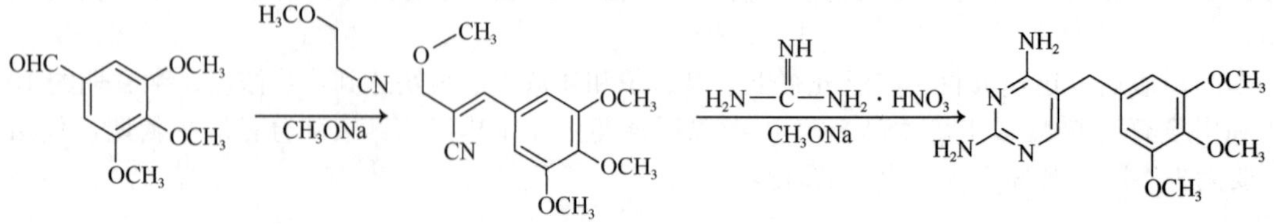

随后，人们通过对甲氧苄啶的苯环上进行不同取代或改造，得到一些结构类似的抗菌增效剂，

见表 13-2。

表 13-2　甲氧苄啶结构类似的抗菌增效剂

药物名称	化学结构	特点
四氧普林 tetroxoprim	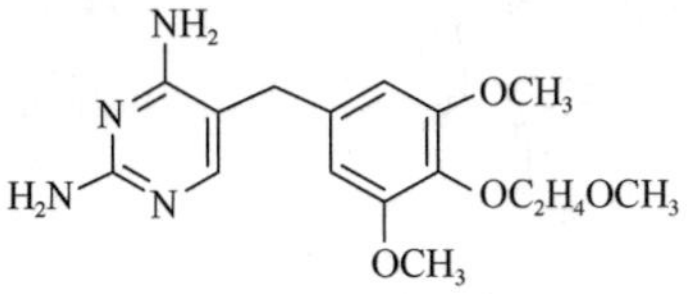	抗菌活性略低于甲氧苄啶，在欧洲，作为抗菌增效剂被广泛使用，与磺胺嘧啶合用可增效并延缓微生物产生的耐药性
溴莫普林 brodimoprim	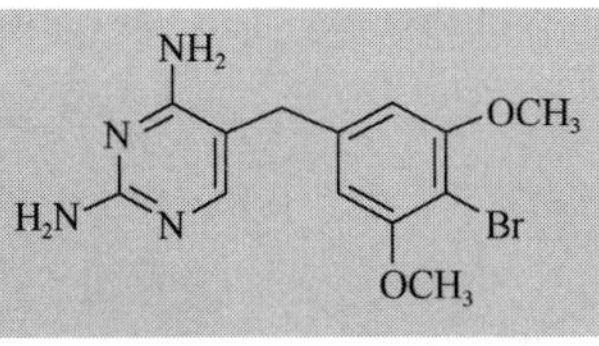	对二氢叶酸还原酶的抑制作用比甲氧苄啶强 3 倍，对许多革兰氏阳性菌和革兰氏阴性菌的抑制作用更强
美替普林 metioprim	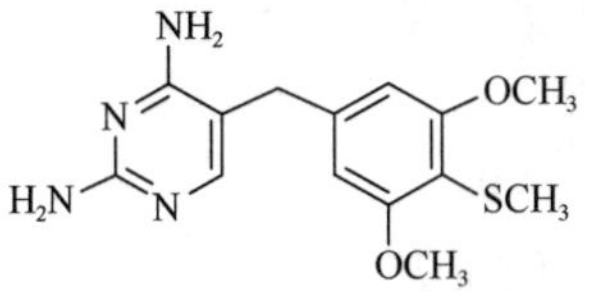	抗菌作用比甲氧苄啶强 3～4 倍，与磺胺嘧啶合用有增效作用，两者比例为 1:1 时增效最为显著

第二节　喹诺酮类抗菌药物
Quinolone antimicrobial agents

喹诺酮类（quinolone）抗菌药物是一类具有苯并吡啶酮酸或类似结构单元的合成抗菌药物。该类药物具有广谱、高效、低毒等优点，目前在临床应用中仅次于 β-内酰胺类抗生素。

喹诺酮类药物的发现可追溯到 1962 年合成的抗疟药物氯喹，研究人员意外发现 7-氯-1-乙基-4-氧代-喹啉-3-羧酸具有抗菌作用，由此开发了第一个喹诺酮类抗菌药物萘啶酸（nalidixic acid），从此，该类药物的发展日新月异，新品种相继问世。

近年来，新型氟喹诺酮类抗菌药物对感染性疾病的治疗效果更好，但其安全性也需引起重视。2013 年，美国 FDA 就对这些药物可能产生周围神经病变，且可能是不可逆转的副作用，提出用药安全警告。

诺氟沙星 norfloxacin

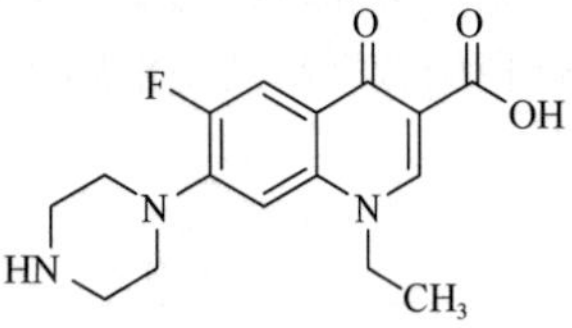

化学名为 1-乙基-6-氟-4-氧代-7-(哌嗪-1-基)-1, 4-二氢-喹啉-3-羧酸 (1-ethyl-6-fluoro-4-oxo-7-(piperazin-1-yl)-1, 4-dihydroquinoline-3-carboxylic acid)，又名氟哌酸。于 1985 年在日本上市。

本品为类白色至淡黄色结晶性粉末，无臭，味微苦；易吸潮，有引湿性；在 N, N-二甲基甲酰胺中略溶，极微溶于水或乙醇，易溶于乙酸、盐酸或氢氧化钠溶液；熔点 218～224℃。

本品在室温、干燥条件下相对稳定，但在光照下可分解得到 C-7 位哌嗪开环产物，颜色发生变化。本品在酸性条件回流可发生脱羧降解（图 13-8）。

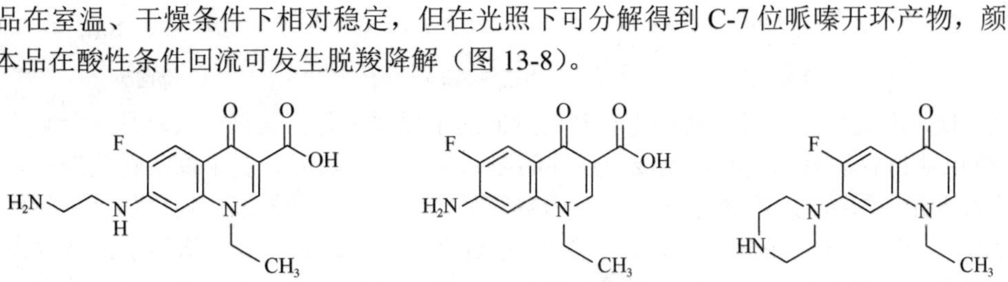

图 13-8　诺氟沙星的分解和脱羧产物

本品分子中存在羧基和碱性基团哌嗪，为两性化合物。C-3 位的羧基 pK_a 约为 6.4，由于该羧基能与 C-4 位的羰基形成分子内氢键，故酸性较弱。C-7 位的哌嗪环呈弱碱性，pK_a 约为 8.5。因此，存在下列离子化平衡，在生理条件下，主要以两性离子的形式存在。

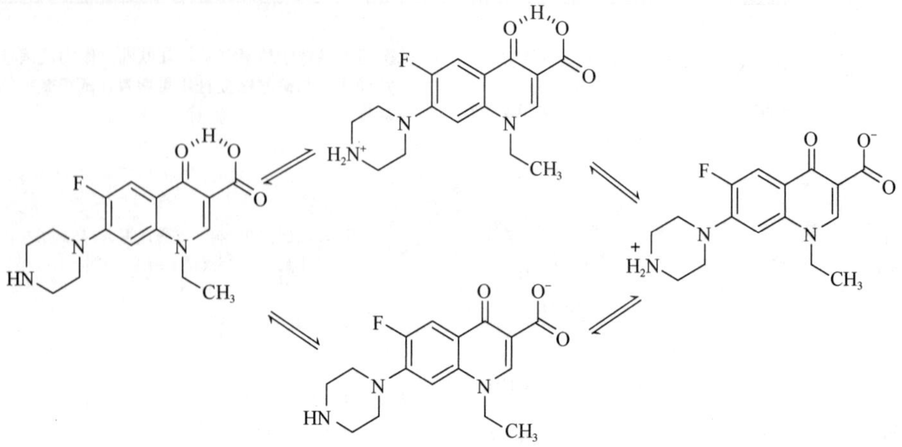

图 13-9　诺氟沙星在生理环境的离子化平衡

本品的 C-3 位羧基和 C-4 位酮羰基与金属离子有良好的螯合能力，可与钙、镁、铁、锌等离子形成不同螯合物。既破坏药物的离子化平衡，又会降低其水溶性，导致生物利用度与抗菌活性下降。因此，该类药物不宜与牛奶等含钙、铁的食物或药品同用。同时，如果长时间使用该类药物，还会造成人体内金属离子流失，引起缺钙、缺锌和贫血等副作用。本类药物还会影响软骨发育，孕妇、未成年人不可使用。

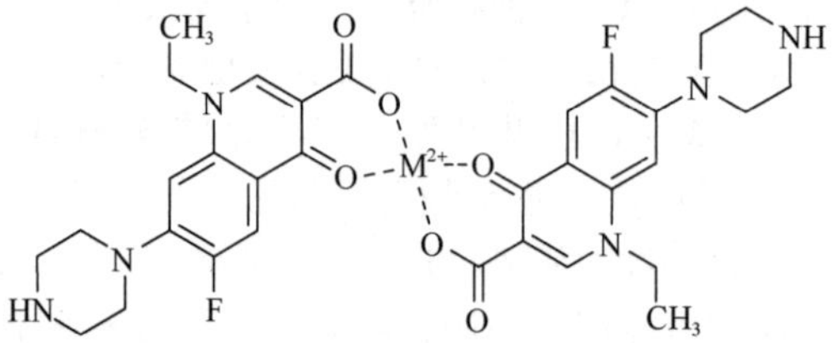

喹诺酮类抗菌药物的发现始于对抗疟药氯喹的合成工艺研究，在制备过程中分离到一种副产物 1-乙基-7-氯喹诺酮，具有一定抗菌活性，再对其结构进一步改造，得到第一个喹诺酮类抗菌药物萘啶酸。萘啶酸只对大肠杆菌、痢疾杆菌、克雷伯杆菌等少数革兰氏阴性杆菌有效，而对革兰氏阳性菌和铜绿假单胞菌几乎无作用，存在抗菌谱窄、易产生耐药性、口服吸收差、作用时间短、蛋白结合率高及中枢副作用等诸多不足，仅用于敏感菌所致的尿路感染。

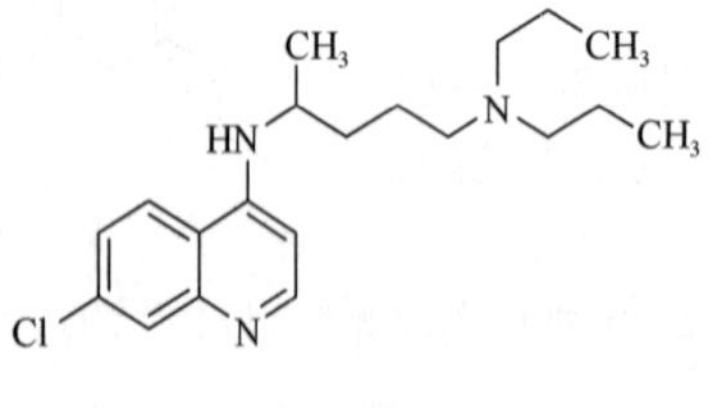

氯喹 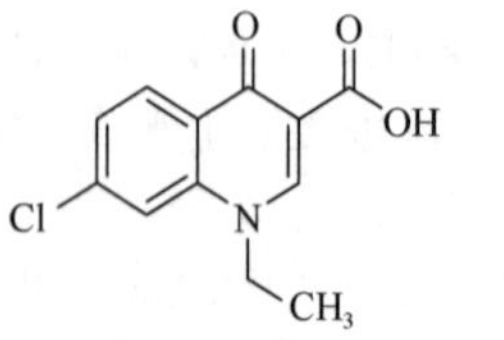　　　　　　　　　　1-乙基-7-氯喹诺酮 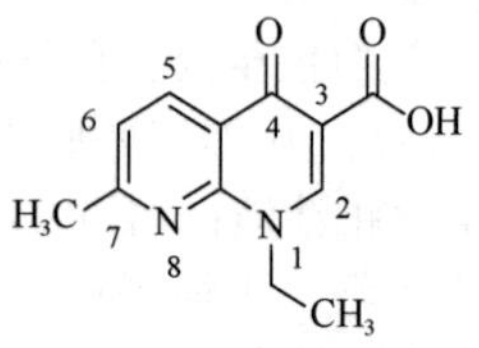　　　　　　　　萘啶酸

研究发现，萘啶酸作用时间短和生物利用度低的主要原因是：其极性大，易从肾脏排泄；同时，C-7 位甲基也容易氧化代谢，生成无活性的羧基代谢物。随后开展了以萘啶酸为先导化合物的构效关系研究：①结构中甲基以吡咯烷、哌嗪等基团取代，分子的亲脂性增加且不易代谢，作用时间延长，如吡咯酸（piromidic acid）、吡哌酸（pipemidic acid），同时增强了抗菌效力并有良好的组织渗透性；②结构中含氮杂环以苯环代替后，蛋白质结合率下降，中枢副作用降低，如西

诺沙星（cinoxacin）；③结构中的 C-6 位引入氟原子后，抗菌谱扩大，对革兰氏阴性菌、革兰氏阳性菌及铜绿假单胞菌均有抑制作用，如氟甲喹（flumequine）（图 13-10）。

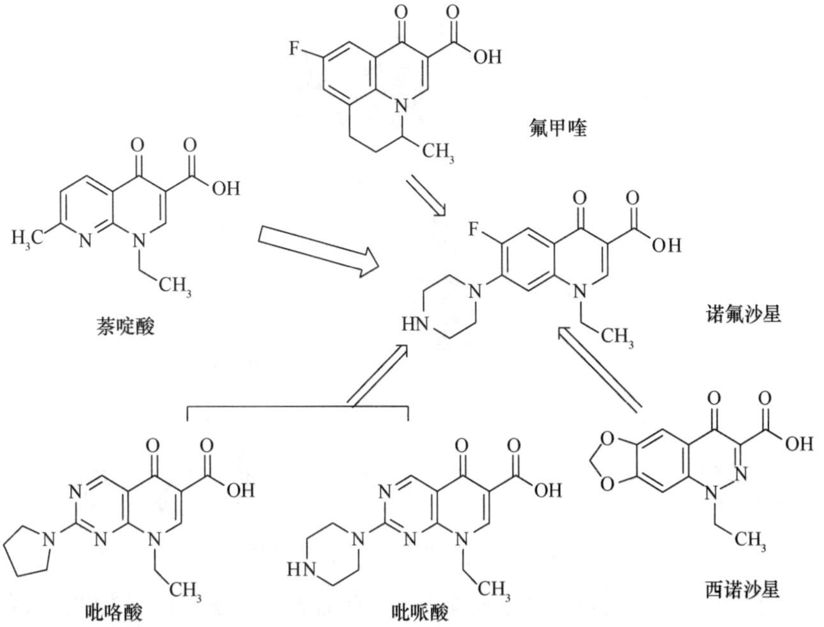

图 13-10　诺氟沙星的结构演变

随后，在萘啶酸的基础上，吸取了吡哌酸、西诺沙星及氟甲喹等结构特点，诺氟沙星于 1978 年被开发上市。其母核为苯并吡啶酮，C-7 位保留了吡哌酸的哌嗪环，C-6 位引入了氟原子，增加了药物的脂溶性，对组织细胞的穿透力增强，因而吸收好，组织浓度高，代谢稳定性提高，半衰期长，抗菌谱和杀菌效果大大增加，成为氟喹诺酮类抗菌药物的代表。随后该类药物研究十分活跃，如雨后春笋般出现。根据其发展过程，喹诺酮类抗菌药物可分为四代产品。

第一代产品：以萘啶酸、吡咯酸、西诺沙星和吡哌酸等为代表，抗菌谱窄，仅对革兰氏阴性菌有效，目前已很少使用。

第二代产品：以诺氟沙星（norfloxacin）、培氟沙星（pefloxacin）、依诺沙星（enoxacin）、洛美沙星（lomefloxacin）、环丙沙星（ciprofloxacin）、氧氟沙星（ofloxacin）和芦氟沙星（rufloxacin）等为代表的一类氟喹诺酮类抗菌药物。具有口服生物利用度高、抗菌谱广、活性较强、适用于多种感染疾病等优点。6 位引入氟原子是该类药物共有的结构特征，能增加药物进入细菌的通透性，同时增加与 DNA 聚合酶的作用，从而提高抗菌活性。

第三代产品：在保持第二代产品优点的同时，具有更广泛的抗菌谱，对革兰氏阳性菌和厌氧菌的作用更显著，如加替沙星（gatifloxacin）、帕珠沙星（pazufloxacin）、巴洛沙星（balofloxacin）和曲伐沙星（trovafloxacin）等新一代氟喹诺酮类药物。

第四代产品：结构上与第三代没有明显区别，但在抗菌活性、治疗效果和毒副作用等方面均优于前者，如莫西沙星（moxifloxacin）、吉米沙星（gemifloxacin）和格帕沙星（grepafloxacin）等。

本品是通过抑制细菌Ⅱ型拓扑异构酶（阴性菌中主要靶点为 DNA 回旋酶，阳性菌中主要靶点为拓扑异构酶Ⅳ）发挥抗菌作用，该类型的酶负责细菌 DNA 双链的催化断裂和再连接重组，对细菌的复制、转录和修复起决定性作用。喹诺酮类药物以氢键形式与酶形成复合物，影响细菌 DNA 正常的形态和功能，阻止细菌正常的复制、转录、转运和重组过程，从而起到杀灭细菌的作用。原核细胞的拓扑异构酶与人和动物细胞的 DNA 拓扑异构酶有结构上的差别，因此，该类药物对人和动物的拓扑异构酶无亲和力或亲和力很低。

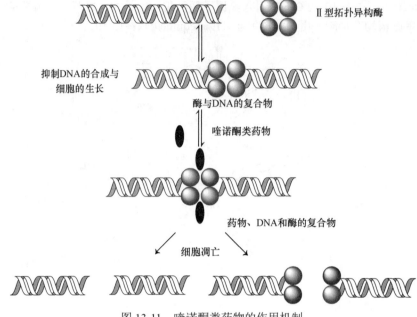

图 13-11　喹诺酮类药物的作用机制

　　现今，喹诺酮类抗菌药物的耐药性正在变得越来越普遍，其主要机制为细菌染色体基因突变所引起的变化：①细菌拓扑异构酶Ⅱ的结构变化，使得药物无法与酶形成稳定复合物；②降低了细菌细胞壁的通透性，激活了细菌细胞膜上药物主动外排泵，使得细菌细胞内药物浓度低于有效浓度。

　　本品口服后 1～2h，血药浓度达峰值，生物利用度约为 70%，半衰期为 3～4h，但食物能延缓其吸收，需空腹服用。本品体内代谢主要有 C-3 位羧基与葡糖醛酸结合物、哌嗪环氧化等，对肝酶影响小。

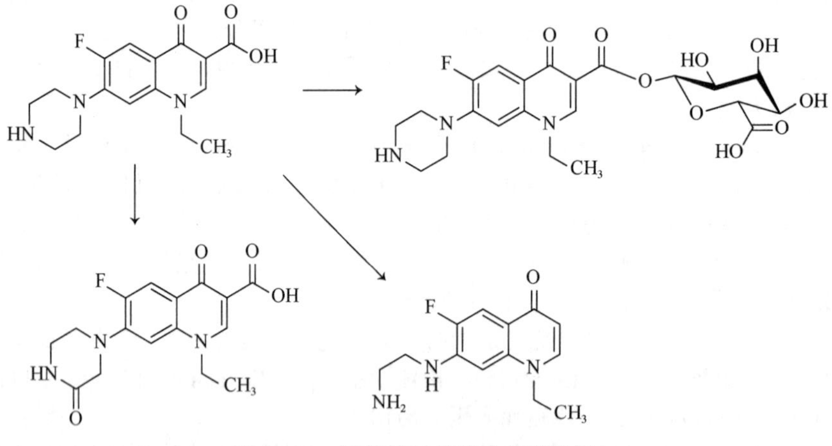

图 13-12　诺氟沙星的体内代谢途径

　　本品具有良好的组织渗透性，抗菌谱广，对革兰氏阳性和阴性菌都有明显抑制作用，特别是对包括铜绿假单胞菌在内的革兰氏阴性菌作用比庆大霉素等氨基苷类强。由于结构与抗生素不同，对某些多重耐药菌有良好的抗菌作用。临床主要用于治疗敏感菌引起的尿道、肠道等感染性疾病。另外，本品具有一定的中枢系统副作用和光毒性。

　　本品的制备，可以 3-氯-4-氟苯胺为原料，先与乙氧亚甲基丙二酸二乙酯（EMME）缩合，再经 Gould-Jacobs 反应成环，再 N-乙基化，然后酯水解，最后与哌嗪反应，制得诺氟沙星。该路线原料易得，收率高，易于工业化生产，唯一缺点是环合过程会出现异构体副产物。

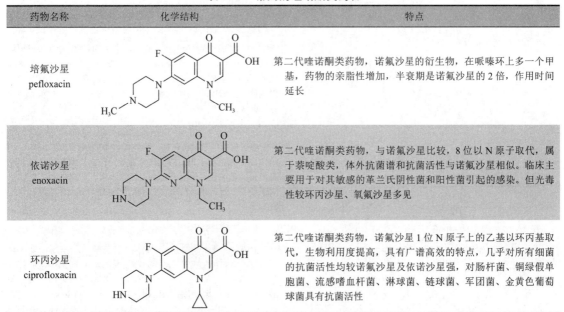

　　若以 2, 4, 5-三氟苯甲酰氯为原料，先经丙二酸二乙酯缩合、酸化脱羧得到 2, 4, 5-三氟苯甲酰乙酸乙酯，再分别与原甲酸三乙酯和乙胺缩合，然后在碱性条件下环合，最后与哌嗪反应也可制得本品，该路线可避免上述路线中出现的副反应。

　　随后，以喹诺酮母核为基础，通过结构改造和优化，变换不同的取代基，可得到不同结构类型和作用特点的喹诺酮类抗菌药物，常用药物见表 13-3。

表 13-3　常用的喹诺酮类药物

药物名称	化学结构	特点
培氟沙星 pefloxacin		第二代喹诺酮类药物，诺氟沙星的衍生物，在哌嗪环上多一个甲基，药物的亲脂性增加，半衰期是诺氟沙星的 2 倍，作用时间延长
依诺沙星 enoxacin		第二代喹诺酮类药物，与诺氟沙星比较，8 位以 N 原子取代，属于萘啶酸类，体外抗菌谱和抗菌活性与诺氟沙星相似。临床主要用于对其敏感的革兰氏阴性菌和阳性菌引起的感染。但光毒性较环丙沙星、氧氟沙星多见
环丙沙星 ciprofloxacin		第二代喹诺酮类药物，诺氟沙星 1 位 N 原子上的乙基以环丙基取代，生物利用度提高，具有广谱高效的特点，几乎对所有细菌的抗菌活性均较诺氟沙星及依诺沙星强，对肠杆菌、铜绿假单胞菌、流感嗜血杆菌、淋球菌、链球菌、军团菌、金黄色葡萄球菌具有抗菌活性

药物名称	化学结构	特点
氧氟沙星 ofloxacin		第二代喹诺酮类药物，在诺氟沙星的 C-1 位和 C-8 位取代基形成吗啉环，哌嗪环上与培氟沙星一样，有一个甲基，具有广谱抗菌活性，作用强，对多数肠杆菌科细菌，有较强的抗菌活性，对厌氧菌和肠球菌的活性较差，半衰期较诺氟沙星长，可达 7h 以上
左氧氟沙星 levofloxacin		氧氟沙星的 S-构型异构体，其抗菌活性是右旋异构体（R-构型）的 8～128 倍，生物利用度可达 99%
芦氟沙星 rufloxacin		是将氧氟沙星中的氧用硫进行生物电子等排而得到，活性低于诺氟沙星，药动学性质改善大，半衰期超过 28h，目前，是喹诺酮类药物中半衰期最长的
加替沙星 gatifloxacin		第三代喹诺酮类广谱抗菌药物，对需氧革兰氏阳性球菌、厌氧菌、肺炎支原体、衣原体等非典型病原体的活性较一般的喹诺酮类药物强，绝对生物利用度达 96%，不受食物的影响。在体内很少代谢，无肝酶诱导作用
帕珠沙星 pazufloxacin		第三代喹诺酮类广谱抗菌药物，左氧氟沙星衍生物，C-7 位的哌嗪环以氨基环丙基替代
莫西沙星 moxifloxacin		第四代喹诺酮类广谱抗菌药物，环丙沙星的衍生物，C-8 位以甲氧基取代，C-7 位以哌啶并吡咯取代。口服吸收迅速，可吸收给药量的 90%，半衰期达 12h，对革兰氏阳性菌、革兰氏阴性菌、厌氧菌、抗酸菌和非典型微生物如支原体、衣原体和军团菌均有抗菌活性
安妥沙星 antofloxacin		第四代喹诺酮类广谱抗菌药物，为我国自主研制，历经 16 年，于 2009 年 6 月批准上市，对大部分的革兰氏阴性菌和革兰氏阳性菌均有抗菌活性。治疗急性细菌性呼吸道、泌尿道和皮肤软组织感染的疗效显著，长效，半衰期为 20.5h，安全性较高，日均费用低
奈诺沙星 nemonoxacin		我国自主研发的首个新型无氟喹诺酮类抗菌药物，于 2016 年 5 月批准上市。对革兰氏阳性球菌，特别是耐多药革兰氏阳性球菌，包括青霉素耐药肺炎链球菌（PRSP）、甲氧西林耐药金黄色葡萄球菌（MRSA），特别是社区获得 MRSA（CA-MRSA），甲氧西林耐药凝固酶阴性葡萄球菌（MRCNS）具有高度抗菌活性

1, 4-二氢吡啶-4-酮-3-羧酸是喹诺酮类抗菌药物的基本结构，通过对喹诺酮类药物结构及生物活性的研究，其构效关系总结如图 13-13 所示。

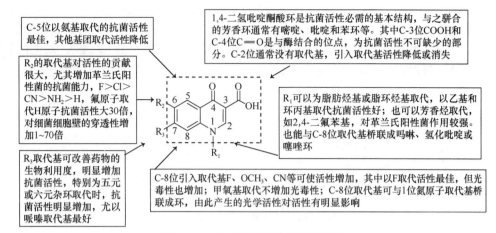

C-5位以氨基取代的抗菌活性最佳，其他基团取代活性降低

R₂的取代基对活性的贡献很大，尤其增加革兰氏阳性菌的抗菌能力，F>Cl>CN>NH₂>H，氟原子取代H原子抗菌活性大30倍，对细菌细胞壁的穿透性增加1~70倍

R₃取代基可改善药物的生物利用度，明显增加抗菌活性，特别是五元或六元杂环取代时，抗菌活性明显增加，尤以哌嗪取代基最好

1,4-二氢吡啶酮酸环是抗菌活性必需的基本结构，与之骈合的芳香环通常有嘧啶、吡啶和苯环等。其中C-3位COOH和C-4位C＝O是与酶结合的位点，为抗菌活性不可缺少的部分。C-2位通常没有取代基，引入取代基活性降低或消失

R₁可以为脂肪烃基或脂环烃基取代，以乙基和环丙基取代抗菌活性好；也可以芳香烃基取代，如2,4-二氟苯基，对革兰氏阳性菌作用较强。也能与C-8位取代基桥联成吗啉、氢化吡啶或噻唑环

C-8位引入取代基F、OCH₃、CN等可使活性增加，其中以F取代活性最佳，但光毒性也增加；甲氧基取代不增加光毒性；C-8位取代基可与1位氮原子取代基桥联成环，由此产生的光学活性对活性有明显影响

图 13-13 喹诺酮类药物的构效关系

第三节　噁唑烷酮类抗菌药物
Oxazolidinone antibacterial agents

近年来，随着抗生素的广泛使用，甚至滥用，细菌的耐药性问题日益严重，因此寻找结构新颖、性能独特的新结构类型的抗菌药物备受关注。噁唑烷酮类抗菌药物作为近年来新开发的抗菌药物，它对革兰氏阳性菌和部分厌氧菌具有很强的活性，尤其是对 MRSA、MRSE、耐万古霉素金葡菌（VRSA）、VRE 和 PRSP 等耐药性革兰氏阳性菌具有较强的活性，呈现出独特的优势。

早在 1978 年，杜邦公司就发现结构新颖的噁唑烷酮类衍生物具有较好的抗菌活性，其 5 位碳上的手性在抗菌作用中尤为关键，通常 *S*-构型的抗菌活性优于 *R*-构型。进一步对先导结构进行优化，得到候选化合物 DuP 105 和 DuP 721，其对细菌对不产生抗药性，但是由于毒性而导致该新药研究项目终止。

DuP 105　　　　　　　　　　　　　　DuP 721

接下来，美国普强公司在化合物 DuP 721 的基础上继续研究，进行结构改造与优化，于1996 年成功开发出第一个新型噁唑烷酮类高效抗菌药物利奈唑胺（linezolid），该药通过作用于细菌蛋白质合成的最早期阶段而发挥抗菌活性。对革兰氏阳性菌和耐药肠球菌等的感染均有显著疗效。

利奈唑胺 linezolid

化学名为 (*S*)-*N*-((3-(3-氟-4-(吗啉-4-基) 苯基)-2-氧-1, 3-噁唑烷-5-基) 甲基) 乙酰胺 ((*S*)-*N*-((3-(3-fluoro-4-(morpholin-4-yl) phenyl)-2-oxo-1, 3-oxazolidin-5-yl) methyl) acetamide)。于 2000 年在美国上市。

本品为白色结晶，无臭，味微苦；易吸潮，有引湿性；在

N, *N*-二甲基甲酰胺中略溶,极微溶于水或乙醇,易溶于乙酸、盐酸或氢氧化钠溶液;熔点182～183℃。

本品含有一个手性碳,*S*-构型的抗菌活性最好;具有酯键和酰胺键,碱性条件下易水解。

本品口服后吸收快速且完全,生物利用度为100%,血浆蛋白结合率约为31%。主要代谢产物为氨基乙氧基乙酸代谢物(图13-14a)和羟乙基氨基乙酸代谢物(图13-14b),均无抗菌活性,通过尿、粪途径排泄。

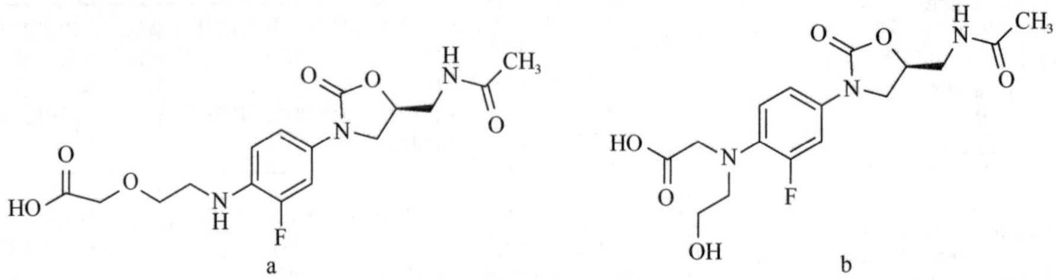

图 13-14 利奈唑胺的主要代谢产物

本品的抗菌机制不同于现有抗菌药物,较为独特,因此,产生交叉耐药的可能性较小。细菌核糖体 50S 亚基的 23S rRNA 是其作用靶位,本品的抑制位点在细菌 mRNA 与 50S 亚基核糖体结合的起始转译阶段,通过抑制甲酰甲硫氨酰 tRNA 与核糖体肽基转移酶中心 P 位点的结合,阻止 70S 起始复合物的形成,从而通过抑制细菌在蛋白质合成初始阶段发挥抗菌作用。

本品在临床主要用于社区获得性肺炎、皮肤或软组织感染、医院获得性肺炎和万古霉素耐药的肠球菌感染的治疗,被列入《世界卫生组织基本药物标注清单》(2019 年第 21 版),并被世界卫生组织推荐为长程治疗多耐药结核病患者的药物。本品耐受性良好,常见的不良反应为心律失常、头痛、恶心、呕吐、头晕、失眠、乏力;比较少见的还会出现贫血与血小板减少症、骨髓抑制及神经病变;另外,对 MAO 有抑制作用。

本品的合成是以 3,4-二氟硝基苯为原料,先与吗啉在乙酸乙酯和二异丙基乙胺的混合液内反应制得 3-氟-4-吗啉基硝基苯,再经还原、取代、成环、成酯反应后,在 DMF 中与 NaN₃ 反应得到甲基叠氮化合物,最后,经还原成胺后,再与乙酸酐反应而制得。

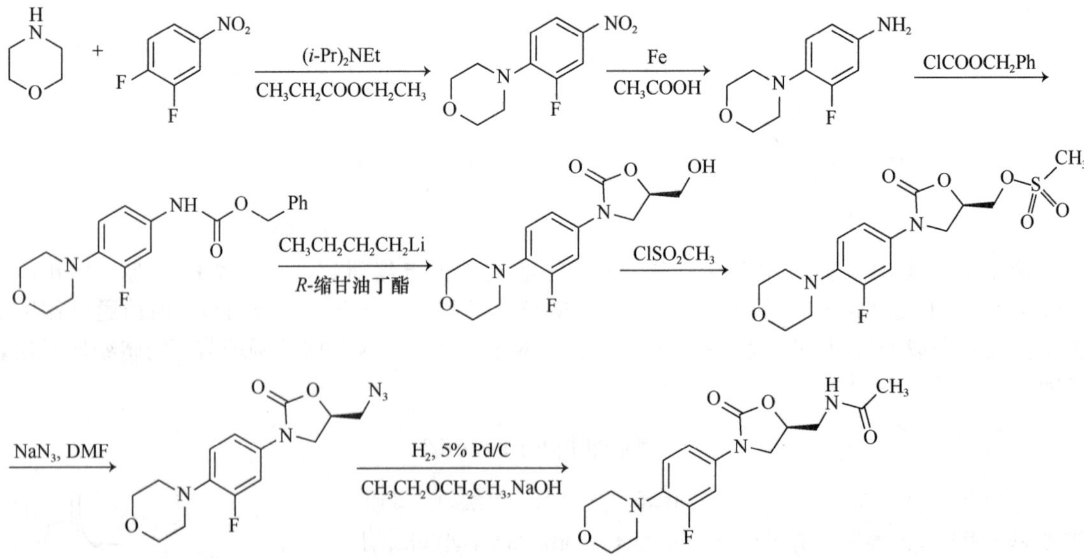

近年来,新上市的噁唑烷酮类抗菌药物,见表 13-4。

表 13-4　新上市的噁唑烷酮类抗菌药物

药物名称	化学结构	特点
磷酸泰地唑胺 tedizolid phosphate		用于治疗金黄色葡萄球菌（包括耐甲氧西林菌株和甲氧西林敏感菌株）、各种链球菌及肠球菌等革兰氏阳性细菌引起的成人急性细菌性皮肤和皮肤组织感染
康泰唑胺 contezolid		上海 MicuRx 公司开发的用于治疗多重耐药的革兰氏阳性菌（MRSA、PRSP 和 VRE）感染的抗菌药物。2021 年 6 月，国家药品监督管理局批准上市，适应证为复杂性皮肤软组织感染（CSSTI）

通过对噁唑烷酮类抗菌药物结构与生物活性的研究，总结其构效关系，如图 13-15 所示。

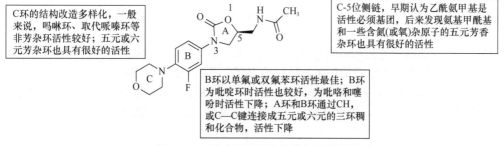

A环是基本药效团，其中1位氧原子以S或NR(R=H，CH₃，CH₃CH₂CH₂CH₂)代替，或2位羰基以碱基、亚碱基代替，其环衍生物，其抗菌活性丧失；若将2位羰基氧原子以硫原子代替，则抗菌活性降低；其中3位N原子以CH代替，活性下降；A环5位碳为S-构型具有抗菌活性，对映体无活性

C环的结构改造多样化，一般来说，吗啉环、取代哌嗪环等非苯杂环活性较好；五元或六元芳杂环也具有很好的活性

C-5位侧链，早期认为乙酰氨甲基是活性必须基团，后来发现氨基甲酰基和一些含氮(或氧)杂原子的五元芳香杂环也具有很好的活性

B环以单氟或双氟苯环活性最佳；B环为吡啶环时活性也较好，为吡咯和噻吩时活性下降；A环和B环通过CH₂或C—C键连接成五元或六元的三环稠和化合物，活性下降

图 13-15　噁唑烷酮类抗菌药物的构效关系

第四节　抗结核药物
Tuberculostatics

抗结核药物是指能抑制结核分枝杆菌的一类药物，临床上用于治疗结核病。结核病是由结核分枝杆菌侵入人体后，引起人体内部发生一系列病变的慢性传染病。除了头发、牙齿、指甲外任何部位都可能发生结核病，大约 80% 发生在肺部，故肺结核最为常见。结核病在经过半个多世纪的有效控制后，又有死灰复燃的趋势，且耐药性肺结核的患病率仍然十分严重，已成为目前结核病治疗和相应的抗结核新药发现亟需解决的关键问题。

自从科赫（Koch）分离出结核杆菌以后，人们一直在寻找高效低毒的抗结核药物。早期，研究人员发现磺胺类药物具有微弱的抗结核作用，进一步筛选出具有抗结核活性的氨苯砜（dapsone）。随后，瓦克斯曼（Waksman）等发现链霉素具有抗结核作用，这一发现开启了结核病的现代化学治疗时代。接下来，一大批抗结核药物如对氨基水杨酸（*p*-aminosalicylate）、异烟肼（isoniazid）、利福平（rifampicin）等被发现，使几千年来致命的传染性结核病（痨病），成为可控的一般疾病。

抗结核药物品种多，作用机制也各不相同：抑制结核杆菌叶酸代谢作用的有对氨基水杨酸；影响细菌细胞壁合成机制的有异烟肼、盐酸乙胺丁醇等；抑制细菌回旋酶活性的有喹诺酮类药物；抑制细菌 RNA 聚合酶作用的有利福平；与细菌染色体的 30S 亚基结合抑制蛋白质合成的药物有链霉素。

按照来源分类，抗结核药可分为合成抗结核药物和抗结核抗生素两大类。

一、合成抗结核药物

1938 年，科学家发现磺胺类药物具有微弱的抗结核作用，不久便筛选出第一个用于临床的合成抗结核药物氨苯砜（dapsone, 4, 4-diaminodiphenylsulfone），其作用机制与磺胺类抗菌药物相同，由于毒性大，现已很少使用。

随后，许多合成抗结核药物被发现，如对氨基水杨酸钠（sodium aminosalicylate，PAS-Na）、异烟肼（isoniazid）、吡嗪酰胺（pyrazinamide）、乙胺丁醇（ethambutol）等。合成抗结核药物由于结构简单、作用机制独特，现已广泛应用于临床。

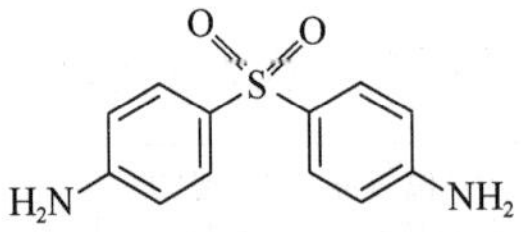

氨苯砜 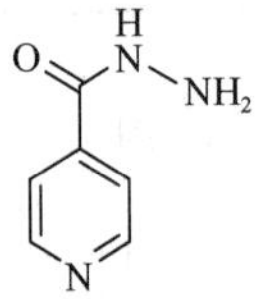　　　　　异烟肼

异烟肼 isoniazid

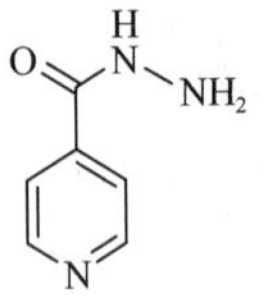

化学名为 4- 吡啶甲酰肼（4-pyridinecarboxylic acid hydrazide），又称雷米封（rimifon）。于 1952 年在美国上市。

本品为无色结晶或白色结晶性粉末，无臭，味微甜后苦，遇光渐变质；在水中易溶，在乙醇中微溶，在乙醚极微溶解；熔点 170～173℃。

本品结构中含肼，具有还原性，可被多种弱氧化剂氧化，如在酸性条件下可与溴、碘、硝酸银、溴酸钾反应，生成异烟酸，同时放出氮气。本品与硝酸银/氨水作用，放出氮气，并有银镜生成（图 13-16）。

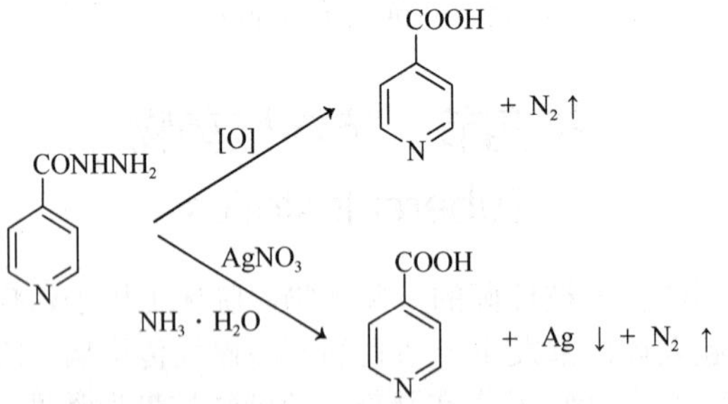

图 13-16　异烟肼的氧化降解及银镜反应

本品在碱性溶液中，可分解产生异烟酸盐、异烟酰胺及二异烟酰双肼等，氧或金属离子的存在，可促进上述分解；异烟肼受光、重金属、温度、pH 等因素的影响，会分解变质，游离出有毒的肼，故配制时，应避免与金属器皿接触（图 13-17）。

本品可与铜离子、铁离子、锌离子等金属离子络合，如与铜离子在酸性条件下生成一分子螯合物，呈红色；在 pH 7.5 时，生成两分子螯合物。

本品水溶液加香草醛的乙醇溶液，析出黄色结晶，可用于鉴别（图 13-18）。

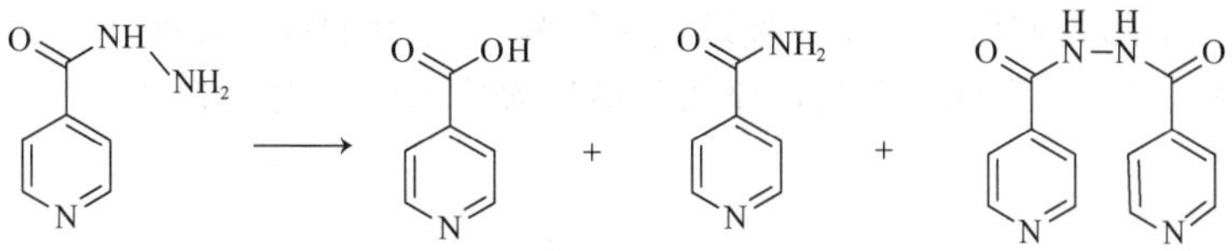

图 13-17 异烟肼的降解反应

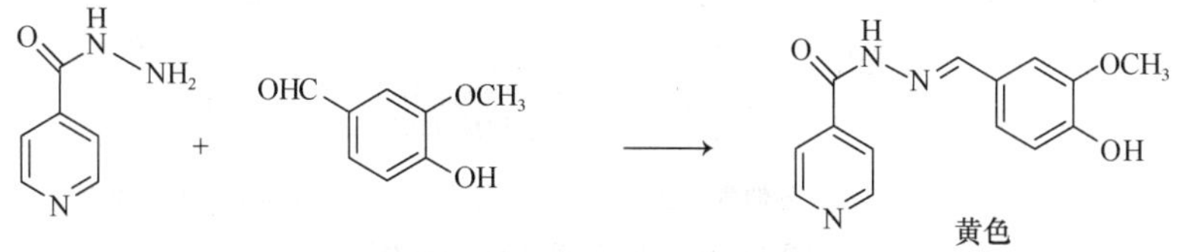

图 13-18 异烟肼的显色反应

自 1938 年有报道称磺胺有微弱的抗结核作用后，Domagk 发现磺胺噻唑（sulfathiazole）和磺胺噻二唑（sulfadithiazole）有更好的抗结核作用，他同时筛选了制备上述两个磺胺化合物的中间体，发现其中的苯甲醛缩氨基硫脲（benzaldehyde thiosemicarbazone）表现出比磺胺更高的活性，于是一系列含氨基硫脲的化合物被合成出，并进行了活性测试，在第二次世界大战后期筛选出具有抗结核活性的药物氨硫脲（thioacetazone）。但后来在治疗过程发现它的肝毒性太高，限制了其临床使用。

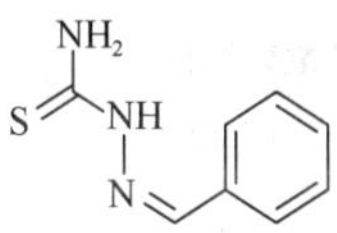

苯甲醛缩氨基硫脲 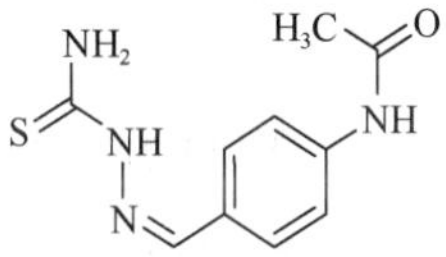　　　　　　　氨硫脲

1948 年有报道认为烟酰胺有微弱的抗结核作用，因此人们开始以烟酰胺为先导化合物进行结构优化寻找新的抗结核药物。基于 Domagk 的研究成果，即以氨基硫脲基团为活性基团，与异烟酸相结合，得到抗结核活性更高的异烟醛缩氨硫脲（isonicotinalde hydethiosemicarbazone）。出乎意料的是合成异烟醛缩氨硫脲的中间体异烟肼，对结核杆菌显示出强大的抑制和杀灭作用，并且对细胞内外的结核杆菌均显效，成为抗结核的首选药物之一（图 13-19）。

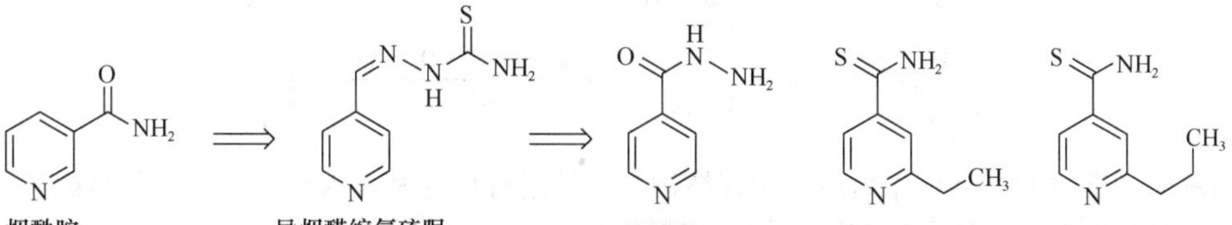

烟酰胺　　　　　异烟醛缩氨硫脲　　　　　异烟肼　　　　　乙硫酰胺　　　　　丙硫酰胺

图 13-19 烟酰胺为先导化合物的抗结核药物

知识链接

异烟肼早在 1912 年就被布拉格 German Charles 大学两位博士生迈耶（Meyer）和玛莉（Mally）合成成功，但是，直到 1951 年才发现其具有高效的抗结核作用。

异烟肼的发现同时促进了该类衍生物的开发，异丙异烟肼（iproniazid）也具有抗结核活性，但同时具有中枢兴奋的副作用，进一步研究发现它是单胺氧化酶抑制剂，而后，作为一种先导化合物进行抗抑郁药物开发。

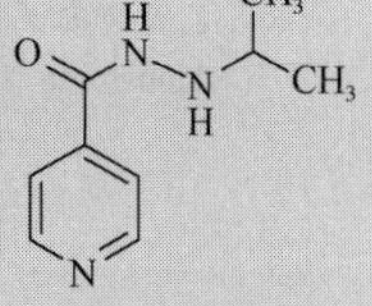

异丙异烟肼

本品通过抑制结核杆菌细胞壁核心结构的组成部分霉菌酸（mycolic acid）的生物合成，起到

杀灭细菌的作用。本品为前药，在体内被过氧化氢酶-过氧化物酶（KatG）活化，生成异烟酰自由基，后者与NAD自由基形成加合物，该加合物与烯酰-脂酰载体蛋白还原酶结合，抑制霉菌酸的生物合成。

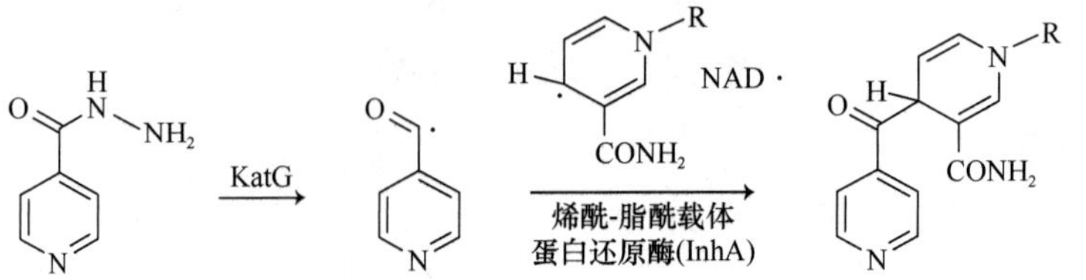

异烟酰自由基　　　　异烟酰-NADH结合物

图 13-20　异烟肼的作用机制

本品口服吸收迅速并完全，并能很好分布于各组织与体液中，食物和各种耐酸药物，尤其是含铝的耐酸药物，可以干扰或延缓其吸收，因此，应空腹服用；主要代谢物为*N*-乙酰异烟肼。同时，也有异烟酸、肼、乙酰肼和二乙酰肼等代谢物，其中，乙酰肼具有肝毒性，严重时会引起肝坏死。

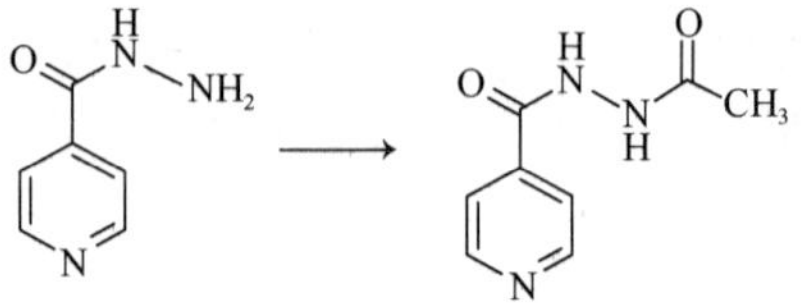

N-乙酰异烟肼

图 13-21　异烟肼的主要代谢途径

本品为治疗结核病的首选药物，适用于各种类型的结核病和肺外结核，如肺、淋巴、骨、肾、肠等部位结核，结核性脑膜炎、胸膜炎及腹膜炎等，临床上常制成片剂和针剂。本品较易通过血脑屏障，对结核性脑膜炎疗效较好。由于其对结核杆菌有强大抑制和杀灭作用，可单独用药，但易产生耐药。为了增加疗效和避免细菌产生耐药性，常与其他一线抗结核药联用。

本品的合成，可以异烟酸为原料，与水合肼缩合得到；也可以4-氰基吡啶为起始物，先在氢氧化钠水溶液中回流水解，再与水合肼反应制得。

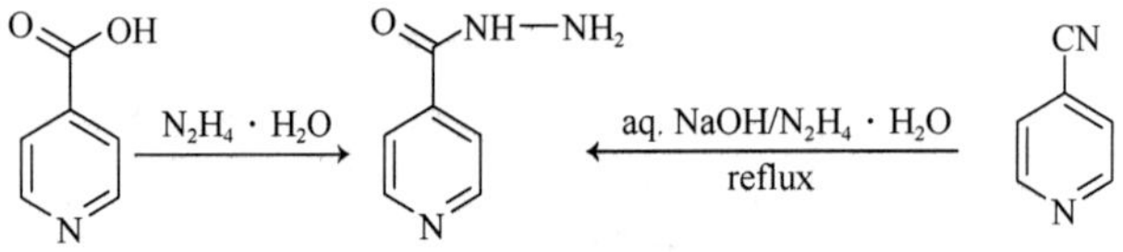

当发现异烟肼的抗结核作用后，对其结构与活性进行广泛和深入研究，大量的烟酸和取代异烟肼衍生物被合成，开发了许多有效的抗结核药物，见表 13-5。

表 13-5　常用的异烟肼类药物

药物名称	化学结构	特点
乙硫酰胺 ethionamide	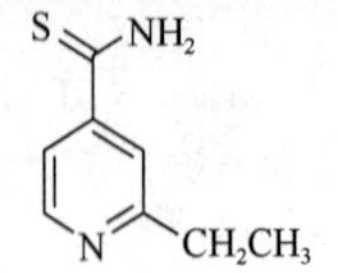	硫代异烟酰胺衍生物，化学结构与异烟肼相似，与异烟肼比较，不含肼基，在C-2位多一个烷基取代。乙硫酰胺和丙硫酰胺口服吸收迅速并完全，分布广泛，绝大部分代谢为无活性的代谢物随尿排出。它们的抗结核能力不高，通常需要服用较高剂量，是一类二线抗结核药物，可用以对异烟肼、利福平、链霉素、乙胺丁醇等一线药物耐药的结核治疗或为对异烟肼不能耐受的患者使用
丙硫酰胺 prothionamide	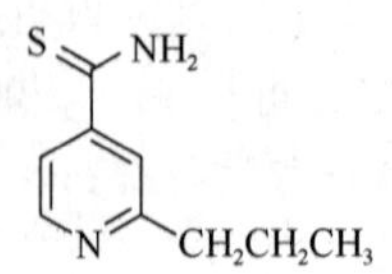	

续表

药物名称	化学结构	特点
异烟腙 isoniazone		异烟肼与醛缩合生成腙，仍有抗结核活性。抗结核作用与异烟肼相似，可能是它们在胃肠道中不稳定，释放出异烟肼的缘故。但它们的毒性略低，不损害肝功能。常与乙胺丁醇、乙硫酰胺合用
葡烟腙 glyconiazide		
丙酮酸异烟腙钙 pyruvic acid calcium ftivazide		

异烟肼类抗结核药物的构效关系，见图 13-22。

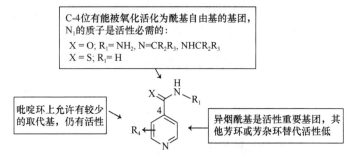

图 13-22 异烟肼类抗结核药物的构效关系

此外，还有一些临床常用的合成抗结核药物，在此进行简要介绍。

对氨基水杨酸钠是对氨基苯甲酸（PABA）的同类化合物，为二氢叶酸合成酶的抑制剂。它与磺胺类药物的抗菌谱不同，能使结核杆菌蛋白质合成受阻而死亡，但仅对结核杆菌有抑制作用，且作用较弱，多与链霉素、异烟肼合用，能延缓结核杆菌对链霉素和异烟肼的耐药性产生。本品口服吸收快而完全，广泛分布于除脑脊液外的身体大多数组织与体液；半衰期约为 2h，以原型药和代谢物形式从尿液排泄，主要代谢物为 N-乙酰化对氨基水杨酸。当与异烟肼联用时，本品可提高体内游离异烟肼的血药浓度。本品胃肠刺激反应严重，故常制成肠溶片，或与阴离子交换树脂制成复合物。构效关系研究表明：①结构中的氨基和羧基必须互为对位，其他位置异构体活性消失；②羟基在羧基的邻位或间位都有抗结核作用，邻位的活性最高；③羧基成酯或酰胺也有效，在体内会解离成对氨基水杨酸。

对氨基水杨酸钠　　　　　吡嗪酰胺　　　　　盐酸乙胺丁醇

吡嗪酰胺为烟酰胺的生物电子等排体。单独作为抗结核药物使用时，迅速呈现耐药性，但与异烟肼或乙胺丁醇之间的交互耐药比较少见，在联合用药中发挥较好的作用，因此，本品被认为是一线的短时抗结核药物。本品为前药，在低 pH 环境下活性最高，活性形式为吡嗪甲酸，尽管结构与异烟肼相似，但对霉菌酸的生物合成没有影响，其抗菌机制可能是干扰了细胞膜内质子动力势及能量产生。根据这一假说，在酸性条件下，吡嗪甲酸阴离子可能作为从细胞外膜向膜内传送质子的载体。本品口服吸收好，分布广泛，能穿透感染的脑膜，因此适合于结核性脑膜炎的治疗。本品以原型药、吡嗪甲酸及 5-羟基代谢物形式从尿液排泄。

盐酸乙胺丁醇为乙二胺的衍生物，*N* 上分别由 2 个 *S*-构型的 1-丁醇取代，因此，存在 3 个异构体，即左旋体 *SS*、右旋体 *RS* 和内消旋体 *RR*，只有两个 *S*-构型 1-丁醇取代左旋体活性最强，右旋体和内消旋体的活性分别为左旋体 *SS* 的 0.2% 和 0.83%。3 个异构体的毒性差不多，均会引起视觉障碍，严重者可致盲。本品通过抑制结核分枝杆菌的阿拉伯糖基转移酶（arabinosyl transferases），影响结核分枝杆菌细胞壁上关键组成成分阿拉伯半乳聚糖的聚合反应，对生长繁殖期结核杆菌有较强的抑制作用，对包裹的或仍处于非增殖期的细菌无抑制作用。本品与其他抗结核药无交叉耐药性，长期服用可缓慢产生耐药性，很少单用。临床主要用于对链霉素或异烟肼产生耐药性的各型肺结核和肺外结核。与利福平或异烟肼联用，可增强疗效并延缓耐药性的产生，治疗各型活动性结核病。本品口服吸收迅速，2h 可达峰值，80% 以原型药由尿道迅速排泄，主要代谢物为 2,2-乙二胺二丁酸和 2,2-乙二胺基二丁醛。

二、抗结核抗生素

抗结核抗生素包括氨基糖苷类，如链霉素和卡那霉素等；大环内酰胺类抗生素，如利福霉素及其半合成衍生物；肽类抗生素，如卷曲霉素等。其中，氨基糖苷类抗生素在抗生素章节已作介绍，本节着重介绍利福霉素的半合成衍生物利福平及其类似物。

利福平 rifampicin

化学名为 3-[[(4-甲基-1-哌嗪基) 亚氨基] 甲基] 利福霉素 (3-[[(4-methyl-1-piperazinyl)imino]methyl] rifamycin)，又称甲哌利福霉素。于 1967 年在意大利上市。

本品为鲜红或暗红色结晶性粉末，结晶溶剂不同，可得 I 和 II 两种晶型，从丙酮中得到的 I 型晶型稳定性较好，抗结核活性也高；无臭，无味；易溶于氯仿，在甲醇中溶解，在水中几乎不溶。

本品分子中具有 1,4-萘二酚结构，呈弱酸性，在碱性条件下易氧化成醌型化合物。在强酸中亚氨键易分解，降解为醛基利福霉素和氨基哌嗪两个化合物。遇光易变质。

1957 年，意大利的森西（Sensi）等从链丝菌（*Streptomyces mediterranci*）发酵液中分离得到利福霉素（rifamycin），其属于大环内酰胺类广谱抗生素。天然利福霉素具有独特的环状结构，环中含一个平面萘酚或萘醌芳香环系统（篮子），与一个 17 元的脂肪链桥连（提手），形成类似"提篮"的大环内酰胺化合物，包括 B、O、S 和 SV 等衍生物。由于它们的水溶性差，生物利用度低，因此抗菌能力不强。

本品以利福霉素 S 或 SV 为起始物，在 C-3 位引入甲酰基，再与 1-甲基-4-氨基哌嗪缩合成腙而得，其活性比利福霉素高数十倍，成为现代抗结核治疗的基础，把抗结核疗程由 12 或 24 个月缩短至 6 或 8 个月，不足之处是耐药性出现较快，需通过多药联合用药克服。

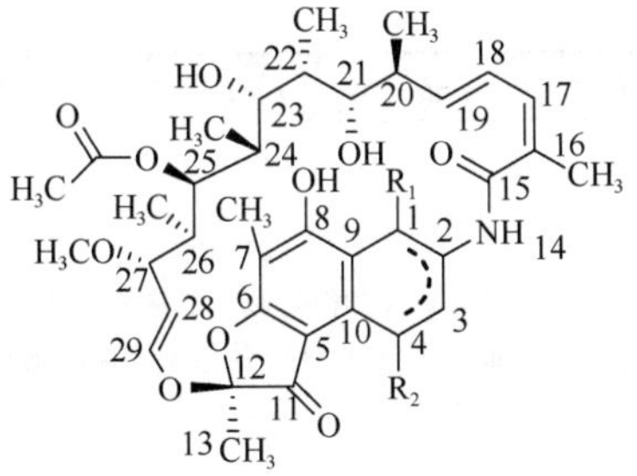

	R$_1$	R$_2$
利福霉素 B	—OH	—OCH$_2$COOH
利福霉素 O	=O	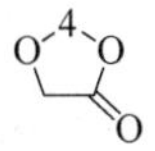
利福霉素 S	=O	=O
利福霉素 SV	—OH	—OH

图 13-23 一些天然利福霉素

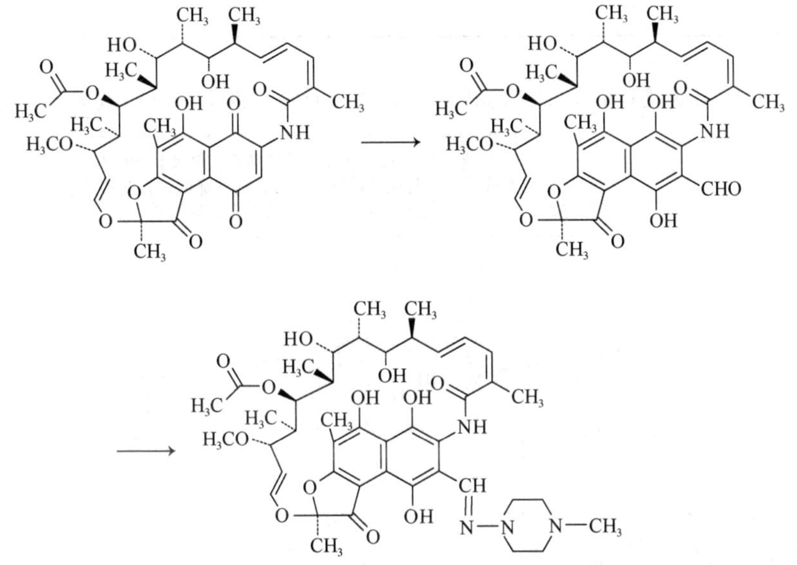

图 13-24 利福平的结构演化

本品为高效的细菌 RNA 聚合酶（RNAP）抑制剂，对正在复制、慢复制及未复制的细菌都有抑制作用。利福霉素与细菌 DNA 依赖的 RNAP 的 β-亚基结合，阻止链的延长，起到杀灭细菌的作用，而对人与动物的酶没有影响。

本品易产生耐药性，耐药菌突变引起本品与 β-亚基结合位点的改变是导致耐药的原因；另一方面本品对肝药酶 CYP450 有强的诱导作用，药物间的相互作用比较常见，尤其与 HIV 蛋白酶抑制剂和非核苷类逆转录酶抑制剂联用时，影响对艾滋病的合并治疗。

本品在肠道中被迅速吸收，食物可以干扰药物的吸收，应空腹服用。体内主要代谢途径为 C-25 位酯键的水解，生成去乙酰基利福平，代谢产物仍有活性，但仅为原型药的 1/10～1/8。本品及代谢物均具有生色基团，因而尿液、粪便、唾液、泪液、痰液及汗液常呈橘红色。

在利福平的基础上，进一步结构优化，得到更加优良的半合成抗结核抗生素，见表 13-6。

表 13-6 常用的半合成利福霉素药物

药物名称	化学结构		特点
利福喷丁 rifapentine		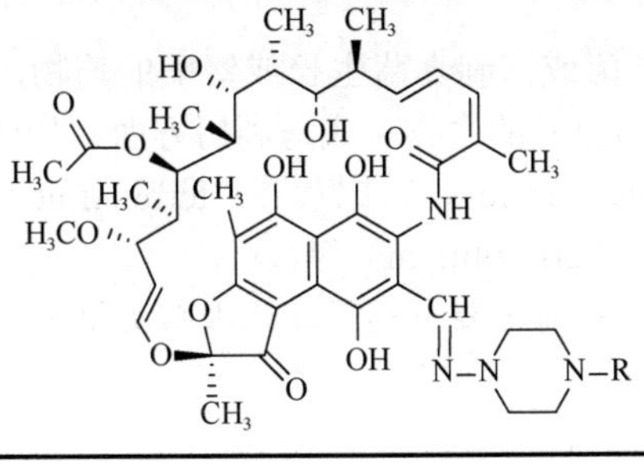 R= 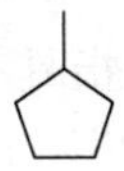	利福霉素 SV 衍生物，抗菌谱与利福平相似，半衰期比利福平长，抗结核杆菌作用比利福平强 2～10 倍，对肝药酶 CYP450 的诱导作用有所降低
利福定 rifandin		R=—CH$_2$CH(CH$_3$)$_2$	利福霉素 SV 衍生物，抗菌谱与利福平相似，对结核杆菌和麻风杆菌有良好的抗菌活性。当其用量仅为利福平的 1/3 时，可获得近似于或高于利福平的疗效，口服吸收好，毒性低

药物名称	化学结构	特点
利福布汀 rifabutin	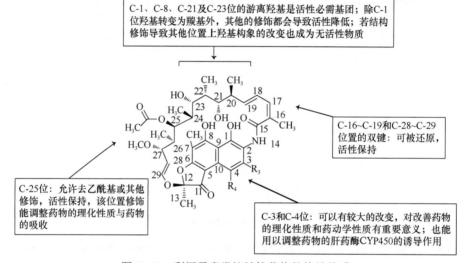	利福霉素 S 的衍生物，具有良好的组织分布，降低了对肝药酶 CYP450 的诱导，口服生物利用度低，半衰期达 45h，对利福平耐药菌株有效

通过对天然利福霉素及其衍生物结构和活性关系的研究，得出如下构效关系，见图 13-25。

C-1、C-8、C-21及C-23位的游离羟基是活性必需基团；除C-1位羟基转变为羰基外，其他的修饰都会导致活性降低；若结构修饰导致其他位置上羟基构象的改变也成为无活性物质

C-16~C-19和IC-28~C-29位置的双键：可被还原，活性保持

C-25位：允许去乙酰基或其他修饰，活性保持，该位置修饰能调整药物的理化性质与药物的吸收

C-3和IC-4位：可以有较大的改变，对改善药物的理化性质和药动学性质有重要意义；也能用以调整药物的肝药酶CYP450的诱导作用

图 13-25 利福霉素类抗结核药物的构效关系

第五节 抗真菌药物
Antifungals drugs

真菌感染是一种常见病，发生在皮肤、黏膜、皮下组织的感染称为浅表层感染，侵害人体的黏膜深处、内脏、泌尿系统、脑和骨骼等处的感染被称为深部真菌感染。早期真菌感染疾病常为浅表层感染，很少发现深部真菌感染，但近年来，随着高效广谱抗生素、免疫抑制剂、抗恶性肿瘤药物的广泛使用，器官移植、导管技术及外科其他介入性治疗的深入开展，特别是 AIDS 的出现，导致条件致病性真菌引起的系统性真菌病日益增多，新的致病菌不断出现，病情也日趋严重，深部脏器的真菌感染发病率越来越高，也越发严重。因而，研发新型的可用于深部真菌感染的抗真菌药物已势在必行。

抗真菌药物（antifungals drug）是指具有杀死真菌或抑制真菌生长或繁殖的药物，用于治疗真菌感染性疾病。其作用靶点多集中在干扰真菌麦角甾醇的生物合成与利用方面，如两性霉素 B（amphotericin B）、益康唑（econazole）、氟康唑（fluconazole）、特比萘芬（terbinafine）等；而作用于非麦角甾醇靶点的抗真菌药物较少，如灰黄霉素（griseofulvin）等。

按其来源，抗真菌药物可分为合成抗真菌药物（目前主要有唑类和烯丙胺类抗真菌药物）和抗真菌抗生素两大类。

一、唑类抗真菌药物

唑类抗真菌药物的结构特征：有一个五元的芳香杂环；芳香杂环上其中一个 N 原子通过甲基或乙基连接一个卤代苯环；苯环的苄位上通常连接一含氧基团。根据含氮杂环上氮原子数目，又可分为咪唑类和三唑类（或三氮唑类）抗真菌药物。

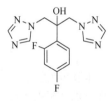

唑类抗真菌药物的结构特征　　　　　　　氯米达唑

1958 年，第一个唑类抗真菌药物氯米达唑（chlormidazole）被发现。在随后的 10 多年间，含咪唑环的抗真菌药物克霉唑（clotrimazole）、咪康唑（miconazole）及益康唑（econazole）先后被开发上市，直至今天，它们仍是外用抗真菌感染治疗的重要品种。随后，第一种口服有效的唑类药物酮康唑（ketoconazole）被成功开发，抗菌谱广，毒性低，进一步推动了合成抗真菌药物的发展。接下来，开发的含三氮唑环的氟康唑（fluconazole）具有广谱、安全性高、药动学好等优点，它既可治疗浅表性真菌感染、还以口服或注射用药治疗全身性真菌感染，成为新一代抗真菌药物的代表。

唑类药物根据其发展过程，可分为第一代抗真菌药物，如咪康唑、益康唑、克霉唑、酮康唑、伊曲康唑（itraconazole）等；第二代抗真菌药物，如氟康唑、伏立康唑（voriconazole）等，其抗菌能力、药动学性质等方面均优于第一代药物。

氟康唑 fluconazole

化学名为 2-(2, 4-二氟苯基)-1, 3-二 (1H-1, 2, 4-三氮唑-1-基)-丙-2-醇 (2-(2, 4-difluorophenyl)-1, 3-di(1H-1, 2, 4-triazol-1-yl) propan-2-ol)，又称大扶康。于 1988 年在英国上市。

本品为白色或类白色结晶性粉末；无臭或微带特异臭，味苦；在甲醇中易溶，在乙醇中溶解，在二氯甲烷、水或乙酸中微溶，在乙醚中不溶；熔点 137～141℃。

含咪唑环的抗真菌药物通常有较高的脂溶性，口服易吸收，组织分布好，蛋白结合率高，但咪唑基团易代谢，首过效应高，影响其口服效果。将酮康唑结构中的咪唑基用三氮唑基替换得到特康唑，虽在体外抗菌作用与酮康唑相似，但口服对阴道念珠菌有效。受此启发，辉瑞公司在开发成功的咪唑类药物噻康唑（tioconazole）基础上，将结构中的咪唑环也以不易代谢的三氮唑环替代，并引入第二个三氮唑环，2, 4-二氯苯基以 2, 4-二氟苯基替代，同时羟基游离，得到了第一个高效、广谱抗真菌药物氟康唑。

酮康唑　　　　　　　　　　　　　　　特康唑

噻康唑　　　　　　　　　　　　　　　氟康唑

本品因含羟基，极性大，有一定的水溶性，代谢稳定，蛋白结合率较低（11%～12%），且生物利用度高并具有穿透中枢组织的特点，可外用、口服及注射用药。

唑类抗真菌药物通过抑制 14α-去甲基化酶抑制羊毛甾醇转变为 C-14 位脱甲羊毛甾醇，结果是聚集到真菌细胞膜的甾醇依然带有甲基基团（图 13-26）。未去甲基的甾醇没有正常的真菌膜上麦角甾醇所具有的理化性质，从而导致膜的渗透性改变，发生泄漏，并使膜中蛋白质的功能失常，从而导致真菌细胞死亡。

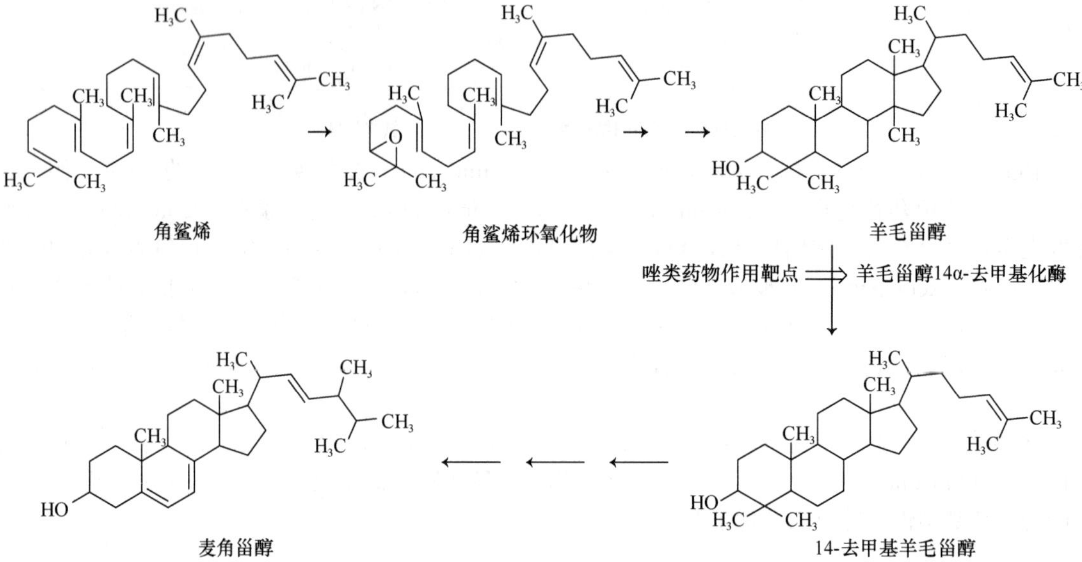

图 13-26　唑类抗真菌药物的作用机制

本品口服吸收率可达 90%，1～2h 血药浓度达峰值，$t_{1/2}$ 约为 30h，食物不影响其吸收。在所有体液与组织中，尿液及正常皮肤中的药物浓度为血浆浓度的 10 倍，唾液、痰、指甲中的浓度与血浆浓度相近，脑脊液中浓度为血浆浓度的 0.5～0.9 倍。本品主要以原型从尿中排泄（约 80%），约 11% 以代谢物的形式从尿中排泄。

本品为广谱抗真菌药物，对新型隐球菌、白色念珠菌及其他念珠菌、黄曲菌、烟曲菌、皮炎芽生菌、粗球孢子菌、荚膜组织胞浆菌等有抗菌作用。

本品的合成以 1, 3-二氟苯为起始原料，在 AlCl₃ 催化下与氯乙酰氯发生傅克反应，生成氯代-2, 4-二氟苯乙酮；然后，与 1, 2, 4-三氮唑反应引入第一个杂环；再在 NaH 作用下，与碘化三甲氧硫鎓反应，生成环氧化合物；最后，经环氧化合物与 1, 2, 4-三氮唑缩合而制得。

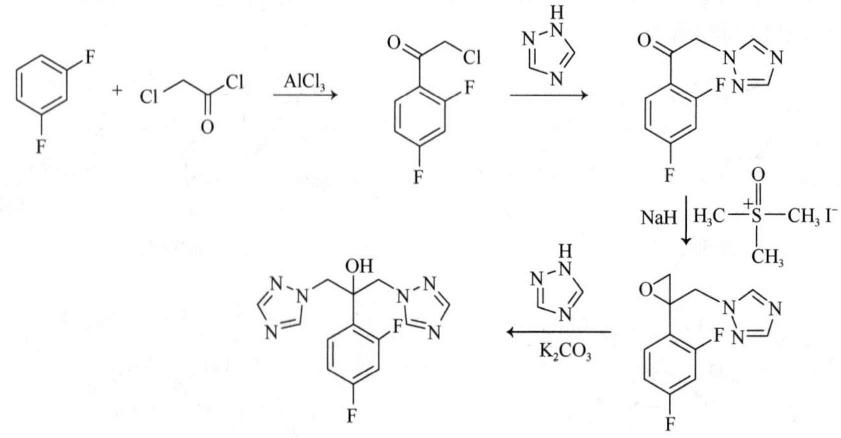

常见的唑类抗真菌药物见表 13-7。

表 13-7 常用的唑类抗真菌药物

药物名称	化学结构	特点
克霉唑 clotrimazole	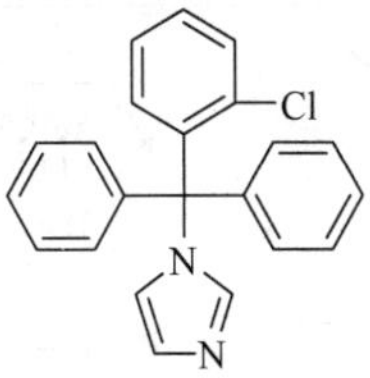	咪唑类广谱抗真菌药物，弱碱性，高亲脂性，水溶性差，口服胃肠副作用大，主要与聚乙二醇制成乳剂外用，对浅表及某些深部真菌感染有效，主治皮肤霉菌病，如手足癣、体癣、阴道霉菌等
咪康唑 miconazole	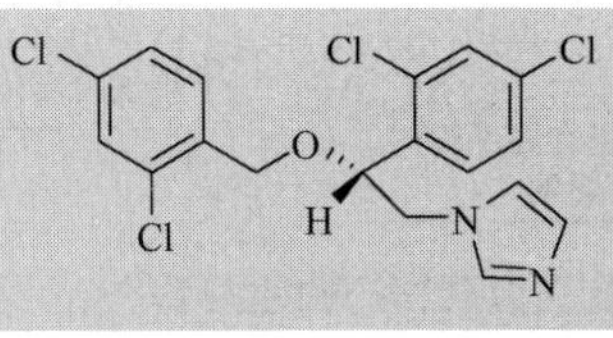	咪唑类抗菌药物，弱碱性，临床上用其硝酸盐，可静脉给药治疗念珠菌所致的严重感染，副作用也较大；外用治疗皮肤念珠菌感染、阴道炎、手足癣等
酮康唑 ketoconazole	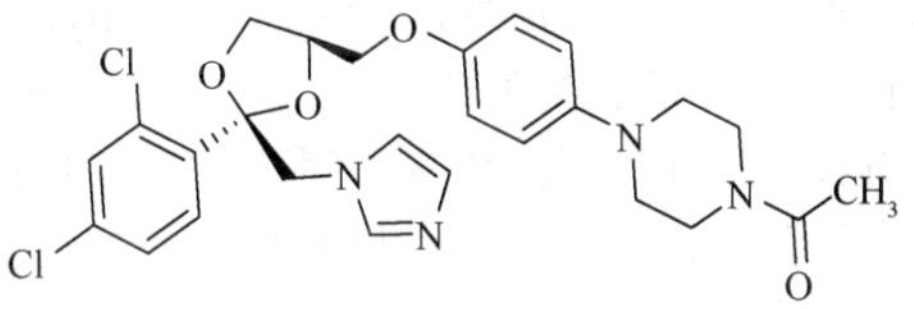	广谱的咪唑类抗真菌药物，侧链上含有一个哌嗪基，也是弱碱性的药物，有一定的水溶性，可口服和外用。酮康唑的口服生物利用度与胃酸 pH 及吸收相关联，故抗酸剂和一些药物如 H_2 受体拮抗剂和抗胆碱药物会影响其吸收。酮康唑也很容易代谢成无活性代谢物。酮康唑的肝毒性是其主要副作用，另外它还影响胆固醇的生物合成，高剂量会减低睾酮和可的松的水平。酮康唑存在 4 个异构体，以顺式的 2S, 4R 和 2R, 4S 两个异构体活性最高
伊曲康唑 itraconazole	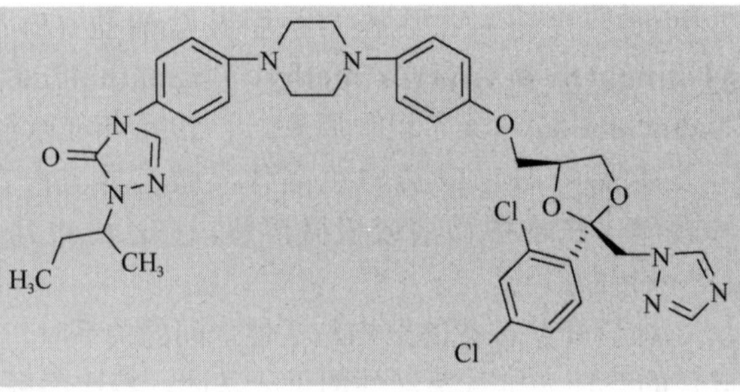	三氮唑类广谱抗真菌药物，酮康唑的衍生物，其咪唑基以三氮唑替代，并连有一个中性的 1, 2, 4-三氮唑-3 酮；伊曲康唑比酮康唑更有效，耐受性更好。推荐剂量下对睾酮、肾上腺素没有影响，但仍有抑制胆固醇生物合成及 P450 氧化酶的作用
伏立康唑 voriconazole	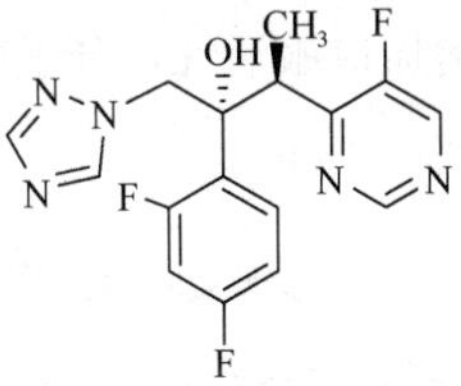	为氟康唑的结构改造物，以氟嘧啶替代氟康唑中的一个三唑环，扩大了抗真菌谱，并增加一个甲基，2S, 3R 构型的异构体的活性最强；对深部的真菌感染优于氟康唑和两性霉素 B，有良好的生物利用度
泊沙康唑 posaconazole	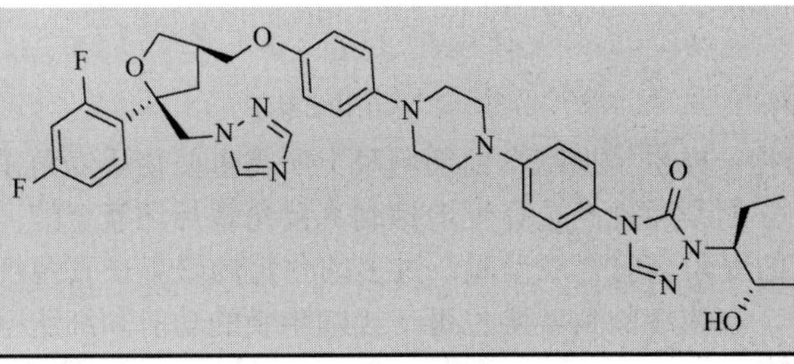	为伊曲康唑的衍生物，其结构中的长侧链使得对靶酶有着额外的结合位点。主要用于预防和治疗由曲霉菌和念珠菌引起的侵入性真菌感染

根据唑类药物的结构与活性关系，总结了该类抗真菌药物的构效关系，见图 13-27。

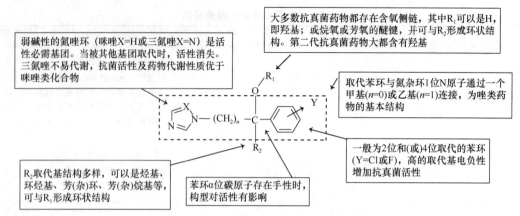

图 13-27　唑类抗真菌药物的构效关系

二、烯丙胺类抗真菌药物

20 世纪 70 年代末，通过常规筛选，发现了有较高活性的烯丙胺类（allylamines）抗真菌药物萘替芬（naftifine），局部外用治疗皮肤癣的效果优于益康唑，对白色念珠菌病的治疗效果与克霉唑相当。由于其结构新颖、活性较好，继而受到研究人员的重视和关注；随后，开发出了活性更高、毒性更低的烯丙胺类似药物，如特比萘芬（terbinafine）；以及相似的药物硫代氨基甲酸酯类，如托萘酯（tolnaftate）；以及二甲吗啉类，如阿莫罗芬（amorolfine）等。

盐酸特比萘芬 terbinafine hydrochloride

化学名为 (E)-N-(6, 6-二甲基-2-庚烯-4-炔基)-N-甲基-1-萘甲胺盐酸盐 ((E)-N-(6, 6-dimethyl-2-hepten-4-ynyl)-N-methyl-1-naphthalene-methanamine hydrochloride)。又名坦平那芬。于 1991 年在欧洲上市。

本品为白色或类白色晶体，微有异臭；在甲醇或乙醇中易溶，在水中微溶或极微溶解，在乙醚中几乎不溶；熔点 195～198℃。

在研究萘替芬的结构与活性之间的关系时，研究人员发现其中的烯丙基叔胺碱性中心及 1 位取代的萘环为抗真菌活性的重要基团。特比萘芬是炔烃代替萘替芬结构中苯环的电子等排体，其中的叔丁基可增加口服活性，分子中的双键需为 E-构型。

萘替芬　　　　　　　　　　特比萘芬

烯丙胺类抗真菌药物与唑类药物一样也是抑制真菌细胞膜上所需重要物质麦角甾醇的生物合成，但作用环节与唑类药物不同，它们是通过高选择性地抑制真菌角鲨烯环氧化酶，使得角鲨烯不能转变为 2,3-环氧角鲨烯，真菌的麦角甾醇合成受阻，过多的角鲨烯聚集在真菌细胞内，起到杀灭真菌的作用（图 13-28）。同时，高浓度的角鲨烯也可干扰细胞膜的功能和细胞壁的合成。而对高等动物的甾醇生物合成没有影响。

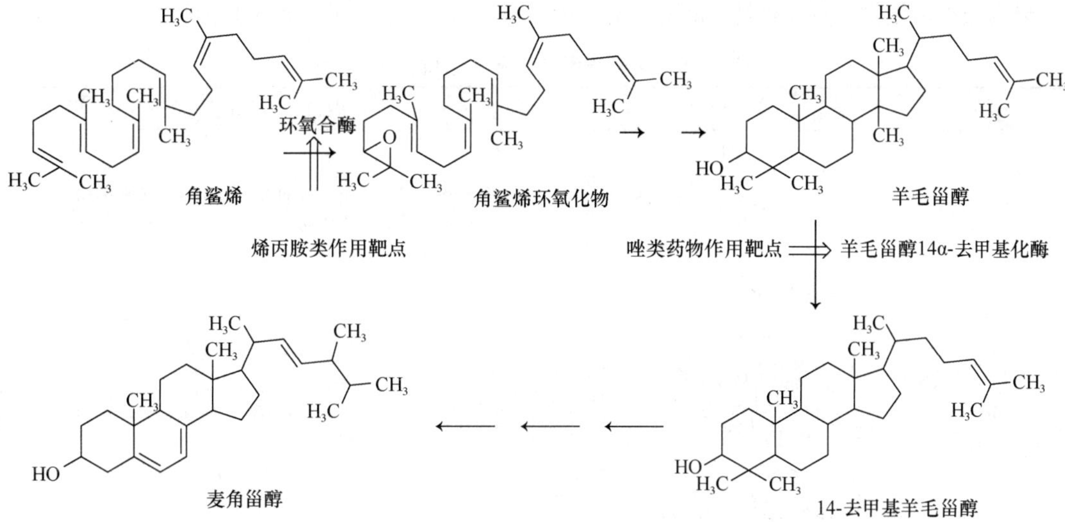

图 13-28 烯丙胺类抗真菌药物的作用靶点

本品口服吸收良好，有 70%～80% 被吸收，半衰期为 17h，食物对生物利用度有中度影响，但不需调整剂量，长期服用，1 个月可以达到血药稳态浓度。由于是亲脂性高的氨基药物，吸收后广泛分布于皮肤及其他组织中，并有很高的血浆蛋白结合率。本品在体内有多种代谢产物，包括脱甲基、N-氧化与叔丁基的氧化等。

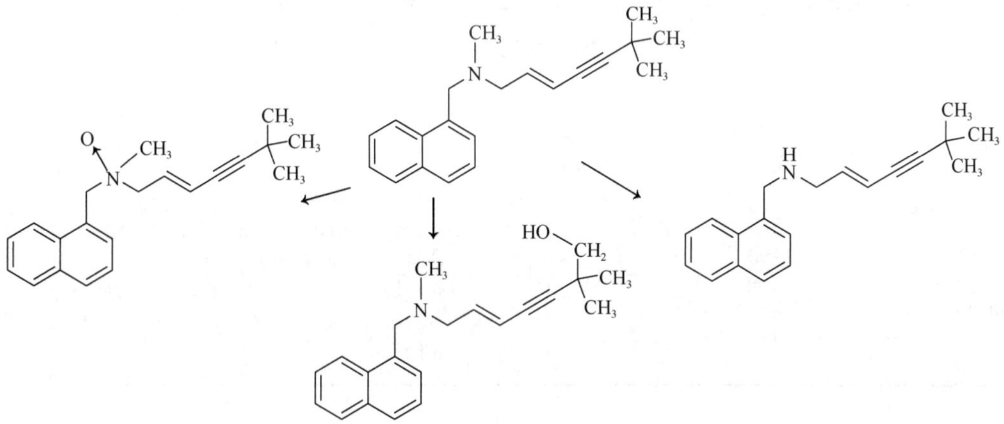

图 13-29 特比萘芬的代谢途径

本品对皮肤癣菌有杀菌作用，对念珠菌酵母型不如菌丝型敏感，为抑菌作用。本品口服和局部用药可以治疗浅表皮肤真菌感染，如手癣、足癣（尤其是角化增厚型）、体癣、股癣；亦可用于头癣。

本品的合成以 N-1-萘甲基甲胺为起始原料，在 Cu₂Cl₂ 催化下与 5,5-二甲基己二炔和甲醛缩合，得到二炔叔胺化合物；再经二异丁基氢化铝选择还原，与 HCl 成盐即可制得。

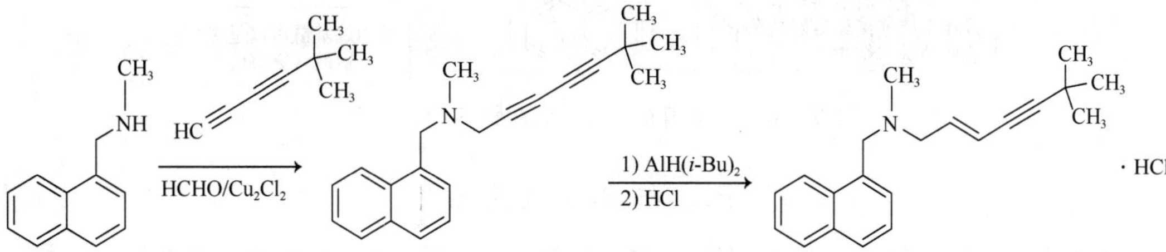

烯丙胺类衍生物、硫代氨基甲酸酯类衍生物及有类似作用机制的其他抗真菌药物，见表 13-8。

表 13-8　主要烯丙胺类及类似抗真菌药物

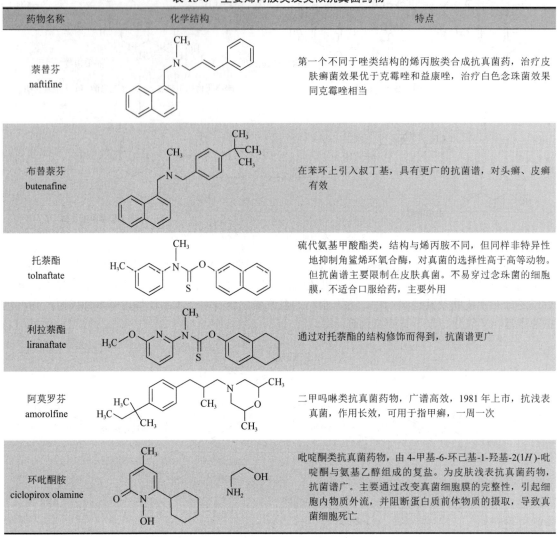

药物名称	化学结构	特点
萘替芬 naftifine		第一个不同于唑类结构的烯丙胺类合成抗真菌药，治疗皮肤癣菌效果优于克霉唑和益康唑，治疗白色念珠菌效果同克霉唑相当
布替萘芬 butenafine		在苯环上引入叔丁基，具有更广的抗菌谱，对头癣、皮癣有效
托萘酯 tolnaftate		硫代氨基甲酸酯类，结构与烯丙胺不同，但同样非特异性地抑制角鲨烯环氧合酶，对真菌的选择性高于高等动物。但抗菌谱主要限制在皮肤真菌。不易穿过念珠菌的细胞膜，不适合口服给药，主要外用
利拉萘酯 liranaftate		通过对托萘酯的结构修饰而得到，抗菌谱更广
阿莫罗芬 amorolfine		二甲吗啉类抗真菌药物，广谱高效，1981 年上市，抗浅表真菌，作用长效，可用于指甲癣，一周一次
环吡酮胺 ciclopirox olamine		吡啶酮类抗真菌药物，由 4-甲基-6-环己基-1-羟基-2(1H)-吡啶酮与氨基乙醇组成的复盐。为皮肤浅表抗真菌药物，抗菌谱广。主要通过改变真菌细胞膜的完整性，引起细胞内物质外流，并阻断蛋白质前体物质的摄取，导致真菌细胞死亡

烯丙胺类抗真菌药的构效关系总结见图 13-30。

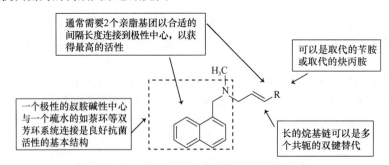

图 13-30　烯丙胺类抗真菌药物的构效关系

<h1 align="center">三、抗真菌抗生素</h1>

抗生素是抗真菌药物中的重要一员，大多结构复杂，主要分为多烯类和非多烯类。

多烯类抗生素是第一类能有效对抗深部真菌感染的药物，20 世纪 50 年代以来，从放线菌中发现了数十种多烯类抗生素，分子内多为含多个共轭双键的大环内酯环，且连接有一个氨基糖，其代表药物有制霉菌素（nystatin）、两性霉素 B（amphotericin B）、曲古霉素（trichomycin）等。

非多烯类抗生素主要对浅表真菌有效，其代表药物主要为灰黄霉素（griseofulvin）和西卡宁（siccanin）。灰黄霉素对皮肤真菌有效，但有一定毒性，一般只可外用。西卡宁用于浅表真菌感染，疗效与灰黄霉素相似，不良反应少见。

灰黄霉素　　　　　　　　　　　西卡宁

两性霉素 B amphotericin B

本品为 [1*R*-(1*R**, 3*S**, 5*R**, 6*R**, 9*R**, 11*R**, 15*S**, 16*R**, 17*R**, 18*S**, 19*E*, 21*E*, 23*E*, 25*E*, 27*E*, 29*E*, 31*E*, 33*R**, 35*S**, 36*R**, 37*S**)]-33-[(3-氨基-3, 6-二脱氧-β-*D*-吡喃甘露糖基) 氧]-1, 3, 5, 6, 9, 11, 17, 37-八羟基-15, 16, 18-三甲基-13-氧代-14, 39-二氧双环 [33.3.1] 三十九烷-19, 21, 23, 25, 27, 29, 31-七烯-36-羧酸（[1*R*-(1*R**, 3*S**, 5*R**, 6*R**, 9*R**, 11*R**, 15*S**, 16*R**, 17*R**, 18*S**, 19*E*, 21*E*, 23*E*, 25*E*, 27*E*, 29*E*, 31*E*, 33*R**, 35*S**, 36*R**, 37*S**)]-33-[(3-amino-3, 6-dideoxy-β-*D*-mannopyranosyl)oxy]-1, 3, 5, 6, 9, 11, 17, 37-octahydroxy-15, 16, 18-trimethyl-13-oxo-14, 39-dioxabicyclo[33.3.1]nonatriaconta-19, 21, 23, 25, 27, 29, 31-heptaene-36-carboxylic acid)。

本品为黄色或橙黄色粉末，无臭或几乎无臭，无味；有引湿性，在日光下易被破坏失效；在二甲基亚砜中溶解，在 *N*, *N*-二甲基甲酰胺中微溶，在甲醇极微溶解，在水、无水乙醇或乙醚不溶。

本品在 pH4～10 时稳定，对光、热、强酸和强碱均不稳定；100g/ml 溶液经 121℃加热 5min 即失活，水溶液在 10℃时可保存活力 7 天左右，在 -4℃时可在血清中保存 8～9 个月而效价不减。

本品结构中含有由亲水的 8 个羟基和亲脂的 7 个共轭双键构成的大环内酯长链，长链上有一个羧基，并连接一个 *D* 型的氨基脱氧糖，构效关系显示分子共轭双键越多，活性越高，毒性也越大。

本品虽然水溶性差，但可溶于碱性或酸性的水溶液，呈两性，故称两性霉素。

该类抗生素与敏感真菌细胞膜上的麦角甾醇相互作用，引起膜的通透性等功能丧失，使细菌细胞内钾离子、核苷酸、氨基酸等外漏，破坏细胞的正常代谢从而抑制细菌的生长，导致细菌的死亡。除支原体外，细胞缺少甾醇的细菌不能被多烯类抗生素影响。游离甾醇和细胞膜上的甾醇竞争多烯类抗生素，可使多烯类抗生素的作用降低。

多烯抗生素与甾醇的作用没有种属差异，因此也会影响宿主细胞膜上的甾醇，引起副作用，最严重的副作用为肾损伤和肾小管酸中毒，以及大量钾流失。使用两性霉素脂质体、胶体分散体或复合脂质体等注射制剂后，药代特性改变，能降低肾毒性，具有很好的耐受性。

本品为第一个可在体内使用的抗真菌抗生素，临床上用于治疗诊断明确的深部真菌引起的内脏或全身感染，口服后在胃肠道吸收少、不良反应较多。

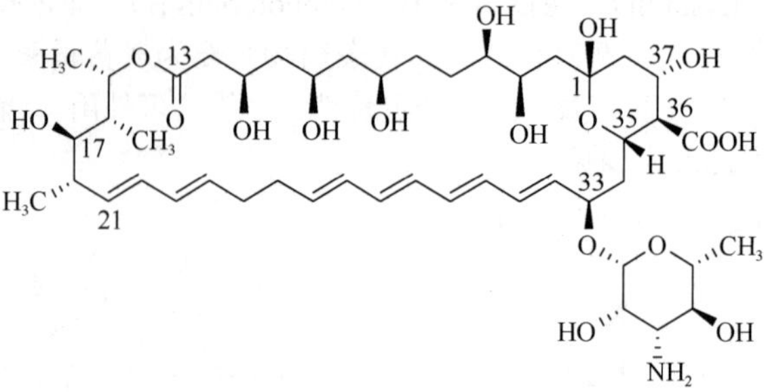

制霉菌素

制霉菌素与两性霉素结构类似，环上少一个双键，有两个羟基的位置和构象不同，但性质与作用相似，与宿主胆固醇的亲和力高于两性霉素，可有效对抗多种真菌感染，多局部外用。通常情况下，基于药效与安全性考虑，在治疗皮肤真菌感染时，很少使用多烯类抗生素。

此外，20世纪70年末，从曲霉菌培养液中提取得到一类脂肽类抗生素，它们通过抑制葡聚糖合成酶，抑制真菌细胞膜壁的生物合成，而具有抑杀真菌的作用，由于人类不存在这一合成酶，所以它们的选择性很高。该类抗生素由一个复杂的环六肽组成，N 端连接一长链脂肪酰基（R_5），如棘白菌素 B（echinocandin B）和纽莫康定 B（echinocandin B）。由于长的脂肪链存在，它们的脂溶性很高，通过引入亲水的基团，得到了有优良体内抗菌活性与药代性质的半合成药物卡泊芬净（caspofungin），2004年由美国 FDA 批准上市，具有广谱抗真菌活性，对唑类耐药菌株也有效。

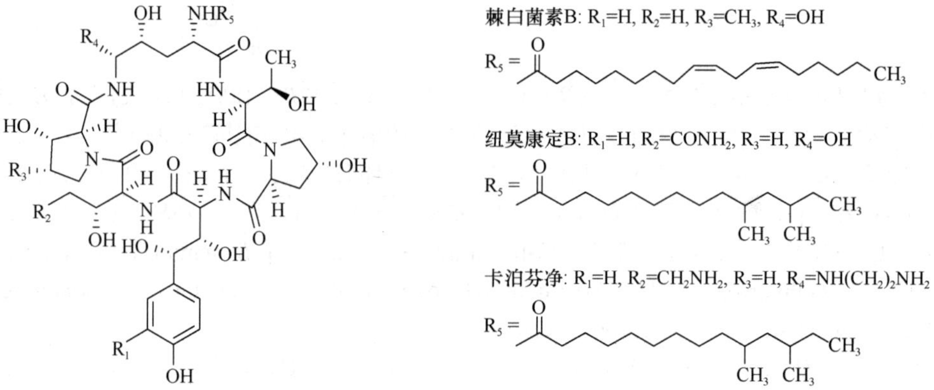

棘白菌素B: R_1=H, R_2=H, R_3=CH$_3$, R_4=OH

纽莫康定B: R_1=H, R_2=CONH$_2$, R_3=H, R_4=OH

卡泊芬净: R_1=H, R_2=CH$_2$NH$_2$, R_3=H, R_4=NH(CH$_2$)$_2$NH$_2$

图 13-31 部分脂肽类抗真菌药物

一、思考题

1. 简述磺胺类抗菌药物的结构特点与作用机制。
2. 试述磺胺甲噁唑（SMZ）和甲氧苄啶（TMP）联合使用的原因。
3. 简述代谢拮抗原理，举例说明该原理在新药研究中的应用。
4. 简述喹诺酮类抗菌药物的结构特点、作用机制及构效关系。
5. 简述噁唑烷酮类抗菌药物的结构特点与作用机制。
6. 简述异烟肼与利福平的结构特点与作用机制，二者联合使用可产生什么结果？
7. 写出磺胺甲噁唑、诺氟沙星、异烟肼的合成方法。
8. 简述唑类抗真菌药物的结构特点、作用机制与构效关系。

二、案例分析

1. 患者，男，65岁。患有急性肠道细菌性感染，某医师为其开了诺氟沙星片口服，用药2天后，病情未见明显好转，经医生询问得知该患者缺钙，需每天补钙，在服用诺氟沙星的同时还服用了葡萄糖酸钙，可能导致了疗效下降。请结合以上案例回答以下问题：

（1）诺氟沙星的结构特点与作用有哪些？

（2）葡萄糖酸钙与环丙沙星联合用药，导致抗菌疗效下降的原因是什么？

2. 患者，女，42岁。数周前出现咳嗽，为刺激性干咳，咳少许白色痰，无胸痛、气促，胸片显示"肺部感染、胸腔积液"，给予"左氧氟沙星、阿米卡星"静脉滴注抗感染治疗，但发热仍反复，胸部CT检查示"左下肺不规则肿块影，双肺多发结节"，继续给予上述药物治疗，期间患者的咳嗽和发热仍时好时坏，反复发作月余后改用美罗培南治疗，但患者情况仍未好转，期间咳嗽症状却在加重，医生们考虑是否遇到超级细菌，于是对患者的痰液进行培养，却发现患者已转变为真菌感染，给予氟康唑治疗，一周后患者痊愈。请结合以上案例回答以下问题：

（1）为何抗细菌感染的药物无法抑制或杀灭真菌？

（2）使用治疗病原体感染的药物应注意哪些问题？

（3）上述病情除采用氟康唑治疗外，还可以使用哪些抗真菌药物？

（杨家强）

第十四章　抗病毒药物
Antiviral agents

学习要求

1. 掌握抗病毒药物在病毒感染性疾病治疗中的地位，抗 HIV 药物的分类，阿昔洛韦、利巴韦林的结构、化学命名与抗病毒作用特点。

2. 熟悉抗艾滋病药物的主要不良反应、核苷类与非核苷类抗病毒药物的分类及其代表药物。

3. 了解病毒耐药性的发生、发展和预防，核苷类与非核苷类抗病毒药物的作用机制。

第一节　抗艾滋病毒药物
Anti-AIDS agents

病毒是一类具有遗传、复制等生命特征而不具有细胞结构的微生物，是一种体积微小、结构简单的生命形式，寄生于宿主细胞内，依赖宿主细胞代谢系统进行复制增殖。艾滋病全称为获得性免疫缺陷综合征（acquired immune deficiency syndromes，AIDS），是由人类免疫缺陷病毒（human immunodeficiency virus，HIV，又称艾滋病病毒）所导致的传染病。目前已发现两种 HIV 病毒，分别为 HIV-1 和 HIV-2，两者具有相似的病毒结构和传播途径。AIDS 尚无有效的治疗药物。

HIV 属于逆转录病毒（retroviruses），感染宿主细胞的机制是 HIV 经各种途径进入人体后，先通过其表面的 gp120 与 $CD4^+$ 细胞上的特殊受体 CD4 分子结合，并进而在趋化因子受体 CXR4、CCR5 等共同受体的协助下，通过靶细胞的内吞作用和 gp41 的融化作用，使靶细胞膜被穿透，HIV 脱壳并与靶细胞膜融合，其核心蛋白和 HIV RNA 进入细胞质。在病毒逆转录酶（reverse transcriptase，RT）和病毒相关 DNA 多聚酶（DNA polymerase）的作用下，两条单股正链 RNA 逆转录成两条负链 DNA，该线性 DNA 分子进入细胞核并在病毒整合酶（integrase）的催化下插入宿主 DNA，成为细胞染色体的一部分。宿主细胞染色体上的病毒基因，称作前病毒（provirus），与受感染细胞基因组一起复制。一般经过 2～10 年的潜伏性感染阶段后，前病毒装配成新病毒，并以芽生形式释出，再感染其他细胞。HIV 的复制过程如图 14-1 所示。

HIV 具有强而快的变异能力，即人体所产生相应的抗体能力落后于病毒的变异能力，因而无法阻止病毒的繁殖和扩散，给人类生命健康带来威胁，也给特效药物和疫苗研制工作造成了困难。目前，抗艾滋病药物的作用主要针对 HIV 复制的各个阶段，一般包括逆转录酶抑制剂（reverse transcriptase inhibitors）、HIV 蛋白酶抑制剂（HIV protease inhibitors）、融合抑制剂（fusion inhibitors）和整合酶抑制剂（integrase inhibitor）等类型。

本节主要介绍抗病毒药物的逆转录酶抑制剂和 HIV 蛋白酶抑制剂两类药物。

一、逆转录酶抑制剂

逆转录酶（reverse transcriptase，RT）是 HIV 所特有的酶，在其复制过程中起关键作用，而在人类细胞中并无此酶。因此以 RT 作为药物作用靶点，通过对其抑制剂的设计发现新药，已经成为抗 AIDS 药物研究的重要领域，同时该类药物也是目前临床上使用的抗 AIDS 药物中品种和数量最多的一类。

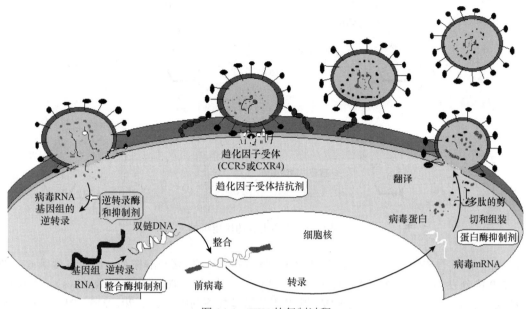

图 14-1 HIV 的复制过程

逆转录酶抑制剂按其化学结构又可分为核苷逆转录酶抑制剂（nucleosides reverse transcriptase inhibitors，NRTIs）和非核苷逆转录酶抑制剂（non-nucleosides reverse transcriptase inhibitors，NNRTIs）两类。核苷类逆转录酶抑制剂是最先发现且品种较多的一类抗 AIDS 药物，临床证实对 HIV 复制具有很强的抑制作用。该类药物的化学结构为脱氧核苷衍生物，其本身无抗 HIV 活性，需在体内被宿主的酶系统活化成各自的核苷 5′-三磷酸核苷衍生物后，与天然三磷酸脱氧核苷竞争性地与 HIV 逆转录酶（RT）结合或作为可替换底物，抑制 RT 的作用，阻碍前病毒的合成。

非核苷类逆转录酶抑制剂（NNRTIs）是一类在结构上差异较大，但作用机制相似的药物。它们都结合于 HIV-1 逆转录酶上一个非底物结合的变构部位，形成一种蝴蝶状的构型（butterfly like configuration），这一构型正好嵌入到 RT 上变构部位的袋状结构中。该类药物与酶结合后可以削弱酶亚基的聚合作用，从而阻断酶活性，最终抑制 HIV 的复制。NNRTIs 对 RT 的抑制为非竞争性抑制，这类抑制剂的优点在于不需先转化为磷酸酯形式，也不会整合到病毒 DNA 中，而且与 NRTIs 相比毒性低，因为不影响细胞聚合酶的生物活性；缺点是易使 HIV 的 RT 产生突变形成抗性，限制了 NNRTIs 抗病毒潜力的发挥。

齐多夫定 zidovudine

化学名为 1-(3-叠氮-2, 3-二脱氧-β-*D*-呋喃核糖基)-5-甲基嘧啶-2, 4(1*H*, 3*H*)- 二 酮 (1-(3-azido-2, 3-dideoxy-β-*D*-furanribosyl)-5-methyl pyrimidine-2, 4(1*H*, 3*H*)-diketone)。简称 AZT。

本品为白色或类白色针状结晶；无臭，无味；见光易分解。在水中微溶，在乙醇中溶解。熔点 106～112℃（石油醚），120～122℃（水）。

本品为 2′, 3′-双脱氧核苷衍生物，即以叠氮基代替 3′-位的羟基。在病毒感染的细胞内经胸苷激酶催化转变成单磷酸齐多夫定，再经胸苷酸激酶、核苷二磷酸激酶作用转变成二磷酸和三磷酸齐多夫定，见图 14-2，后者可竞争性抑制 HIV 的逆转录酶，阻碍病毒 DNA 的合成。本品对人的 α-DNA 聚合酶影响小，不抑制人体细胞增殖。齐多夫定于 1987 年上市，是第一个抗 AIDS 药物，也是唯一被美国 FDA 批准用于预防 HIV-1 型母婴传播的药物。

齐多夫定在使用过程中会产生耐药性，分子生物学研究表明其耐药性与 HIV-1 合成逆转录酶的 *pol* 基因区发生多点突变有关。Larder 等从接受齐多夫定治疗初期的不同艾滋病患者血样中分

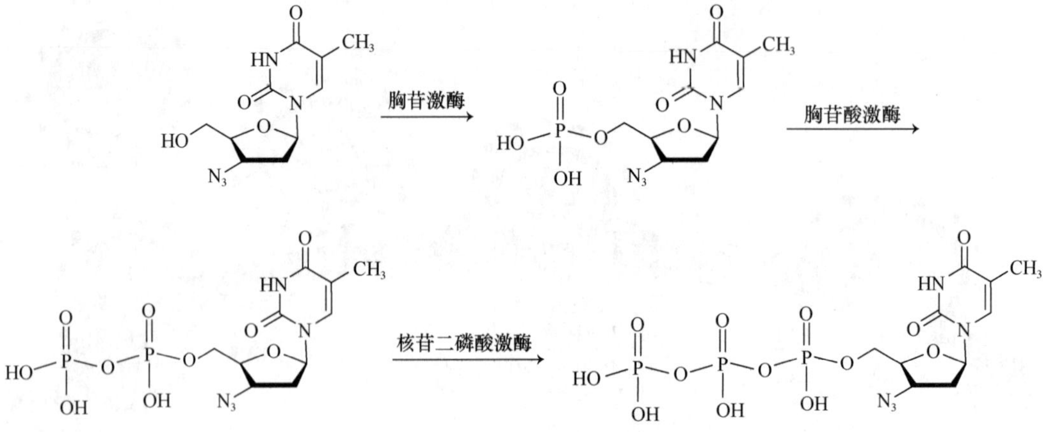

图 14-2　齐多夫定的作用机制

离病毒株，由其合成逆转录酶的 *pol* 基因区核苷酸序列推导出氨基酸序列。结果发现第 67、70、215、219 位分别为天冬氨酸（Asp）、赖氨酸（Lys）、苏氨酸（Thr）和赖氨酸（Lys）。而从接受齐多夫定治疗后患者血样中分离的 HIV-1 中测得的氨基酸序列中第 67、70、215、219 位分别变为天冬酰胺（Asn）、精氨酸（Arg）、苯丙氨酸（Phe）和谷氨酰胺（Gln）。这四个氨基酸都位于 RT 的氨基末端，具有识别核苷酸与多聚酶的功能。这一发现揭示了齐多夫定耐药的分子机制。

本品口服吸收迅速，生物利用度为 52%～75%；蛋白结合率为 34%～38%；给药后 4h，脑脊液浓度可达血浆浓度的 50%～60%，可透过血脑屏障；主要经肝脏代谢成非活性的葡糖醛酸化物；口服 $t_{1/2}$ 为 1h，静脉滴注 $t_{1/2}$ 为 1.1h。约 14% 原型药通过肾小球滤过和肾小管主动渗透排泄，代谢物 74% 由肾脏排出。

本品的合成最早由 Rodeout 等在 1988 年报道，以胸苷为原料先进行分子内脱水形成氧桥物，然后用叠氮化钠取代得到。虽然总的反应步骤只有 2 步，但收率较低，只有 19%。1991 年，Czemecki 将合成方法进行了改进，以对甲氧基苯甲酰基先保护脱氧胸苷的 5′ 位羟基，再以三苯基膦和偶氮羧酸二乙酯进行分子内脱水形成氧桥物，以叠氮化锂取代生成叠氮基，最后在甲醇钠作用下脱保护基得本品，总收率约为 61%。

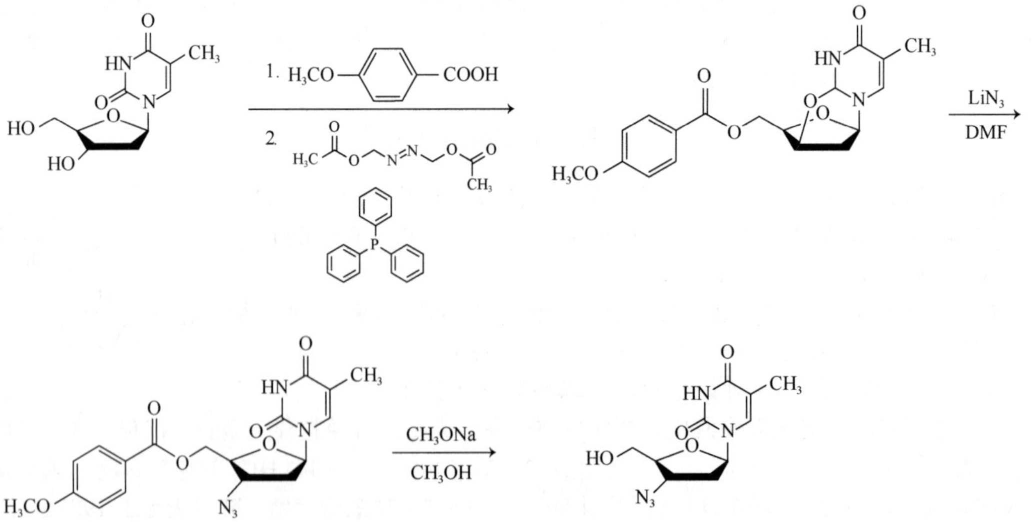

本品上市后，采用生物电子等排原理，对 2′, 3′-双脱氧核苷的核糖部分做进一步修饰，陆续发现了扎西他滨等核苷类逆转录酶抑制剂，具体见表 14-1。

表 14-1　常见的核苷类抗病毒药物

药物名称	化学结构	特点
扎西他滨 zalcitabine		作用于 HIV 逆转录酶，或作为 RT 反应中链终止剂，在细胞内被磷酸化为 5′-三磷酸，并插入病毒 DNA 链的 3′-端形成 5′-单磷酸。本品主要用于 HIV 感染，一般与其他抗 HIV 药联合或交替使用
司他夫定 stavudine		本品用于治疗 HIV 感染，特别适用于不能耐受齐多夫定或对齐多夫定反应不佳的患者，也可用于治疗 3 个月至 12 岁的儿童 HIV 感染患者
拉米夫定 lamivudine		本品可迅速有效低血清乙型肝炎病毒（HBV）DNA 的水平，但是停药后复发率高，长期应用可导致病毒变异。本品用于治疗 HBV 复制的慢性乙型肝炎，也可作为抗 HIV 药物用于艾滋病的"鸡尾酒"疗法中
地丹诺辛 didanosine		本品口服吸收迅速，一般在 0.25～1.5h 内达血药峰浓度。单用或与其他药物联合用于治疗成人及儿童艾滋病患者不能耐受 AZT 者，或已应用 AZT 长期治疗（14 个月以上）病情更趋加重的严重患者
阿巴卡韦 abacavir		1999 年 7 月上市，是葛兰素-史克公司推出的全球唯一的抗逆转录病毒治疗三联复方药物的一种，与齐多夫定、拉米夫定共同组成"三协唯（trizivir）"制剂，同时本品具有体外抗 HIV 活性强、生物利用度佳、易渗入中枢神经系统等特点
恩曲他滨 emtricitabine		2003 年由美国 FDA 批准上市。它与拉米夫定在抗病毒活性及其机制方面都相似，对 HIV-1、HIV-2 及 HBV 均有抗病毒活性。每天只需给药 1 次（100mg），是一种高效抗逆转录酶药物

　　齐多夫定改造的部位有碱基、核糖及糖苷键的构型等方面。其中以对核糖的改造居多。根据核糖环的 2′、3′、4′、5′ 位取代情况可大致分为 3′-取代、2′, 3′-双去氧、2′, 3′-双去氧双去氢、5′-取代、C3′-C4′ 处开环等核苷类似物。从大量的结构与活性关系研究中总结出 NRTIs 药物大体的构效关系（图 14-3）。

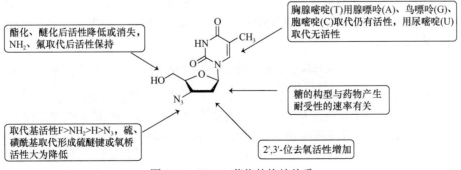

图 14-3　NRTIs 药物的构效关系

奈韦拉平 nevirapine

化学名为 11-环丙基-5, 11-二氢-4-甲基-6H-二吡啶并 [3, 2-*b*: 2′, 3′-*e*][1, 4]-二氮䓬-6-酮 (11-cyclopropyl-5, 11-dihydro-4-methyl-6H-dipyrido[3, 2-*b*: 2′, 3′-*e*][1, 4]-diazepine-6-one)。

本品为白色粉末状结晶；无臭，无味。在水中微溶，在稀酸中溶解。熔点 247~249℃（吡啶-水）；pK_a 为 23.8。

本品是第一个二吡啶并二氮䓬酮类非核苷类逆转录酶抑制剂（NNRTIs），由德国 Boehringer Ingelheim 公司研发，FDA 于 1996 年 9 月批准上市。奈韦拉平与 HIV-1 RT 直接连接并通过使此酶的催化端破裂来阻断 RNA 依赖和 DNA 依赖的 DNA 聚合酶活性。奈韦拉平不与底物或三磷酸核苷产生竞争。奈韦拉平能抑制多种 HIV-1 型病毒株，但对其他逆转录病毒如 HIV-2 型病毒的逆转录酶及人体内源性 DNA 多聚酶没有抑制作用，对某些病毒株与核苷类药物具有协同作用。

本品的合成是以 2-氯-3-氨基-4-甲基吡啶为原料，与 2-氯烟酰氯进行酰胺化反应，再与环丙胺进行亲核取代和闭环反应制得。

目前，已上市的 NNRTIs 还有地拉韦啶（delavirdine）和依非韦伦（efavirenz）等，另外有多个 NNRTIs 处于临床试验阶段，有望成为新的抗 HIV 药物。

地拉韦啶　　　　　　　　　　　　依非韦伦

地拉韦啶是美国 Pharmacia &Upjohn 公司开发二芳杂哌嗪类抗 HIV-1 型病毒的非核苷类逆转录酶抑制剂，其甲磺酸盐于 1997 年由 FDA 批准上市。该药物能与核苷类逆转录酶抑制剂及蛋白酶抑制剂合用，在"鸡尾酒"综合疗法中作为典型的第三或第四种药物应用于临床。

依非韦伦是由 Merck Sharp & Dohme 公司开发的 HIV-1 RT 非竞争性抑制剂，1998 年 9 月获 FDA 批准用于抗 HIV-1 感染。该药作用于模板、引物或三磷酸核苷，兼有小部分竞争性的抑制作用，远高于治疗剂量的依非韦伦对 HIV-2 的 RT 和人细胞 DNA 多聚酶 α、β、γ 和 δ 无抑制作用，为现行国际艾滋病治疗指导方针推荐的 NNRTIs 类首选药物。适用于 HIV-1 感染的成人、青少年和儿童的抗病毒联合治疗。

二、HIV 蛋白酶抑制剂

HIV 蛋白酶是人类免疫缺陷病毒基因编码中的一种特异天冬酰蛋白酶，由两条相同的肽链组成，具有 C-2 对称轴，每条肽链由 99 个氨基酸残基构成。HIV 蛋白酶的活性中心位于两条辅肽之间，由两个起催化作用的天冬氨酸 [Asp 25 和 Asp 25chr（128）] 组成。在这两个天冬氨酸残基的附近有一个水分子，在催化过程中此水分子作为亲核体。HIV 蛋白酶是病毒成熟所不可或缺的，在病毒复制过程中其主要作用是将新形成的聚合蛋白质 Gag 和 Gag-Pol 裂解成病毒成熟所需要的病毒结构蛋白和酶等，是 HIV 病毒复制过程中起着关键作用的物质。因此，抑制 HIV 蛋白酶，就应该能够阻止病毒进一步感染。HIV 蛋白酶为抗 HIV 的药物靶点之一。

HIV 蛋白酶抑制剂包括肽类、拟肽类和非肽类化合物。其中拟肽类和非肽类 HIV 蛋白酶抑制剂是根据 HIV 蛋白酶三维空间结构而设计出来的小分子化合物，在保留肽类抑制剂的基本活性部位同时，使分子结构大为简化，降低了人工合成的难度，目前已经成为 HIV 蛋白酶抑制剂研究和应用的重点。

> **知识链接**　　　　　　　　　　　**抗 HIV 蛋白酶抑制剂作用机制**
>
> HIV 蛋白酶的底物是肽。底物蛋白的肽键在水解过程中，一个水分子被天冬氨酰残基的羧基所极化，水分子中的氧原子亲核攻击将要断裂的酰胺键的羰基，产生一个四面体型过渡中间体，然后分裂形成氨基和羧基化合物。如果将短肽底物中能被 HIV 蛋白酶加工分裂的肽键用不可裂解的电子等替代，同时考虑到药物在体内的传输、吸收和代谢的生物功能，对于某些取代官能团的结构进行修饰，可以获得一些类肽类的 HIV 蛋白酶抑制剂。当这些抑制剂与 HIV 蛋白酶结合后，可以使 HIV 蛋白酶的柔性区关闭，于是可以抑制 HIV 蛋白酶的活性。

沙奎那韦 saquinavir

化学名为 (2S)-N'-[(1S, 2R)-3-(3S, 4aS, 8aS)-3-(叔丁基氨基) 甲酰] 八氢-2(1H)-异喹啉基-2-羟基-1- 苄基丙基]-2-[(2- 喹啉甲酰) 氨基] 丁二酰胺 R((2S)-N'-[(1S, 2R)-3-[(3S, 4aS, 8aS)-3-[1(1, 1-dimethylethyl) amino]carbonyl]octahydro-2(1H)-isoquinolinyl]-2-hydroxy-1-(phenylmethyl) propyl]-2-[(2-quinolinylcarbonyl) amino]butanediamide)。

本品为白色固体；无臭，无味。在水中微溶。

本品是一种小分子多肽衍生物，与苯丙氨酸-脯氨酸肽键过渡态结构类似。竞争性抑制 HIV 蛋白酶对 Gag 和 Pol 的裂解，而生成无感染活性的未成熟 HIV 颗粒。苯丙氨酸-脯氨酸蛋白酶的水解过程在哺乳动物体内较少见，所以一般不会抑制哺乳动物的蛋白酶活性。本品与其他核苷类药物合用可治疗严重的 HIV 感染。

20 世纪 90 年代初，HIV 蛋白酶结构被成功解析，罗氏公司的研究人员首先设计了 HIV 蛋白酶的底物模拟物，在此基础上设计成功了抗艾滋病药物沙奎那韦。该化合物有很强的 HIV 蛋白酶抑制作用，1995 年被美国 FDA 批准上市，成为第一个拟肽类 HIV 蛋白酶抑制剂。

本品的合成较为复杂，一般通过手性中间体经不对称合成法制得。

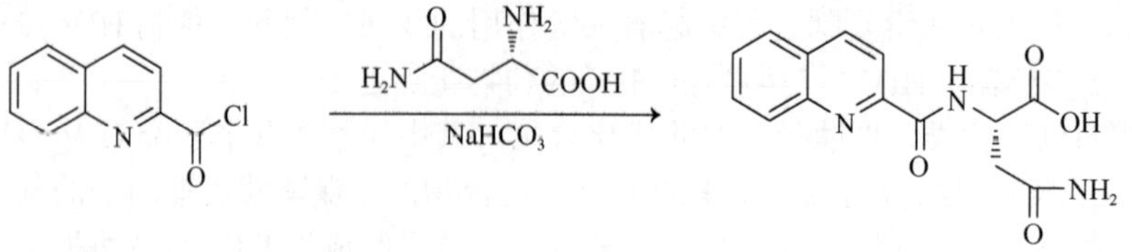

$$（Ⅰ）+（Ⅱ）\xrightarrow{\text{DCC}}$$

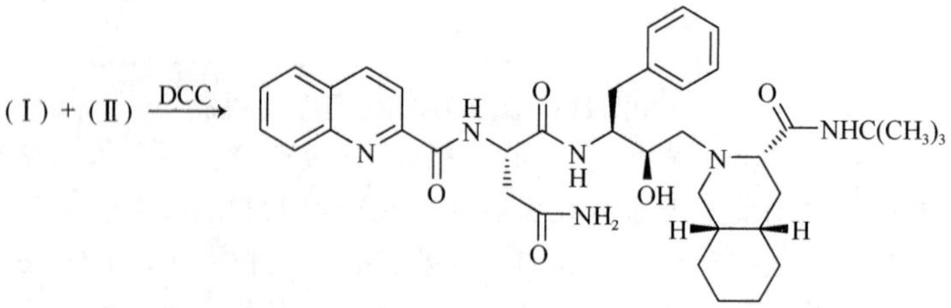

其他常见的 HIV 蛋白酶抑制剂见表 14-2。

表 14-2　常见的 HIV 蛋白酶抑制剂

药物名称	化学结构	特点
利托那韦 ritonavir	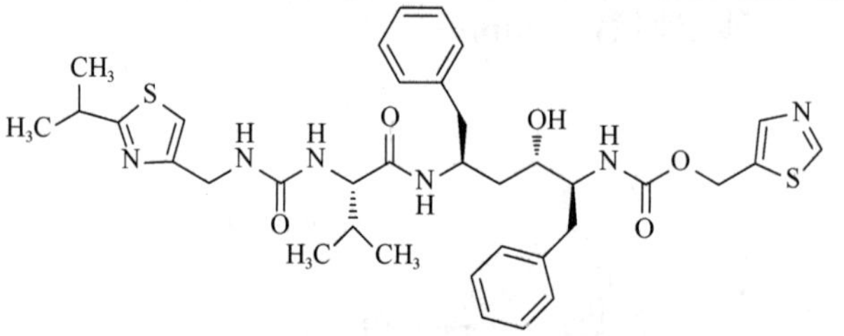	1996 年上市。口服有效，并能够阻断 HIV 蛋白酶对病毒 gap-pol 多蛋白前体裂解，使 HIV 颗粒仍然保持在未成熟的状态。本品对齐多夫定敏感的和齐多夫定与沙喹那韦耐药的 HIV 株一般均有效。单独或与抗逆转录病毒的核苷类药物合用治疗晚期或非进行性的艾滋病患者
茚地那韦 indinavir	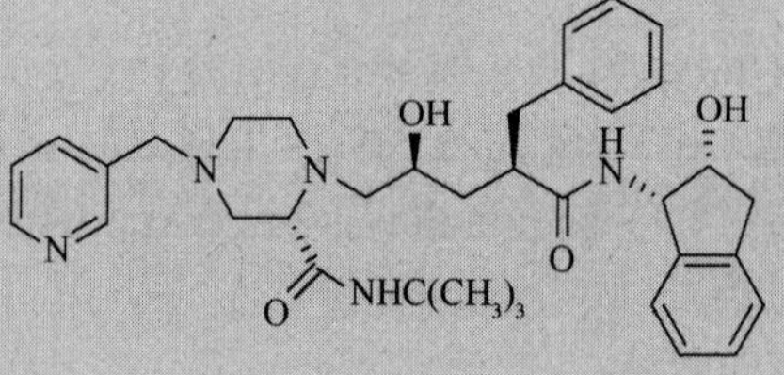	为高效特异性 HIV 蛋白酶抑制剂，抑制 HIV 复制，显著减少其传染性及扩散。本品主要用于儿童及成人 HIV-1 感染，单独使用适用于治疗临床中不宜使用核苷类或非核苷类转录酶抑制剂治疗的成年患者。本品与齐多夫定和拉米夫定联合用药是目前国外广泛使用的"三联疗法"
氨普那韦 amprenavir	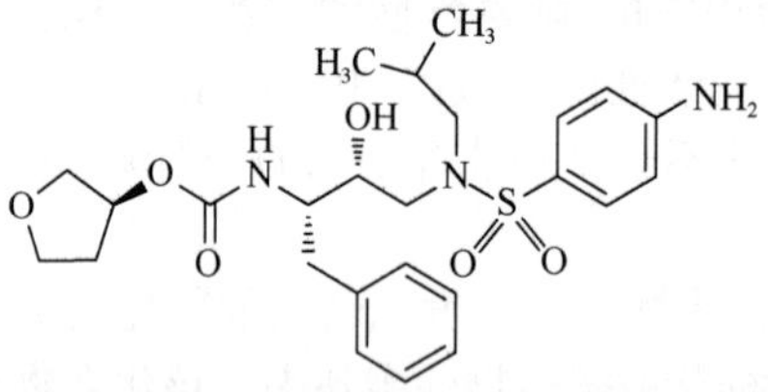	1999 年上市的 HIV 蛋白酶抑制剂，与其他抗逆转录病毒药联合应用治疗 HIV 感染疾病。其体外抗病毒作用与茚地那韦相当。本品的半衰期比其他所有蛋白酶抑制剂都长，可每日给药 2 次，易于被患者接受
奈非那韦 nelfinavir	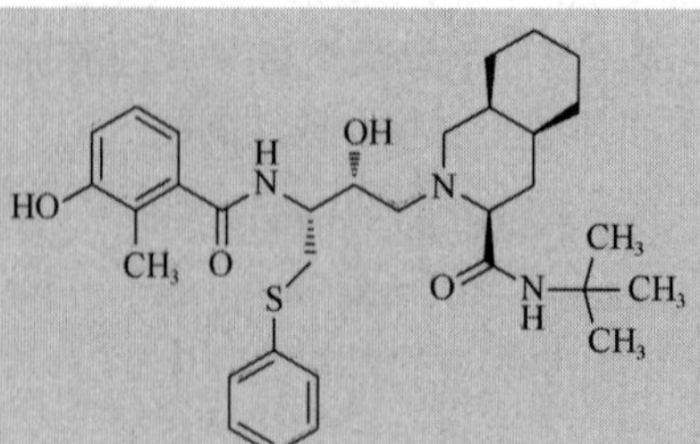	对拟肽类 HIV 蛋白酶抑制结构做进一步简化的基础上发现的一种非肽类 HIV 蛋白酶抑制剂，是继沙奎那韦、利托那韦和茚地那韦之后，第四个于 1997 年 3 月批准用于治疗艾滋病的新药。本品的口服生物利用度较高，不易产生耐药性

第二节　其他抗病毒药物
Other antiviral agents

人类的病毒性感染十分普遍，严重危害人类的健康。常见的病毒性疾病包括流行性感冒、腮腺炎、麻疹、水痘、小儿麻痹、病毒性肝炎、流行性出血热等。由 HIV 引起的艾滋病已经成为一种高致死性传染病。近年来流行的 SARS 病毒、高致病性禽流感病毒及甲型 H1N1 病毒也给人类的生命健康带来了巨大威胁。病毒的侵入途径主要有呼吸道、消化道、皮肤、眼、口、泌尿生殖道和胎盘等。由此可见，理想的抗病毒药物应有高度的选择性，在能阻断病毒复制的同时，又要能避免对正常细胞的影响。根据化学结构，抗病毒药物可分为核苷类和非核苷类。

阿昔洛韦 aciclovir

化学名为 9-(2-羟乙氧基甲基) 鸟嘌呤 (9-[(2-hydroxyethoxy) methyl]guanine)，又名无环鸟苷。本品为白色或类白色结晶性粉末；无臭，无味。在水中微溶。熔点 256～257℃。

病毒在复制过程中有一个很重要的步骤，就是将 RNA 逆转录为 DNA，而这种逆转录过程，需要依赖 RNA 的 DNA 聚合酶（逆转录酶）的参与，而核苷类抗病毒药物正是基于这样的代谢拮抗原理设计的。因为它们在化学结构上与天然核苷存在不同程度的相似之处，所以在体内有以假乱真之效。在病毒产生的胸腺嘧啶核苷激酶（thymidine kinase，TK）作用下，核苷类抗病毒药物转化成三磷酸核苷类似物，并通过与底物的竞争，对病毒的聚合酶或逆转录酶产生抑制，作用于酶活性中心或嵌入正在合成的病毒 DNA 链中，终止 DNA 链的延长，从而抑制病毒的复制和增殖。

自 1962 年第一个核苷类药物碘苷（idoxuridine，IDU）用于治疗疱疹性角膜炎获得成功以来，抗病毒化学疗法取得了很大的进展，而通过对天然核苷的结构进行修饰或改造获得了大量新的抗病毒药物。

阿昔洛韦是 1981 年全球首次上市的第一个特异性抗疱疹类病毒的开环核苷类药物，在病毒感染细胞中能选择性地阻断疱疹病毒复制，且毒性较小。它能被病毒的胸腺嘧啶核苷激酶选择性地磷酸化转化为单磷酸酯（在未被感染细胞中不被磷酸化），后者受细胞酶的作用再转化为二磷酸酯和三磷酸酯。本品的三磷酸酯可干扰 DNA 的聚合酶，特别是能干扰疱疹病毒 DNA 酶，而抑制病毒 DNA 的复制。用于治疗单纯疱疹病毒所致的各种感染，也可用于初发或复发性皮肤、黏膜，外生殖器感染及免疫缺陷者发生的单纯疱疹病毒（HSV）感染。本品对单纯疱疹病毒的抑制作用分别比阿糖腺苷和碘苷大 100 倍和 10 倍。

本品口服生物利用度较低，15%～30% 由胃肠道吸收，而静脉滴注可显著提高血药浓度。本品给药后大部分药物以原型药形式自尿排泄，另有 15% 的代谢物为无活性的 9-羧甲氧基甲基鸟嘌呤和少量 8-羟基化合物（图 14-4）。在体内能广泛分布至各组织与体液中，包括脑、肾、肺、肝、小肠、肌肉、脾、乳汁、子宫、阴道黏膜与分泌物、脑脊液及疱疹液。过量的阿昔洛韦可使病毒产生耐药性，而这种耐药性源于病毒编码的胸腺嘧啶激酶的减少，使本品不能被有效激活。

本品的合成方法较多，工业化生产中多以鸟嘌呤为原料，经与硅烷化试剂在高温和无水条件下反应得到其硅烷化保护的鸟嘌呤，再以乙酰氧乙氧卤代甲烷在 9 位烷基化后，经乙醇脱保护基得到 9-乙酰氧乙氧甲基鸟嘌呤，再经水解，重结晶得到阿昔洛韦。

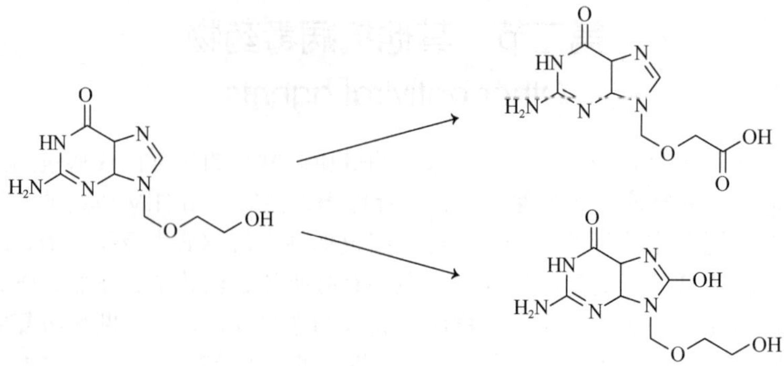

图 14-4　阿昔洛韦代谢途径

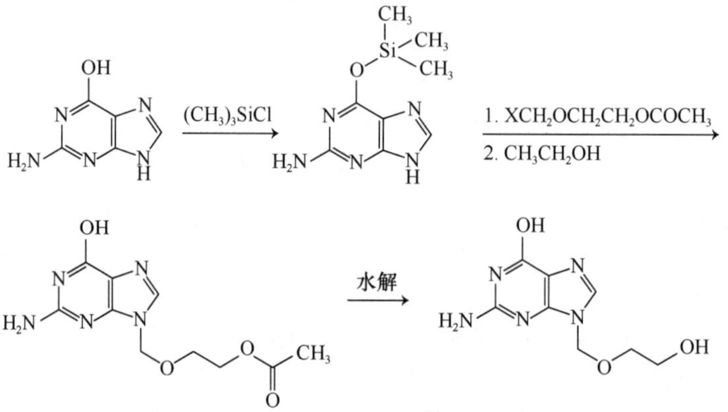

自本品广泛用于临床后，为进一步克服其口服生物利用度低、代谢快、水溶性差、不良反应多等缺陷，利用生物电子等排原理和前药设计原理对其进行结构改造，先后发现了地昔洛韦等一系列核苷类抗病毒药物。

表 14-3　常见的无环核苷（核酸）类抗病毒药物

药物名称	化学结构	特点
地昔洛韦 desciclovir	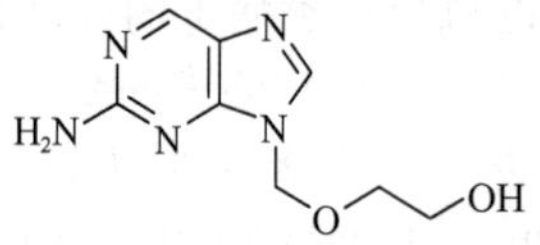	阿昔洛韦的前体药物，水溶性比阿昔洛韦大 18 倍。本品口服后，经黄嘌呤氧化酶作用转化为阿昔洛韦，血浆浓度较高，用于治疗单纯疱疹病毒所致的各种感染
伐昔洛韦 valaciclovir	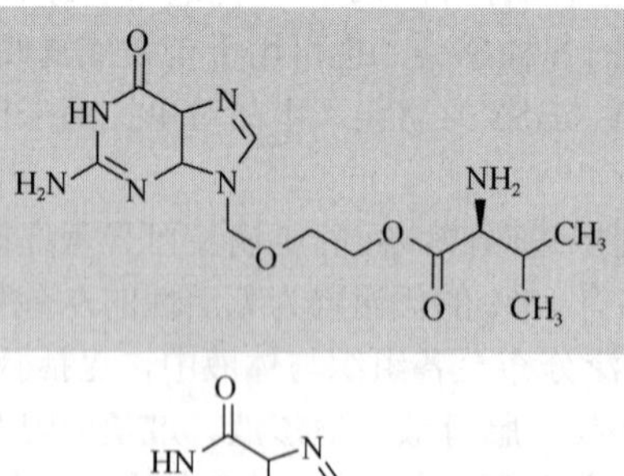	为阿昔洛韦的 L-缬氨酸酯，是阿昔洛韦的前体药物，于 1995 年上市。本品进入人体后迅速分解为阿昔洛韦和 L-缬氨酸，后者在体内参与正常生理生化代谢
更昔洛韦 ganciclovir	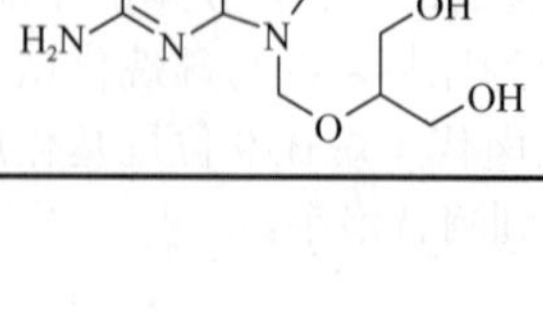	可竞争性抑制 DNA 多聚酶，并掺入病毒及宿主细胞的 DNA 中，从而抑制 DNA 合成。在巨细胞病毒（CMV）感染细胞中的三磷酸更昔洛韦的含量 10 倍于正常细胞。本品由美国 Syntex 公司推出，于 1988 年批准上市，是治疗巨细胞病毒感染的首选药物

药物名称	化学结构	特点
喷昔洛韦 penciclovir		本品在病毒胸苷激酶的作用下，生成单磷酸酯，经细胞酶进一步磷酸化，生成活性代谢产物喷昔洛韦三磷酸酯（PCV-TP），与病毒 DNA 聚合酶相互作用。本品在细胞内存留时间长，可持续抑制病毒复制
泛昔洛韦 famciclovir		属于喷昔洛韦的口服前体药物。本品由消化道吸收后，在酯酶及黄嘌呤氧化酶的作用下，在体内最终被代谢为喷昔洛韦，通过干扰病毒 DNA 聚合酶的活性抑制疱疹病毒 DNA 的合成。本品口服吸收良好，在肠壁和肝脏中迅速转变为喷昔洛韦，生物利用度约为 80%。本品用于治疗急性带状疱疹
西多福韦 cidofovir		1996 年，FDA 批准其治疗艾滋病患者 CMV 性视网膜炎。近年来，本品可用于治疗多种 DNA 病毒感染，对肿瘤及皮肤病等也取得了很好疗效。本品需经静脉给药，主要经肾排泄，血清半衰期为 2.6h，与丙磺舒同用时其半衰期被显著延长，并可减轻其肾毒性
阿德福韦酯 adefovir dipivoxil		以阿德福韦为基础开发的单膦酸腺苷的无环核苷类似物，在细胞激酶的作用下被磷酸化为活性代谢产物二磷酸酯。本品对 DNA 病毒、逆转录病毒及疱疹病毒都具有很强的抑制作用，2002 年 9 月，美国 FDA 批准用于治疗慢性乙型肝炎，对拉米夫定耐药病毒株敏感高效，有可能克服经典核苷类药物长期服用带来的耐药性问题
替诺福韦酯 tenofovir disoproxil		是一种单膦酸腺苷的无环磷酸化的核苷酸类似物，其二磷酸酯是 HIV 和 HBV 逆转录酶抑制剂。2001 年 10 月被美国 FDA 批准用于 HIV 感染的治疗；对 HBV 野生株和拉米夫定耐药株均有很强的抑制作用。另外，对阿德福韦酯耐药的慢性乙型肝炎患者，本品也有很好的治疗效果

利巴韦林 ribavirin

化学名为 1-β-D-呋喃核糖基-1H-1, 2, 4- 三氮唑-3- 羧酰胺 (1-β-D-ribofuranosyl-1H-1, 2, 4-triazole-3-carboxamide)，又名三氮唑核苷、病毒唑。

本品为白色结晶性粉末；无臭，无味。在水中易溶，在乙醇、三氯甲烷或乙醚中微溶。熔点 166～168℃（乙醇-水），174～176℃（乙醇）。

本品为人工合成的非核苷类抗病毒药，其作用机制认为是单磷酸次黄嘌呤核苷（inosine monophosphate，IMP）脱氢酶的抑制剂。由于其化学和分子空间结构与鸟苷酸（guanosine monophosphate，GMP）的合成前体氨基咪唑酰胺

（aminoimidazole carboxamide）非常相似，进入病毒感染细胞后被转化成三磷酸酯，抑制单磷酸次黄嘌呤核苷脱氢酶，阻止 IMP 转变为鸟苷酸，阻碍病毒核酸的合成，从而达到抗病毒作用。

本品对多种病毒均有抑制作用，但主要对甲、乙型流感病毒，出血热病毒有较好的临床疗效；对急性病毒性肝炎，也有一定疗效；也被试用于艾滋病的治疗。

本品口服吸收迅速而完全，在肝或其他组织内磷酸化后即产生活性代谢物，有首过效应。动物实验有致畸作用，孕妇忌用。

本品的合成是以肌苷为原料，经乙酰化生成 1, 2, 3, 5-*O*-四乙酰-β-*D*-呋喃核糖，然后与 1, 2, 4-三氮唑-3-羧酸甲酯在双（对硝基苯基）磷酸酯的催化下熔融缩合得 1-(2, 3, 5-*O*-四乙酰基-β-*D*-呋喃核糖基)-1, 2, 4-三氮唑-3-羧酸甲酯，再经氨的甲醇溶液氨解得到本品。

其他非核苷类抗病毒药物见表 14-4。

表 14-4　其他非核苷类抗病毒药物

药物名称	化学结构	特点
盐酸金刚烷胺 amantadine hydrochloride		用于治疗和预防 A 型流感病毒，抗病毒谱较窄，对其他病毒无效，易产生耐药性。该药主要作用于病毒复制的初始阶段，干扰 RNA 病毒穿入宿主细胞，抑制病毒脱壳及核酸释放
替洛隆 tilorone		为人工合成的小分子干扰素诱导剂，具有广谱抗病毒作用，对多种动物肿瘤有明显抑制作用，能促进巨噬细胞吞噬，增强抗体的产生。用药后，残留于肺者较多，因此也可以作为硅肺的治疗药
膦甲酸钠 foscarnet sodium		是广谱抗病毒药，可直接作用于核酸聚合酶的焦磷酸结合部位，不涉及胸腺嘧啶激酶，故对阿昔洛韦等耐药病毒株仍有抑制作用。本品可用于治疗敏感病毒所致的皮肤感染、黏膜感染及肝炎、肺炎、结肠炎等，也用于艾滋病的治疗
美替沙腙 metisazone		缩氨基硫脲类抗病毒药，通过抑制 mRNA 的正常转录功能，从而抑制病毒蛋白的合成，使之不能形成病毒颗粒，阻止病毒的复制。本品用于治疗牛痘、天花等病毒感染性疾病
酞丁胺 ftibamzone		我国首创的缩胺硫脲类抗病毒药，对沙眼衣原体、HSV-1 和 HSV-2 有强效抑制作用。本品以滴眼剂治疗各型沙眼；以外用油膏治疗单纯疱疹、带状疱疹和尖锐湿疣等

续表

药物名称	化学结构	特点
吗啉胍 moroxydine	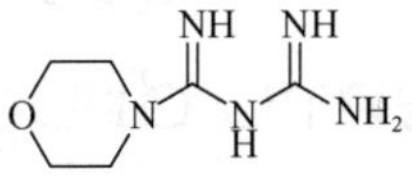	为广谱抗病毒药，对流感病毒等多种病毒增殖期的各个环节都有作用。本品主要用于呼吸道感染、流感、流行性腮腺炎、水痘、疱疹及扁平疣等的治疗

一、思考题

1. 简述核苷类逆转录酶抑制剂抗 HIV 的作用机制。

2. 简述抗病毒药物分类方法及各类代表药物的作用特点。

3. 简述核苷类抗病毒药物设计中采用的前药化设计策略有哪些。

二、案例分析

核苷类药物（包括开环核苷）需要依赖病毒胸苷激酶（TK）的活化生成有活性的三磷酸酯衍生物才能发挥抗病毒作用，对于 TK 缺乏的疱疹病毒变种此类药物疗效有限。请结合以上案例回答以下问题：

（1）请查阅资料写出核苷类抗病毒药物的活化需要哪几步过程。

（2）对于缺乏病毒胸苷激酶（TK）的疱疹病毒变种，若要提高核苷类药物的抗病毒活性可以通过哪些结构改造方法实施？

（傅晓钟）

第十五章 合成降血糖药物及利尿药物
Synthetic hypoglycemic drug and diuretics

学习目标:

　　1. 掌握口服降血糖药物和利尿药物的结构类型及其分类;格列美脲、盐酸二甲双胍的化学名、结构、理化性质、体内代谢及临床应用;卡格列净、氢氯噻嗪、呋塞米的化学名、结构、理化性质及临床应用。

　　2. 熟悉口服降血糖药物和利尿药物的作用机制;磺酰脲类胰岛素分泌促进剂的结构与代谢、作用强度和作用时间的关系;瑞格列奈、阿卡波糖和呋塞米等的结构、通用名、作用特点和临床应用。

　　3. 了解西格列汀、艾塞那肽、乙酰唑胺、依他尼酸、氨苯蝶啶和螺内酯等的结构及用途;瑞格列奈、西格列汀等药物的构效关系。

第一节　合成降血糖药物
Synthetic hypoglycemic drug

　　糖尿病(diabetes mellitus,DM)是一种由于胰岛素分泌缺陷或其作用受损引起的以血糖升高为特征的慢性代谢性疾病。糖尿病临床主要表现为血糖升高,尿中含糖,并出现多饮、多食、多尿及消瘦(常称"三多一少"),伴随着病程延长,可引发各种器官疾病,特别是眼、肾、心脏、血管、神经的慢性损害及功能障碍等。

　　糖尿病根据胰岛素依赖情况主要分为两大类:胰岛素依赖型糖尿病(insulin-dependent diabetes mellitus,IDDM,1型)和非胰岛素依赖型糖尿病(noninsulin-dependent diabetes mellitus,NIDDM,2型)。其中,1型糖尿病是由于患者体内胰岛细胞受损,导致胰岛素分泌不足所引起。而2型糖尿病患者体内的胰岛素分泌功能正常或稍低,主要是由于机体靶组织对胰岛素不敏感使得胰岛素不能发挥正常的生理功能,引起高血糖症状。2型糖尿病患者数占糖尿病患者总数的90%以上。

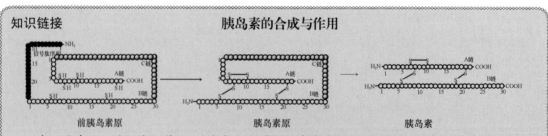

知识链接　　　　　　　　　胰岛素的合成与作用

前胰岛素原　　　　　　　　　胰岛素原　　　　　　　　　胰岛素

　　在人胰岛β细胞核中,第11对染色体短臂上胰岛素基因区DNA转录成mRNA,转移到细胞质的内质网,转译成含110个氨基酸单链的前胰岛素原(preproinsulin),再裂解N端24-氨基酸信号肽形成含86个氨基酸组成的胰岛素原,随细胞质中的微泡进入高尔基体,经蛋白酶水解生成由51个氨基酸组成的(两条肽链,A链和B链)胰岛素和C肽。生成的胰岛素分泌到细胞外,进入血液循环与靶细胞的胰岛素受体结合,促进细胞摄取葡萄糖而起降血糖作用。

　　当被确认为糖尿病患者,经过饮食和运动治疗及糖尿病保健教育后,血糖控制仍不能达到治疗目标时，则需采用降血糖药物治疗。1 型糖尿病的主要治疗药物是胰岛素及其类似物。胰岛素（insulin）是由动物胰腺 β 细胞受到内源或外源性物质（如葡萄糖、乳糖、核糖、精氨酸或胰高血糖素等）刺激而分泌的一种蛋白激素，是治疗糖尿病的有效药物。1922 年，班廷（Banting）和贝斯特（Best）分离出牛胰岛素并用于临床治疗；1926 年，艾贝尔（Abel）首次从动物胰脏中提取分离得到胰岛素结晶；1953 年，英国生物化学家桑格（Sanger）确定了牛胰岛素的一级结构，获得诺贝尔化学奖；1965 年，牛胰岛素全合成在我国获得成功。这是我国科学工作者在理论科学研究方面的重大突破，同时也标志着人工合成蛋白质时代的开始。1969 年，多罗西（Dorothy）发表了胰岛素的三维结构；1977 年，美国医学物理学家耶洛（Yalow）因发明放射性免疫方法测定胰岛素获诺贝尔生理学或医学奖。随着科学技术的进步，进入 20 世纪 90 年代后，许多新型的速效或长效胰岛素类似物如门冬胰岛素、地特胰岛素等被开发上市，这些胰岛素类似物能更好地模拟生理胰岛素的特点，使用也更为安全、方便。

> **知识链接** **胰岛素的发现**
>
> 很长一段时间以来，糖尿病都是不治之症，直到 1889 年，德国两位生物学家发现犬的胰腺里含有一种维持血糖浓度的物质。很多科学家都想把这种物质从胰腺里提炼出来，但均以失败告终。1920 年，年仅 30 岁的外科医生班廷在医学院图书馆查阅资料后受到了启发，他产生了一个大胆的想法："可以将犬的胰导管结扎，阻止胰蛋白酶的分泌，然后切下胰腺来提取这种物质。"次年，班廷与他的学生贝斯特一起，在科学家麦克劳德的资助下，用 8 个星期时间成功在胰腺中获得提取物。他们称这种溶液为"胰岛蛋白"，后统一更名为"胰岛素"。1922 年 1 月 23 日上午 11 点，医生给 14 岁糖尿病男孩汤普森注射了 5ml 纯化的抽提液，下午 5 点又注射了 20ml，第二天先后又注射了两次，每次 10ml，奇迹般的结果很快出现了。整个疗程进行了一个多月后，医学史上首个糖尿病患者的胰岛素疗法临床试验正式宣告成功。1923 年，班廷和麦克劳德因发现胰岛素，共同获得了当年的诺贝尔生理学或医学奖。当时年仅 32 岁的班廷也成为历史上最年轻的诺贝尔生理学或医学奖得主。

2 型糖尿病主要通过口服合成降血糖药物（synthetic hypoglycemics）来控制疾病进展，按作用机制主要分为胰岛素分泌促进剂、胰岛素增敏剂、α-葡萄糖苷酶抑制剂、二肽基肽酶-Ⅳ抑制剂、GLP-1 受体激动剂和钠-葡萄糖协同转运蛋白-2 抑制剂等六类。

一、胰岛素分泌促进剂

由于 2 型糖尿病患者常常伴有继发性胰岛 β 细胞功能缺陷，使胰岛素分泌不足，因而胰岛素分泌促进剂（promoter to insulin secretion）可促使胰岛 β 细胞分泌更多的胰岛素以降低血糖水平。胰岛素分泌促进剂按化学结构可以分为磺酰脲类和非磺酰脲类两类。

20 世纪 40 年代，临床上大量应用磺胺类药物磺胺异丙基噻二唑（thiadiazole sulfonamide）治疗斑疹伤寒时出现了很多不明原因的死亡病例。经研究发现，这是由于磺胺异丙基噻二唑可刺激胰腺释放胰岛素，引起患者低血糖所致。1955 年，又发现具有抗菌活性的氨苯磺丁脲（carbutamide）具有更强的降血糖作用，可以诱导动物体内血糖迅速降低，该药物是第一个应用于临床的磺酰脲类降血糖药物，但由于副作用多，尤其是对骨髓的毒性大，后被停用。

磺胺异丙基噻二唑　　　　　　　　　　　氨苯磺丁脲

通过对氨苯磺丁脲的深入研究，合成了大量衍生物，其中发现了不少有效而毒性较低的药物，逐渐发展成为了临床应用广泛的磺酰脲类降血糖药物。该类药物的发展主要分为三代：20 世纪 50 年代发现的第一代磺酰脲类降血糖药物，其代表药物是甲苯磺丁脲（tolbutamide）、氯磺丙脲（chlorpropamide）等。20 世纪 70 年代研制出的第二代磺酰脲类降血糖药物，其代表药物包括格列本脲（glibenclamide）、格列齐特（gliclazide）、格列吡嗪（glipizide）等，与第一代药物相比，第二代药物降糖作用更强，作用持续时间更长，不良反应小。第三代磺酰脲类降血糖药物是 20 世纪 90 年代开发的，以格列美脲（glimepiride）为代表，它与磺酰脲受体的亲和力更高，用药剂量小，作用时间长，具有高效、长效、副作用小等优点。

格列美脲 glimepiride

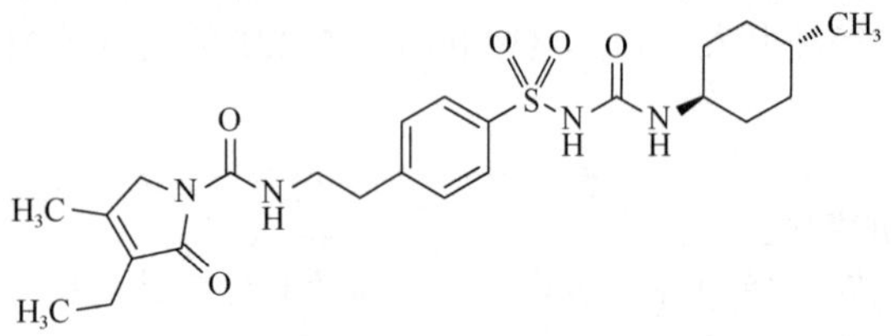

化学名为 1-[[4-[2-(3-乙基-4-甲基-2-氧代-3-吡咯啉-1-甲酰氨基) 乙基] 苯基] 磺酰基]-3-(反式-4-甲基环己基) 脲 (1-[[4-[2-(3-ethyl-4-methyl-2-oxo-3-pyrroline-1-carboxamido) ethyl]phenyl]sulfonyl]-3-(trans-4-methylcyclohexyl) urea)。

本品为白色结晶或结晶性粉末，无臭、无味。在 N, N-二甲基甲酰胺中可溶，在二氯甲烷中微溶，在水中几乎不溶。熔点 207℃。

本品结构中具有酰脲基团，由于磺酰基对氮原子上孤对电子显著的离域作用，本品显弱酸性。此外，本品脲基上的取代基为甲基环己烷结构，为反式构型，顺式异构体无治疗活性。

本品能选择性地与胰腺 β 细胞上的磺酰脲受体结合，阻断 ATP 敏感的钾通道，使电压敏感的钙通道开放，出现 Ca^{2+} 内流，促使胰岛素囊泡向细胞表面移动，从而刺激 β 细胞分泌胰岛素。另外，本品能够通过增加细胞内 2,6-二磷酸果糖的浓度抑制肝脏葡萄糖的输出，具有一定的肝脏糖异生抑制作用。同时，也能增强外源性胰岛素的降血糖作用。

本品口服吸收较迅速而完全，空腹或进食时服用对吸收无明显影响。口服后 2～3h 达血药峰值，$t_{1/2}$ 为 5～8h，环己烷末端连有甲基，阻碍了环己烷的羟基化反应，因而其作用时间超过 24h。本品在肝脏内经肝 CYP2C9 酶代谢，代谢产物主要为环己基羟甲基化衍生物 M1（仍具有 1/3 母药活性），M1 进一步代谢为羧基衍生物 M2（无活性），代谢产物最终约 60% 经尿排泄，约 40% 经粪便排泄。格列美脲的主要代谢产物如图 15-1 所示。

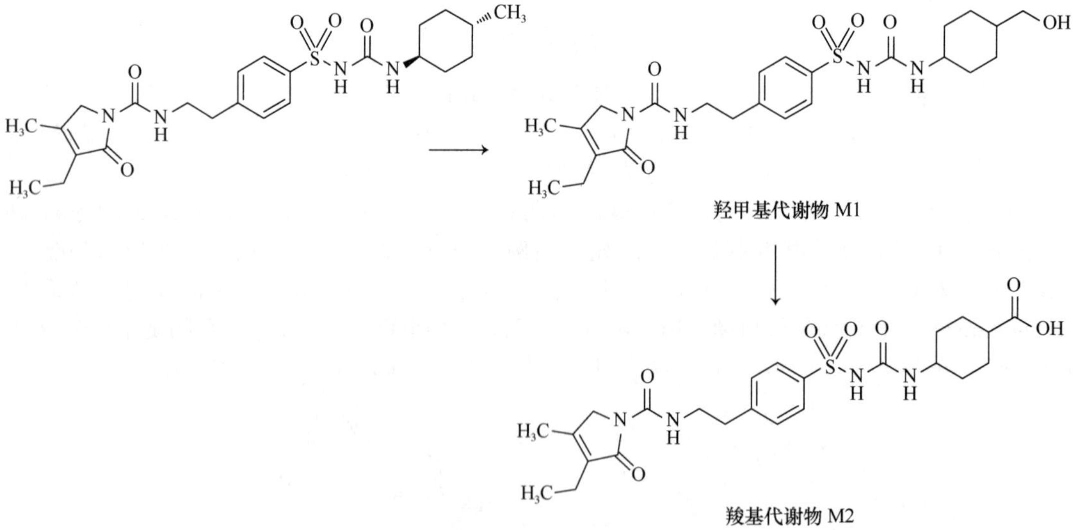

羟甲基代谢物 M1

羧基代谢物 M2

图 15-1　格列美脲的主要代谢产物

本品适用于饮食控制、运动疗法及减轻体重均不能充分控制血糖的 2 型糖尿病，对其他磺酰脲药物失效的糖尿病患者也有效，也是第一个可与胰岛素同时使用的磺酰脲类药物，可以增强降糖作用。另外其低血糖不良反应也较少发生，使用安全有效，是目前临床评价较好的磺酰脲类降糖药。

本类其他药物的化学结构及其作用特点见表 15-1。

表 15-1　磺酰脲类降血糖药物的化学结构及其作用特点

药物名称	化学结构	特点
甲苯磺丁脲 tolbutamide	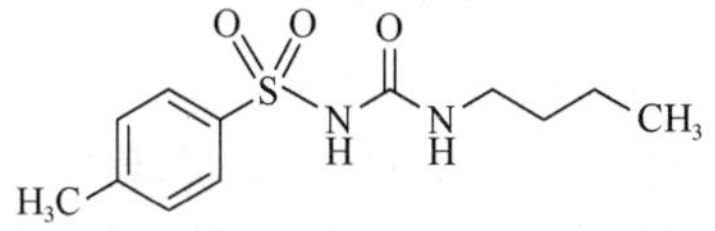	第一代磺酰脲类药物，给药剂量大，降糖作用较弱，苯环对位甲基易被氧化成羧酸而失活，作用时间短
氯磺丙脲 chlorpropamide	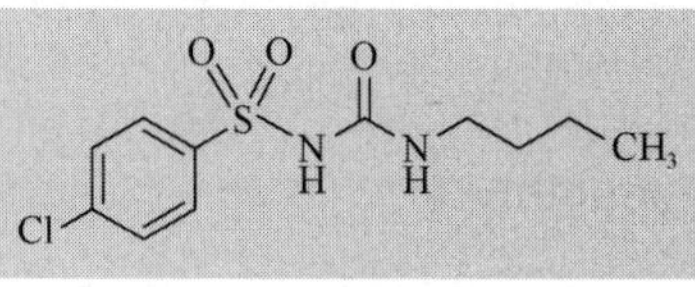	用氯原子取代甲苯磺丁脲中的甲基，不易代谢失活，且丙基链上的羟化作用相对缓慢，$t_{1/2}$ 长达 36h
醋酸己脲 acetohexamide	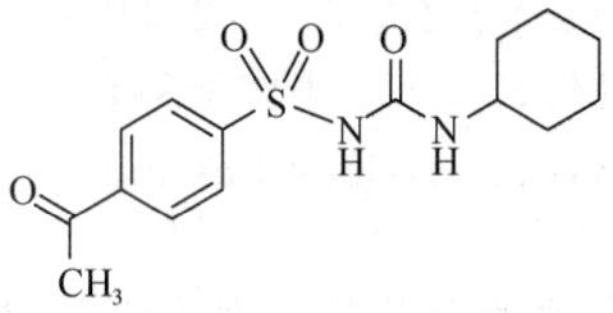	降糖作用介于甲苯磺丁脲和氯磺丙脲之间，口服吸收快，有促进肾排泄尿酸作用，适用于糖尿病合并高尿酸血症者
格列齐特 gliclazide	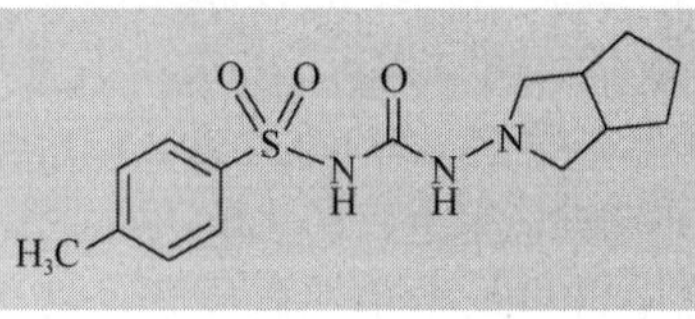	第二代磺酰脲类降糖药物，甲苯磺丁脲中的丙基被环戊烷并吡咯基取代，作用比甲苯磺丁脲强 10 倍以上。口服后 2～6h 达高峰，作用持续时间超过 24h
格列本脲 glibenclamide	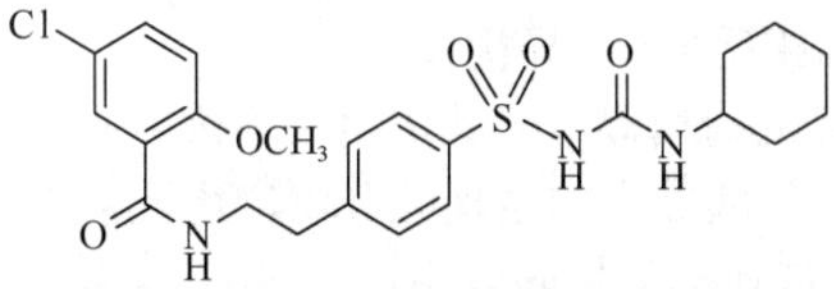	第二代磺酰脲类降糖药物，在苯环对位引入芳酰氨乙基基团，增强了与磺酰脲受体的作用力，降糖活性比甲苯磺丁脲强 200 倍，主要副作用是低血糖
格列吡嗪 glipizide	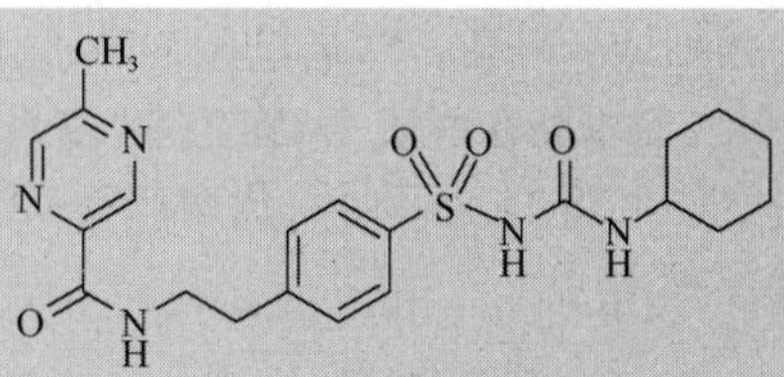	第二代磺酰脲类降糖药物，用吡嗪环替代格列本脲的苯环，本品与格列本脲相似，但引起低血糖的机会较低，较适合老年糖尿病患者

磺酰脲类降血糖药物的构效关系研究表明：①磺酰脲基团为与磺酰脲受体结合的关键基团。②脲基上的取代基应具有一定的体积和亲脂性，可以增加药物与磺酰脲受体的结合力并提高选择性。当为甲基和乙基时失去活性；当为 3～6 个碳原子数取代基时具有显著的降血糖活性；受药物与受体结合空间位阻的影响，当碳原子数超过 12 时活性消失。③芳环上的取代基主要影响药物的作用持续时间和活性。将芳环上对位的甲基替换为氨基、乙酰基、卤素或三氯甲基时仍具有活性，当磺酰基芳环上对位为 β-芳酰氨乙基时活性更强，其特点是吸收迅速，与血浆蛋白的结合率高，作用强且长效、低毒。另外，当磺酰基对位是甲基（甲苯磺丁脲）时其 $t_{1/2}$ 仅为 4.5～6.5h；当对位为卤素如氯原子（氯磺丙脲）时，由于氯原子不易代谢失活，且丙基链上的羟化作用相对缓慢，因此氯磺丙脲是一种长效药物，其 $t_{1/2}$ 长达 36h，作用持续时间可达 60h，该药常以原型药形式从肾脏排出；该类药物的构效关系如图 15-2 所示。

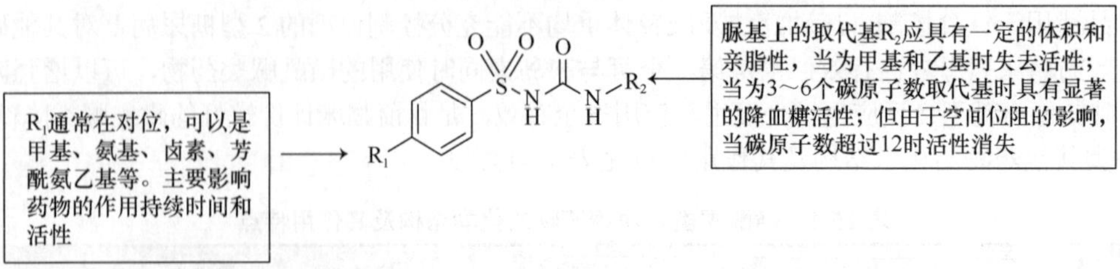

R₁通常在对位，可以是甲基、氨基、卤素、芳酰氨乙基等。主要影响药物的作用持续时间和活性

脲基上的取代基R₂应具有一定的体积和亲脂性，当为甲基和乙基时失去活性；当为3～6个碳原子数取代基时具有显著的降血糖活性；但由于空间位阻的影响，当碳原子数超过12时活性消失

图 15-2　磺酰脲类降血糖药物的构效关系

利用电子等排原理，用酸性基团羧基替代磺酰脲药物中的磺酰脲基，开启了另一类具有类似促胰岛素分泌作用的非磺酰脲类胰岛素分泌促进剂的发现和发展。本类药物与磺酰脲类药物化学结构不同，并且在胰腺β细胞上结合不同位点，但具有相似的作用机制，亦可刺激胰岛素的分泌。本类的主要代表药物有瑞格列奈。

瑞格列奈 repaglinide

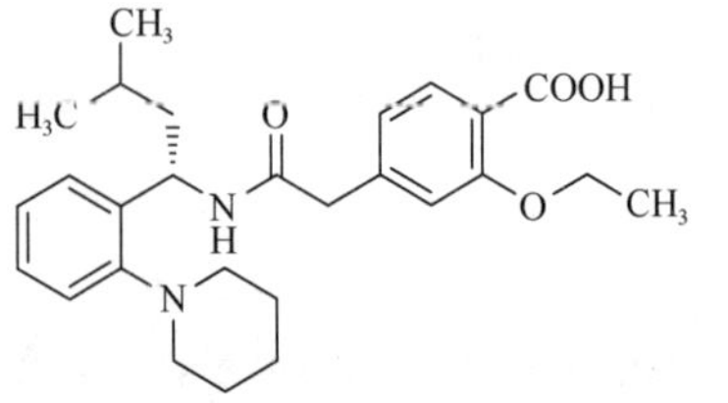

化学名为(S)-(+)-2-乙氧基-4-[2-[[甲基-1-[2-(1-哌啶基)苯基]丁基]氨基]-2-氧代乙基]苯甲酸 ((S)-(+)-2-ethoxy-4-[2-[[methyl-1-[2-(1-pipcridinyl) phenyl]butyl]amino]-2-carbonylethyl]benzoic acid)，又名诺和龙。

本品为白色或类白色结晶性粉末，无臭；在三氯甲烷中易溶，在乙醇或丙酮中略溶，在水中几乎不溶，在 0.1mol/L 盐酸溶液中微溶。熔点 130～131℃。$[\alpha]_D^{20}=+6.97°$（甲醇，$C=0.975$），$[\alpha]_D^{20}=+7.45°$（甲醇，$C=1.06$）。

本品是氨甲酰基苯甲酸的衍生物，分子结构中含有一个手性碳原子，其活性有立体选择性，S-(+)-异构体是 R-(−)-异构体活性的 100 倍，临床用 S-(+)-异构体。

本品与磺酰脲类胰岛素分泌促进剂的作用机制相似，但其作用快于磺酰脲类药物。本品作为第一个进餐时服用的葡萄糖调节药物，可以模仿胰岛素的生理性分泌，由此能有效控制餐后的高血糖，具有"快进、快效、快退"特点，引起低血糖的风险较小。

本品口服经胃肠道快速吸收，1h 内血浆药物浓度达峰值，然后迅速下降，血浆半衰期约 1h。4～6h 内被清除，与血浆蛋白高度结合率约为 98%。本品在肝脏由 CYP3A4 酶系快速代谢为三种无降糖活性的代谢产物，瑞格列奈的主要代谢产物如图 15-3 所示。代谢产物 92% 由胆汁进入消化道经粪便排出，8% 自尿排出，粪便中原型药不足 1%。

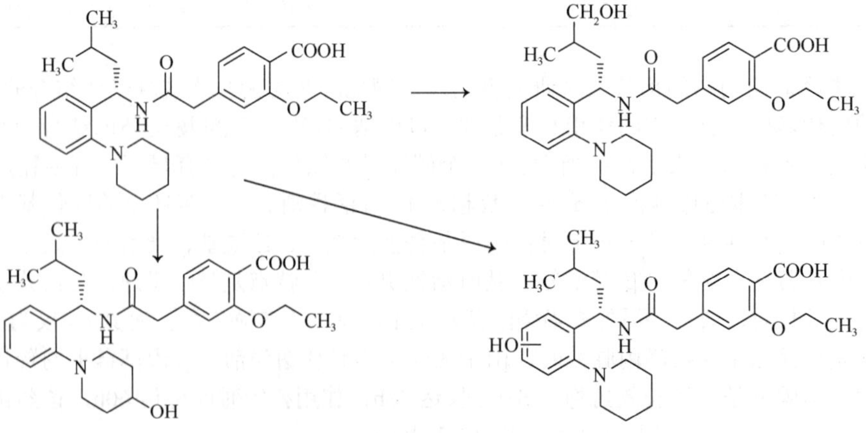

图 15-3　瑞格列奈的主要代谢产物

本品主要用于经饮食控制、降低体重及运动锻炼不能有效控制高血糖的 2 型糖尿病。本品可与二甲双胍合用，与各自单独使用相比，二者合用对控制血糖有协同作用。

本品的不良反应有低血糖、视觉异常、胃肠道反应如腹痛、腹泻、恶心、呕吐和便秘等。药物相互作用方面，由于本品主要由肝脏 CYP3A4 酶系代谢，与 CYP3A4 抑制剂如康唑类抗真菌药、红霉素等同用，会使本品血浆浓度升高；而与 CYP3A4 诱导剂如利福平、苯妥英钠同用，则降低本品血浆浓度，所以这两类药不宜与本品同时使用。

本品的构效关系研究表明：①本品结构中的羧基、酰胺基和与羧基邻近的乙氧基团是促胰岛素分泌的 3 个必需药效基团。其中，乙氧基团是亲脂性基团，可增加与磺酰脲受体 1 的亲和力和选择性。酰胺基团可以与磺酰胺受体 1 的特定氨基酸残基形成氢键，增强降血糖活性。② *S*-构型对受体结合和生物活性有利。③由于结构中不含硫原子，故可用于对磺酰脲类药物过敏的患者。瑞格列奈的构效关系如图 15-4 所示。

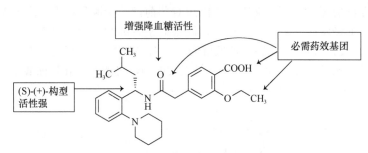

图 15-4 瑞格列奈的构效关系

二、胰岛素增敏剂

胰岛素抵抗在 2 型糖尿病的发生、发展中起着非常重要的作用。研究表明，大多数 2 型糖尿病患者均存在胰岛素抵抗。胰岛素抵抗会使机体对胰岛素的敏感性下降，使得胰岛素促进组织对葡萄糖摄取和利用的效率下降。因此，开发和使用能提高患者对胰岛素敏感性的药物，如胰岛素增敏剂（insulin enhancers）来改善胰岛素抵抗，对 2 型糖尿病的治疗具有重要的意义。

胰岛素增敏剂根据结构主要分为噻唑烷二酮类和双胍类。噻唑烷二酮类（thiazolidinediones，TZD）药物的母核结构为噻唑烷二酮基，其作用靶点为细胞核内的过氧化物酶体-增殖体活化受体 γ（peroxisome proliferator activited receptor γ，PPARγ），作用机制为通过激动 PPARγ 受体，产生多种生物学效应，如增强葡萄糖的转运和摄取，改善胰岛素抵抗，增强人体组织对胰岛素的敏感性，增加肝脏对葡萄糖的摄取，抑制肝糖的输出等发挥降血糖作用。由于本类药物不刺激胰岛素的分泌，仅在有胰岛素存在的情况下发挥降血糖作用，因此不适用于 1 型糖尿病患者的治疗。

本类药物主要有曲格列酮（troglitazone）、罗格列酮（rosiglitazone）和吡格列酮（pioglitazone）等。

曲格列酮

罗格列酮

吡格列酮

1997 年，第一个上市的噻唑烷二酮类胰岛素增敏剂是曲格列酮，后因肝损害而撤出市场。

1999 年，罗格列酮和吡格列酮上市。其中，罗格列酮的降血糖作用是曲格列酮的 100 倍，其马来酸盐可单独应用或与二甲双胍联合应用治疗 2 型糖尿病，可以降低甘油三酯（TG），提高高密度脂蛋白（HDL）的水平。2000 年在我国获准上市。2007 年，《新英格兰医学杂志》报道罗格列酮具有引发心血管疾病的风险，引起业界广泛关注。2010 年 9 月 23 日，欧盟药品管理局（EMA）建议暂停罗格列酮及其复方制剂的上市许可。同日，美国 FDA 建议严格限制罗格列酮的使用，仅用于其他药品不能控制血糖的 2 型糖尿病患者。同年 10 月 15 日，我国国家食品药品监督管理局（SFDA）和卫生部联合通知，罗格列酮仅用于其他药品不能控制血糖的 2 型糖尿病患者。但在 2013 年 11 月 25 日，在综合评估后，FDA 全面解除了罗格列酮及其复方糖尿病药物的使用及处方限制。

双胍类胰岛素增敏剂是一类胍类化合物，其降糖机制主要是改善机体的胰岛素敏感性，抑制糖异生，增加葡萄糖的无氧酵解，促进外周组织对葡萄糖的摄取和利用，降低血糖水平。同时，它能明显改善患者的糖耐量和高胰岛素血症，降低血浆游离脂肪酸和血浆甘油三酯水平。为此，双胍类胰岛素增敏剂已成为肥胖伴胰岛素抵抗的 2 型糖尿病患者的首选药物。本类药物主要有苯乙双胍和二甲双胍（metformin）。前者因可引起乳酸增高，可能发生乳酸性酸中毒，已较少使用，后者因毒性较低目前在临床上广泛使用。

苯乙双胍

二甲双胍

盐酸二甲双胍 metformin hydrochloride

化学名为 1, 1-二甲基双胍盐酸盐 (*N, N*-dimethylimidodicarbonimidic diamide hydrochloride)。

本品为白色结晶或结晶性粉末，无臭。在水中易溶，在甲醇中可溶，在乙醇中微溶，在丙酮、三氯甲烷和乙醚中不溶。熔点 220～225℃。

本品结构中具有双胍结构，因而具有高于一般脂肪胺的强碱性，其 pK_a 值为 12.4。其盐酸盐的 1% 水溶液 pH 为 6.68，呈近中性。

本品的水溶液显氯化物的鉴别反应，即本品水溶液加入 10% 亚硝基铁氰化钠溶液、铁氰化钾试液、10% 氢氧化钠溶液后，3min 内溶液显红色。

本品口服主要在小肠内吸收快，$t_{1/2}$ 为 1.5～2.8h，生物利用度约为 60%。本品不与蛋白相结合，也不被代谢，几乎全部以原型药形式由尿排出。肾功能损害者禁用，老年人慎用。

本品可单独使用或与磺酰脲类联合用药，广泛用于 2 型糖尿病的治疗，特别适用于过度肥胖并对胰岛素耐受患者。

本品的副作用小，罕有乳酸性酸中毒，由于不刺激胰岛素的分泌，不会引起低血糖，使用较为安全。本品急性的副作用主要有恶心、厌食、腹泻和腹部不适等，随着治疗时间的延长，患者可以逐渐耐受或症状消失，也可以通过缓慢地提高给药剂量及在进餐时服用药物的方法改善胃肠道副作用。

本品是以氯化二甲基铵和双氰胺为原料在 130～150℃加热 0.5～2h 缩合制得。

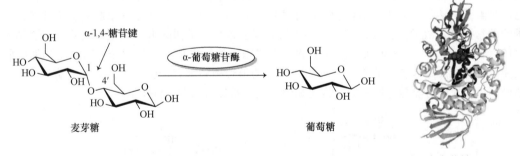

知识链接　　　　　　　　　　二甲双胍的发现

　　二甲双胍的发现最早源于一种名为山羊豆的植物。山羊豆是一种产于欧洲南部和亚洲西部的豆科多年生草本植物，在中世纪起就被用来改善糖尿病引起的多尿症状。后来通过药理实验发现，其富含的一种名为山羊豆碱的胍类物质具有明显的降血糖作用，但是山羊豆碱毒性太强，人体不能耐受，无法应用于临床。随后科学家们在山羊豆碱的基础上合成了一系列的胍类衍生物，并最终于1929年发现了二甲双胍。在沉寂近30年之后，1957年在斯特恩（Sterne）等科学家的努力研究下，二甲双胍最终在法国上市。然而，由于后续受到苯乙双胍等双胍类药物容易导致乳酸性酸中毒的影响，二甲双胍逐渐被冷落，直到1995年，FDA在获取了二甲双胍的大量实验安全证据后，最终批准二甲双胍在美国上市。虽然历经大起大落，但二甲双胍最终取得了成功，据统计，目前全球有超过一亿人在使用二甲双胍。展望未来，除了继续在降糖药物治疗领域发光发热，二甲双胍在抗衰老、抗炎、心血管保护等方面的研究也是层出不穷，一代"神药"二甲双胍将焕发新的生机。

三、α-葡萄糖苷酶抑制剂

　　食物中的碳水化合物主要是淀粉和蔗糖，但这些多糖或二糖必须水解成单糖才能够被人体吸收利用，而这一过程则依赖于 α-葡萄糖苷酶（α-glucosidase）的作用。α-葡萄糖苷酶是位于一种小肠黏膜细胞内的水解酶，包括麦芽糖酶（二糖酶）、蔗糖酶（二糖酶）、淀粉酶（多糖酶）等，它们能够与多糖或二糖结合，并将其结构中的 α-1, 4-糖苷键水解，分解为葡萄糖和果糖供人体使用（图 15-5）。

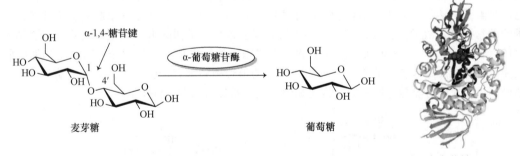

图 15-5　α-葡萄糖苷酶（麦芽糖酶）水解麦芽糖的结合模型图（中心原子为麦芽糖）

　　α-葡萄糖苷酶抑制剂（α-glucosidase inhibitors）是能够竞争性结合并抑制 α-葡萄糖苷酶的一类药物，这类药物常属于糖或多糖的衍生物。其作用是能抑制 α-葡萄糖苷酶活性而减慢糖类物质水解为葡萄糖的速度，并减缓葡萄糖吸收，降低餐后血糖，同时可促进胰高血糖素样肽-1 分泌，减轻饥饿感。应特别注意的是，此类药物不会增加胰岛素的分泌，而且对糖类物质的消化和吸收只起延缓作用而不能完全阻断，故不会减少人体对糖类物质的吸收总量，也不会引起蛋白质和脂肪等营养物质的吸收障碍。本类的主要代表药物为阿卡波糖。

阿卡波糖 acarbose

化学名为 O-4, 6-双去氧-4-[[(1S, 4R, 5S, 6S)-4, 5, 6-三羟基-3-(羟基甲基) 环己烯-2-基] 氨基]-α-D- 吡喃葡萄糖基-(1→4)-O-α-D- 吡喃葡萄糖基-(1→4)-O-α-D- 葡萄糖 (O-4, 6-dideoxy-4-[[(1S, 4R, 5S, 6S)-4, 5, 6-trihydroxy-3-(hydroxymethyl) cyclohexen-2-yl]amino]-α-D-glucopyranosyl-(1→4)-O-α-D-glucopyranosyl-(1→4)-O-α-D-glucose),又名拜糖平。

本品为白色至淡黄色无定形粉末,无臭。可溶于水,pK_a 值为 5.1。$[\alpha]_D^{18}$=+168°(水,C=0.5)。

本品是由微生物发酵产生,从放线菌中分离得到的假性四糖,由不饱和环己多醇、氨基糖及两分子右旋葡萄糖组成,其中,取代环己多醇及 4, 6-双脱氧-4-氨基-D-葡萄糖单元是抑制酶的活性部位。本品 1990 年首次在德国上市,1996 年获 FDA 批准在美国上市。

本品能够抑制小肠壁细胞刷状缘的 α-葡萄糖苷酶活性,延缓肠道内多糖、寡糖或双糖降解,使来自食物的葡萄糖的降解和吸收速度变缓,降低餐后血糖的升高,使餐后血糖值下降。

本品口服吸收差,只吸收 1%～2%,血浆蛋白结合率低,$t_{1/2}$ 为 3～4h,但可被肠道消化酶和肠道细菌分解 35%,其降解产物可从小肠下段吸收。本品及其降解产物可迅速完全地自尿中排出,服用量的 51% 在 96h 内经粪便排出。

本品主要降低餐后血糖,不增加胰岛素的分泌,对 1、2 型糖尿病患者均有效,特别适用于老年糖尿病患者。

本品常见的不良反应有胃肠胀气和肠鸣音,偶有腹泻、腹胀,极少有腹痛等,一般是由肠道未吸收的碳水化合物发酵引起,在持续治疗和坚持适当饮食后逐渐消退。

除阿卡波糖外,上市的 α-葡萄糖苷酶抑制剂还包括伏格列波糖(voglibose)和米格列醇(miglitol)。前者于 1994 年在日本上市,属于氨基糖类似物,它主要抑制蔗糖酶和麦芽糖酶,且对这两种酶抑制活性远高于阿卡波糖,因不影响淀粉酶,食物中的淀粉在小肠转化为双糖,进入大肠的淀粉很少,故发生腹胀、排气增加等胃肠反应较少,可作阿卡波糖或米格列醇胃肠道不耐受时的选择。后者于 1998 年问世,是 1-脱氧野尻霉素的衍生物,其最大作用特点是口服吸收迅速且完全,并能迅速被肾脏清除。它对各种 α-葡萄糖苷酶系都有抑制作用,对蔗糖酶和淀粉酶抑制率最高,其原因可能是与葡萄糖结构更相似,更容易接近酶的活性中心。

伏格列波糖　　　　　　　　　　米格列醇

四、二肽基肽酶-Ⅳ抑制剂

二肽基肽酶-Ⅳ(dipeptidyl peptidase-Ⅳ,DPP-Ⅳ)是一种以二聚体形式存在的高特异性丝氨酸蛋白酶,属于二肽基肽酶家族的一员,系由 766 个氨基酸组成,广泛存在于血浆和许多组织(血管内皮、肝、肾、皮肤、前列腺、淋巴细胞、上皮细胞)中。DPP-Ⅳ最重要的两种天然底物是胰高血糖素样肽-1(glucagon-like peptide-1,GLP-1)和葡萄糖依赖性促胰岛素多肽(glucose-dependent insulinotropic polypeptide,GIP)。二者均属于肠促胰岛素(incretin),在正常进餐后,小肠细胞会大量分泌 GLP-1 和 GIP 入血发挥降血糖作用,如促使胰岛 β 细胞增生,促进胰岛素分泌,抑制胰高血糖素的分泌，延缓餐后胃排空，延缓肠道葡萄糖的吸收等。为避免血糖过低的风险，GLP-1 和 GIP 在体内均由 DPP-Ⅳ快速降解失活，以维持人体的正常血糖水平。

知识链接　　　　　　　　　　　　**二肽基肽酶家族**

二肽基肽酶（DPPs）是一类专门切割二肽的锌依赖蛋白酶。一般来说，DPPs 家族在哺乳动物物种中主要有 8 个成员，分别是 DPP-Ⅰ、DPP-Ⅱ、DPP-Ⅲ、DPP-Ⅳ、DPP-Ⅵ、DPP-Ⅷ、DPP-Ⅸ和 DPP-Ⅹ。DPPs 几乎参与了人体各种生命活动，包括蛋白质的成熟和降解、细胞周期调控、生物活性肽的加工和降解及氧化应激的防御等。不过，当前大部分酶的生理功能及作用机制仍不清晰。DPP-Ⅳ是该家族中研究最为深入的成员，1967 年，首次在大鼠肝脏中分离得到 DPP-Ⅳ，并逐渐发现其主要生理作用是将寡肽 N 端第二个氨基酸为脯氨酸（Pro）或丙氨酸（Ala）的二肽序列剪切去除使其失活。1990 年，作为 2 型糖尿病治疗的新靶点引起关注。2003 年其蛋白质三维结构的确定，成为 DPP-Ⅳ抑制剂研究的一个重要里程碑。

二肽基肽酶-Ⅳ抑制剂（dipeptidyl peptidase-Ⅳ inhibitors）是一类可以通过与 DPP-Ⅳ的催化区结合，抑制其生理作用的药物。DPP-Ⅳ被抑制后，避免了 GLP-1 和 GIP 的快速降解失活，使糖尿病患者体内的 GLP-1 水平升高，促胰岛素分泌作用得到增强，从而通过提高胰岛素水平发挥降血糖作用。大量研究表明，DPP-Ⅳ抑制剂能延缓 2 型糖尿病的发展进程，较传统降血糖药在治疗方面具有优越性。主要代表药物为西格列汀。

西格列汀 sitagliptin

化学名为 7-[(3R)-3-氨基-1-氧代-4-(2, 4, 5-三氟苯基) 丁基]-5, 6, 7, 8-四氢-3-(三氟甲基)-1, 2, 4-三唑并 [4, 3-a] 吡嗪 (7-[(3R)-3-amino-1-oxo-4-(2, 4, 5-trifluorophenyl) butyl]-5, 6, 7, 8-tetrahydro-3-(trifluoromethyl)-1, 2, 4-triazolo[4, 3-a]pyrazine)。

本品的磷酸盐为白色到类白色结晶性非吸湿性粉末，在水和 DMF 中溶解，在甲醇中微溶，在乙醇、丙酮和乙腈中极微溶。

本品属于 β-氨基酸类 DPP-Ⅳ抑制剂，结构中含有一个手性碳原子，临床使用 R-构型。本品能抑制肠促胰岛素经 DPP-Ⅳ的降解，通过增强其作用而控制血糖水平。本品的优点是能避免低血糖、肥胖等并发症；并且能与其他抗糖尿病药物合并使用，对磺酰脲类药物失效的患者仍有效。

本品口服，1～4h 达血药峰浓度，绝对生物利用度约 87%，血浆蛋白结合率为 38%，极少在肝脏代谢。肾清除率约 350ml/min，肾排泄率为 87%（79% 为原型药），消除半衰期为 12.4h。

本品用于 2 型糖尿病，疗效显著。但对 1 型糖尿病和糖尿病酮症酸中毒无效。中重度肾功能不全的患者慎用；与磺酰脲类药物联合使用时，应减少磺酰脲类药物的剂量。

本品的耐受性良好，不良反应轻微，表现为肝酶升高、上呼吸道感染、鼻咽炎、头痛和腹泻等。

本品是第一个批准用于治疗 2 型糖尿病的 DPP-Ⅳ抑制剂，于 2006 年 10 月经 FDA 批准上市，2007 年 3 月，磷酸西格列汀与二甲双胍盐酸盐复方制剂相继上市，用于 2 型糖尿病的治疗，疗效显著。

本类其他抑制剂的化学结构及其特点见表 15-2。

表 15-2　代表性 DPP-Ⅳ抑制剂的化学结构及其特点

药物名称	化学结构	特点
吉格列汀 gemigliptin		本品属于 β-氨基酸类 DPP-Ⅳ抑制剂，对 DPP-Ⅳ的选择性较西格列汀高，口服吸收迅速，半衰期短，耐受性好，可增加胰岛素的敏感性

续表

药物名称	化学结构	特点
维格列汀 vildagliptin		本品属于 α-氨基酰基吡咯烷类 DPP-Ⅳ 抑制剂。结构中的氰基为关键基团，同时在氨基上引入金刚烷胺基团，可以提高药物稳定性。本品耐受性良好，无显著不良反应，用于 2 型糖尿病的治疗
沙格列汀 saxagliptin		本品属于长效、可逆型的 DPP-Ⅳ 抑制剂，一天服药一次。适用于运动、饮食、药物控制不佳的 2 型糖尿病患者，无低血糖副作用
阿格列汀 alogliptin		本品属于非肽类 DPP-Ⅳ 抑制剂，对 DPP-Ⅳ 具有高度选择性，具有很强的靶向特异性，耐受性良好，对体重无影响，无低血糖副作用
利格列汀 linagliptin		本品属于非肽类 DPP-Ⅳ 抑制剂，母核为黄嘌呤结构。本品疗效佳，耐受性较好，进食不影响用药，可用于肾功能损伤者

西格列汀的构效关系如图 15-6。

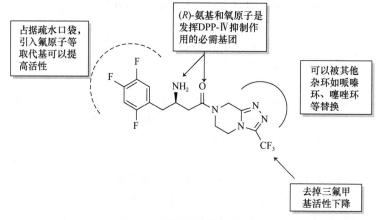

图 15-6　西格列汀的构效关系

五、胰高血糖素样肽-1 受体激动剂

胰高血糖素样肽-1（GLP-1）属于肠促胰岛素的一种，由 30 个氨基酸组成，主要经肠道上皮 L 细胞分泌并通过与 GLP-1 受体结合发挥降低血糖、抑制食欲等作用。天然的 GLP-1 在人体内不能长时间存在，GLP-1 分泌释放入血后仅 1～2min 即被二肽基肽酶-Ⅳ（DPP-Ⅳ）降解失去活性，因此其临床应用受限。GLP-1 受体激动剂是 GLP-1 的类似物，具有与 GLP-1 相似的生物学活性，但不易被 DPP-Ⅳ 降解，并可以额外增加内源性 GLP-1 浓度，是一种新型的降血糖药物。本类的主要代表药物为艾塞那肽等。

艾塞那肽 exenatide

化学名为组-甘-谷-甘-苏-苯丙-苏-丝-天冬-亮-丝-赖-谷酰胺-甲硫-谷-谷-谷-丙-缬-精-亮-苯丙-异亮-谷-色-亮-赖-天冬酰胺-甘-甘-脯-丝-丝-甘-丙-脯-脯-脯-丝氨酰胺（H-His-Gly-Glu-Gly-Thr-Phe-Thr-Ser-Asp-Leu-Ser-Lys-Gln-Met-Glu-Glu-Glu-Ala-Val-Arg-Leu-Phe-Ile-Glu-Trp-Leu-Lys-Asn-Gly-Gly-Pro-Ser-Ser-Gly-Ala-Pro-Pro-Pro-Ser-NH_2）。

本品为白色或类白色粉末，在水和乙酸中易溶，在二氯甲烷和乙醚中不溶。本品在 281nm 处的紫外吸收值为一个常数。

本品含有 39 个氨基酸，与哺乳动物 GLP-1 的氨基酸序列 53% 同源，尤其是 N 端的第 1～9 号氨基酸，仅第二位氨基酸不同。与 GLP-1 相比，本品 N 端第二位氨基酸为 Gly（GLP-1 为 Ala），可以有效抵抗 DPP-Ⅳ 对 GLP-1 中 N 端二肽的剪切，增强了肽链的稳定性，使得血浆半衰期显著延长。

本品可结合并激活 GLP-1 受体，具有与 GLP-1 相似的生理作用，可增强葡萄糖依赖性胰岛素的合成和分泌，通过减慢胃排空及降低食欲等作用控制餐后血糖，且不易引起低血糖，同时可减轻患者体重。

本品应于餐前 1h 内皮下注射给药，3h 后达血药浓度峰值，作用时间 5h，$t_{1/2}$ 为 2～4h，主要经肾脏代谢。

本品适用于双胍类、磺酰脲类或两者合用治疗 2 型糖尿病控制血糖欠佳患者的辅助治疗，或用于 2 型糖尿病患者的单药治疗。不能用于 1 型糖尿病患者及酮症酸中毒的抢救。本品常见不良反应包括低血糖、恶心、呕吐、腹泻、头痛及消化不良等。

本品是一种人工合成的肽类物质，最初从美洲大毒蜥的唾液中分离而得，于 2005 年 4 月获得 FDA 批准，是首个上市的 GLP-1 受体激动剂。

本类药物还有利拉鲁肽和利西拉来等，见表 15-3。

表 15-3　其他胰高血糖素样肽-1 受体激动剂的结构与特点

药物名称	化学结构	特点
利拉鲁肽 liraglutide	本品是在 GLP-1 的第 26 位 Lys 增加一个 16 碳脂肪酸链（棕榈酸），并将第 34 位的 Lys 替换为 Arg 的多肽	本品与 GLP-1 高度相似（95% 同源），但半衰期长达 12～14h，用于治疗成人的 2 型糖尿病，不推荐作为一线用药

药物名称	化学结构	特点
利西拉来 lyxumia	合成的新型 GLP-1 受体激动剂，为含有 44 个氨基酸的多肽	利西拉来是艾塞那肽去掉 38 位的 Pro，并在 39 位的 Scr 多接 6 个 Lys 得到的多肽。经过结构修饰，利西拉来的半衰期相对艾塞那肽有所延长，可每日皮下注射一次治疗 2 型糖尿病

六、钠-葡萄糖协同转运蛋白-2 抑制剂

研究表明，正常人每天大约有 180g 的葡萄糖被肾小球滤过进入肾小管，但 99% 的葡萄糖会在肾小管重新吸收，而这个过程则主要依赖于钠-葡萄糖协同转运蛋白（sodium-glucose cotransporters，SGLTs）的作用。SGLTs 属于转运蛋白家族，主要分布在小肠黏膜和肾近曲小管中，在心、脑等其他器官中也有分布。在这个大家族中，目前发现的主要成员有 12 个，其中钠-葡萄糖协同转运蛋白-1（SGLT-1）和钠-葡萄糖协同转运蛋白-2（SGLT-2）在葡萄糖的重吸收过程中发挥着重要的作用。SGLT-2 表达于肾近曲小管前 S1 节段，其最主要的生理功能就是在肾脏的近曲小管中完成 90% 的葡萄糖重吸收，而 SGLT-1 则主要位于小肠刷状缘和肾近曲小管较远的 S2、S3 节段中，负责约 10% 的葡萄糖重吸收。

因此，开发药物抑制 SGLT-2 的生理功能，可以阻止肾小管对大部分葡萄糖的重吸收，排出过量的葡萄糖，从而达到降低血糖、治疗糖尿病的目的。SGLT-2 抑制剂已成为近年来热门的新型降血糖药物，与其他抗糖尿病药物相比，SGLT-2 抑制剂还具有以下优势：①使用范围较广，尤其适用于肾性糖尿病患者的血糖改善；②不易引起低血糖，能改善 β 细胞功能，改进胰岛素抵抗；③减少了水钠潴留的可能性，并且降低了引起心血管类疾病的风险。本类药物的代表是卡格列净。

知识链接　　　　　　　　　　**卡格列净的发现**

根皮苷（phlorizin）是一种天然的糖苷衍生物，主要来源于苹果皮及梨树，最早由法国化学家于 1835 年分离获得。研究发现，根皮苷可以通过抑制 SGLTs 阻止肾脏对葡萄糖的重吸收，并且可以长期促进肾脏通过尿液排糖。然而，它对 SGLT-1 和 SGLT-2 均有抑制作用，而且由于其口服生物利用度差、在胃肠道容易降解、毒性比较大等缺点，不能应用于临床。在此基础上，研究者们将根皮苷的苯环用苯并四氢呋喃环替代，再将糖环上的羟基碳酸酯化，制备得到了对 SGLTs 抑制活性和稳定性均增强并且可以口服的前药 T-1095。遗憾的是，T-1095 的 O-糖苷键部分对葡萄糖苷酶仍不耐受，而且对 SGLT-2 的选择性也不高，最终还是无法成药。后来，考虑到 O-葡萄糖苷稳定性比较差的问题，研究人员合成了一系列对 SGLT-2 选择性佳、代谢稳定性强的 C-葡萄糖苷及 N-葡萄糖苷的衍生物，最终在这一系列衍生物中发现了卡格列净。

根皮苷

T-1095

舍格列净

卡格列净 canagliflozin

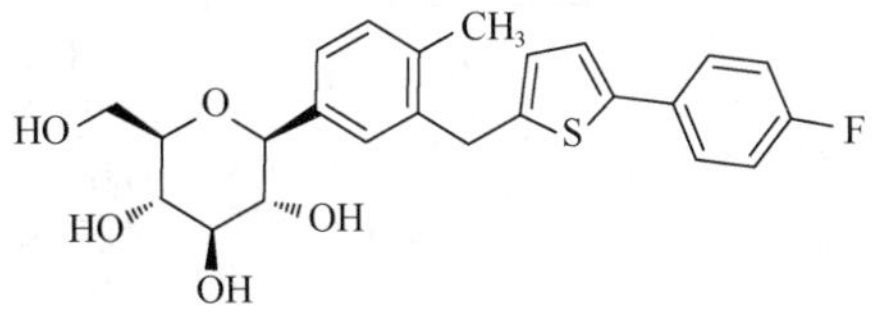

化学名为 (1*S*)-1, 5-脱氢-1-[3-[[5-(4-氟苯基)-2-噻吩基] 甲基]-4-甲基苯基]-*D*-葡萄糖醇 (1*S*)-1, 5-anhydro-1-[3-[[5-(4-fluorophenyl)-2-thienyl]methyl]-4-methylphenyl]-*D*-glucitol。

本品为白色或类白色粉末。本品在甲醇、乙醇和丙酮中易溶，在乙腈中溶解，在水中几乎不溶。

本品通过抑制 SGLT-2 减少肾脏对滤过葡萄糖的重吸收，降低肾糖阈，增加尿糖排泄，从而降低血糖。

本品口服后平均绝对生物利用度约为 65%，1h 后达血浆浓度达峰值，$t_{1/2}$ 为 10.6h（100mg 剂量），主要经肾脏代谢。*O*-葡萄糖苷酸化是卡格列净的主要代谢消除途径，主要是由 UGT1A9 和 UGT2B4 代谢酶参与，得到两个无活性 *O*-葡糖醛酸代谢物。

本品 2013 年 3 月获 FDA 批准上市，为 FDA 批准的首个 SGLT-2 抑制剂，用于治疗成人 2 型糖尿病，可以单独用药，也可与二甲双胍、磺酰脲类、吡格列酮及胰岛素等联合用药。但该药物不建议用于 1 型糖尿病的患者，也不建议用于糖尿病酮症酸中毒的患者。不良反应最常见的为泌尿生殖道感染，还可见多尿、少数老年患者的直立性低血压、头晕等。

卡格列净的合成是以 2-(4-氟苯基) 噻吩为原料，与 5-溴-2-甲基苯甲酰氯在 AlCl₃ 作用下发生傅克酰基化反应，产物再经三乙基硅烷/三氟化硼乙醚作用将羰基还原成亚甲基得到关键中间体 2-(4-氟苯基)-5-[(5-溴-2-甲基苯基) 甲基] 噻吩，再通过正丁基锂反应活化，与 2, 3, 4, 6-四-*O*-三甲基甲硅烷基-β-*D*-葡萄糖酸内酯偶联，经甲磺酸和甲醇处理后，再用三乙基硅烷/三氟化硼乙醚脱掉甲氧基得到卡格列净。

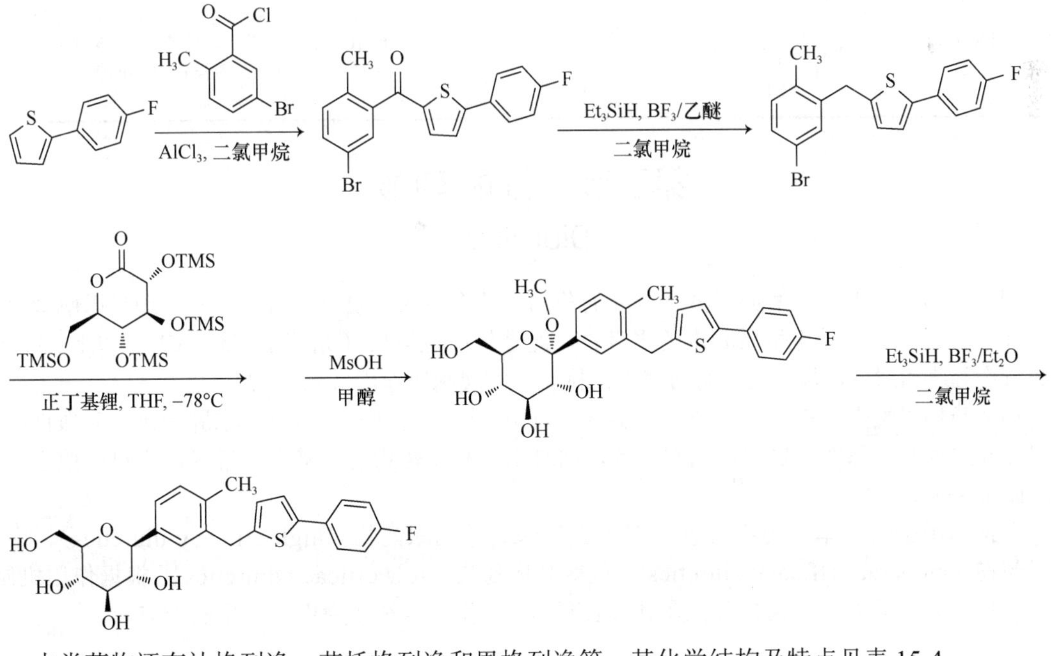

本类药物还有达格列净、艾托格列净和恩格列净等，其化学结构及特点见表 15-4。

表 15-4　常见 SGLT-2 抑制剂的化学结构及其特点

药物名称	化学结构	特点
达格列净 dapagliflozin		第一个获 EMA 批准上市的 SGLT-2 抑制剂。用烷基苯基醚基团取代了卡格列净的噻吩苯基团，同时用氯原子替换甲基，对 SGLT-2 的选择性（约 1200 倍）强于卡格列净。本品可以显著降低空腹血糖、糖化血红蛋白（HbA1c）和体重，且低血糖风险未增加
艾托格列净 ertugliflozin		本品对 SGLT-2 选择性强于达格列净（2200 倍）。口服吸收迅速，达峰时间为 1h，与食物同服时则为 2h，$t_{1/2}$ 为 11～18h，可单用或与其他降糖药物联用，能用于肝损伤患者
恩格列净 empagliflozin		本品用 3-羟基四氢呋喃替换达格列净中的乙氧基，能够提高对 SGLT-2 的选择性（超过 2500 倍）。本品除可以降低空腹血糖和 HbA1c 外，还可以显著降低心肌梗死、卒中等风险，可用于心力衰竭患者
伊格列净 ipragliflozin		首个在日本获批用于 2 型糖尿病治疗的 SGLT-2 抑制剂。本品用苯并噻吩环替换达格列净中的苯环，同时氟原子的引入可以进一步提高化合物的抑制活性
鲁格列净 luseogliflozin		本品将糖苷部分的氧用硫原子替代，稳定性更强，对 SGLT-2 的抑制 IC_{50} 为 2.2nmol/L，是 SGLT-1 的 1650 倍。该药的耐受性良好，降血糖效果显著且持续时间长；适合 BMI 高的患者

第二节　利尿药物

Diuretics

　　利尿药物是一类能够增加尿液生成率的药物，其作用的主要靶器官是肾脏，通过影响肾小管和集合管对 Na^+、Cl^- 等电解质和水的重吸收，促进体内电解质（尤其是 Na^+、Cl^-）和水的排泄，增加尿液流速和尿量，最终增强肾对尿液的排泄，实现利尿作用（图 15-7）。

　　利尿药物可使患者排出过多体液，临床上可用于治疗各种原因引起的水肿如慢性充血性心力衰竭并发的水肿，急性肺水肿、脑水肿等，同时由于利尿药物能够减少血容量，也可以用于容量型高血压疾病的治疗。

　　根据作用强度，本类药物可分为三大类，即高效利尿药物（high efficacy diuretics）、中效利尿药物（moderate efficacy diuretics）、低效利尿药物（low efficacy diuretics）。根据作用机制，本类药物可分为五大类，药物分类及其代表药物、作用位点和作用机制，见表 15-5。

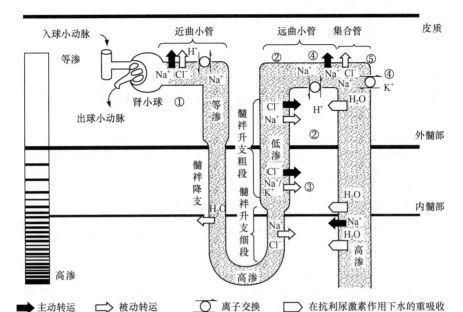

图 15-7 肾小管运转系统及利尿药物的作用部位示意图

①碳酸酐酶抑制剂；②Na^+-Cl^- 协转运抑制剂；③Na^+-K^+-$2Cl^-$ 协转运抑制剂；

④阻断肾小管上皮 Na^+ 通道药物；⑤盐皮质激素受体拮抗剂

表 15-5 各类利尿药作用位点和作用机制

序号	药物分类	代表药物	作用位点	作用机制
1	碳酸酐酶抑制剂	乙酰唑胺	近曲小管	抑制肾脏碳酸酐酶，减少碳酸氢钠的重吸收
2	Na^+-Cl^- 协转运抑制剂	氢氯噻嗪	远曲小管前段和髓袢升支粗段皮质部	抑制 Na^+-Cl^- 协转运，使原尿 Cl^-、Na^+ 重吸收减少
3	Na^+-K^+-$2Cl^-$ 协转运抑制剂	呋塞米	髓袢升支粗段	抑制 Na^+-K^+-$2Cl^-$ 协转运
4	阻断肾小管上皮 Na^+ 通道药物	氨苯蝶啶	远曲小管和集合管	阻断 Na^+ 的重吸收和 K^+ 的排出
5	盐皮质激素受体拮抗剂	螺内酯	远曲小管和集合管	竞争性抑制醛固酮和盐皮质激素的结合

一、碳酸酐酶抑制剂

碳酸酐酶（carbonic anhydrase，CA）是一种锌金属酶，大量存在于近曲小管的上皮细胞中。其作用是能催化体内二氧化碳和水合成碳酸。碳酸可离解为 H^+ 和 HCO_3^-，而 H^+ 可以分泌到肾小管腔与 Na^+ 交换以促进 Na^+ 的重吸收。当碳酸酐酶被抑制时，可使碳酸的形成减少，导致肾小管内 H^+ 减少，阻碍了其与 Na^+ 交换，降低了 Na^+、HCO_3^- 的重吸收，结果增加了 Na^+ 的排出量，从而起到利尿作用。本类的主要代表药物为乙酰唑胺等。

乙酰唑胺 acetazolamide

化学名称为 N-[5-(氨磺酰基)-1, 3, 4- 噻二唑-2- 基] 乙酰胺 (N-(5-aminosulfonyl-1, 3, 4-thiadiazole-2-yl) acetamide)。

本品为白色针状结晶或结晶性粉末，无臭，味微苦。在氨溶液如氨水中易溶，在沸水中略溶，在水或乙醇中极微溶，在三氯甲烷或乙醚中几乎不溶。熔点 260～261℃。

本品的磺酰胺基的 H^+ 能离解，故乙酰唑胺呈现弱酸性，pK_a 值为 7.2，可形成钠盐并能与重金属盐形成沉淀，如与硝酸汞试剂生成白色沉淀。

本品与碳酸结构相似，其作用是竞争性抑制机体内的碳酸酐酶。在肾脏，本品可使 H^+ 及 HCO_3^- 形成减少，影响 H^+ 与 Na^+ 的交换，致 Na^+ 等离子和水的排出量增加，产生利尿作用，但 H^+ 潴留，严重者可导致代谢性酸中毒。在眼部，本品可使房水生成减少、眼压下降，但对正常眼压基本无影响。

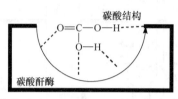

本品口服吸收良好，1～1.5h 开始产生降低眼压作用，2h 达高峰，作用时间 12h，$t_{1/2}$ 为 3～6h。绝大部分以原型药经肾在 8～12h 排出，24h 可完全排尽。

本品利尿作用较弱，目前较少作为利尿药物使用，现主要用于治疗青光眼。

本品的不良反应有代谢性酸中毒、低血钾等。长期使用，可导致高氯血症性酸中毒、低钾血症。

本类药物还有双氯非那胺（dichlorphenamide）醋甲唑胺（methazolamide）和依索唑胺（ethoxzolamide）等。

双氯非那胺　　　　醋甲唑胺　　　　依索唑胺

二、Na^+-Cl^- 协转运抑制剂

Na^+-Cl^- 协转运抑制剂（Na^+-Cl^- cotransport inhibitors）为中效利尿药物，主要作用于髓袢升支粗段皮质部和远曲小管前段，能够竞争性作用于 Na^+-Cl^- 协转运蛋白的 Cl^- 结合部位，抑制 Na^+、Cl^- 的重吸收，从而起利尿作用。本类药物也有一定的碳酸酐酶抑制活性，因为 Cl^- 和 HCO_3^- 排除均衡，故不易引起酸碱平衡混乱，为最常用的利尿药物。同时，本类药物不会引起直立性低血压，并能增加其他抗高血压药物的效能和减少其他抗高血压药物的体液潴留等副作用，因此常和其他降压药物联用治疗高血压。由于本来药物分子结构中多含有噻（二）嗪环母核，因此也被称为噻嗪类利尿药，主要代表药物为氢氯噻嗪等。

知识链接　　　　　　　　　氯噻嗪的发现

在经典的利尿药物被发现之前，人们主要采用放血法、汞试剂法和渗透性利尿剂等来治疗体液潴留。显而易见，这些方法不良反应大，甚至可能会引起患者死亡，非常不科学。1937 年，索思沃思（Southworth）发现使用磺胺类抗菌药物治疗患者时，患者的钠和水的排泄均增加，尿液呈碱性。1949 年施瓦兹（Schwartz）成功使用磺胺类药物治疗心力衰竭患者，拜尔（Beyer）受此启发，对磺胺进行结构改造，首先用羧基替代芳香环上的氨基得到了对羧基苯磺酰胺，发现该化合物可以增加 Na^+ 和 Cl^- 的排泄。考虑到酸性基团的引入有利于提高利尿活性，他们尝试在磺胺的氨基邻位引入第二个磺酰胺基团，结果发现利尿效能大大增加。在该化合物基础上，经过不断努力的合成和修饰，终于发现了氯噻嗪和氢氯噻嗪，由此揭开了噻（二）嗪类药物的新篇章。氯噻嗪也成为了人类历史上的第一个人工合成的利尿药物，具有划时代的意义。

氯噻嗪

氢氯噻嗪 hydrochlorothiazide

化学名为 6-氯-3, 4-二氢-2H-1, 2, 4-苯并噻二嗪-7-磺酰胺-1, 1-二氧化物 (6-chloro-3, 4-dihydro-2H-1, 2, 4-benzothiadiazine-7-sulfonamide-1, 1-dioxide)，又名双氢克尿噻。

本品为白色结晶性粉末，无臭，味微苦。在丙酮中易溶，在乙醇中微溶，在水、三氯甲烷、乙醚中不溶。由于具有磺酰氨基，本品具有酸性，在碱性溶液如 NaOH 溶液、氨溶液、正丁胺等中易溶。熔点 265～273℃（分解）。

本品固体在室温和干燥条件下稳定，即室温储存 5 年未见发生显著降解，加热至 230℃，2h 仅见颜色略变黄色，对日光稳定，但不能在强光下暴晒。本品在碱性溶液中易水解失活，故不易与碱性药物配伍。

本品通过抑制髓袢升支粗段皮质部和远曲小管前段对 Na$^+$、Cl$^-$ 和 H$_2$O 的再吸收，而起到利尿的作用。同时本品对碳酸酐酶也有一定抑制作用。

本品口服吸收迅速，2h 起效，4h 达峰值，生物利用度 65%，与蛋白结合率 40%，作用时间 6～12h，$t_{1/2}$ 为 15h。进食能增加吸收量，与食物一起服药生物利用度可达 70%，可能与延长药物在小肠的滞留时间有关。本品很少被代谢，主要以原型药由尿排泄。

本品用于各种类型的水肿或与其他降压药物联用治疗高血压。

本品的不良反应主要是大剂量或长期服用时会导致低血钾，通常使用 KCl 或与保钾利尿药氨苯蝶啶联用，避免低血钾的副作用。

本类药物按化学结构可分为两类：苯并噻嗪类和非苯并噻嗪类，见表 15-6。

表 15-6　Na$^+$-Cl$^-$ 协转运抑制类利尿药物的化学结构及其特点

类型	药物名称	化学结构	特点
苯并噻嗪类利尿药物	氢氟噻嗪 hydroflumethiazide		本品用三氟甲基替换氢氯噻嗪的氯原子，利尿活性强于氢氯噻嗪，广泛应用于可以导致水肿的疾病
	苄氟噻嗪 bendroflumethiazide		本品在氢氟噻嗪 C-3 位引入苄基，可以增加亲脂性，延长作用时间
	苄噻嗪 benzthiazide		作用同苄氟噻嗪
	泊利噻嗪 polythiazide		C-2 位引入甲基，可以进一步延长作用时间。本品对碳酸酐酶抑制作用弱，可用于高血压的治疗
	甲氯噻嗪 methyclothiazide		作用同泊利噻嗪

类型	药物名称	化学结构	特点
苯并噻嗪类利尿药物	三氯噻嗪 trichlormethiazide		本品作用时间长、有效剂量低，对碳酸酐酶抑制作用弱
非苯并噻嗪类利尿药物	美托拉宗 metolazone		本品为酮基置换砜基的氢氯噻嗪类似物，利尿作用与氢氯噻嗪相似，但无抑制碳酸酐酶作用，用于治疗水肿及高血压
	喹乙宗 quinethazone		作用与美托拉宗类似
	吲达帕胺 indapamide		本品吸收迅速，作用时间 14～18h，用于充血性心力衰竭的水钠潴留性疾病，用于高血压
	氯噻酮 chlortalidone		本品对碳酸酐酶抑制作用比氢氯噻嗪强 70 倍，作用时间长达 48～72h，每周只需口服 3 次

三、Na$^+$-K$^+$-2Cl$^-$ 协转运抑制剂

Na$^+$-K$^+$-2Cl$^-$ 协转运抑制剂（Na$^+$-K$^+$-2Cl$^-$ cotransport inhibitors）为高效能利尿药物，主要作用于肾髓袢升支粗段，所以也被称为髓袢利尿药。本类药物能够抑制 Na$^+$-K$^+$-2Cl$^-$ 协转运，干扰尿的稀释功能和浓缩功能，排钠量可达原尿钠量的 15%。由于此类药物能迅速增加肾血流量，对电解质平衡有较大影响，所以主要用于其他利尿药物难以奏效而又急需利尿的情况，如急性肾衰竭在早期的无尿症或急性肺水肿。本类根据结构不同可以分为含磺酰氨基类和苯氧乙酸类，主要代表药物为呋塞米和依他尼酸。

呋塞米 furosemide

化学名为 4-氯-2-[(呋喃-2-基甲基)氨基]-5-氨磺酰基苯甲酸 (4-chloro-2-[(furan-2-ylmethyl)amino]-5-sulfamoylbenzoic acid)，别名速尿。

本品为白色或类白色结晶性粉末；无臭无味。在丙酮、甲醇中溶解，在乙醇、乙醚、三氯甲烷中略溶，在水中不溶，在碱性溶液中可溶。熔点 206～210℃（分解）。pK_a 值为 3.9。

本品结构中含有磺酰氨基和羧基两个酸性基团，故显酸性。磺酰氨基为必需基团，如果用甲磺酰基取代后，则失去活性。间位的羧基及在邻位卤素原子的引入有利于提高活性。

本品通过抑制肾小管髓袢厚壁段对 NaCl 的主动重吸收，使管腔内的 Na$^+$、Cl$^-$ 浓度升高，导致水、Na$^+$、Cl$^-$ 排泄增多，从而起到利尿的作用。

本品口服有效，进食可减慢其吸收，但不影响吸收率及疗效。口服生物利用度为 60%～69%，

1h 内起效，作用时间 6～8h。静脉注射即时起效，可维持 2h。与白蛋白的结合率为 91%～99%。$t_{1/2\beta}$（消除半衰期）具有个体差异，正常人为 0.5～1h；新生儿延长为 4～8h；无尿患者延长至 75～155min；肝肾功能同时严重受损者延长至 11～20h。本品 88% 以原型药经肾脏排泄，12% 经肝脏代谢，由胆汁排泄，肾功能受损者经肝脏代谢增多，仅有少量代谢物，主要发生在呋喃环上。

本品用于治疗充血性心力衰竭、肝硬化和肾疾病等引起的水肿；用于其他利尿药疗效不佳而急需利尿的；可用于伴有肾功能不全或出现高血压危象时。

本品常见的不良反应与水、电解质紊乱有关，特别是大剂量或长期应用时，可出现直立性低血压、休克、高尿酸血症、低钾血症、低钠血症及与此有关的口渴、乏力、肌肉酸痛、心律失常等。

依他尼酸 ethacrynic acid

化学名称为 [2, 3-二氯-4-(2-亚甲基丁酰基) 苯氧基] 乙酸 ([2, 3-dichloro-4-(2-methylenebutyryl)phenoxy]acetic acid)，又名利尿酸。

本品为白色结晶性粉末，无臭，味微苦涩。在乙醚、乙醇或冰醋酸中易溶，在水中不溶。熔点 121～125℃。本品为中等强度酸，pK_a 值为 3.5。

本品分子中含有 α, β-不饱和酮结构，可以与酶结构中的巯基发生结合，干扰其转运功能，抑制肾远端小管前段和近端小管（作用较轻）对氯化钠的重吸收。

本品加氢氧化钠溶液煮沸，支链上的亚甲基分解产生甲醛，与变色酸钠在硫酸溶液中反应，呈深紫色。

本品口服吸收迅速而完全，与血浆蛋白结合率高。口服和静脉注射作用开始时间、达峰时间、作用持续时间分别约 30min 和 5min、2h 和 15～30min、6～8h 和 2h。本品 67% 经肾脏排泄，33% 经胆汁和粪便排泄，其中 20% 以原型药排泄。

本品用于充血性心力衰竭、急性肺水肿等各种水肿，尤其适用于急需消除水肿的紧急状态。但是长期服用易引起低血钾，大量注射可出现耳毒性，需注意。

本类药物还有阿佐塞米和布美他尼等，其化学结构及特点见表 15-7。

表 15-7 常见 Na^+-K^+-$2Cl^-$ 协转运抑制剂的化学结构及其特点

类型	药物名称	化学结构	特点
	阿佐塞米 azosemide		本品用四氮唑基替换羧基，口服给药作用与呋塞米相当，但作用时间更长，对水肿、肝腹水等作用较好
含磺酰氨基类利尿药物	布美他尼 bumetanide		将呋塞米中的 2 位氨基移到 3 位，同时用苯氧基替换氯得到布美他尼。本品高效、速效、短效和低毒，有效剂量仅为呋塞米的 1/50，特别适合于急慢性肾衰竭患者
	托拉塞米 torasemide		本品对近曲小管无作用，为此不增加磷酸盐和碳酸盐的分泌。适合于充血性心力衰竭和肝硬化伴随的水肿

类型	药物名称	化学结构	特点
含磺酰氨基类利尿药物	希帕胺 xipamide		本品利尿作用比呋塞米强,有弱的碳酸酐酶抑制作用,血浆蛋白结合率达99%,作用时间可持续24h
苯氧乙酸类利尿药物	替尼酸 tienilic acid		本品是第一个不升高血浆中尿酸水平的利尿药物,并伴有降压作用,但对肝脏有损伤
其他类利尿药物	依托唑林 etozolin		本品左旋体具有利尿作用,而右旋体具有抗利尿作用,作用时间12~18h,与呋塞米相似,在体内迅速代谢为奥唑林酮,仍保持利尿活性
	莫唑胺 muzolimine		本品作用强而持久,能抑制髓袢升支粗段对 Na^+、Cl^- 的重吸收,同时亦增加 K^+、Ca^{2+} 和 Mg^{2+} 的排泄,适用于心源性、肾性、肝病性水肿及高血压

四、阻断肾小管上皮 Na^+ 通道药物

阻断肾小管上皮 Na^+ 通道药物(blocking agents of renal tubule epithelium sodium channels)主要作用于远曲小管及集合管,通过阻断管腔侧和末端远曲小管液中的 Na^+ 通道,阻断 Na^+ 的重吸收,而起到利尿作用;同时,可使远曲小管和集合管驱动 K^+ 分泌的负电位降低,K^+ 的分泌减少,重吸收增加,故本类药物有排钠保钾作用。其代表药物有氨苯蝶啶等。

氨苯蝶啶 triamterene

化学名为 2, 4, 7-三氨基-6-苯基蝶啶(2, 4, 7-triamino-6-phenylpteridine)。

本品为黄色结晶性粉末,无臭或几乎无臭,无味。在水、乙醇和三氯甲烷中略溶,在乙醚中不溶;在冰醋酸中极微溶解,在稀无机酸中几乎不溶。熔点316℃,呈弱酸性,pK_a 值为6.2。

本品的作用机制是阻断远曲小管的 Na^+ 通道从而阻断 Na^+ 的重吸收和 K^+ 的排泄。

本品口服后,30%~70% 被吸收,在 30min 内显效,2~4h 后达到血药浓度高峰,作用时间可超过 24h。能够被完全代谢,代谢产物也有利尿活性。

本品用于治疗因充血性心力衰竭、肝硬化及肾病综合征等所致的水肿或腹水症;也用于治疗轻、中度原发性高血压等。

本品的不良反应为大剂量长期使用容易导致高血钾症;长期应用可使血糖升高;偶见轻度恶心、口干、腹泻、肝损害等。

本类药物还有阿米洛利(amiloride)、氨美啶(aminometradine)和阿米美啶(amisometradine)等。

阿米洛利　　　　　　　　氨美啶　　　　　　　　阿米美啶

五、盐皮质激素受体拮抗剂

醛固酮是一种盐皮质激素，它与位于远曲小管和集合管上皮细胞内的盐皮质激素受体结合后，可以使管腔膜对 Na^+ 的通透性增大，同时使线粒体内 ATP 合成和管周膜上 Na^+ 泵的活动性增加，从而增加肾小管对 Na^+ 的重吸收，促进 K^+ 和 H^+ 的排泄，发挥保钠排钾的作用。

盐皮质激素受体拮抗剂（mineralocorticoid receptor antagonists）属于低效利尿药物，其作用是能竞争性抑制肾远曲小管和集合管上皮胞质的醛固酮和盐皮质激素受体的结合，发挥保钾、排钠、利尿的作用。本类的主要代表药物为螺内酯。

螺内酯 spironolactone

化学名为 17β-羟基-3-氧代-7α-乙酰硫基-17α-孕甾-4-烯-21-羧酸-γ-内酯 (17β-hydroxy-3-oxo-7α-acetylthio-17α-pregn-4-ene-21-carboxylic acid-γ-lactone)，又名安体舒通。

本品为白色或类白色的细微结晶性粉末，有轻微硫醇臭。在三氯甲烷中极易溶，在苯或乙酸乙酯中易溶，在乙醇中溶解，在水中不溶。熔点 203～209℃（分解）。$[\alpha]_D^{20}=-33.5°$（三氯甲烷，C=1.0）。

本品在空气中稳定，室温放置 7 天未见变色。据测定，在 46℃ 条件放置 5 年，只有 1% 或更少的降解产物坎利酮（canrenone）生成。

本品是醛固酮的竞争性抑制剂，主要作用的部位在远曲小管和集合管。本品能与非活性构象的醛固酮受体键合，阻止向活性醛固酮受体构象翻转，抑制 Na^+ 和 Cl^- 及水的重吸收，产生利尿作用。

本品口服，吸收率为 70%，易在肝脏代谢，脱去乙酰巯基，生成坎利酮和坎利酮酸。坎利酮为活性代谢物，其内酯环易水解为阴离子形式（坎利酮酸），这是一种无活性物质，但坎利酮酸很容易酯化为坎利酮。

螺内酯　　　　　　　　　坎利酮(活性)　　　　　　　　坎利酮酸(无活性)

本品属于低效利尿药物，主要用于治疗与醛固酮升高有关的顽固性水肿，如肝硬化腹水、肾病、慢性充血性心力衰竭伴水肿。

本品的主要副作用是长期服用可引起高血钾症，但可与氢氯噻嗪联合使用而克服高血钾症。此外，本品有抗雌激素作用，长期用药可导致女性多毛症、男性性功能障碍等。

本类药物还有螺利酮（spironone）和依普利酮（eplerenone）等。

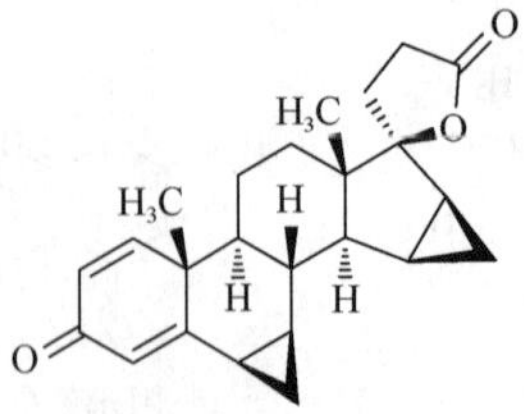

螺利酮 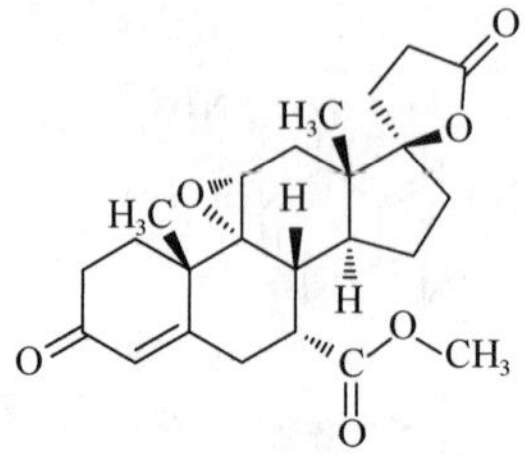　　　　　　　　　　　　　依普利酮

知识链接　　　　　　　　　　　　**血管加压素受体2拮抗剂**

传统利尿剂的主要作用是排钠，排水则为其副作用，因此长期服用后很容易引起电解质紊乱。虽然，排钠利尿剂将血和体液分开了，但不能将钠和水分开，特别是当机体处于低钠状况时，这些利尿剂往往无效，毫无疑问，临床上需要一种不依赖电解质而能排水的药物。托伐普坦（tolvaptan）是新型的血管加压素受体2（VR2）拮抗剂，可以阻止血管加压素与VR2受体相互作用，使集合管的水通道蛋白产生减少，减少水的重吸收从而产生自由水利尿作用。托伐普坦2009年获得美国FDA批准，2011年在中国上市，截至2017年底，全球已经有40个国家/地区批准托伐普坦，临床主要用于慢性心力衰竭引起的体液潴留治疗。

一、思考题

1. 简述降糖药物的分类、作用特点及代表药物。

2. 简述利尿药物的分类、作用特点及代表药物。

3. 患者在诊断为2型糖尿病后，医生在开具药物时，会问及患者是否具有磺胺过敏史，请问医生拟开具哪种降糖药物？该类药物具有怎样的构效关系？

二、案例分析

患者，70岁，生化检查结果显示空腹血糖6.55mmol/L，糖化血红蛋白5.8%，然而空腹采集的尿液检查，尿糖结果是"+++"。经过沟通询问，患者患有2型糖尿病，目前在服用怡可安联合格华止进行降糖治疗。请结合以上案例回答以下问题：

（1）请查阅资料写出处方中格华止和怡可安的药物通用名。

（2）试根据用药特点，分析血糖正常，但尿糖结果是"+++"的原因。

（甘宗捷）

第十六章　激素及抗骨质疏松药物
Hormones and anti-osteoporosis drugs

学习要求

1. 掌握甾体激素的结构类型和作用机制；米索前列醇、雌二醇、枸橼酸他莫昔芬、米非司酮、醋酸地塞米松和阿仑膦酸钠的结构特点、理化性质、代谢和用途；左炔诺孕酮的结构特点；糖皮质激素的构效关系。

2. 熟悉丙酸睾酮、氢化可的松、布地奈德、盐酸雷洛昔芬的结构特点和用途。

3. 了解孕激素、抗孕激素类药物的构效关系、抗骨质疏松药物的分类及代表药物。

天然激素（hormones）是人体内源性活性物质，是由内分泌腺上皮细胞直接分泌进入血液或淋巴液的化学信使物质，被血流带到体内存在着接受激素信息的蛋白（激素受体）的靶器官或组织，进而通过与这些受体结合而发挥作用。在人体内已发现的激素种类很多，但只有性质相对稳定、有治疗价值且能工业化生产的才称为激素类药物，主要用于内分泌失调引起的疾病。本章主要介绍前列腺素、甾体激素和肾上腺皮质激素。

第一节　前列腺素
Prostaglandins

前列腺素，简称 PG，是一类具有一个五元脂环，带有两个侧链（上侧链 7 个碳原子、下侧链 8 个碳原子）的 20 个碳的酸。根据分子中五元脂环上取代基（主要是羟基及氧）的不同将 PG 分为 A、B、C、D、E、F 等类型，用 PGA、PGB、……、PGF 表示。分子中侧链的双键数则标在类型如 E 或 F 等的右下角，如上侧链和下侧链分别有一个双键，则称为 PGF$_2$ 和 PGE$_2$。再根据脂环上 9 位的立体情况在命名时在数字之后加上 α、β。

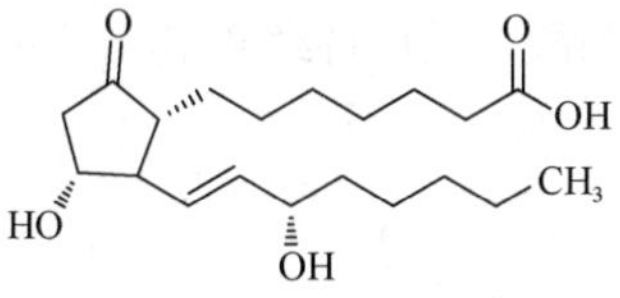

PGE$_1$ 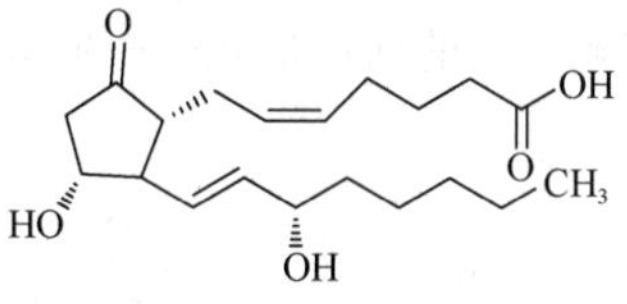 PGE$_2$ 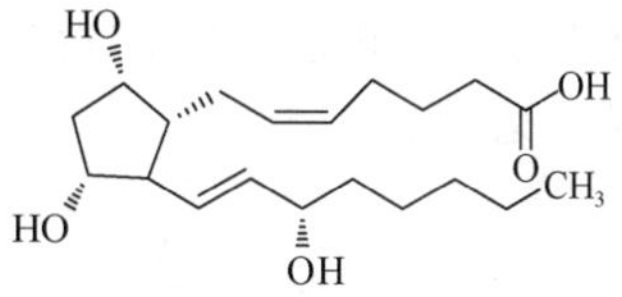 PGF$_{2\alpha}$

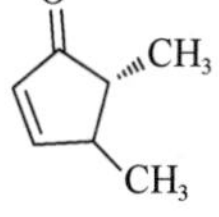

PGA 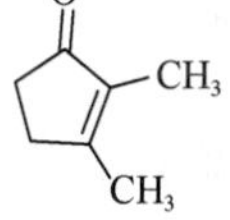 PGB 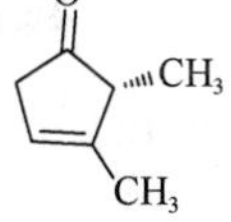 PGC 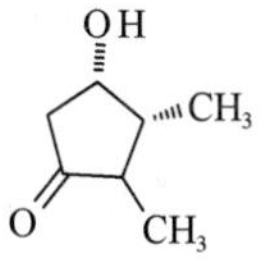 PGD 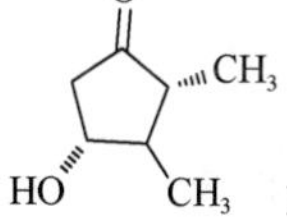 PGE 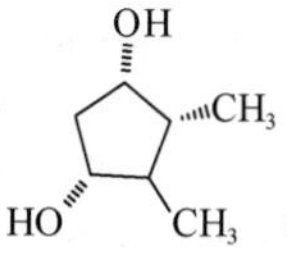 PGF$_\alpha$ 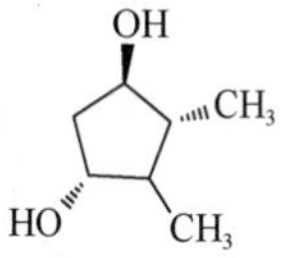 PGF$_\beta$

米索前列醇 misoprostol

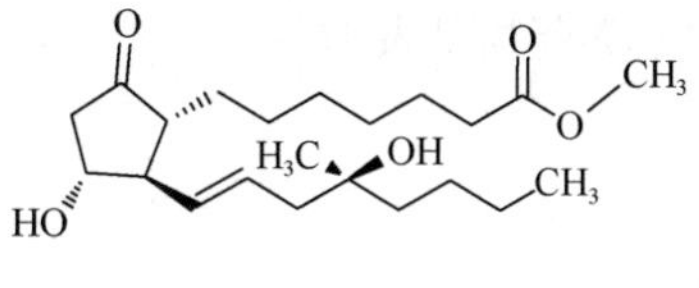

化学名为 (±)-11α, 13E-11, 16-二羟基-16-甲基前列烷-9- 酮-13-烯-1-酸甲酯 ((±)-11α, 13E-11, 16-dihydroxy-16-methylprost-9-oxo-13-en-1-oic acid methyl ester)。

本品为淡黄色油状物，无臭无味。由于本品是消旋体，故无一般化合物的理化常数。本品在二氯甲烷、甲醇、乙醇、乙酸乙酯中溶解，在水中几乎不溶。

药用米索前列醇是一对消旋体的混合物（1∶1），其中 11R、16S-构型的异构体是药效成分。

米索前列醇在室温下不稳定，经差向异构化成 C-8 差向异构体。在酸、碱条件下，11α-羟基与邻近氢脱水生成 PGA 类化合物并可以异构化成 PGB 类衍生物，见图 16-1。

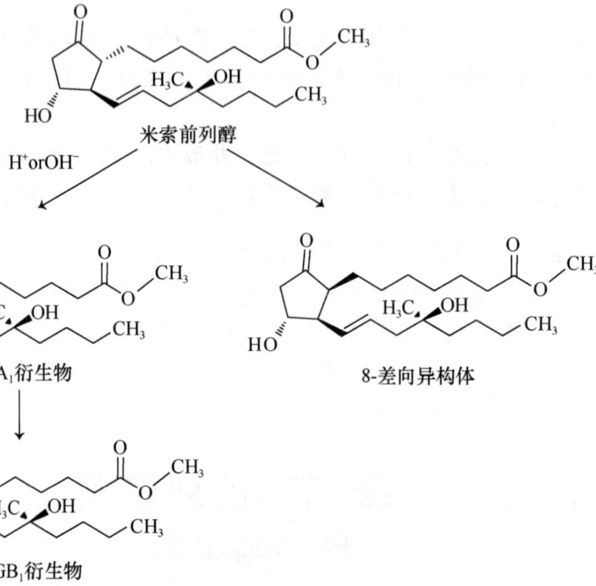

图 16-1　米索前列醇的降解途径

本品是 PGE_1 类似物，PGE_1 随血液经过肺和肝一次失活 80%，半衰期只有 1min，主要原因是在 15-羟前列腺素脱氢酶的作用下 C-15 羟基被氧化成酮而失活。为了防止 PGE_1 失活，将 PGE_1 的 C-15 羟基移位至 C-16，同时增加 C-16 甲基，使该碳上的羟基位阻增加得到本品。所以，本品的 C-16 羟基不受酶的影响，作用时间延长而且口服有效。

本品进入体内后，先水解成其起作用的活性形式——米索前列酸，然后再经 β-氧化及 ω-氧化而失活，见图 16-2。

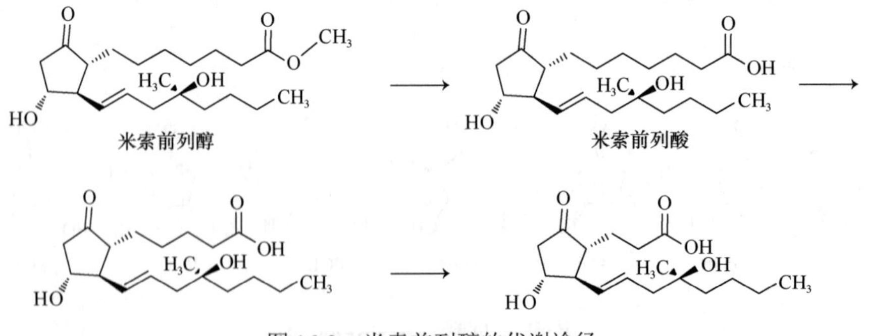

图 16-2　米索前列醇的代谢途径

除米索前列醇外，其他前列腺素类药物见表 16-1。

表 16-1 常见前列腺素类药物

药物名称	化学结构	特点
前列地尔 alprostadil	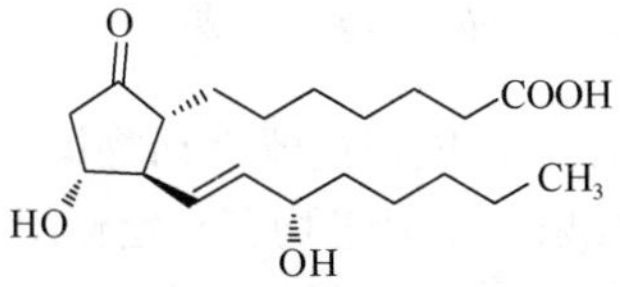	PGE_1，抑制血小板血栓素的合成。用于治疗心绞痛、心肌梗死、脑梗死等
地诺前列酮 dinoprostone	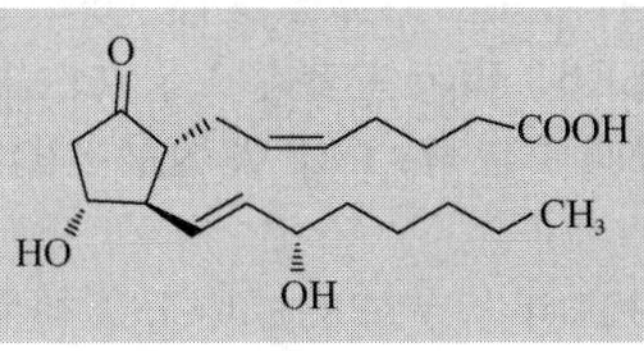	PGE_2，收缩子宫平滑肌，用于早期流产
卡前列素 carboprost	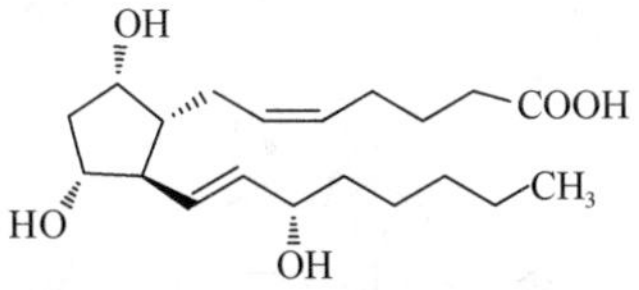	$PGF_{2\alpha}$，收缩子宫，用于抗早孕及中期引产
拉坦前列素 latanoprost	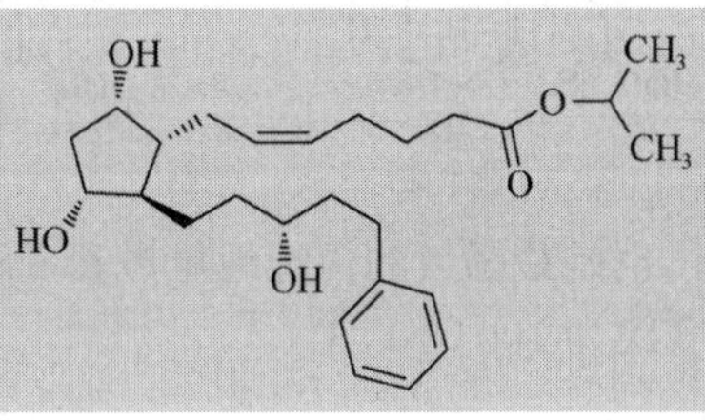	PGF_2，用于治疗青光眼
前列环素 prostacyclin	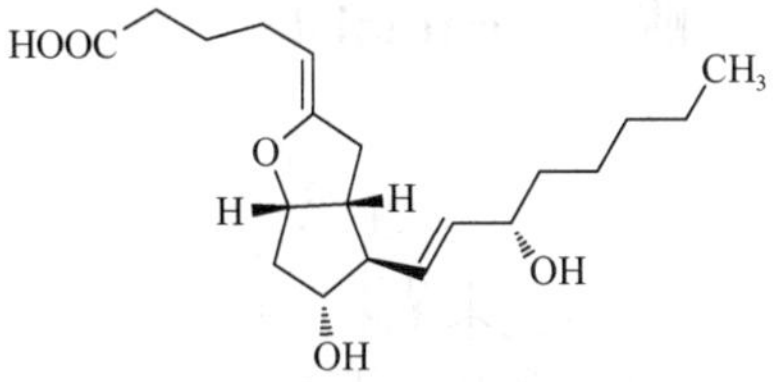	PGI_2，具有抗血小板凝集作用和扩张血管作用，用于治疗冠心病、心绞痛、心肌梗死等

第二节 甾体激素
Steroid hormones

甾体激素在维持生命、调节性功能及免疫、治疗皮肤病及控制生育等方面有重要价值，是一类含环戊烷多氢菲（甾烷，gonane）母核的化合物。甾烷由三个六元脂环（A环、B环、C环）和一个五元脂环（D环）构成。从化学结构角度，甾体激素可分为雌甾烷类、雄甾烷类及孕甾烷类化合物。

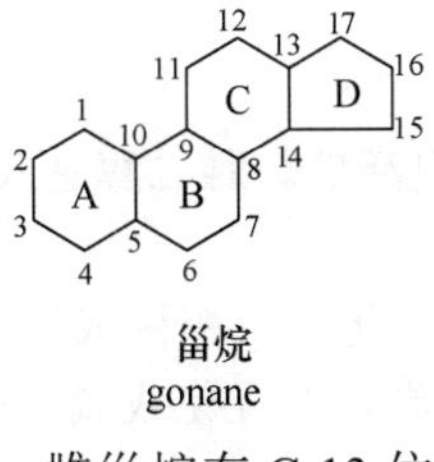

甾烷 gonane	雌甾烷 oestrane	雄甾烷 androstane	孕甾烷 pregnane

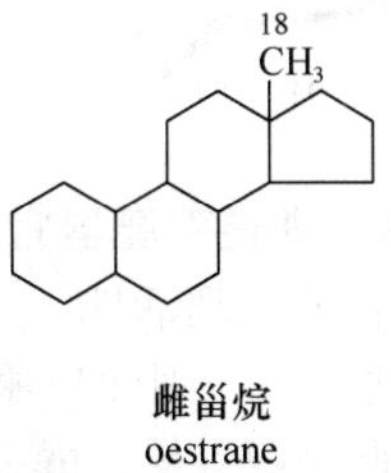

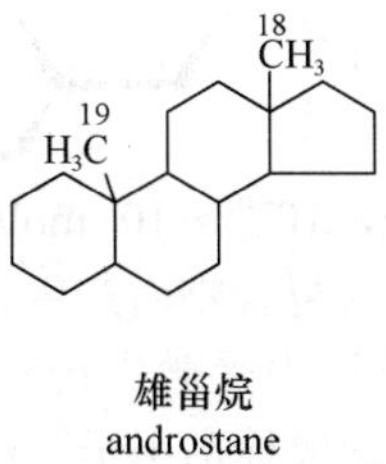

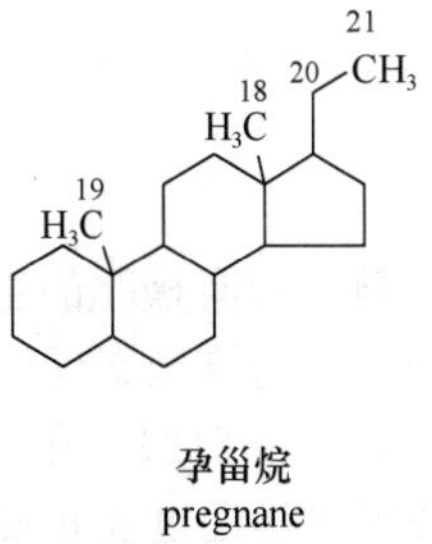

雌甾烷在 C-13 位上有甲基取代，编号为 C-18；雄甾烷及孕甾烷在 C-10 及 C-13 位上有甲基取代，编号分别为 C-19、C-18；孕甾烷在 C-17 位上还有两个碳的侧链取代，分别编号为 C-20 和

C-21。所以甾烷母核含有 17 个碳原子，雌甾烷、雄甾烷和孕甾烷是分别含有 18、19 和 21 个碳的甾体分子。

一、雌 激 素

雌激素是雌性动物卵巢分泌的一类激素，能促进雌性动物第二性征的发育、性器官的成熟及生殖系统的生长发育，对脂质代谢、抗辐射、防衰老均有一定作用。

雌激素通过与雌激素受体结合而发挥作用。雌激素受体（estrogen receptor，ER）是最早发现的甾体激素受体，有两种亚型，ERα 和 ERβ。ERα 主要存在于女性生殖器官（子宫、阴道和卵巢），在乳腺、下丘脑、内皮细胞和血管平滑肌中也有；ERβ 表达最多的组织是血管内皮细胞、前列腺组织和骨骼。

雌激素是最早发现的甾体激素，1927 年从孕妇的尿中分离得到雌酮（estrone），随后又分离获得雌二醇（estradiol）和雌三醇（estriol）。

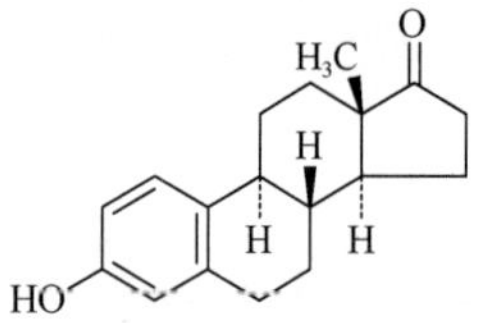

雌酮 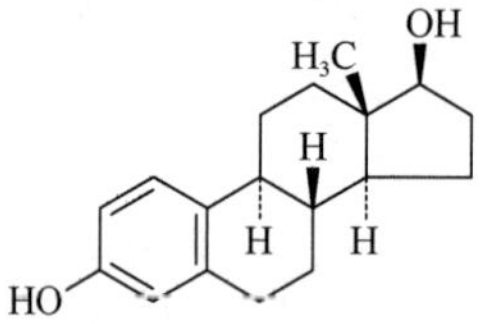　　　　　　　　　雌二醇 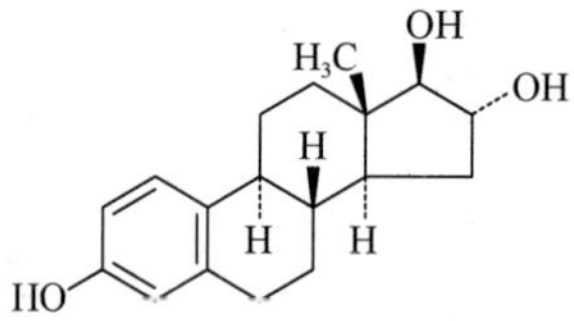　　　　　　　　　雌三醇

雌二醇是卵巢分泌的主要雌激素，也是最强效的内源性雌激素，雌酮及雌三醇多为代谢产物。雌二醇、雌酮、雌三醇的生理活性强度比为 100：10：3。

雌二醇 estradiol

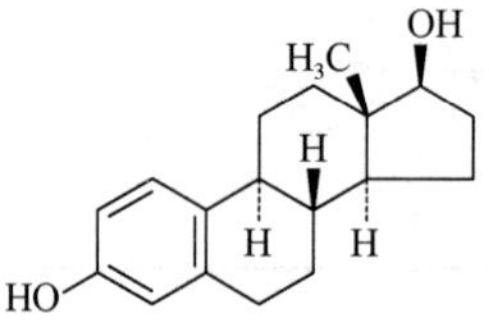

化学名为雌甾-1, 3, 5(10)-三烯-3, 17β-二醇 (estra-1, 3, 5(10)-triene-3, 17β-diol)。

本品为白色或类白色结晶性粉末，无臭；在丙酮、乙醇中溶解，在水中不溶。熔点 175～180℃，$[\alpha]_D^{20}$=+76°～+83°（乙醇，C=1）。

雌二醇是以雌甾烷为母环的化合物，A 环为芳香环结构，因而甾体 C-10 位上无甲基取代，C-3 位的酚羟基具有弱酸性，与 C-17 位的 β-羟基保持同平面及 0.855nm 的距离。

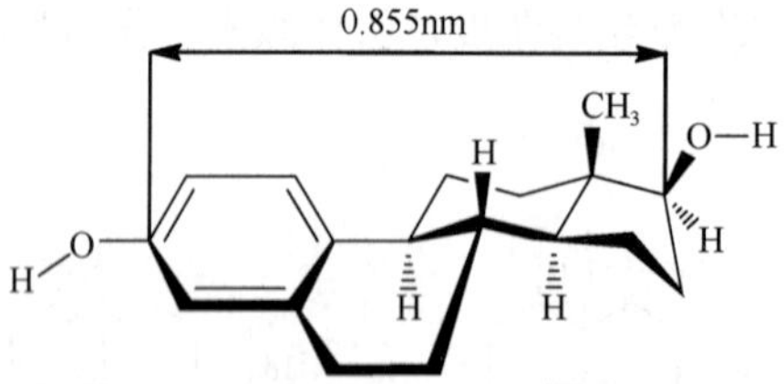

雌二醇有极强的生理活性，10^{-10}～10^{-8}mol/L 的浓度即能对靶器官表现出活性。雌二醇进入靶细胞后，与雌激素受体结合成为复合物而产生各种各样的生理活性。

雌二醇口服后在肝及胃肠道中受微生物降解迅速失活，因而口服无效。将雌二醇做成霜剂、透皮贴剂等通过皮肤吸收，或制成栓剂用于阴道经黏膜吸收。雌二醇在体内经代谢羟化或氧化后，通过羟基与葡糖醛酸或硫酸结合成酯从尿中排出（图 16-3）。

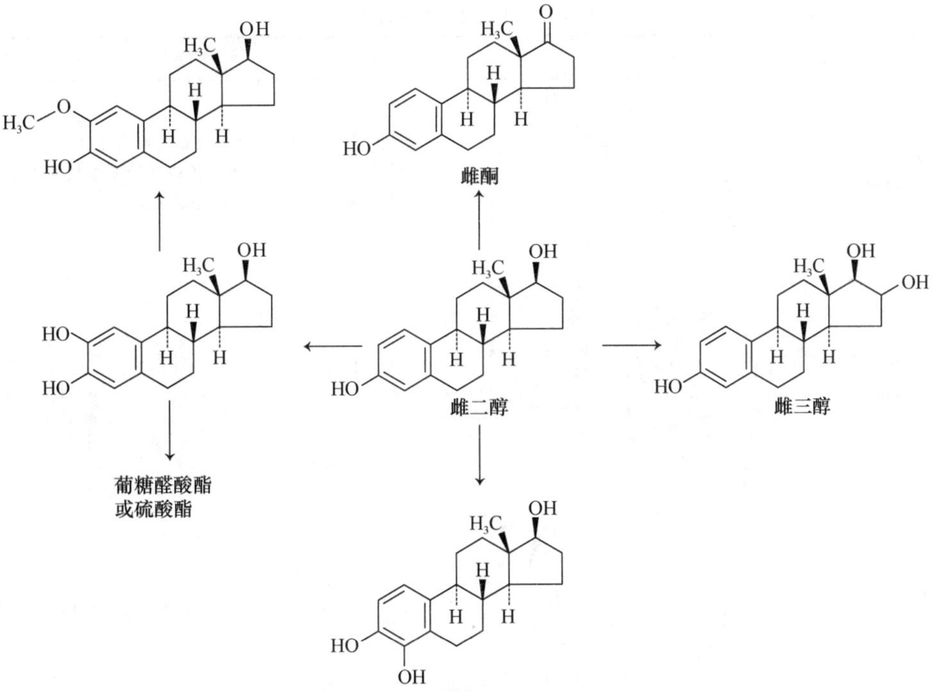

图 16-3　雌二醇的体内代谢途径

雌二醇的生物合成是由睾酮（testosterone）经芳构化酶（aromatase）将 A 环芳构化而成。

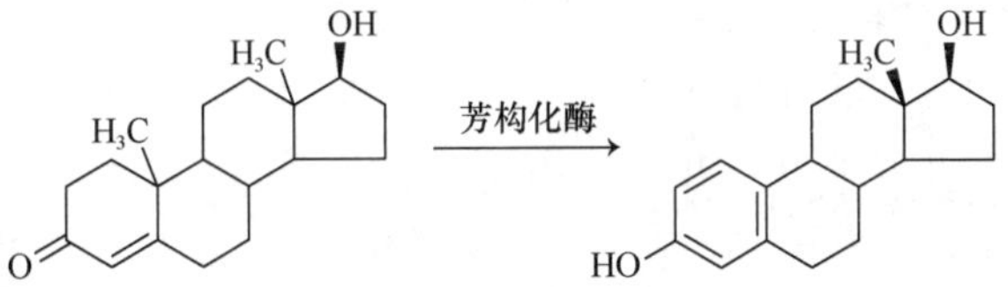

雌二醇可用全合成法制备：由 6-甲氧基萘满酮与 2-甲基-1, 3-环戊二酮加成、环合及氢化后得到雌酮，再用硼氢化钾还原而得。

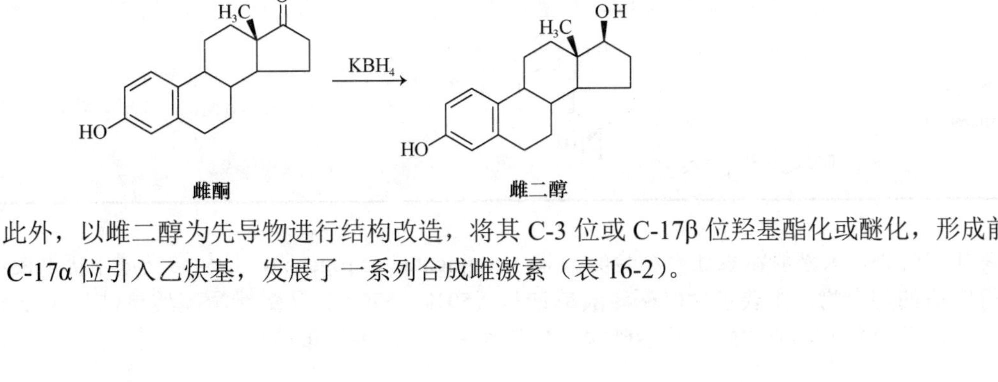

此外，以雌二醇为先导物进行结构改造，将其 C-3 位或 C-17β 位羟基酯化或醚化，形成前药，或在 C-17α 位引入乙炔基，发展了一系列合成雌激素（表 16-2）。

表 16-2　常用的合成雌激素

药物名称	化学结构	特点
炔雌醇 ethinyl estradiol	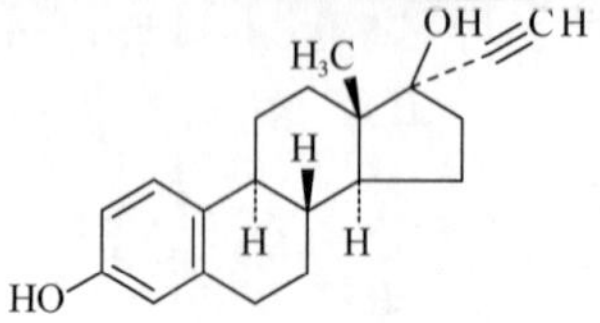	本品为雌二醇的衍生物，在雌二醇的 C-17α 位引入乙炔基，使 C-17β 位羟基的氧化代谢和硫酸酯代谢受阻，雌激素活性增加，为第一个口服雌激素
戊酸雌二醇 estradiol valerate	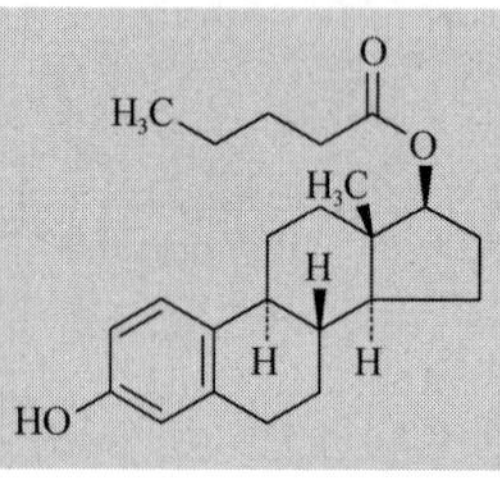	本品为雌二醇的 C-17β 位酯化衍生物，是长效避孕药的组成成分
苯甲酸雌二醇 estradiol benzoate	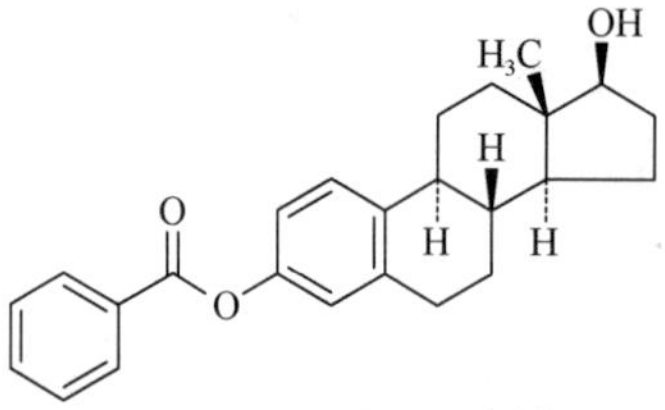	本品为雌二醇的 C-3 位酯，肌内注射后吸收较慢
环戊丙酸雌二醇 estradiol cypionate	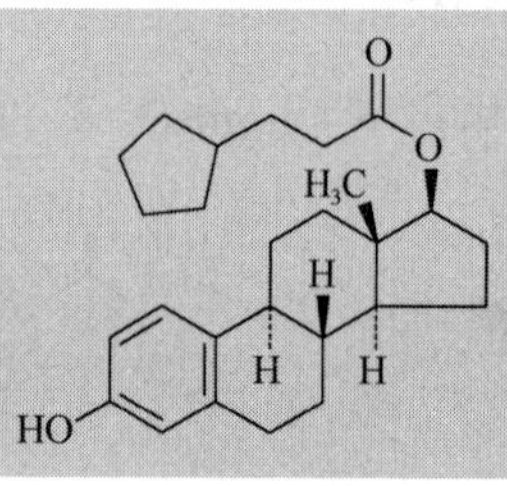	本品为雌二醇的 C-17β 位酯化衍生物，是长效雌激素
炔雌醚 quinestrol	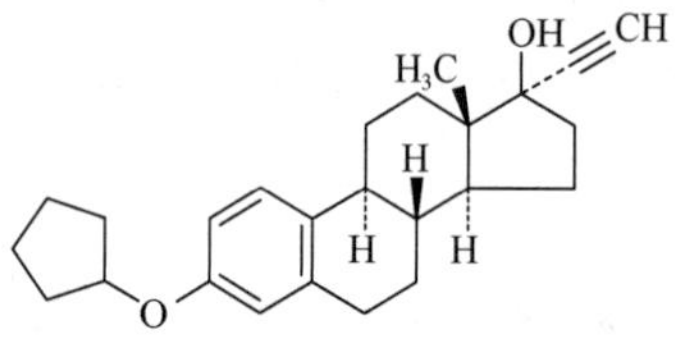	将炔雌醇的 C-3 位羟基环戊醚化后的产物，脂溶性增大，能在体内脂肪小球中储存，慢慢降解后离解出 C-3 位羟基化合物而起作用，由于醚键在体内的代谢更加复杂及缓慢，是一种口服及注射长效雌激素
尼尔雌醇 nilestriol	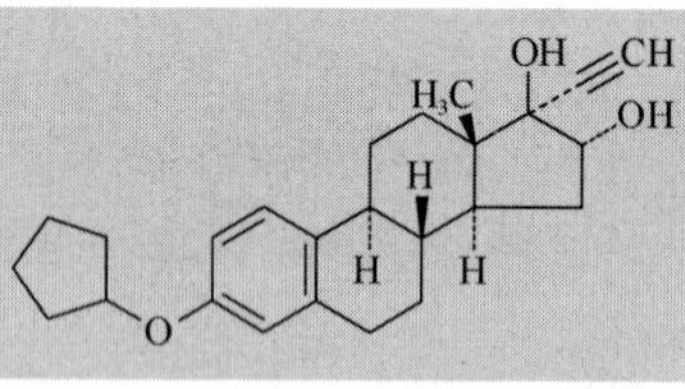	是乙炔雌三醇的环戊醚，进入体内后缓慢地进行脱烷基化，生成 C-3 位羟基化合物后发挥作用，雌激素活性小于炔雌醇
普罗雌烯 promestriene	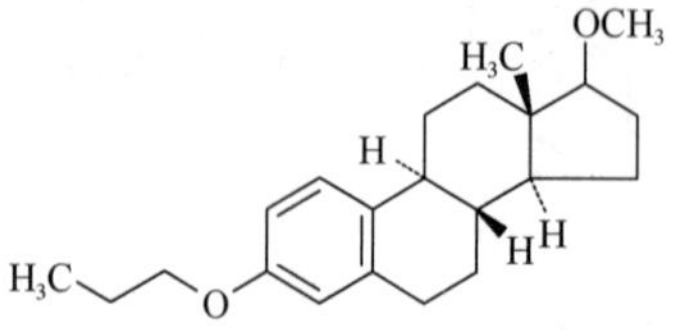	本品是雌二醇的 C-3 位和 C-17β 位的双醚化产物，主要用于因雌激素缺乏引起的外阴、前庭部及阴道环部萎缩性病变

　　除雌二醇外，天然雌激素还有结合雌激素（conjugated estrogens），是从孕马尿中提取的约 10 种成分组成的混合物，主要包含雌酮硫酸单钠盐（50%～63%）、马烯雌酮硫酸单钠盐（22.5%～32.5%），以及少量 17α-雌二醇、马萘雌酮、马萘雌酚及其硫酸酯单钠盐等。

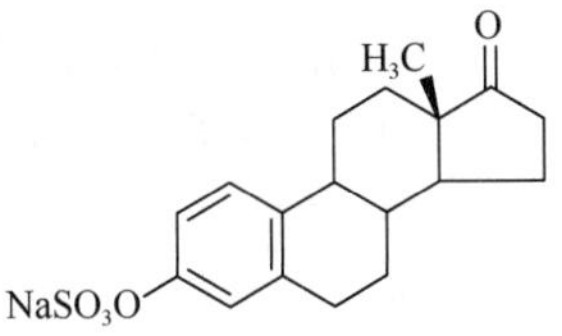

雌酮硫酸单钠盐 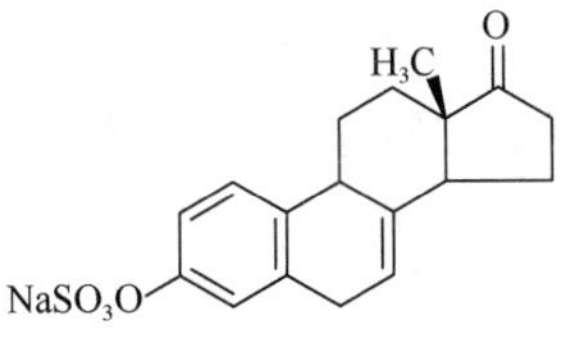 马烯雌酮硫酸单钠盐 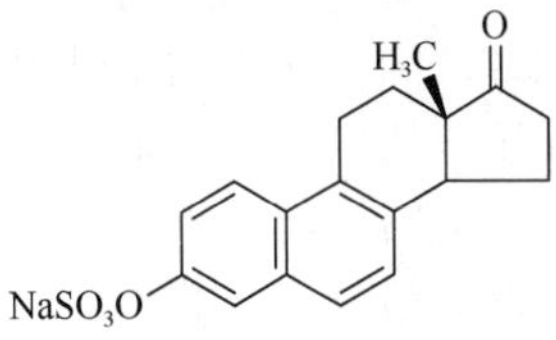 马萘雌酮硫酸单钠盐

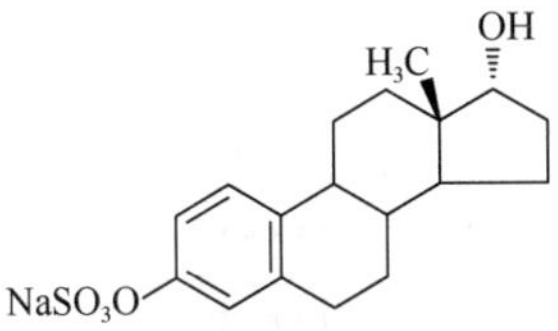

17α-雌二醇硫酸单钠盐 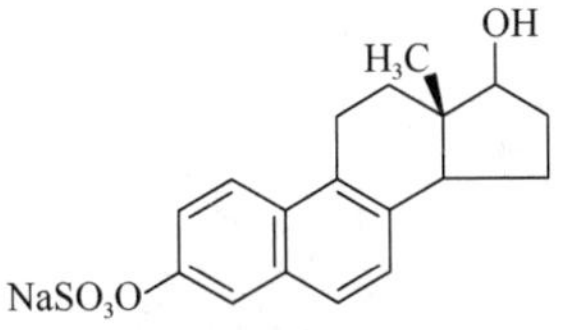 马萘雌酚硫酸单钠盐

结合雌激素在胃肠道吸收进入体内后再释放出雌酮及马烯雌酮而发挥作用。

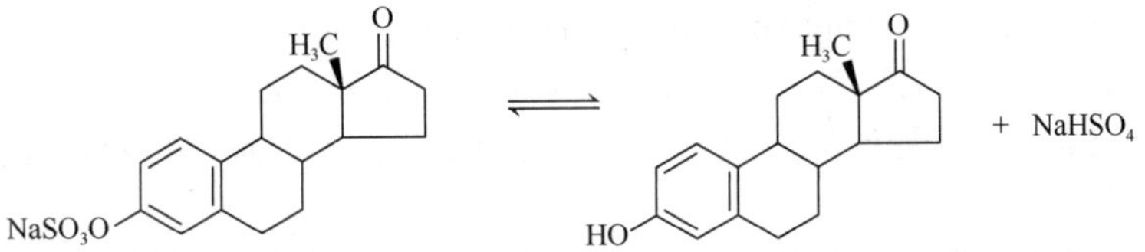

结合雌激素在 35℃ 下两天就会分解，三羟甲基氨基甲烷（Tris）及 NaAc 可作为稳定剂，在 –20℃ 可以保存两年。

研究表明，雌激素的药理活性对结构专一性要求不高，甾核非活性必需结构，约上千种化合物显示有雌激素活性，如杀虫剂甲氧氯（methoxychlor）、植物雌激素金雀异黄素（genistein）及工业化学品双酚 A（bisphenol A）等。

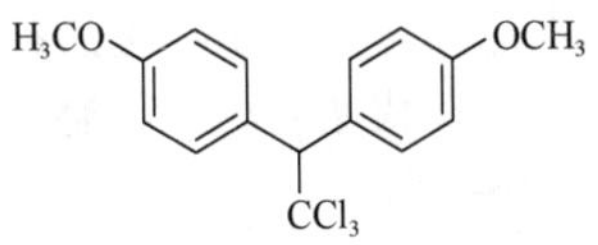

甲氧氯 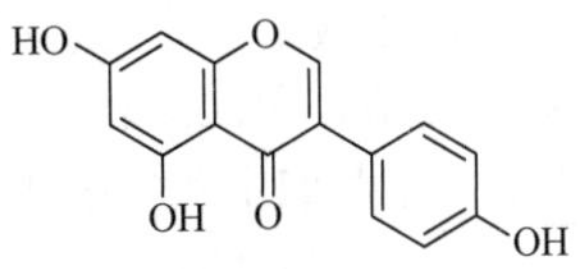 金雀异黄素 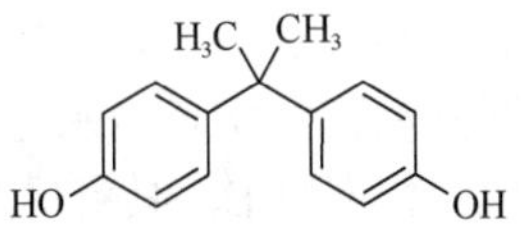 双酚A

这些化合物的结构都符合 Schueler 于 1946 年提出的雌激素活性的基本结构要求，即分子中存在一个刚性母核，且其两端的富电子基团如—OH、=O、—NH 等之间的距离为 0.855nm，分子宽度为 0.388nm。

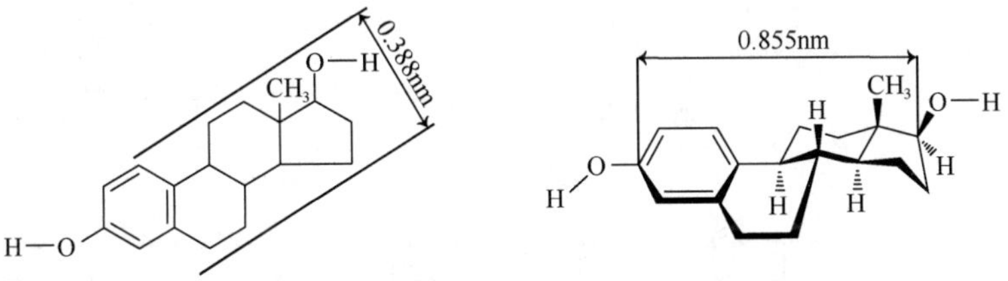

上述化合物均可称为非甾体雌激素，最早、最典型的非甾体雌激素代表药物是己烯雌酚（diethylstilbestrol）。

己烯雌酚具有与天然雌激素相同的作用，其基本结构是二苯乙烯，临床用其反式异构体，因反式异构体的空间结构符合上述雌激素活性的基本结构要求。

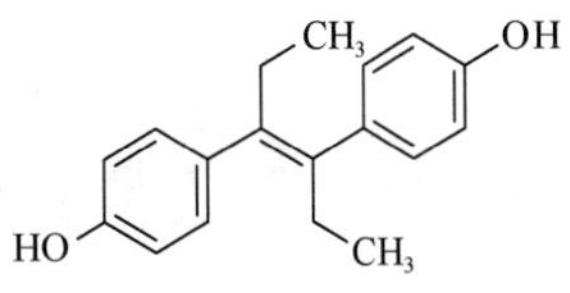

己烯雌酚

二、抗雌激素

为了寻找更理想的雌激素类药物，人们对己烯雌酚等二苯乙烯类化合物进行了结构改造，得

到了三苯乙烯类化合物。结果发现，这些化合物的雌激素活性不高，却表现出抗雌激素活性，于是发展了一类以三苯乙烯为基本结构的抗雌激素药物。这类药物选择性作用于不同组织的雌激素受体，在不同的靶组织分别产生类雌激素或抗雌激素作用，此类抗雌激素药物被称为选择性雌激素受体调节剂。

枸橼酸他莫昔芬 tamoxifen citrate

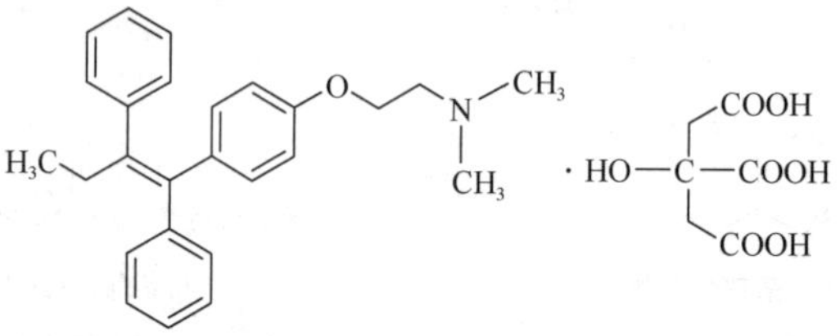

化学名为 (*Z*)-*N*, *N*-二甲基-2-[4-(1, 2-二苯基-1-丁烯基) 苯氧基] 乙胺枸橼酸盐 ((*Z*)-*N*, *N*-dimethyl-2-[4-(1, 2-diphenyl-1-butenyl) phenoxy] ethanamine citrate)。

本品为白色或类白色结晶性粉末，无臭；在冰醋酸、甲醇、乙醇或丙醇中溶解，在水中几乎不溶。熔点 142～148℃，熔融时同时分解。本品遇光不稳定，光解产物为 *E*-型异构体和两种异构体环合而成的菲。

本品为三苯乙烯化合物，分子中具有二苯乙烯的基本结构，其中双键一端碳上增加体积较大的二甲氨基乙氧苯基，增大了立体位阻。药用品为 *Z*-型异构体，*E*-型异构体的活性小于 *Z*-型异构体。因 *Z*-型异构体在靶细胞中可竞争性地与受体结合，干扰雌激素受体的循环和雌激素活性的激活，而显示抗雌激素活性。

本品口服吸收好，半衰期长。给药后经 CYP3A4 进行 *N*-去甲基化得到主要代谢物 *N*-去甲基他莫昔芬，再进一步代谢生成代谢物 Y；经 CYP2D6 代谢得次要代谢产物 4-羟基他莫昔芬，代谢物都具有活性。其中，4-羟基他莫昔芬与雌激素受体的亲和力比本品高，且由于羟基的存在，易与葡糖醛酸和硫酸结合成水溶性物质而排泄，因此半衰期比本品短。在代谢过程中，醚键断裂为羟基生成的代谢物 E，具有雌激素活性。本品的主要代谢途径如图 16-4 所示。

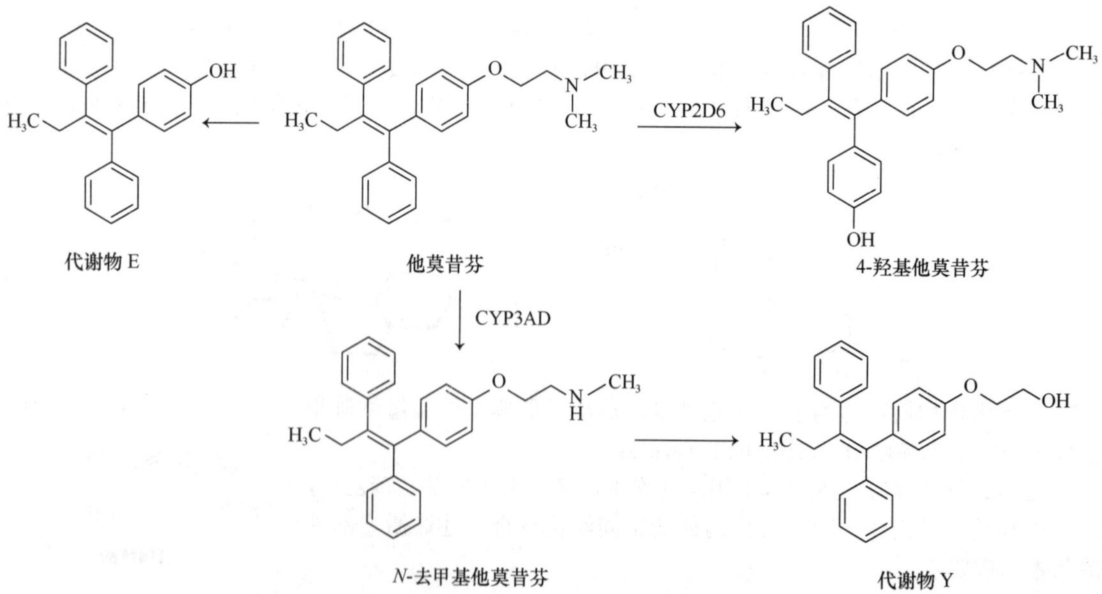

图 16-4 他莫昔芬的代谢途径

本品选择性对乳腺中雌激素受体有亲和力，对雌激素受体依赖性的乳腺癌的治疗效果明显，是治疗各期乳腺癌的首选药物。但是由于本品雌激素作用的影响，子宫内膜癌的发病率由每年1/1000提高到4/1000，在临床使用时应引起关注。

本品的合成是以脱氧安息香为原料，先制成醇，再在酸催化下发生消除反应生成烯，得到大约1∶1的 E-型和 Z-型异构体混合物，经过分步结晶法分离、成盐得产品。

除他莫昔芬外，常用的选择性雌激素受体调节剂见表 16-3，主要用于治疗乳腺癌和骨质疏松。

表 16-3　常用的选择性雌激素受体调节剂

药物名称	化学结构	特点
氯米芬 clomifene		本品能选择性地结合卵巢的雌激素受体
雷洛昔芬 raloxifene		本品为苯并噻吩类衍生物，可看成三苯乙烯类的刚性类似物，没有几何异构体。对卵巢和乳腺雌激素受体均有拮抗作用，对骨骼的雌激素受体有激动作用，主要用于治疗骨质疏松症
托瑞米芬 toremifene		本品为他莫昔芬乙基侧链的氯代物，具有更强的抗雌激素活性
艾多昔芬 idoxifene		在 C-4 位引入碘原子，阻碍了羟基化代谢

续表

药物名称	化学结构	特点
米普昔芬 miproxifene	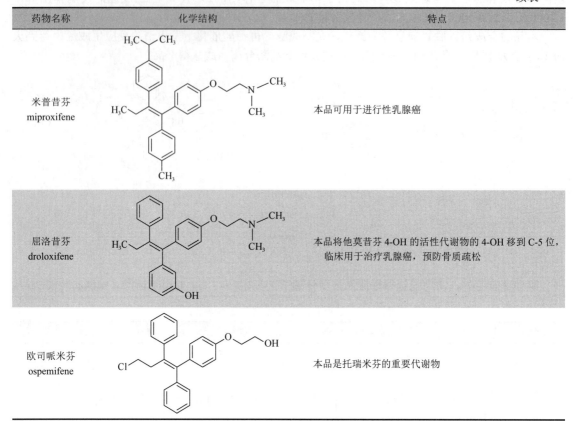	本品可用于进行性乳腺癌
屈洛昔芬 droloxifene		本品将他莫昔芬 4-OH 的活性代谢物的 4-OH 移到 C-5 位,临床用于治疗乳腺癌,预防骨质疏松
欧司哌米芬 ospemifene		本品是托瑞米芬的重要代谢物

他莫昔芬的构效关系见图 16-5。

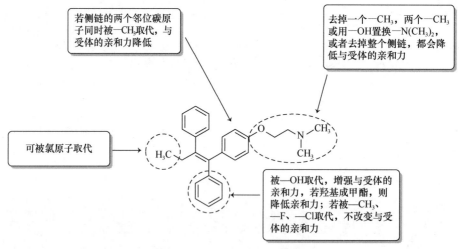

若侧链的两个邻位碳原子同时被—CH取代,与受体的亲和力降低

去掉一个—CH₃,两个—CH₃ 或用—OH置换—N(CH₃)₂,或者去掉整个侧链,都会降低与受体的亲和力

可被氯原子取代

被—OH取代,增强与受体的亲和力,若羟基成甲酯,则降低亲和力;若被—CH₃、—F、—Cl取代,不改变与受体的亲和力

图 16-5 他莫昔芬的构效关系

三、雄性激素、蛋白同化激素和抗雄性激素

雄性激素主要由睾丸间质细胞合成和分泌,能促进男性生殖器官的发育,维持生殖功能及副性征发育、成熟。雄性激素同时具有蛋白同化作用,能促进蛋白质合成代谢,增强肌肉力量,促进骨质形成。

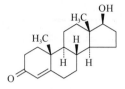

睾酮（testosterone）是天然雄性激素，1935 年从雄仔牛睾丸中提取制得纯品，后经结构阐明为雄甾烷衍生物。

睾酮在母核上有 Δ^4-3-酮及 17β-OH 取代，对其 17β-OH 进行酯化是雄性激素的重要结构修饰方法，由此获得了长效肌内注射的前药。

睾酮

丙酸睾酮 testosterone propionate

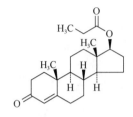

化学名为 17β-羟基雄甾-4-烯-3-酮丙酸酯（17β-hydroxyandrost-4-en-3-one propionate），又名丙酸睾丸素。

本品为白色或类白色结晶性粉末。在三氯甲烷、乙醇、乙酸乙酯中溶解，在植物油中略溶，在水中不溶。熔点 118～123℃，$[\alpha]_D^{25} =$ +84º～+90º（乙醇，C=1）。

本品是睾酮的 17β-丙酸酯衍生物，性质较稳定，遇热、光均不易分解。

由于睾酮口服后在胃肠道内几乎不被吸收，将睾酮衍生为丙酸酯后制成油剂肌内注射，进入体内后逐渐水解释放出睾酮而发挥生理效应，并长效。

睾酮在体内可被酶转化为二氢睾酮（dihydrotestosterone）和 Δ^4-雄烯二酮（Δ^4-androstenedione），其中二氢睾酮是其活性形式，Δ^4-雄烯二酮活性很小，是睾酮在体内的储存形式。它们的活性比是二氢睾酮：睾酮：Δ^4-雄烯二酮 150：100：10。

二氢睾酮

Δ^4-雄烯二酮

本品临床用于原发性、继发性男性性功能减低，绝经女性晚期乳腺癌的姑息治疗，妇科疾病如月经过多、子宫肌瘤，老年骨质疏松及小儿再生障碍性贫血。女性患者长期服用可致男性化等。

对睾酮的 17β-OH 进行酯化还得到环戊丙酸睾酮、庚酸睾酮和十一酸睾酮等。还可在睾酮的 17α 位引入阻止代谢的基团，延长雄性激素的口服作用时间。经过结构改造得到的雄性激素见表 16-4。

表 16-4　常用的雄性激素

药物名称	化学结构	特点
环戊丙酸睾酮 testosteronecypionate		本品为 17β-OH 酯化衍生物，为油剂注射剂，作用时间长

续表

药物名称	化学结构	特点
庚酸睾酮 testosterone enanthate	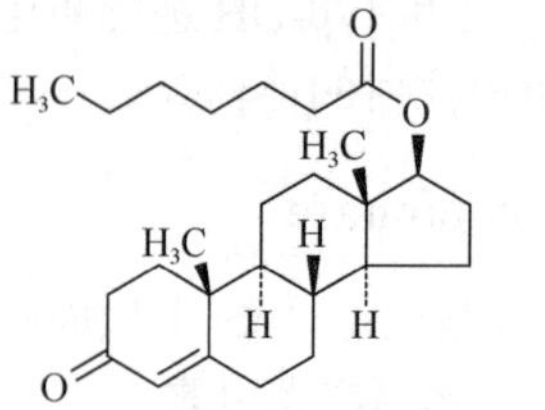	本品为17β-OH 酯化衍生物，为油剂注射剂，作用时间长
十一酸睾酮 testosterone undecanoate	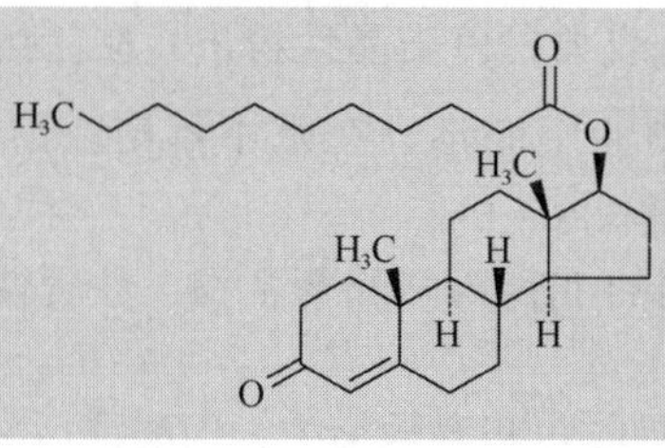	本品为17β-OH 酯化衍生物，可口服
甲睾酮 17-methyltestosterone	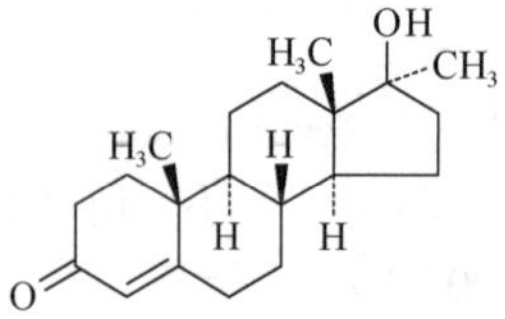	本品在 C-17α 位引入甲基，防止酶的降解作用，但肝毒性增加，已少用
氟甲睾酮 fluoxyme sterone	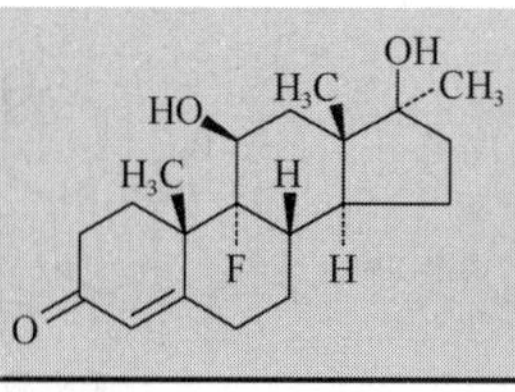	本品在 C-9 位引入 α-F，使活性增强，由于17α-CH₃ 的存在，代谢慢，长期使用对肝脏产生毒性，也会导致钠和水潴留

该类药物主要用于雄性激素替代疗法中，长期使用要关注副作用。使用过量会引起女性男性化或男性女性化，并且对肝脏和心血管也有不良作用。

睾酮既有雄激素样作用又有蛋白同化作用，其活性比为 1:1。对雄性激素进行结构修饰的目的之一就是希望将这两种活性分开。为此，在保留 Δ^4-3 酮及 17β-OH 的基础上对睾酮的 A 环进行取代，后又在 A 环只保留 3-酮或只有 Δ^4 的结构基础上得到一些睾酮类似物，这些类似物的雄性激素活性减少，并保留了蛋白同化激素活性。同时，将睾酮结构中的 19-CH₃ 去除，得到的类似物也能增强蛋白同化激素活性。上述工作表明雄性激素活性对结构特异性的要求很高，但要完全去除雄性活性也是十分困难的，所以目前得到的蛋白同化激素始终存在雄性活性的副作用。常见的蛋白同化激素见表 16-5。

表 16-5 常用的蛋白同化激素

药物名称	化学结构	特点
苯丙酸诺龙 nandrolone phenylpropionate	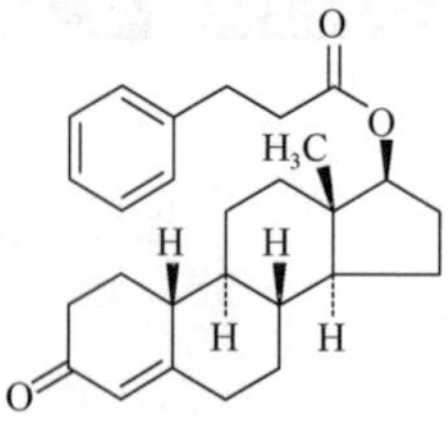	C-19 位去甲基，雄激素：蛋白同化作用 1:10

续表

药物名称	化学结构	特点
美雄酮 methandrostenolone	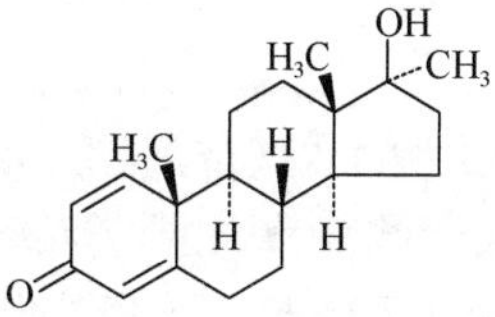	A 环 Δ^1、17-CH$_3$，雄激素：蛋白同化作用 1∶3.8
氯司替勃 clostebol	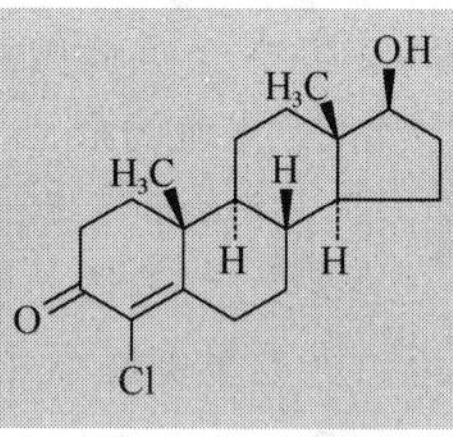	A 环 C-4 位取代，雄激素：蛋白同化作用 1∶8.5
丙酸屈他雄酮 drostanolone propionate	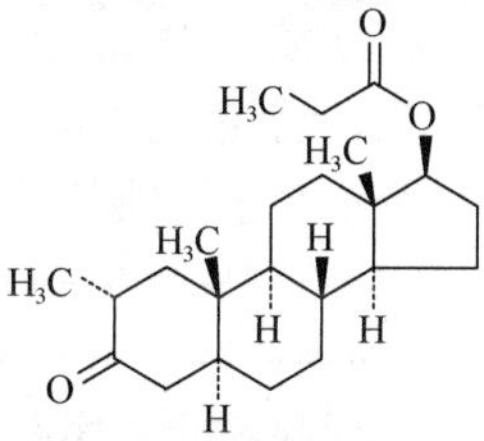	A 环 C-2 位取代，雄激素：蛋白同化作用 1∶4
羟甲烯龙 oxymetholone	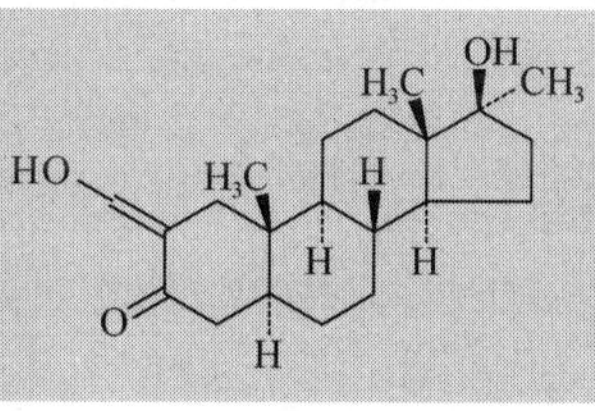	A 环 C-2 位取代，雄激素：蛋白同化作用 1∶10.5
司坦唑醇 stanozolol	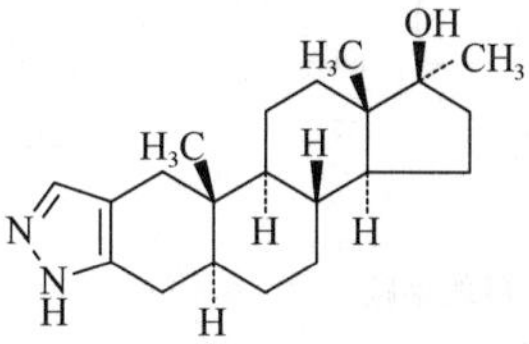	A 环骈杂环，雄激素：蛋白同化作用 1∶120
乙雌烯醇 ethylestrenol	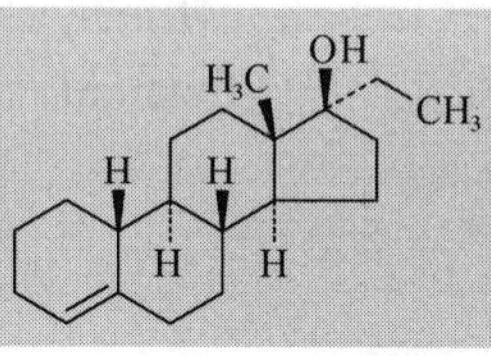	C-19 位去甲基，C-3 位去酮基，雄激素：蛋白同化作用 1∶15
癸酸诺龙 nandrolone decanoate	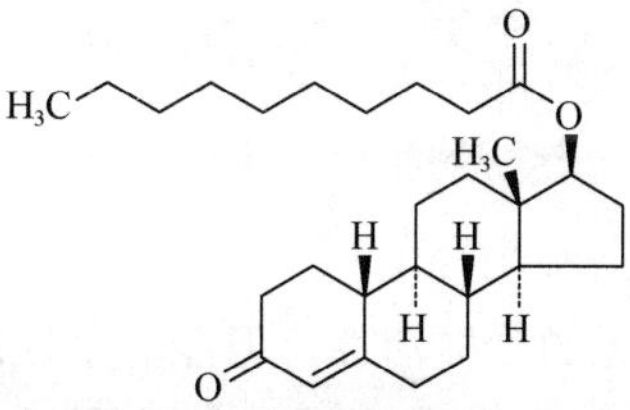	C-19 位去甲基，雄激素：蛋白同化作用 1∶3～1∶6
普拉睾酮 prasterone	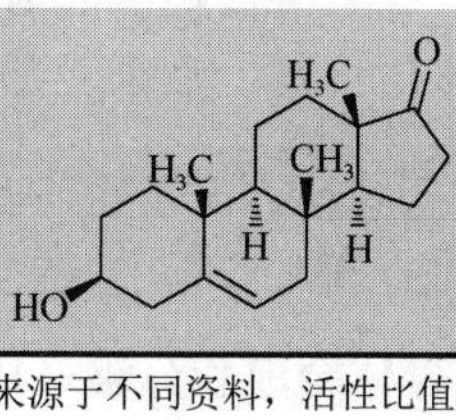	C-3 位去酮基

注：雄性活性和蛋白同化活性数据来源于不同资料，活性比值仅供参考

蛋白同化激素通过细胞膜进入细胞质和细胞核内，由雄激素受体介导，产生蛋白同化效应，在临床上主要用于创伤、手术和长期不活动引起蛋白质吸收和合成不足的慢性消耗性疾病及极度虚弱的患者。

> **知识链接**　　　　　　　　　　**体育赛事中的"兴奋剂"**
>
> 　　蛋白同化激素能增加肌肉和力量及加快训练后的恢复，部分健美健身者滥用此类药物以增加肌肉力量和美感。此外，从运动生理学角度出发，蛋白同化激素对运动能力尤其是对一些力量性运动项目成绩有提高作用，因此出现了某些运动员滥用的情况，且随着不同类型蛋白同化激素药物的问世，滥用现象日显严重。但此类药物长期使用会产生诸多严重副作用，为了保障运动员的身体健康和维护体育比赛公平竞争原则，国际奥林匹克委员会（IOC）在1976年蒙特利尔奥运会中第一次明文规定禁止使用此类药物。但违禁者为了逃避兴奋剂检查和处罚，不断"升级"所使用药物，在国际奥林匹克委员会医学中心的"兴奋剂"阳性案例中，蛋白同化激素屡禁不止。

　　睾酮口服后，5α-还原酶可使睾酮转变为生理活性更强的 5α-二氢睾酮，5α-二氢睾酮能促使前列腺增生，引起良性前列腺增生和前列腺癌，以及雄激素源性脱发、痤疮等疾病。

　　非那雄胺（finasteride）是第一个用于治疗良性前列腺增生的 5α-还原酶抑制剂，属于抗雄性激素。本品为 4-氮杂甾类化合物，它是底物睾酮的类似物，可竞争性抑制 5α-还原酶。度他雄胺（dutasteride）是非那雄胺的类似物，可明显降低前列腺癌的发病率。此外，5α-还原酶抑制剂依立雄胺（epristeride）主要用于治疗良性前列腺增生。

| 非那雄胺 | 度他雄胺 | 依立雄胺 |

　　除 5α-还原酶抑制剂外，人们也一直在寻找雄激素受体拮抗剂，目前发现了一类取代苯胺衍生物具有良好的雄激素受体拮抗作用，主要有氟他胺（flutamide）、比卡鲁胺（bicalutamide）和尼鲁米特（nilutamide）。

| 氟他胺 | 尼鲁米特 | 比卡鲁胺 |

　　这类药物不具有甾体基本结构，本身无激素样活性，但能竞争性地拮抗人前列腺中的雄性激素受体对二氢睾酮的利用，导致前列腺组织中雄激素依赖性的 DNA 和蛋白质的生物合成受阻，前列腺癌细胞消亡，所以是非甾体雄激素受体拮抗剂。临床上常与其他药物联合用于治疗前列腺癌。

四、孕 激 素

天然孕激素的基本结构为孕甾烷，主要由黄体合成和分泌，体内含量极少，最强效的内源性孕激素是黄体酮（progesterone）。除天然孕激素外，现在临床上治疗用的孕激素多为人工合成品，可由黄体酮或睾酮（testosterone）衍生而得。从化学结构来看，黄体酮与睾酮甾核 A 环上均具有 Δ^4-3 酮结构，17β 位前者是乙酰基而后者是羟基。

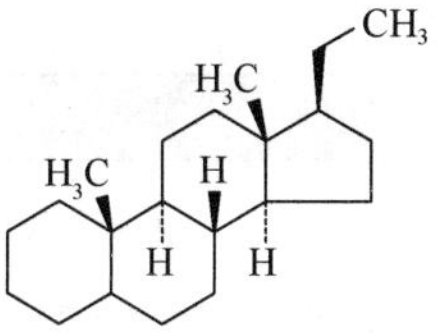

孕甾烷 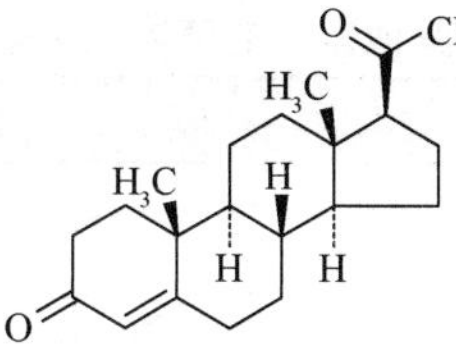　　　　　　　　　　黄体酮 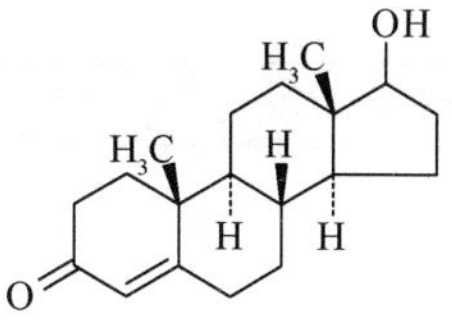　　　　　　　　　　睾酮

黄体酮在肝脏中代谢快，口服无效，其衍生物 17α-OH 黄体酮（17α-hydroxyprogesterone）口服亦无活性，但将 17α-OH 乙酰化后口服活性增加，鉴于此思路，发展了黄体酮类孕激素，典型药物为醋酸甲地孕酮。

醋酸甲地孕酮 megestrol acetate

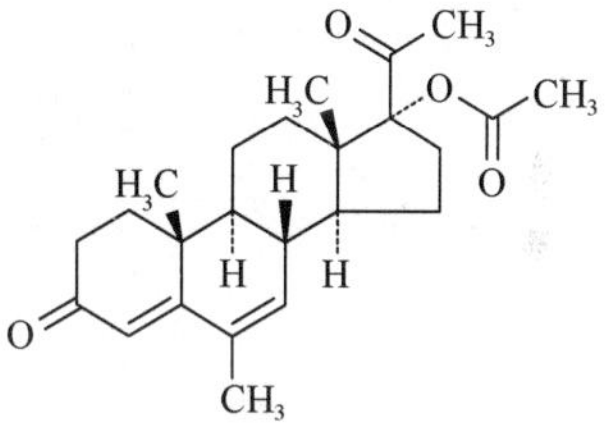

化学名为 6-甲基-17α-羟基孕甾-4, 6-二烯-3, 20-二酮-17-醋酸酯 (6-methyl-17α-hydroxypregna-4, 6-diene-3, 20-dione acetate)。

本品为白色或类白色结晶性粉末，无臭、无味。在三氯甲烷、丙酮或乙酸乙酯中溶解，在水中不溶。熔点 213～220℃，$[\alpha]_D^{25} =$ +9º～+12º（三氯甲烷，C=5）。

本品是黄体酮类孕激素，强效口服孕激素，无雌激素活性和雄激素活性。本品经口服给药，肝脏首过效应显著，体内代谢途径如图 16-6 所示。

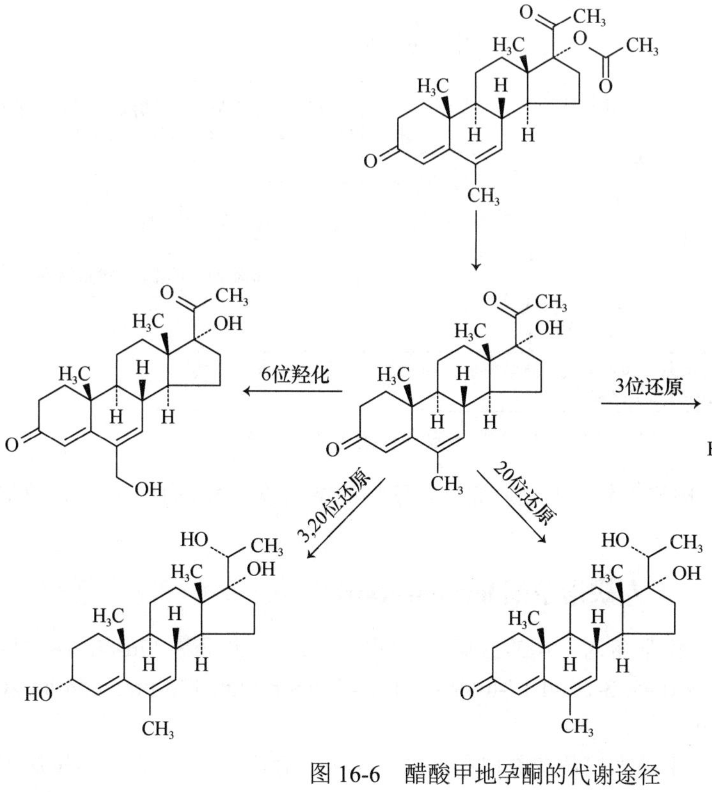

图 16-6　醋酸甲地孕酮的代谢途径

本品临床上主要用于治疗月经不调、功能性子宫出血及治疗绝经后妇女激素依赖的乳腺癌及子宫内膜癌，也是复方短效口服避孕药中常用的孕激素成分。

除醋酸甲地孕酮外，其他常用的黄体酮类孕激素见表 16-6。

表 16-6　其他常用的黄体酮类孕激素

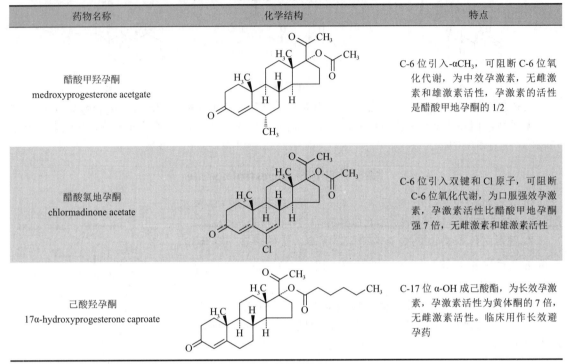

药物名称	化学结构	特点
醋酸甲羟孕酮 medroxyprogesterone acetgate		C-6 位引入-αCH₃，可阻断 C-6 位氧化代谢，为中效孕激素，无雌激素和雄激素活性，孕激素的活性是醋酸甲地孕酮的 1/2
醋酸氯地孕酮 chlormadinone acetate		C-6 位引入双键和 Cl 原子，可阻断 C-6 位氧化代谢，为口服强效孕激素，孕激素活性比醋酸甲地孕酮强 7 倍，无雌激素和雄激素活性
己酸羟孕酮 17α-hydroxyprogesterone caproate		C-17 位 α-OH 成己酸酯，为长效孕激素，孕激素活性为黄体酮的 7 倍，无雌激素活性。临床用作长效避孕药

以黄体酮为母体的孕激素类药物的构效关系如图 16-7 所示。

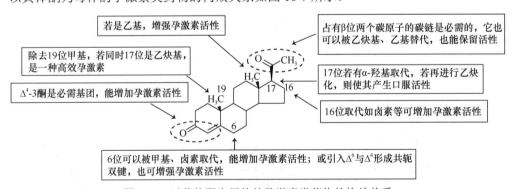

图 16-7　以黄体酮为母体的孕激素类药物的构效关系

除了对天然黄体酮进行结构修饰外，人们还通过对睾酮的结构改造得到了一系列强效孕激素，典型药物为左炔诺孕酮。

左炔诺孕酮 levonorgestrel

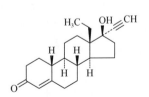

化学名为 (–)-13-乙基-17-羟基-18, 19-双去甲基-17α-孕甾-4-烯-20-炔-3- 酮 ((–)-13-ethyl-17-hydroxy-18, 19-dinorpregn-17α-pregna-4-en-20-yn-3-one)。

本品为白色或类白色结晶性粉末，无臭、无味。在三氯甲烷中溶解，在水中不溶。光学活性体为 C-13β 构型，熔点 233～239℃，$[\alpha]_D^{20} = -38°$（三氯甲烷，C=1）。

本品是在炔诺酮（norethisterone）的基础上发展而来的，炔诺酮是第一个上市的 19-去甲基甾体孕激素。除 C-13 位是乙基取代外，本品的其他化学结构与炔诺酮的化学结构完全一致。由于 C-13 位上的乙基受到 C-17 位上羟基的阻碍而不能旋转产生了光学异构体，药用为左旋体，右旋体无效。

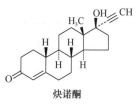

炔诺酮

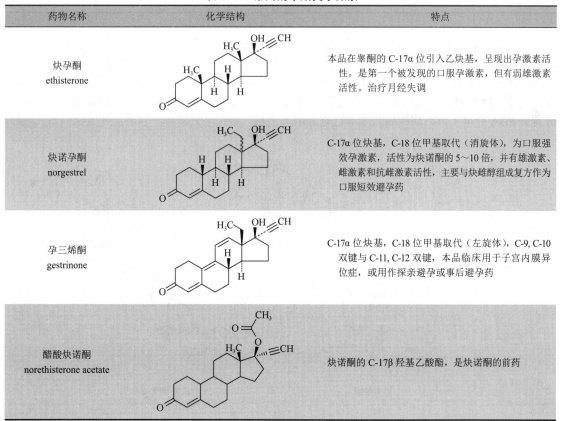

左旋体
(8R,9S,10R,13S,14S,17R)

右旋体
(8S,9R,10S,13R,14R,17S)

本品的作用及用途与炔诺酮一样，能抑制垂体释放促黄体生成素（LH）和促卵泡激素（FSH），抑制排卵作用强于孕酮，但口服吸收完全，生物利用度好（87%～99%）。其孕激素活性比炔诺酮强，而抗雌激素活性亦增加，也有一定的雄激素及蛋白同化激素作用。因而本品的药效、药动学总体评价比炔诺酮有更多优点及更小的副作用，作为避孕药的配伍成分得到广泛的应用。

除本品及炔诺酮外，还有一些 19-去甲基甾体孕激素类衍生物作为孕激素应用，见表 16-7。

表 16-7 常用的睾酮类孕激素

药物名称	化学结构	特点
炔孕酮 ethisterone		本品在睾酮的 C-17α 位引入乙炔基，呈现出孕激素活性。是第一个被发现的口服孕激素，但有弱雄激素活性。治疗月经失调
炔诺孕酮 norgestrel		C-17α 位炔基，C-18 位甲基取代（消旋体），为口服强效孕激素，活性为炔诺酮的 5～10 倍，并有雄激素、雌激素和抗雌激素活性，主要与炔雌醇组成复方作为口服短效避孕药
孕三烯酮 gestrinone		C-17α 位炔基，C-18 位甲基取代（左旋体），C-9、C-10 双键与 C-11、C-12 双键，本品临床用于子宫内膜异位症，或用作探亲避孕或事后避孕药
醋酸炔诺酮 norethisterone acetate		炔诺酮的 C-17β 羟基乙酸酯，是炔诺酮的前药

续表

药物名称	化学结构	特点
庚酸炔诺酮 norethisterone heptanate	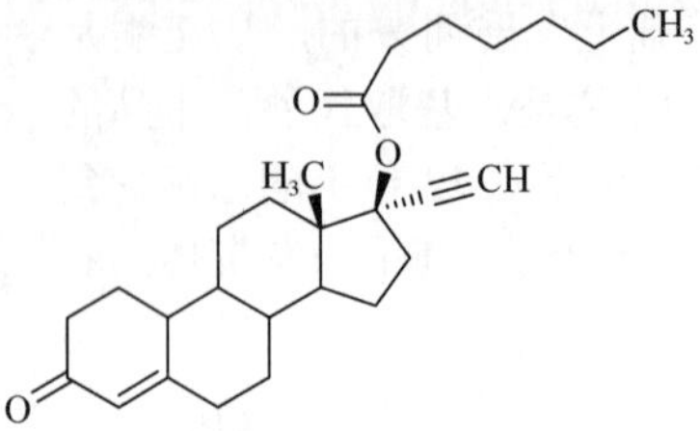	炔诺酮的 C-17β 位羟基庚酸酯，在分子中引入了长链脂肪酸酯，其油溶性增加，制成油剂后注射可延效一个月
双醋炔诺醇 ethynodiol diacetate	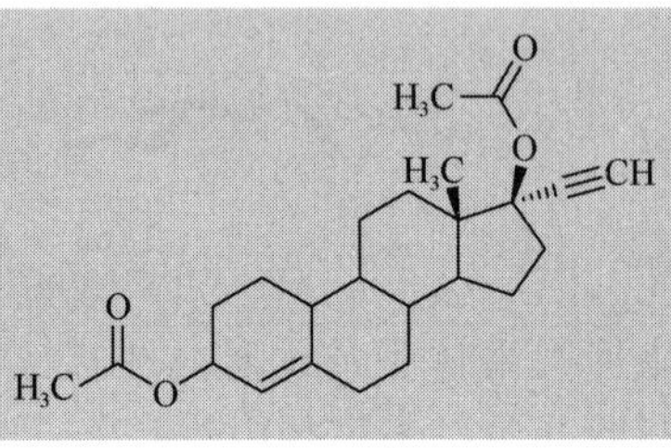	将醋酸炔诺酮的 C-3 位酮基还原成醇再进行酯化，由于分子中已无雄性激素的Δ⁴-3-酮特征基元，因而它的雄性活性更低
醋炔醚 quingestanol acetate	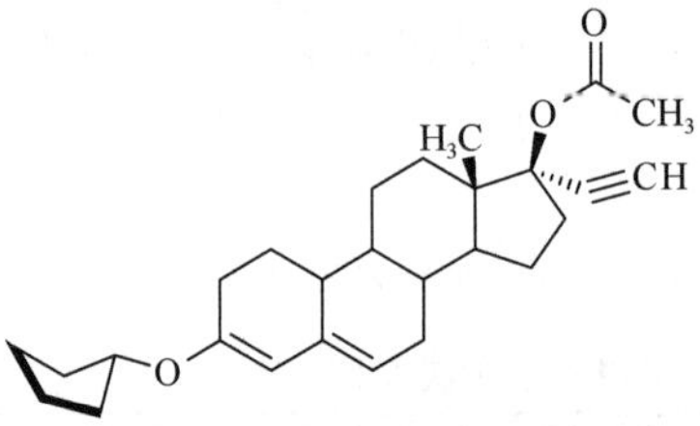	醋酸炔诺酮的 C-3 位酮基不经还原，而使成烯醇醚，进入体内后很慢地分解出Δ⁴-3-酮，是长效口服避孕药的组成成分

上述孕激素类药物由于疗效肯定，已在临床广泛应用，但因与受体作用选择性差，除具有孕激素活性外，还具有雄激素、糖皮质激素等活性。近年国外研究开发的地诺孕素（dienogest）、屈螺酮（drospirenone）、烯诺孕酮（nestorone）、诺美孕酮（nomegestrol）和曲美孕酮（trimegestone）等，是专一性更强、安全性更高的新一代孕激素，其中地诺孕素雌二醇戊酸酯和屈螺酮雌二醇已被美国 FDA 批准上市，屈螺酮炔雌醇已进入中国市场。

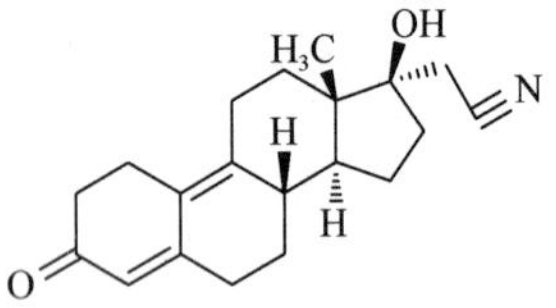

地诺孕素 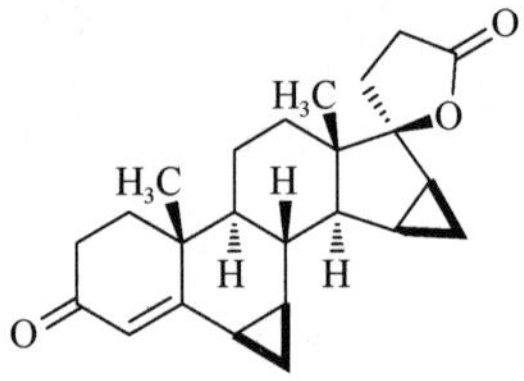　　　　　　**屈螺酮** 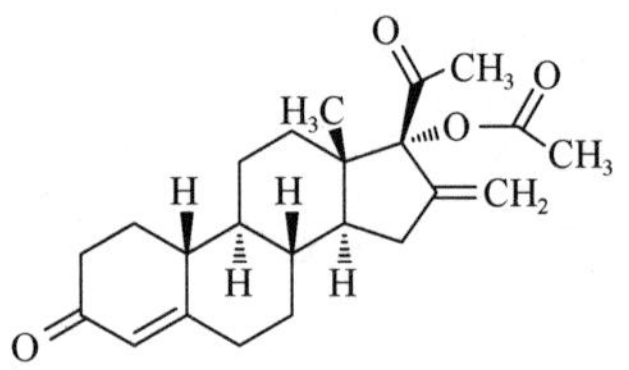　　　　　　**烯诺孕酮**

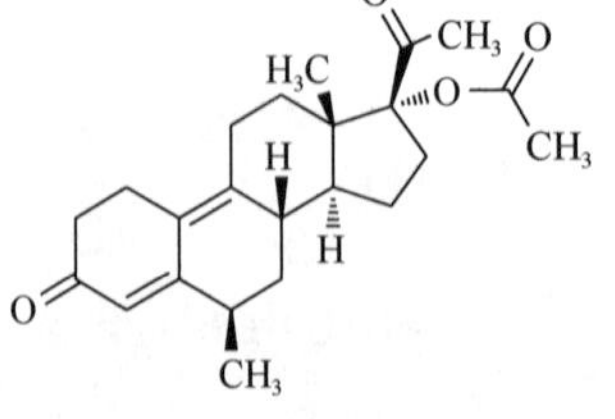

诺美孕酮 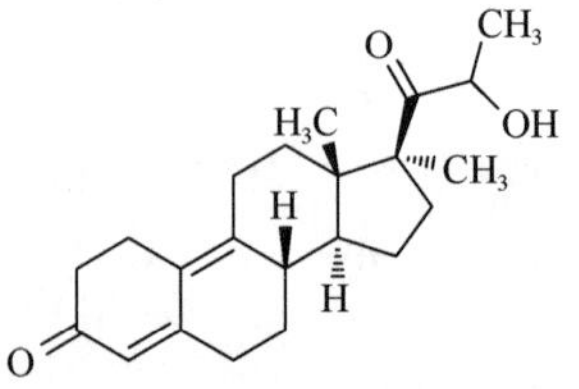　　　　　　　　　**曲美孕酮**

五、抗孕激素

抗孕激素（antiprogestins）是指一类与孕激素竞争受体并产生拮抗作用的化合物，主要用于抗早孕，也有些抗孕激素药物用于乳腺癌的治疗。早在 20 世纪 60 年代已有人设想，既然孕激素是维持妊娠不可缺少的激素，抗孕激素应具有终止妊娠的作用，然而在进行了大量研究之后，仍未发现孕激素受体拮抗剂的基本结构。直到 1982 年法国 Roussel-Uclar 公司推出米非司酮（mifepristone）作为抗早孕药物，才使这类甾体化合物迅速发展，米非司酮的出现，不但促进了抗孕激素的发展，而且在甾体药物研究历史上起着里程碑的作用。

米非司酮 mifepristone

化学名为 11β-[4-(N, N-二甲氨基)-1-苯基]-17β-羟基-17α-(1-丙炔基)-雌甾-4, 9-二烯-3-酮 (11β-[4-(N, N-dimethylamino)-1-phenyl]-17β-hydroxy-17α-(1-propynyl)-estra-4, 9-dien-3-one)。

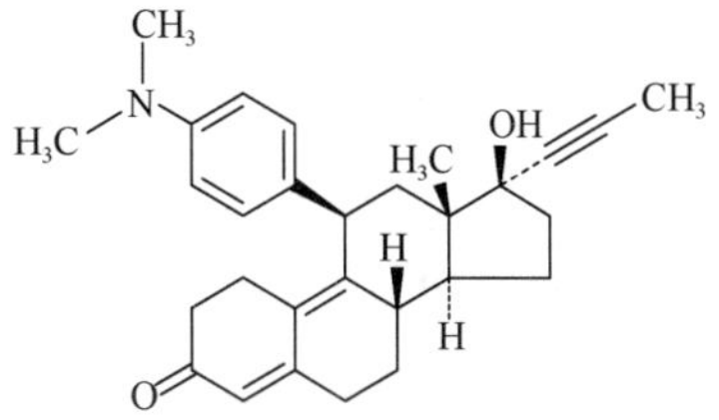

本品为淡黄色结晶性粉末，无臭，无味。在二氯甲烷、甲醇、乙醇、乙酸乙酯中溶解，在水中几乎不溶。熔点 192～196℃，$[\alpha]_D^{20}$ =+124º～+129º（二氯甲烷，C=0.5）。

本品口服吸收迅速，有明显首过效应，口服生物利用度为 70%。代谢途径主要有 N-去甲基和 C-17 位丙炔侧链末端羟化，其中 N-单去甲基化物为活性代谢物，抗早孕作用为米非司酮的 1/3。米非司酮的代谢途径如图 16-8 所示。

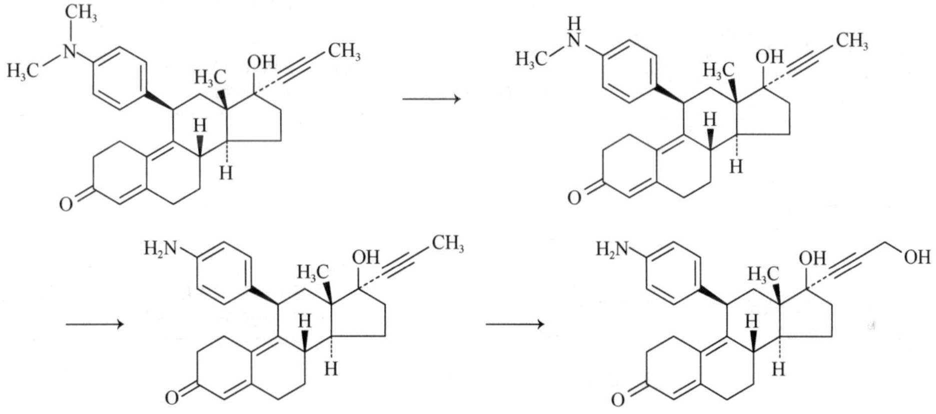

图 16-8 米非司酮的代谢途径

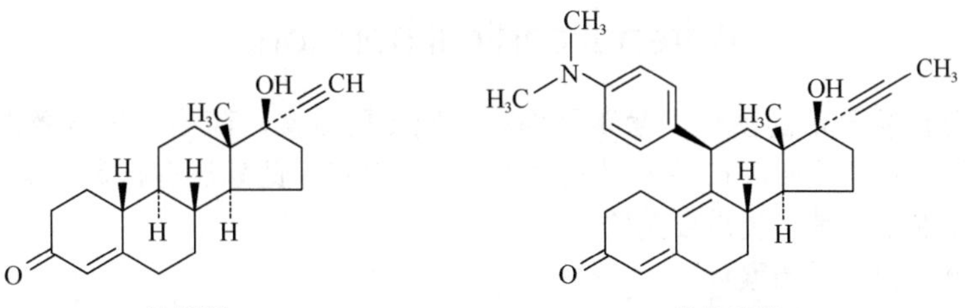

炔诺酮　　　　　　　　　　　米非司酮

本品是以炔诺酮为先导物经结构修饰而得到的新型化合物，与炔诺酮相比在 3 个位置上进行了修饰：在 C-11β 位增加二甲氨基苯基，C-17α 位由丙炔基代替传统的乙炔基及引入了 Δ⁹。C-11β 位二甲氨基苯基的引入是炔诺酮由孕激素转变为米非司酮这一抗孕激素的主要原因，而丙炔基的引入除使其保持口服活性外，还因丙炔基比乙炔基更加稳定。Δ⁹ 的引入使整个甾体母核共轭性增加，以上的结构特点使米非司酮比其他甾体抗孕激素药物具有更加独特的药动学性质，半衰期平均长达 18h。

本品是孕激素拮抗剂，无孕激素、雌激素、雄激素及抗雄激素活性。人体孕酮受体（progesterone receptor，PR）的氨基酸有 3 个功能区，即转录活化区、DNA 结合区和较大的激素结合区。在人类孕酮受体的激素区第 722 位上的甘氨酸是米非司酮的结合点和作用的关键部位。人糖皮质激素受体（glucocorticosteroid receptor，GR）与孕激素受体的氨基酸顺序相似，第 722 位为甘氨酸，也能与米非司酮结合，所以米非司酮也具有抗糖皮质激素作用。

本品可竞争性地与子宫内膜上孕酮受体结合，亲和力比孕酮高 5 倍左右，从而阻断靶器官孕酮的作用，不影响垂体-下丘脑内分泌轴的分泌调节。本品临床主要用于停经天数不超过 49 天的早孕者，孕期越短，效果越好。服用本品 1 周内，避免服用阿司匹林和其他非甾体抗炎药。

除米非司酮外，新一代抗孕激素奥那司酮（onapristone）也正在研究中。

奥那司酮

奥那司酮增加前列腺素的敏感性及抑制子宫内前列腺素代谢的作用明显强于米非司酮，抗糖皮质激素活性仅为米非司酮的 1/10。预期其生物活性高，能获得更高的完全流产率，且副作用小。

经过对米非司酮及其类似物的活性研究，总结其构效关系如图 16-9 所示。

图 16-9 米非司酮的构效关系

第三节 肾上腺皮质激素
Adrenal cortical hormone

人体的肾上腺皮质分泌的甾体类激素称为肾上腺皮质激素，简称"皮质激素"。主要功能是调节体内的水盐代谢和糖代谢，在各种脊椎动物中普遍存在。此外还有抗炎、免疫抑制、抗过敏、抗休克等作用，在临床上是一类重要药物。

主要的天然肾上腺皮质激素如下。

从化学结构来看，皮质激素均为甾体化合物，具有孕甾烷基本母核，都含有 Δ^4-3、20- 二酮、C-21-OH 功能基，这些结构是保持其生理功能所必需的。

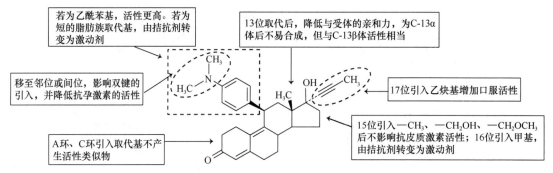

可的松
cortisone

氢化可的松
hydrocortisone

皮质酮
corticosterone

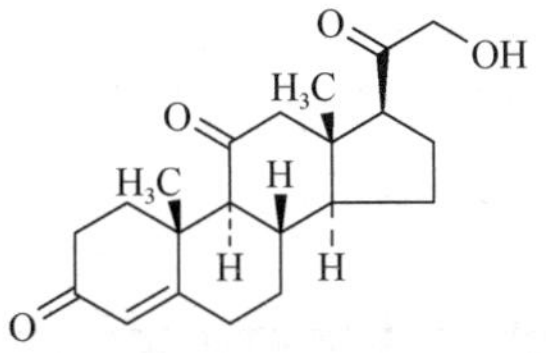

11-脱氢皮质酮
11-dehydrocorticosterone

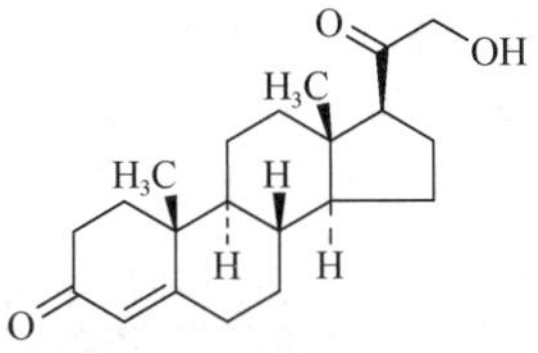

11-脱氧皮质酮
11-deoxycorticosterone

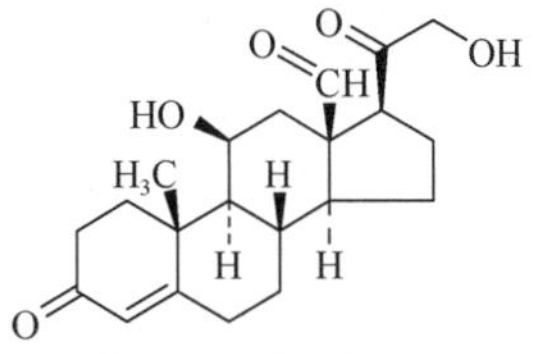

醛甾酮
aldosterone

　　肾上腺皮质激素按其生理作用特点可分为盐皮质激素（mineralocorticoids）和糖皮质激素（glucocorticoids）。盐皮质激素主要包括醛甾酮、11-脱氧皮质酮和皮质酮，对维持机体正常水盐代谢和电解质平衡起着重要的作用。天然糖皮质激素主要包括氢化可的松和可的松，与糖、脂肪、蛋白质代谢有密切关系，有抗炎、免疫抑制和抗休克等广泛的药理作用。鉴于糖皮质激素的这些药理活性和治疗价值，又人工合成了多个糖皮质激素，本节主要介绍天然糖皮质激素氢化可的松和人工合成的糖皮质激素地塞米松、布地奈德。

氢化可的松 hydrocortisone

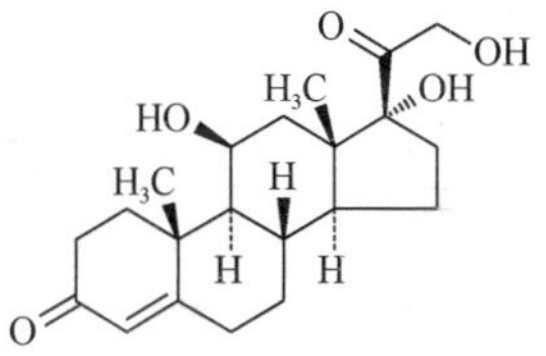

　　化学名为 $11\beta, 17\alpha, 21$-三羟基孕甾-4-烯-3, 20-二酮（$11\beta, 17\alpha, 21$-trihydroxy-pregn-4-ene-3, 20-dione）。

　　本品为白色或类白色结晶性粉末，无臭，遇光渐变质。在乙醇、丙酮中略溶，在水中不溶。$[\alpha]_D^{20} =+162°\sim+169°$（无水乙醇，$C=1$）。

　　本品是皮质激素类药物的基本活性结构，可看成是孕酮的衍生物，是孕酮的 C-11β 位，C-17α 位及 C-21 位的三羟基取代物。

　　内源性氢化可的松是由胆固醇经 17α-羟基黄体酮（17α-hydroxyprogesterone）在酶促作用下生物合成的。

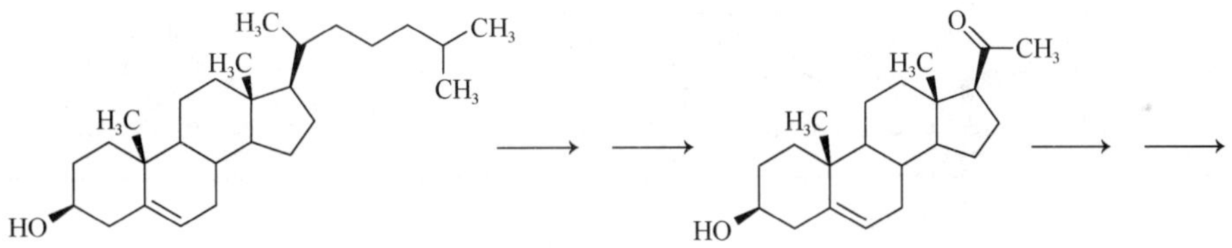

胆固醇

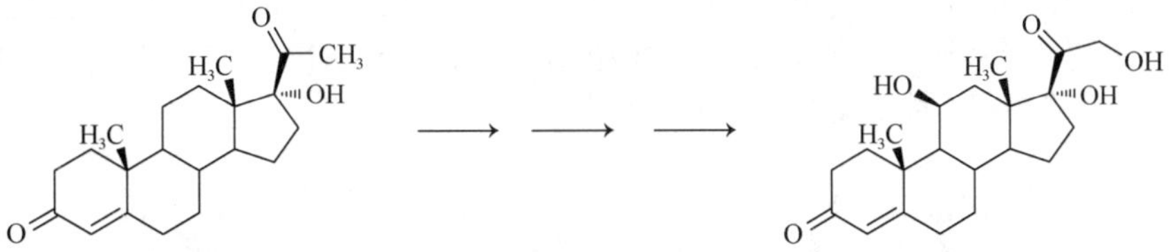

17α-羟基黄体酮

氢化可的松

　　本品进入体内后先通过 5β 或 5α-还原酶的催化使 Δ^4 被还原，进一步在 3α 或 3β-酮基还原酶的作用下 C-3 位酮基被还原，其中大部分 C-20 位侧链断裂成 19 个碳的甾体。

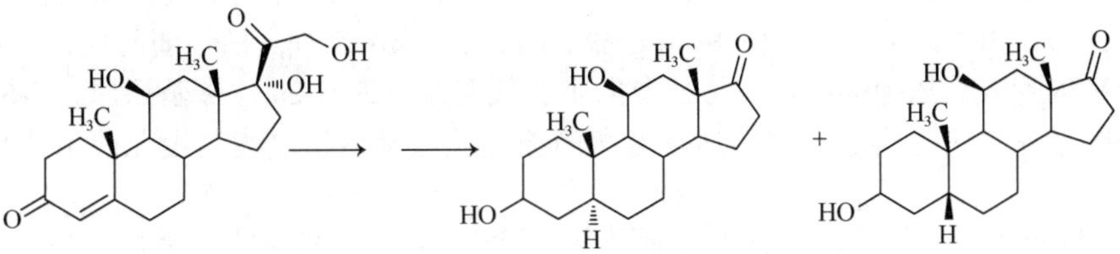

图 16-10　氢化可的松的主要代谢产物

本品分子中有 3 个羟基,但用常规方法进行酯化时,只有 C-21 位羟基容易被酯化,C-11 位羟基因 C-19 位及 C-18 位角甲基的位阻,C-17 位羟基因侧链的位阻均不易成酯。鉴于此,人们合成了氢化可的松的一系列 C-21 位酯类衍生物(表 16-8),这些衍生物均为前药。

表 16-8 部分氢化可的松的 C-21 位酯衍生物

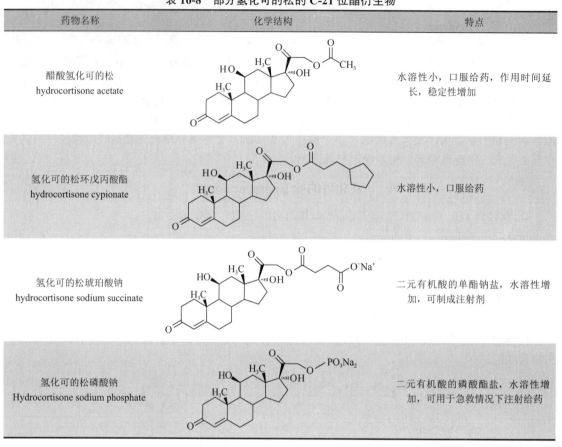

药物名称	化学结构	特点
醋酸氢化可的松 hydrocortisone acetate		水溶性小,口服给药,作用时间延长,稳定性增加
氢化可的松环戊丙酸酯 hydrocortisone cypionate		水溶性小,口服给药
氢化可的松琥珀酸钠 hydrocortisone sodium succinate		二元有机酸的单酯钠盐,水溶性增加,可制成注射剂
氢化可的松磷酸钠 Hydrocortisone sodium phosphate		二元有机酸的磷酸酯盐,水溶性增加,可用于急救情况下注射给药

上述 C-21 位成酯修饰不改变氢化可的松的糖皮质激素活性,为了进一步增加其糖皮质激素活性,人们以氢化可的松为先导化合物,经 C1-2 位脱氢在 A 环引入双键后得到泼尼松龙(prednisolone),其抗炎活性比先导物大 4 倍,而钠潴留作用不变。对这种活性改变的解释是认为 A 环构型从半椅式变成船式,能提高与受体的亲和力。

氢化可的松　　　　　　　泼尼松龙

泼尼松龙在肝脏 11β-羟基甾体脱氢酶作用下,会转化为泼尼松(prednisone),泼尼松和泼尼松龙的生物活性相同,可以交替使用,泼尼松龙代谢生成亲水性且活性弱的代谢产物,以葡糖醛酸苷化合物的形式从尿中排泄。泼尼松龙的主要代谢途径为 C-20 位羰基还原、C-6 位羟基化、C-16α 位羟基化等,这些代谢产物都具有潜在的糖皮质激素活性。泼尼松龙的主要代谢途径如图 16-11 所示。

C-1 位修饰得到泼尼松龙,是对皮质激素甾环母核结构改变的起点,之后一些强效皮质激素都采用了这一结构修饰手段。此外,为了提高疗效和降低副作用,即将糖、盐两种活性分开,人们在甾环上修饰了可能引入的各种基团，已经从中找到了活性强、副作用小的皮质激素类药物。

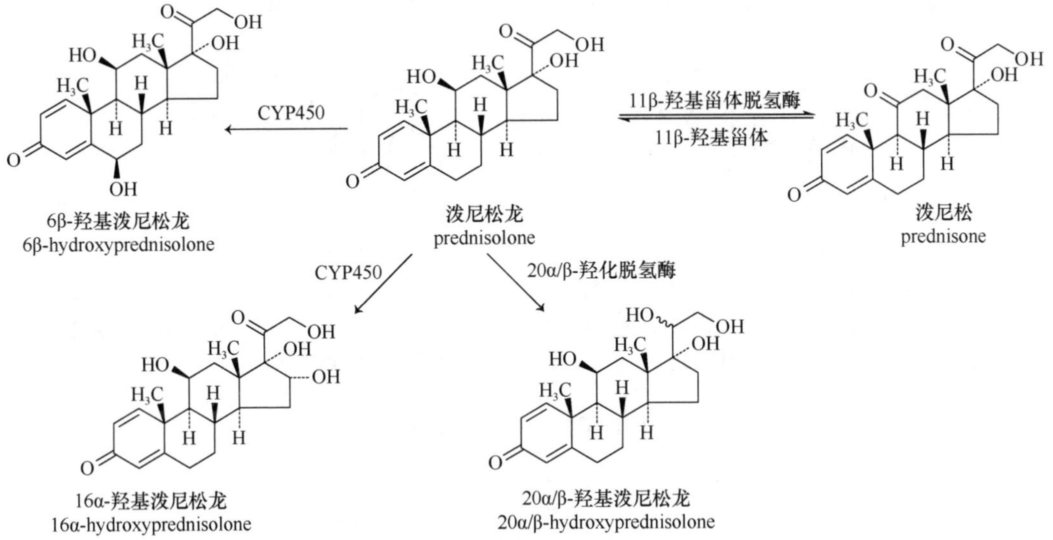

图 16-11　泼尼松龙的主要代谢途径

醋酸地塞米松 dexamethasone acetate

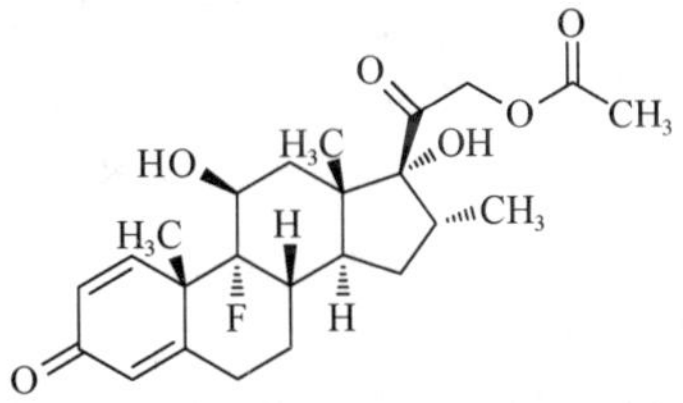

化学名为 16α- 甲基-11β, 17α, 21- 三羟基-9α-氟孕甾-1, 4- 二烯-3, 20- 二酮-21- 醋酸酯 (16α-methyl-11β, 17α, 21-trihydroxy-9α-fluoropregna-1, 4-diene-3, 20-dione-21-acetate)。

本品为白色或类白色结晶或结晶性粉末，无臭。在丙酮、甲醇或无水乙醇中溶解，在水中不溶。$[\alpha]_D^{25}=+82°\sim+88°$（二氧六环，$C=1$）。

本品具有孕甾烷母核，且在多个位点进行了结构修饰，如 C-1, 2 位及 C-4, 5 位的双键，C-3 位的酮基、C-9 位的氟、C-11β、C-17α 及 C-21 位的羟基取代，而且 C-16 位有 C-16α 甲基取代。

在这些修饰的基础上，本品成为目前临床上已经使用的最强的糖皮质激素之一，而盐皮质激素活性副作用大为减弱。

地塞米松 C-21-磷酸钠与亚硫酸氢钠反应，可逆性地生成 A 环 C-1 位取代的磺酸盐，这是 α, β-不饱和酮与亚硫酸加成的典型反应。

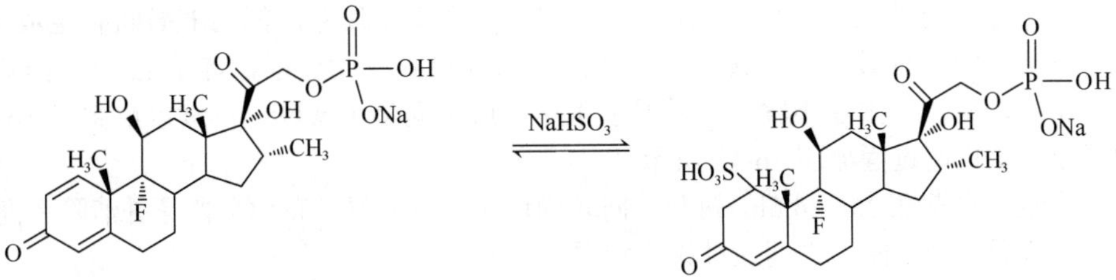

本品口服后 4h 内有 15% 自尿中排泄，其中 50% 以葡萄糖苷酸形式排泄，50% 以非结合形式排泄。

本品是以醋酸氢化可的松为先导化合物进行结构修饰的产物，其中 C-9 位引入氟最为重要。

在地塞米松问世不久，具有 16β-CH$_3$ 取代的类似物倍他米松（betamethasone）也用于类风湿和皮肤病治疗，与地塞米松的区别只是 16-CH$_3$ 构型不同，它们的临床效果相当。

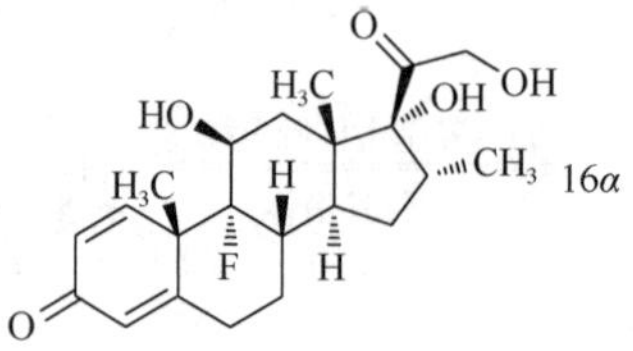

地塞米松 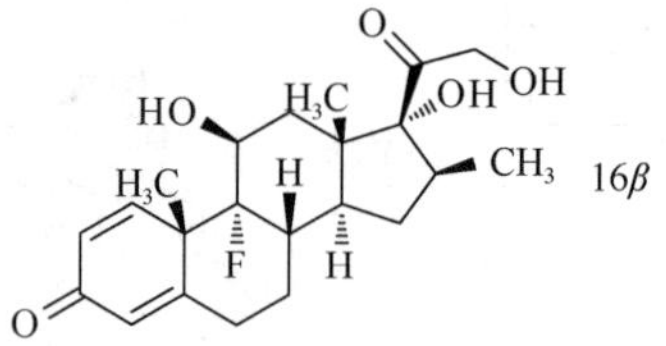　　　　　　　　　　　　　倍他米松

本品作为皮质激素短期使用的最佳药物，治疗指数高于泼尼松龙，主要副作用为满月脸、痤疮和神经兴奋，也使食欲亢进，发生体重增加和腹胀。由于它的生物半衰期较长，长期使用易产生肾上腺皮质功能减退的副作用。较大剂量易引起糖尿病和类库欣综合征。

布地奈德 budesonide

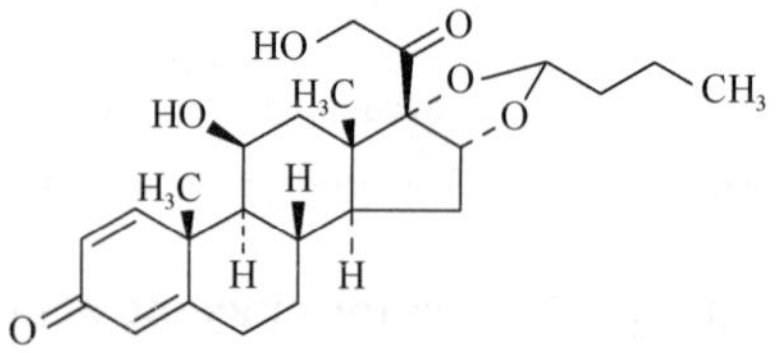

化学名为 16α, 17-[(1RS)-亚丁基二氧]-11β, 21-二羟基-孕甾-1, 4-二烯-3, 20-二酮 (16α, 17-[(1RS)-butylidenebis (oxy)]-11β, 21-dihydroxypregna-1, 4-diene-3, 20-dione)。

本品为白色或类白色结晶性粉末，几乎不溶于水，易溶于二氯甲烷，微溶于乙醇。

本品为具有孕甾烷母核的非卤化糖皮质激素，是由 22 位手性碳原子引起的差向异构体组成的混合物，R-型和 S-型异构体比例约为 1∶1。

本品与糖皮质激素受体有很强的亲和力，具有免疫抑制、局部抗炎、抗过敏等作用。它能增强内皮细胞、平滑肌细胞和溶酶体膜的稳定性，抑制免疫反应和降低抗体合成，从而使组胺等过敏活性介质的释放减少和活性降低，并能减轻抗原抗体结合时激发的酶促过程，抑制支气管收缩物质的合成和释放而减轻平滑肌的收缩反应。虽然两个差向异构体具有相似的药理作用，但 R-布地奈德与糖皮质激素受体的亲和力及抗炎活性均为 S-布地奈德的 2～3 倍。

布地奈德吸入给药由肺快速吸收，鼻内给药由鼻黏膜吸收，达峰时间短，在 15～45min，吸入给药的全身生物利用度约为 73%。布地奈德口服给药达峰时间存在个体差异，在 30～600min。布地奈德口服给药后 80%～90% 的药物经肝首过代谢。与全身性糖皮质激素相比，口服布地奈德因首过效应高，生物利用度低，可以大大降低全身性糖皮质激素剂量和时间依赖性的副作用。

布地奈德主要由 CYP3A4 酶催化氧化代谢。两个主要代谢物为 6β-羟基布地奈德和 16α-羟基泼尼松龙，代谢物与布地奈德相比，两者的活性均不到 1%。6β-羟基化是糖皮质激素类药物代谢普遍存在的，布地奈德的两个差向异构体都能发生 6β-羟基化代谢，但乙缩醛断裂生成 16α-羟基泼尼松龙是不常见的，且具有立体选择性，只有 R-布地奈德有此过程。首先 22 位碳由 CYP 酶催化发生羟基化，这是一个限速步骤，随后发生重排生成中间体丁酸酯，继续水解生成 16α-羟基泼尼松龙和丁酸。该代谢过程如图 16-12 所示。

本品的血浆半衰期在 2.0～4.5h，两个差向异构体无显著差异。布地奈德是肝清除率高的药物，但其代谢物主要通过肾清除，进而通过尿液和粪便排泄。

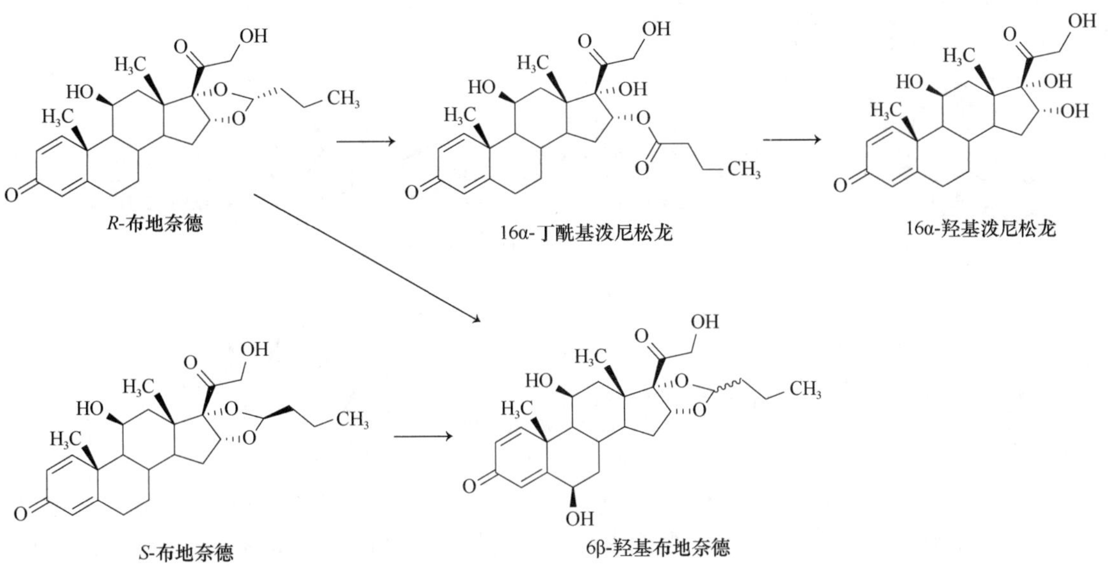

图 16-12　布地奈德的主要代谢途径

利用 HPLC 分析本品时，可能检出如下所示的布地奈德的有关物质，需在合成路线设计时关注。

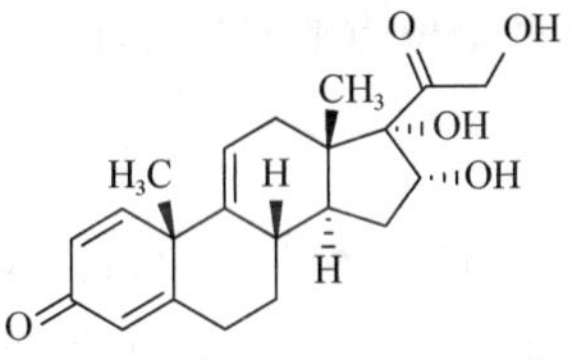

有关物质1

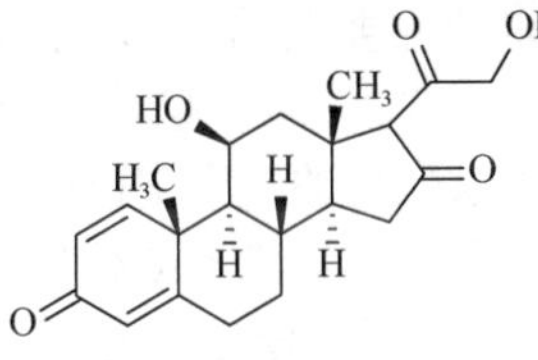

有关物质2

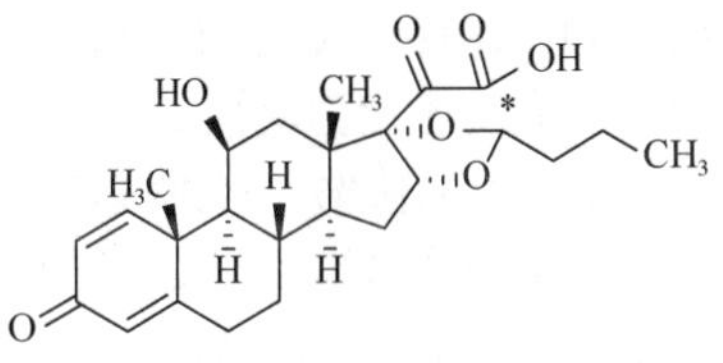

有关物质3、4

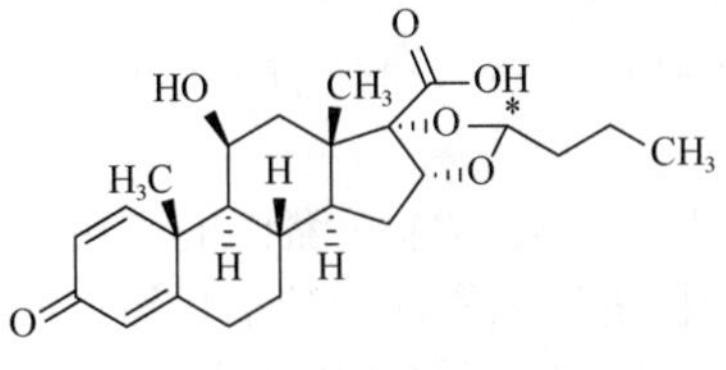

有关物质5、6

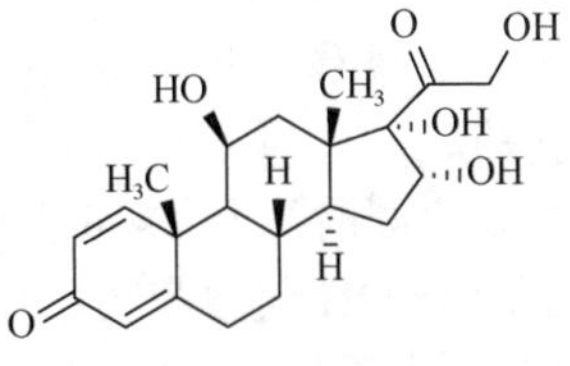

有关物质7

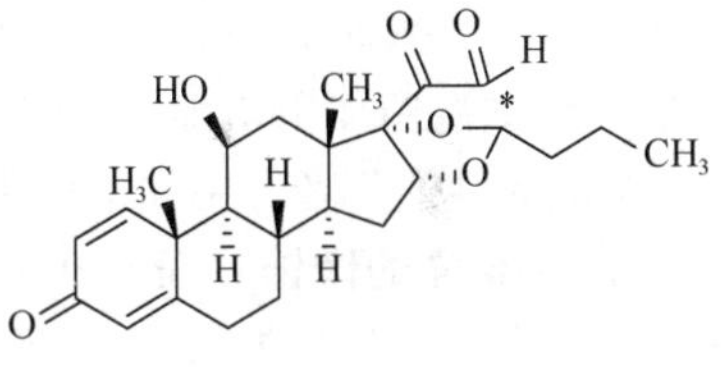

有关物质8(有关物质D)

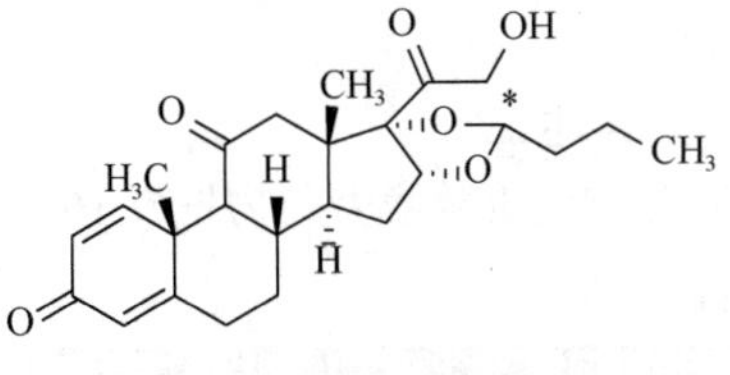

有关物质9(有关物质L)

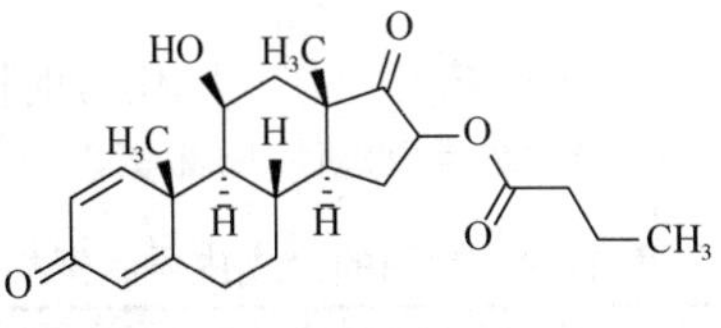

有关物质10

布地奈德可通过以下路线合成。

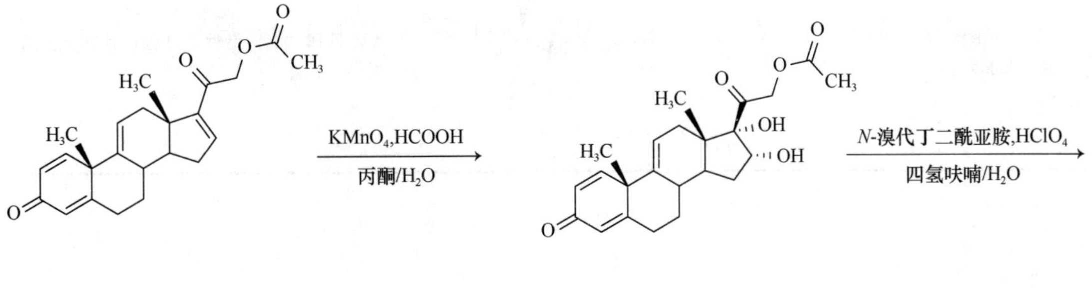

布地奈德最早于 1981 年由阿斯利康制药公司研发上市，临床上有多种剂型，包括气雾剂、吸入混悬剂、干粉吸入剂、鼻喷雾剂、缓控释制剂等，是临床上用于支气管哮喘、过敏性鼻炎和炎症性肠病的一线药物。2021 年 12 月，美国 FDA 批准了布地奈德缓释胶囊上市，用于治疗有疾病快速进展风险的原发性免疫球蛋白 A（IgA）肾病成人患者。

基于氢化可的松、地塞米松和布地奈德等糖皮质激素类药物结构和活性的比较发现，C-1、C-6、C-9、C-16 及 C-21 位是糖皮质激素的主要结构修饰位点，而且多个位点的修饰比单个位点的修饰更有助于增强活性。

1. C-1 位的修饰　可形成双键，在"氢化可的松"中已介绍。

2. C-6 位的修饰　在 C-6 位引入氟原子后可阻滞 C-6 位氧化失活，如醋酸氟轻松（fluocinonid acetate），其抗炎及钠潴留活性均大幅增加，而后者增加得更多，因而只能外用，用于治疗皮肤过敏。

3. C-9 位的修饰　对皮质激素类药物 C-9 位的修饰是提高其作用强度的方法之一，现在强效皮质激素几乎都有 9-F 取代。例如，9α-氟代氢化可的松，其抗炎活性和糖原沉积活性比皮质醇大 10 倍，但钠潴留作用增加更多（50 倍），只能作为外用皮肤病治疗药，然而却鼓励人们去寻找只增加抗炎活性而不增加钠潴留作用的新药。

4. C-16 位的修饰　在 C-9 位引入氟的同时再在 C-16 上引入基团可消除钠潴留的作用。在肾上腺癌患者的尿中发现氢化可的松的 16α-OH 代谢产物，它的糖皮质激素活性依旧保留，而钠潴留的副作用明显降低。从代谢产物中寻找新药是人们常用的手段。因而在 9-F 甾体中引入 16-CH$_3$，结果使 17α-OH 及 C-20 位羰基在血浆中的稳定性增加，其抗炎活性比氢化可的松大 20 倍，抗风湿活性大 30 倍。

5. C-21 位的修饰　可衍生为酯类前药，已在"氢化可的松"中详述。

通过对这 5 个位点的结构修饰，得到系列糖皮质激素。常用的合成皮质激素类药物见表 16-9。

表 16-9　常用的合成皮质激素类药物

药物名称	化学结构	特点
醋酸氟氢可的松 fludrocortisone acetate		抗炎活性和钠潴留活性均增强，且钠潴留活性增强更显著

续表

药物名称	化学结构	特点
醋酸氟轻松 fluocinonide	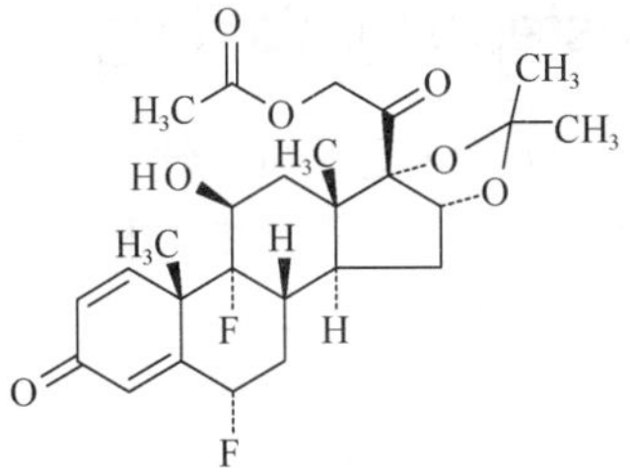	抗炎活性强于倍他米松，但钠潴留活性更强，只能外用
曲安奈德 triamcinolone acetonide	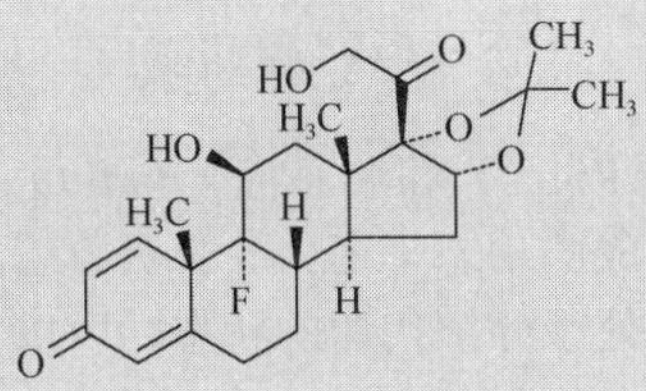	抗炎活性强，几乎没有钠潴留作用
倍他米松 betamethasone	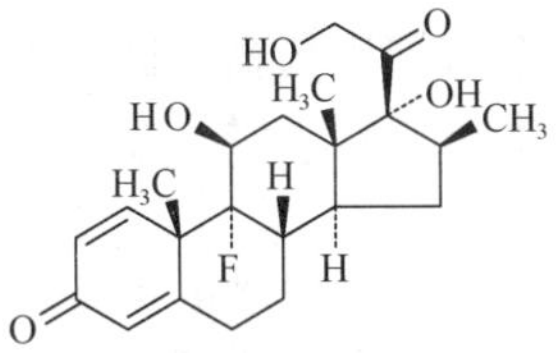	抗炎活性是曲安奈德的5倍，且几乎没有钠潴留作用
倍氯米松二丙酸酯 beclomethasone	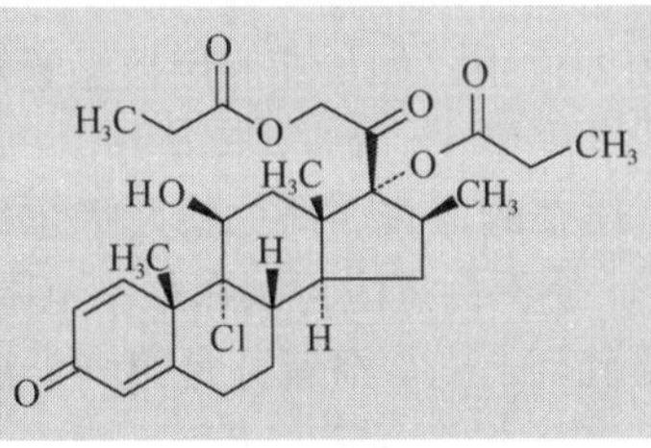	本品为前药，在肺和肝脏中代谢，生成活性强的代谢物17α-单丙酸酯，主要作为吸入气雾剂，治疗哮喘和鼻炎
丙酸氟替卡松 fluticasone propionate	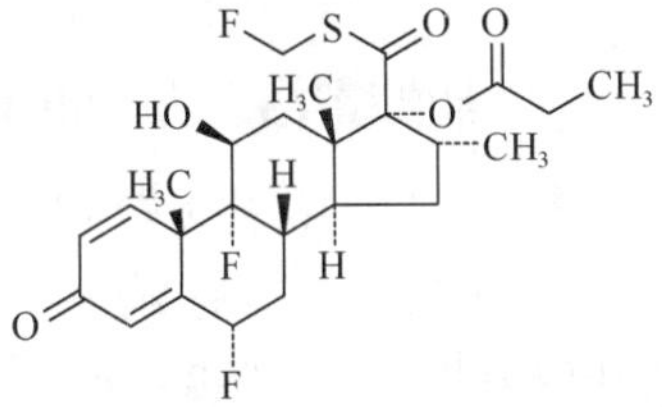	本品是一种17β-硫代羧酸酯的三氟代糖皮质激素，对水解代谢敏感性强，全身性生物利用低，半衰期长，抗炎作用强
糠酸莫米松 mometasone furoate	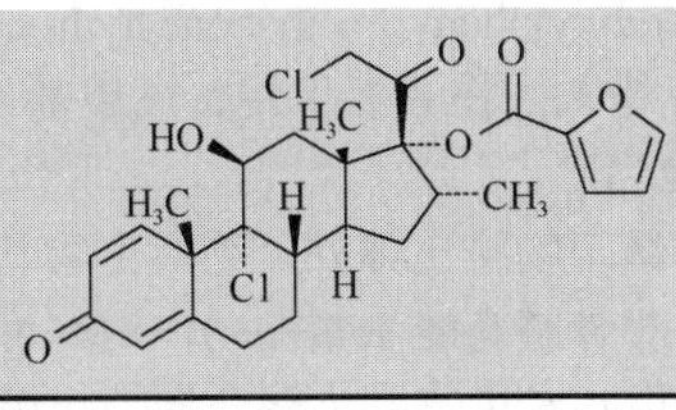	本品起效快，受体具有很强的亲和力，局部抗炎作用很强，副作用小

　　糖皮质激素广泛用于治疗肾上腺皮质功能紊乱，自身免疫病如肾病型慢性肾炎、系统性红斑狼疮、类风湿关节炎，变态反应性疾病如支气管哮喘、药物性皮炎，传染性疾病如SARS、甲型H1N1流感等，休克、器官移植的排异反应，眼科疾病及皮肤病等，疗效显著。虽然糖皮质激素治疗效果明显，但它们的副作用和禁忌证不可忽视。长期大剂量应用，会出现高血压、高血脂、尿糖升高等，用药不当可引起反跳现象和停药反应，停药后副作用症状减轻或消失。

第四节 抗骨质疏松药物
Anti-osteoporosis drugs

骨质疏松（osteopomsis，OP）是一种以骨强度受损、骨折危险增加为特征的骨骼疾病，可由内分泌、营养、免疫、遗传等多种复杂因素引起，是一种多因素代谢性疾病。骨质疏松症可分为原发性、继发性和特发性三大类，其中原发性骨质疏松症约占骨质疏松症的90%。骨质疏松症的治疗药物种类繁多，作用特点也各不相同。根据作用机制可将其大致分为4类，即抗分解代谢药物、合成代谢药物、骨矿化药物和解偶联剂。

一、抗分解代谢药物

抗分解代谢药物是2005年里格斯（Riggs）和帕菲特（Parfitt）提出的。骨的代谢由成骨细胞和破骨细胞所控制，处在骨吸收和骨形成的动态平衡中。骨吸收增加，骨转换加快时，骨骼处于骨破坏和骨丢失的状态，在骨代谢上是处于分解代谢的状态，所以将能对抗这种状态的药物称为抗分解代谢药物。

骨质疏松症治疗药物中，大部分是抗分解代谢药物。目前认为雌激素、选择性雌激素受体调节剂、双膦酸盐、降钙素和异黄酮衍生物等抗分解代谢药物可用于预防或治疗绝经后妇女骨质疏松症。

雌激素在骨代谢中起重要作用，在治疗骨质疏松时，一方面，雌激素能与分布在成骨细胞上的雌激素受体ERβ结合，从而促进骨有机质合成和骨重建。另一方面，雌激素同时可以和分布在子宫等组织上的ERα结合，产生一系列副作用，如长期服用雌激素可能使子宫内膜癌发生率提高3～8倍，乳腺癌的发病率提高25%等。

目前常用于骨质疏松症的雌激素有结合雌激素、雌二醇及尼尔雌醇等，且雌激素通常与孕激素、雄激素等联合用药，以降低其用量，使不良反应控制在最小范围内，不应长期应用。

除雌激素外，选择性雌激素受体调节剂——雷洛昔芬是第一个被批准用于预防和治疗绝经后骨质疏松的药物。

盐酸雷洛昔芬 raloxifene hydrochloride

化学名为 [6-羟基-2-(4-羟苯基) 苯并噻吩-3-基]-[4-[2-(1-哌啶基) 乙氧基] 苯基]- 甲酮盐酸盐（[6-hydroxy-2-(4-hydroxyphenyl)-1-benzothiophen-3-yl]-[4-[2-(piperidin-1-yl)ethoxy]phenyl]methanone hydrochloride)。

本品为白色至浅黄色结晶或结晶性粉末。在三氯甲烷、二甲基甲酰胺、乙腈、丙酮或乙酸乙酯中溶解，几乎不溶于水。熔点250～253℃。

本品口服后，主要转化为葡糖醛酸结合物排出体外，绝对生物利用度仅约2%。

本品是选择性雌激素受体调节剂，对骨髓有雌激素激动作用，可减少骨质再吸收和骨质转化，增加骨密度；对乳房呈现雌激素拮抗作用，对子宫则为部分激动作用。

本品主要用于预防和治疗绝经后妇女的骨质疏松症，能显著地降低椎体骨折发生率。

本品以 3-甲氧基苯硫酚和 4-甲氧基-β-溴代苯乙酮为原料，经缩合、环合反应制得 6-甲氧基-2-(4-甲氧基苯基)-苯并噻吩，再与 4-[2-(1-哌啶基) 乙氧基] 苯甲酸进行缩合、去甲基得盐酸雷洛昔芬。

双膦酸盐（bisphosphonates）是 20 世纪 80 年代开始应用于临床的抗代谢分解药物，其分子中的磷酸根基团与骨有良好的螯合性和亲合性，能牢固地吸附在骨表面，抑制破骨细胞重吸收、增加骨质量，是发展最为迅速的抗骨吸收药物。

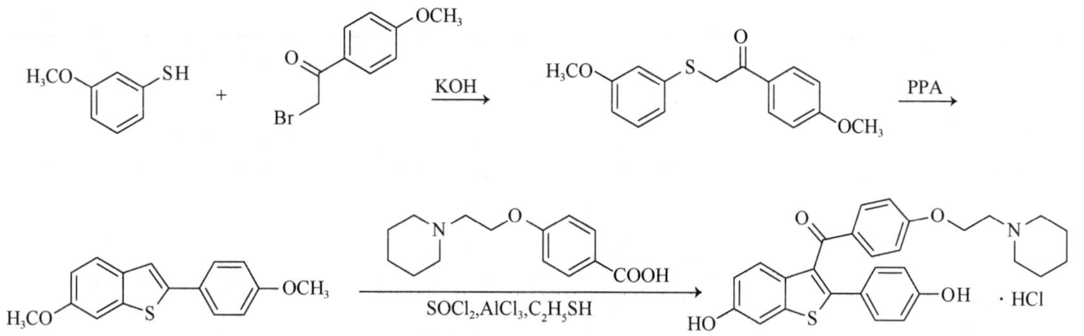

阿仑膦酸钠 alendronate sodium

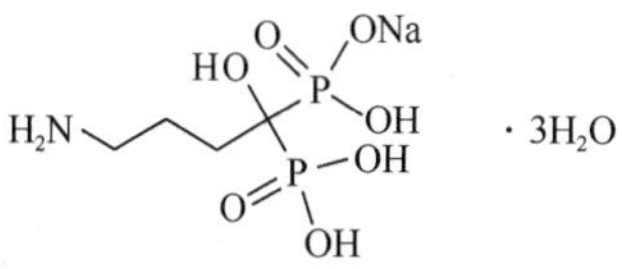

化学名为 (4-氨基-1-羟基亚丁基)-1, 1-二膦酸单钠盐三水合物 ((4-amino-1-hydroxylbutylidene)-1, 1-bisphosphonic acid monosodium salt trihydrate)。

本品为白色结晶性粉末。在热水及氢氧化钠试液中溶解，在乙醇或丙酮中不溶。

在抗骨质疏松药物中，阿仑膦酸钠是最常用的双膦酸盐，于 1993 年首次上市。

本品能选择性地结合于破骨细胞骨内膜附着面活性位点，使破骨细胞超微结构发生变化，从而抑制破骨细胞功能，减缓骨吸收，防止骨丢失。

本品口服后主要在小肠吸收，生物利用度为 0.5%～1%。吸收后的药物 20%～60% 被骨组织迅速摄取，未被吸收的以原型药经肾脏排出。

本品的合成从 4-氨基丁酸出发，与磷酸和三氯氧磷作用，一步得到阿仑膦酸，再转换成单钠盐的三水合物。

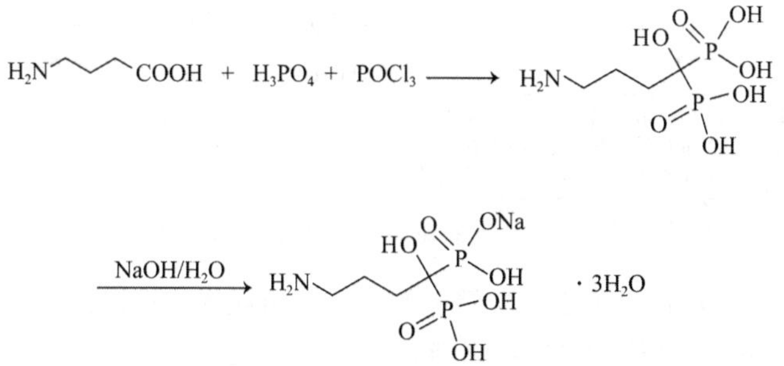

除阿仑膦酸钠外，常用的双膦酸类药物见表 16-10。

表 16-10　常用的双膦酸类药物

药物名称	化学结构	特点
依替膦酸二钠 etidronate disodium	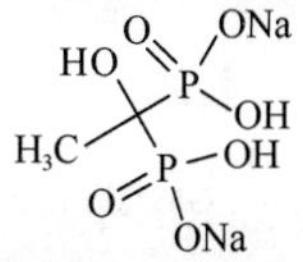	本品是第一个上市的双膦酸类药物，在低剂量时可直接抑制破骨细胞形成及防止骨吸收，降低骨转换率，增加骨密度等达到骨钙调节作用
氯屈膦酸钠 clodronate sodium	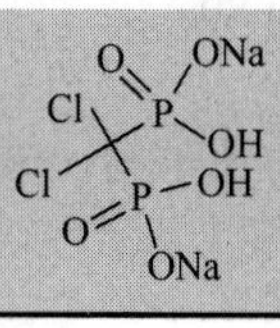	本品具有抑制骨组织羟磷灰石溶解和破骨细胞活性；口服难吸收，与骨质有高度亲和力；用于恶性肿瘤引起的高钙血症和骨质溶解

续表

药物名称	化学结构	特点
帕米膦酸二钠 pamidronate disodium		本品可高效抑制破骨细胞活性，有效缓解恶性肿瘤性骨痛。适用于恶性肿瘤并发的高钙血症和溶骨性癌转移引起的骨痛
利塞膦酸钠 risedronate sodium		本品用于预防和治疗绝经期妇女骨质疏松症和糖皮质激素诱发的骨质疏松症。本品抗骨吸收作用是帕米膦酸二钠的 10 倍。耐受性良好，胃肠道反应极微，适合老年人应用
唑来膦酸钠 zoledronate sodium		本品为第三代双膦酸类药物，直接作用于成骨细胞，增加骨吸收抑制剂的分泌，抑制破骨细胞介导的骨吸收而降低血钙水平。疗效强，用量小
米诺膦酸钠 minodronate sodium		本品为第三代双膦酸类药物，抑制破骨细胞的骨吸收机能，降低骨代谢

磷酸基是双膦酸类药物的必需结构，其他结构改造的构效关系如图 16-13 所示。

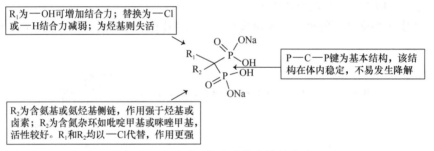

图 16-13　双膦酸盐类药物的构效关系

双膦酸盐一般用于治疗骨质疏松、恶性肿瘤骨转移引起的高钙血症和骨痛症等。不良反应主要是胃肠道反应，如恶心、呕吐、腹痛、腹泻等。

降钙素（calcitonin，CT）是一种由哺乳动物甲状腺滤泡旁 C 细胞分泌的、由 32 个氨基酸构成的多肽激素，其生理作用主要是与破骨细胞及其前体细胞上的降钙素受体（calcitonin receptor，CTR）结合，通过 G 蛋白介导，抑制破骨细胞的生长、促进骨骼的再生及增加骨骼密度。常见的有 4 种，即鲑鱼降钙素、鳗鱼降钙素、人降钙素和猪降钙素，因种属不同，活性有很大差异，以鲑鱼降钙素活性最高，人的降钙素活性最小。

H-Cys-Ser-Asn-Leu-Ser-Thr-Cys-Val-Leu-Gly-Lys-Leu-Ser-Gln-Glu-Leu-His-Lys-Leu-

Gln-Thr-Tyr-Pro-Arg-Thr-Asn-Thr-Gly-Ser-Gly-Thr-Pro-NH₂

鲑鱼降钙素

不同种属的降钙素具有相同的氨基酸个数，仅种类有所不同。来源不同的降钙素的羧基末端均为脯氨酰胺，若将此脯氨酰胺除去，留下 31 个氨基酸则几无活性，不同来源的降钙素其他位置的氨基酸大都不同。

$$
\begin{array}{c}
\text{CH}_2\!-\!\!-\!\!-\!\text{S}\!-\!\text{S}\!-\!\!-\!\!-\!\text{CH}_2 \\
| \qquad\qquad\qquad\qquad |
\end{array}
$$

NH$_2$-CH-CO-Ser-Asn-Leu-Ser-Thr-NH-CH-CO-Val-Leu-Gly-Lys-Leu-Ser-Gln-Glu-Leu-

His-Lys-Leu-Gln-Thr-Pro-Arg-Thr-Asp-Val-Gly-Ala-Gly-Thr-Pro-NH$_2$

鳗鱼降钙素

鳗鱼降钙素也有较高的活性，但不稳定，经结构改造，以三个 CH$_2$ 替代鳗鱼降钙素的二硫键，合成依降钙素，其分子结构稳定，生物效价高，现已上市。

$$
\begin{array}{c}
\text{CH}_2\!-\!\!-\!\!-\!\text{CH}_2\!-\!\text{CH}_2\!-\!\text{CH}_2\!-\!\!-\!\!-\!\text{CH}_2 \\
| \qquad\qquad\qquad\qquad\qquad |
\end{array}
$$

NH$_2$-CH-CO-Ser-Asn-Leu-Ser-Thr-NH-CH-CO-Val-Leu-Gly-Lys-Leu-Ser-Gln-Glu-Leu-

His-Lys-Leu-Gln-Thr-Pro-Arg-Thr-Asp-Val-Gly-Ala-Gly-Thr-Pro-NH$_2$

依降钙素

降钙素口服生物利用度低，临床使用注射剂或喷鼻剂，注射剂的绝对生物利用度约为 70%，喷鼻剂约为它的一半。降钙素适用于不能用雌激素替代疗法的女性和男性骨质疏松，特别是高血钙、高转换率的和由于骨质疏松引发骨折疼痛的患者。

异黄酮是一类存在于植物中的天然化合物，结构与雌激素相似，具有雌激素样的抗骨质疏松特性。但异黄酮类化合物无明显雌激素样副作用，被认为是雌激素的天然替代品，能改善骨质疏松症患者的骨密度及其相关症状，对骨质疏松症具有确切的防治作用。

依普黄酮 ipriflavone

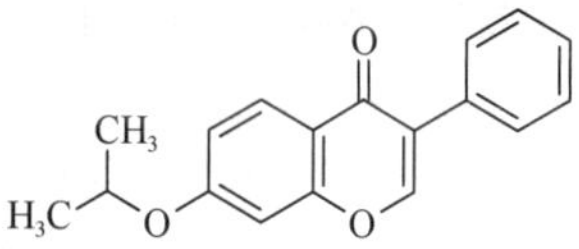

化学名为 7-异丙氧基-3-苯基-4H-1-苯并吡喃-4-酮 (7-(1-methylethoxy)-3-phenyl-4H-1-benzopyran-4-one)，又名 γ-异丙氧基异黄酮。

本品为白色或类白色结晶或结晶性粉末，无臭。在三氯甲烷、二甲基甲酰胺、丙酮或乙酸乙酯中溶解，几乎不溶于水。熔点 116～120℃。

本品是异黄酮衍生物，属植物性雌激素类药物，与雌二醇结构相似，能与雌激素受体结合而发挥生物效应。

本品口服后吸收较完全，约 60% 在小肠吸收，90min 可达到血药浓度峰值，半衰期为 9.8h，可分布至全身，经肝脏氧化代谢后由肾脏排泄。依普黄酮的体内代谢途径如图 16-14 所示，主要代谢产物为异黄酮的羟基化物和羧基化物，这些代谢产物也具有一定的生物活性。

本品能有效治疗绝经后骨质疏松症，改善原发性骨质疏松症和其他代谢性骨病。

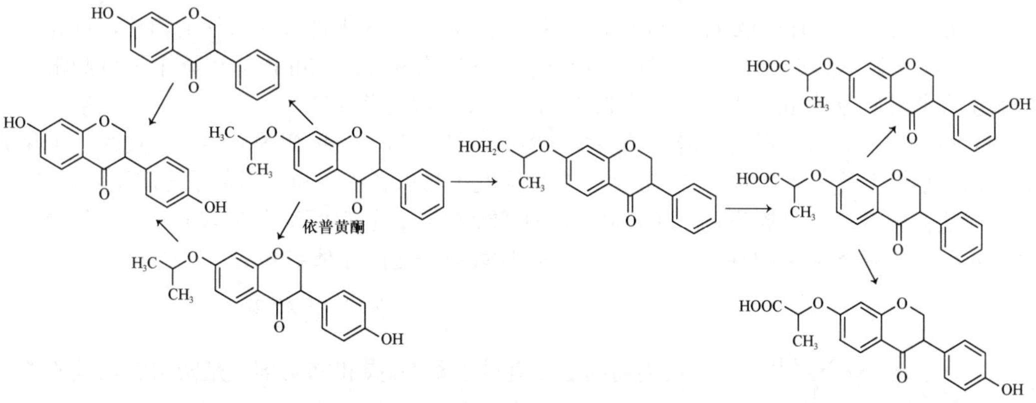

图 16-14　依普黄酮的代谢途径

本品以间苯二酚为原料，与苯乙酸先酰化，再醚化，最后环合得到产物。

二、合成代谢药物

合成代谢药物能刺激成骨细胞活性，使新生骨组织及时矿化成骨，降低骨脆性，增加骨密度及骨量。抑制骨吸收只能维持现有骨量，而促进骨形成，可以有效地提高骨量。因此，合成代谢药物同样非常重要，此类药物主要有甲状旁腺激素等。

甲状旁腺激素（parathyroid hormone，PTH）是由甲状旁腺主细胞分泌的含 84 个氨基酸残基的单链多肽激素，是人体调节钙、磷代谢及骨转换的重要肽类激素之一，它可以调节骨代谢，直接刺激成骨细胞和破骨细胞，小剂量 PTH 具有明显的成骨作用，而其 N 端 1～34 活性片段保留了全部的成骨活性，因此，PTH 的结构研究主要集中在其 N 端，PTH 的 N 端（1～34）具有较高的序列保守性，种属间差异小。

Ser-Val-Ser-Glu-Ile-Gln-Leu-Met-His-Asn-Leu-Gly-Lys-His-Leu-Asn-Ser-Met-Glu-Arg-Val-Gln-Trp-Leu-Arg-Lys-Lys-Lys-Gln-Leu-Val-His-Asn-PheOH

PTH N 端（1～34）

甲状旁腺激素与 PTH 受体结合后，通过活化 cAMP 依赖的蛋白激酶 A 及钙离子依赖的蛋白激酶 C 信号传导途径发挥生物作用。

特立帕肽是甲状旁腺激素的代表性药物，可明显升高腰椎、股骨颈及总体的骨密度，降低椎体和非椎体骨折率并改善骨微结构。

特立帕肽是 PTH 的活性片段（PTH1～34，$C_{181}H_{291}N_{55}O_{51}S_2$），分子量为 4117.8，是以大肠埃希菌为宿主研发的一种甲状旁腺激素的衍生物，是目前唯一可以促进骨合成代谢的药物。其 34 个氨基酸序列与人体 PTH 的 N 端氨基酸序列一致，保持了 PTH 完整的生物活性。与天然 PTH 相比，保存了与 PTH-I 受体结合调节成骨细胞的作用，同时也消除了 PTH 的 C 端所带来的促进骨凋亡作用。2002 年 12 月美国 FDA 批准其上市，用于绝经后女性和男性骨质疏松的治疗，推荐剂量为 20μg/d。皮下注射本品 20μg，达峰时间 30min，半衰期为 60min，3h 内即可降至不可测水平。静脉注射血清半衰期为 5min，生物利用度为 95%，90% 药物经肾清除。

特立帕肽注射后常见不良反应包括头晕、背痛、恶心和下肢痉挛等，多为一过性；少见的不良反应包括心律失常、耳聋等。目前认为不良反应发生与患者年龄和给药剂量之间无明显关系。

对甲状旁腺激素的构效关系研究表明，PTH 与受体结合的主要位点在第 1～6 个氨基酸片段，切除前 6 个氨基酸会导致 PTH 活性丧失，7～34 肽段有较弱的受体亲和力。

三、骨矿化药物

这类药物主要有维生素 D_3 类和钙制剂，是防治骨质疏松的基础药物。

阿法骨化醇 alfacalcidol

化学名为 (5Z, 7E)-9, 10-开环胆甾-5, 7, 10(19)-三烯-1α, 3β-二醇 ((5Z, 7E)-9, 10-secocholesta-5, 7, 10(19)-triene-1α, 3β-diol)。

本品为白色结晶性粉末，无臭。在乙醇和二氯甲烷中易溶，在乙醚中溶解，在水中几乎不溶。熔点 137～142℃，熔融时同时分解，$[\alpha]_D^{25}=+46º～+52º$（无水乙醇，$C$=0.125）。本品遇光、湿、热均易变质，故需避光、充氮、密封且在冷处保存。

阿法骨化醇与维生素 D 结合蛋白的亲和力强，在肝脏经肝微粒体羟基化酶作用后形成具有活性的 1α, 25-(OH)$_2$D$_3$，如图 16-15 所示。

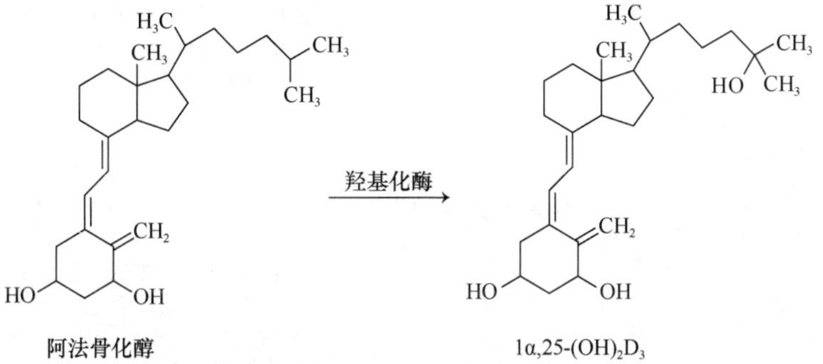

图 16-15　阿法骨化醇的代谢途径

本品分布于肠道及骨等靶组织，与受体结合而表现出促进肠道吸收钙、促进骨形成、抑制甲状旁腺激素（PTH）过剩分泌等代谢调节作用。临床常用于治疗骨质疏松症，改善慢性肾功能不全、甲状旁腺机能减退、佝偻病和骨软化等。

本品与其他药物联合使用可能产生相互作用：①与钙剂合用可能会引起血钙升高，应监测血钙；②噻嗪类利尿剂可促进肾脏对钙的吸收，合用时有发生高钙血症的危险；③应用洋地黄类药物的患者若出现高钙血症易诱发心律失常，若与本品合用应严密监测血钙；④巴比妥类、抗惊厥药可加速维生素 D 代谢物在肝内代谢，降低药效，故应适当加大本品剂量；⑤考来烯胺或含铝抗酸药等胃肠吸收抑制剂可减少本品的吸收，两者不宜同服，应间隔 2h；⑥与大剂量磷剂合用，可诱发高磷血症。

阿法骨化醇的合成是以维生素 D$_3$ 为原料，经酯化、关环、氧化、开环、水解 5 步反应合成目标化合物。

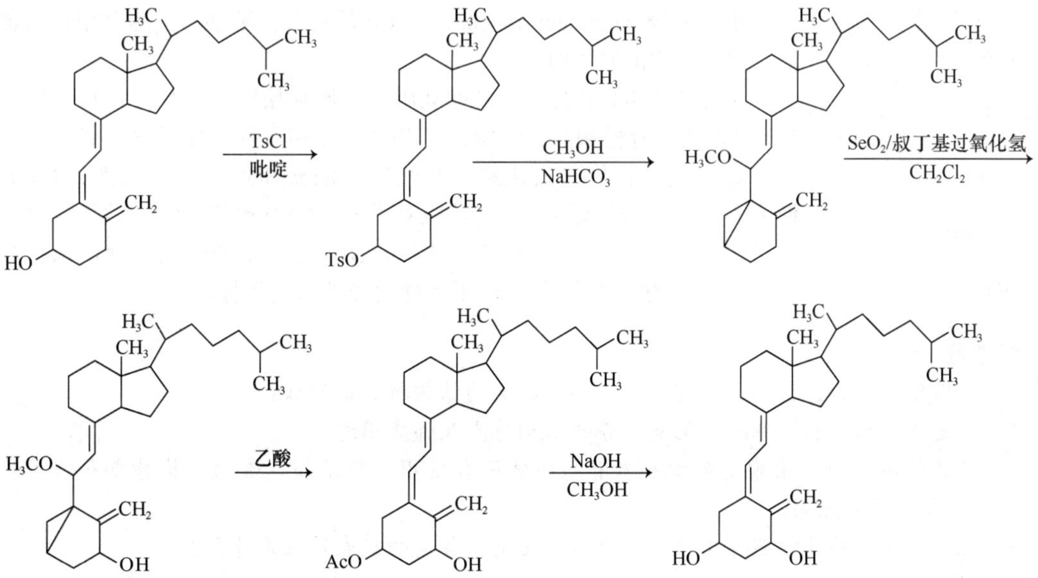

除阿法骨化醇外，其他维生素 D$_3$ 类和钙制剂见表 16-11。

表 16-11　维生素 D_3 及其活性代谢物

药物名称	化学结构	特点
维生素 D_3 colecalciferol		本品为胆骨化醇，胃肠吸收良好，起效慢，作用持续时间长；在肝脏内代谢生成 25-羟基维生素 D_3，进入血液循环。在肾脏内代谢生成活性代谢物骨化三醇。用于预防和治疗因吸收不良、低血钙、甲状旁腺功能减退和代谢性疾病引起的维生素 D 缺乏症
骨化三醇 calcitriol		本品即 1α, 25-二羟基维生素 D_3，是维生素 D_3 活性最强的代谢产物，可促进肠道对钙磷的吸收及控制肾脏对磷的重吸收和排出，从而维持血浆钙和磷的正常水平；还可促进生成骨细胞和骨盐，有助于骨的形成。抗佝偻病作用最强

钙是骨骼形成所必需的一种微量营养元素，任何治疗骨质疏松的方法必须同时补钙，以便提供矿物质，增加骨强度。同时，钙制剂能抑制甲状旁腺激素的过度分泌，促进骨形成和保持骨骼强度，使骨质疏松的症状减轻。在补钙基础上联合运动或补充维生素 D 可更明显增加骨密度，减少骨折发生率。

四、解偶联剂

锶为微量元素，锶盐可以保持骨的更新速度，在保持骨形成的同时可以减少骨吸收，改善骨骼的机械强度，但不影响骨骼的矿化及不改变骨结构的晶体状况，所以锶盐是一种对骨代谢具有双向调节作用的药物。

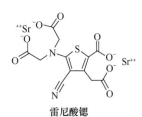

雷尼酸锶

雷尼酸锶（strunium ranelate，SR）是有机锶制剂，由两个稳定非放射活性锶原子和雷尼酸构成。

本品于 2004 年上市，被批准用于骨质疏松症的治疗。雷尼酸锶治疗 3 年可以增加脊椎和髋部骨密度，降低椎体和非椎体骨折发生率。

除上述药物外，氟化物、某些雄性激素和蛋白同化激素如替勃龙、他汀类药物、维生素 K_2 制剂等也对骨质疏松有预防和治疗效果。目前对骨质疏松症的治疗是以钙剂和维生素 D 作为必要的辅助治疗，以抗分解代谢药物降低骨转换率，预防骨折发生，应用合成代谢药物增加骨重建和骨转换。

一、思考题

1. 根据化学结构，甾体激素可分为几类？各类的结构特点是什么？
2. 简述炔雌醇、己烯雌酚、他莫昔芬的结构特点及临床用途。
3. 在药物流产中，米索前列醇和米非司酮常配合使用，请结合二者的结构特点和作用特点分析二者配合使用的原因。
4. 抗骨质疏松药物按照作用机制可分为哪几类？各类的代表药物是什么？

二、案例分析

齐某，女，高校教师，某日在上课途中突感呼吸急促、心跳加速、手脚冰凉、全身发麻，在稍停顿、调整呼吸后，坚持上完课，然后去医院检查。在进行了肺功能和 FeNO 检查后，呼吸内科医生根据两项检查结果诊断为"支气管哮喘"，开具了舒利迭（50μg/250μg）、氯雷他定、孟鲁司特钠三种药物，并做了详细的用药说明，同时要求患者用药 3 个月后复查。请结合以上案例回答以下问题：

（1）在此处方中，舒利迭为复方制剂，请查阅资料写出舒利迭中 250μg 成分的通用名称。

（2）分析舒利迭中 250μg 成分药物的结构特点、代谢特点和可能的作用靶点，并解释其可以控制支气管哮喘的原因。

（3）根据舒利迭中 250μg 成分结构拓展思考其可能的其他用途或同类药物等相关内容。

（齐庆蓉）

第十七章 维生素
Vitamin

学习要求

　　1. 熟悉维生素的分类；维生素 A 醋酸酯、维生素 D_3、维生素 E 醋酸酯的结构特点、理化性质、构效关系、临床常用药物及用途；维生素 D_3 的活性形式及体内代谢过程；维生素 C 的结构特点、理化性质及用途。

　　2. 了解维生素 B_2 的结构特点及用途。

　　维生素（vitamin）是维持人类机体正常代谢功能所必需的微量活性物质，它既不参与构成人体细胞，也不为人体提供能量，而是主要作用于机体的能量转移和代谢调节。人体自身不能合成或合成量很少，主要由食物供给，一旦摄入不足就会引起维生素缺乏症，故人体每天都需摄入一定量才能保证机体生长、发育、代谢、生殖等生理功能的正常运行。例如，干眼症、夜盲症由缺乏维生素 A 造成；而佝偻症、软骨化症由维生素 D 不足引起。许多维生素是酶的辅酶或者是辅酶的一部分，是各种不同的代谢反应中必需的辅助因素，如盐酸硫胺（vitamin B_1）被体内吸收后，转变为具有生物活性的硫胺焦磷酸酯（TPP），作为脱羧酶的辅酶参与体内糖代谢。

　　作为一类特殊的化学药物，维生素既可以用于临床治疗疾病，又是人类健康的必需品，但过量服用也会引起中毒。它几乎存在于所有的动物和大多数植物及微生物中，所以来源是很广泛的。自 20 世纪 20 年代开始，许多维生素就相继被提取分离出来，在确定结构式后进行了人工全合成并实现了工业化生产。

　　维生素的种类繁多，迄今为止人类已发现的维生素达 60 余种，它们化学结构各异，理化性质和生理功能各不相同，20 世纪 70 年代中期在一个国际会议上把已确定的 13 种维生素分为了脂溶性维生素和水溶性维生素两大类。

第一节　脂溶性维生素
Fat soluble vitamins

　　脂溶性维生素溶于亲脂性溶剂，不溶于水，主要包括维生素 A 类、维生素 D 类、维生素 E 类、维生素 K 类等。它们主要存在于脂类食物中，并随之一同吸收，排泄较慢，若长期服用，易引起蓄积中毒。

一、维生素 A 类

　　维生素 A 类主要存在于鱼类、动物肝组织中，植物中尚未发现，但是胡萝卜素、玉米黄素等可在人体内转换成维生素 A。维生素 A 类在维持正常视觉功能、促进免疫球蛋白的合成、维持骨骼正常生长发育、促进生长与生殖等方面均有作用。

维生素 A vitamin A

化学名 (全-*E* 型)-3, 7-二甲基-9-(2, 6, 6-三甲基-1-环己-1-烯基)-2, 4, 6, 8-壬四烯-1-醇醋酸酯 ((all-*E*)-3, 7-dimethyl-9-(2, 6, 6-trimethyl-1-cyclohexen-1-yl)-2, 4, 6, 8-nonatetraen-1-ol acetate）。又名视黄醇醋酸酯，《中国药典》（2020 年版）收载的维生素 A，实际上为维生素 A 醋酸酯结晶加精制植物油制成的油溶液。含维生素 A 为标示量的 97.0%～103.0%。

本品为淡黄色油溶液，或结晶与油的混合物，加热到 60℃应为澄清液，无臭。易溶于三氯甲烷、乙醚、环己烷或石油醚，微溶于乙醇溶液，不溶于水。

知识链接   **A 类维生素的发现与发展**

　　1913 年麦科勒姆（McCollum）等提出蛋黄、鱼肝油等脂溶性食物中存在一种必需营养品，命名为脂溶性维生素 A。1931 年卡勒（Karrer）从鱼肝油中分离鉴定出视黄醇（retinol），现命名为维生素 A_1，这是最早被阐明结构的维生素。后来又从淡水鱼肝中分离得到另一种维生素 A，较视黄醇多一个双键，即称为脱氢视黄醇，称为维生素 A_2。前者主要存在于哺乳动物和海水鱼中，以棕榈酸酯形式存在于鱼油、脂肪、肝、蛋黄中，占体内维生素 A 总量的 95%；而维生素 A_2 则主要存在于淡水鱼中，活性为前者的 30%～40%。

本品为酯类化合物。维生素 A 醋酸酯的化学稳定性比维生素 A 好。临床上常将维生素 A 醋酸酯或其棕榈酸酯溶于植物油中运用，在体内被酶水解得到维生素 A。

维生素 A 醋酸酯易被空气中的氧所氧化，在紫外线、加热或有金属离子存在时，可促进氧化反应，生成无活性的环氧化合物，环氧化合物在酸性介质中发生重排，生成无活性的呋喃型氧化物，但在无氧的情况下，可耐热至 120℃。因此，维生素 A 醋酸酯应储存于铝制容器，在氮气环境下密封阴凉干燥保存。也常将维生素 A 溶于维生素 E 的油中，或加入稳定剂如对羟基叔丁基茴香醚（BHA）、叔丁基对甲苯酸（BHT）等。若长期储存也可发生异构化，使活性降低。

环氧化物　　　　　　　　　　　　　　环氧化物

重排产物　　　　　　　　　　　　　　脱水维生素A

因维生素 A 含有烯丙型醇的结构，对酸不稳定，遇到 Lewis 酸或无水氯化氢乙醇液，可发生脱水反应，生成脱水维生素 A，活性仅为维生素 A 的 0.4%。

维生素 A 可与三氯化锑反应，呈现深蓝色。此外，维生素 A 在一定条件下发生强黄绿色荧光，可作为维生素 A 定性定量分析的依据。

维生素 A 醋酸酯在体内被酶催化水解成维生素 A，在视网膜上被氧化成视黄醛（retinal），视黄醛可以互变异构成 11Z 型视黄醛，它是构成视觉细胞的感光物质，参与视觉的形成。视黄醛可进一步氧化成视黄酸（retinoic acid）。视黄酸作为维生素 A 的代谢产物，不会在体内储存，而是在肝中与葡糖醛酸结合或氧化成其他代谢产物，随胆汁或尿液排出体外。

本品可用于治疗维生素 A 缺乏所引起的角膜软化、夜盲症、皮肤干裂、粗糙及黏膜抗感染能力低下等疾病。维生素 A 为骨骼生长、维持睾丸和卵巢功能、胚胎发育所必需。此外，还有抗氧化、预防和治疗多种癌症的作用。若长期过量使用，可造成维生素 A 过多症，表现为疲劳、烦躁、精神抑制、呕吐、低热、高血钙、骨和关节痛等。纯结晶维生素 A 的生物效价为 334×10^4 IU/g，IU 为国际单位，成人每天所需量约为 1.5mg。

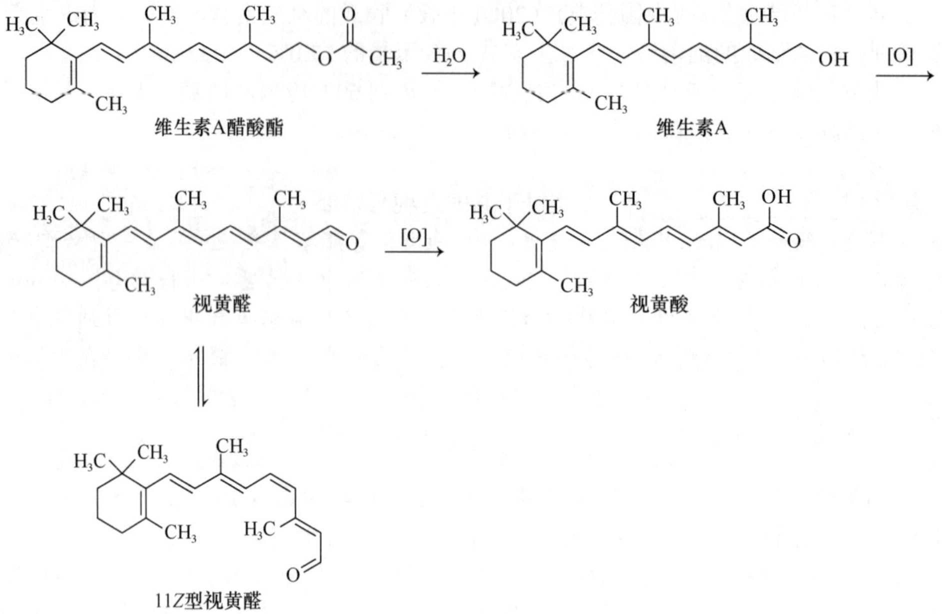

图 17-1 维生素 A 醋酸酯的代谢途径

维生素 A 醋酸酯主要由化学合成方法制取，大多以 β-紫罗兰酮（β-ionone）为起始原料，经与氯乙酸甲酯发生 Darzens 缩合反应，水解脱羧，格氏反应，Lindlar 选择性还原，与乙酰氯发生酯化缩合，经溴化取代后，脱去溴化氢获得。

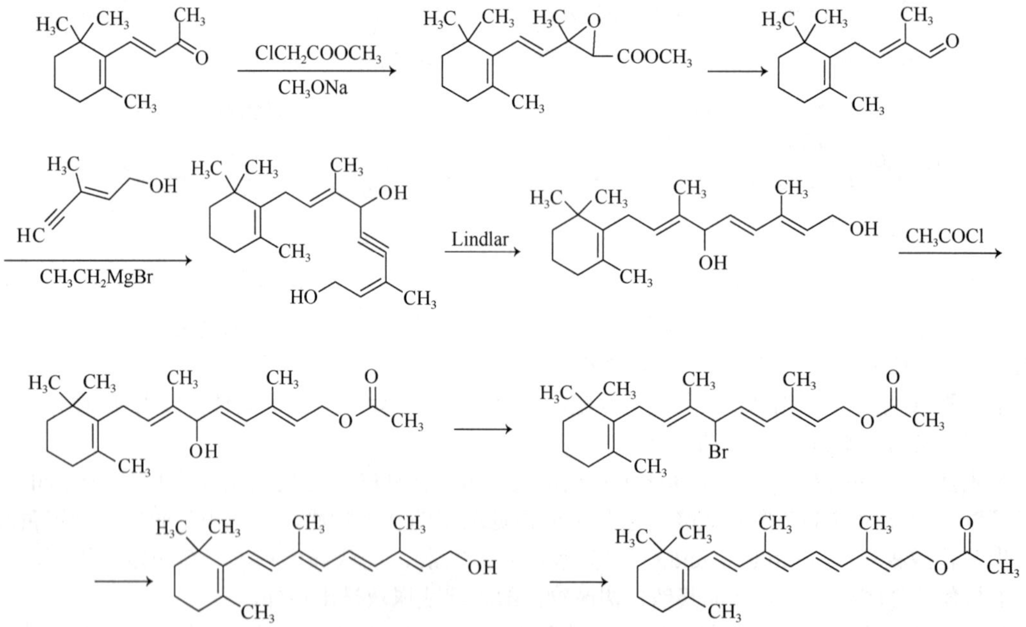

除了维生素 A 外，临床上还有不少该类药物使用，见表 17-1。

表 17-1 常用的 A 类维生素

药物名称	药物结构	特点
维生素 A 酸 all-*trans*-retinoic acid	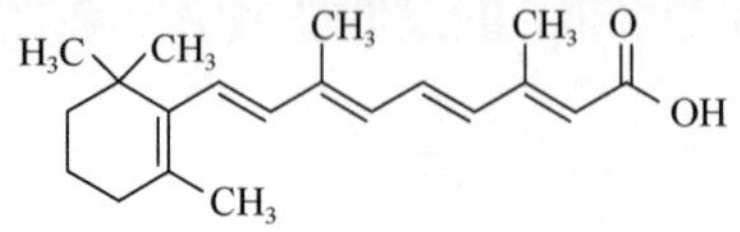	本品又称为视黄酸，是维生素 A 的代谢产物，与维生素 A 作用相似

续表

药物名称	药物结构	特点
异维生素 A 酸 13-*cis*-retinoic acid	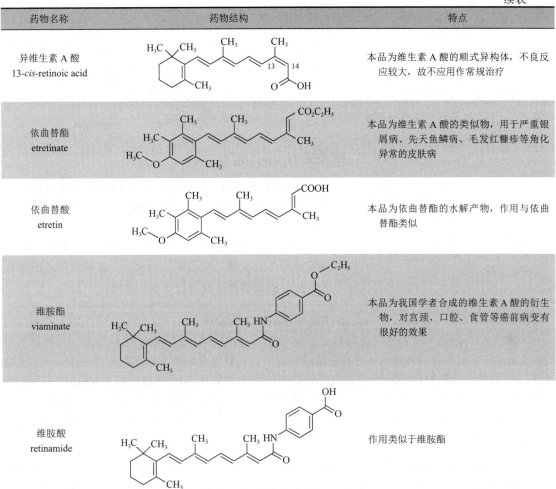	本品为维生素 A 酸的顺式异构体,不良反应较大,故不应用作常规治疗
依曲替酯 etretinate		本品为维生素 A 酸的类似物,用于严重银屑病、先天鱼鳞病、毛发红糠疹等角化异常的皮肤病
依曲替酸 etretin		本品为依曲替酯的水解产物,作用与依曲替酯类似
维胺酯 viaminate		本品为我国学者合成的维生素 A 酸的衍生物,对宫颈、口腔、食管等癌前病变有很好的效果
维胺酸 retinamide		作用类似于维胺酯

维生素 A 的结构具有高度特异性,其构效关系如图 17-2 所示。

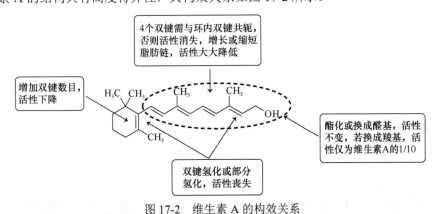

图 17-2　维生素 A 的构效关系

二、维生素 D 类

维生素 D 类种类较多,目前已知的有十多种,是一类抗佝偻病的维生素。维生素 D 类主要存在于肝脏、奶、蛋黄等食物中,以鱼肝油中的含量最为丰富。维生素 D 类可促进钙、磷的吸收,帮助骨骼钙化,对骨骼生长和正常功能的维持有重要作用。在 D 类维生素中,维生素 D_2(vitamin

D_2）和维生素 D_3（vitamin D_3）最为重要，化学结构为甾醇的开环衍生物。

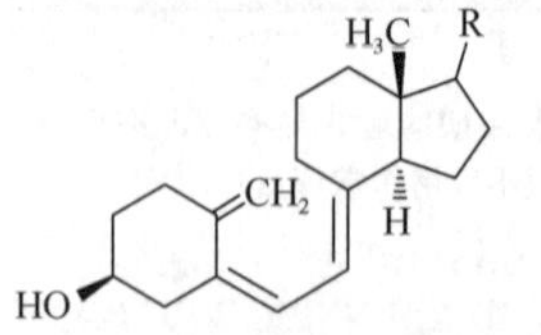

开环甾醇 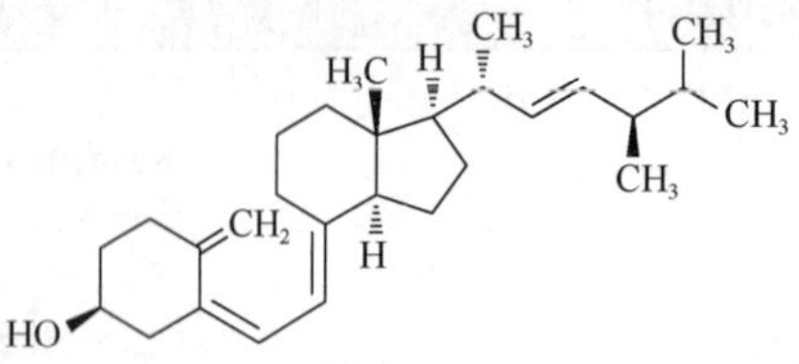　　　　　　　　　维生素D_2 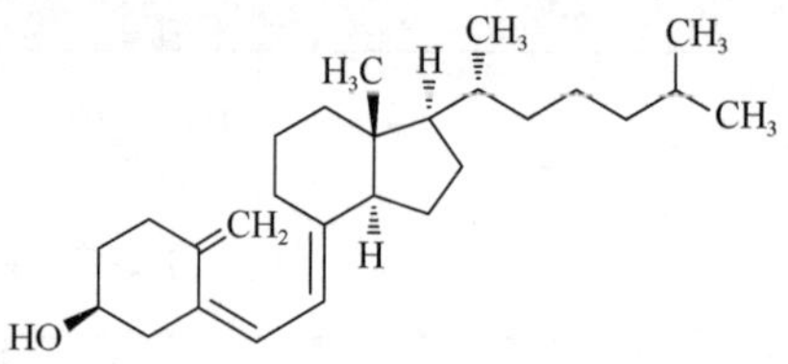　　　　　　　　　维生素D_3

维生素 D_3 vitamin D_3

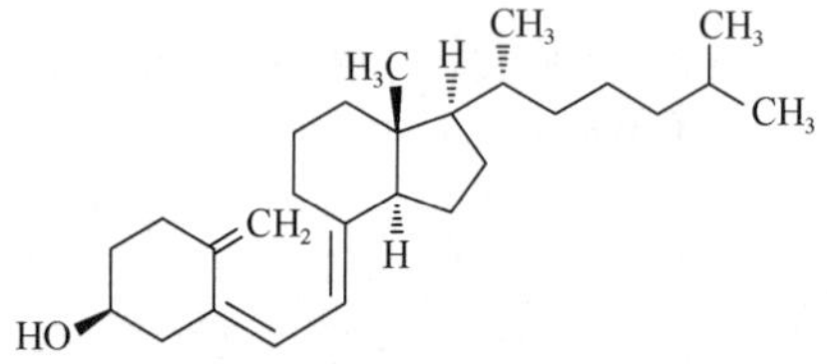

化学名为 9, 10-开环胆甾-5, 7, 10(19)-三烯-3β-醇 (9, 10-secocholesta-5, 7, 10(19)-trien-3β-ol)。又名胆骨化醇（colecalciferol）。

本品为无色针状结晶或白色结晶性粉末，无臭，无味，遇光或空气易变质。在乙醇、丙酮、三氯甲烷或乙醚中极易溶解，在植物油中略溶，在水中不溶。

知识链接　　　　　　　　　　**D 类维生素的发现与发展**

19 世纪人们就知道儿童佝偻病与日光照射有关，1922 年 McCollum 发现鱼肝油中存在对热稳定且不能被皂化的甾体，具有抗佝偻病的作用，这种物质被命名为维生素 D（vitamin D）。1930 年艾斯丘（Askew）等成功分离并鉴定得到维生素 D_2；1932 年温道斯（Windaus）等分离并鉴定了维生素 D_3，1948 年确定了它们的立体化学结构，1960 年全合成成功。维生素 D_3 主要存在于肝、奶、蛋黄中，以鱼肝油甲含量最丰富。人体内胆甾醇可转变成 7-脱氢胆甾醇，在紫外线照射下，7-脱氢胆甾醇可转化为维生素 D_3。

维生素 D_3 与甾醇 B 环未开环前的编号次序一致，因而 A 环的羟基仍在 C-3 位，而次甲基的位置在 C-10 位。分子中有一个共轭三烯，其中 C-5-C-6 是顺式（Z 或 cis），而 C-7-C-8 是反式（E 或 trans）几何异构体。

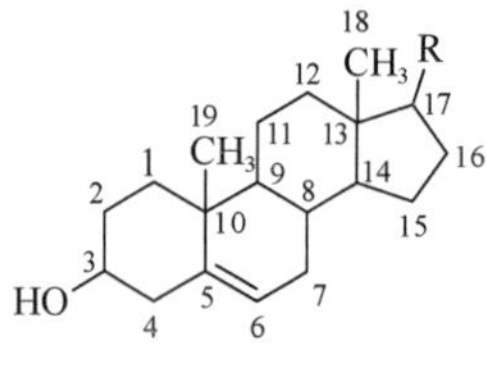

甾醇类 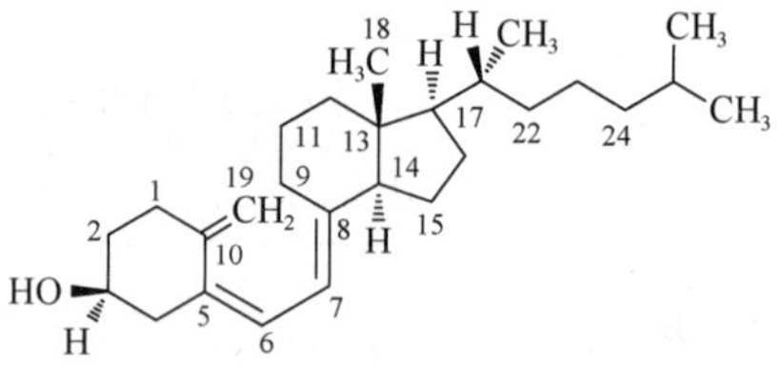　　　　　　　　　　　　维生素D_3

维生素 D_2 和维生素 D_3 的结构十分相似，其差别只是维生素 D_2 比维生素 D_3 在侧链上多了一个甲基和双键。

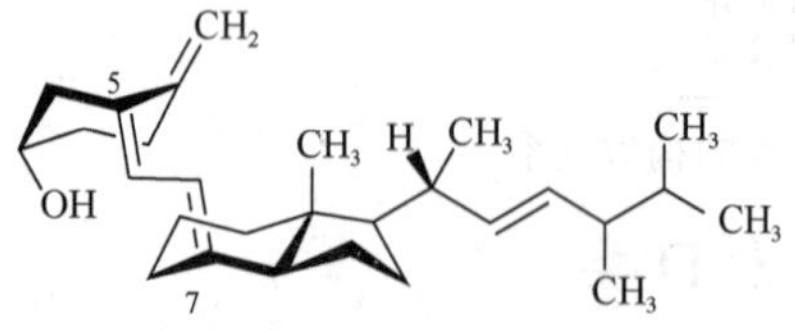

维生素D_2

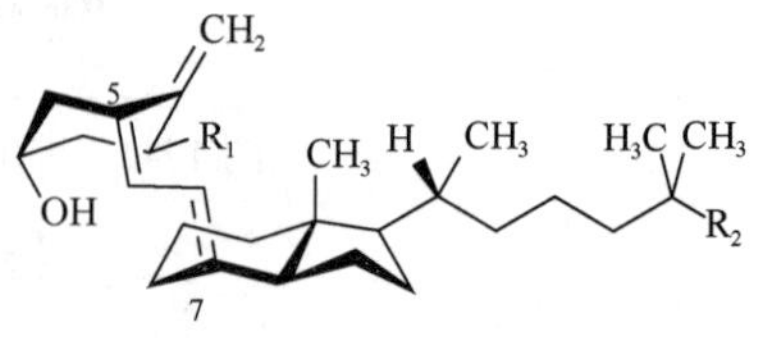

R_1=H，　R_2=H　　维生素D_3，胆骨化醇

R_1=H，　R_2=OH　骨化二醇

R_1=OH，R_2=OH　骨化三醇

维生素 D_3 在紫外线和空气中易被氧化，但其 C-17 位侧链不含双键，稳定性较维生素 D_2 高。胆固醇在体内可经代谢生成 7-脱氢胆固醇，后者经紫外线照射可转变成维生素 D_3。

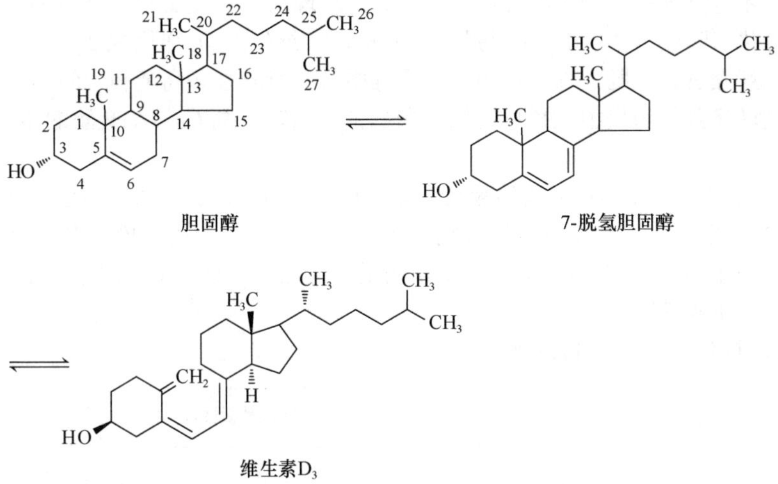

胆固醇　　　　　　　　　　　　　7-脱氢胆固醇

维生素D_3

维生素 D_3 本身无活性，1966 年首次发现维生素 D_3 的活化必须经过两步氧化代谢过程（图 17-3）。

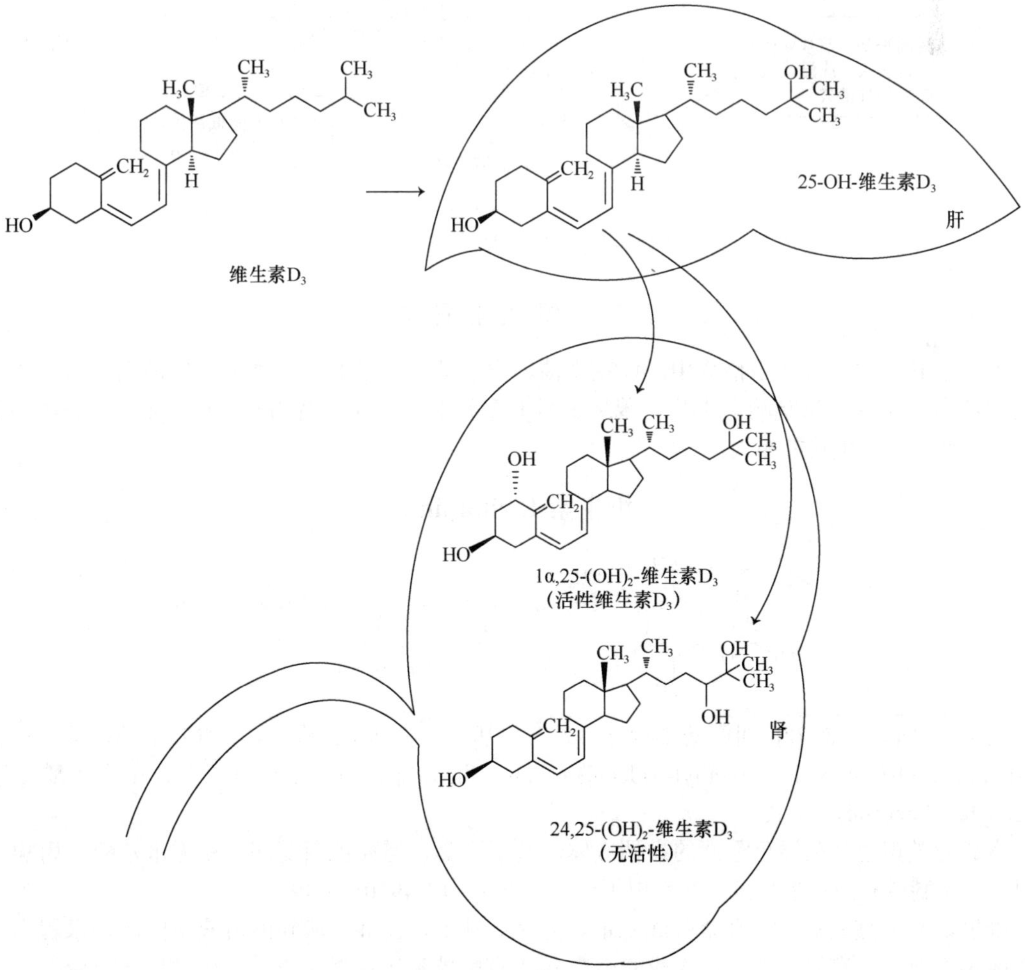

图 17-3　维生素 D_3 的代谢途径

第一步在肝内质网上被氧化成骨化二醇（calcifediol，25-hydroxy vitamin D₃），它是维生素 D 主要的储存和循环形式。第二步是在肾的线粒体中被转化为骨化三醇（calcitriol，1α, 25-dihydroxy vitamin D₃），它才是发挥作用的"活性维生素 D₃"。故现认为骨化三醇是一种激素，而维生素 D₃ 则是激素原。骨化三醇较维生素 D₃ 作用强 5～10 倍，较维生素 D₂ 作用强 2～5 倍。

骨化三醇与靶器官，如肠、骨、肾和甲状旁腺中具有特异性和高亲和力的胞质受体蛋白结合，再把激素从胞质转运到细胞核中，诱导钙结合蛋白的合成，提高 Ca²⁺-ATP 酶的活性，进而促进钙离子的吸收。

维生素 D 类促进小肠黏膜对钙磷的吸收，促进肾小管对钙磷的吸收，促进骨代谢，维持血钙、血磷的平衡。维生素 D 缺乏时儿童得佝偻病，出现骨骼畸形、骨质疏松、多汗等；成人骨软化，骨骼含有过量未钙化的基质，出现骨骼疼痛、软弱乏力等症状。临床上常用维生素 D₃ 防治佝偻病、骨软化症及老年骨质疏松等。

维生素 D₃ 的构效关系如图 17-4 所示。

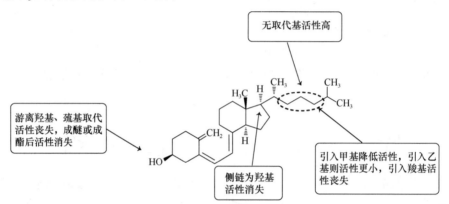

图 17-4　维生素 D₃ 的构效关系

三、维生素 E 类

维生素 E 类主要存在于植物中，以花生油、麦胚油、玉米油及豆类等含量最为丰富。该类维生素的结构为苯并二氢吡喃衍生物，苯环上具有酚羟基，故又名生育酚（tocopherol）。维生素 E 类主要与动物的生殖功能相关。

维生素 E vitamin E

化学名为 (±)-2, 5, 7, 8-四甲基-2-(4, 8, 12-三甲基十三烷基)-6-苯并二氢吡喃醇醋酸酯 ((±)-2, 5, 7, 8-tetramethyl-2-(4, 8, 12-trimethyl-tridecyl)-6-benzodihydropyranol acetate)。又名 α-生育酚醋酸酯（α-tocopherol acetate）。

本品为微黄色至黄绿色澄清的黏稠液体，几乎无臭，遇光色渐变深。在无水乙醇、丙酮、三氯甲烷、乙醚或石油醚中易溶，在水中不溶。折光率为 1.4950～1.4972。

维生素 E 醋酸酯对空气和紫外线稳定。无氧条件下，在酸溶液和碱溶液中回流，水解为游离的消旋 α-生育酚。有氧条件下，生成的消旋 α-生育酚能被迅速氧化成醌，这种氧化反应在碱性溶液中更容易进行。

　　α-生育酚在无氧条件下对热稳定，加热至 200℃ 也不会变化，但对氧非常敏感，易发生氧化，部分氧化产物为 α-生育醌及 α-生育酚二聚体。故多制成 α-生育酚醋酸酯，即维生素 E 醋酸酯用于临床。

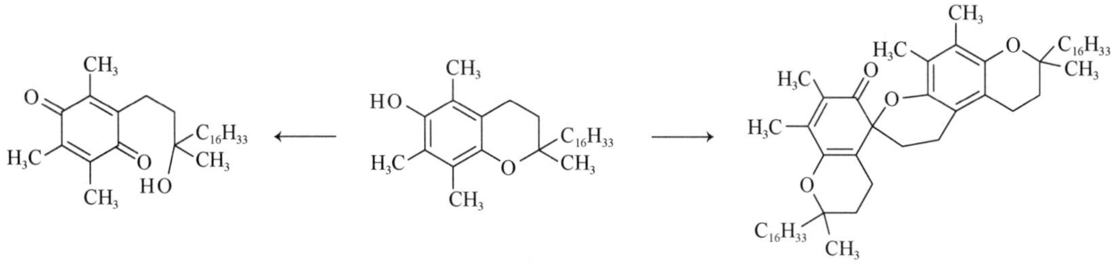

α-生育醌　　　　　　　　　　α-生育酚　　　　　　　　　　α-生育酚二聚体

　　α-生育酚具有较强的还原性，能与三价铁离子作用，被氧化成 α-生育醌和亚铁离子，后者可与 2, 2'-联吡啶作用生成血红色的络合离子，可进行鉴别。

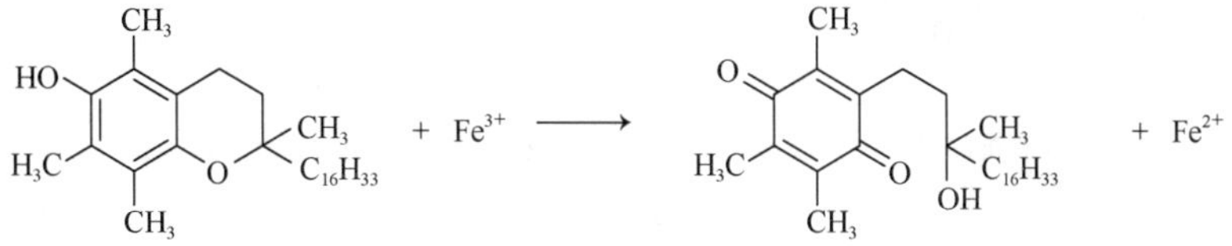

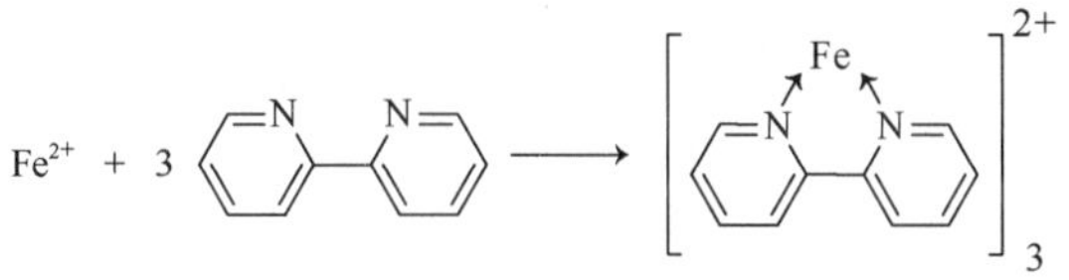

血红色

　　α-生育酚的无水乙醇溶液与硝酸共热，生成生育红，溶液显橙红色。

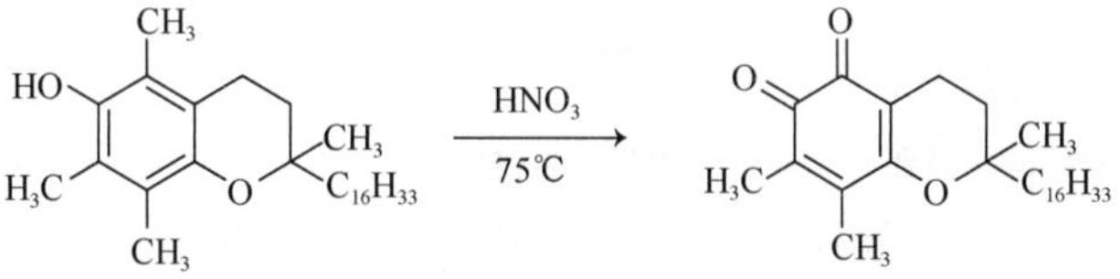

橙红色

　　维生素 E 醋酸酯侧链上的叔碳原子（C-4'、C-8'、C-12'）易自动氧化，生成相应的羟基化合物。

　　在体内，维生素 E 醋酸酯快速代谢为游离 α-生育酚，再进一步转化为 α-生育醌和 α-生育酚二聚物。前者可被还原成 α-生育氢醌或进一步氧化成 α-生育酸（图 17-5）。

　　维生素 E 与动物的生殖功能有关，具有抗不育作用。此外，维生素 E 具有对生物膜的保护、稳定及调控作用，可综合为抗衰老作用。临床上可用于防治习惯性流产、不孕症、进行性肌营养不良、间歇性跛行及动脉粥样硬化症等。此外，还可以用于延缓衰老。但长期服用维生素 E 可产生眩晕、视物模糊，并可导致血小板聚集及血栓形成。

　　维生素 E 醋酸酯的合成是通过三甲基氢醌与消旋异植醇或植醇在三氯化铝、硫酸等酸性催化剂下发生 Friedel-Crafts 缩合反应得消旋 α-生育酚，再进行酯化得到的，合成路线如下所示。

　　天然维生素 E 有 8 种（表 17-2），根据 C-2 位上侧链的饱和度不同分成生育酚和生育三烯酚，而生育酚和生育三烯酚又分为 α、β、γ、δ 四个类型，其中以 α-生育酚活性最强。α-生育酚的三个手性碳原子均为 R 型，现常用的人工合成的维生素 E 为消旋体，生物活性为天然品的 40%，其醋酸酯具有 α-生育酚相似的生物活性。

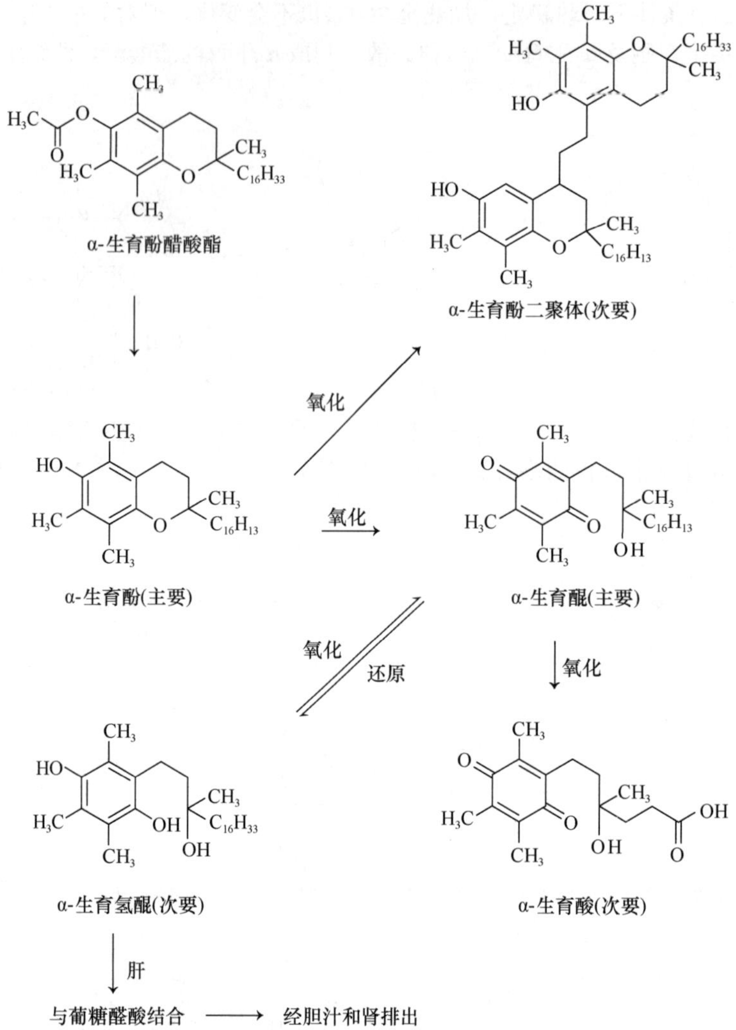

图 17-5　维生素 E 醋酸酯的代谢途径

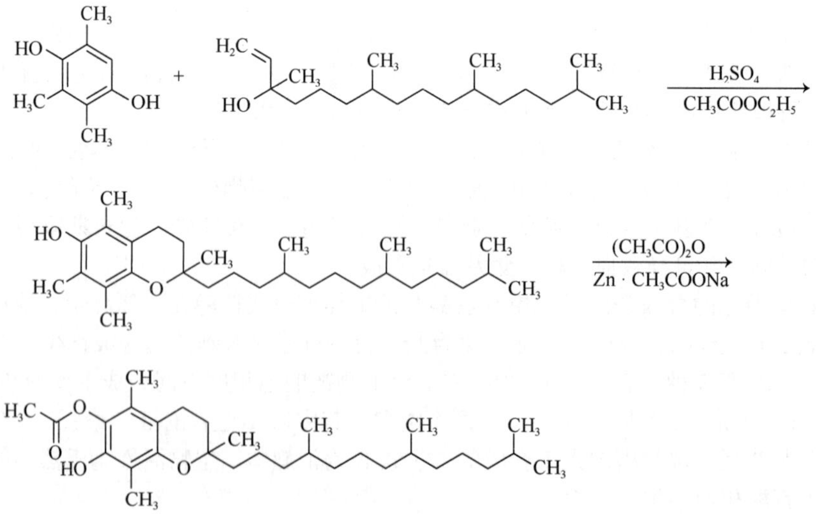

表 17-2　天然维生素 E 的类型

化学结构	取代基		化学名称
	R_1	R_2	
	CH_3	CH_3	α-生育酚
	CH_3	H	β-生育酚
	H	CH_3	γ-生育酚
	H	H	δ-生育酚
	CH_3	CH_3	α-生育三烯酚
	CH_3	H	β-生育三烯酚
	H	CH_3	γ-生育三烯酚
	H	H	δ-生育三烯酚

维生素 E 的构效关系研究表明，分子中羟基为活性基团，且必须与杂环氧原子成对位。苯环上甲基数目减少和位置改变，均会导致活性降低；缩短或除去分子中的侧链，活性降低或丧失；维生素 E 的立体结构对活性也有影响，左旋维生素 E 的活性仅为天然品右旋维生素 E 活性的 42%，故天然右旋维生素 E 的活性最强。

第二节　水溶性维生素
Water soluble vitamins

水溶性维生素在水中具有较好的溶解性，主要包括维生素 B 类和维生素 C 类。

一、维生素 B 类

维生素 B 类在动植物中分布广泛，包括谷物、牛奶、蔬菜、酵母等。该类维生素来源类似，但结构与生理活性差异较大。

维生素 B_2 vitamin B_2

化学名为 7, 8-二甲基-10-[(*2S, 3S, 4R*)-2, 3, 4, 5-四羟基戊基]-3, 10-二氢苯并蝶啶-2, 4-二酮（7, 8-dimethyl-10-((*2S, 3S, 4R*)-2, 3, 4, 5-tetrahydroxypentyl)-3, 10-dihydrobenzopteridine-2, 4-dione），又名核黄素（riboflavine）。

本品为橙黄色结晶性粉末，微臭，味微苦，溶液易变质，在碱性溶液中或遇光变质更快。熔点 280℃（分解）。在稀氢氧化钠溶液中溶解，在水、乙醇、三氯甲烷或乙醚中不溶。烟酰胺常用作其助溶剂来增大它的溶解度，每毫升含烟酰胺 200mg 的溶液可溶解维生素 B_2 5mg。

维生素 B_2 在光照下极不稳定，分解速度随温度升高而加快。在不同 pH 条件下反应不同，在碱性溶液中分解为感光黄素，在酸性或中性溶液则分解为光化色素。此外，在酸性或碱性溶液中还生成微量的核黄素-10-乙酸。

感光黄素　　　　　　　　光化色素　　　　　　　　核黄素-10-乙酸

维生素 B_2 为两性化合物，可溶解于酸和碱溶液。在矿酸水中较稳定，在碱性溶液中极易变质。

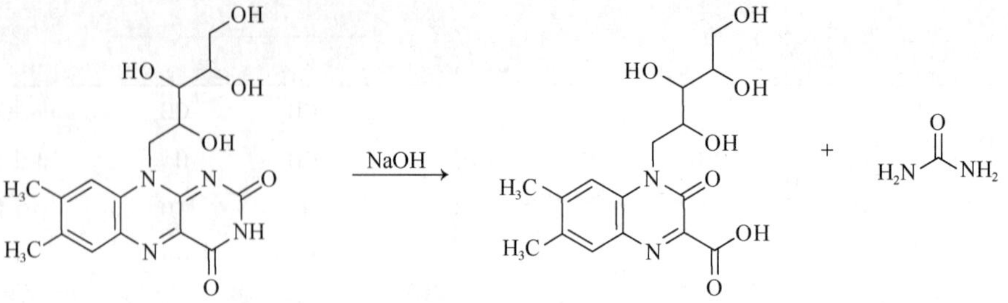

维生素 B_2 干燥时性质稳定，耐热性较好，对大多数氧化剂如过氧化氢稳定，可被强氧化剂如铬酸和高锰酸钾氧化。异咯嗪母核中 N-1 和 N-5 间有共轭双键，遇连二亚硫酸钠等强还原剂可生成不具荧光的二氢核黄素。

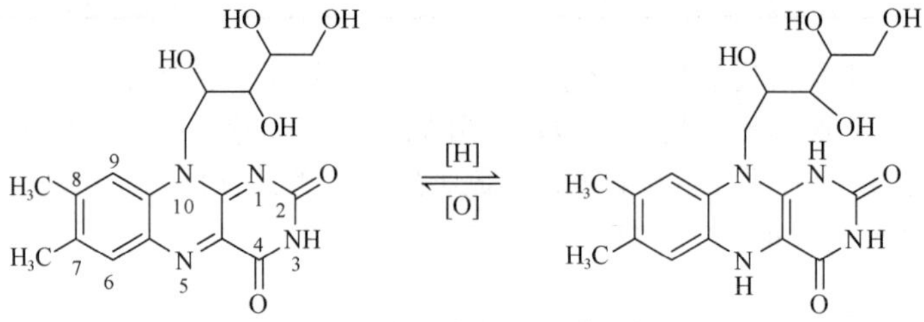

核黄素　　　　　　　　　　　二氢核黄素

本品结构专属性很强，除去异咯嗪环上的两个甲基所得的化合物都有毒性，N-10 位上的侧链若不是核糖基，则无活性。

维生素 B_2 是体内黄素酶类辅基的组成部分，在生物氧化还原中发挥递氢作用。临床上可用于口角炎、唇炎、舌炎、眼角膜炎和阴囊炎等代谢障碍性疾病。

表 17-3　常用的 B 族维生素

药物名称	药物结构	特点
维生素 B_1（硫胺素）thiamine	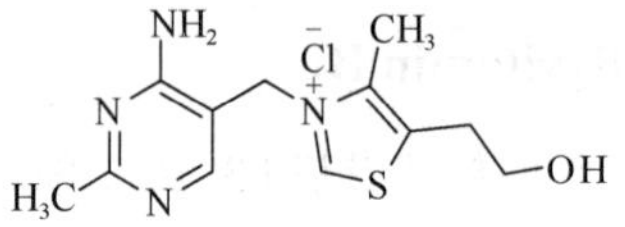	维持糖代谢、神经传导及消化功能。主要治疗维生素 B_1 缺乏症（脚气病）、多发性神经炎和胃肠疾病
维生素 B_3（烟酸）nicotinic acid	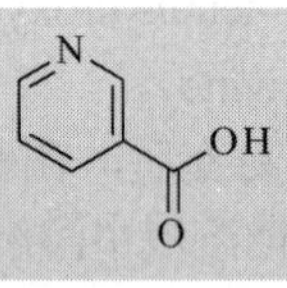	本品促进细胞新陈代谢，多用于防治粗糙病，此外还能扩张血管和降低血脂
维生素 B_4（腺嘌呤）adenine	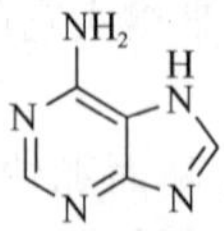	本品具有刺激白细胞增生的作用，可用于各种原因引起的白细胞减少症
维生素 B_6（吡多辛）pyridoxine	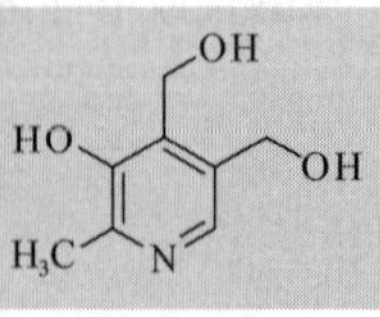	本品具有辅酶作用，用于治疗妊娠呕吐、放射性呕吐、异烟肼中毒、脂溢性皮炎及粗糙病等
维生素 B_7（生物素）biotin	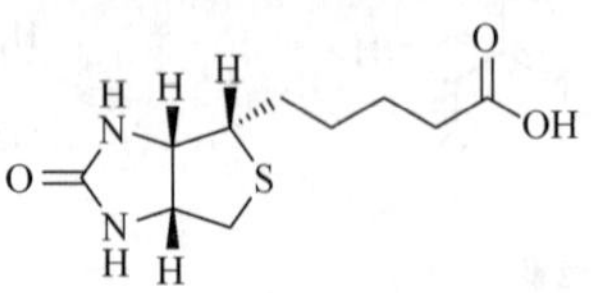	本品广泛分布于动植物的组织中，为生物生长必不可少的元素之一。缺乏该成分会引起皮炎、食欲减退、恶心、呕吐、脱发、贫血等症状

续表

药物名称	药物结构	特点
维生素 B$_9$（叶酸）folic acid		富含于新鲜的水果、蔬菜、肉类食品中，主要用于治疗巨幼红细胞贫血，尤其适用于妊娠及婴儿巨幼红细胞贫血

二、维生素 C 类

维生素 C 来源于各类新鲜蔬菜和水果，如辣椒、猕猴桃、橙子等，是高等动物的必需营养素。维生素 C 具有抗氧化作用，参与生物体内许多新陈代谢过程，保护机体免于自由基的威胁，具有预防衰老、癌症及抗坏血病等功能。

维生素 C vitamin C

化学名为 L-(+)-苏阿糖型-2, 3, 4, 5, 6-五羟基-2-己烯酸-4-内酯（L-(+)-threo-2, 3, 4, 5, 6-pentahydroxy-2-hexenoic acid-4-lactone）。又名 L-抗坏血酸（L-ascorbic acid）。

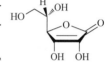

本品为白色结晶或结晶性粉末，无臭，味酸，久置色渐变微黄。维生素 C 在水中易溶，在乙醇中略溶，不溶于三氯甲烷和乙醚，水溶液显酸性。熔点 190～192℃。$[\alpha]_D^{20}=$ 20.5°～21.5°（95% 乙醇，$C=2$）。

> **知识链接**　　　　　　　　　　　**维生素 C 的发现与功能**
>
> 　　在 18 世纪，维生素 C 缺乏症（坏血病）流行于长期缺乏食物的地区或远洋航行的水手中，人类一直不了解其发生的原因。1536 年法国探险家卡蒂埃（Cartier）在探险中遇到一位印第安人，这位印第安人教他们饮用一种树叶泡的茶，坏血病才有所缓解，后来人们发现这种树的叶子里含有大量维生素 C。1928 年匈牙利生化学家捷尔吉（Gyorgyi）成功地从牛的副肾腺体中分离出维生素 C 纯品，并确定了维生素 C 的分子式。后来他因为维生素 C 和人体内氧化反应的研究获得 1937 年的诺贝尔生理学或医学奖。维生素 C 广泛存在于新鲜的蔬菜和水果中，尤以绿叶蔬菜、辣椒、番茄、橘子、山楂、柠檬及猕猴桃等中含量丰富。含维生素 C 丰富的水果有助于预防癌症，还具有美白、淡斑的功效。

维生素 C 是含有 6 个碳原子的酸性多羟基化合物。分子中有 2 个手性碳原子，共 4 个光学异构体。维生素 C 的立体结构与 L 系的己糖相似，故又称 L-抗坏血酸。4 个异构体中以 L-(+)-抗坏血酸的活性最高，D-(–)-异抗坏血酸的活性仅为 L-(+)-抗坏血酸活性的 1/20，D-(–)-抗坏血酸和 L-(+)-异抗坏血酸几乎无效。

L-(+)-抗坏血酸　　　　D-(–)-抗坏血酸　　　　D-(–)-异抗坏血酸　　　　L-(+)-异抗坏血酸

维生素 C 干燥时固体较稳定，遇光受潮变黄，故应避光密闭保存。维生素 C 在水溶液中可发生互变异构，主要以烯醇式存在，酮式量少。两种酮式异构体中，2-氧代物较 3-氧代物稳定，可分离出来，3-氧代物极不稳定，易转变为烯醇式结构。

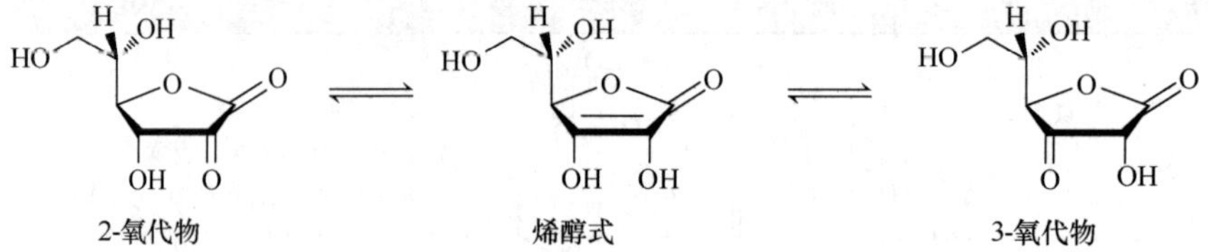

2-氧代物　　　　　　　　烯醇式　　　　　　　　3-氧代物

维生素 C 中含有连二烯醇结构，因两个烯醇羟基极易游离，释放出质子，故溶液显酸性。C-2 上的羟基可与 C-1 上的羰基形成分子内氢键，所以 C-3 上的羟基酸性较弱。C-3 上的羟基可与碳酸氢钠溶液反应，生成 C-3 烯醇钠盐。

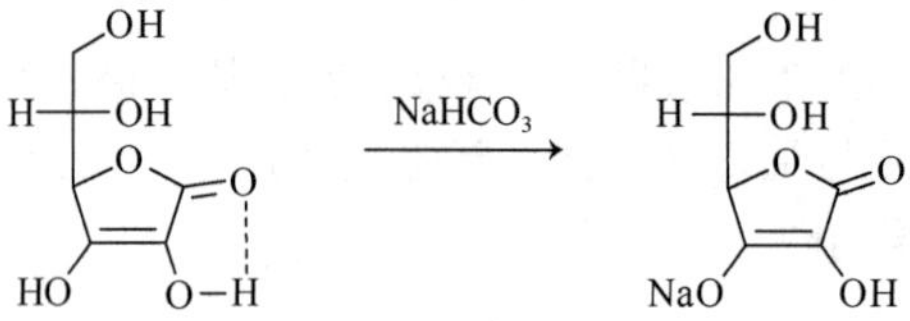

在强碱如氢氧化钠溶液中，内酯环会被水解而生成酮酸钠盐。

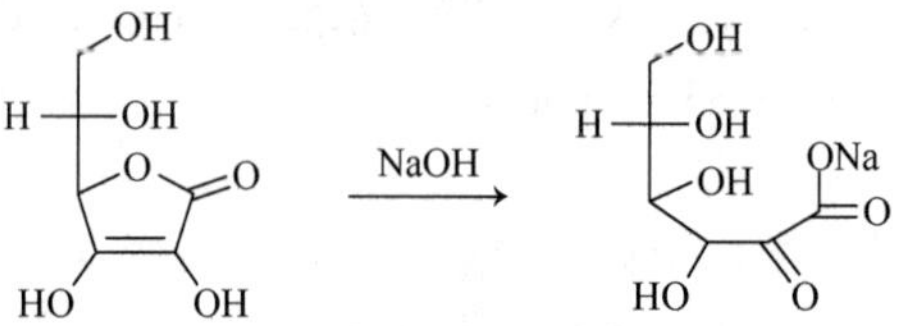

本品在碱性水溶液中与亚硝酸基铁氰化钠及氢氧化钠作用显蓝色。

$$C_6H_8O_6 + NaOH \longrightarrow C_6H_7O_6Na + H_2O$$

$$C_6H_7O_6Na + Na_2[Fe(CN)_5NO] \longrightarrow Na_4[Fe(CN)_5NO(C_6H_7O_6)_2]$$

因分子中特殊的烯醇结构，维生素 C 具有强还原性，在水溶液中易被空气氧化生成去氢维生素 C，故维生素 C 常被用作抗氧化剂。二者可相互转化，故维生素 C 有氧化型和还原型两种形式，两者有同等的生物活性。

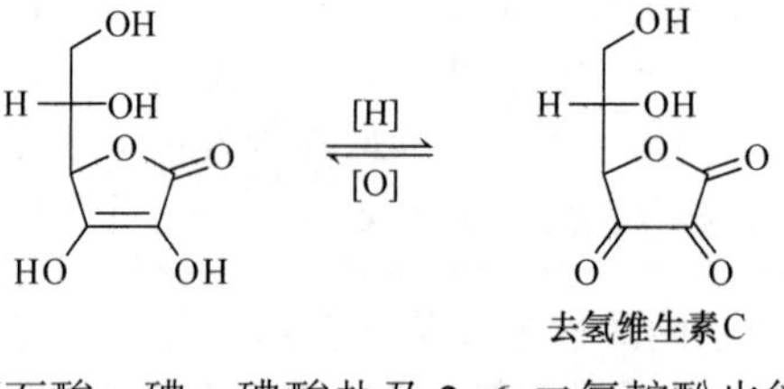

去氢维生素C

硝酸银、氯化铁、碱性酒石酸、碘、碘酸盐及 2,6-二氯靛酚也能氧化维生素 C 成为去氢维生素 C。去氢维生素 C 在氢碘酸、硫化氢等还原剂的作用下，又可逆转为维生素 C。其氧化速度受金属离子的催化，催化作用顺序为 $Cu^{2+} > Cr^{3+} > Mn^{2+} > Zn^{2+} > Fe^{3+}$。

维生素 C 在酸性条件下即可被碘氧化，可以用碘量法测其含量。以新沸放冷的蒸馏水溶解，在乙酸的环境下，以淀粉为指示剂用碘液滴定，终点为蓝色。

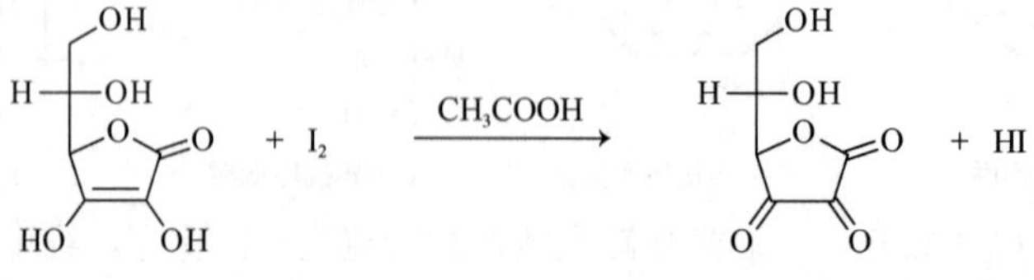

维生素 C 水溶液中加入硝酸银试液，即产生银的黑色沉淀；若滴加少量 2,6-二氯靛酚试液，

溶液的颜色由红色变为无色。这两种反应均可鉴别维生素 C。

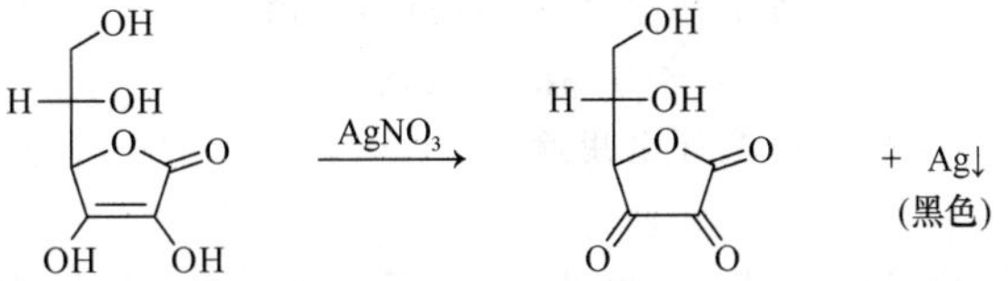

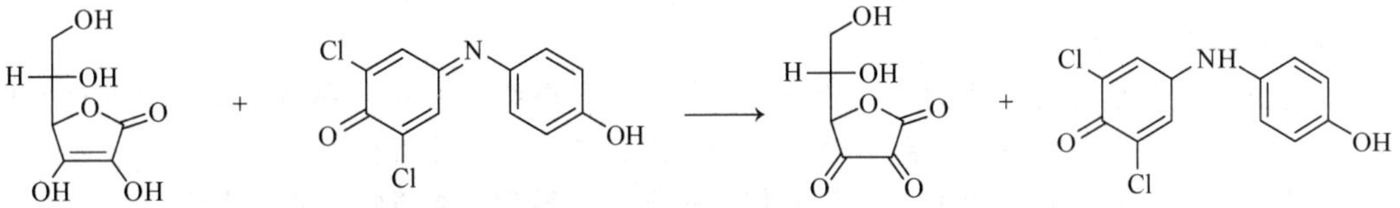

维生素 C 被氧化为去氢维生素 C 后，分子中的共轭体系被破坏，更易水解，生成 2, 3-二酮古洛糖酸，进一步氧化为苏阿糖酸和草酸而失活。

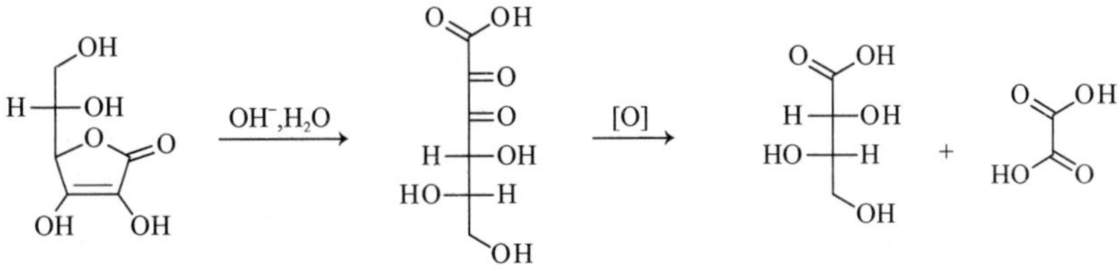

2,3-二酮古洛糖酸　　苏阿糖酸

去氢维生素 C 在无氧条件下容易发生脱水和水解反应。在酸性介质中受质子催化，反应速度比在碱性介质中快，进而脱羧生成呋喃甲醛，呋喃甲醛易于聚合而呈黄色斑点。这是维生素 C 在生产储存过程中变色的主要原因。空气、光线、热和金属离子都可以加快反应速度，所以应在密闭、阴凉、避光的环境下保存。为了提高维生素 C 的稳定性，可将其制成磷酸酯以利于储存和制剂。

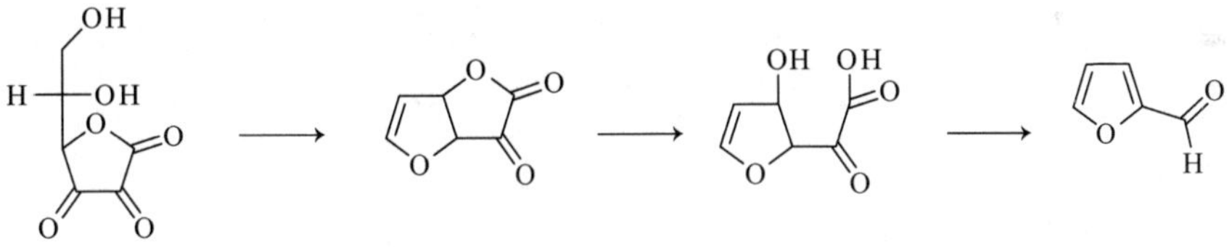

维生素 C 在体内首先被氧化为 2, 3-二酮古洛糖酸，再进一步被氧化、分解、代谢，最后成为糠醛。

早期维生素 C 的合成是以 *D*-葡萄糖为原料经催化氢化等六步反应制备，现可利用微生物氧化法，以 *D*-山梨醇为原料经两步发酵，得 2-酮-古洛酸，再烯醇化、内酯化即得。

D-山梨醇　　2-酮-古洛酸

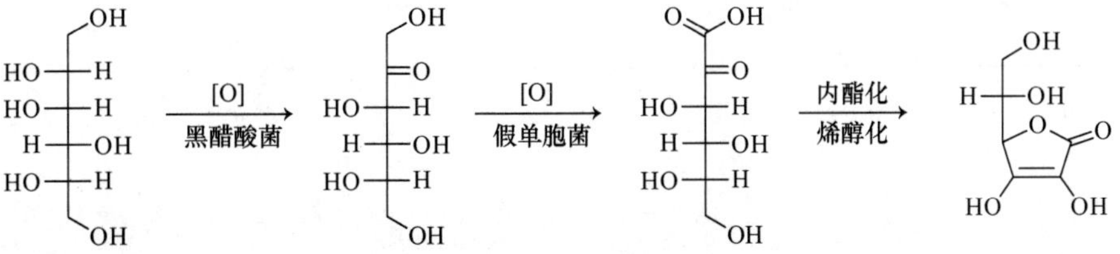

维生素 C 可降低毛细血管通透性，降低血脂，增强机体抵抗疾病的能力，并具有一定解毒和抗组胺的作用。临床上用于预防和治疗维生素 C 缺乏症，也可用于尿的酸化、高铁血红蛋白症等诸多疾病的治疗。

一、思考题

1. 维生素的分类依据是什么？各类维生素有哪些代表药物？

2. 简述 D 族维生素的体内转化及与骨骼疾病之间的关联。

3. B 族维生素主要有哪些？分别有什么用途？

二、案例分析

王某，女，学生，最近出现口腔溃疡、口臭、口舌干燥等情况，还经常流鼻涕，去医院就诊后，医生根据她的情况开具了复合维生素 B 片，王某服用了该药物一段时间后疾病得到了治愈。请结合以上案例回答以下问题：

（1）复合维生素 B 片为复方制剂，请查阅资料写出复合维生素 B 片中药效成分组成与含量。

（2）分析复合维生素 B 片中药效成分的结构特点、在体内的作用机制与代谢特点。

（3）根据复合维生素 B 片中成分结构与作用靶点拓展思考该类药物的其他用途。

（韩　波）

第十八章 新药研究的基本途径与方法
Basic approaches and methods in new drug research

学习要求

1. 掌握靶点的种类；药物与靶点的相互作用方式；先导物优化的基本方法，包括基于生物电子等排原理的基团替换、结构跃迁、基团添加、结构简化和前药设计。

2. 熟悉先导物发现的基本方法；基于受体、配体药物分子设计的原理和方法。

3. 了解新药开发的新技术和新方法。

药物化学是利用化学概念和方法从分子水平上研究药物在体内的作用方式和作用机制，并发现、确证和开发药物的一门学科。药物化学的首要任务是研发新药。新药是新分子实体（new molecular entity，NME），需要符合临床对药品的要求：安全、有效、稳定、可控和易得。这些属性都寓于药物的化学结构中，化学结构是药物的核心，是药物化学的主要研究内容。药物化学的另一项重要任务是从化学角度研究药物与机体的相互作用，从分子水平揭示药物的作用机制（mechanism of action）和作用方式（mode of action）。这两项任务是相互依赖，相互促进的。一方面，要研发新药，就要有新分子实体，而新分子实体的发现和优化，又往往仰赖于对化学小分子与生物大分子的作用机制和方式的研究。另一方面，要在分子层面上研究药物与机体的相互作用，又要依靠大量化学分子的设计和制备，否则就成了无源之水，无根之木。本章将从药物与靶点的相互作用、先导物的发现和优化、药物分子设计和药物研发新技术新方法等四个维度阐释新药研发的基本途径和方法。

第一节 药物与靶点的相互作用
Interaction between drugs and targets

根据作用方式的不同，药物可分成两种类型，即非特异性结构药物（structurally nonspecific drug）和特异性结构药物（structurally specific drug）。非特异性结构药物是指药理作用受药物理化性质影响，即与化学结构相关性较小的药物，如全身麻醉药物。这类药物从结构上为低分子量的卤烃、醇、醚、烯烃等，其作用主要受药物的脂水（气）分配系数的影响。而特异性结构药物是指以药物分子与生物靶点有效结合为药理作用基础的药物，这类药物通过与靶点的结合，引起生物靶点的结构变化，产生与药效有关的一系列生物化学反应。本书介绍的大部分药物均属于该类药物。

一、药物作用的生物靶点

生物靶点（biological targets）是指能够与药物分子结合并产生药理效应的生物大分子，包括受体、酶、离子通道和核酸，主要存在于机体靶器官的细胞膜上或细胞质内。就目前药品来说，以受体为作用靶点的药物约占 52%，以酶为作用靶点的药物约占 22%，以离子通道为作用靶点的药物约占 6%，以转运蛋白为作用靶点的药物约占 4%，以核酸为作用靶点的药物约占 3%。

（一）受体

受体（receptor）是一类存在于细胞膜或细胞内的，能与细胞外专一信号分子结合进而激活细胞内一系列生物化学反应，使细胞对外界刺激产生相应效应的特殊蛋白质。受体和内源性的信号分子在生命过程中起到了重要的作用，即当机体释放的信号分子过多或过少，均会影响细胞的正常功能。为此，将受体作为靶点，设计药物分子代替性激活或竞争性阻断受体的功能是调节细胞、机体功能的有效手段。通常，能够与受体结合的分子统称为配体（ligand）。配体主要包括能够激活受体释放信号的激动剂（agonist）和阻断信号分子与受体结合而减少信号产生的拮抗剂（antagonist）。激动剂主要通过类似内源性信号分子的作用方式，与受体作用，诱导受体的结构变化，从而使受体释放信号分子。与激动剂相比，拮抗剂与受体的作用方式不同，它通常也能够诱导受体结构发生变化，但不会引起信号的释放。由于这种竞争性结合，内源性分子与受体的结合减少，表现为受体的非激活状态。如图 18-1 所示，激动剂和拮抗剂与 μ 阿片受体的结合模型明显不同，占据了结合口袋的不同位点，从而诱导受体的结构发生不同变化而产生明显的结构差异，进而表现为不同或相反的生理活性。此外，根据配体引起功能的不同，配体还包括具有与激动剂相反生物效应的反向激动剂（inverse agonist）和具有部分激动效应的部分激动剂（partial agonist）。

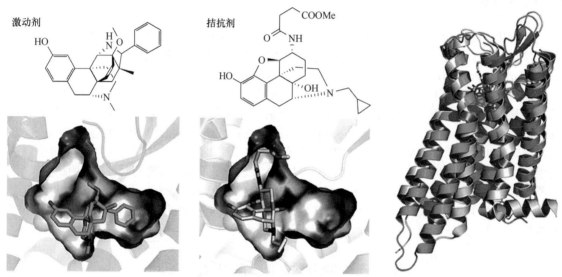

图 18-1　激动剂、拮抗剂与 μ 阿片受体结合的示意图（结构来源于 PDB ID：5C1M 和 4DKL）

以受体为靶点的理想药物应具有高度的选择性和特异性。其选择性要求药物对某种病理状态产生稳定的功效，而特异性是指药物对疾病的某一生理、生化过程有特定的作用，即要求药物仅与疾病治疗相关联的受体或受体亚型产生结合。现已有几百种作用于受体的新药问世，其中绝大多数是 GPCR（G-protein coupled receptor，G 蛋白偶联受体）的激动剂或拮抗剂。例如，治疗高血压的血管紧张素 II 受体拮抗剂氯沙坦、依普沙坦等；中枢镇痛的阿片受体激动剂丁丙诺啡、布托啡诺等；α 受体激动剂阿芬他尼；抗过敏性哮喘的白三烯 LT 受体拮抗剂普仑司特和扎鲁司特；抗胃溃疡的组胺 H_2 受体拮抗剂西咪替丁、雷尼替丁等。

知识链接　　　　　**G 蛋白偶联受体的结构和功能特征**

众所周知，大约 40% 的药物都以 G 蛋白偶联受体作为靶点。G 蛋白偶联受体的结构为单一肽链 7 次跨膜，胞内部分有鸟苷酸结合调节蛋白（G 蛋白）的结合区，药物激活受体后，可通过兴奋性 G 蛋白（Gs）或抑制性 G 蛋白（Gi）的介导，使 cAMP 增加或减少，引起兴奋或抑制效应。这类受体最多，数十种神经递质及多肽激素类的受体需要 G 蛋白介导其细胞作用，如肾上腺素受体、M 型乙酰胆碱受体、阿片受体、前列腺素受体等。

（二）酶

酶（enzyme）是具有生物催化功能的蛋白质，能够将反应物分子催化转化成另一种分子。与其他非生物催化剂相似，酶通过降低化学反应的活化能（用 E_a 表示）来加快反应速率，而酶本身在反应过程中不被消耗，也不影响反应的化学平衡。几乎所有的细胞活动进程都需要酶的参与，以提高效率。能够被酶催化的反应物分子被称为底物（substrate）。在酶催化过程中，首先酶与底物相结合，通常它会因为底物的诱导发生部分形变，接着底物与酶活性中心反应，形成产物，最后将剩余部分释放，恢复初始状态而实现催化循环，如图 18-2 所示。

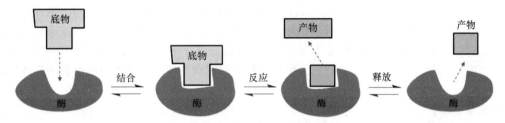

图 18-2　酶催化底物反应的示意图

由于酶催化生成或灭活可引起生理反应的介质和调控剂，因此，酶成为了一类重要的药物作用靶点。酶的抑制剂通过抑制底物与酶的结合，进而抑制某些酶催化反应相关生理过程。例如，降压药物卡托普利（captopril）是血管紧张素转化酶的抑制剂，其作用机制是药物与酶活中心相结合，特别是药物的巯基与 Zn^{2+} 的结合，有效地抑制了血管紧张素原降解成八肽 Ang II 的过程，使得内源性 Ang II 减少，进而产生血管舒张、血压下降的效果（图 18-3）。近年来，基于细胞代谢理论的指导，合理设计的酶抑制剂类药物发展较快，应用较广，在现有的治疗药物中占有很重要的地位。目前世界上销售量最大的 20 种药物中近一半为酶抑制剂类药物，如抗肿瘤药物酪氨酸激酶 Bcr-Abl 的抑制剂格列卫。

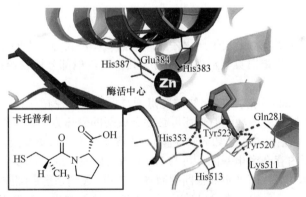

图 18-3　卡托普利与血管紧张素转化酶结合的示意图

（三）离子通道

离子通道是细胞膜中的蛋白质，其结构是具有高度选择性的亲水性孔道，对特定离子选择性通透，是各种无机离子跨膜被动运输的通路。带电荷的离子由离子通道出入细胞，不断传输信息，是生命过程的重要组成部分，保持着生物体中细胞与细胞间的有效联系。

药物通过改变离子通道对离子的通透作用，对细胞的生理活动产生影响，进而产生相应的生理或药理效应。目前临床上使用的调节离子通道的药物主要是钙通道阻滞药、钠通道阻滞药、钾通道调控剂。例如，钙通道调节剂普瑞巴林，能够阻断电压依赖性钙通道，减少神经递质的释放，临床上主要用于治疗外周神经痛及辅助性治疗癫痫。

（四）转运蛋白

转运蛋白的功能是携带离子、极性分子或多肽穿越细胞膜。由于细胞膜的脂质性，极性分子难以通透细胞。葡萄糖和氨基酸等营养物质及内源性神经递质等是靠转运蛋白在细胞内外输送的。药物吸收和过膜时的主动转运和易化扩散，依赖的就是特异性转运蛋白。转运蛋白分子中有特异的识别和结合位点，要求被转运的极性化合物有特定的结构和构象，与转运蛋白结合后，定向地转运过膜而摄入，或将细胞内的物质向细胞外泵出。

转运蛋白既可将底物向细胞内摄入，也可从细胞中泵出，这取决于转运蛋白的性质与分布。例如，肾曲小管上皮细胞中的钠-葡萄糖共转运蛋白（SGLT-2）将葡萄糖重吸收进入血循环中；某些细胞外排钠离子和钙离子，末梢神经细胞摄入神经递质的前体（如胆碱）或神经递质（如去甲肾上腺素、5-HT 和谷氨酸等），都是借助特异的转运蛋白进行转送；P 糖蛋白是一类由多重耐药-1 基因（MDR-1）编码表达的转运蛋白，某些化疗药物的耐药性即由 P 糖蛋白的高表达将药物泵出癌细胞所致。

（五）核酸

核酸（nucleic acid）是由许多核苷酸聚合成的生物大分子，为生命的最基本物质之一。核酸包括 DNA 和 RNA，是指导蛋白质合成和控制细胞分裂的生命物质。干扰或阻断细菌、病毒和肿瘤细胞增殖的基础物质核酸的合成，就能有效地杀灭或抑制细菌、病毒和肿瘤细胞。

以 RNA 作为靶点的药物作用机制是影响 RNA 的合成，如抗肿瘤药物氟尿嘧啶、放线菌素 D、柔红霉素、多柔比星、普卡霉素等，其作用机制是抑制 RNA 的合成。

以 DNA 为靶点的药物，主要包括喹诺酮类抗菌药物，其作用机制是阻断 DNA 的合成；抗病毒药物阿昔洛韦、碘苷、阿糖胞苷、阿糖腺苷、齐多夫定等，其作用机制是干扰 DNA 的合成；抗肿瘤药物氮芥、环磷酰胺、塞替派、甲氨蝶呤、羟基脲、丝裂霉素、博来霉素、白消安、顺铂、喜树碱等，其作用机制是破坏 DNA 的结构和功能。

二、药物与靶点作用的方式

药物经过转运进入靶点，与之发生作用才能产生药效，药物与靶点的相互作用是发挥药效的基础。一般而言，药物与靶蛋白直接形成可逆的非共价键，但部分药物通过与蛋白形成共价键，而产生不可逆的作用。

共价键（covalent bond）药物，即药物与靶点通过原子间共享电子而实现结合，常具有不可逆性；这种结合将最终导致受体功能的破坏，必须合成新的受体方可恢复细胞功能。典型的共价键药物是生物烷化剂，包括氮芥类（如环磷酰胺）、乙烯亚胺类（如塞替派）和磺酸酯类（如白消安）等药物，由于分子内存在亲电基团，可与 DNA 的亲核原子或基团发生共价键结合，形成交叉连接；被烷基化的 DNA 发生了变形或链断裂而丧失功能，起到杀伤癌细胞作用。因亲电性较强，共价键药物对亲核基团缺乏分辨能力，以致对正常细胞和癌细胞也缺乏选择性，在用于化疗时会产生严重的毒副作用。

> **知识链接**　　　**假阳性化合物（pan-assay interference compounds，PAINS）**
>
> 在筛选试验中，很多化合物展现出来的生理活性仅仅是一种假阳性结果，这一结果不是基于化合物分子与蛋白质之间特异性的作用。PAINS 可以通过以下方式伪装与蛋白质的结合，包括：能发出荧光或使自己有颜色，即使目标蛋白不存在时也能够表现出阳性反应；通过捕获筛选实验中被用作试剂或反应物的金属元素，使得后者引发阳性反应；附着在蛋白质表面，或是与蛋白质功能相关的金属离子螯合改变蛋白质活性；通过特异性结合以外的方法改变蛋白质的化学性质。由于 PAINS 不具特异性，往往能够作用于多种蛋白质。在药物化学研究中，要警惕 PAINS 和与之相关的基团。

非共价键（non-covalent bond）的结合是药物与靶点结合的主要作用方式，是可逆的结合形式，其键合的形式有范德瓦耳斯力、氢键、疏水键、静电引力、电荷转移复合物、偶极相互作用力等。

（一）氢键

氢键是有机化学中最常见的一种非共价作用形式，也是药物和生物大分子作用的基本化学结合形式。它是由分子中含有孤对电子的 O、N、S 等原子和与非碳的杂原子以共价键相连的氢原子之间形成的弱化学键。

一方面，药物分子通过氢键与靶点的作用位点相互作用，从而产生药效。另一方面，药物自身还可以形成分子间氢键和分子内氢键，影响药物的物理化学性质，甚至生物活性。

（二）离子键

离子键是带相反电荷的离子之间相互作用。在生理条件下，精氨酸、赖氨酸和组氨酸的碱性基团易质子化，形成阳离子中心；而天冬氨酸和谷氨酸的羧基易解离，形成阴离子中心。这些离子能够与药物分子带有相反电荷的基团形成离子键。

（三）偶极-偶极相互作用

药物分子的偶极受到来自于生物大分子的离子或其他电偶极基团的吸引，而与之产生相互作用，此为偶极-偶极相互作用。发生偶极-偶极相互作用的离子常见于羰基类化合物，如乙酰胆碱和受体的作用。

（四）疏水性相互作用

药物与蛋白的结合环境为水，由于水的排斥作用，药物分子中的非极性链部分会与生物大分子中的非极性链部分发生相互作用。

（五）范德瓦耳斯力

范德瓦耳斯力是指中性原子之间通过瞬间静电相互作用产生的一种弱的分子间相互作用力。

（六）金属配合物

人体内存在多种金属离子，其易与电荷密度相对丰富的配体通过离子键、共价键或配位键方式形成稳定的金属配合物。

多数药物分子与靶点的结合以非共价键结合为主，且往往是多种弱作用力共同产生的结果。如图 18-4 所示，降压药物赖诺普利（lisinopril）与血管紧张素转化酶的结合方式就包括苯环区与 Val、Tyr、Ser 的疏水作用，羧基与 Zn^{2+} 之间形成金属配合物，羧酸根阴离子与赖氨酸阳离子的离子键，配体上的 N 或 O 与 His 或 Tyr 上的 NH 或 OH 之间的氢键作用。

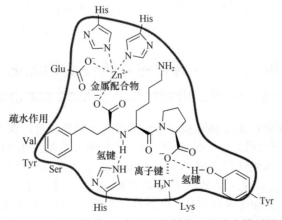

图 18-4　赖诺普利与血管紧张素转化酶的结合模型图

立体效应（steric effect）是由分子骨架和官能团在客观上具有一定的空间大小和径向而产生的诸多影响。由于体内组织和靶标分子均为三维结构，人体对药物的吸收、分布、代谢以及产生的药效均具有立体选择性。

（一）构型异构

构型异构（configurational isomerism）是指原子在大分子中不同空间排列所产生的异构现象。主要包括顺反异构、对映异构（也称为旋光异构）等。当化合物发生构型转换时，必须伴随有共价键的断裂，才能够发生转变。

典型的顺反异构体如非甾体雌激素药物己烯雌酚（diethylstilbestrol），其顺式异构体与反式异构体在两个羟基活性位点之间的距离不同，反式己烯雌酚的活性是顺式的 14 倍。

反式己烯雌酚   顺式己烯雌酚

对映异构是体内生理活性化合物的基本特征之一。靶蛋白的基本组成单元为 *L*-氨基酸，因此对映异构对于药物化学研究极为重要。由于药物与蛋白相互作用时，不同构型产生的作用不同，因此对映异构体的药理作用表现出多样性。当主要药效团不含手性中心时，对映异构体可能具有相同的生理活性，如抗组胺药物异丙嗪和局部麻醉药物丙胺卡因。而更多的情况是，受体对药物构型要求非常苛刻，从而导致对映异构体具有不同，甚至相反的生理活性，如 *S*-普萘洛尔（propranolol）是 β 受体阻断剂，用于治疗心脏病，而 *R*-普萘洛尔则是男性避孕药物。

S-普萘洛尔   *R*-普萘洛尔

（二）构象异构

构象异构（conformation isomerism）是指有机化合物由于碳-碳单键的旋转或扭曲而使得分子中各原子或原子团在空间产生不同排列方式的一种立体异构现象。由于分子的运动，柔性分子具有无数处于快速动态平衡的构象，能使药物分子与受体相互作用的构象称为药效构象（pharmacophoric conformation）。例如，神经递质组胺能以不同的构象分别作用于 H_1 和 H_2 受体，组胺以偏转（gauche）构象作用于 H_1 受体，而以反式（trans）构象作用于 H_2 受体。

第二节　先导化合物的发现和优化
Discovery and optimization of lead compound

现代新药的研发链条是：通过体外或体内的活性和安全性评价，发现苗头化合物（hit），再由苗头化合物转化为先导化合物（hit to lead），接着经先导化合物优化（lead optimization），确定一批有成药前景的物质，即候选化合物（drug candidates）；然后按照药政法规对候选化合物进行系统的临床前研究，经审批后进入临床Ⅰ期、Ⅱ期和Ⅲ期研究，逐一通过后，最终经批准上市应用。不难看出，先导化合物（简称先导物）是一种具有药理学或生物学活性但仍需结构改造以成为候选药物的结构明确的化合物。先导物是现代新药研发的重要环节，是药物化学研究的焦点。它可能因为活性较低、选择性不高、药动学性质不好或毒性较大等缺点，不能直接作为新药开发，但可以在该化合物结构的基础上，进行一系列的结构改造或修饰，得到符合治疗要求的新药。

一、先导物的来源

（一）天然产物

植物是传统医药体系的重要组成部分，它们所含的天然产物是先导物的重要来源。我国拥有宝贵的医药文化遗产，自《神农本草经》到李时珍的《本草纲目》，记录了数千年的中草药临床经验，是寻找先导物、开发新药的重要途径。其中，青蒿素（artemisinin）的发现是从天然产物（nature products）中发现先导物的典型代表。2000 年前民间就有记载用青蒿治疗高热和发冷症状的疟疾，在 20 世纪 70 年代，屠呦呦等成功从青蒿中提取得到青蒿素，发现其具有强效的抗疟活性，并将其成功开发成上市药物广泛用于疟疾的治疗。屠呦呦也因此获得了 2015 年的诺贝尔生理学或医学奖。青蒿素是从复合花序植物黄花蒿（*Artemisia annua* L.，即中药青蒿）中提取得到的一种无色针状晶体，是继乙氨嘧啶、氯喹、伯喹之后最有效的抗疟特效药物，尤其是对于脑型疟疾和抗氯喹疟疾，具有速效和低毒的特点。但是，青蒿素水溶性较低，体内吸收效果不好；将其作为先导物，以其母核结构为基础进行结构改造和研究，得到了一批高效药物，如双氢青蒿素（dihydroartemisinin）、蒿甲醚（artemether）和青蒿琥酯（artesunate）等。

青蒿素　　　　双氢青蒿素　　　　蒿甲醚　　　　青蒿琥酯

（二）偶然发现

先导物或新药的发现往往具有一定的偶然性。其中，以青霉素的发现最为典型。1928 年，英国年轻的细菌学家弗莱明在培养葡萄球菌的研究实验中，偶然发现一种霉菌能够产生消灭培养基中葡萄球菌且防止其生长的物质，因该霉菌属于青霉菌属，故将其所产生的灭菌物质称为青霉素。这一偶然发现开创了用抗生素治疗疾病的新纪元。

吩噻嗪类安定药物氯丙嗪（chlorpromazine）的发现同样具有偶然因素。20 世纪 40 年代，吩噻嗪类化合物异丙嗪（promethazine）主要作为抗组胺药物被应用。但在随后实验中，研究人员意外发现其能延长睡眠时间，因此开发为麻醉强化剂应用于临床。将异丙嗪作为先导物，通过结构改造得到的氯丙嗪也具有相似活性，被开发为人工冬眠药物。更偶然的是，氯丙嗪作为冬眠合剂应用时，意外发现其具有显著的精神病治疗作用，进一步开辟了氯丙嗪的临床适应证，并由此揭开了精神药理学研究的序幕。

异丙嗪　　　　　　　　氯丙嗪

（三）筛选

筛选（screening）一直是先导物、现代药物产生的重要手段。目前，临床上常用的抗微生物和抗寄生虫、抗高血压、抗心律失常、抗心绞痛、降血脂、利尿、疏基解毒剂、螯合剂、抗肿瘤药物等多数都是通过大规模筛选得到的。

高通量筛选（high throughput screening，HTS）是近年来筛选方法中常用的新技术，以确保大量的化合物能够进行快速的评价。高通量筛选技术是指以分子水平和细胞水平的实验方法为基础，在同一时间检测数以千万的样品，并以得到的相应数据库支持运转的技术体系，具有微量、快速、灵敏和准确等特点。高内涵筛选（high content screening，HCS）起初是作为高通量筛选的补充技术，是指在保持细胞结构和功能完整性的前提下，在单一实验中获取大量与基因、蛋白质及其他细胞成分相关的信息，确定其生物活性和潜在毒性的过程。实现了对化合物多靶点、多参数的同时检测，使得人们从疾病相关基因调控通路和网络水平上研究药物的作用机制、代谢途径和潜在毒性等，在新药研发中发挥越来越重要的作用。

虚拟药物筛选是与实体筛选相对应的技术，由于实体的药物筛选需要构建大规模的化合物库，提取或培养大量实验必需的靶酶或者靶细胞，并且需要复杂的设备支持，因而进行实体的药物筛选要投入巨额的资金，虚拟药物筛选是将药物筛选的过程在计算机上模拟，对化合物可能的活性做出预测，进而对比较有可能成为药物的化合物进行有针对性的实体筛选，从而可以减少药物开发成本。以美国 Structure Bioinformatics Inc.（SBI）提供的数据为例，平均每个新靶点需筛选 10 万个化合物，传统药物筛选命中率在 0.01%～0.1%，而以计算机辅助进行药物筛选，其命中率可提高到 5%～20%，可以减少 99.9% 的费用。

知识链接　　　　　　　　　　**基于片段的药物发现**

基于片段的药物发现（fragment-based drug discovery，FBDD）是通过对片段化合物库的随机筛选发现活性片段，然后利用核磁或 X 射线晶体衍射技术，获得片段分子与靶点蛋白结合的三维结构，从而在复合物结构信息的基础上进行理性设计，优化由此产生的活性小分子，直至获得先导化合物或候选化合物。与传统的筛选相比，FBDD 具有的优势包括：筛选较少数量的片段化合物，却能够探索更大的化学空间；发现苗头片段分子的概率更高；片段具有较大的优化可能，以发现更高结合效率、更高成药性的分子。

二、结构优化的策略和方法

先导物优化是提高化合物活性和成药性的重要方法，主要是通过结构改造使得先导物活性更强、选择性更好、毒副作用更小及具有符合使用要求的药动学性质。通常用于先导物优化的策略和方法主要有基团替换、骨架跃迁、基团添加、结构简化、前药设计、分子杂交和构象限制等。限于篇幅，此处选择重要且易于理解的部分作简要介绍。

（一）基团替换

基团替换的目的有二：一是提高分子的成药性能；二是规避现有专利，形成新的知识产权。研究先导物与靶标的作用模式往往会发现，先导物的重要官能团可能并不处于最佳的位置，或者先导物的重要官能团与靶标的相互作用较弱。因此，可以通过替换基团的结构修饰方法来提高先导物对靶标的亲和力和选择性。

生物电子等排（bioisosterism）是实施基团替换最重要的方法。该方法对先导物基本结构的可变部分，以电子等排体（isostere）进行置换，对药物进行结构改造，以提高疗效，降低毒副作用。具有相似的物理和化学性质，又能产生相似的生物活性的相同价键的基团都称为生物电子等排体。按照其定义的广狭可分为经典电子等排体和非经典电子等排体。经典的生物等排体指具有相同外层电子的原子或原子团，而非经典的电子等排体包括体积、电负性和立体化学等相近似的原子或原子团。常见的电子等排基团及其相关性如表 18-1 所示。

表 18-1 常见的电子等排基团及其相关性

卤素	—F、—Cl、—Br、—I、—CF_3、—CN、—$N(CN)_2$、—$C(CN)_3$
羟基	—OH、—NHCOR、—$NHSO_2R$、—CH_2OH、—$NHCONH_2$、—$CH(CN)_2$
醚键	—O—、—NH—、—CH_2—、—Si—、—N(CN)—、—CH═CH—
羰基	—CO—、—SO—、—CONR—、—SO_2—、—SO_2NR—
羧基	—COOH、—SO_2NHR、—SO_3H、—$PO(OH)NH_2$、—$PO(OH)OC_2H_5$、—CONHCN 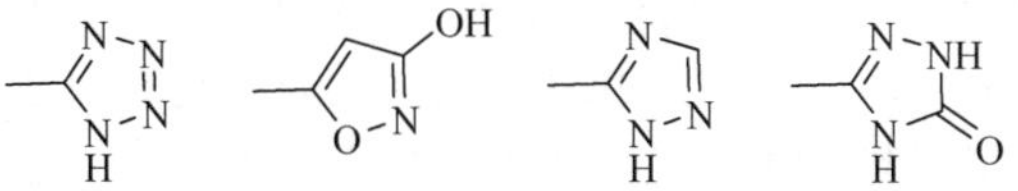
芳香环	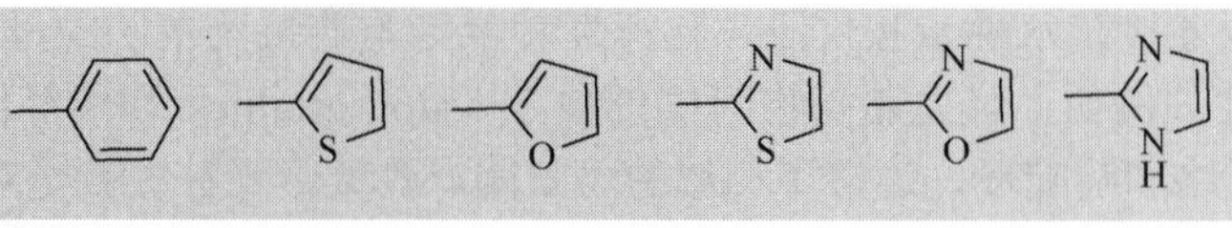
吡啶环	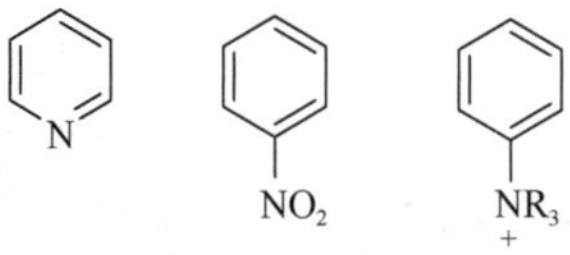
邻羟基酚	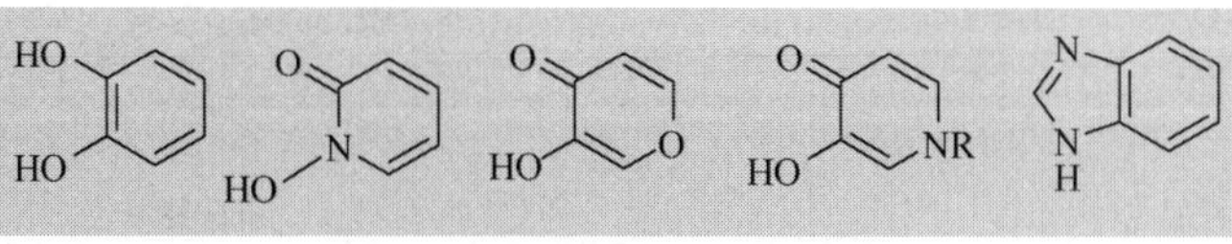
环-非环	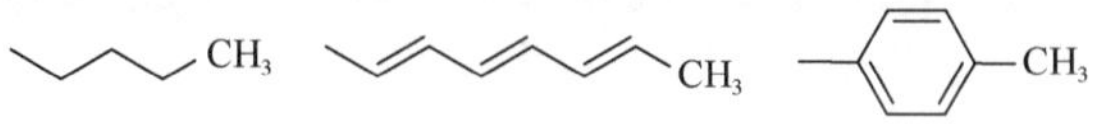

例如，在组胺 H_2 受体拮抗剂替丁类药物研发中，包括西咪替丁（cimetidine）、雷尼替丁（ranitidine）、法莫替丁（famotidine）和尼扎替丁（nizatidine），它们之间的芳杂环和碱性侧链的改变，都体现了成功的生物电子等排置换。

利用生物电子等排体对先导物中的选定基团逐个进行替换得到一系列的新化合物，再进行药理筛选，可能得到比先导物更优的化合物。生物电子等排是药物化学家对先导物结构进行优化和构效关系研究的经典方法，在模拟创新类药物的研发过程中扮演重要角色。

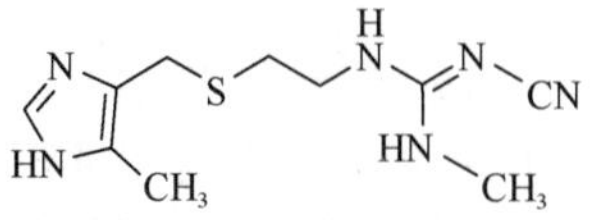

西咪替丁

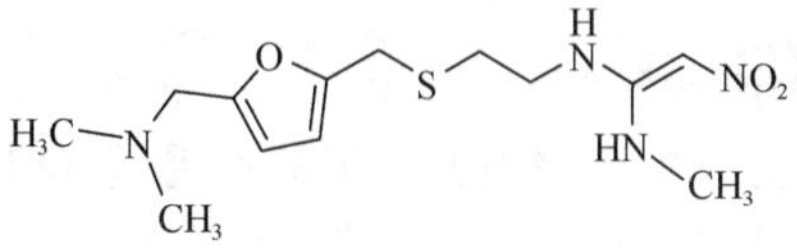

雷尼替丁

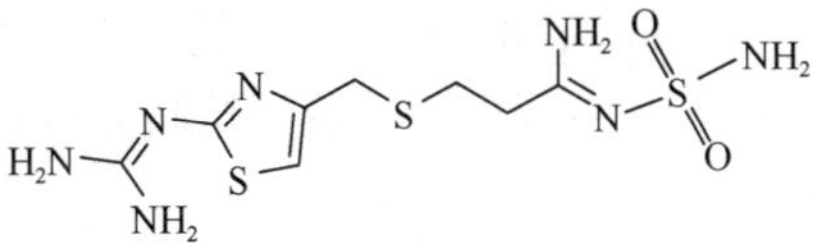

法莫替丁

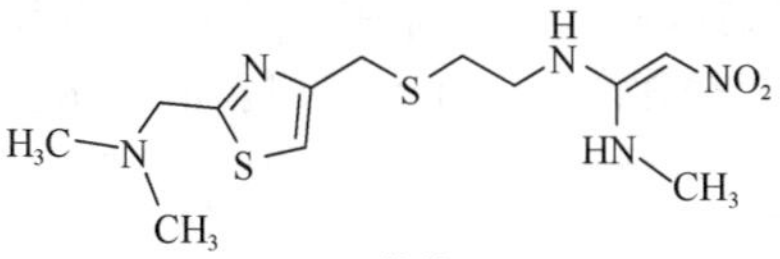

尼扎替丁

（二）骨架跃迁

骨架跃迁（scaffold hopping）是通过变换分子的母核结构得到新结构类型的分子操作。侧链原子或基团变换不属于骨架跃迁。虽然这一术语的引入之初是用于骨架结构的计算机虚拟搜寻，但其实通过骨架变换创制新药是药物化学的经典方法，它不仅用于先导物的发现，还广泛用于优化过程。骨架跃迁往往基于多方面的考虑：①调节分子的柔性或刚性，刚柔并蓄往往是优质分子的共性，过多的柔性键或过于刚性的骨架不利于同靶标结合；②通过骨架变换改善药动学性质，如吸收性、分布特征（包括外周与中枢的分布、组织器官的分布等）、代谢稳定性及提高化合物的安全性和改善物理化学性质等；③为保障知识产权，核心骨架的改变，能形成新的结构，易获得专利保护。

　　由老结构变换到新骨架可以是简单的原子置换，如把苯环换为杂环，但这只是少数原子的变换，并不算骨架跃迁，应该被看作生物电子等排替换。骨架跃迁更常见于"面目皆非"的改换，前后的分子骨架只具有拓扑结构的相似性，支撑药效团于相似的空间中。

　　依据骨架在分子结构中的作用，可分为两类：功能性骨架和支撑性骨架。功能性骨架参与和靶标的结合，构成药效团的一部分。例如，同为 EGFR 受体激酶抑制剂的厄洛替尼（erlotinib）和奈拉替尼（neratinib）骨架分别为喹唑啉和 3-氰基喹啉，参与同 ATP 结合位点发生氢键和范德瓦耳斯作用，并在 4 位连接疏水性苯胺片段。支撑性骨架则是连接药效团的母核，可用于改善成药性和赋予分子新颖性。例如，降血脂药物阿托伐他汀（atorvastatin）和瑞舒伐他汀（rosuvastatin）的母核骨架分别为吡咯和嘧啶环，连接了相似的药效团。骨架跃迁往往就是对支撑性骨架的替换。

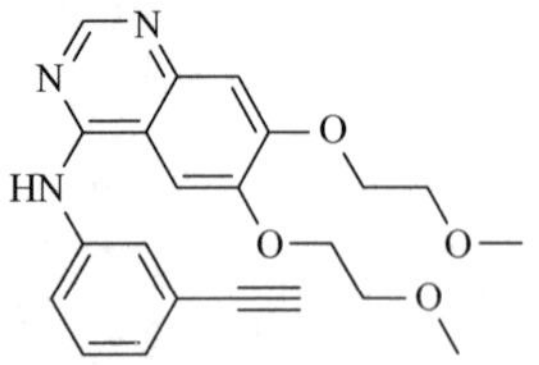

厄洛替尼 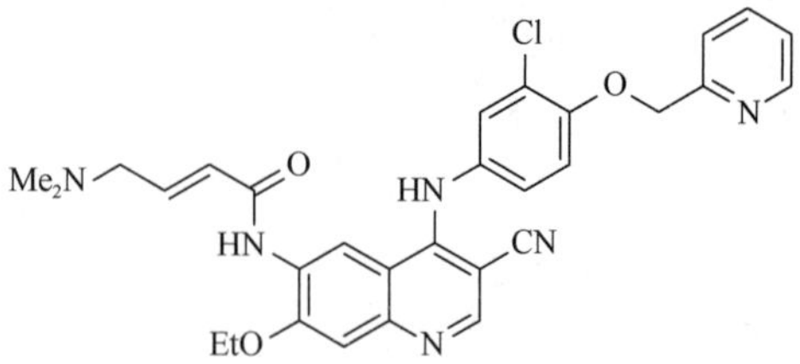　　　　　　　　　　　　　　　奈拉替尼

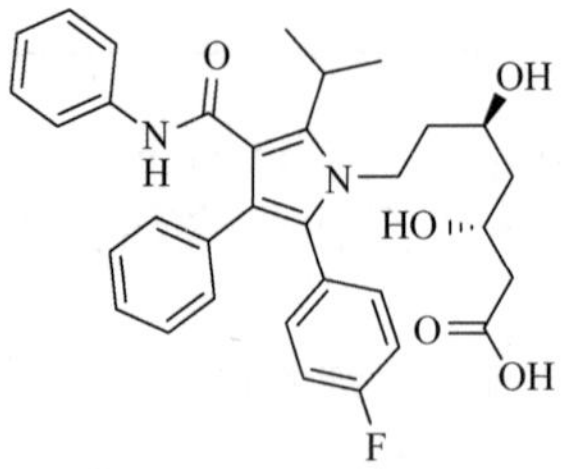

阿托伐他汀 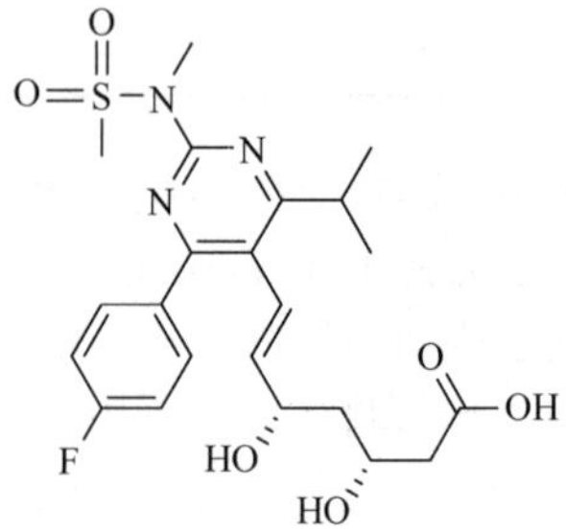　　　　　　　　　　　　　　瑞舒伐他汀

（三）基团添加

　　研究药物或先导物与靶分子的作用模式时，经常可以发现现有的分子并不"完美"，它只能与靶标结合口袋中的部分结合位点形成相互作用。如果能够发现靶分子中没有被先导物占据的新结合位点，然后在先导物中引入相应官能团与其形成新的相互作用，则有望提高先导物对靶分子的亲和力和选择性。例如，将抗高血压药物卡托普利（captopril）分子中延长一个苯乙基后，可以与血管紧张素转化酶（ACE）形成新的疏水相互作用，并主要由此发现了抗高血压新药依那普利（enalapril）。

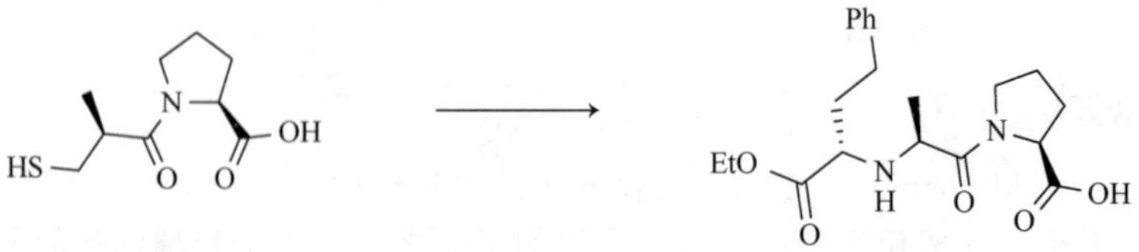

卡托普利　　　　　　　　　　　　　　　依那普利

　　在药物分子中引入新的官能团一般有两种方法：①根据分子结构特征和合成可行性，在母体分子的一个或多个位置添加新的基团，通过构效关系研究，确定适宜添加基团的位置和最佳的添

加基团；②通过结构生物学或者分子模拟技术阐明药物与靶标的作用模式，确定靶标结合口袋中未被占据的新结合位点，在此基础上根据新位点的性质添加适宜的基团。例如，如果新结合位点是疏水口袋，可考虑在分子中引入疏水性的烷基侧链或芳香侧链；如果新结合位点是氢键位点，则可考虑在分子中引入氢键受体或供体基团。在基团的选取过程中可以结合分子模拟方法，通过分子对接预测新分子与靶分子的相互作用，这样可大大提高优化的成功率。

■（四）结构简化

来源于天然产物的先导物，结构一般都比较复杂，合成难度非常大。如果仅依靠从天然资源中提取分离，也存在资源有限、成本昂贵等诸多问题。因此，对于结构复杂的先导物，通常需要对其进行结构简化，保留活性必需的基本结构（药效团），去除或改变其他部分结构，从而设计出结构更简单、活性更高的药物。

如果先导物靶标结构已知，可通过研究它们与靶分子的相互作用模式，找出它们结构中产生活性必需的部分，然后将不必要的部分删除，进行结构简化。但对于大多数天然产物而言，它们的作用靶标（结构）是未知的，因此需要采用传统的药物化学方法研究其构效关系，对其结构单元进行逐一考察，保留活性必需基团，实现分子简化。

此外，在先导物优化过程中，为了提高活性，往往会添加基团和结构单元，这样往往使得分子变得"复杂和肥胖"，从而产生不合理的物理化学性质和药动学性质，进而降低体内药效。因此在先导物优化过程中，适度进行简化，去除一些非必需基团和结构部件，也有助于提高成药性能。

结构简化不仅可以提高先导物合成的可行性，而且有可能减少因多余基团带来的毒性和不良反应。复杂分子简化的方法主要有去除多余的官能团、减少环的数目和减少分子的手性中心等。当然，分子简化也需适度：过于简化的分子往往会导致活性和选择性的降低，以及毒性和不良反应的增多。

对吗啡进行结构简化得到人工合成镇痛药（synthetic analgesics）是天然产物结构简化的经典成功案例（图 18-5）。将吗啡呋喃环（E 环）去除后开发了结构更简单，但立体构型与吗啡相似的吗啡喃（morphinan）镇痛药。例如，将吗啡 E 环去除，C 环氢化并去除羟基，得到左啡诺（levorphanol），镇痛作用约为吗啡的 4 倍。将左啡诺 BC 环稠合处增加一个羟基，并将 N-甲基用环丁甲基取代，得到了活性更高的布托啡诺（butophanol）。布托啡诺的镇痛作用是吗啡的 10 倍，而成瘾性则大大降低，主要用于中度至重度疼痛，如术后、外伤、癌症的止痛。

将吗啡的 C 环和 E 环打开，保留 ABD 环，得到了苯吗喃类（benzomorphan）镇痛药。苯吗喃类的代表药物有非那佐辛（phenazocine）和喷他佐辛（pentazocine）等，它们在 C 环开裂位置保留了两个甲基，使其立体构型与吗啡更为相似，在 N 原子上引入不同的大取代基可以调节镇痛作用和成瘾性。非那佐辛的镇痛作用是吗啡的 10 倍，喷他佐辛的镇痛作用只有吗啡的 1/3，但副作用低，成瘾性小，是第一个用于临床的非成瘾性阿片类合成镇痛药。

哌替啶（pethidine）的发现源自阿托品类似物作为解痉药的研究。它不仅具有非常好的镇痛作用，口服效果也比吗啡好。虽然哌替啶不是有目的地将吗啡结构简化得到，但它可以看作是去除吗啡 BCE 环后得到的 AD 环类似物，其立体构象也与吗啡相似。对哌替啶进行结构修饰，发现了以芬太尼（fentanyl）为代表的一系列哌啶类合成镇痛药。

氨基酮类合成镇痛药美沙酮（methadone）是在具有碱性侧链的芴-9-羧酸酯类镇痛化合物基础上优化得到的。它可看作去除吗啡 BCDE 环的简化产物。美沙酮是一个高度柔性分子，由于羰基极化，碳原子上带有部分正电荷，与氨基氮原子上孤对电子相互吸引，通过非共价键相互作用，使之具有与哌替啶相似的构象，可以看作是开环的哌啶类镇痛药。美沙酮成瘾性比较低，在临床上主要用于海洛因成瘾的戒除治疗。

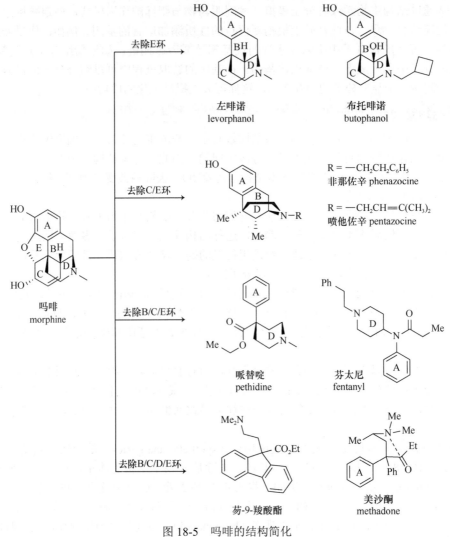

图 18-5 吗啡的结构简化

■（五）前药设计

前体药物（prodrug），也称前药、前驱药物等，是指药物经过化学结构修饰后得到的在体外无活性或活性较小、在体内经酶或非酶的转化释放出活性药物而发挥药效的化合物。利用前药原理，可使先导物的药动学性质得到改善，但一般不增加其活性。前药设计的方式主要是利用原药中的某些基团进行化学修饰，如羟基、羰基、氨基、羧基等，而获得前药能够通过代谢得到原药，进而产生药效。前药设计的目的主要是引入药动团，干扰转运过程，使药物定向靶细胞，提高作用的选择性；消除药物的副作用或毒性及不适气味；提高药物的代谢稳定性和改善吸收性质；改变溶解度以适应剂型的需要，见图 18-6。

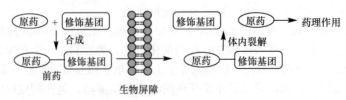

图 18-6 前药的生成和作用示意图

前药设计的目的之一是使药物在某些特定靶组织中定位，以提高药物作用的选择性及疗效，这一修饰功能团实际上就是药动团，主要是赋予药物在吸收、转运方面的性质。主要机制是利用靶组织与正常组织在酶或化学环境方面的差异，使前药在靶组织部位分解，释放出母体药物，以达到治疗目的。例如，盐酸氮芥是一个有效的抗癌药物，但其选择性差，毒性大。由于发现肿瘤组织细胞中酰胺酶含量和活性高于正常组织，于是设想合成酰胺类氮芥，期望它进入机体后转运到肿瘤组织时被酰胺酶水解，释放出氮芥发挥抗癌作用。根据这一原理设计的环磷酰胺和异环磷酰胺被证明是临床上最常用的毒性较低的细胞毒类药物。

盐酸氮芥　　　　　　　环磷酰胺　　　　　　　异环磷酰胺

　　除去药物的副作用或毒性及不适味觉效果也是前药设计的目的。许多药物由于味觉不良而限制了其应用。以苦味为例，克服苦味的方法除制剂上的改变之外，还可利用前体药物的方法来解决，主要是通过降低药物的水溶性，从而减小药物在唾液的溶解度，故无苦味的感觉。例如，抗疟药物奎宁具有强烈的苦味，小儿用药受到限制。通过修饰奎宁分子中的羟基形成碳酸乙酯，使得水溶性下降而成为无味奎宁，适合于小儿应用。

　　前药多是对原药中的羟基、羰基、氨基、羧基等基团进行修饰，引入疏水性基团以增加化合物的脂溶性而调整药物的吸收、分布、代谢性质。例如，噻吗洛尔（timolol）为 β 受体阻断剂，用于治疗青光眼和降低眼压。由于该药物极性较强且脂溶性差（lg$P$=–0.04），难于透过角膜，而在其羟基上引入丁酰酯后得到丁酰噻吗洛尔，其脂溶性明显提高（lg$P$=2.08），制成的滴眼液透过角膜的能力提高了 4～6 倍。此外，类似的修饰同时可以提高化合物的稳定性，如羧苄西林口服时对胃酸不稳定，易被胃酸分解失效，将其侧链上的羧基酯化为茚满酯则对酸稳定，可供口服，吸收也得以改善。

噻吗洛尔　　　　　　　　　　丁酰噻吗洛尔

　　另一方面，通过前药设计也能引入亲水性基团而改善化合物的水溶性，以利于注射给药。

　　总之，前药设计是改善药物吸收、分布、代谢、毒性的重要方法和手段，在前药设计时，要特别注意不同的靶组织对药物性质的要求，综合考虑药物的代谢规律，通过合理修饰得到成药性更好的新药。

第三节　药物分子设计简介
A brief introduction of drug molecule design

　　新药设计涵盖三个层次：分子设计、剂型设计、剂量设计。分子设计是构建化学结构，以新分子实体（new molecular entities，NME）进入研发轨道；剂型设计是确定药物的应用形式，剂型决定用药途径；剂量设计是研究特定剂型的用药剂量、频度和疗程。药物分子设计是新药创制的始发点，也是新药创制的核心环节。药物分子设计应该建立在理性策略和科学规划基础之上，基于受体-配体的相互作用来进行设计。今天主流药物分子设计分为两类：一是基于受体的药物分子设计，它是根据靶标结构信息，特别是受体蛋白三维结构信息设计先导物分子，以结合部位作为模板，按照互补性理念来构建和优化先导物结构；二是基于配体的药物分子设计，它是根据有确定生物活性的化合物（包括内源性的配体或活性物质）的结构特征，按照相似性理念来构建和优化先导物结构。

一、基于受体的药物分子设计

基于受体的药物分子设计又称直接药物设计，是指根据靶蛋白的三维结构信息，来辅助寻找、设计能够与它发生相互作用并调节其功能的小分子化合物的过程。靶蛋白的三维结构通常是由 X 射线衍射、磁共振得到，相关结构可以在 PDB 数据库中查询。人类基因组计划的完成、蛋白组学的迅猛发展，大量的疾病相关基因的发现，使得药物作用的受体生物大分子急剧增加，越来越多的三维结构被测定。有些具有重要药理作用的药物靶点的三维结构虽然目前还没有被测定，但他们的一级结构已被阐明，这时，可以采用同源蛋白建模的方法建立其三维结构模型，从而进行直接药物设计。

基于受体的设计策略，需要先得到靶蛋白的结合位点的形状和电子特性等信息，还要测定并解析蛋白和配体复合物的单晶结构以获得蛋白活性位点上分子间相互作用的如静电场、疏水场、氢键作用位点等分布信息。然后再运用数据库搜寻或运用全新药物分子设计技术，识别得到分子形状和理化性质与受体作用位点相匹配的分子结构。这种分子水平的解析常常会为分子设计提供配体的活性构象。基于受体设计策略就可以在保持或者优化先导物性质的同时，对配体蛋白相互作用加以优化，从而改善活性、亲和力和选择性。

基于受体结构的药物设计包括活性位点分析法（active site analysis）、分子对接法（molecular docking）和全新药物设计（de novo drug design）。

活性位点分析法用来探测与生物大分子的活性具有较好作用的原子或基团。用于分析的探针可以是一些简单的分子或碎片，如水或苯环，通过分析探针与活性位点的相互作用情况，最终可找到这些分子或碎片在活性部位中的可能结合位置。这也说明活性位点分析法通常不能直接产生完整的配体分子，但它得到的有关受体结合的信息对全新药物设计、分子对接等都有很好的指导意义。

分子对接是受体和配体之间通过能量匹配的空间匹配而相互识别形成分子复合物，并预测复合物结构的操作过程。分子对接的计算层面需要解决的问题主要有三个，包括结合位点的确定、有效的构象搜索和打分函数，大多数的程序是先定义活性位点，再将已知三维结构的小分子放入结合位点，在搜索小分子的结合构象的同时，计算其与生物大分子的相互作用能，通过打分函数进行打分，从而得到小分子与靶点具有最低结合能的最佳构象和对应的分数。在药物设计中，分子对接方法主要用来从化合物数据库中搜寻与之匹配的化合物，利用计算机人工智能的模式识别技术，把三维结构数据库中的小分子数据逐一地与搜寻标准（即提问结构）进行匹配计算，寻找与受体生物大分子有较好亲和力的小分子，从而发现全新的先导物。

全新药物设计是指根据受体结合区域的分子表面性质，如空间性、电性、疏水性及氢键等，搜索分子碎片库，让计算机自动构建出与受体结合区域性质互补的虚拟分子片段，然后对产生的系列虚拟分子片段按与受体相互作用能和结构匹配情况来生成虚拟分子。构建药物分子的主要方法有模板定位法、原子生长法、分子碎片法等。模板定位法是在受体上用模板构建出一个形状互补的三维分子骨架，再根据受体的性质把分子骨架转化为具体的分子结构；原子生长法是根据靶点的性质，如静电、氢键和疏水性等，逐个增加原子，配上与受体形状和性质互补的分子；分子碎片法又包括分子连接法和分子生长法，其基本构建块为合理的碎片。

基于受体结构的药物分子设计方法的最大优势在于它是基于靶点的"有的放矢"型，能够很快设计和优化出高效配体。它缺少对药物的吸收、分配、代谢、排泄和毒性（absorption，distribution，metabolism，excretion and toxicity，ADMET）的考虑，所以，在基于受体结构进行先导物分子设计的过程中，必须要把设计的化合物在体内的药动学方面的性质同时考虑进去。将基于受体和基于药物作用机制的药物设计方法相结合，将会在新药的发现中发挥更大的作用。

基于受体的药物分子设计滥觞于 20 世纪 70 年代。20 世纪 80 年代后，分子生物学理论和技术获得巨大进步，蛋白表达、纯化和蛋白晶体学的快速发展提供了疾病相关蛋白靶标的详细结构信息。与此同时，新型的有效的试剂、保护基、催化转化及多步化学合成策略的高速发展为基于受体的药物设计提供了巨大的潜能。在此基础上，基于受体的药物设计快速成长，革命性地改变了药物化学研究策略。

该设计策略最早的成功范例是血管紧张素转化酶（ACE）抑制剂卡托普利。尽管当时 ACE 的 X 射线晶体结构信息还是未知的，但是与其结构相似的羧肽酶 A 的结构是已知的。羧肽酶 A 和 ACE 有许多相同的特征，包括在蛋白酶活性位点都存在一个锌离子。基于此蛋白结构信息和许多从蛇毒中分离得到的肽类 ACE 先导抑制剂的结构信息，百时美施贵宝（BMS）的研究人员模拟了 ACE 的活性位点并通过推理设计得到卡托普利，卡托普利是第一个获得 FDA 批准的 ACE 抑制剂，于 1981 年上市用于高血压的治疗。

ACE 抑制剂在临床上取得的成功也极大引发了研发人员开发肾素抑制剂的兴趣。肾素是一个天冬氨酸蛋白酶，负责调节血压，通过抑制肾素治疗高血压被认为是一个非常可靠的临床药物开发策略。据推测，一个成功的肾素抑制剂会比 ACE 抑制剂的副作用更少。因为肾素具有专一的选择性，只作用于单一底物。肾素抑制剂开发的关键在于弄清楚底物的解离机制和内源性肽的结合位点的特征。肾素的 X 射线晶体结构也是未知的，但是通过借鉴相关天冬氨酸蛋白酶，如华根霉（*Rhizopus chinensis*）羧基蛋白酶，内源性维生素 B_1 胃蛋白酶（endothiapepsin）和其他天冬氨酸蛋白酶的 X 射线晶体结构，建立了肾素的结构模型。此外，肽抑制剂的 X 射线晶体结构的研究也为分子间的相互作用提供了详细信息。在这些信息基础上，模拟血管紧张素的 N 端部分，并根据过渡态模拟的概念，修饰了 N 端易断裂的肽键开发出了基于底物的抑制剂。后续在早期肾素抑制剂的基础上进行结构优化，成功地改善了抑制剂的成药性，最终在 2007 年开发得到阿利吉仑（aliskiren）。阿利吉仑是第一个获得 FDA 批准的肾素抑制剂，用于高血压的治疗。

20 世纪 80 年代末，基于受体的药物分子设计被用于治疗艾滋病的 HIV 蛋白酶抑制剂的开发。科学家发现 HIV 蛋白酶在病毒生命周期中发挥着重要作用，而且抑制 HIV-1 蛋白酶会产生非传染性病毒粒子，这些结论为 HIV-1 蛋白酶的设计提供了理论基础。其后，人们获得了包括 HIV 蛋白酶，抑制剂结合的 HIV-1 蛋白酶和突变的 HIV 蛋白酶在内的数以百计的 X 射线晶体结构。这些结构信息被用作辅助设计全新概念的抑制剂。1996 年第一个 HIV-1 蛋白酶抑制剂沙奎那韦（saquinavir）获准上市。著名的例子还有很多，比如 1999 年获准上市的抗流感药物神经氨酸酶抑制剂奥司他韦（oseltamivir），2005 年获准上市的治疗勃起功能障碍的药物 PDE-5 抑制剂乌地那非（udenafil）等。

基于受体的药物分子设计还被广泛地用于设计和开发蛋白激酶抑制剂，用于各种癌症的治疗。伊马替尼（imatinib）是第一个专门靶向 Bcr-Abl 融合蛋白的抗癌药物，该蛋白参与慢性髓细胞性白血病的发病机制。伊马替尼的先导物是通过高通量筛选（HTS）发现的。先导物和 Abl 激酶复合物的详细结构，为该化合物的耐药性产生和克服提供了分子层面的认知。先导物优化以后，提高了活性、选择性和药动学参数，因而得到现在的伊马替尼。该项目中的结构研究也为其他激酶抑制剂的开发铺平了道路。自蛋白激酶被认为是抗肿瘤重要的药物靶标以来，许多研究都致力于获取各种蛋白激酶的结构信息和结合位点信息。X 射线晶体学对理解各种不同类型抑制剂结合模式至关重要。这种分子水平的认知又被广泛应用于基于结构设计各种不同的激酶抑制剂类药物的研发。

G 蛋白偶联受体（GPCRs）在细胞信号转导中发挥着重要作用，但因其跨膜结构特征而难以结晶。伴随着 X 射线晶体学的新技术的发展，GPCRs 的结构解析速度也获得提升。大量配体结合 GPCRs 的高分辨 X 射线晶体结构为更好地理解两者的结合方式和蛋白受体激活过程提供了非常有用的信息，这些信息对设计激动剂或拮抗剂都非常重要。最新的研究已将这些结构信息有效地用于基于受体的药物分子设计中，从而获得全新、有效、高选择性的 GPCRs 配体，成为药物研究中一个振奋人心的新兴领域。

毋庸置疑，基于结构设计策略的成功主要依赖于对疾病相关酶靶标及其酶家族结构的认识和解析。药物研发在 HIV-1 蛋白酶、蛋白激酶、NS3/4 丝氨酸蛋白酶及 β-分泌蛋白酶等研究领域均获得了显著的成功，也因此推动了基于受体设计策略在其他药物研发领域的应用。随着技术的日益进步和人们对疾病机制及蛋白结构等知识的不断增长，基于受体的设计策略将在药物研发领域得到更广泛的应用（图 18-7）。

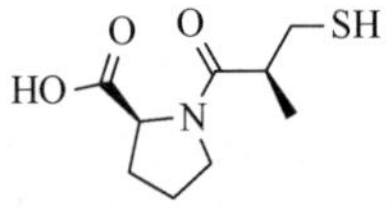

卡托普利
captopril

1981年获批
血管紧张素转化酶抑制剂
（抗高血压）

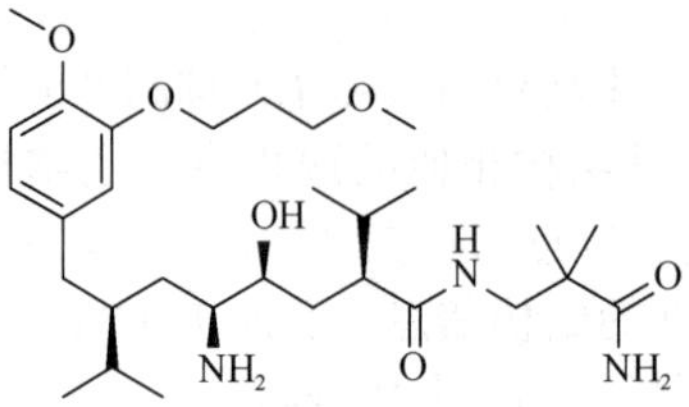

阿利吉伦
ariskiren

2007年获批
肾素抑制剂
（抗高血压）

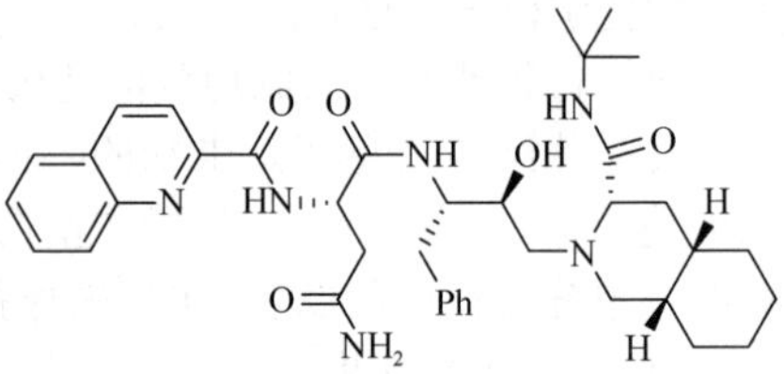

沙奎那韦
saquinavir

1996年获批
HIV-1蛋白酶抑制剂
（抗艾滋病）

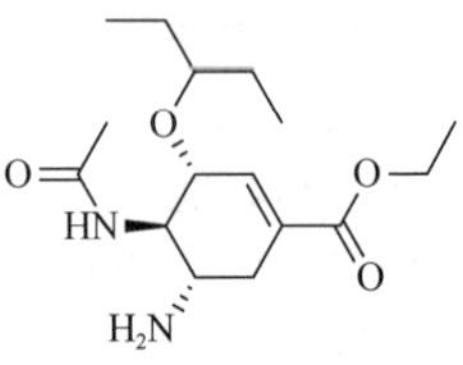

奥司他韦
oseltamivir

1999年获批
神经氨酸酶抑制剂
（抗流感）

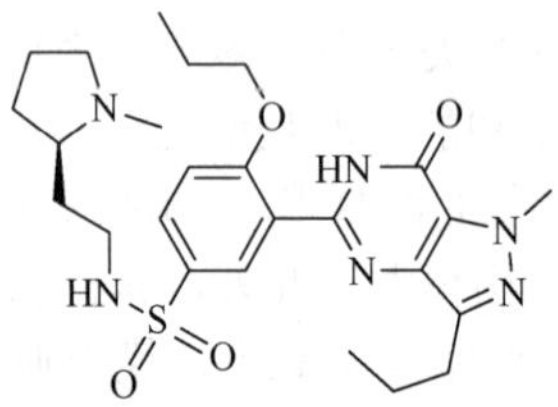

乌地那非
udenafil

2005年获批
PDE-5抑制剂
（治疗勃起功能障碍）

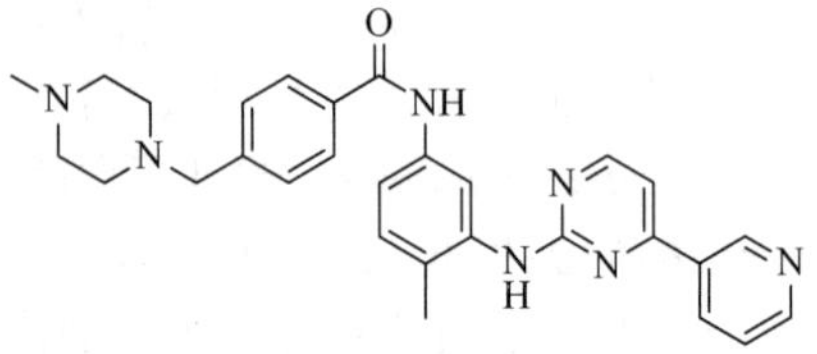

伊马替尼
captopril

2001年获批
Bcr-Abl酪氨酸激酶抑制剂
（抗慢性髓细胞性白血病）

图 18-7　通过基于受体设计策略开发得到的经典药物

二、基于配体的药物分子设计

基于配体的药物分子设计又称间接药物设计，是以配体的固有结构为基础开展的分子设计，主要方法包括定量构效关系（quantitative structure-activity relationship，QSAR）研究和药效团模型（pharmacophore model）法等。这种设计策略主要针对的是有确定生物活性但作用靶标不清楚或无法获取靶标三维结构的化合物。在这种情况下，可以采用基于配体的药物设计方法来设计和优化药物先导物。

QSAR 是一种借助分子的理化性质参数或结构参数，以数学和统计学手段定量研究有机小分子与生物大分子相互作用或有机小分子药动学的方法。这种方法广泛应用于药物、农药、化学毒剂等生物活性分子的合理设计，在药学研究中发挥着非常重要的作用。QSAR 一方面用于理解由分子结构的变化所引起化合物理化参数或结构参数的改变，以及对化合物生物活性的影响，推测其可能的作用机制；另一方面，QSAR 还可用于预测化合物的活性并指导先导物的结构改造。

在对先导物进行结构改造时，往往首先通过电子等排的方法进行结构优化，合成新先导物并进行活性评价，得到化合物的生物活性参数和结构参数，主要包括溶解度、分配系数、表面张力等，之后，将化合物随机分成两组，分别作为训练集和测试集，利用训练集的数据构建 QSAR 模型，再利用测试集对其进行验证，得到的合理模型，将用于理解化合物的作用机制并用于新一轮的化合物设计和结构改造。定量构效关系研究流程如图 18-8 所示。

构建 QSAR 模型的前提条件主要包括：化合物的结构或物理化学性质能够定量描述；生物活

性定量的表示；合适的模拟软件。

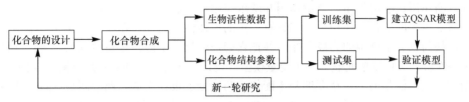

图 18-8　定量构效关系研究流程图

结构参数是定量构效关系的要素之一，常见的结构参数有疏水参数、电性参数、立体参数、几何参数、理化性质参数等。

疏水参数：药物在体内吸收和分布的过程与其疏水性密切相关，因而疏水性是影响药物生理活性的一个重要性质，在二维定量构效关系中采用的疏水参数最常见的是脂水分配系数，其定义为分子在正辛醇与水中分配的比例，对于分子母环上的取代基，脂水分配系数的对数值具有加和性，可以通过简单的代数计算获得某一取代结构的疏水参数。

电性参数：二维定量构效关系中的电性参数直接继承了哈密顿公式和塔夫托公式中的电性参数的定义，用以表征取代基团对分子整体电子分配的影响，其数值对于取代基也具有加和性。

立体参数：可以表征分子内部由于各个基团相互作用对药效构象产生的影响及对药物和生物大分子结合模式产生的影响，常用的立体参数有塔夫托立体参数、摩尔折射率、范德瓦耳斯半径等。

几何参数：是与分子构象相关的立体参数，因为这类参数常常在定量构效关系中占据一定地位，故而将其与立体参数分割考虑，常见的几何参数有分子表面积、溶剂可及化表面积、分子体积、多维立体参数等。

理化性质参数：偶极矩、分子光谱数据、前线轨道能级、酸碱解离常数等理化性质参数有时也用作结构参数用于定量构效关系研究。

除了结构参数的定量化，活性参数的定量也尤为重要，往往根据研究体系选择不同的活性参数，常见的活性参数有半数有效量、半数有效浓度、半数抑菌浓度、半数致死量、最小抑菌浓度等。通常为了消除分子量的影响，所有活性参数均采用物质的量作为计量单位。为了获得较好的数学模型，活性参数在二维定量构效关系中一般取负对数后进行统计分析。生物活性数据是 QSAR 模型的基础，生物测试的准确性往往决定了 QSAR 方法的准确性和预测能力。

> **知识链接**　　　　　　　　　　　**活性参数描述术语**
>
> 药物或抑制剂的活性常用以下这些术语进行描述。
>
> EC_{50} 值：药物达到最大药效（可以是抑制或者刺激）50% 时的浓度。
>
> ED_{50} 值：50% 的个体表现出特定药效时药物的有效剂量（而非浓度）。
>
> IC_{50} 值：达到 50% 抑制效果时抑制剂的浓度。
>
> K_i 值：采用 Michaelis-Menten 动力学计算获得达到 50% 抑制效果时的抑制剂浓度。
>
> K_d 值：两个或更多生物分子组成的复合物分离成组分时的平衡常数。

作为定量构效关系研究的升级拓展，药物化学家们还发展了诸如分子形状分析法（molecular shape analysis，MSA）、距离几何法（distance geometry，DG）和比较分子力场分析法（comparative molecular field analysis，CoMFA）等高级设计工具。

分子形状分析法的原理：柔性分子可以存在多种构象（形状），而受体所能接受的形状是有限的，分子的活性就与该分子形状对受体活性部位空腔的适应能力有关。

距离几何法的原理：药物-受体相互作用是通过药物的活性基团和受体的结合部位作用实现的；药物的活性强度由结合部位作用点的结合能来衡量，而结合能与活性基团和受体作用位点的类型有关。

比较分子力场分析法的原理：药物分子与受体之间的可逆相互作用主要是通过非共价结合，如范德瓦耳斯作用、静电作用、氢键作用和疏水作用等实现的，作用于同一受体的一系列药物分子，它们与受体之间的各种作用力场应该有一定的相似性。这样，在不了解受体三维结构的情况下，研究这些药物分子周围的力场分布，并把它们与药物分子活性定量地联系起来，既可以推测受体的某些性质，又可以依此建立一个定量模型，设计新化合物，并定量地预测化合物的活性。

药效团模型方法是另一种重要的基于配体的药物分子设计方法。药效团是一系列活性化合物具有的共同特征（包括特定的化学基团、氢键基团、正负电荷基团和疏水基团等）。药效团模型方法结合这些药效团信息，总结出一些对活性至关重要的原子和基团及空间关系，反推出与之结合的受体的立体形状、结构和性质，推测得到靶点物质信息，即得到虚拟受体模型，来设计新的配体分子，它主要被应用于先导物的发现。对于三维结构已知的受体，可以分析受体接合部位的作用方式和空间特征，建立起药物的三维药效基团，并根据结构和空间互补的原则，推断配体的结构和形状；或根据已知复合物的三维结构直接分析药效基团；对于三维结构未知的受体，可以利用分子模拟技术，根据一系列活性分子的结构信息，通过构象的搜索和叠合，总结出一些对活性至关重要的原子和基团及其空间关系，构建 3D 药效团模型，图 18-9 是通过 Sybyl 程序获得的哌替啶等阿片受体激动剂的药效团模型。

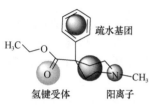

图 18-9　哌替啶等阿片受体激动剂的药效团模型

基于配体的药物设计除了考虑药物活性和选择性外，也要对药物的 ADMET 进行预测。这主要是通过化学信息学的多种技术手段，利用药物研发中存在的海量的实验数据和理论数据信息，预测药物的 ADMET 性质，提高药物研发的效率和成功率。

基于配体的药物设计是人类最早的合理药物设计方法之一，具有计算量小、预测能力好等优点。在受体结构未知的情况下，定量构效关系方法是最准确和有效地进行药物设计的方法，根据 QSAR 计算结果的指导，药物化学家可以更有目的性地对生理活性物质进行结构改造。

第四节　药物研究的新技术与新方法
New technologies and methods for new drug research

一、多靶点药物分子设计

现代药理学研究已深入到细胞和分子水平，更加强调药物作用的靶标，发现了许多单一靶点选择性的药物，在临床上表现出显著的疗效。但随着进一步的深入研究，研究人员发现单一靶点药物也存在着明显的不足，如单一靶点抗肿瘤药物单独用药对于晚期患者的化疗效率不高。此外，过去十余年来，新药候选物转化成临床有效新药的速率显著下降，而在 Ⅱ 和 Ⅲ 期临床试验中因缺乏有效性和出现非预期的毒性所导致的损耗呈现令人担忧的增长趋势，约占研发失败原因的 60%。网络药理学引起新药研发理念的转变，主要来源于多靶点药物在临床上的成功，特别是双重或多重激酶抑制剂，如 2005 年批准的索拉非尼（sorafenib）、2006 年批准的达沙替尼（dasatinib）、2007 年批准的舒尼替尼（sunitinib）和拉帕替尼（lapatinib），有意识地、理性地设计作用于特定的多个靶点的配体成为研究趋势。

将两个选择性的配体分子的药效团组合是获得多靶点配体的重要手段，药效团的组合可以通过连接或整合的方式实现，通过可断裂的或不可断裂的间隔基连接具有不同作用的药效片段，这就是传统药物设计里面的孪药设计。孪药（twin drug）是指将两个相同或不同的先导物或药物经共价键连接，缀合成的新分子，在体内代谢生成以上两种药物而产生协同作用，增强活性或产生新的药理活性，或者提高作用的选择性。常常应用拼合原理进行孪药设计，经拼合原理设计的孪药，实际上也是一种前药。孪药设计方法主要有两种。一种是将两个作用类型相同的药物，或同一药物的两个分子，拼合在一起，以产生更强的作用，或降低毒副作用，或改善药动学性质等。构成孪药的两个原分子可以具有相同的药理作用类型，如阿司匹林（aspirin）和对乙酰氨基酚（paracetamol）均具有解热镇痛活性，将两者酯化缀合生成贝诺酯（benorilate）得到前药，具有协同作用，既解决了阿司匹林对胃的酸性刺激，又增强了药效。也可以将两个不同药理作用的药物拼合在一起，形成孪药，以产生新的或联合的作用。例如，苯丁酸氮芥（chlorambucil）是抗肿瘤药物，但毒性较大。设计以甾体为载体，可增加靶向性，用这种思路将泼尼松龙（prednisolone）和苯丁酸氮芥形成抗肿瘤药物泼尼莫司汀（prednimustine），降低了苯丁酸氮芥的毒性。另外一种药效团组合的方法是将不同药效结构中相同部分的叠加，或者对其中一个药效结构进行修饰，得到整合了另一个药效团的新分子。

> **知识链接**　　　　　　　　　**抗体偶联药物**
>
> 　　抗体偶联药物（antibody-drug conjugates，ADC）是一种特殊的多靶点药物，由单克隆抗体、连接臂和细胞毒性物质组成。目前 ADC 是抗肿瘤抗体药物研发的新热点和重要趋势，因其具有良好的靶向性及抗癌活性受到越来越多的关注。将抗体的靶向性与细胞毒性药物的抗肿瘤作用相结合，可降低细胞毒性抗肿瘤药物的不良反应，提高肿瘤治疗的选择性，还能更好地应对靶向单抗的耐药性问题。

　　基于片段设计多靶点配体是一个比较方便可行的方法，分子量小于 250 的分子片段或分子量相对小的化合物成药性更好。通过筛选片段数据库，能够得到对两个或多个靶标小亲和力的基本核心骨架，在结构生物学的指导下，增加其他功能性片段，实现增强对两个靶标的亲和力或者达到所希望的平行的活性。基于片段的多靶点配体设计，仅需要相当少的化合物进行合成和筛选，就能获得新的先导化合物。

　　此外，分子对接也是常用的多靶点药物筛选方法，即将化合物库中的化合物对两个或多个靶点依次筛选，对得到的化合物在通过的靶点上进行验证，发现多靶点的先导物，再根据其余不同靶点的相互作用模型，进行修饰得到高活性的多靶点药物。

二、药物大数据

　　随着以合成方法学、药物化学、组合化学为代表的化学基础学科的发展，目前在 CAS 登记的化合物总数已经超过了 8000 万。同时，以分子药理学、基因功能组学、蛋白质组学、分子生物学为代表的生物基础学科也取得了飞速发展，在 TrEMBL 数据库中记录的蛋白质数量已经超过了6000 万。利用计算机技术针对海量生物学信息、化合物库的大数据挖掘与整理，已成为创新药物研发领域不可缺少的重要手段。药物信息数据包括了药学学科所有方面的信息，甚至还涉及大量的医学学科信息，如药品的研发信息、专利信息、生产和上市信息、价格信息、药品的监督和管理信息、药学教育信息、药学各专业学科的信息、药物使用信息、疾病变化、耐药性、生理病理状态、健康保健信息等，都属于药学信息。利用计算机技术手段，挖掘药物大数据中化学生物学、化学基因组学、蛋白质组学的有效信息，是药物化学学科的重要部分，也将成为未来药物化学发展的必然趋势。其中，从研究内容来看，主要涉及化学信息学、药物生物信息学。

> **知识链接**　　　　　　　　　**药物研究常用数据库**
>
> 　　ChEMBL 数据库：欧洲信息所开发的免费数据库，含有已报道的生物活性物质和其作用靶点的信息。https://www.ebi.ac.uk/chembldb/
>
> 　　NCBI 数据库：美国国家健康研究院建设的免费数据库。http://www.ncbi.nlm.nih.gov
>
> 　　DrugBank 数据库：包括超过 1200 个美国 FDA 认可的小分子和生物技术药物和超过 3200个试验性药物的免费数据库。http://www.drugbank.ca/

Integrity 数据库：Thomson Reuters 建立的商业数据库，整合了具有生物活性的化药和生物药的各种信息。https://integrity.thomson-pharma.com/integrity/

化学信息学（chemoinformatics）是一门应用信息学方法来解决化学问题的学科，而其中涉及的许多研究内容均与药物研究有关，主要是针对基于配体的药物设计中的系列问题的计算机信息处理，例如，在 QSAR 研究中，如何建立多维特征定量参数描述空间中结构特性；在 ADMET 性质预测中，如何建立更科学的计算模型以更加准确地预测药物的成药性。此外，还涉及其他药物结构相关的问题，包括虚拟化合物库的构建等，即通过计算方法组合各种基元化学分子结构和片段，虚拟合成大量的候选化合物，然后在虚拟化合物库中筛选目标。

生物信息学（bioinformatics）是研究生物信息的采集、处理、存储、传播、分析和解释等各方面的学科。药物生物信息学就是综合应用药学、生命科学、数学、计算机等学科的理论和方法，对伴随基因组计划产生的生物信息进行整理和分析，并应用于药物的设计和开发，以达到合理药物设计目的的一门交叉学科，其研究内容主要包括与药物靶点相关的基因信息、药物靶点的结构特征、药物结构与蛋白质之间的相互作用等。

三、蛋白降解靶向联合体技术

传统上，小分子药物抑制靶标蛋白属于"占据驱动"（occupancy-driven）的治疗策略，即结合活性位点而使其失活，或通过占据热域来干扰蛋白-蛋白相互作用（protein-protein interaction，PPI）。近来，"事件驱动"（event-driven）的治疗策略方兴未艾，其重要代表是蛋白降解靶向联合体（proteolysis-targeting chimeras，PROTAC）技术。该技术通过药物诱导，将目标蛋白降解，使靶标失去功能，从而调节机体，治疗疾病。PROTAC 技术仰赖机体固有的泛素-蛋白酶体系统（ubiquitin-proteosome system，UPS）降解蛋白质的功能（图 18-10）。UPS 是细胞内除溶酶体外的另一条蛋白质降解途径，涉及人体 80% 的蛋白质降解过程；与溶酶体降解相比，它需要能量，但效率高、指向性强。2004 年诺贝尔化学奖授予以色列科学家阿龙·切哈诺沃、阿弗拉姆·赫尔什科和美国科学家欧文·罗斯，以表彰他们发现了泛素介导的蛋白质降解。

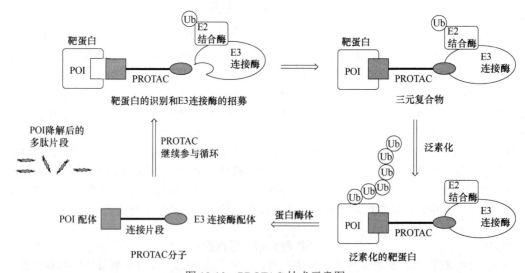

图 18-10　PROTAC 技术示意图

UPS 包括泛素、26S 蛋白酶体和去泛素化酶 DUB 等。泛素（ubiquitin）是由 76 个氨基酸组成的蛋白，含有 7 个赖氨酸残基，C 端的羧基可与目标蛋白生成异肽键，引发进一步泛素化，形成泛素链。人体蛋白酶体又被称为 26S 蛋白酶体，分子质量为 2000kDa，由一个 20S 亚基为中央核心和两个 19S 亚基的外端帽子构成，为一桶状的蛋白复合物，空心的 20S 内核是结合被降解的靶蛋白（protein of interest，POI）的区域，由 7 个催化亚基执行裂解功能，分别为 β1～β7。19S 帽区含有 ATP 酶活性位点和泛素结合位点。POI 的泛素化是蛋白酶体实施裂解前的必要步骤。

降解过程主要有四步：①泛素的活化：泛素甘氨酸端的羧基连接到泛素活化酶 E1 的巯基上（需 ATP 提供能量），形成硫酯键。② E1 活化的泛素经由酯交换转到泛素结合酶 E2。③泛素连接酶 E3 将结合 E2 的泛素连接到目标蛋白质上并释放 E2，形成泛素化的蛋白质。这是 PROTAC 技术应用中的核心环节。④泛素化的蛋白质被蛋白酶体识别、结合、降解，最终成为短肽碎片。

PROTAC 分子是双功能分子，一端是 POI 的配体，另一端是 E3 连接酶的配体，两个配体由连接片段连接。PROTAC 分子结合 POI 和 E3 连接酶，形成 POI-PROTAC-E3 三元复合物，给 POI 打上泛素化的标签，泛素化的蛋白被蛋白酶体 26S 识别并降解。

与传统小分子药物和抗体相比，PROTAC 技术可以提高活性，减少"不可成药"性。传统的小分子和抗体等都是通过"占据驱动"的作用模式抑制靶蛋白的功能发挥治疗疾病的作用，这种作用模式需要抑制剂或单抗具备较高的浓度才能够占据靶点的活性位点，阻断下游信号通路的转导。而 PROTAC 是"事件驱动"，不是影响蛋白的功能，而是介导致病靶蛋白的降解。PROTAC 分子在促进 POI 泛素化降解的过程中扮演的是化学反应中的"催化剂"角色，本身没有消耗，理论上可以循环反复使用，因而对其有效浓度要求不高。而且 PROTAC 对于没有活性位点的蛋白，如支架蛋白等，只要能够产生结合作用就可以诱导相关蛋白被降解，可以大大减少"不可成药"靶点的范围。

一、思考题

1. 药物与靶点的相互作用方式有哪些，各有什么特点？

2. 如何解释相似结构的药物具有不同活性，如阿扑吗啡（apomorphine）、吗啡（morphine）和加兰他敏（galantamine）的结构相似但活性不同？

3. 如何解释不同结构的药物具有相似的活性，如多奈哌齐（donepezil）、他克林（tacrine）和石杉碱甲（huperzine A）均是胆碱酯酶抑制剂？

4. 基于受体的药物分子设计和基于配体的药物分子设计各有什么优势和不足？

二、案例分析

急性细菌性皮肤和皮肤结构感染（ABSSSI）是一个具有挑战性的医学难题。由于细菌对现有抗菌药物的耐药性提高，由耐甲氧西林金黄色葡萄球菌（MRSA）导致的发病率、并发症和住院率都显著上升。2017 年，FDA 批准了 Melinta 公司历时 17 年研发成功的治疗 ABSSSI 的新药 Baxdela（Delafloxacin）。Delafloxacin 是一种氟喹诺酮类药物，能对抗包括 MRSA 在内的革兰氏阳性菌和革兰氏阴性菌。它可以通过静脉注射和口服使用。与其他喹诺酮类药物相比，Delafloxacin 在抗革兰氏阳性菌上更加有效，它在酸性环境下的细菌和细胞中积累是其他药物的 10 倍，这一特性被认为能使 Delafloxacin 在包括胞内感染的酸性环境中消灭金黄色葡萄球菌。

请根据所学知识与上述信息作答：

（1）写出喹诺酮类药物的结构通式并简述其构效关系。

（2）与大多数已批准的两性离子的喹诺酮类药物相比，试从结构的角度阐述 Delafloxacin 产生较好抗菌活性的原因。

（3）光毒性是喹诺酮类药物中较为严重的毒性反应。在研究中发现其 8 位取代基决定光毒性的大小，如 8 位卤素取代可提高吸收度从而增强抗菌活性，但其光毒性极大。当引入甲氧基时可降低光毒性，且对抗革兰氏阳性菌和革兰氏阴性菌的活性影响不大；当引入乙氧基时光毒性最低，但抗菌活也降低。此外 5 位取代类型也与光毒性有关，有报道 5 位取代基引起光毒性大小的顺序为 $CH_3 \gg H > NH_2$。根据上述研究结果并结合喹诺酮类药物的构效关系，提出设计新结构的药物的思路以降低其光毒性、增加活性。

（肖　卿）

第十九章 药物代谢反应

Drug metabolism reactions

学习要求

1. 掌握 Ⅰ 相代谢和 Ⅱ 相代谢。
2. 熟悉药物代谢的分类、药物代谢的酶、药物代谢的方式和作用。
3. 了解药物代谢在药物研究中的作用。

代谢（metabolism）是维持生命的一系列有序化学反应的总称，也被认为是生物体不断地进行物质和能量交换的过程。代谢反应分为两类：一类是分解代谢，即对大分子进行分解以获得能量（如细胞呼吸）；另一类是合成代谢，即利用能量来合成细胞中的各组分（如蛋白质和核酸等）。

药物代谢（drug metabolism）是指在酶的作用下通过生物转化将药物（通常是非极性分子）转变成极性分子，再通过人体的正常系统排出体外的过程，又称为生物转化（biotransformation）。药物代谢可使有效药物转变为低效或无效的代谢产物，或将无效药物的结构转变成有效药物的结构。在药物代谢过程中，也有可能将药物转变成毒副作用较强的代谢产物。

药物代谢通常分为 Ⅰ 相代谢（又称为第 Ⅰ 相生物转化）和 Ⅱ 相代谢（又称为第 Ⅱ 相生物转化）。前者主要是官能团转化反应，涉及氧化酶、还原酶和水解酶等，这些酶催化药物进行氧化、还原、水解或羟基化等反应，进而引入极性基团，如羟基、羧基、巯基和氨基等。后者是指结合反应，即原型药或 Ⅰ 相代谢产物在酶的作用下与体内的内源性成分（如葡糖醛酸、硫酸、氨基酸或谷胱甘肽等）经共价键结合而生成极性大、易溶于水或易排出体外的结合物。

研究药物在体内代谢过程中发生的化学结构变化，能帮助研究者设计药物剂型、合理使用药物、认识药物的作用机制及解释用药过程中出现的问题，这是药物化学研究的重要内容之一。

第一节 药物代谢的酶
Enzymes for drug metabolism

一、细胞色素 P450 酶系

细胞色素 P450（cytochrome P450，CYP450）酶系主要存在于肝脏及肝脏外组织的内质网上，是一组酶的总称，由血红素蛋白、黄素酶蛋白和磷酯组成，大多数药物都经 CYP450 催化代谢，因还原型 CYP450 与一氧化碳的结合物在 450nm 处有特征吸收而得名。CYP450 可分为两类：Ⅰ型酶（或称混合功能氧化酶），主要催化氧化还原反应和水解反应；Ⅱ型酶，主要催化葡糖醛酸化、硫酸化或乙酰化反应。该酶系主要参与肝内的 Ⅰ 相代谢，具体为两个方面作用：一是针对内源性化合物（如类固醇等）的代谢；二是针对外源性化合物（如药物、食品添加剂、环境污染物等）的代谢。现已确定的人 CYP450 有 357 个基因和 33 个假基因，涉及 18 个家族和 42 个亚家族，调控 180 多个人类 CYP450 亚型蛋白。

CYP450 酶系最早是由 Williams 发现的。Klingcnberg 和 Garfnikel 于 1958 年报道了进一步观察和研究的结果。Omwra 和 Sato 经过大量研究于 1964 年将该酶命名为 CYP450。1993 年，Nelso 等制定 CYP450 酶基因超家族内进化关系的统一命名法，共经过四次修改与增补，至 1996 年内容日趋完善。CYP450 酶系超家族依次可分为家族、亚家族和酶 3 级。根据酶蛋白一级结构中氨基酸的同源度小于 40% 者则归入不同的家族，以 CYP（小鼠和果蝇用 Cyp）加阿拉伯数字表示，如 CYP1、Cyp1 等；同源性大于 55% 者则归入同一亚家族，用大写英文字母（小鼠和果蝇用小写英文字母）表示，如 CYP1A、Cyp1a 等；在同一亚家族内按酶被鉴定先后顺序以阿拉伯数字编序，如 CYP1A1、Cyp1a1 等。注意当 CYP（Cyp）为正体时表示酶；为斜体时表示相应的基因。现将主要的 CYP450 酶及催化的代表药物列于表 19-1。

表 19-1 主要 CYP450 及药物代谢（代谢部位及其反应类型）

CYP 亚型酶	常见药物（代谢部位及其反应类型）
CYP1A1	雌二醇（C-2 和 C-4 羟化）
CYP1A2	咖啡因（*N*-去甲基化）、安替比林（*N*-去甲基）
CYP2A6	香豆素（7-羟化），萘普生（羟化）、他克林（羟化）、氯氮平（羟化）、美西律（羟化）
CYP2B6	环磷酰胺、异环磷酰胺、安非地酮、尼古丁
CYP2C8	甲苯磺丁脲（甲基羟化）
CYP2C9	甲苯磺丁脲（甲基羟化）、萘普生（*O*-去甲基）、布洛芬（*i*-丁基羟化）、双氯芬酸（4-羟化）、苯妥英（4-羟化）
CYP2C19	奥美拉唑（4-羟化）、丙米嗪（*N*-去甲基）、地西泮（*N*-去甲基）、普萘洛尔（侧链羟化）
CYP2D6	奎尼丁（羟化）、美托洛尔（*O*-去甲基）、奋乃静（苯环羟化）、可待因（*O*-脱烷基）、氯苯那敏（*N*-脱烷基、环羟化、脱氨基）、异丙嗪（*N*-脱烷基、环羟化、*S*-氧化）
CYP2E1	对乙酰氨基酚（*p*-苯醌亚胺）、茶碱（C-8 氧化）、苯乙烯（环氧化）
CYP3A4	硝苯地平（芳构化）、环孢菌素（*N*-去甲基和甲基氧化）、咪达唑仑（甲基羟化）、利多卡因（*N*-去乙基）、洛伐他汀（6-羟化）、可卡因（*N*-去甲基）

二、氧 化 酶

广义上，凡是失去电子的反应都属于氧化反应（oxidation reaction）。体内药物的氧化反应是指在酶的催化作用下，分子中增加氧或失去氢，或同时增加氧和失去氢的反应。根据受氢体不同，氧化酶是指能催化氢原子直接转移到氧分子上的酶；而脱氢酶是指能催化氢原子转移到其他氢受体上的酶。常见的氢受体有辅酶Ⅰ、辅酶Ⅱ和黄素腺嘌呤二核苷酸等。

药物代谢中的氧化酶主要包括氧化还原酶系、醛酮还原酶系、过氧化物酶、单加氧酶、CYP450 酶系等。其中氧化还原酶系有醇氧化酶、醛氧化酶和胺氧化酶等；醛酮还原酶系有醇氧化酶、酚氧化酶；过氧化物酶系有酚类氧化酶、胺类氧化酶、前列腺素-内过氧化物合成酶、过氧化氢酶及髓过氧化物酶（myeloperoxidase）等；单加氧酶有 CYP450 酶、黄素单加氧酶（flavin monooxygenase，FMO）和多巴胺-β-羟化酶等。

过氧化物酶是以过氧化氢为电子受体催化底物氧化的酶。主要存在于细胞的过氧化物酶体中，以铁卟啉为辅基，可催化过氧化氢氧化酚类和胺类化合物，具有消除过氧化氢和酚类、胺类毒性的双重作用。

CYP450 酶和黄素单加氧酶可一起共同催化药物分子在体内的氧化。其中黄素单加氧酶通常催化含氮或含硫杂原子的氧化，如可将叔胺、肼类化合物氧化成 *N*-氧化物；将仲胺氧化成羟基胺，将羟胺氧化成硝基化合物；将硫醇氧化成二硫醚，将二硫醚氧化成 *S*-氧化物；将硫醚氧化成亚砜和砜。

三、还 原 酶 系

广义上，凡是能使分子中碳的总氧化态降低的反应都称为还原反应（reduction reaction）。体内药物的还原反应是指药物分子得到电子或使参加反应的碳原子上电子云密度增加的反应。直观地讲，可视为分子中增加氢或减少氧的反应。

还原酶（reductase）是指催化药物进行还原反应的酶。在生物体内，还原反应主要涉及两类酶系：氧化还原酶系和醛酮还原酶系。前者有羧基还原成醛的酶、偶氮化合物还原酶和硝基化合物还原酶等；后者有醛酮还原酶、谷胱甘肽氧化还原酶（glutathione oxidoreductase）和醌还原酶等。

四、水解酶

水解酶是指能水解含酯类或酰胺类药物的酶，这些药物经水解酶催化水解生产相应的羧酸及醇、酚或胺等，大多数水解酶存在于血浆、肝、肾和肠中。其中酯类水解酶种类较多，主要包括羧酸酯水解酶（carboxylic ester hydrolase）、脂肪酶、磷酸酯酶、硫酸酯水解酶、胆碱酯酶、丝氨酸内肽酯酶、芳磺酸酯酶、芳基磷酸二酯酶、β-葡萄糖苷酶和环氧化物水解酶（epoxide hydrolase）等。

酯类水解酶中较为常见的羧酸酯水解酶，可简称为酯酶（esterase），是催化羧酸酯水解的酶，主要水解水溶性底物。根据底物不同，酯酶可分为特异性与非特异性两类。其中特异性酯酶又可分为：分解长链（C8 以上）高级脂肪酸酯的酶、分解乙酰胆碱的乙酰胆碱酯酶、分解酯酰胆碱的胆碱酯酶等。非特异性酯酶指能分解短链（C2～C4）低级脂肪酸酯的酶，如芳香基酯酶、羧酸酯酶和乙酰酯酶等。

脂肪酶（lipase，甘油酯水解酶）是催化脂肪水解为甘油和脂肪酸的酶，其存在于含有脂肪的动植物和微生物（如霉菌、细菌等）组织中，主要水解油水界面的底物。

第二节　Ⅰ相代谢
Phase Ⅰ metabolism

Ⅰ相代谢（phase Ⅰ metabolism）是药物分子的官能团转化反应，主要涉及氧化、还原、水解、脱卤素等反应，即在药物分子中引入极性基团如羧基、羟基、巯基和氨基等。

一、氧化反应

氧化反应（oxidation）是指在酶的催化作用下，药物分子中增加氧或失去氢，或同时增加氧和失去氢的反应。其主要涉及以下五种情况。

（一）饱和碳原子的氧化反应

1. 链状烷烃类药物的氧化反应　在烷烃类药物中，氧化代谢可在烃基链中引入羟基，羟基衍生物进一步氧化为醛、酮、羧酸或与葡糖醛酸结合。例如，口服降糖药物甲苯磺丁脲（tolbutamide）中苯环的 4-甲基首先氧化为羟甲基，再进一步氧化成羧酸。

甲苯磺丁脲

链状烷烃类药物的氧化反应通常发生在碳链末端碳原子（ω-氧化）或碳链末端倒数第二位碳原子（ω-1 氧化）上，氧化后相应生成伯醇或仲醇。例如，非甾体抗炎药布洛芬（ibuprofen）可发生 ω-氧化和 ω-1 氧化。

2. 环状烷烃类药物的氧化反应　含环己基的药物，一般在环己基的 C-4 上氧化生成 C-4-羟基化合物，并有顺、反异构体。例如，降血糖药物醋酸己脲（acetohexamide）的氧化代谢主要生成反式 4*E*-羟基衍生物。

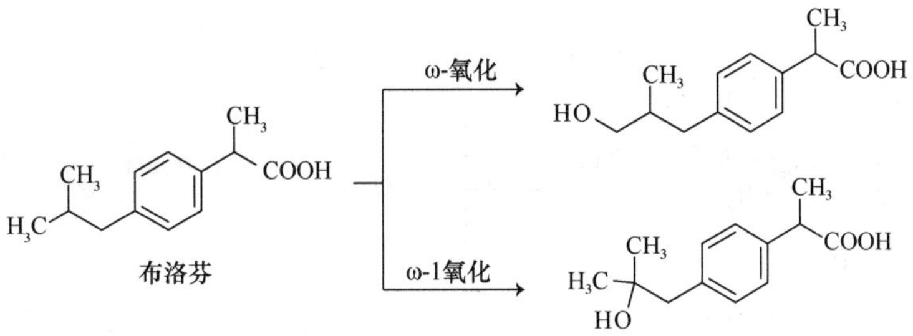

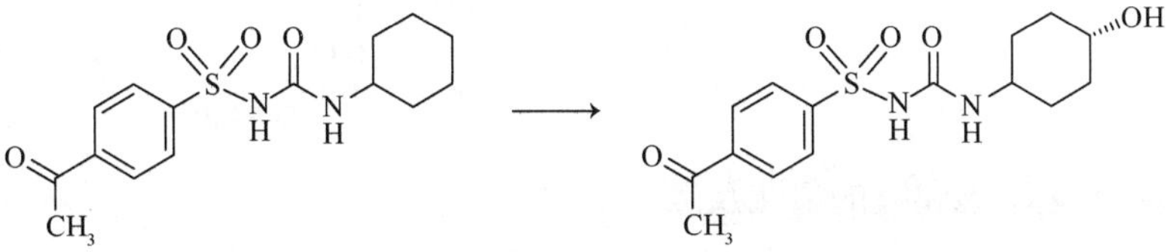

布洛芬

醋酸己脲

3. 与 sp² 碳原子相邻烷烃碳原子的氧化反应　当烷烃的碳原子与 sp² 碳原子相邻时，如羰基的碳原子、苄位的碳原子及烯丙位的碳原子因受 sp² 碳原子的作用，使其反应活性增强，在 CYP450 酶催化下，易氧化生成羟基化合物。例如，镇静催眠药物地西泮（diazepam），经氧化代谢生成替马西泮（temazepam）。

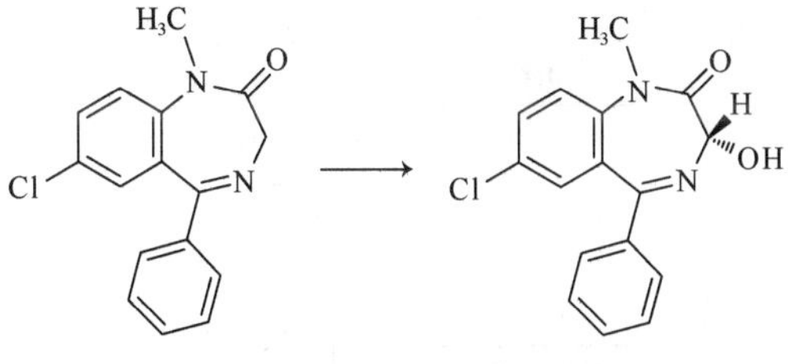

地西泮　　　　　替马西泮

又例如，β 受体阻滞剂美托洛尔（metoprolol）在氧化代谢时生成对映异构体，其中以（1′*R*）异构体为主。此外，这种立体选择性还会受到结构中 2 位手性中心的影响。2*R*-美托洛尔代谢产物的比为 (1′*R*, 2*R*)/(1′*S*, 2*R*)=9.4，而 2*S*-美托洛尔得到代谢产物比为 (1′*R*, 2*S*)/(1′*S*, 2*S*)=26。

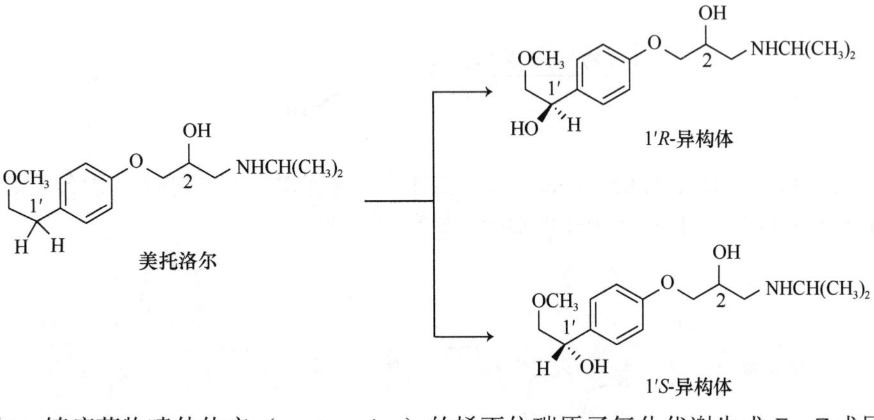

美托洛尔

1′*R*-异构体

1′*S*-异构体

再例如，镇痛药物喷他佐辛（pentazocine）的烯丙位碳原子氧化代谢生成 *E*、*Z* 式异构体。

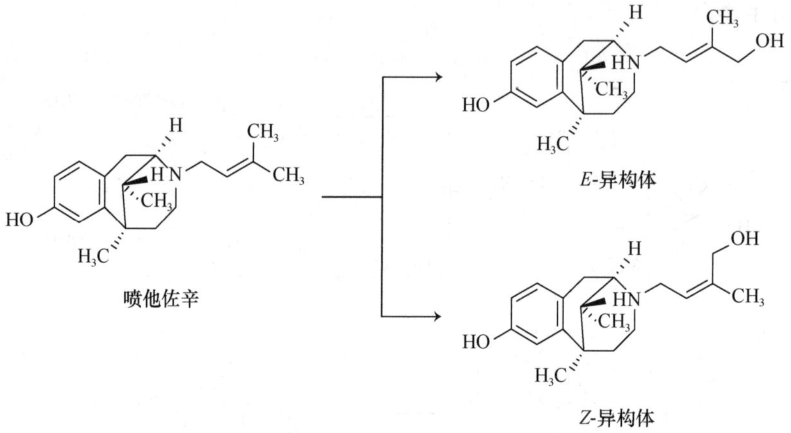

喷他佐辛

E-异构体

Z-异构体

（二）芳环及碳-碳不饱和键的氧化反应

1. 含芳环药物的氧化反应 含芳环药物的氧化代谢主要是在 CYP450 酶系催化下进行的，即含芳环药物的芳环在酶的催化下首先被氧化成环氧化合物，然后在质子的催化下发生重排生成酚；或者被环氧合酶水解生成二羟基化合物；或者在谷胱甘肽 S 转移酶（glutathione S-transferase，GST）的作用下和谷胱甘肽生成硫醚，促进代谢产物的排泄；或者与体内生物大分子如 DNA、RNA 中的亲核基团反应，生成共价结合物，使生物大分子失去活性，产生毒性。

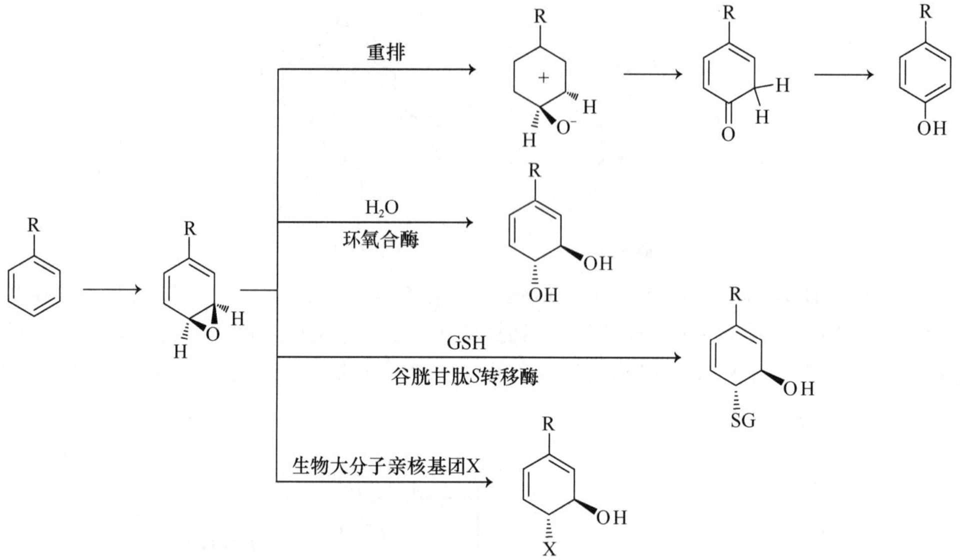

例如，抗炎药物保泰松（phenylbutazone）在体内氧化代谢生成的代谢产物羟基保泰松（羟布宗，oxyphenbutazone），其抗炎作用比保泰松强而毒性较低。

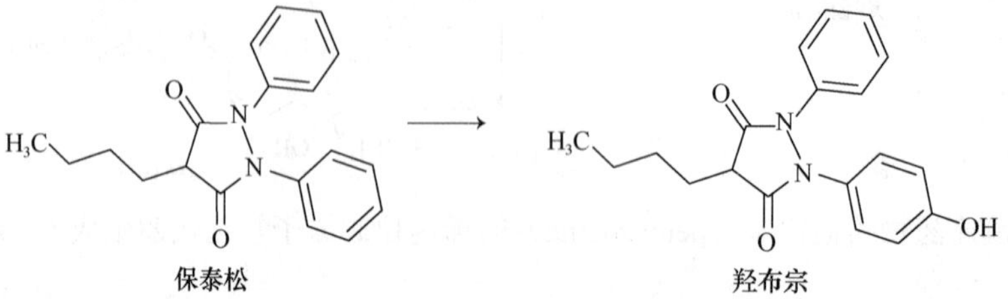

保泰松　　　　　　　　　　　羟布宗

若芳香药物中两个芳环上取代基不同时，一般是电子云密度较高的芳环易被氧化。例如，抗精神病药物氯丙嗪（chlorpromazine）易氧化代谢生成 7-羟基化合物，而含氯原子的苯环则不易被氧化。

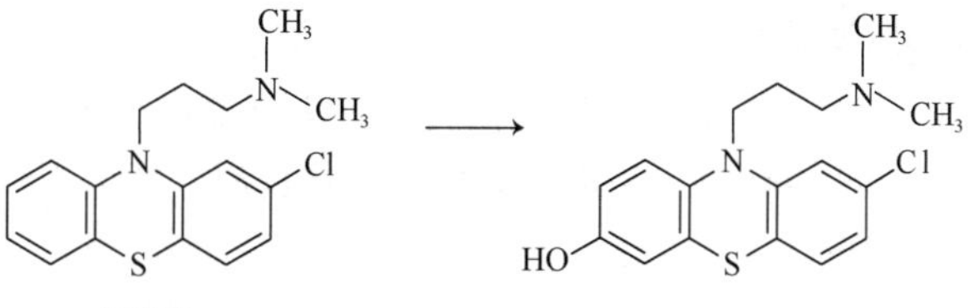

氯丙嗪

若芳香药物中含强吸电子取代基时，如可乐定（clonidine）和丙磺舒（probenecid），则不易发生芳环的氧化代谢。

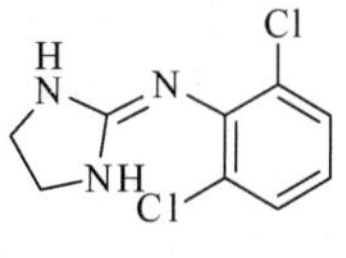

可乐定 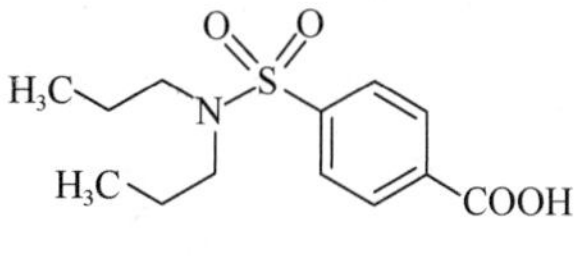　　　　　　　　　丙磺舒

2. 含烯烃和炔烃药物的氧化反应　含烯烃药物比芳香药物的 π 键活性高，因此烯烃药物更易被氧化代谢，首先生成环氧化合物。例如，抗癫痫药物卡马西平（carbamazepine）在体内代谢生成 10, 11-环氧化合物（代谢活化产物），进一步被环氧合酶立体选择性地水解产生 $10S, 11S$-二羟基化合物，经由尿排出体外。

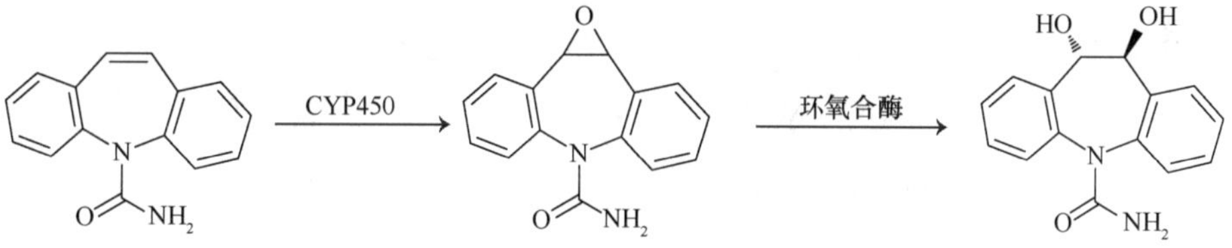

卡马西平　　　　　　　　10,11-环氧化合物　　　　　　　$10S,11S$-二羟基化合物

又例如，黄曲霉素 B_1（aflatoxin B_1）经氧化代谢生成环氧化合物，再与 DNA 作用生成共价化合物，产生致癌作用。

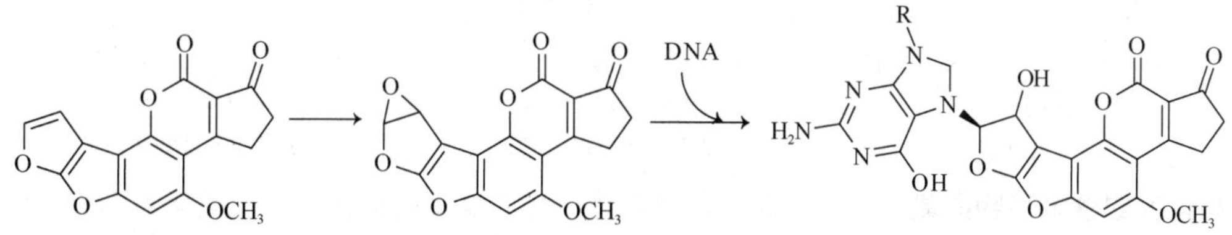

黄曲霉素 B_1

含炔烃药物的反应活性比含烯烃药物更高，被酶催化氧化速度也更快。根据酶进攻炔键碳原子的不同，生成的产物也不同。若酶和氧连接在端基炔键碳原子上，则随后发生氢原子的迁移，形成烯酮，可被水解成羧酸，或者可与蛋白质进行亲核性烷基化反应；若酶和氧连接在非端基炔键碳原子上，则炔烃药物和酶卟啉中的吡咯氮原子发生 N-烷基化反应。该反应使酶被不可逆地抑制，如甾体药物炔雌醇就发生这种作用。

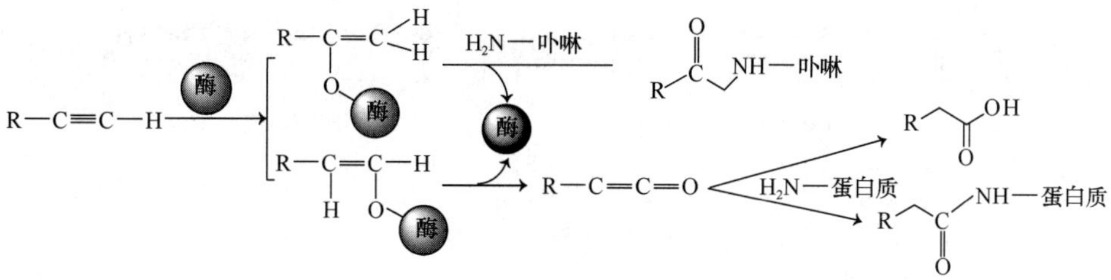

（三）含氧化合物的氧化反应

1. 含醚类药物的氧化反应 含醚类药物在微粒体混合功能酶的催化下，进行 *O*-脱烷基化反应。其作用是首先在氧原子的 α-碳原子上进行氧化羟基化反应，然后 C—O 键断裂，生成羟基化合物（醇或酚）及羰基化合物。

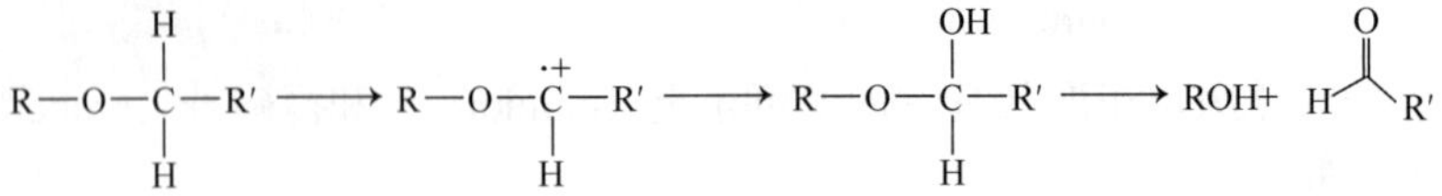

例如，解热镇痛药物对乙酰氨基酚（paracetamol）是非那西丁（phenacetin）氧化去乙基的代谢产物，相比于非那西丁来说，对乙酰氨基酚的解热镇痛作用更强，副作用更小。

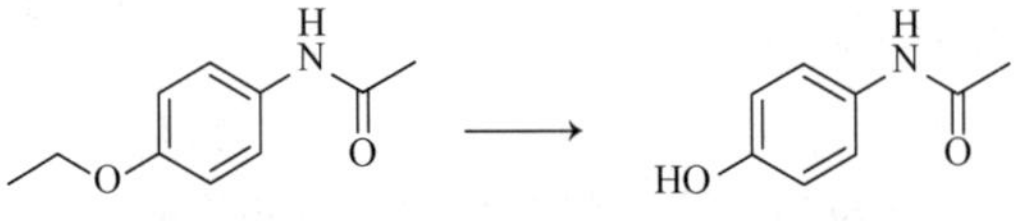

非那西丁　　　　　　　　对乙酰氨基酚

又例如，非甾体抗炎药吲哚美辛（indomethacin）经氧化代谢后生成 *O*-去甲基化合物。

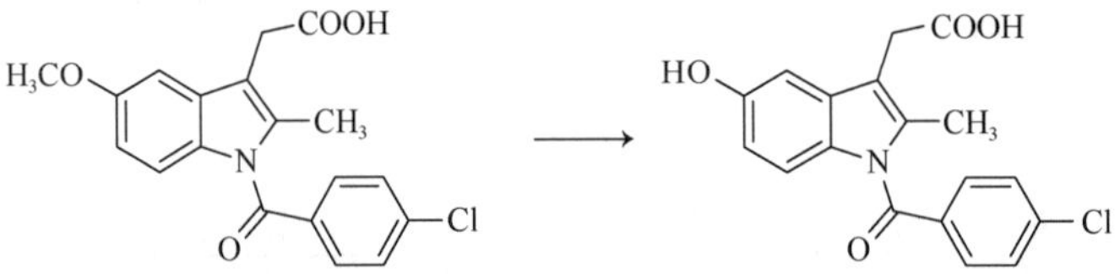

吲哚美辛

有些药物含有一个以上醚基时，一般情况下只选择性脱一个烷基，或者优先脱某一个烷基，这与药物立体效应、电子效应及环上的取代基有关。例如，甲氧苄啶（trimethoprim）结构中有 3 个甲氧基，在体内代谢时主要生成 3-*O*-去甲基代谢物，而少量生成 4-*O*-去甲基代谢物。

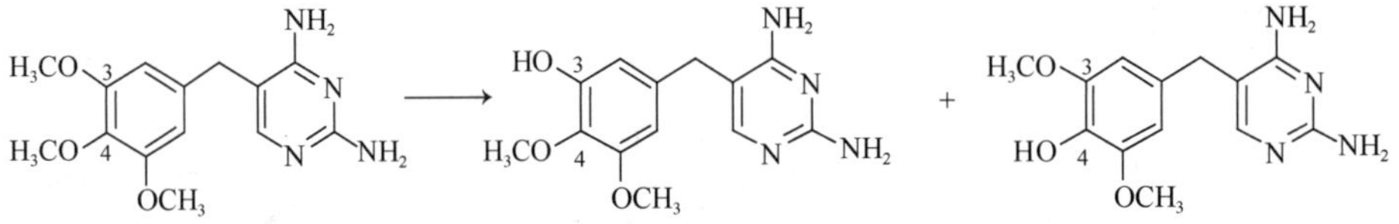

甲氧苄啶　　　　　3-*O*-去甲基代谢物(主要)　　　　4-*O*-去甲基代谢物(少量)

2. 含醇或含醛药物的氧化反应 含醇药物在体内醇脱氢酶的催化下脱氢氧化得到相应的含羰基药物。例如，含伯醇药物在体内很容易被氧化生成含醛药物；醛不稳定，在体内进一步在脱氢酶的催化下氧化生成羧酸药物。例如，维生素 A（vitamin A）可氧化为维生素 A 醛（视黄醛），进一步氧化为维 A 酸。其中，催化伯醇氧化生成醛的醇脱氢酶是双功能酶，既能催化伯醇氧化生成醛，也能催化醛还原生成醇。该反应的平衡与 pH 有关，即当 pH 约为 10 时有利于醇的氧化；pH 约为 7 时有利于醛的还原。为此，在生理条件下有利于醛的还原。然而由于醛氧化成羧酸是一个放热过程，因此，在体内的醛几乎全部被氧化成羧酸，仅有很少一部分醛被还原生成醇。

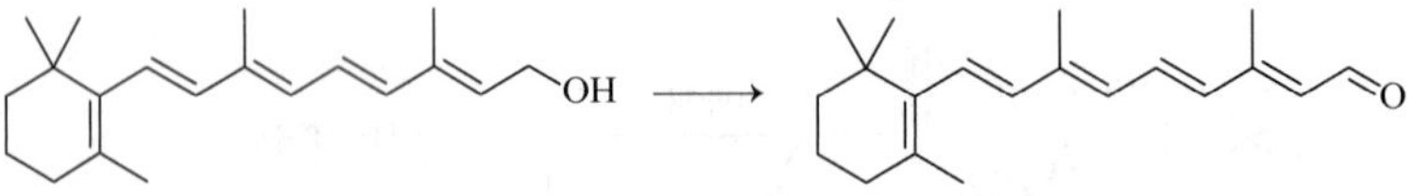

维生素A　　　　　　　　　　　维生素A醛

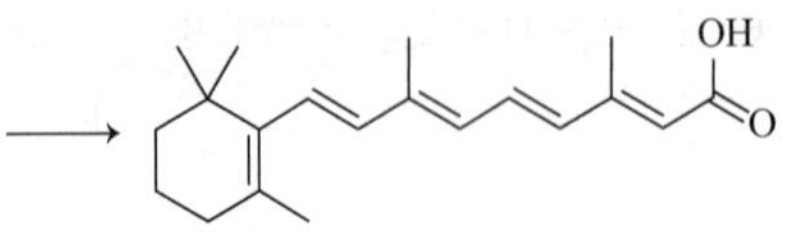

维A酸

（四）含氮化合物的氧化反应

含氮药物的氧化代谢主要有两种情况：一是与氮原子相连接的碳原子上发生 *N*-脱烷基化或者脱氨反应；二是发生 *N*-氧化反应。

1. *N*-脱烷基化和脱氨反应　*N*-脱烷基或者氧化脱氨是胺类化合物氧化代谢的两种途径，其本质是碳-氮键的断裂，而反应的条件是与氮原子相连的烷基碳原子上应有 α-氢原子。即 α-氢原子首先被氧化成羟基，生成 α-羟基胺，由于 α-羟基胺不稳定，将会发生碳-氮键的断裂。胺类药物的脱 *N*-烷基代谢是本类药物的主要和重要代谢途径之一。其中含叔胺或仲胺药物的氧化代谢可产生两种以上产物，而含伯胺药物代谢只产生一种产物。例如，β 受体阻滞剂普萘洛尔（propranolol）含仲胺，其代谢有两条不同途径。

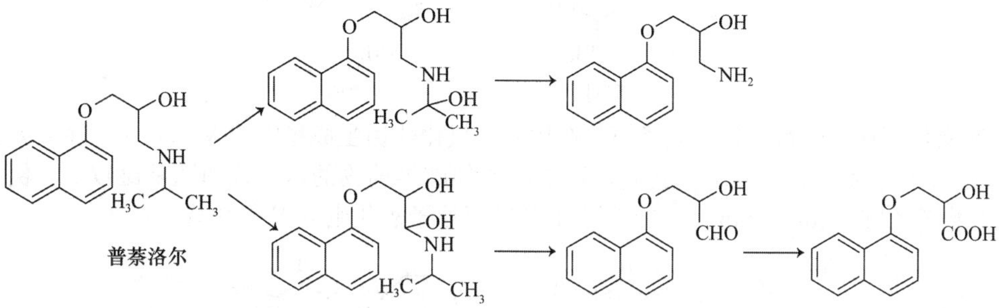

普萘洛尔

又例如，氯胺酮（ketamine）为甲基仲胺类药物，其代谢首先生成去甲基产物，而后者由于氨基的 α-碳原子为叔碳原子，不能进行氧化羟基化，得不到进一步氧化脱氨基产物。

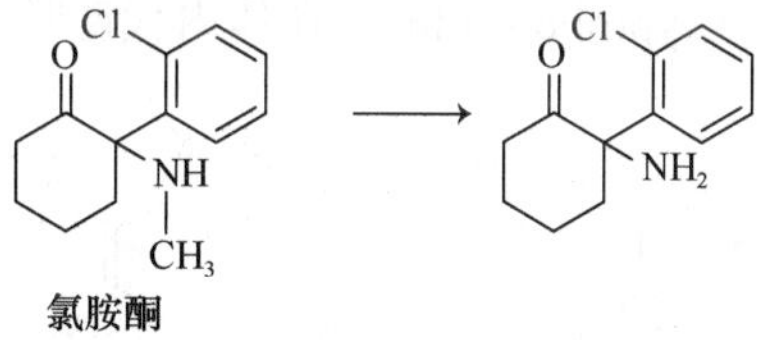

氯胺酮

再例如，利多卡因（lidocaine）为叔胺类药物，其代谢时脱第一个乙基比脱第二个乙基容易。*N*-脱烷基的产物极性加大，亲水性增加，因此扩散通过细胞膜的速度降低，与受体的作用减少，药物的生物活性下降。利多卡因进入中枢神经系统后产生的代谢产物由于难以扩散通过血脑屏障，而产生中枢神经系统的毒副作用。

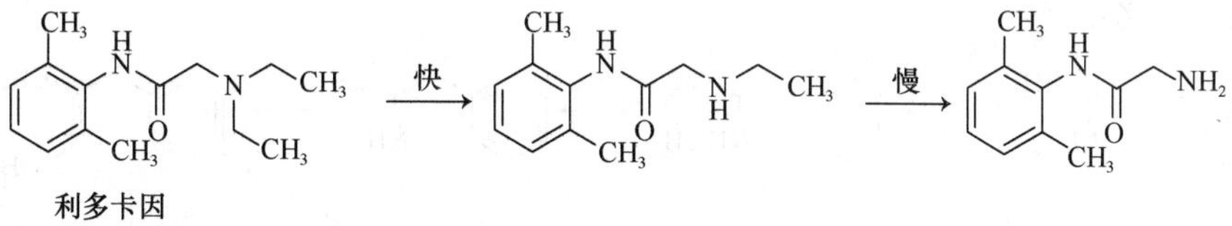

利多卡因

苯丙胺（amphetamine）为伯胺类药物，其代谢只有一个脱氨产物。

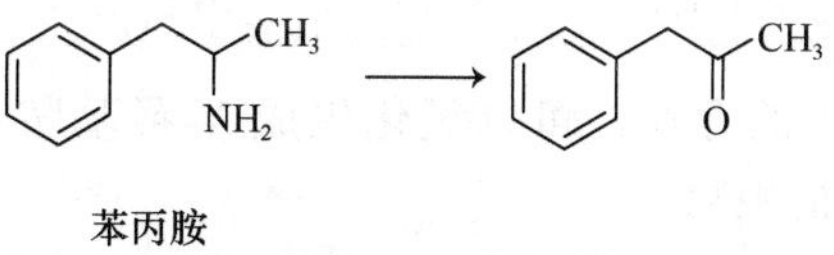

苯丙胺

胺类化合物发生 *N*-脱烷基化时，烷基基团常常是甲基、乙基、丙基、异丙基、丁基、烯丙基和苄基，以及其他含 α-氢原子的基团。取代基的体积越小，越容易脱去。对于叔胺和仲胺类化合物，叔胺的脱烷基化反应速度比仲胺快。

胺类药物代谢脱 *N*-烷基化后，通常会产生活性更强的药物，如三环类抗郁抑药物氯米帕明（clomipramine）经 *N*-去甲基代谢生成去甲氯米帕明（norclomipramine），其血药浓度为原型药的两倍，同样具有抗抑郁活性。

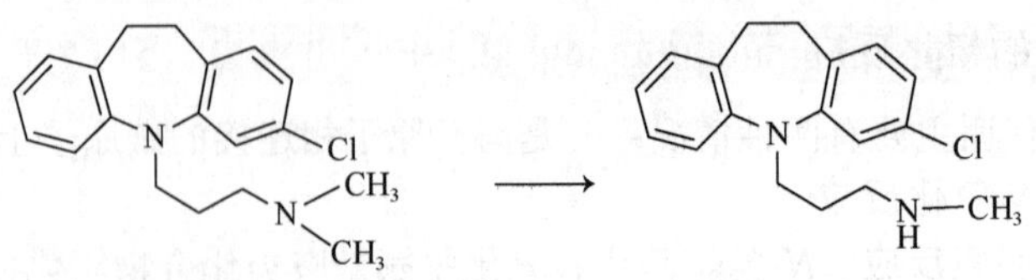

氯米帕明 → 去甲氯米帕明

有时，也会产生毒副作用，如上述利多卡因的代谢及 N-异丙甲氧明（N-isopropylmethoxamine）经脱 N-烷基后生成甲氧明（methoxamine），会引起血压升高。

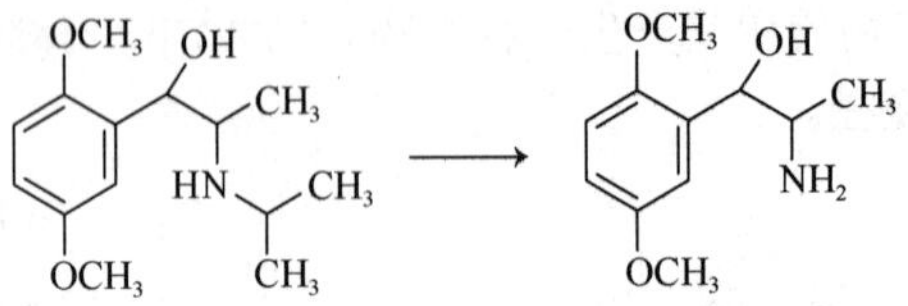

N-异丙甲氧明 → 甲氧明

2. N-氧化反应　一般来说，胺类药物在体内经氧化代谢生成稳定的 N-氧化物，主要是指叔胺的 N-氧化物和含氮芳杂环的 N-氧化物，而伯胺或仲胺类药物的这类代谢通常比较少。例如，抗高血压药物胍乙啶（guanethidine），在环上的叔胺氮原子氧化生成 N-氧化物。

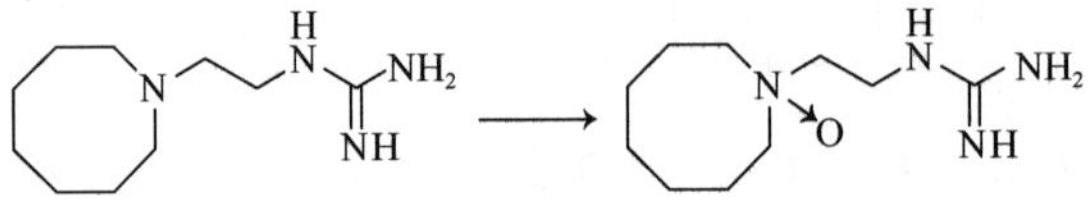

胍乙啶

又例如，抗组胺药物赛庚啶（cyproheptadine）在体内代谢时，主要产生 N-氧化物。

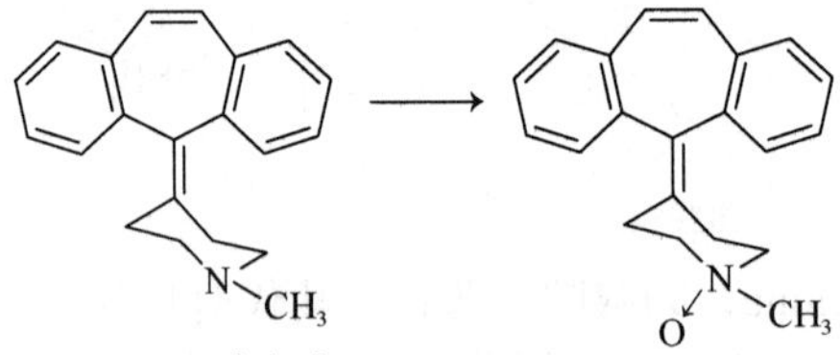

赛庚啶

当伯胺和仲胺中无 α-氢原子时，则氧化代谢生成羟基胺、亚硝基或硝基化合物。酰胺类化合物的氧化代谢也与之相似。例如，苯丙胺（amphetamine）的氧化生成 N-羟基胺、亚胺、肟，最终重排生成硝基化合物。

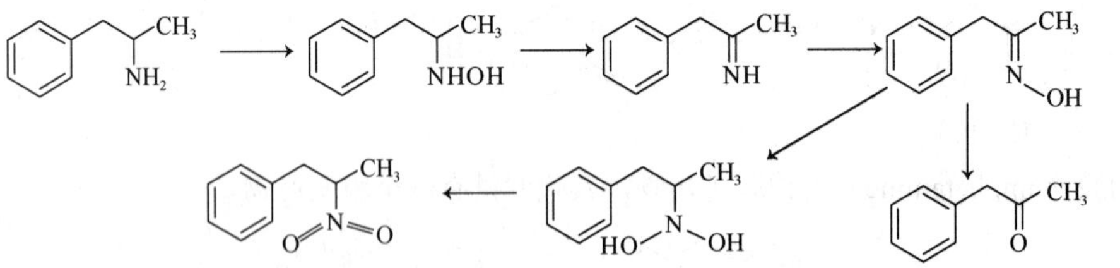

芳香伯胺由于无 α-氢原子的存在，可以氧化生成 N-羟基胺。例如，抗麻风病药物氨苯砜（dapsone）的氧化生成 N-羟胺衍生物。

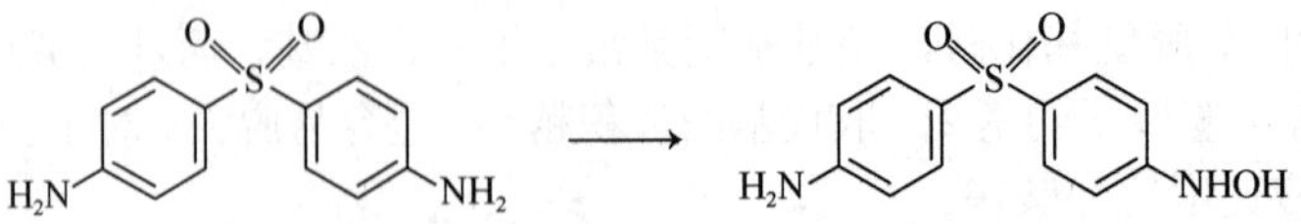

氨苯砜

含芳香胺的酰胺，经 N-羟基胺而活化，然后与生物大分子反应，从而产生致癌作用。

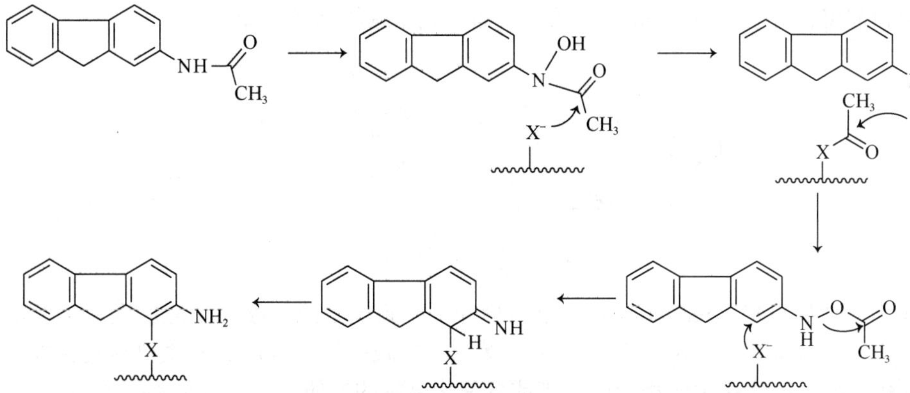

（五）含硫药物的氧化反应

含硫药物主要包括三种氧化代谢反应：S-脱烷基氧化反应、脱硫氧化反应和 S-氧化反应。

1. S-脱烷基氧化反应　含芳香或脂肪族硫醚的药物通常在CYP450酶系的作用下，经氧化S-脱烷基生成含巯基或含羰基的药物。例如，抗肿瘤活性的药物 6-甲巯嘌呤（6-methylmercaptopurine）经氧化代谢脱 6-甲基得巯嘌呤（mercaptopurine）。

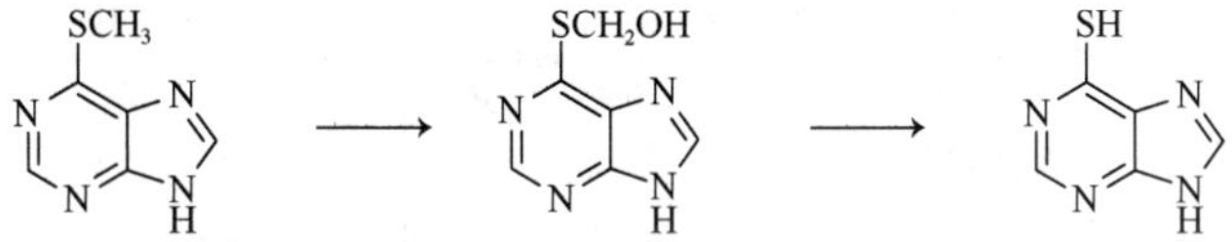

6-甲巯嘌呤　　　　　　　　　　　　　　　巯嘌呤

2. 脱硫氧化反应　脱硫氧化反应主要是指含碳-硫双键（C=S）或磷-硫双键（P=S）的药物经氧化代谢生成相应碳-氧双键（C=O）或磷-氧双键（P=O）的药物。例如，硫喷妥（thiopental）经氧化脱硫生成戊巴比妥（pentobarbital）。

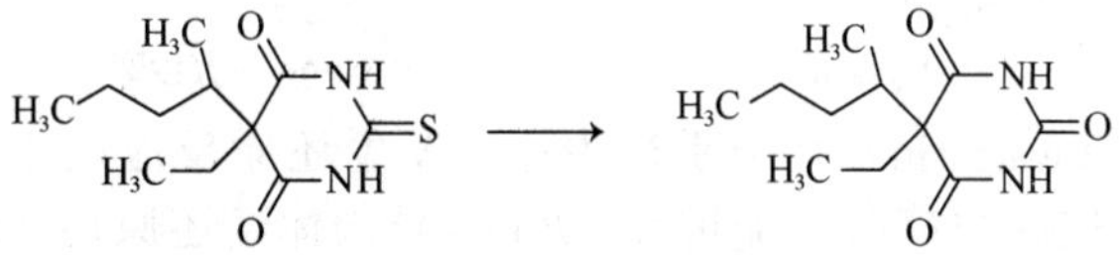

硫喷妥　　　　　　　　　　　　戊巴比妥

3. S-氧化反应　含硫醚药物除氧化脱 S-烷基代谢外，还可在黄素单加氧酶或 CYP450 酶作用下，氧化生成亚砜，进一步氧化生成砜。例如，抗精神失常药物硫利达嗪（thioridazine），经氧化代谢后生成亚砜化合物美索达嗪（mesoridazine），其抗精神失常活性比硫利达嗪高一倍。

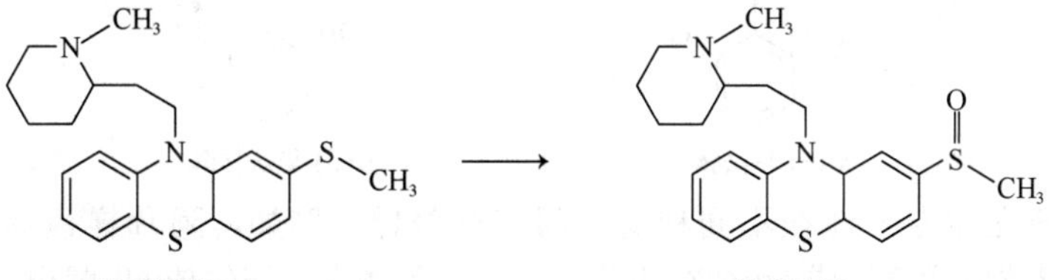

硫利达嗪　　　　　　　　　　　　美索达嗪

驱虫药物阿苯达唑（albendazole）经氧化代谢，生成亚砜化合物，其生物活性比阿苯达唑高。

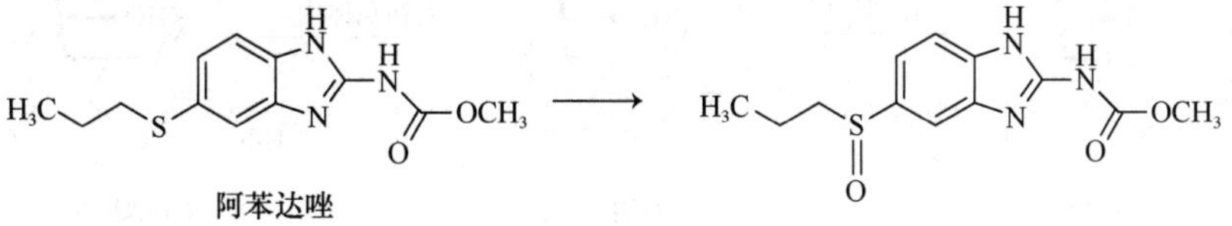

阿苯达唑

免疫抑制剂奥昔舒仑（oxisuran）经氧化代谢生成相应的砜类代谢物。

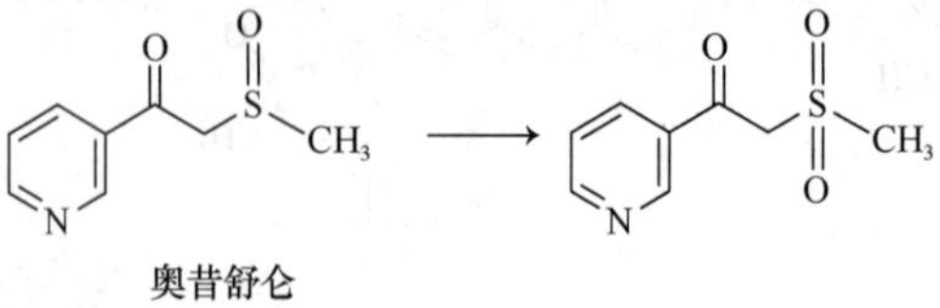

奥昔舒仑

二、还原反应

体内药物的还原反应（reduction）是指药物分子得到电子或使参加反应的碳原子上电子云密度增加的反应。直观地讲，可视为药物分子中增加氢或减少氧的反应。其主要涉及含羰基、硝基或偶氮基等药物经还原代谢生成相应的羟基或氨基化合物的反应。

（一）羰基的还原反应

含脂肪族或芳香族不对称酮羰基药物，在酶催化下，立体专一性地还原生成以 S-构型为主的一个手性羟基。例如，降血糖药物醋酸己脲（acetohexamide）经代谢后主要生成 S-(–)-代谢物。

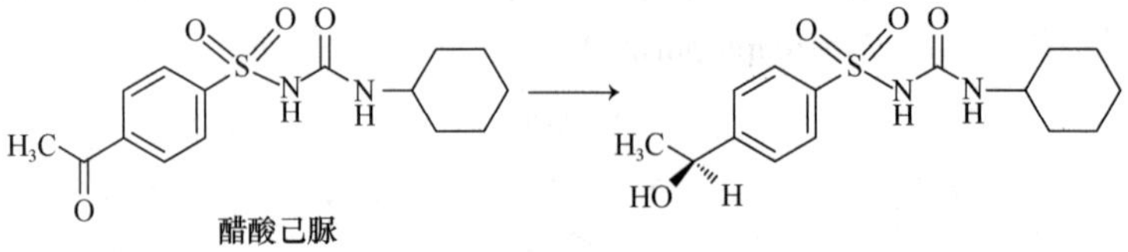

醋酸己脲

又如，镇痛药物 S-(+)-美沙酮（methadone）经代谢后生成 3S, 6S-α-(–)-美沙醇。

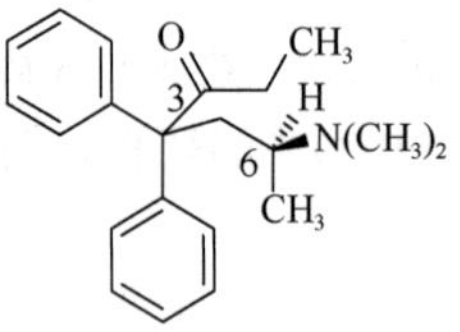

S-(+)-美沙酮 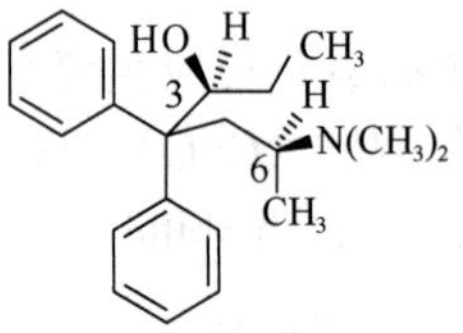　　　　　　3S,6S-α-(–)-美沙醇

抗凝血药物华法林（warfarin）有一手性中心，发生还原反应的主要是 R-(+)- 异构体，而 S-(–)- 异构体的还原需在较高浓度时才能进行。R-(+)- 异构体经还原后生成 (R, S)- 华法林醇，而 S-(–)- 异构体经还原后生成 4∶1 的 (S, S)- 醇和 (S, R)- 醇。当华法林以消旋体服用时，引起代谢上的差异。因此，有不少手性药物需以纯立体异构体的形式服用。

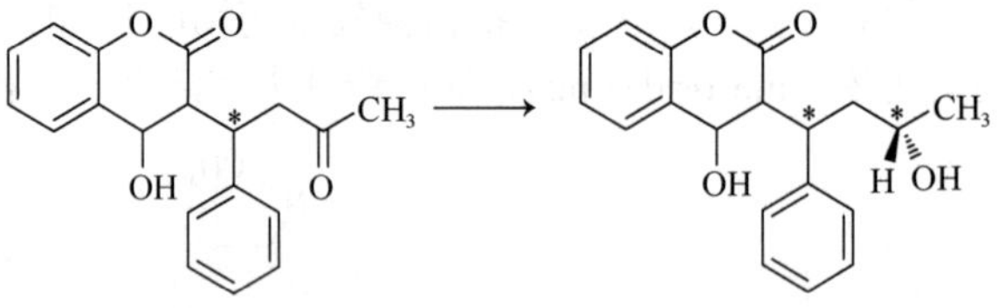

R-(+)-华法林　　　　　　　(R,S)-华法林醇

这种酶代谢的立体专一性在不同种属之间亦有差异。例如，阿片样镇痛药拮抗剂纳曲酮（naltrexone），在鸡体内代谢生成 6α-醇衍生物，在人和兔体内代谢生成 6β-醇衍生物。

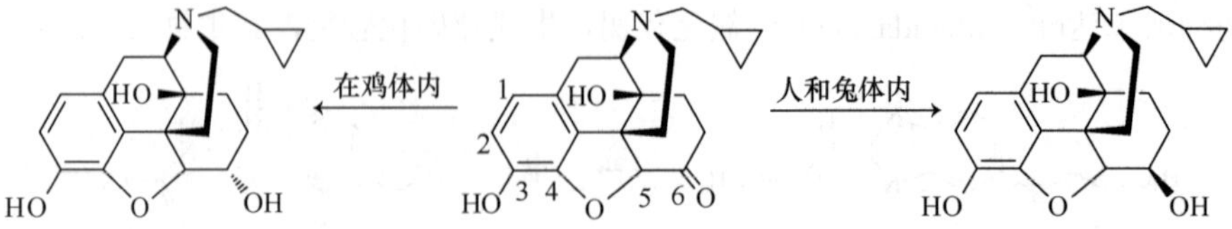

6α-醇衍生物　　　　　　　　纳曲酮　　　　　　　　6β-醇衍生物

含 α, β-不饱和羰基的药物在体内代谢还原得到相应含饱和醇的药物，即发生碳-碳双键的还原和羰基还原。例如，避孕药物炔诺酮（norethindrone），在体内经代谢还原生成 5β-H-3β, 17β-二醇。

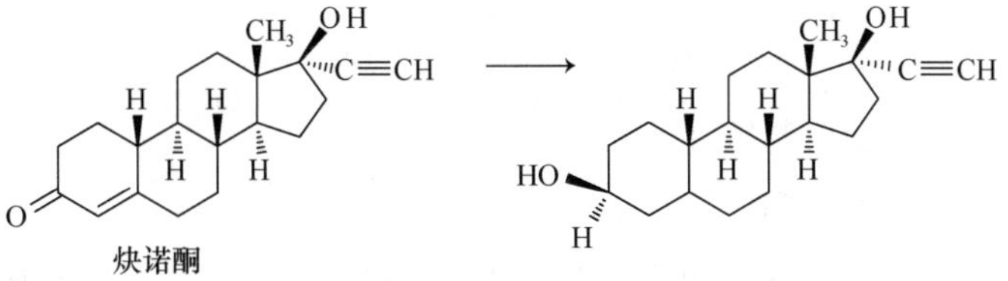

炔诺酮

（二）硝基的还原反应

含硝基的芳香族药物在 CYP450 酶系消化道细菌硝基还原酶的催化下，还原生成芳香氨基。其还原是一个多步骤的过程，其间经历亚硝基、羟基胺等中间步骤。其硝基还原成亚硝基是厌氧过程，氧气的存在会抑制还原反应。其中，还原得到的羟胺毒性大，可致癌和产生细胞毒。

例如，抗惊厥药物氯硝西泮（clonazepam）经还原后生成相应的胺。

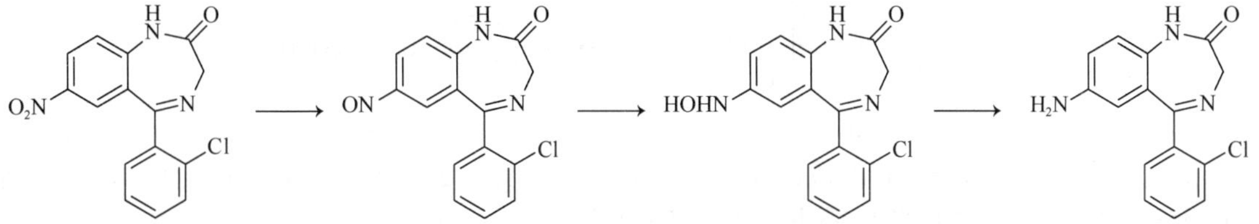

氯硝西泮

含硝基呋喃类的抗菌药物呋喃西林（nitrofural）还原得到 5-羟氨基衍生物和 5-氨基衍生物，后者不稳定，会引起呋喃环开环而失效。

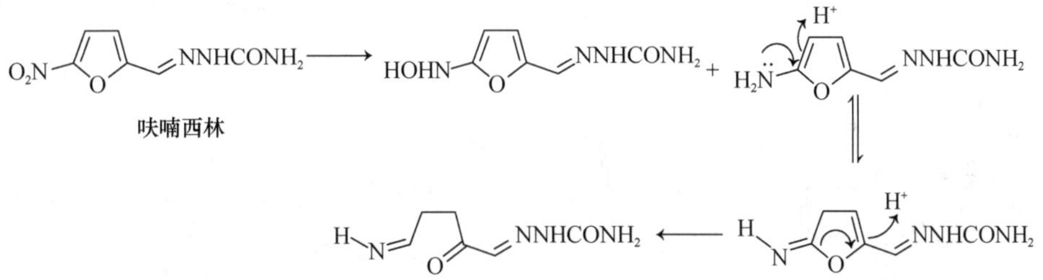

呋喃西林

（三）偶氮基的还原反应

含偶氮基药物的还原与硝基还原有相似之处，该反应是在 CYP450 酶系、NADPH-CYP450 还原酶及消化道某些细菌还原酶的催化下进行的。氧的存在通常也会抑制还原反应的进行。还原中，偶氮键先还原生成氢化偶氮键，最后断裂形成两个氨基。例如，抗溃疡性结肠炎药物柳氮磺吡啶（sulfasalazine）在肠中被肠道细菌还原生成磺胺吡啶（sulfapyridine）和 5-氨基水杨酸（5-aminosalicylic）。

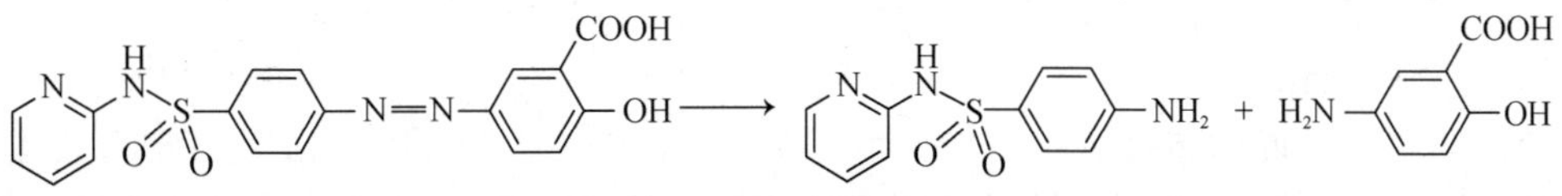

柳氮磺吡啶

三、水解反应

水解反应（hydrolysis）是具有酯键和酰胺键结构的药物在体内代谢的主要途径。这些药物在体内酸、碱、酯酶或酰胺酶催化下代谢为相应的羧酸及醇、酚或胺等。其中酯酶和酰胺酶主要分布在血液中，其次在肝脏微粒体、肾脏及其他组织中。现举例说明羧酸酯和酰胺类药物的水解反应。

羧酸酯药物阿司匹林（aspirin）可在体内所有的组织中水解生成水杨酸。

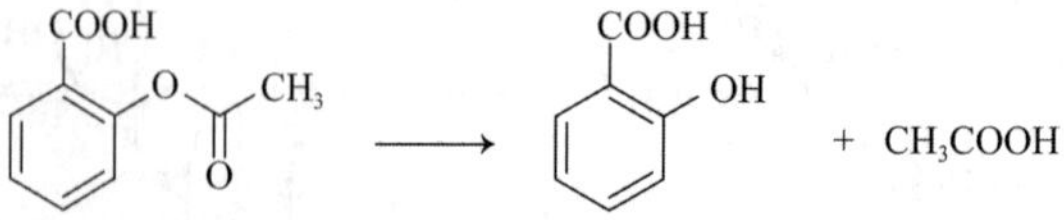

阿司匹林　　　　　　　水杨酸

氯化琥珀胆碱（suxamethonium chloride）在体内被胆碱酯酶水解生成琥珀酸和氯化胆碱。

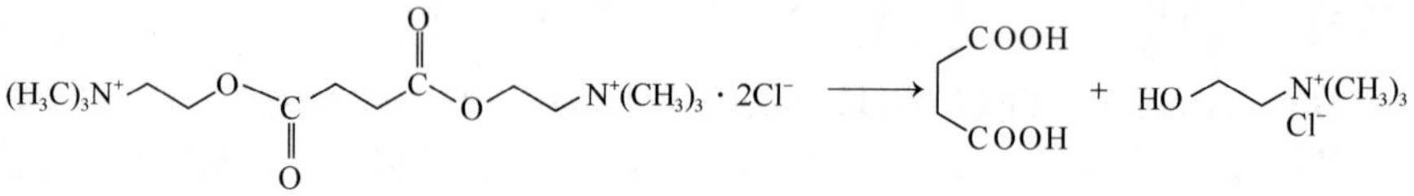

氯化琥珀胆碱　　　　　　琥珀酸　　　氯化胆碱

氯贝丁酯（clofibrate）在血浆中水解代谢成有降脂作用的氯贝酸（clofibric acid）。

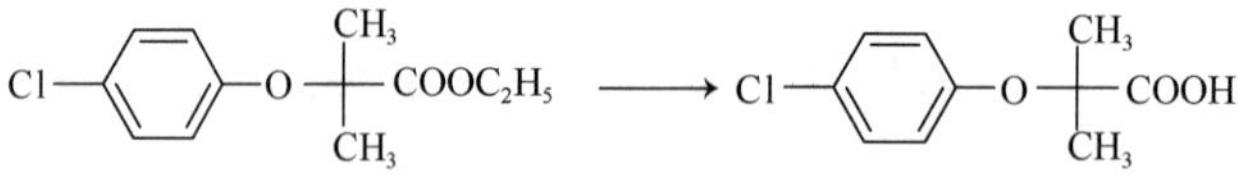

氯贝丁酯　　　　　　　氯贝酸

受到立体位阻的影响，有的羧酸酯类药物的水解速度降低，甚至不能水解。例如，阿托品（atropine）服用后，发现有 50% 的药物以原型从尿中排出。

酯酶水解有时具有一定的选择性，如有的酯酶只可水解脂肪族羧酸酯；有的酯酶只可水解芳香族羧酸酯。例如，可卡因（cocaine）的脂环羧酸酯可被人体内的肝脏酶水解，但在体外则不被水解。在酰胺类药物中，局部麻醉药普鲁卡因（procaine）和抗心律失常药物普鲁卡因胺（procainamide）在体内都可被水解，但前者很快被水解，而后者水解较慢，约有 60% 药物以原型从尿中排出。

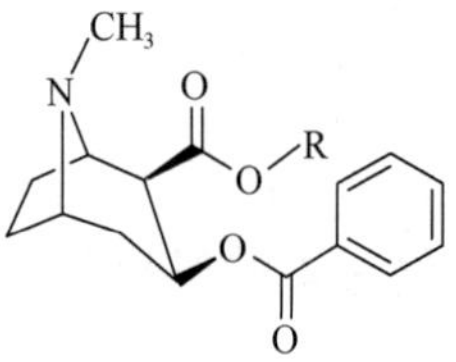

可卡因 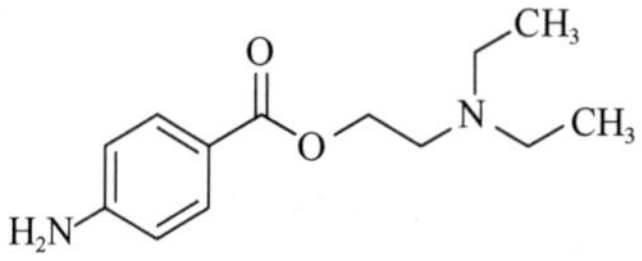　　　　　　普鲁卡因 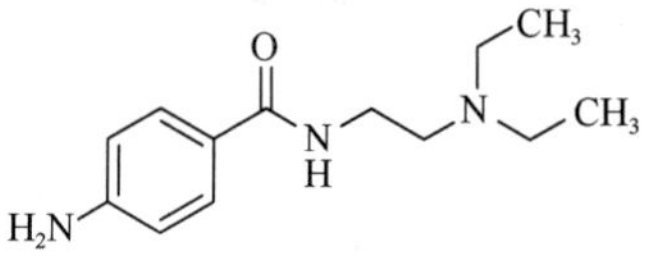　　　　　　普鲁卡因胺

酯酶和酰胺酶的水解也有立体专一性。例如，局部麻醉药物丙胺卡因（prilocaine）的 R-(–)-异构体在体内可被水解生成邻甲苯胺，而邻甲苯胺在体内会转变成 N-氧化物，引起高铁血红蛋白症，这也是几乎所有含苯胺类药物共有的毒副作用。但是丙胺卡因的 S-(+)-异构体在体内不被水解，因而无此毒副作用。

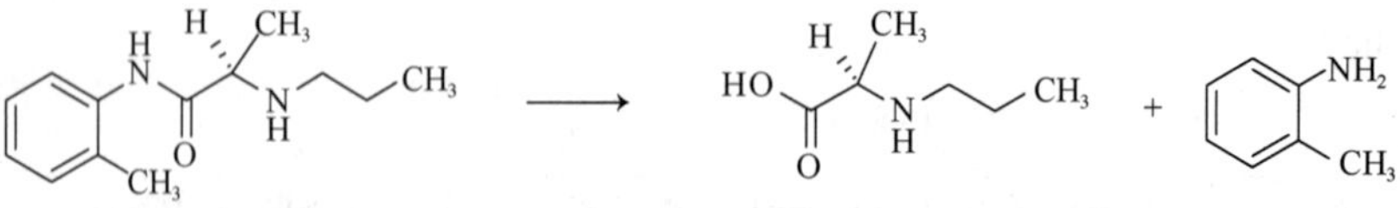

丙胺卡因

另外，酶的立体专一性也会因其存在的器官不同而具有选择性。例如，镇静催眠药物奥沙西泮（oxazepam）的酯类前药，在肝脏主要水解为 R-(–)-异构体，而在脑中水解为 S-(+)-异构体。

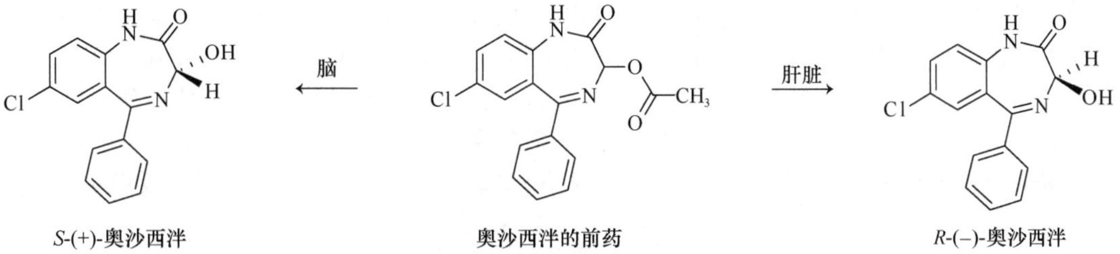

S-(+)-奥沙西泮　　　　　奥沙西泮的前药　　　　　R-(−)-奥沙西泮

四、脱卤素反应

许多药物和化工产品都是含卤素的烃类，如全身麻醉药物、增塑剂、杀虫剂、阻燃剂及化学溶剂等，它们在体内经氧化或还原脱卤素反应（dehalogenation）进行代谢，当生成的活性中间体与体内蛋白质分子结合后，有可能进一步产生毒性。

（一）氧化脱卤素反应

氧化脱卤素反应是许多含卤素药物的常见代谢途径，即在 CYP450 酶系催化下氧化卤代药物生成过渡态的偕卤醇，再消除卤氢酸得含羰基药物（醛、酮、酰卤和羰酰卤代药物）。此反应需被代谢药物中至少有一个卤素和一个 α-氢原子。偕三卤代药物（如三氯甲烷）比相应的偕二卤代或单卤代药物更容易被氧化代谢生成活性更强的酰氯或羰酰氯中间体；或者水解生成无毒的碳酸和氯离子；或者与组织中蛋白质反应而产生毒性。例如，抗生素药物氯霉素（chloramphenicol）中的二氯乙酰基侧链代谢氧化后生成酰氯，能对 CYP450 酶等中的脱辅基蛋白发生酰化反应。这是氯霉素产生毒性的原因之一。

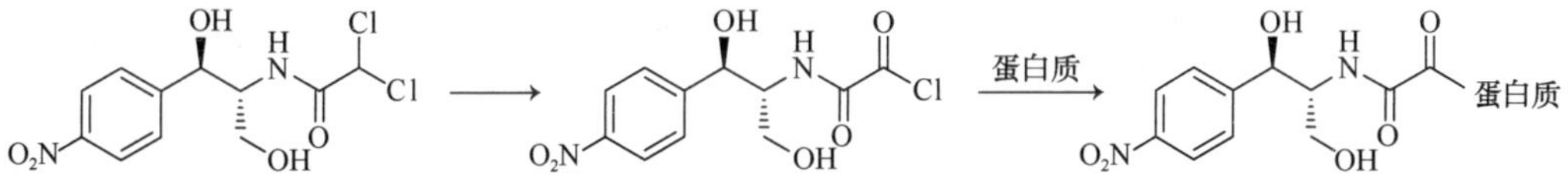

氯霉素

（二）还原脱卤素反应

还原脱卤素反应的主要过程是：多卤代药物在 CYP450 酶系催化下首先经单电子转移还原得到自由基负离子，随后脱去一个卤素生成自由基，该自由基可发生三种反应：①从体内得到一个质子生成还原产物；②接受一个电子形成碳负离子，可以转变为卡宾或烯烃；③与氧分子反应生成过氧自由基。例如，三氯甲烷的还原脱卤素反应过程为：

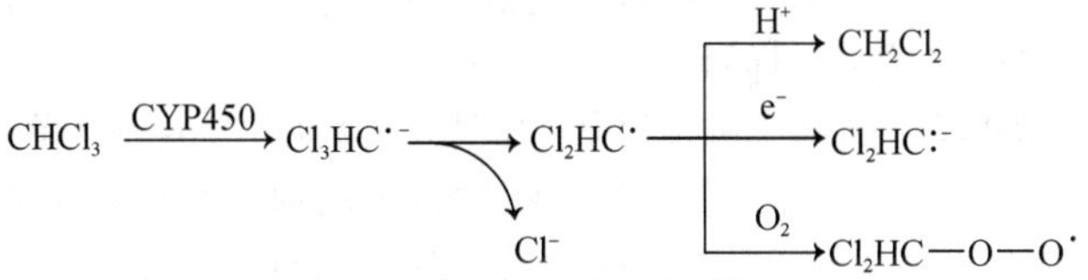

第三节　Ⅱ相代谢
Phase Ⅱ metabolism

Ⅱ相代谢（phase Ⅱ metabolism），又称为第Ⅱ相生物转化，它是药物的结合反应（conjugation reaction），是在 CYP450 酶催化下将内源性小分子如葡糖醛酸、硫酸、氨基酸或谷胱甘肽等结合到原型药或Ⅰ相代谢产物中，产生极性强、易溶于水或易排出体外的结合物，从尿或胆汁中排出体外。

由于内源性小分子不能直接跟原型药或Ⅰ相代谢产物结合，所以Ⅱ相代谢分两步进行：①形成活化形式，即内源性小分子的活化；②形成代谢结合物，即在转移酶的催化下活化小分子与原型药或Ⅰ相代谢产物结合。药物或Ⅰ相代谢产物中被结合的基团通常是羟基、氨基、羧基、杂环氮原子及巯基等。对于含有多个可结合基团的药物，可进行多种不同的结合反应，如对氨基水杨酸（p-aminosalicylic acid），其中羧基可发生葡糖醛酸酯反应和甘氨酸酰胺化反应；羟基可发生O-葡糖醛酸苷化反应和O-硫酸化反应；氨基可发生N-葡糖醛酸苷化反应和乙酰化反应等。

一、葡糖醛酸结合反应

葡糖醛酸结合反应（glucuronic acid conjugation）是指原型药或Ⅰ相代谢产物经葡糖醛酸苷化而代谢的过程，是药物代谢中最普遍的结合反应，其结合产物含有可解离的羧基和多个羟基，无生物活性，易溶于水和排出体外。其活化型为尿苷-5-二磷酸-α-D-葡糖醛酸（uridine diphosphate glucuronic acid，UDPGA）。在转移酶的催化下，使葡糖醛酸与原型药或Ⅰ相代谢产物结合。葡糖醛酸结合反应共有四种类型：O-，N-，S-和C-的葡糖醛酸苷化。例如，非甾体抗炎药布洛芬（ibuprofen）的葡糖醛酸结合反应为：

尿苷-5-二磷酸-α-D-葡糖醛酸

布洛芬

葡糖醛酸化结合反应与硫酸酯化结合反应通常是竞争性反应。前者在高剂量下发生，后者在较低剂量下发生，其原因是糖苷化反应具有低亲和力和高反应容量，而硫酸酯化反应正好相反，具有高亲和力和低反应容量。

对于新生儿，因体内肝脏UDPG转移酶活性尚未健全，会导致药物在体内聚集而产生毒性。例如，新生儿在使用氯霉素时，因不能使氯霉素与葡糖醛酸结合而排出体外，导致氯霉素在体内聚集，从而引起灰婴综合征。

对于含多羟基药物，可得到不同的结合物，其活性也不一样。例如，吗啡（morphine）有3-酚羟基和6-仲醇羟基，分别与葡糖醛酸发生结合反应，生成的3-O-糖苷物，是弱的阿片样拮抗剂；生成的6-O-糖苷物，则是较强的阿片样激动剂。

对于含有芳香胺、脂肪胺、酰胺和磺酰胺等的药物，也可进行N-葡糖醛酸苷化反应。其中芳香胺的反应性小，结合反应也比较少；脂肪胺中碱性较强的伯胺和仲胺结合能力强，较易进行；另外吡啶氮及具有1～2个甲基的叔胺也能与葡糖醛酸进行糖苷化反应，生成极性较强的季铵化合物。例如，磺酰胺类抗菌药物磺胺地索辛（sulfadimethoxine）经N-葡糖醛酸苷化生成水溶性较高的代谢物，将不会出现在肾脏中结晶的危险。又例如，抗痛风药物磺吡酮（sulfinpyrazone）在含有1,3-二羰基结构的活性碳原子上也可进行C-葡糖醛酸苷化反应。

吗啡   磺胺地索辛   磺吡酮

二、硫酸酯化结合反应

硫酸酯化结合反应（sulfate conjugation）是指原型药或 I 相代谢产物经硫酸酯化而代谢的过程，其过程是在磺基转移酶（sulfotransferase）的催化下，由体内活化型的硫酸化剂 3'-磷酸腺苷-5'-磷酰硫酸（PAPS）提供活性硫酸基，使底物（原型药或 I 相代谢产物）形成硫酸酯。其结合代谢产物水溶性增加，毒性降低，易排出体外。参与硫酸酯化结合过程的基团主要有羟基、氨基和羟氨基等。例如，支气管舒张药物沙丁胺醇（salbutamol）结构中有 3 个羟基，其中只有酚羟基形成硫酸酯化结合物，其反应为：

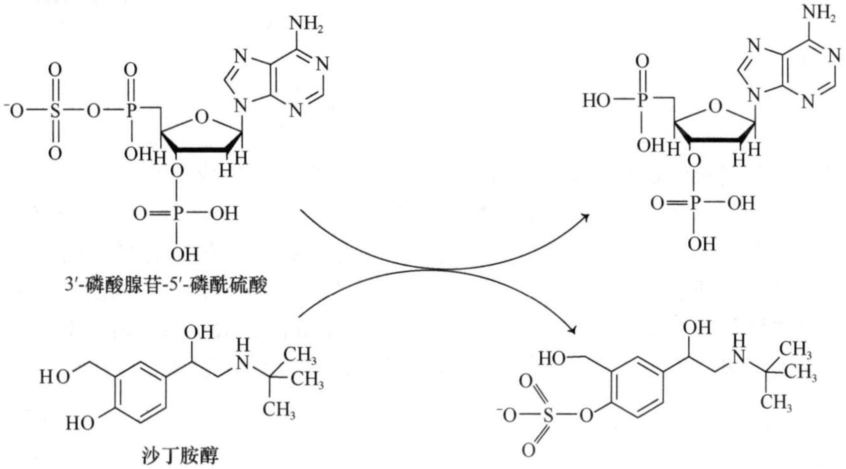

3'-磷酸腺苷-5'-磷酰硫酸

沙丁胺醇

酚羟基的硫酸酯化结合反应和葡糖醛酸苷化反应是竞争性反应。对于新生儿和 3～9 岁的儿童，因其体内葡糖醛酸苷化机制尚未健全，对含酚羟基药物的代谢多以硫酸酯结合代谢途径，但是成人对含酚羟基药物的代谢多以葡糖醛酸苷化结合代谢。例如，解热镇痛药物对乙酰氨基酚（acetaminophen）的代谢即是如此。

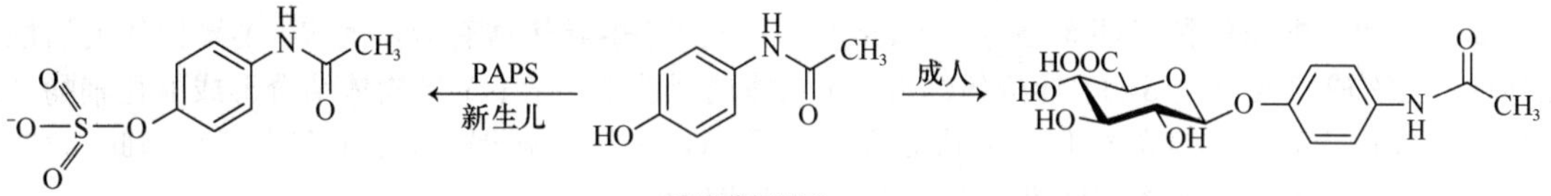

对乙酰氨基酚

三、谷胱甘肽结合反应

谷胱甘肽结合反应（glutathione conjugation）是指含亲电性基团的原型药或 I 相代谢产物（如卤烃、卤烯烃、硝酸酯、磺酸酯及烯酮等）经谷胱甘肽苷化而代谢的过程。谷胱甘肽（glutathione，GSH）是由谷氨酸、半胱氨酸和甘氨酸组成，结构中含有巯基的三肽化合物。其中巯基（—SH）具有较好的亲核作用，在体内能将有害的亲电性物质转化为无害的物质排出体外，对正常细胞具有保护作用。其代谢过程是在谷胱甘肽 S 转移酶的催化下，使底物（原型药或 I 相代谢产物）形成谷胱甘肽结合物，通过进一步的生物转化，最后降解生成巯基尿酸（mercapturic acid）衍生物的形式被排出体外。例如，抗白血病药物白消安、治疗心绞痛药物硝酸甘油的谷胱甘肽结合反应为：

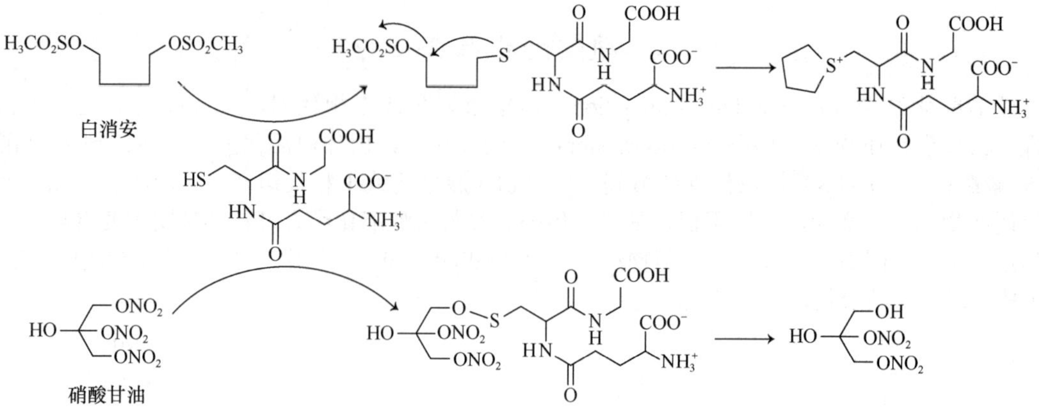

白消安

硝酸甘油

四、氨基酸结合反应

氨基酸结合反应（amino acid conjugation）是含羧酸的原型药或 I 相代谢产物的主要结合反应。发生氨基酸结合反应的常见药物有芳香羧酸和杂环羧酸等。其代谢过程是在辅酶 A（CoA）的作用下，羧酸类药物与 CoA 上的巯基形成酰化物，再在氨基酸 N-酰化转移酶的催化下，将酰化物中的酰基转移到氨基酸的氨基上，形成 N-酰化氨基酸结合物。体内参与反应的氨基酸主要包括甘氨酸、谷氨酰胺等。例如，抗组胺药物溴苯那敏（brompheniramine）经 I 相代谢 N-去甲基、氧化代谢反应形成羧酸衍生物，再与甘氨酸结合，形成甘氨酸的结合物。

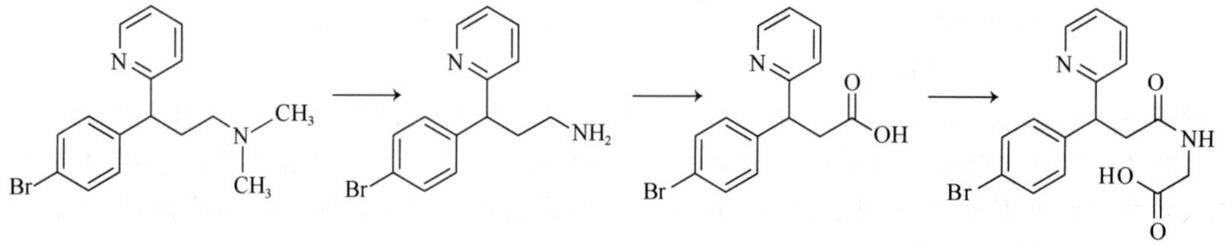

在有些情况下，羧酸类药物与辅酶 A 形成酰化物，才具有药理活性，或者成为药物发挥活性的形式。例如，非甾体抗炎药布洛芬（ibuprofen），其 S-(+)-异构体有效，而 R-(−)-异构体无活性。在体内，乙酰辅酶 A 不与 S-(+)-异构体结合，而立体选择性地与 R-(−)-异构体结合形成酰化辅酶 A，随后在酶催化下发生差向异构化，生成 S-酰化辅酶 A，很快水解得到 S-(+)-布洛芬。为此，在临床上使用布洛芬的外消旋体同样具有抗炎作用。其代谢反应为：

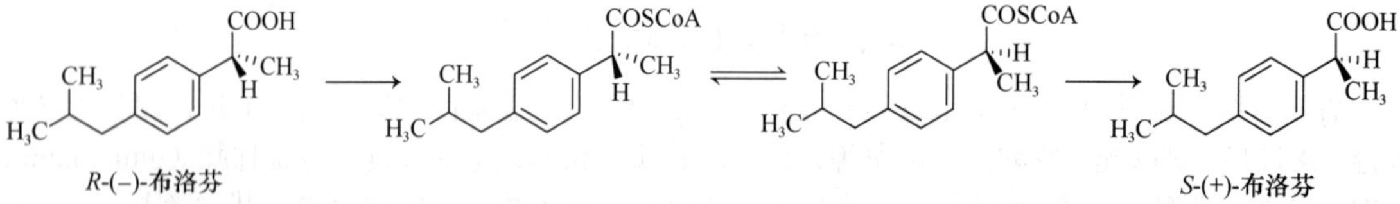

R-(−)-布洛芬   S-(+)-布洛芬

五、乙酰化结合反应

乙酰化结合反应是指含伯氨基、肼基、酰肼及磺酰胺的原型药或 I 相代谢产物在辅酶 A 的参与下经乙酰化而代谢的过程。本反应的代谢过程是：以乙酰辅酶 A 作为辅酶，在酰基转移酶（acyltransferase）的催化下，将乙酰基转移到原型药或 I 相代谢产物上，形成乙酰化代谢物而代谢。结构中含有伯氨基（包括脂肪胺和芳香胺）、氨基酸、磺酰胺、肼和酰肼等的原型药或 I 相代谢产物易发生此反应。一般情况下，乙酰化结合反应使药物去活化，或者毒性减小，但水溶性变化不大。例如，抗结核病药物异烟肼（isoniazid）经乙酰化结合反应生成乙酰异烟肼。

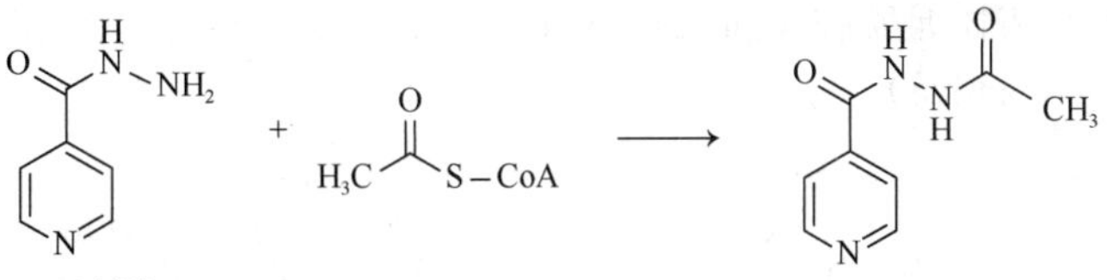

异烟肼

但也有一些药物乙酰化后仍保留母体的药理活性。例如，抗心律失常药物普鲁卡因胺（procainamide）的乙酰化结合反应生成 N-乙酰普鲁卡因胺（N-acetyl procainamide），其反应为：

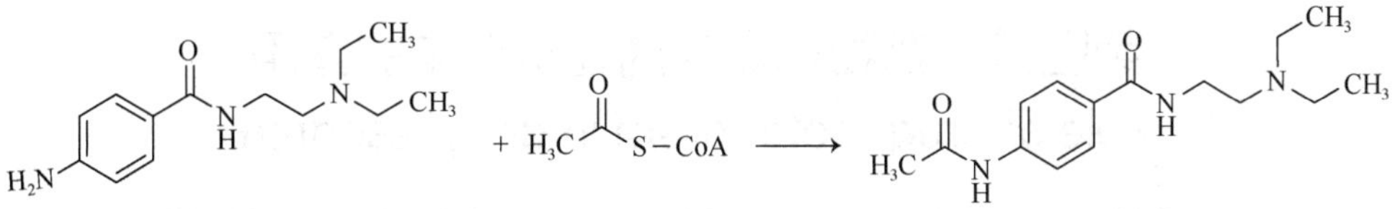

普鲁卡因胺   N-乙酰普鲁卡因胺

六、甲基化结合反应

甲基化结合反应是指原型药或Ⅰ相代谢产物经甲基化而代谢的过程。本反应在药物代谢中较为少见，但是在人体内，甲基化过程非常重要。若体内的甲基化结合反应处于非正常水平，将导致身体出现诸多问题，如加速衰老、亚健康状态，甚至引发疾病。

甲基化结合反应是每时每刻都发生在人体内的一种生化反应，即甲基被添加到各种各样的蛋白质、DNA 或者其他分子上的过程，这才能使其保持正常的"工作状态"。例如，高半胱氨酸（homocysteine）的甲基化过程，实际上就是人体内的一个循环生化反应过程，若此过程不再循环，就意味着人的身体受到了严重的"创伤"。

对于药物而言，甲基化结合反应一般不改变被结合物的极性和亲水性，而只有叔胺类药物甲基化生成季铵盐，可提高水溶性。在人体内，甲基化反应是在甲基转移酶（methyl transferase）的作用下将 S-腺苷-L-甲硫氨酸（SAM）中的甲基转移到原型药或Ⅰ相代谢产物上生成甲基结合物。其反应为：

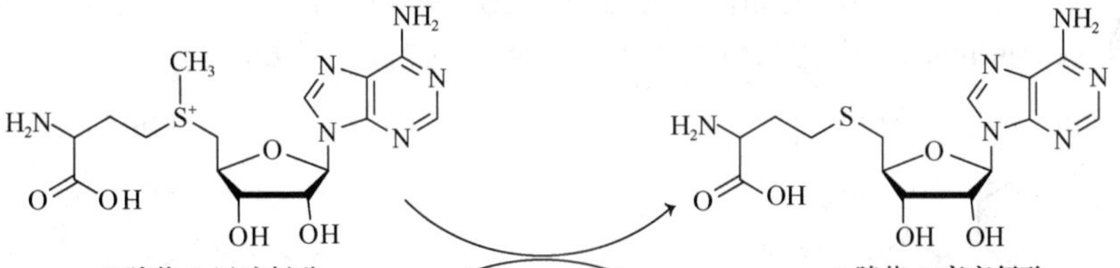

S-腺苷-L-甲硫氨酸   S-腺苷-L-高亮氨酸

含酚羟基药物的甲基化结合反应主要涉及含儿茶酚结构的物质如肾上腺素（epinephrine）、去甲肾上腺素（norepinephrine）及多巴胺（dopamine）等的代谢。例如，去甲肾上腺素，在儿茶酚-O-甲基转移酶（catechol-O-methyltransferase，COMT）作用下，经 O-甲基化生成 3-甲氧基去甲肾上腺素；而在 N-甲基转移酶（N-methyltransferase，PNMT）作用下，经 N-甲基化生成肾上腺素。

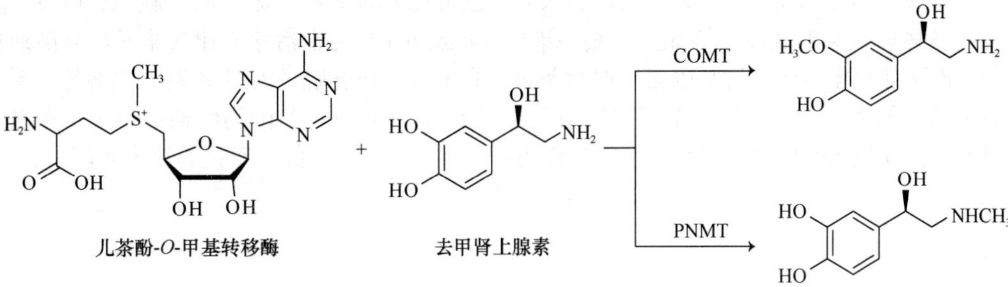

儿茶酚-O-甲基转移酶   去甲肾上腺素

又例如，维生素类药物烟酰胺（nicotinamide）在 *N*-甲基转移酶的作用下甲基化得到 *N*-甲基烟酰胺（*N*-methyl nicotinamide）。

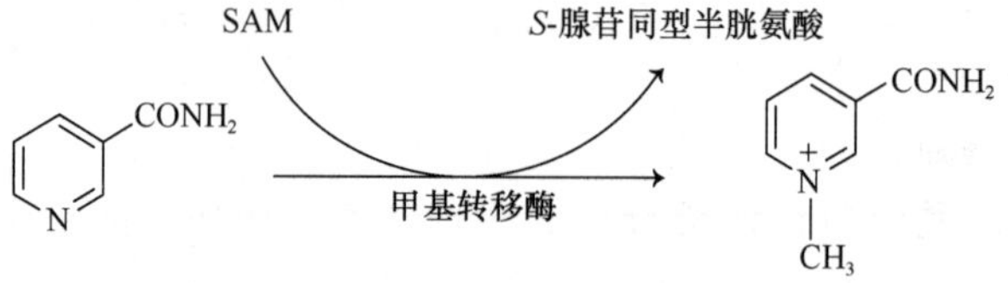

第四节　药物代谢在药物研究中的作用
Role of drug metabolism in drug research

随着分子生物学和医学的快速发展，以及药物代谢研究的不断深入，药物代谢的许多规律如药物的活化、去活化、解毒及其产生毒性的过程逐渐被认识。这对于药物化学工作者通过药物代谢及其规律去认识药物，并且为合理药物设计、指导新药的研发起着积极的推动作用。

一、解释药物的作用机制

对人体而言，绝大多数药物都是外源性的生物异生物质，通过生物体可使药物代谢进行活化或去活化，也可能产生有毒性的代谢产物。因此，通过对药物的代谢研究，可以解释药物产生作用的过程、方式及其机制，也可以解释药物产生毒副作用的原因，这可以为更好地合理用药提供理论依据。在本书各章中都有详细的介绍，在此不再赘述。

二、优化药物的药动学性质

（一）提高药物的生物利用度

生物利用度（bioavailability）是指药物吸收进入全身血液循环相对量的速度和程度。一般药物的生物利用度应≥30%。生物利用度与药物疗效密切相关，为此，利用药物的药动学性质，研究药物的生物利用度十分重要。例如，将先导物（SB209670）中的羧基变为羟甲基得到抗高血压药物恩拉生坦（enrasentan），生物利用度（大鼠）从 4% 提高到了 66%。

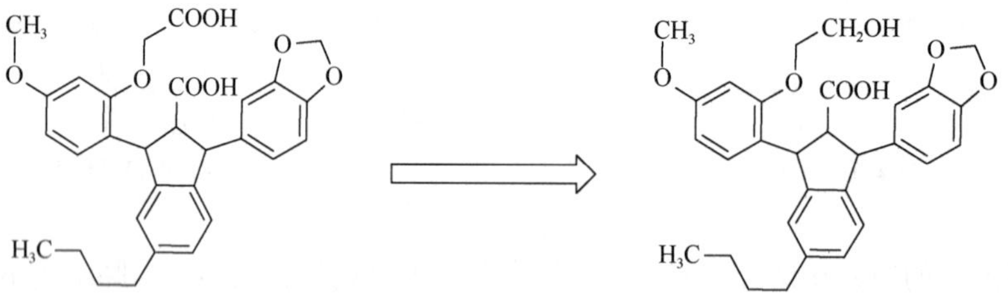

SB209670　　　　　　　　　　　恩拉生坦

（二）延长药物的作用时间

为了延长药物的作用时间，通常采取引入立体位阻较大的基团，或者引入难以被代谢的基团，降低药物在体内代谢的速度。例如，当利多卡因（lidocaine）用于治疗心律失常时，只能通过注射给药，而不能口服给药。这是因为口服给药时，利多卡因在肝脏经 *N*-去乙基、水解等一系列代谢生成无活性的 2,6-二甲苯胺。利多卡因衍生物妥卡因（tocainide）因为结构中存在 α-甲基甘氨酸，在肝脏仅仅被缓慢代谢，延长了药物的作用时间，是一个有效的口服抗心律失常药物。

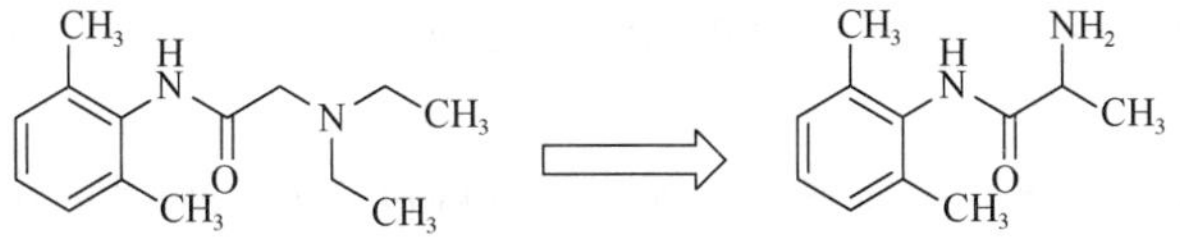

利多卡因　　　　　　　　　妥卡因

（三）缩短药物的作用时间

为了缩短药物的作用时间，正好采取与延长药物作用时间相反的方法，即在药物结构中引入一些在体内容易被代谢的基团，如软药就具有缩短药物作用时间、降低药物毒性的作用。

软药（soft drugs）是指一类本身具有生物活性的药物，在体内完成治疗作用后按预设的代谢途径迅速代谢失活并排出体外，能有效避免毒性蓄积。例如，肌肉松弛药十烃溴铵（decamethonium bromide）是长效神经肌肉阻滞剂，作为外科手术中麻醉的辅助用药，但由于十烃溴铵不易被代谢，易滞留体内引起肌肉疼痛。研究者在保持十烃溴铵结构中的两个氮正离子之间距离的情况下，在两者之间引入易水解的两个酯基，从而制得氯化琥珀胆碱（suxamethonium chloride）。其可产生相似的肌肉松弛作用，同时氯琥珀胆碱在体内易被血浆中酯酶水解生成琥珀酸和胆碱从而缩短了其作用时间，减少毒副作用。

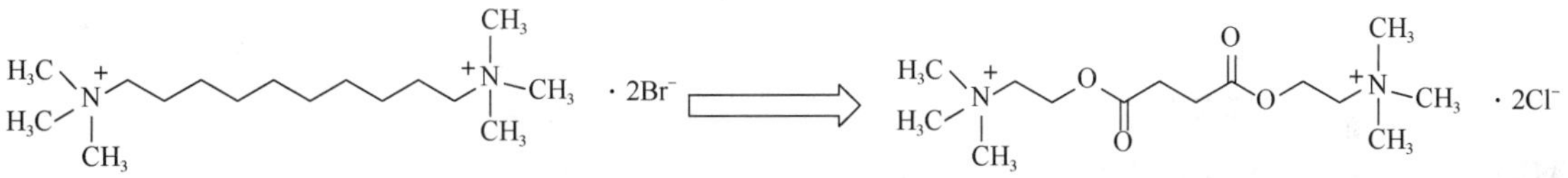

十烃溴铵　　　　　　　　　氯化琥珀胆碱

（四）指导设计适当的剂型

选择适当的剂型，这是根据用药目的来确定的。例如，利多卡因作为麻醉药使用时，采用注射给药；作为抗心律失常药物使用时，采用静脉滴注；当治疗瘙痒时，采用软膏外用。又例如，镇痛药物美普他酚（meptazinol）口服给药时首过效应高，并且生成葡糖醛酸结合物而排出体外，活性降低。改成直肠给药可避免首过效应，增加药物的生物利用度。

三、设计和发现新药

（一）寻找与发现先导物

在药物化学的新药研究中，通过药物代谢来寻找新药的例子多不胜举。例如，磺胺就是百浪多息的代谢物，通过对其研究，发现了磺胺类药物。又例如，地西泮（diazepam）经过Ⅰ相代谢 N-去甲基化、3-羟基化后得到的代谢产物仍具有镇静催眠作用，且半衰期短、副作用小，适合于年老人及肝肾功能不良者使用。其代谢物现已开发上市，称为奥沙西泮（oxazepam）。为此，从药物的代谢物中寻找与发现新的先导物是新药研发的重要途径之一。

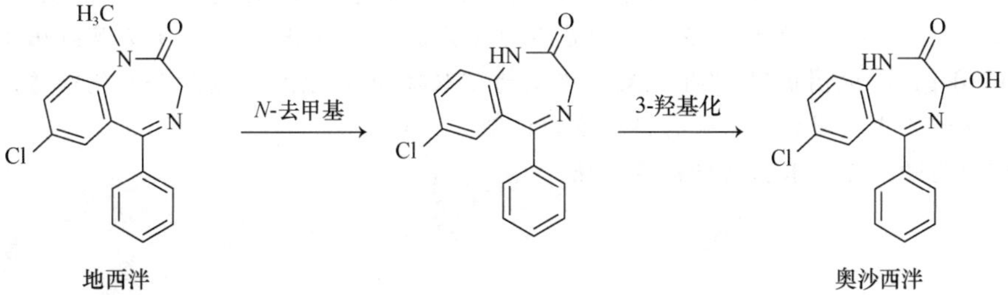

地西泮　　　　　　　　　　　　　　　　　奥沙西泮

（二）修饰先导物结构

在新药研究中，一般新的化合物只提供一种新作用的结构类型，常因其活性较弱、化学结构不稳定、毒性较大、选择性不好、药动学性质不合理等，不能直接用于临床，需要对其进行结构修饰。为此，利用药物代谢，可指导先导物的结构修饰。软药和潜伏化药物设计是化合物结构修饰常用的方法。

如在"软药"中提及的将肌肉松弛药十烃溴铵修饰得到氯化琥珀胆碱，就是缩短药物作用时间、减少药物副作用的例子。

潜伏化药物（lantentiation drug）是指将有活性的药物转变成非活性形式，在体内经酶或非酶作用转变成母体药物而发挥药理作用的药物。可分为前药（prodrugs）和生物前体前药（bioprecursors）。例如，一些抗生素如青霉素、头孢菌素、四环素、林可霉素、红霉素等，由于结构中有许多极性基团，在使用过程中口服生物利用度较低，不能很好地发挥其抗菌活性。若将其结构酯化后制成前药，增加脂溶性，提高其口服生物利用度和抗菌活性。这样可使这些前药在体内吸收后，经水解而产生活性。例如，氨苄西林（ampicillin）水溶性好，口服只吸收 30%～40%，将极性基团羧基酯化制成其前药匹氨西林（pivampicillin），增加了脂溶性，口服吸收好，在体内经水解产生氨苄西林而发挥抗菌作用。

氨苄西林 匹氨西林

（三）指导新药研究

在新药研发的早期阶段，应尽早研究活性化合物的代谢。探索可能发生代谢的部位，推测可能发生的反应，估计可能出现的代谢产物。与此同时，分离和鉴别代谢过程中出现的中间体，并研究其自身的药理和毒理性质，在临床前和早期临床研究期间，通过其代谢的研究，得到其药动学的数据，为大规模临床研究做好准备。

对于手性药物，通过对其对映异构体在体内代谢转化的研究，了解药物的异构体立体选择性和立体专一性的代谢。

在新药研究的过程中，也可以通过对活性化合物代谢产物的研究，进行先导物的结构优化，来设计活性更好的化合物。

一、思考题

1. 简述药物代谢的类型，并举例说明。
2. 简述药物的体内代谢过程及其影响因素。
3. 举例说明药物代谢研究在新药研发中的作用。

二、案例分析

刘某，男，患者自述在静脉滴注头孢拉定及氢化可的松 6h 后饮酒，出现胸闷、气短、呼吸困难、心率增快、四肢乏力、多汗、四肢不自主颤抖。入院进一步检查发现血压下降至 60～70/30～40mmHg，心电图出现 ST-T 改变。诊断为"双硫仑样反应"。请结合案例回答以下问题：

（1）试通过体内代谢分析双硫仑样反应的机制。

（2）作为药师，你应采取何种救治措施？

（韦思平）